实用中药
临床手册
（第二版）

刘 俊 主编

全国百佳图书出版单位

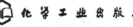

化学工业出版社

·北京·

内容简介

本书在第一版的基础上增加了部分章节及药物，全书以临床实用性为原则，阐述了临床常用中药的功效、独特的临床应用、名老中医用药经验、用药注意事项、古代文献摘要以及现代药理研究，对于扩展临床用药思路、提升临床用药水平及临床治疗效果大有裨益。

本书可供广大中医、中西医结合、西医临床医师，基层中医工作者，实习中医师和中医中药爱好者阅读、借鉴。

图书在版编目（CIP）数据

实用中药临床手册/刘俊主编．—2 版．—北京：化学工业出版社，2022.6（2024.10重印）
ISBN 978-7-122-40974-4

Ⅰ.①实… Ⅱ.①刘… Ⅲ.①中药学-手册 Ⅳ.①R28-62

中国版本图书馆 CIP 数据核字（2022）第 040483 号

责任编辑：邱飞婵　　　　　文字编辑：翟　珂　陈小滔
责任校对：李雨晴　　　　　装帧设计：关　飞

出版发行　化学工业出版社
　　　　　（北京市东城区青年湖南街 13 号　邮政编码 100011）
印　　装　北京盛通数码印刷有限公司
850mm×1168mm　1/32　印张 26½　字数 871 千字
2024 年 10 月北京第 2 版第 2 次印刷

购书咨询：010-64518888　　　　售后服务：010-64518899
网　　址：http://www.cip.com.cn
凡购买本书，如有缺损质量问题，本社销售中心负责调换。

定　　价：88.00 元　　　　　　　　版权所有　违者必究

编写人员名单

主　编　刘　俊

副主编　邱　云　喻　莉　刘旭红

编　者（以姓氏笔画为序）

邓叔华　刘　俊　刘旭红　杜中华

邱　云　侯公瑾　曹丕钢　喻　莉

温　维　潘　圆

前言

中药是中医学用以治病和保健的主要手段，对中华民族的健康和繁衍起着重要作用。据古代本草文献记载，中药已超过 3000 种，20 世纪 90 年代全国中药资源普查资料表明，中药资源可达 12807 种。其中功效明确、疗效可靠的药物，是临床医师必须掌握的，也是本书介绍的重点。古人云"用药如用兵"，此论一点也不为过。医者不精于药，则难以成良医。中医自古医药不分家，中医治病讲究理、法、方、药俱全，方能在临床上收桴鼓之效，因此，临床用药如果不精益求精，即使是立法和处方的大原则是对的，也往往效果不理想，甚或无效。

事实上，对于中医临床的学习和运用，特别是中医初学者，对中药或者方剂的研究是快速进入中医临床这扇门的捷径。正因如此，我们以临床实用性为原则，编写本书，书中对中药临床应用既有理论总结，也有名老中医特色用药、用药注意事项、古代文献摘要以及现代药理研究，十分便于读者学习、利用。而中医的生命力在于临床，我们所论之处皆贴近于临床。

本书从整理到付梓，时间仓促，书中的不足之处，恳请读者批评指正。

编者

2021 年 12 月

目
录

第一章　中药学总论 / 001

第二章　解表药 / 013

第三章 清热药 / 085

第四章 泻下药 / 198

第五章 祛风湿药 / 220

第六章 化湿药 / 261

第十五章 安神药 / 587

第十六章 平肝息风药 / 610

第十九章　收涩药 / 761

第二十章　攻毒杀虫止痒药 / 796

第二十一章　涌吐药 / 809

第二十二章　拔毒化腐生肌药 / 814

参考文献 / 819

索引 / 822

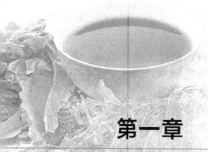

第一章

中药学总论

　　中药的发明和应用，在我国有着悠久的历史，有着独特的理论体系和应用形式，充分反映了我国历史文化、自然资源方面的若干特点，因此人们习惯把凡是以中国传统医药理论指导采集、炮制、制剂，说明作用机制，指导临床应用的药物，统称为中药。简而言之，中药就是指在中医理论指导下，用于预防、治疗、诊断疾病并具有康复与保健作用的物质。它对维护我国人民健康、促进中华民族的繁衍昌盛作出了重要贡献。

　　中药主要来源于天然药及其加工品，包括植物药、动物药、矿物药及部分化学、生物制品类药物。由于中药以植物药居多，故有"诸药以草为本"的说法。

第一节　中药产地与采集

　　天然药材的分布和生产离不开一定的自然条件，自古以来医家非常重视"道地药材"。所谓道地药材，又称地道药材，是优质纯真药材的专用名词，是指历史悠久、产地适宜、品种优良、产量宏丰、炮制考究、疗效突出、带有地域特点的药材。如甘肃的当归，宁夏的枸杞子，内蒙古的黄芪，东北的人参、细辛、五味子，山西的党参，河南的地黄、牛膝、山药、菊花，云南的三七、茯苓，四川的黄连、川芎、贝母、乌头，山东的阿胶，浙江的贝母，江苏的薄荷，广东的陈皮、砂仁等。自古以来都被称为道地药材，沿用至今。然而，各种道地药材的生产毕竟是有限的，难以完全满足需要，实际上在不影响疗效的情况下，不可过于拘泥道地药材的地域限制。

中药的采收时节和方法对确保药物的质量有着密切的关联。因为动植物在其生长发育的不同时期、药用部分所含有效及有害成分各不相同，因此药物的疗效和毒副作用也往往有较大差异，故药材的采收必须在适当时节采集。每种植物都有一定的采收时节和方法，按药用部位的不同可归纳为以下几方面：全草、叶类、花、花粉、果实、种子、根、根茎、树皮、根皮等。

动物昆虫类药材，为保证药效也必须根据生长活动季节采集，如一般潜藏在地下的小动物全蝎、土鳖虫、地龙、蟋蟀、蝼蛄、斑蝥等虫类药材，大都在夏末秋初捕捉其虫，此时气温高，湿度大，适宜生长，是采收的最好季节；又如石决明、牡蛎、蛤壳、瓦楞子等海生贝壳类药材，多在夏秋季捕采，此时发育生长旺盛，钙质充足，药效最佳；一般大动物类药材，虽然四季皆可捕捉，但一般宜在秋季猎取，唯有鹿茸必须在春季清明节前后雄鹿所生幼角尚未骨化时采取质量最好。

矿物药材全年皆可采收，不拘时间，择优采选即可。

第二节　中药的炮制

炮制，是指药物在应用或制成各种剂型前，根据医疗、调制、制剂的需要，而进行必要的加工处理的过程，它是我国的一项传统制药技术。

1. 炮制的目的

炮制的目的大致可以归纳为以下八个方面。

① 纯净药材，保证质量，分拣药物，区分等级。

② 切制饮片（将净选后的中药材，经过软化、切削、干燥等加工工序，制成一定规格的药材，如片、段、丝、块等，称为"饮片"），便于调剂制剂。

③ 干燥药材，利于贮藏。

④ 矫味、矫臭，便于服用。

⑤ 降低毒副作用，保证安全用药。

⑥ 增强药物功能，提高临床疗效。

⑦ 改变药物性能，扩大应用范围。

⑧ 引药入经，便于定向用药。

2. 炮制的方法

炮制方法是历代逐步发展和充实起来的。参照前人的记载，根据现代实际炮制经验，炮制方法一般来讲可以分为以下几类。

① 修治：包括纯净、粉碎、切制药材三道工序，为进一步加工贮存、调剂、制剂和临床用药做好准备。

② 水制：用水或其他辅料处理药材的方法称为水制法。其目的主要是清洁药物、除去杂质、软化药物、便于切制、降低毒性及调整药性等。常见的方法有：漂洗、闷、润、浸泡、喷洒、水飞等。

③ 火制：是将药物经火加热处理的方法。根据加热的温度、时间和方法的不同，可分为炒、炙、烫、煅、煨、炮、燎、烘八种。

④ 水火共制：这类炮制方法是既要用水又要用火，有些药物还必须加入其他辅料进行炮制。包括蒸、煮、炖、潬、淬等方法。其他制法还有制霜、发酵、精制、药拌等。

第三节 中药的性能

祖国医学认为任何疾病的发生发展过程都是致病因素（邪气）作用于人体，引起机体正邪斗争，从而导致阴阳气血偏盛偏衰或脏腑经络功能活动失常的结果。因此，药物治病的基本作用不外是扶正祛邪，消除病因，恢复脏腑的正常生理功能；纠正阴阳气血偏盛偏衰的病理现象，使之在最大程度上恢复到正常状态，达到治愈疾病，恢复健康的目的。药物之所以能够针对病情，发挥上述基本作用，是由于各种药物本身各自具有若干特性和作用，前人把药物与疗效有关的性质和性能统称为药性，它包括药物发挥疗效的物质基础和治疗过程中所体现出来的作用。它是药物性质与功能的高度概括。研究药性形成的机制及其运用规律的理论称为药性理论，其基本内容包括四气五味、归经、有毒无毒、配伍、禁忌等。

1. 四气

四气，就是寒、热、温、凉四种不同的药性，又称四性。它反映了药物对人体阴阳盛衰、寒热变化的作用倾向，为药性理论重要组成部分，是说明药物作用的主要理论依据之一。寒与凉、温与热之间则仅是程度上的不同，即"凉次于寒""温次于热"。

药性的寒、热、温、凉是由药物作用于人体所产生的不同反应和所获得的不同疗效而总结出来的，它与所治疗疾病的性质是相对而言的。如患者表现为高热烦渴、面红目赤、咽喉肿痛、脉洪数，这属于阳热证，用石膏、知母、栀子等药物治疗后，上述症状得以缓解或消除，说明它们的药性是寒凉的；反之，如患者表现为四肢厥冷、面色㿠白、脘腹冷痛、脉微欲绝，这属于阴寒证，用附子、肉桂、干姜等药物治疗后，上述症状得以缓解或消除，说明它们的药性是温热的。

2. 五味

所谓五味，是指药物有酸、苦、甘、辛、咸五种不同的药味，因而具有不同的治疗作用。有些还具有淡味或涩味，因而实际上不止五种。但是，五味是最基本的五种药味，所以仍然称为五味。结合临床实践，将五味所代表药物的作用及主治病证分述如下。

辛："能散能行"，即具有发散、行气行血的作用。一般来讲，解表药、行气药、活血药多具有辛味。因此辛味药多用治表证及气血阻滞之证。如紫苏叶发散风寒、木香行气除胀、川芎活血化瘀等。

甘："能补能和能缓"，即具有补益、和中、调和药性和缓急止痛的作用。一般来讲，滋养补虚、调和药性及缓解疼痛的药物多具有甘味。甘味药多用治正气虚弱、身体诸痛及调和药性、中毒解救等几个方面。如人参大补元气、熟地黄滋补精血、饴糖缓急止痛、甘草调和药性并解药食中毒等。

酸："能收能涩"，即具有收敛、固涩的作用。一般固表止汗、敛肺止咳、涩肠止泻、固精缩尿、固崩止带的药物多具有酸味。酸味药多用治体虚多汗、肺虚久咳、久泻肠滑、遗精滑精、遗尿尿频、崩带不止等。如五味子固表止汗、乌梅敛肺止咳、五倍子涩肠止泻、山茱萸涩精止遗、赤石脂固崩止带等。

苦："能泄、能燥、能坚"，即具有清泄火热、泄降气逆、通泄大便、燥湿、坚阴（泻火存阴）等作用。一般来讲，清热泻火、下气平喘、降逆止呕、通利大便、清热燥湿、苦温燥湿、泻火存阴的药物多具有苦味。苦味药多用治热证、火证、喘咳、呕恶、便秘、湿证、阴虚火旺等证。如黄芩、栀子清热泻火，苦杏仁、葶苈子降气平喘，半夏、陈皮降逆止呕，大黄、枳实泻热通便，龙胆、黄连清热燥湿，苍术、厚朴苦温燥湿，知母、黄柏泻火存阴等。

咸："能下、能软"，即具有泻下通便、软坚散结的作用。一般来讲，泻下或润下通便及软化坚硬、消散结块的药物多具有咸味。咸味药多用治大便燥结、痰核、瘿瘤、癥瘕痞块等症。如芒硝泻热通便，海藻、牡蛎消瘰散瘿，鳖甲软坚消癥等。

淡："能渗、能利"，即具有渗湿利小便的作用，故有些利水渗湿的药物具有淡味。淡味药多用治水肿、脚气、小便不利之症。如薏苡仁、通草、灯心草、茯苓、猪苓、泽泻等。

涩：与酸味药的作用相似，多用治虚汗、泄泻、尿频、遗精、滑精、出血等症。如莲子固精止带，禹余粮涩肠止泻，海螵蛸收涩止血等。故本草文献常以酸味代表涩味功效，或与酸味并列，标明药性。

3. 归经

归经是指药物对于机体某部分的选择性作用，即某药对某些脏腑经络有特殊的亲和作用，因而对这些部位的病变起着主要或特殊的治疗作用，药物的归经不同，其治疗作用也不同。归经指明了药物治病的适用范围，是指导临床用药的药性理论基本内容之一。

中药归经理论的形成是在中医基本理论指导下以脏腑经络学说为基础，以药物所治疗的具体病证为依据经过长期临床实践总结出来的用药理论。由于经络能沟通人体内外表里，所以一旦机体发生病变，体表病变可以通过经络影响到内在脏腑；反之，内在脏腑病变也可以反映到体表上来。由于发病所在脏腑及经络循行部位不同，临床上所表现的症状则各不相同。如心经病变多见心悸失眠；肺经病变常见胸闷喘咳；肝经病变每见胁痛抽搐等症。临床用朱砂、远志能治愈心悸失眠，说明它们归心经；用桔梗、紫苏子能治愈喘咳胸闷，说明它们归肺经；而选用白芍、钩藤能治愈胁痛抽搐，则说明它们归肝经。至于一药能归数经，是指其治疗范围的扩大。如麻黄归肺与膀胱经，它既能发汗宣肺平喘，治疗外感风寒及咳喘之证，又能宣肺利尿，治疗风水水肿之证。由此可见，归经理论是通过脏腑辨证用药，从临床疗效观察中总结出来的用药理论。

此外，还有依据药物自身的特性，即形、色、气味、禀赋等的不同，进行归经的方法。如味辛、色白入肺、大肠经；味苦、色赤入心、小肠经等都是以药物的色与味作归经依据的。

4. 毒性

历代本草书籍中，常在每一味药物的性味之下，标明其"有毒""无毒"。"有毒无毒"也是药物性能的重要标志之一，它是掌握药性必须注意的问题。古代药物毒性的含义较广，既认为毒药是药物的总称，毒性是药物的偏性，又认为毒性是药物毒副作用大小的标志。而后世本草书籍在其药物性味下标明"有毒""大毒""小毒"等记载，则大都指药物毒副作用的大小。

中药的副作用有别于毒性作用。副作用是指在常用剂量时出现与治疗需要无关的不适反应，一般比较轻微，对机体危害不大，停药后可自行消失。如临床常见服用某些中药可引起恶心、呕吐、胃痛腹泻或皮肤瘙痒等不适反应。用药副作用的产生与药物自身特性、炮制、配伍、制剂等多种因素有关。通过医药人员努力可以尽量减少副作用，减少不良反应的发生。

目前《中华人民共和国药典》采用大毒、有毒、小毒三类分类方法，是目前通行的分类方法。正确对待中药的毒性，是安全用药的保证。

第四节　中药的配伍

按照病情的不同需要和药物的不同特点，有选择地将两种以上的药物合在一起应用，叫做配伍。配伍既照顾到复杂病情，又增进了疗效，减少了毒副作用。下面分述如下。

1. 单行

单行就是单用一味药来治疗某种病情单一的疾病。对病情比较单纯的病证，往往选择一种针对性较强的药物即可达到治疗目的。如古方独参汤，即单用一味人参，治疗大失血所引起元气虚脱的危重病证。

2. 相须

相须就是两种功效类似的药物配合应用，可以增强原有药物的功效。如麻黄配桂枝，能增强发汗解表、祛风散寒的作用；知母配贝母，可以增强养阴润肺、化痰止咳的功效。

3. 相使

相使就是以一种药物为主，另一种药物为辅，两药合用，辅药可以提高主药的功效。如黄芪配茯苓治脾虚水肿，黄芪为健脾益气、利尿消肿的主药，茯苓淡渗利湿，可增强黄芪益气利尿的作用；枸杞子配菊花治目暗昏花，枸杞子为补肾益精、养肝明目的主药，菊花清肝泻火，兼能明目，可以增强枸杞子补虚明目的作用。一主一辅，相辅相成。辅药能提高主药的疗效，即为相使的配伍。

4. 相畏

相畏就是一种药物的毒副作用能被另一种药物所抑制。如半夏畏生姜，即生姜可以抑制半夏的毒副作用，生半夏可"戟人咽喉"，令人咽痛音哑，用生姜炮制后成姜半夏，其毒副作用大为缓和。

5. 相杀

相杀就是一种药物能够消除另一种药物的毒副作用。如羊血杀钩吻毒；金钱草杀雷公藤毒；麝香杀苦杏仁毒；绿豆杀巴豆毒；生白蜜杀乌头毒；防风杀砒霜毒等。可见相畏和相杀没有质的区别，是从自身的毒副作用受到对方的抑制和自身能消除对方毒副作用的不同角度提出来的配伍方法，也就是同一配伍关系的两种不同提法。

6. 相恶

相恶就是一种药物能破坏另一种药物的功效。如人参恶莱菔子，莱菔子能削弱人参的补气作用；生姜恶黄芩，黄芩能削弱生姜的温胃止呕作用。

7. 相反

相反就是两种药物同用能产生剧烈的毒副作用。如甘草反甘遂、贝母反乌头等，详见用药禁忌"十八反""十九畏"中若干药物。

第五节 用药禁忌

为了确保疗效、安全用药，避免毒副作用的产生，必须注意用药禁忌。中药的用药禁忌主要包括配伍禁忌、证候禁忌、妊娠禁忌和服药饮食禁忌四个方面。

1. 配伍禁忌

所谓配伍禁忌，就是指某些药物合用会产生剧烈的毒副作用或降低和破坏药效，因而应该避免配合应用。金元时期将反药概括为"十八反""十九畏"，累计 37 种反药，并编成歌诀，便于诵读。

"十八反歌"最早见于张子和《儒门事亲》："本草明言十八反，半蒌贝蔹及攻乌，藻戟遂芫俱战草，诸参辛芍叛藜芦。"共载相反中药十八种，即：乌头反贝母、瓜蒌、半夏、白及、白蔹；甘草反甘遂、大戟、海藻、芫花；藜芦反人参、丹参、玄参、沙参、细辛、芍药。

而"十九畏"歌诀首见于明·刘纯《医经小学》："硫黄原是火中

精，朴硝一见便相争，水银莫与砒霜见，狼毒最怕密陀僧，巴豆性烈最为上，偏与牵牛不顺情，丁香莫与郁金见，牙硝难合京三棱，川乌、草乌不顺犀，人参最怕五灵脂，官桂善能调冷气，若逢石脂便相欺，大凡修合看顺逆，炮爁炙煿莫相依。"指出了共 19 个相畏（反）的药物：硫黄畏朴硝，水银畏砒霜，狼毒畏密陀僧，巴豆畏牵牛，丁香畏郁金，川乌、草乌畏犀角，牙硝畏三棱，官桂畏赤石脂，人参畏五灵脂。

目前在尚未搞清反药是否能同用的情况下，临床用药应采取慎重从事的态度，对于其中一些反药若无充分把握，最好不宜使用，以免发生意外。

2. 证候禁忌

由于药物的药性不同，其作用各有专长和一定的适应范围，因此，临床用药也就有所禁忌，称证候禁忌。如麻黄性味辛温，功能发汗解表、散风寒，又能宣肺平喘利尿，故只适用于外感风寒表实无汗或肺气不宣的喘咳，而对表虚自汗及阴虚盗汗、肺肾虚喘则应禁止使用。

3. 妊娠用药禁忌

它是指妇女妊娠期治疗用药的禁忌。某些药物具有损害胎元以致堕胎的副作用，所以应作为妊娠禁忌药物。根据药物对于胎元损害程度的不同，一般可分为慎用与禁用两大类。慎用的药物包括通经去瘀、行气破滞及辛热滑利之品，如桃仁、红花、牛膝、大黄、枳实、附子、肉桂、干姜、木通、冬葵子、瞿麦等；而禁用的药物是指毒性较强或药性猛烈的药物，如巴豆、牵牛子、大戟、商陆、麝香、三棱、莪术、水蛭、斑蝥、雄黄、砒霜等。

4. 服药饮食禁忌

服药饮食禁忌是指服药期间对某些食物的禁忌，又简称食忌，也就是通常所说的忌口。在服药期间，一般应忌食生冷、油腻、腥膻、有刺激性的食物。此外，根据病情的不同，饮食禁忌也有区别。如热性病患者，应忌食辛辣、油腻、煎炸性食物；寒性病患者，应忌食生冷食物、清凉饮料等；胸痹患者，应忌食肥肉、脂肪、动物内脏及烟、酒等；肝阳上亢之头晕目眩、烦躁易怒等患者，应忌食胡椒、辣椒、大蒜、白酒等辛热助阳之品；黄疸胁痛患者，应忌食动物脂肪及辛辣、烟酒刺激物品；脾胃虚弱者，应忌食油炸黏腻、寒冷固硬、不易消化的食物；肾病水肿患者，应忌食盐、碱过多的和酸辣太过的刺激食品；疮疡、皮肤病患者，应忌食鱼、虾、蟹等腥膻发物及辛辣刺激性食品。此外，古代文献记载：甘草、黄连、桔梗、乌梅忌猪肉；鳖甲忌苋菜；常山忌葱；地黄、何首乌忌葱、蒜、萝卜；丹参、茯苓、茯神忌醋；土茯苓、使君子忌茶；薄荷忌蟹肉以及蜜反生葱、柿反蟹等，也应作为服药禁忌的参考。

第六节　中药的剂量与用法

1. 剂量

中药剂量是指临床应用时的分量。它主要指明了每味药的成人一日量，其次指方剂中每味药之间的比较分量，也即相对剂量。

自 1979 年起我国对中药生产计量统一采用公制，即 1 公斤＝1000 克＝1000000 毫克。为了处方和调剂计算方便，按规定以如下的近似值进行换算：1 市两（16 进位制）＝30 克；1 钱＝3 克；1 分＝0.3 克；1 厘＝0.03 克。尽管中药绝大多数来源于生药，安全剂量幅度较大，用量不像化学药品那样严格，但用量得当与否，也是直接影响药效发挥、临床效果好坏的重要因素之一。一般来讲，确定中药的剂量，应考虑如下几方面的因素。

（1）**药物性质与剂量的关系**　剧毒药或作用峻烈的药物，应严格控制剂量，开始时用量宜轻，逐渐加量，一旦病情好转后，应当立即减量或停服，中病即止，防止过量或蓄积中毒。此外，花、叶、皮、枝等量轻质松及性味浓厚、作用较强的药物用量宜小；矿物介壳质重沉坠及性味淡薄、作用温和的药物用量宜大；鲜品药材含水分较多，用量宜大（一般为干品的 4 倍）；干品药材用量当小；过于苦寒的药物也不要久服过量，免伤脾胃；再如犀角、羚羊角、麝香、牛黄、猴枣、鹿茸、珍珠等贵重药材，在保证药效的前提下应尽量减少用量。

（2）**剂型、配伍与剂量的关系**　在一般情况下，同样的药物入汤剂比入丸、散剂的用量要大些；单味药使用比复方中应用剂量要大些；在复方配伍使用时，主要药物比辅助药物用量要大些。

（3）**年龄、体质、病情与剂量的关系**　由于年龄、体质的不同，对药物耐受程度不同，则药物用量也就有了差别。一般老年、小儿、妇女产后及体质虚弱的患者，都要减少用量，成人及平素体质壮实的患者用量宜重。一般 5 岁以下的小儿用成人药量的 1/4。5 岁及 5 岁以上的儿童按成人用量减半服用。病情轻重、病势缓急、病程长短与药物剂量也有密切关系。一般病情轻、病势缓、病程长者用量宜小；病情重、病势急、病程短者用量宜大。

（4）季节变化与剂量的关系　夏季发汗解表药及辛温大热药不宜多用，冬季发汗解表药及辛热大热药可以多用；夏季苦寒降火药用量宜重，冬季苦寒降火药用量宜轻。

除了剧毒药、峻烈药、精制药及某些贵重药外，一般中药常用内服剂量为5～10克；部分常用量较大，为15～30g；新鲜药物常用量30～60g。

2. 中药的用法

汤剂是中药最为常用的剂型之一，汤剂的制作对煎具、用水、火候、煮法都有一定的要求。

（1）煎药用具　以砂锅、瓦罐为好，铝锅、搪瓷罐次之，忌用钢铁锅，以免发生化学变化，影响疗效。

（2）煎药用水　古时曾用长流水、井水、雨水、泉水、米泔水等煎煮。现在多用自来水、井水、蒸馏水等，但总以水质洁净新鲜为好。

（3）煎药火候　有文火、武火之分。文火，是指使温度上升及水液蒸发缓慢的火候；而武火，又称急火，是指使温度上升及水液蒸发迅速的火候。

（4）煎煮方法　先将药材浸泡30～60min，用水量以高出药面为度。一般中药煎煮2次，第二煎加水量为第一煎的1/3～2/1。两次煎液去渣滤净混合后分2次服用。煎煮的火候和时间，要根据药物性能而定。一般来讲，解表药、清热药宜武火煎煮，时间宜短，煮沸后煎3～5min即可；补养药需用文火慢煎，时间宜长，煮沸后再续煎30～60min。某些药物因其质地不同，煎法比较特殊，处方上需加以注明，归纳起来包括先煎、后下、包煎、另煎、烊化、泡服、冲服、煎汤代水等不同煎煮法。

① 先煎：主要指一些有效成分难溶于水的一些金石、矿物、介壳类药物，应打碎先煎，煮沸20～30min，再下其他药物同煎，以使有效成分充分析出。如磁石、赭石、生铁落、生石膏、寒水石、紫石英、龙骨及牡蛎、海蛤壳、瓦楞子、珍珠母、石决明、紫贝齿、龟甲、鳖甲等。此外，附子、乌头等毒副作用较强的药物，宜先煎45～60min后再下它药，久煎可以降低毒性，安全用药。

② 后下：主要指一些气味芳香的药物，久煎其有效成分易于挥发而降低药效，须在其他药物煎沸5～10min后放入，如薄荷、青蒿、

香薷、木香、砂仁、沉香、白豆蔻、草豆蔻等。此外，有些药物虽不属芳香药，但久煎也能破坏其有效成分，如钩藤、大黄、番泻叶等亦属后下之列。

③ 包煎：主要指那些黏性强、粉末状及带有茸毛的药物，宜先用纱布袋装好，再与其他药物同煎，以防止药液混浊或刺激咽喉引起咳嗽及沉于锅底，加热时引起焦化或煳化。如蛤粉、滑石、青黛、旋覆花、车前子、蒲黄及灶心土、北秫米等。

④ 另煎：又称另炖，主要是指某些贵重药材，为了更好地煎出有效成分还应单独另煎即另炖 2～3h。煎液可以另服，也可与其他煎液混合服用，如人参、西洋参、羚羊角（可用水牛角代替）、鹿茸等。

⑤ 烊化：又称溶化，主要是指某些胶类药物及黏性大而易溶的药物，为避免入煎粘锅或黏附其他药物影响煎煮，可单用水或黄酒将此类药加热溶化即烊化后，用煎好的药液冲服，也可将此类药放入其他药物煎好的药液中加热烊化后服用，如阿胶、鹿角胶、龟甲胶、鳖甲胶、鸡血藤胶及蜂蜜、饴糖等。

⑥ 泡服：又叫焗服，主要是指某些有效成分易溶于水或久煎容易破坏药效的药物，可以用少量开水或复方中其他药物滚烫的煎出液趁热浸泡，加盖闷润，减少挥发，半小时后去渣即可服用，如藏红花、番泻叶、胖大海等。

⑦ 冲服：主要指某些贵重药，用量较轻，为防止散失，常需要研成细末制成散剂用温开水或复方中其他药物煎液冲服，如麝香、牛黄、珍珠、羚羊角、猴枣、马宝、西洋参、鹿茸、人参、蛤蚧等；某些药物，根据病情需要，为提高药效，也常研成散剂冲服，如用于止血的三七、花蕊石、白及、紫珠草、血余炭、棕榈炭及用于息风止痉的蜈蚣、全蝎、僵蚕、地龙和用于制酸止痛的海螵蛸、瓦楞子、海蛤壳、延胡索等；某些药物高温容易破坏药效或有效成分难溶于水，也只能做散剂冲服，如雷丸、鹤草芽、朱砂等。此外，还有一些液体药物如竹沥汁、姜汁、藕汁、荸荠汁、鲜地黄汁等也须冲服。

⑧ 煎汤代水：主要指某些药物为了防止与其他药物同煎使煎液混浊，难于服用，宜先煎后取其上清液代水再煎煮其他药物，如灶心土等。此外，某些药物质轻用量多，体积大，吸水量大，如玉米须、丝瓜络、金钱草等，也须煎汤代水用。

（5）服药法

① 服药时间：汤剂一般每日 1 剂，煎 2 次分服，两次间隔时间为 4～6h。临床用药时可根据病情增减，如急性病、热性病可 1 日 2

剂。至于饭前服还是饭后服则主要取决于病变部位和性质。一般来讲，病在胸膈以上者如眩晕、头痛、目疾、咽痛等宜饭后服；如病在胸腹以下，如胃、肝、肾等脏疾患，则宜饭前服。某些对胃肠有刺激性的药物宜饭后服；补益药多滋腻碍胃，宜空腹服；治疟药宜在疟疾发作前的2h服用；安神药宜睡前服；慢性病定时服；急性病、呕吐、惊厥及石淋、咽喉病须煎汤代茶饮者，均可不定时服。

② 服药方法

汤剂：一般宜温服。但解表药要偏热服，服后还须覆盖好衣被，或进热粥，以助汗出；寒证用热药宜热服，热证用寒药宜冷服，以防格拒于外。如出现真热假寒者则当寒药温服，真寒假热者则当热药冷服。丸剂：颗粒较小者，可直接用温开水送服；大蜜丸者，可以分成小粒吞服；若水丸质硬者，可用开水溶化后服。散剂、粉剂：可用蜂蜜加以调和送服，或装入胶囊中吞服，避免直接吞服，刺激咽喉。膏剂：宜用开水冲服，避免直接倒入口中吞咽，以免粘喉引起呕吐。冲剂、糖浆剂：冲剂宜用开水冲服；糖浆剂可以直接吞服。

此外，危重患者宜少量频服；呕吐患者可以浓煎药汁，少量频服；对于神志不清或因其他原因不能口服时，可采用鼻饲给药法。在应用发汗、泻下、清热药时，若药力较强，要注意患者个体差异，一般得汗、泻下、热降即可停药，适可而止，不必尽剂，以免汗、下、清热太过，损伤人体正气。

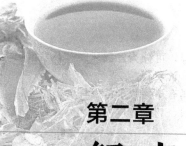

第二章

解 表 药

　　凡以发散表邪、治疗表证为主的药物，称解表药，又叫发表药。

　　本类药物大多辛散轻扬，主入肺、膀胱经，偏行肌表，能促进机体发汗，使表邪由汗出而解，从而达到治愈表证，防止疾病传变的目的。即《黄帝内经》所谓："其在皮者，汗而发之。"此外，部分解表药兼能利水消肿、止咳平喘、透疹、止痛、消疮等。

　　解表药主要用治恶寒发热、头身疼痛、无汗或有汗不畅、脉浮之外感表证。部分解表药尚可用于水肿、咳喘、麻疹、风疹、风湿痹痛、疮疡初起等兼有表证者。

　　使用解表药时应针对外感风寒、风热表邪不同，相应选择长于发散风寒或发散风热的药物。由于冬季多风寒，春季多风热，夏季多夹暑湿，秋季多兼燥邪，故应根据四时气候变化的不同而恰当地配伍祛暑、化湿、润燥药。若虚人外感，正虚邪实，难以祛散表邪者，又应根据体质不同，分别与益气、助阳、养阴、补血药配伍，以扶正祛邪。温病初起，邪在卫分，除选用发散风热药物外，应同时配伍清热解毒药。

　　使用发汗力较强的解表药时，用量不宜过大，以免发汗太过，耗伤阳气，损及津液，造成"亡阳""伤阴"的弊端。又汗为津液，血汗同源，故表虚自汗、阴虚盗汗以及疮疡日久、淋证、失血患者，虽有表证，也应慎用解表药。同时，使用解表药还应注意因时因地而异，如春夏腠理疏松，容易出汗，解表药用量宜轻；冬季腠理致密，不易汗出，解表药用量宜重；北方严寒地区用药宜重；南方炎热地区用药宜轻。且解表药多为辛散轻扬之品，入汤剂不宜久煎，以免有效成分挥发而降低药效。

根据解表药的药性及功效主治差异，可分为发散风寒药及发散风热药两类。有时又称辛温解表药与辛凉解表药。

现代药理研究证明，解表药一般具有不同程度的发汗、解热、镇痛、抑菌、抗病毒及祛痰、镇咳、平喘、利尿等作用。部分药物还有降压及改善心脑血液循环的作用。

第一节　辛温解表药

本类药物性味多属辛温，辛以发散，温可祛寒，故以发散肌表风寒邪气为主要作用。主治风寒表证，症见恶寒发热、无汗或汗出不畅、头身疼痛、鼻塞流涕、口不渴、舌苔薄白、脉浮紧等。部分发散风寒药分别兼有祛风止痒、止痛、止咳平喘、利水消肿、消疮等功效，又可用治风疹瘙痒、风湿痹证、咳喘以及水肿、疮疡初起等兼有风寒表证者。

麻　黄

麻黄最早载于《神农本草经》，其性温，味辛、微苦；归肺、膀胱经；其基本功效有发汗解表、平喘止咳、利尿退肿。

【临床应用】

1. 用于风寒表实证

麻黄善发汗以散风寒，为辛温解表之佳品。《本草正义》言："麻黄轻清上浮，专疏肺郁，宣泄气机，是为治外感第一要药。"《本草通玄》亦指出："麻黄轻可去实，为发表第一药。"麻黄多用于风寒外束致腠理闭塞所致发热恶寒、无汗、头痛、脉浮紧等表实证，常与桂枝相须为用。一般用量为5～10g。对于小儿、年老之人或体弱者，应小量应用，或者改用发汗力量比较缓和的麻黄绒。

2. 用于阳虚外感

麻黄不仅是治疗风寒表实证的妙药，因其为辛温之品，故对于阳虚外感表现为发热恶寒、头痛无汗、脉反沉者，常配附子、细辛，共奏发散风寒、温肾助阳之效，如麻黄附子细辛汤、再造散等。一般用量为 5~10g。

3. 用于咳喘

麻黄善散邪宣肺以止咳平喘，故邪壅于肺，肺气不宣的咳嗽气喘，无论寒、热、痰、饮，有无表证均可应用。尤适于治风寒外束、肺气壅遏之咳喘，常与苦杏仁、甘草配伍，即三拗汤，治外感风寒、内有寒饮；症见咳喘、痰多清稀者，可配伍细辛、干姜等以温肺止咳平喘，如小青龙汤治热邪壅肺；症见高热喘急者，可与石膏、苦杏仁等配伍，如麻杏石甘汤。常用于现代医学的慢性阻塞性肺疾病急性发作期以及儿科的急性支气管炎、喘息性支气管炎、肺炎、哮喘等。一般用量为 3~10g。

麻黄广泛用于各种证型的咳喘病，正如当代名老中医王少华所说："凡喘证，麻黄均可选用。"王老自拟麻黄葶苈汤治寒热错杂之喘证，并根据病证寒热之所偏来调整麻黄与葶苈子的用量。他通过多年实践，发现虚喘在辨证论治的前提下，参入一味炙麻黄，确有立竿见影的近期疗效，并经临床验证，虚喘用麻黄，概无不良反应，且常因喘势能及时缓解病情逐步转机。

中医家王玉英善用麻黄治疗顽固性咳嗽。王老认为，顽固性咳嗽的治疗，宣肺驱邪外出为第一要务。王老善用生麻黄驱邪外达，宣发肺气，她常说："肺气不宣则不能降，致肺气上逆，遂咳嗽不愈。"又说："病根不除，咳嗽焉有愈期。而久陷之邪，又非一般发汗透表能驱，而麻黄确可建奇功，无论寒热，均可恰当配伍使用。"麻黄性温味辛，辛能开其闭，温可散其邪，最能拔除深陷之邪，为宣发肺气之要药。故王老对于外感后久咳不愈，无论有无表证，均首选麻黄为用。

4. 用于水肿

对于水肿的认识，早在《黄帝内经》中就有"开鬼门，洁净府"之见；《伤寒论》有"诸有水者，腰以下肿，当利其小便，腰以上肿，当发汗乃愈"的记载。而麻黄有很好的利尿退肿之功，既可上宣肺气，发汗解表，使肌肤的水湿从毛窍外散，又可通调水道、下输膀胱以助利尿之力，诚如《本草纲目》所言："麻黄，散目赤肿痛，水肿，风肿……"因有发汗解表之效，故尤宜于水肿初起而有表证之风水证，如儿科临床常用于急性肾小球肾炎（风水相搏证）的治疗。代表方剂有麻黄连翘赤小豆汤。一般用量为 5~10g。

中医名家万友生亦善用麻黄治疗水肿。万老认为，治疗寒湿水肿，病变重点在太阳之实证，用甘草麻黄汤，麻黄可大量使用；寒湿水肿属太阳、少阴两感者，用麻黄附子汤或麻黄附子细辛汤；寒湿伤阳，完全属于少阴者，用真武汤。这些方子，药味不多，但利尿退肿效果显著，其中麻黄利尿治疗水肿的功效尤著。对于水肿无寒热表证者使用麻黄，即使其用量再大，也只见其利尿，而极少见其发汗，故于寒湿水肿，尽可大胆应用。

5. 用于小儿遗尿

遗尿常因肺气虚寒或脾气下陷、肾虚失固等导致膀胱失约而引发。从中医学角度看，麻黄归肺、膀胱经，因而麻黄能调节肺和膀胱的功能，促进肺的宣发作用和膀胱的气化作用，进而起到水液正常代谢和约束膀胱的作用。《诸病源候论·小儿杂病诸候·遗尿候》说："遗尿者，膀胱有冷，不能约于水故也。"麻黄性温，可去冷也，再之麻黄又属膀胱经，能促进膀胱气化功能，进而约水，达到治疗遗尿的目的。

还有医家认为，遗尿多与肺之壅滞相关，故多加生麻黄宣畅肺气，通过皮肤腠理、汗腺排泄，使肺气宣通，而起到"提壶揭盖"之效应，从而使小便自约。临床常与山茱萸、山药等补肾诸药伍用，使气通阳回，膀胱有制，遗尿乃愈。

著名中医临床家于己百教授治疗小儿遗尿，考虑患儿常有睡后不易叫醒而尿床的实际情况，同时受到麻黄汤兴阳不睡不良反应，别称"还魂汤"的启发，所以治疗小儿遗尿时，在辨证处方的前提下，常加入麻黄汤之主药麻黄 10g、桂枝 10g，以充心阳、健元神，往往取得非常显著的临床效果。

6. 用于慢性腹泻

中医理论认为"湿盛则泻"，而麻黄能宣肺利水，可利小便以实大便；散风发汗，使湿从表而散；麻黄升举清气，可防泄泻无度。麻黄辛散通阳且可利水，既能祛湿，又能促进水湿的运行，可用于治疗功能性腹泻、慢性结肠炎、溃疡性结肠炎等湿邪偏盛的慢性腹泻。一般用量为 5～10g。

7. 用于中风后遗症

中风后遗症的病机关键在于痰瘀阻塞脑络，而麻黄温通经脉，经适当配伍可温通全身经络，扩张皮肤血管，对改善长期偏瘫患者血供大有裨益。如配伍桂枝增强温通作用，配伍川芎行气活血，并以生甘草调和诸药，治疗中风后遗症，既明显改善了临床症状，又避免了大量使用麻黄可能带来的不良反应。血压平稳者可用 10g，对于血压偏高者宜小量（3～5g）并配伍运用。

8. 用于痛证

麻黄治疗痛证，可溯源于张仲景，除了《伤寒论》中用于治疗伤寒表实证头身疼痛外，在《金匮要略》中，还用麻黄治疗因寒湿郁阻经脉引起的多种杂病。如麻黄加术汤治"湿家身烦疼"，麻黄杏仁薏苡甘草汤治疗"病者一身尽痛，发热，日晡所剧者"。另外，用于治疗风湿历节的桂枝芍药知母汤，治疗寒湿历节的乌头汤方，也都运用了麻黄，所治疗的病证均具有疼痛症状，因此在临证中也可利用麻黄治疗多种痛证。利用此法还可治疗风湿痛痹、坐骨神经痛、腰痛、头痛等多种痛证。一般用量 10～15g，可与芍药同用，既可以加强止痛作用，又可以防止大剂量麻黄过于温燥伤阴之弊。

9. 用于耳鸣

耳鸣常因湿浊之气蒙蔽耳窍而引起。当肺气郁闭，清浊升降失司，清阳之气不能上注清窍之耳，浊气反升，即引起耳鸣。《日华子本草》曰："麻黄通九窍，调血脉。"故重用麻黄可宣肺透表开窍而治疗耳鸣。同样，当湿浊之气蒙蔽清窍，还可引起嗜睡、头晕等症，也可运用麻黄，加以适当配伍进行治疗。一般用量为 5～10g。

10. 用于缓慢型心律失常

缓慢型心律失常（包括病态窦房结综合征以窦性心动过缓为主者）在现代病理解释中是一种临床常见病，易诊难治，常因为晕厥而需要安装起搏器。中医中药对于窦性心动过缓的治疗有一定疗效。名老中医多用麻黄附子细辛汤治疗本病，有部分患者能收到心率增加并平稳的疗效。一般用量 10～15g，可与生脉散同用，防止过于温燥，兼有滋养心阴之用。

【**使用注意**】本品发汗宣肺力强，凡表虚自汗、阴虚盗汗及肺肾虚喘者均当慎用。

【**古籍摘要**】

①《神农本草经》："主中风，伤寒头痛，温疟。发表出汗，去邪热气，止咳逆上气，除寒热，破癥坚积聚。"

②《名医别录》："通腠理，解肌。"

③《本草纲目》："散目赤肿痛，水肿，风肿……""麻黄乃肺经专药，故治肺病多用之。张仲景治伤寒，无汗用麻黄，有汗用桂枝。"

【**现代研究**】麻黄挥发油有发汗作用，麻黄碱能使处于高温环境中的人汗腺分泌增多增快。麻黄挥发油乳剂有解热作用。麻黄碱和伪麻黄碱均有缓解支气管平滑肌痉挛的作用。伪麻黄碱有明显的利尿作用。麻黄碱能兴奋心脏,收缩血管,升高血压;对中枢神经系统有明显的兴奋作用,可引起兴奋、失眠、不安。挥发油对流感病毒有抑制作用。其甲醇提取物有抗炎作用。其煎剂有抗病原微生物作用。

《 桂 枝 》

桂枝最早载于《神农本草经》,出自《名医别录》。其性温,味辛、甘;归肺、心、膀胱经;通行十二经。其基本功效有发汗解肌、温通经脉、助阳化气、平冲降逆。

【临床应用】

1. 用于风寒表证

桂枝用于外感风寒,不论表实无汗,还是表虚有汗及阳虚受寒者,均宜使用。治风寒表实证,桂枝与麻黄相须为用,如《伤寒论》的麻黄汤;治疗风寒表虚证,营卫不和而自汗出者,常与白芍配伍以起到调和营卫之效,如《伤寒论》的桂枝汤。临床一般用量为9g。

2. 用于温通心阳

桂枝具有温通心阳、推动血行的作用,是治疗冠心病不可缺少的药物。用桂枝配伍治疗冠心病的临床报道很多,如加减复脉汤、苓桂术甘汤、瓜蒌薤白桂枝汤等。冠心病为本虚标实证,虚则表现为气虚、阳虚、阴虚,病情发展到心肌梗死时,常常出现心阳暴脱,阴阳离决;实则不外血瘀、痰阻,桂枝在治疗冠心病中起的作用,在于能通阳化气。通阳,就是补助心阳,温通心脉;化气,即促进阳气化生,既不同于补,也不同于调,可激发心脏功能活动的正常运行。盖心主血脉,桂枝温通血脉,化生阳气,故乃心病之要药。另外,桂枝常常合用麻黄附子细辛汤治疗窦性心动过缓,乃受清代医学家陈修园启发。陈修园《金匮方歌括》说:"桂枝振心阳,如离照当空,则阴霾全消,而天日复明也。"

名老中医石景亮教授认为,桂枝用量一般为5~10g,特殊情况,如病态窦房结综合征,可用至15~30g,多从10g开始,逐步递增,服至口干舌燥时,递减用量。病态窦房结综合征引起的心动过缓证属心阳不振、心脉痹阻者,治以石老自拟方益心温阳汤:桂枝20g,太子参20g,麦冬10g,玉竹15g,丹参30g,川芎15g,生黄芪30g,甘松6g,苦参10g,细辛5g,炙甘草10g。

3. 用于温经活血通脉

桂枝配当归，能温经活血通脉。桂枝味辛、甘，性温，入心经，可温经散寒、温通血脉，前人称其为"寒伤营血，亦不可少之药"。当归甘补辛散，温散寒邪，既能补血，又能行血，还能散寒止痛，《本草正义》称其"诚血中之气药，亦血中之圣药也"，临床尤善治血虚、血瘀且兼寒凝的痛证。桂枝配伍当归，可见于《伤寒论》当归四逆汤等方中，共奏温散寒邪、活血通脉、养血止痛之功，常用治血虚而经脉受寒、血行不畅所致的手足厥冷、头身疼痛等症，现代临床用治指（趾）端动脉痉挛症、血栓闭塞性脉管炎、冻疮等，均获得满意疗效。临床一般用量为 12～20g。

4. 用于化气利水

桂枝既能解表，又能化气利水，但必须与健脾利水药同用，以发挥其辅佐作用。故凡见水饮内停，小便不利，或为蓄水，或为水逆，或为痰饮，或为水肿、泄泻、霍乱、吐泻等均可运用五苓散，方中佐小剂量桂枝（6g），一则外解太阳之表，二则温化膀胱之气，用桂枝之辛温，宣通阳气，蒸化三焦以行水。

浙江著名中医肝病专家邹良材教授善用桂枝治疗肝硬化腹水。邹老认为，对于阴虚型肝硬化腹水，临床治疗以阳行阴利小便。按阴阳互根的机制，阴虚患者可在养阴柔滋淡渗的基础上，略佐通阳药物，借助膀胱的气化作用达到"以阳行阴"的目的。主要药物为桂枝，用量在 3g 以内，加入煎剂中。正如金人曹炳章云："凡润肝养血之药，一得桂枝，化阴滞而阳和。"

5. 用于咳喘

桂枝有明显的平喘作用，如小青龙汤、桂枝加厚朴杏子汤、桂枝加龙骨牡蛎汤等。对于儿科呼吸系统疾病，如小儿支气管炎、喘息性支气管炎、毛细支气管炎或小儿肺炎合并心力衰竭者，双肺听诊有痰鸣音、哮鸣音、大小水泡音，中医辨证为寒证、虚寒证者皆宜。临床一般用量为 6～9g。

6. 用于风寒湿痹证

《药性本草》曰桂枝能"去冷风疼痛"。《本草衍义补遗》亦云桂枝善"横行手臂，治痛风"。临床多治风寒湿痹之"痛痹"。桂枝与威灵仙均可治疗上肢痹痛，但桂枝重在通经，新病者适宜，威灵仙重在通络，久病者允当，两药配伍治疗风寒湿痹证，新久皆宜。临床一般用量为 12～25g。

7. 用于平冲降气

桂枝的降逆气之功，历代医家均有述及，如成无己言其"利肺气"，《本经疏证》言其"下气"，张锡纯言其"降逆气"。张仲景在《伤寒论》桂枝加桂汤中，重用桂枝配甘草，佐生姜、大枣辛甘合化，温通心阳而降冲逆，主治心阳虚致发奔豚之证，体现了桂枝平冲降逆下气的作用。临床上凡见肝气之逆、肺气之逆、胃气之逆均可用之。

湖南名老中医言庚孚最善用桂枝治疗妊娠恶阻。妊娠恶阻首见于张仲景《金匮要略·妇人妊娠病脉证并治篇》："妇人得平脉，阴脉小弱，其人渴，不得食，无寒热，名妊娠，桂枝汤主之。"言老治疗本病，善取桂枝，每于方中，习加桂枝，一般医家，用之甚少。言老认为无论虚实之阻，桂枝能及。实则量宜重（常用 10g），虚则治宜缓。热宜轻取（常用 6g）寒宜重剂，此为入药之要乎。

8. 用于温中补虚

《伤寒论》："伤寒，阳脉涩，阴脉弦，法当腹中急痛者，先与小建中汤。"病虽为虚，但桂枝味甘，甘味能补、能缓，善走而能破其结，其君臣虽为饴糖、芍药，但方中若无桂枝，则药效大打折扣，并且影响君药与臣药的功效。临床上桂枝加入复方治胃炎、胃溃疡证属脾阳不足、胃中虚寒者疗效确切。临床一般用量为 6～12g。

9. 用于行瘀

桂枝辛温，质轻，能通行十二经脉，具有温通血脉、化瘀行滞之功。如用于治疗太阳蓄血证之桃核承气汤，取桂枝温通经脉、辛散血结，辛以化气通脉，气行则血行。又如《金匮要略》之桂枝茯苓丸，治妇人卵巢囊肿及子宫肌瘤以丸改用汤剂有很好的疗效。

10. 桂枝的外用法

有文献报道用桂枝为末，醋调贴神厥可治遗尿，嘱用食醋调成饼状，临睡前先用温水熨脐 10min，将其饼贴于脐部，然后用纱布盖上固定，晨起取下，每晚 1 次。后用此法治疗 20 例，总有效率达 90%以上，疗程短者仅 3～4 次即愈，长者必须连续外敷半个月方能取效。另外，桂枝浸酒外涂可治冻疮，桂枝、红花酒浸液外擦能防治褥疮。用桂枝、甘松各 15g 合煎洗头，治疗脂溢性皮炎，疗效满意。神经性皮炎患者，用桂枝、金银花各 30g，枳壳 15g，加水 150mL，煎沸5min，待微温时洗患处，可起到祛风止痒，活血散结的作用。

【使用注意】本品辛温助热，易伤阴动血，凡外感热病、阴虚火旺、血热妄行等证，均当忌用。孕妇及月经过多者慎用。

①《本草经疏》："实表祛邪。主利肝肺气，头痛，风痹骨节疼痛。"

②《本草备要》："温经通脉，发汗解肌。"

③《本经疏证》："和营、通阳、利水、下气、行气、补中，为桂枝六大功效。"

④《江苏中医》："桂枝的功用包括解表和营、通阳散寒、温化水气、补益理气、平降冲逆、通瘀活血六大方面。配伍应用方面：桂枝配芍药，调和营卫；配麻黄可增强发汗作用；配生姜有两个作用，一是协同辛散外邪，一是温散胃中寒饮；配干姜也有两种作用，一是温化上焦水饮，一是温散下寒；配甘草，在用量差距不大时，都是取甘草之甘以缓桂枝之性，在心阳虚而心悸怔忡，欲桂枝、甘草以复心阳时，桂枝用量需较大于甘草，但在心阳既虚而心血亦虚时，必须以甘草为主；配人参，一是补虚解表，一是补益气虚；配黄芪补虚；配附子，一是温阳解表，一是温经散寒，一是温补肾阳；配白术化湿；配茯苓治水气内停；配龙骨、牡蛎，养心阳、安心神；配地黄，用于阴阳两虚；配当归，主治血虚寒滞；配防己温行水气；配桃仁通瘀活血；配黄连，取其寒热相并，以治寒热错杂之症；配石膏，一是解表清里，一是清透里热；配大黄，一是解表攻下，一是温下太阴寒实，一是攻瘀泻热。温病化燥必须禁用桂枝。"

【现代研究】桂枝水煎剂及桂皮醛有降温、解热作用。桂枝煎剂及乙醇浸液对金黄色葡萄球菌、白色葡萄球菌、伤寒杆菌、常见致病皮肤真菌、志贺菌属、肠炎沙门菌、霍乱弧菌、流感病毒等均有抑制作用。桂皮油、桂皮醛对结核分枝杆菌有抑制作用，桂皮油有健胃、缓解胃肠道痉挛及利尿、强心等作用。桂皮醛有镇痛、镇静、抗惊厥作用。挥发油有止咳、祛痰作用。

荆芥（荆芥穗）

荆芥最早载于《神农本草经》，其性微温，味辛；归肺、肝经；主要生用和炒炭用。其基本功效有祛风解表、透疹止痒、消疮，炒炭止血。

【临床应用】

1. 用于外感表证

荆芥药性平和，治外感表证，无论风寒、风热或寒热不明者，均可广泛使用。治疗风寒表证，症见恶寒发热、头痛恶寒者，常与发散风寒药如羌活、防风等配伍，如荆防败毒散；治疗风热表证，症见发热头痛者，多以之与疏风散热药如薄荷、连翘等药配伍，如银翘散。一般用量为10g。

2. 用于皮肤瘙痒

荆芥有很好的祛风止痒之功，可用于风邪束表、皮肤瘙痒等，无论属寒、属热均可配伍运用。属寒者，常在麻黄桂枝各半汤中加荆芥以加强祛风止痒作用；属热者，常在犀角地黄汤中加荆芥以加强透血热之效。一般用量为10g。

3. 用于麻疹不透

荆芥可用于表邪外束，麻疹难于透发者，可直接促进疹点外透。其祛风解表之效亦有助于透疹，临床常与防风、蝉蜕配伍应用。一般用量为5~10g。

4. 用于清利头目

凡风邪上犯头目诸窍，而致头目眩晕、头昏鼻塞、耳目不清等症，无需问其有无寒热身痛等全身症状，均可配伍荆芥以除风邪，风邪除则头目清、诸窍清利。至于咽喉肿痛者用之，亦取其疏风利窍之功也。一般用量为5~10g。

5. 用于风湿痹痛

凡风邪阻于脉络，湿邪困阻气机，症见周身痛楚、项背强直、四肢关节疼痛、肌肤麻木不仁等，用荆芥既可祛风湿，又有止痛之功，可谓一举两得。至于某些风湿性关节炎、关节红肿疼痛，已成热痹，则当于凉血活瘀药中配入本品，避免其寒凉凝涩之弊，无温散助热之虞。一般用量为10~15g。

6. 用于颜面㖞斜

颜面神经麻痹而形成口眼㖞斜，原因甚多，总属阳明经络受邪，以阳明之脉上行于面也。若单纯风邪袭于阳明经络，则当用荆芥散风邪则愈矣。若阳明腑实，大便秘结而致口㖞不遂，必俟其积滞化、腑气通，病当向愈，方中宜加荆芥穗以助其活络之功，则收效更捷矣。故曰："荆芥为阳明行经之药。"但若属肿瘤压迫颜面神经则无效。一般用量为5~10g。

7. 用于助脾消食

荆芥芳香，故能醒脾开胃，凡湿邪困阻中宫，用此得心应手，其效超过甘温补中之品。若属湿阻中宫、胸闷不畅、肺气不宣、中满而气逆者，用宣散、温中、化湿等法皆不效者，于对证方中加入荆芥，用之甚灵。一般用量为5～10g。

8. 用于诸出血证

① 用于肠风便血：肠风者乃风邪留恋于肠中而致便血不止，荆芥善除风邪，炒炭后入于血分搜剔经络中之风邪，故其效甚捷。若便血由湿热下迫者，用之尤良，以风能胜湿故也。

② 用于吐血：吐血多是由于胃热上迫，或肝郁逆上，用荆芥既能疏风（火郁发之），又能止血（血见黑则止），且有疏解肝郁和血之效，故治吐血有效。

③ 用于崩漏：荆芥善疏调肝郁，况其又具入血止血之功，妇人带下用荆芥即是升和疏肝之意，与崩漏虽不同，其意有相通之处。炒炭用，一般用量为10～15g。

9. 用于破结解毒

荆芥为疮家常用之品，其开郁疏调营卫，有开郁散结之功，凡疮疡初起宜宣解热毒，不使加重，重者宜清热解毒。然无论热郁轻重，皆当疏调开郁为法，故以荆芥为要药。若是后期已成虚疮者，自当补益气血，然纯补须防其留邪为患，故疮家早、中、晚期均宜酌情配以荆芥。一般用量为5～10g。

【古籍摘要】

① 《神农本草经》："主寒热，鼠瘘，瘰疬生疮，破结聚气，下瘀血，除湿痹。"

② 《药性论》："治恶风贼风，口面㖞斜，遍身顽痹，心虚忘事，益力填精。主辟邪毒气，除劳，治疔肿。"

③ 《滇南本草》："荆芥穗，上清头目诸风，止头痛，明目，解肺、肝、咽喉热痛，消肿，除诸毒，发散疮痈。治便血，止女子暴崩，消风热，通肺气鼻窍塞闭。"

【现代研究】荆芥水煎剂可增强皮肤血液循环，增加汗腺分泌，有微弱解热作用；对金黄色葡萄球菌、白喉棒状杆菌有较强的抑菌作用，对伤寒杆菌、志贺菌属、铜绿假单胞菌和人型结核分枝杆菌均有一定抑制作用。生品不能明显缩短出血时间，而荆芥炭则能使出血时间缩短。荆芥甲醇及醋酸乙酯提取物均有一定的镇痛作用。荆芥对醋酸引起的炎症有明显的抗炎作用，荆芥穗有明显的抗补体作用。

防 风

防风最早载于《神农本草经》，其性微温，味辛、甘；归膀胱、肝、脾经；其基本功效有祛风解表、胜湿止痛、止痉。

【临床应用】

1. 用于外感表证

防风微温不峻，以祛风解表见长，为治疗外感表证最常用药之一。正如清代《本草述》所说："防风，气温而浮，治风通用，除上焦在表风邪为最。"治外感之证，虽以风寒为主，但对于风热表证，合理配伍亦可使用，故对于外感表证无论寒热虚实，防风通过配伍均可应用。如《症因脉治》防风汤即由防风、荆芥、葛根配伍而成，治风邪伤也，有汗恶风。一般用量5~10g。

2. 用于风湿痹痛

防风能祛风湿、止痹痛，亦常用于风湿痹痛。《本草汇言》云："防风，散风寒湿痹之药也。"防风治疗痹证，无论属寒属热均可使用。临床上多与其他祛风湿之品如羌活、独活、威灵仙、桂枝等同用，以增强祛风湿、除痹痛之效；痹证寒邪偏胜者，症多见疼痛较剧，肢体困重，则多配用川乌、草乌、附子等散寒止痛药物，以增强祛风散寒、除痹止痛之功；对于热痹，亦可配伍忍冬藤、石膏、地龙等清热通络药物使用。一般用量10~15g。

3. 用于皮肤瘙痒及透疹

防风常用来治疗麻疹透发不畅、风疹、湿疹、疥癣等引起的皮肤瘙痒。治疗各种原因引起的瘙痒症，防风为首选药。皮肤病虽症在体表，但邪气袭人易致阴阳失调，乃致脏腑功能失常，久则气血运行不畅，形成脉络瘀阻，实为顽固性皮肤病久治不愈或反复发作之根本原因。因此，临床上常用防风配合活血、养血、化瘀之品治疗皮肤病，意则"治风先治血，血行风自灭"，疗效甚好。

另外，防风还通常治疗麻疹透发不畅，如治麻疹初期透发不畅，多配荆芥、薄荷、蝉蜕等具有祛风透疹疗效的药物，以增强透疹作用。一般用量5~10g。

4. 用于息风止痉

防风入肝经，其祛风功效常用来治疗肝经风动之证，如破伤风引起的角弓反张、牙关紧闭，小儿惊风，痉挛抽搐，以及中风引起的口眼㖞斜、言语謇涩等。正如清代著名医家张山雷在其所撰《本草正义》中记载："新产之中风及破伤风二证，皆有发痉一候，是血虚而内风煽动，非外来之风邪，故曰内痉，而防风亦能通治，颇似合外风内风而一贯之。"

防风用于息风定惊须配伍其他平肝息风止痉药，如天麻、钩藤、天南星、白附子等，如《外科正宗》用于治疗破伤风的玉真散，即为由防风配天南星制成的散剂，外用内服同时应用。一般用量10～15g。

5. 用于偏头痛

防风能祛风通窍，可用于偏头痛的治疗。《本草经疏》记载："防风，升发而能散，故主大风头眩痛。"临床上防风为治疗偏正头痛之要药，多与祛风活血通窍之品白芷、川芎等同用，以增强祛风通窍止痛作用。《普济方》载有用防风、白芷两味等份制成的丸药，用于治疗"偏正头痛，痛不可忍"。如偏正头痛属风热上扰，清窍不利者，可与石膏、白芷等同用。一般用量10～15g。

6. 用于调理脾胃

金元中医大家李东垣认为防风"乃风药中之润剂，凡补脾胃，非此药引用法不能行"。故脾虚泄泻或肝脾不和之腹痛泄泻，可于利湿健脾或柔肝健脾剂中配用防风，可增止泻、止痛之效；对于肠风下血，亦每在复方中加用防风，以祛风和血止血。防风用于血证多炒炭用。一般用量5～10g。

【使用注意】本品药性偏温，阴血亏虚、热病动风者不宜使用。

【古籍摘要】

①《神农本草经》："主大风头眩痛，恶风，风邪，目盲无所见，风行周身，骨节疼痹，烦满。"

②《名医别录》："胁痛，胁风头面去来，四肢挛急，下乳，金疮内痉。"

③《药类法象》："治风通用。泻肺实，散头目中滞气，除上焦风邪。"

【现代研究】本品有解热、抗炎、镇静、镇痛、抗惊厥、抗过敏作用。防风新鲜汁液对铜绿假单胞菌和金黄色葡萄球菌有一定抗菌作用，煎剂对志贺菌属、溶血性链球菌等有不同程度的抑制作用，并有增强小鼠腹腔巨噬细胞吞噬功能的作用。

﹛ 羌 活 ﹜

羌活最早载于《神农本草经》，其性温，味辛、苦；归肾、膀胱经；其基本功效有解表散寒、祛风湿、止痛。

【临床应用】

1. 用于风寒表证、巅顶头痛

羌活辛温，气雄而散，发表力强，主散太阳经风邪及寒湿之邪，有散风祛湿、胜湿止痛之功，故善治风寒湿邪袭表，恶寒发热，肌表无汗，头痛项强，特别是巅顶头痛，常与防风、细辛、苍术、川芎等药同用，如九味羌活汤等。一般用量为5～10g。

2. 用于风湿寒痹

羌活辛能升散，温能祛寒，苦能燥湿，既能发表散寒，又能除湿止痛。《本经逢原》认为羌活"治足太阳风湿相搏一身尽痛……与川芎同用，治太阳、厥阴头痛，发汗散表，通和关节"。羌活善祛在表新病之风寒湿痹痛，腰以上风寒湿痹，尤宜肩背肢节疼痛者。临床上常与川芎、当归等相配，散风行气、活血止痛之功增强，用于风湿性关节炎、类风湿关节炎属于风寒湿邪侵袭肌表，凝阻脉络所致的肢体疼痛等。一般用量为5～10g。

3. 用于中风偏瘫

中风偏瘫患者肢体功能的恢复，在于气血的通畅，赖于气之"煦"、血之"濡"。而《黄帝内经》有"卫气出于下焦"；《药性论》载羌活"治贼风、失音不语、多痒血癞，手足不遂，口面邪，遍身顽痹"。汪昂《本草备要》亦言羌活"治风湿相搏……中风不语，头旋目赤"。这些论述实为今之中风也，且羌活能直上巅顶，横行肢臂，故对恢复中风偏瘫患者肢体的功能，特别是上肢功能，羌活宜早用。一般用量为10～20g。

4. 用于阳痿

羌活辛、苦、温，气味俱薄，能散肌表八风之邪，利周身百节之痛，尤其能宣肺、调肝入肾，胜湿而使阳气宣达，鼓舞肾阳，其气雄，能兴阳道、利精关，并能宣通郁痹之阳，而制约滋腻之品。故用羌活配伍补肾之品治疗男性阳痿，屡有疗效。临床常用金匮肾气丸加5～10g羌活治疗，比单纯运用补肾之品效果为佳。

5. 用于白癜风

白癜风是西医的病名，虽然患者不痛不痒，但是影响美观。中医学认为本病多由于风邪留于腠理，搏于皮肤，以致气滞血瘀而成。而羌活味辛、苦，性温，有祛风胜湿、解表散风寒的作用，能表散经络、筋骨关节诸风寒邪，又能祛肌表、血分之风邪，上可达巅顶，周可至肌表，故在临床上用羌活以祛风为主，配以他药治疗白癜风每获良效。一般用量为 10～15g。

6. 用于偏头痛

羌活不但可以治疗外感巅顶头痛，还可用于偏头痛的治疗。属于风寒者用川芎茶调散，属于风热者用芎芷石膏汤，内伤头痛可在辨证论治的基础上加用羌活，既可引药上行，又可以增加止痛作用。另外，羌活辛温发散，芳香通窍，走表行里，宣通肺气，为治鼻塞头痛之要药，临床多用于鼻窦炎急性发作而头痛者。属于寒者用 10g，属于热者用 5g。

7. 用于小儿痫证

小儿痫证病机多责之于脾虚痰阻，由于脾虚则土不生金，肺虚则卫外不固而易受外邪，感受外邪往往诱发痫证或使症状加重。因痫证病位在脑，羌活归经膀胱，而足太阳膀胱经入颅络脑，羌活透颅可引诸药直达病所，其性辛温，并能条达肢体、通利血脉，故痫证之发作性肢体强直、抽搐可加入本品。一般用量为 5～10g。

8. 用于跌打损伤

运用羌活治疗跌打损伤，无论四肢百骸，只要在活血化瘀药中加入本品，可增强活血止痛作用，促进肿消痛减。《黄帝内经》云："肢体损于外，气血伤于内。"故常在血府逐瘀汤、复原活血汤中加羌活活血止痛，可收异曲同工之妙。一般用量为 10g。

【**使用注意**】本品辛香温燥之性较烈，故阴血亏虚者慎用。用量过多，易致呕吐，脾胃虚弱者不宜服。

【**古籍摘要**】

①《药性论》："治贼风，失音不语，多痒血癞，手足不遂，口面喎斜，遍身顽痹。"

②《珍珠囊》："太阳经头痛，去诸骨节疼痛。"

③《本草品汇精要》："主遍身百节疼痛，肌表八风贼邪，除新旧风湿，排腐肉疽疮。"

【现代研究】 羌活注射液有镇痛及解热作用，并对皮肤真菌、布鲁氏菌有抑制作用。羌活水溶成分有抗实验性心律失常作用。其挥发油亦有抗炎、镇痛、解热作用，并能对抗脑垂体后叶素引起的心肌缺血和增加心肌营养性血流量。对小鼠迟发性过敏反应有抑制作用。

《 紫苏 》

紫苏最早载于《名医别录》。其性温，味辛；归肺、脾经；其基本功效有解表散寒、行气和胃。

【临床应用】

1. 用于风寒表证

紫苏用于外感风寒而致鼻塞流清涕、头身酸痛者，用其散风寒、泄肺气，常与防风、羌活同用，如《通俗伤寒论》苏羌达表汤；若气虚体弱者，可与人参同用，一补一散，颇有深意，如《太平惠民和剂局方》参苏饮。著名中医学家祁振华认为，紫苏叶性温入血分，能解肌散风，如外感风寒三四日不解，常用荆芥穗配紫苏叶，解表散寒。若表证兼胃寒者，用紫苏叶可起到宣肺散寒、芳香止呕、温中和胃作用。一般用量为10g。

2. 用于咳喘

肺寒郁滞、升降失司而致咳喘胸闷、痰多稀白者，用此既可宣发肺寒，又可下冲逆，常与苦杏仁相须为用，如《温病条辨》杏苏散。临床一般用量为10g。

3. 用于梅核气

紫苏能行滞气、开胸膈，用于气滞痰凝而咽中如有异物感，吐之不出，咽之不下者，用此行气消痰，常与半夏、厚朴、茯苓同用，如《金匮要略》半夏厚朴汤。一般用量为6~10g。

4. 用于呕吐

紫苏归脾经而醒脾胃，用于胃气不和而致呕吐，无论寒热，或胎气上犯，均可应用。常与黄连同用，一温一凉，一升一降，共奏和中止呕之功，如《温热经纬》苏叶黄连汤。一般用量为6~10g。

5. 用于脘腹胀满

紫苏可用于脾胃不和而致脘腹胀满疼痛、吐泻等，可单用，亦可与大腹皮、陈皮同用，如《济生方》分气紫苏饮；若肝气郁滞、木旺乘脾而致脘胁胀满，呕恶不食者，用此疏肝行气、和胃醒脾，常与陈皮、白芍、砂仁配伍。一般用量为6～10g。

6. 用于子悬

紫苏用于胎气上逆，而致心腹胀满疼痛者，用之顺气安胎，多与当归、芍药、陈皮同用，如《济生方》紫苏饮。一般用量为6～10g。

7. 用于治疗鱼蟹中毒

紫苏可解鱼蟹之毒，如《金匮要略》治食蟹中毒，即单用煮汁服用。若夏秋之交，暑湿之气偏盛，如居民食鱼蟹不慎引起中毒，出现胸闷腹胀、腹痛腹泻、呕吐等症状，紫苏有香气，能芳香辟秽、祛暑化湿，可单用紫苏50～100g解鱼蟹毒。

8. 用于醒脑开窍

紫苏味辛、性温，功能发散风寒、行气宽中、安胎、解毒。临床发现紫苏具有良好的化浊醒脑开窍作用。治疗肝昏迷时，在清热解毒药中加紫苏可起到防治肝昏迷的作用。一般用量20～30g。

9. 用于月经量多、崩漏

紫苏为临床常用中药，有叶、茎（梗）之分。紫苏叶长于解表散寒、消痰止咳，紫苏梗长于行气宽中、解郁安胎，紫苏茎叶则两者兼而有之。此外，紫苏尚有和血止血之作用，只是近代常易忽视。其实，古代早已有紫苏止血的先例，《本草纲目》中又称之为"苏"。李时珍说："苏性舒畅，行气和血，故谓之苏。曰紫苏者，以别白苏也。""其味辛，入气分；其色紫，入血分"。李时珍在说明紫苏茎叶的功用及主治时称其能"……和血温中止痛……"并在其后列举附方应用时记载有："治诸失血病紫苏不限多少，入大锅内，水煎令干，去滓熬膏，以炒熟赤豆为末，和丸梧子大。每酒下三五十丸，常服之。"又"金疮出血不止，以嫩紫苏叶、桑叶同捣贴之……伤损血出不止以陈紫苏叶蘸所出血捣烂敷之，血不作脓，且愈后无瘢，甚妙也。"（《永类钤方》）可见古人早已认识到紫苏茎叶内服或外敷均有止血之功。

紫苏茎（梗）叶，味辛而甘，辛则疏肝以利藏血，甘则益脾以助统血，行气和血，肝脾两调，使血有所归，故能治崩漏下血等出血病症。受此启悟，临床医家徐青曾以紫苏等参合二至丸组成苏桑二至饮，内服治疗月经量多或崩漏等出血病症，疗效颇佳。苏桑二至饮基本方为：紫苏（或紫苏梗）6～10g，冬桑叶20～30g，女贞子15～20g，墨旱莲20～30g，白薇10～15g。随证加减，取得很好的疗效。由此可见，紫苏确能用于治疗漏下出血之病症，其和血止血治漏之功不可没，值得重视发掘。

10. 用于口臭

临床上碰到口臭，出气臭秽，气味难闻，伴有口渴饮冷、口舌生疮，或牙龈赤烂肿痛等病症时，可以本品配黄连，既能祛浊辟秽，又能清胃泄热。现代药理研究亦证实，紫苏水煎剂对人肠杆菌、志贺菌属、葡萄球菌等有抑制作用，而黄连有明显的抗菌作用，两者合用，则口臭之病可除矣。一般用量为6～10g。

11. 用于便秘

临床上多数内科疾病所引起的便秘以及老年习惯性便秘均可用紫苏配伍火麻仁以顺气通便，正如《药性论》称："紫苏专下气消痰，润肺宽肠，治气滞便秘"，《日华子本草》也称其："主调中，利大小便而消痰气。"一般用量为6～10g。

【古籍摘要】

①《名医别录》："主下气，除寒中。"
②《滇南本草》："发汗，解伤风头痛，消痰，定吼喘。"
③《本草纲目》："行气宽中，消痰利肺，和血，温中，止痛，定喘，安胎。"

【现代研究】紫苏叶煎剂有缓和的解热作用；有促进消化液分泌，增进胃肠蠕动的作用；能减少支气管分泌，缓解支气管痉挛。本品水煎剂对大肠埃希菌、志贺菌属、葡萄球菌均有抑制作用。紫苏能缩短血凝时间、血浆复钙时间和凝血活酶时间。紫苏油可使血糖上升。

《 细 辛 》

细辛最早载于《神农本草经》，其性温，味辛，有小毒；归肺、心、肾经；其基本功效有解表散寒、祛风止痛、通鼻窍、温肺化饮。

【临床应用】

1. 用于风寒表证

细辛辛温发散之力较强，可解表散寒、祛风止痛，故宜用于外感风寒，头身疼痛较甚者，常以之与祛风止痛药配伍，如《此事知难》九味羌活汤。此外，细辛既入肺经能散在表之风寒，又入肾经而除在里之寒邪，故阳虚外感，表里俱寒，症见恶寒、发热、脉沉者，亦宜使用，可与温助阳气之品配伍，如麻黄附子细辛汤，共收助阳解表之效。

2. 用于风湿痹痛

《本草纲目》曰："主治……头痛脑动，百节拘挛，风湿痹痛，死肌……"又曰："辛温能散，故诸风寒风湿头痹……宜用之。"刘河间曰："细辛气温，味大辛，气厚于味……入足厥阴少阴血分……温少阴之经，散水气以去内寒。"可见，历代医家均推崇将细辛用于治疗痹病。中医认为，不论是行痹、着痹、痛痹，痹病均因正气不足，风、寒、湿邪反复侵袭肌表，"独居分肉之间"，留滞经络，又"各以其时重感于风寒湿之气也"而发病。《景岳全书》风痹条曰："痹本阴邪，故寒者多，而热者少，此则不可不察。"因此，痹痛之发生，必先有阴寒之内盛，又后有外寒之诱发。若在辨证用药的基础上加细辛，可使内寒去，外寒散，则经不闭，络自通，血则畅，痹痛自愈。

张鸣鹤老中医治疗痹证善用细辛。张老认为，细辛为驱寒胜湿之良药，且有较好的止痛作用，适用于风寒痹证，但与寒凉药配伍亦可用于寒热错杂的痹证。细辛用量要大，不能拘泥于"细辛不过钱"的陈规，古人所定这一戒律只是指服用粉剂不能过 1 钱之量，并非指服用汤剂。张老认为，如欲发挥细辛的有效作用，细辛必须过钱，他常用的剂量少则 6g，多则达 20g，从未发现任何不良反应，只要认证确切，就应大胆使用。

3. 用于咳喘

细辛具有良好的温散作用，因此善能祛风散寒、温肺化饮，可用于咳嗽、哮喘、肺胀、寒痰停饮、风寒感冒及阳虚外感等肺系疾病的治疗。如治疗外感风寒、寒饮内停喘咳的常用方小青龙汤中就有细辛。在临床中如遇痰饮咳嗽，久咳成喘，致痰多白沫，不得平卧者，或见冷哮发作，喉中痰鸣，气喘胸满者，均当投以细辛，甚至重用细辛，并配伍干姜、五味子，以温肺化饮、行水化饮、止咳平喘。

老中医邵长荣认为细辛有祛风散寒、温经平喘、祛痰通窍的作用，是治疗肺部疾病的要药。祛风平喘常配川芎、荆芥、防风、羌活、独活；温肺平喘常配干姜、五味子、桂枝、炙麻黄、黄荆子、赤芍、白芍、柴胡、前胡；祛痰通窍则配苍耳子、辛夷、川芎、石菖蒲、黄芩、鱼腥草等。细辛古有"用量不过钱"的说法，邵老认为这种说法是针对细辛末吞服，用水煎不妨适当加重，治疗哮喘使用该药的剂量为 4.5～6g，并未见不良反应。

4. 用于牙痛

牙周病、牙痛、口腔溃疡由多种原因引起，虽不是大病，但痛得让人难以忍受，而细辛有很好的止痛作用。李时珍谓：细辛升散，能散浮火，即"火郁发之"之意，火性炎上，头面诸窍之痛，多因内脏郁火所致，细辛用于此类证，最为合拍。对于胃热风火引起之牙痛，以细辛配生石膏，收效甚好。

中医临床家张任城认为细辛治疗牙痛一证，表证、里证均可应用。而肾主骨，上齿龈多责之于阳明胃经，下齿龈多责之手阳明大肠经，张老常取细辛 5～6g，辛温入肾，具有止痛之功。属胃火牙痛者，合清胃散、玉女煎加减，以清胃泻火止痛；属虚火牙痛者，合六味地黄丸加减，以滋阴补肾、泻虚火止痛。

5. 用于鼻塞、鼻渊

细辛辛温发表，芳香醒脑，通里达表，宣肺开窍，为治疗鼻塞、鼻渊之要药。常以之与白芷、苍耳子、辛夷等散风寒、通鼻窍药配伍。

张任城老中医认为，肺气通于鼻，肺开窍于鼻，职司呼吸，因此，鼻病与肺密切相关，中医学称鼻炎为"鼻窒""鼻鼽"，为肺卫失固，外邪侵袭，肺气失和，鼻窍不能通利所致。张老常取细辛 5～8g，辛温入肺，具通窍开闭之功，再根据风寒、风热之不同辨证取方。

6. 用于头痛

头痛之因诸多，总不离风邪，"巅高之上，唯风可到"，六淫之邪亦以风为先导而伤人，故《黄帝内经》称头痛为"脑风""首风"。内伤头痛，亦多由外风引动，故治头痛当以祛风为首务。而细辛为治疗头痛不可多得的药物，如张元素所说："入足厥阴少阴血分，治少阴头痛如神，亦止诸阳头痛，诸风通用之。"寇宗奭也说："治头面风痛，不可缺此。"可见细辛为治头痛必用之药。

7. 用于脱疽

细辛辛温，"祛风散寒止痛，温肺化饮，宣通鼻窍""具通血闭、开结气，泄郁滞之功"。对脱疽，现代医学如血栓闭塞性脉管炎之属于寒凝血闭者，用之有较好疗效，如《伤寒论》当归四逆汤，用之与当归、桂枝等养血通脉之品配伍。但细辛若入煎剂，量小则力微，量大则效宏。

8. 用于胃痛

细辛辛温芳香，味辛能散寒，可行郁结之气，气味芳香，能化湿浊之邪，性温气厚，有温中散寒止痛之功。在临床治疗中，对胃痛患者也常在复方中加入细辛 3～9g，对于中医辨证属于中焦虚寒的胃脘痛患者，在黄芪建中汤、香砂六君子汤等复方中加用细辛，可以明显增强止痛效果，而且减少近期复发。

9. 用于跌打损伤

用细辛治疗跌打损伤，不论何部位，只要在活血化瘀药中加入细辛，可增强止痛与活血化瘀作用，患者肿痛减退快，效果明显。细辛的用量，以 4～5g 为常，对于跌打损伤之疼痛肿胀可用至 5～15g。若患者服药后出现热象，可适当加入石膏、黄连等清热药，并不影响细辛的止痛消肿作用。

跌打损伤的病理机制是气滞血瘀，不通而痛，而细辛"善开结气、宣泄郁滞、疏通百节"。气行则血行，通则不痛，故效果良好。

10. 用于突发性耳聋

突发性耳聋系太少两感之复证，不温补肾阳则无以扶正托邪，不散寒祛风则无以开窍启用，故可以细辛为君治疗突发性耳聋。将细辛用于耳病的治疗，乃受《本草正义》启发，其中有记载："细辛，芳香最烈，故善开结气，宣泄郁滞，而能达颠顶，通利耳目……"

11. 用于胸痹

细辛用于治疗胸痹，以治胸闷痛者为优。冠心病、心绞痛发作，胸闷、气短、胸痛彻背，脉弦，苔白，中医辨证属于寒饮侵居胸中，胸阳被阻，用瓜蒌、薤白以宣痹通阳，疗效不显时，方中加入细辛、檀香等，即能止痛。盖血得温则行，细辛温而能散，合芳香之檀香，驱散寒饮，使胸阳通而心脉畅。

12. 用于阳痿

细辛味辛、性温，有祛风散寒、行水开窍之功。临床医家徐应坤在应用细辛治疗雷诺患者过程中发现，其 5 年余的阳痿旧疾竟有好转，经过药物分析，可能与方中细辛一味有关，遂嘱患者每日单用细辛 5g，泡茶口服，按此方治疗月余，阳痿竟得痊愈。后又用此法治疗 25 例阳痿患者皆获良效，值得临床进一步的研究应用。

【**使用注意**】阴虚阳亢头痛，肺燥伤阴干咳者忌用。不宜与藜芦同用。

【**古籍摘要**】

①《神农本草经》："主咳逆，头痛脑动，百节拘挛，风湿痹痛，

死肌。明目，利九窍。"

②《本草别说》："细辛若单用末，不可过半钱匕，多则气闷塞，不通者死。"

③《本草汇言》："细辛，佐姜、桂能驱脏腑之寒，佐附子能散诸疾之冷，佐独活能除少阴头痛，佐荆、防能散诸经之风，佐芩、连、菊、薄，又能治风火齿痛而散解诸郁热最验也。"

【现代研究】 细辛挥发油、水及醇提取物分别具有解热、抗炎、镇静、抗惊厥及局麻作用；大剂量挥发油可使中枢神经系统先兴奋后抑制，显示一定毒副作用。体外试验对溶血性链球菌、志贺菌属及黄曲霉毒素的产生，均有抑制作用。华细辛醇浸剂可对抗吗啡所致的呼吸抑制。所含消旋去甲乌药碱有强心、扩张血管、松弛平滑肌、增强脂代谢及升高血糖等作用。所含黄樟醚毒性较强，系致癌物质，高温易使其被破坏。

附：关于细辛剂量问题

细辛是临床常用中药，且如上述有诸多功效，但是其毒性剂量一直是限制临床使用和疗效的关键所在。下面就有关细辛毒性及剂量问题略谈管见。

细辛首载于《神农本草经》，书中没有注明细辛的用药剂量。而最早论述细辛剂量的本草著作是宋·陈承的《本草别说》，书中记载"细辛若单用末，不可过半钱匕，多即气闷塞不通者死"。所谓"半钱匕"，相当于今之1g。明·李时珍《本草纲目》在传承的基础上不断发扬光大，书中记载，细辛"若单用末，不可过一钱，多则气闷塞不通者死"。李时珍将《本草别说》"半钱匕"提升到一钱，"一钱"相当于今之3g。

其间，尽管历代不少医药学家对陈、李之说提出了质疑，甚至持反对意见，但"细辛不过钱"仍然得到了普遍的认同而被传承下来。诚如近代著名医家张锡纯在《医学衷中参西录·例言》中所说："细辛有服不过钱之说，后世医者，恒多非之，不知其说原不可废。"其主要的原因是细辛为"味辛兼能麻口之药……盖麻口者，即能麻肺，肺麻则其呼吸即停矣"。提示细辛有呼吸毒性作用。

正是由于往昔"细辛不过钱"之说，特别是《中华人民共和国药典》和《中药学》教材中，均将剂量规定在1～3g之间，这就使其临床应用受到较大限制。尽管近年来重视细辛的临床应用取得捷效及挽救沉疴的报道屡见不鲜，但在临床仍存在着需要解决和亟待明确的问题。

其实，"细辛不过钱"之说是一种误传，以上论述不难看出，无论是《本草别说》还是《本草纲目》，都是针对"单用末"的散剂型而言。然而，在长期师徒口耳相传及传抄过程中，竟将"单用末"这个重要前提无端删去，以致后学者对之都未加重视。实际上剂型与剂量的关系问题是中医学历来都很重视的内容。陈承、李时珍所定的量并不包括汤剂。因此，在复方汤剂中，"1钱"并非是不可逾越的。"细辛不过钱"之说，应亟待予以更正。

即使从古方来看，细辛的用量就远远超过"1钱"。先于陈承的汉代中医医圣张仲景，在《伤寒论》《金匮要略》中，细辛用量一般在2～3两之间。如麻黄附子细辛汤中用细辛2两，小青龙汤中用细辛3两。根据目前古今度量换算制的研究结果，可有3种折算方法：一是1两折合15.6g；二是1两折合为13.92g；三是1两折合为3g。然而，无论怎样折算，古方细辛之用量均超过"1钱"之限。尤其是前两种折算量，实可谓超大剂量。晚于陈承的清代陈士铎，在《石室秘录·完治法》中，分别用细辛5钱和1两，治疗头痛。综上所述可见古圣今贤之共识。

近年来大剂量临床治疗中，细辛入汤剂时，20g以上屡见不鲜，有重用30～40g者，更有超大剂量达90g，河北刘沛然老中医则以善用、单剂量使用细辛而闻名，并且多后下使用，非但未发生不良反应，反而取得良效。

关于细辛的有效安全量问题，从收集到的资料看，认为入汤剂时，10g左右为一个比较安全有效量，对于一些特殊疾病如寒痹疼痛等可酌情加大剂量。大剂量细辛临床应用，可以说古有根、今有据。

纵观其用药经验，归纳为四点。①寒证选用。绝大多数情况下用于寒证，若有热证用细辛时，须与寒凉药同用，而且药量要轻。②汤剂煎服。一般应煎煮15～30min，亦有主张久煎达40min者。③注意配伍使用，以辨证为依据，宜配伍以酸寒或咸寒之品。有报告配伍用白芍、甘草为宜，白芍滋阴以和细辛之辛烈，甘草"调和诸药而解百毒"。④小量渐增，此法符合有毒药物疗病的传统服药方法。

《 白芷 》

白芷最早载于《神农本草经》。其性温，味辛；归肺、大肠、胃经；其基本功效有解表散寒、祛风止痛、通鼻窍、燥湿止带、消肿排脓。

【临床应用】

1. 用于风寒感冒

白芷辛散温通，祛风解表散寒之力较温和，而以止痛、通鼻窍见长，宜用于外感风寒，头身疼痛，鼻塞流涕之证，常与防风、羌活、川芎等祛风散寒止痛药同用，如《此事难知》九味羌活汤。一般用量为 5～10g。

2. 用于头痛、牙痛、痹痛、胃脘痛等多种疼痛

白芷辛散温通，长于止痛，且善入足阳明胃经，故阳明经头额痛以及牙龈肿痛尤为多用。治疗阳明头痛、眉棱骨痛、头风痛等症，属外感风寒者，可单用，即《百一选方》都梁丸，或与防风、细辛、川芎等祛风止痛药同用，如《太平惠民和剂局方》川芎茶调散；属外感风热者，可配伍薄荷、菊花、蔓荆子等药。治疗风冷牙痛，可配伍细辛、全蝎、川芎等药，如《御药院方》一捻金散；治疗风热牙痛，可配伍石膏、荆芥穗等药，如《仙拈集》风热散。若风寒湿痹，关节疼痛，屈伸不利者，可与苍术、草乌、川芎等药同用，如《袖珍方》神仙飞步丹。

名老中医李兰舫善用白芷治疗胃脘痛。李老认为，白芷辛温芳香，行足阳明胃经，味辛能散，可行郁结之气，气味芳香，能化湿浊之邪，性温气厚，有温中散寒止痛之功。用于湿浊中阻或寒凝气滞之胃痛，与砂仁、木香、干姜、豆蔻等辛甘通阳之药相伍，功效颇著。对胃阴不足之证，用小剂量白芷与北沙参、麦冬、白芍、石斛、谷芽、麦芽、乌梅等酸甘化阴之药相伍，既能动静相宜，阴阳相济，畅气机以助阴津化生，又可避免滋润滞中之弊。一般用蜜水炙用，以制其升发之性。小量可用 5g，可行气健胃、芳香醒脾、增进食欲，多则可用 10～15g，能温中散寒化浊、理气止痛。

3. 用于鼻渊

白芷祛风、散寒、燥湿，可宣利肺气，升阳明清气，通鼻窍而止疼痛，故可用治鼻渊，鼻塞不通，浊涕不止，前额疼痛，每与苍耳子、辛夷等散风寒、通鼻窍药同用，如《济生方》苍耳子散。一般用量为 5～10g。

4. 用于带下证

白芷香燥，燥以胜湿，故擅长治寒湿带下，症见带下色白或淡黄，质黏稠，无臭气，绵绵不断，面色㿠白，四肢不温，纳少便溏，舌淡苔白脉缓。《医钞类编》补宫丸为温肾健脾化湿、收涩止带之剂，方中即有白芷。白芷可与海螵蛸配伍，白芷得海螵蛸不走表而入里，海螵蛸得白芷温散寒湿力强之妙，两药共奏除湿祛邪、固涩止带之功。有热象者，加黄芩既可清内热，又可制白芷温燥之性。施今墨则常用白芷配僵蚕治疗妇人带下。白芷性温气厚、芳香升散，僵蚕气味俱薄，轻浮上行，两药配伍，共奏升清止带之功。

名医章次公治疗子宫内膜炎所致的月经异常、带下腥臭常用白芷，随症加减，亦取其排脓除湿止带之功。《雷公炮制药性解》云白芷"主排脓托疮，生肌长肉，通经利窍，止漏除崩"，《神农本草经》云白芷"主女人漏下赤白"。临床体会其对于炎症所致月经异常效佳，如急慢性子宫内膜炎表现为经期延长、不规则阴道流血、带下量多腥臭，即所谓"漏下赤白"，病理改变为内膜充血、水肿、炎性渗出物，或有肉芽组织及纤维质变，即内膜"痈疮"，用白芷正宜。现代药理研究表明，白芷对多种细菌具有抑制作用。

5. 用于妇科痛证

白芷辛香散结，能入血止痛，善治各种疼痛，如经行头痛、痛经、妇人腹痛等。王东梅主任医师治疗经行头痛在辨证基础上恒用白芷配伍藁本、蔓荆子，疗效显著。另外，还可用于产后头痛、身痛，产后气血俱虚，百节开张，卫阳不固，腠理不密，风寒湿邪易乘虚而入，留着经络，发为头身痛，白芷能和利血脉，祛风散寒，除湿而止痛。现代药理研究表明，白芷能够明显提高痛阈。一般用量为5～10g。

6. 用于缺乳

李杲谓白芷"其气芳香，能通九窍"，《蒲辅周医疗经验》云："白芷祛风为主，并能下乳。"其气味芳香，性升浮，气温力厚，功善通窍达表，故能通乳窍。产后缺乳者，可重用白芷20～30g，煎汤代茶饮或配当归、穿山甲、漏芦、通草、王不留行，并随症加减。《清太医院配方》下乳涌泉散乃疏肝解郁、通络下乳之剂，方中即有白芷。因白芷入胃经，为阳明经要药，既兼顾脾胃后天之本，气血生化之源，又可通畅阳明经经气，通经下乳，故不论虚实皆可用之。

已故中医名家陈玉峰认为，乳汁不足多因气血不足或肝气郁滞而致，且气血的生化与阳明胃经有密切关系。而白芷入阳明经，能通阳明经络，并能引药入乳房，是治疗缺乳的有效药物。临证常用白芷与当归、川芎、穿山甲珠、漏芦、冬虫夏草、黄芪、路路通、通草相配伍治疗缺乳。如属肝郁者可用上方加柴胡、青皮。

7. 用于乳痈及乳头皲裂

《本草经疏》云："白芷，味辛气温无毒，其香气烈，亦芳草也。入手足阳明、足太阴，走气分，亦走血分，升多于降，阳也。性善祛风，能蚀脓……辛香散结入血止痛，故长肌肤。芬芳而辛，故能润泽。"白芷能消肿排脓，临床上常配瓜蒌、贝母、蒲公英治乳痈，以解毒散结消肿。外科常用的著名方剂仙方活命饮中的白芷即取此意。乳头皲裂多发于哺乳期妇女，中医临床家王丽霞用生白芷10g，烘干研细末，每日3～4次涂于患处，1～3天即可痊愈。《神农本草经》云白芷"长肌肤、润泽"，该药辛香入血、透达肌肤，故能生肌止痛、润泽肌肤，直接将药物外涂患处，使药力直达病所，可收到满意的疗效。

8. 用于外阴白色病变

外阴瘙痒是外阴白色病变患者就诊的主要原因，该病发生的内在原因为肝肾不足，精虚血少，血虚风燥，脉络受阻。《日华子本草》云白芷"治疮癣"，《雷公炮制药性解》谓白芷："去头面及皮肤之风，除肌肉燥痒之痹。"白芷性善祛风，且入血分，可与淫羊藿、鹿衔草、补骨脂、蛇床子等配伍，水煎熏洗坐浴或制膏外涂皆可，能够有效改善或消除瘙痒症状。

9. 用于黄褐斑及美容

《日华子本草》谓白芷能"去面皯疵瘕"。《医宗金鉴·外科心法要诀》玉容散中即用白芷等药共研末，"早晚洗面去斑"。白芷芳香升散，能通九窍、透达肌肤，且肺主皮毛，白芷味辛入肺，有引药入经之功。故临床上治疗黄褐斑，常在辨证施治的基础上加用白芷。京城名医施今墨治疗黄褐斑常用白芷伍僵蚕，两药并走于上，以收祛斑美容之效。

《本草纲目》谓白芷"长肌肤，润泽皮色，可作面脂"，是历代医家喜用的美容药，可与僵蚕、白附子、菟丝子等共研细末调制成面膜敷面，可收柔面增白之效。白芷能温养润泽肌肤，其增白作用与其能改善局部血液循环、消除色素在组织中过度堆积、促进皮肤细胞新陈代谢有关。

10. 用于破伤风、惊风、中风等肝风证

"诸风掉眩，皆属于肝"。白芷入足厥阴肝经，能平肝息风、祛风定惊，故"疗风通用"。白芷配天南星、防风，治因皮肉破损，复被外邪侵入经络，发为牙关紧闭、四肢抽搐、角弓反张之破伤风。白芷配天竺黄、僵蚕，疗外邪入里，化热生痰，郁而化火，火极生风而致

小儿抽搐之风热惊风。白芷配川芎、僵蚕，治疗面神经炎引起的面神经麻痹、面肌痉挛。白芷配秦艽、石膏，用于风邪初中经络，口眼㖞斜，舌强不能语，手足不能动，风邪散乱者。一般用量为10～20g。

11. 用于疮痈肿毒

白芷辛散温通，对于疮疡初起，红肿热痛者，可收散结消肿止痛之功，每与金银花、当归、穿山甲等药配伍，如《校注妇人大全良方》仙方活命饮；若脓成难溃者，常与益气补血药同用，共奏托毒排脓之功，如《外科正宗》托里消毒散、《医宗金鉴》托里透脓散，其均与人参、黄芪、当归等药同用。一般用量为10～20g。

12. 用于治疗皮肤疾病

白芷善"祛皮肤游走之风"，燥湿而止痒，多用于风疹、湿疹等引起的皮肤瘙痒，内服外用皆可。白芷配地肤子、蝉蜕，北京名医蒲辅周将其用于周身发红疹，皮肤红肿瘙痒；又用白芷配升麻、葛根，治疗湿疹痒甚，搔后皮肤流黄水；用白芷配雄黄、蛤粉，布包加热熨擦患处，治一切干湿痒疹及疥疮，有立能止痒之奇功。白芷配乌梢蛇、蝉蜕，著名中医皮肤专家朱仁康将其用于顽固性皮肤瘙痒症；白芷配僵蚕、何首乌，近现代中医皮肤科开拓者赵炳南将其用于神经性皮炎、慢性湿疹、银屑病（牛皮癣）引起的皮肤瘙痒症。

13. 用于肝炎

慢性迁延性肝炎症情复杂，湿热胶结难解，转氨酶波动不定，或持续偏高。通过多年摸索，实践证明，应用大黄、白芷等份研末，每次5g，日服2次，对降低转氨酶、消除胁痛、增进食欲，有较好效果。

14. 用于泄泻

白芷含有白芷素和白芷醚，对大肠埃希菌、志贺菌属、伤寒杆菌、副伤寒杆菌均有明显的抑制作用。白芷对多种急慢性肠道疾病，颇有效验。藿香正气散治夏令寒热头痛，呕吐泄泻，其效彰彰，方中白芷为主要药物之一。临床中医家金辉曾对慢性结肠炎泄泻的患者，应用金银花20g，连翘15g，白芷15g，观察治疗，效果比较满意。

15. 疗面疾白芷为引

白芷色白味辛，性温气厚，芳香特甚，主入足阳明胃经，功可通窍行表，升多于降，善引药力达于头面，以疗目痒泪出、面黑瑕疵、前额疼痛、鼻塞鼻渊、面部红疹、疖疮、皮肤干燥等面部疾病。该药还可通经络、和气血、畅荣卫，"长肌肤而润泽颜色"，成为中国古代化妆品、美容品中最常用的一种原料，有很好的美容祛斑作用。对此，中医大家孙朝宗教授常谓："白芷，疗风通用，尤善行头面，疏泄邪气，和利血脉，其质又极滑润，以祛风燥湿、消肿止痛而不枯耗精血为特长。"每以白芷3～5g，为之使药，随方潜用，治疗头面诸疾，收效甚佳。

16. 用于痿证

已故名医谭礼初有"白芷质润治痿"之说，临床医家章厚亮案其要旨，临症时每合以玉竹，习用大剂白芷、玉竹起痿疗痹。他指出：白芷与一般辛温祛风药不同，味辛质润，善入肺胃二经，能和利血脉，长肌肤，且为阳明引经之药；玉竹甘而性平，补而不壅，功擅补中益气，润心肺，乃益阴长阳上品。两药并用疗痿，既合"治痿独取阳明"经旨，又避治痿"作风治用风药"之嫌，其润、燥、轻补特性适用于痿证各型。如与滋阴攻逐药相配治肉削肌枯为主的"枯痿"时，可使之刚柔相济，无滞气碍胃等弊端；若伍以燥湿清热药疗肉肿而润的"湿痿"时，又能防过燥伤阴、久服耗气之变。章老常用30g。

17. 用于阳痿

中医临床家祝友韩收集的民间验方中有"香芷起痿散"一方，由白芷120g、当归90g、蜈蚣30条组成，共为细末，分30包，每次1包，每日2次，早晚用温开水送服。祝老在行医30余年间，为验证此方效果，每遇阳痿患者辄用之，投以香芷起痿散，临床治疗79例，年龄在23～60岁之间，病程最短3个月，最长2年7个月，服药最少1剂，最多3剂，有81％以上患者症状消失，性生活恢复正常。但对白芷是否有兴阳作用，仍需加以验证。于是遇到阳痿患者，经辨证治疗不愈，常加白芷，每达满意效果。

《黄帝内经》云："阳明者，五脏六腑之海，主润宗筋。"又云："阳明虚则宗筋纵。"故有治痿"独取阳明"之说。白芷性味辛、温，归肺、胃经。《主治秘要》云："味辛、性温、气味俱轻，阳也，阳明经引经之药。"又云："阳明本药。"《日华子本草》谓："补胎漏滑落，破宿血，补新血……长肌肉。"据现代药理研究，白芷主要成分是白芷毒素、白芷酸、挥发油，可兴奋中枢神经，使呼吸增强，血压升高，大量可致惊厥。可见白芷不仅善治头痛、痈肿疮疡肿毒，而且具有补益健脾燥湿之功。其治疗阳痿，一是引诸药直达阳明，增加效用；二是兴奋中枢神经，激发活力，使机关利，宗筋张，阳事兴。

【使用注意】 本品辛香温燥，阴虚血热者忌服。

【古籍摘要】

①《神农本草经》："主女人漏下赤白，血闭阴肿，寒热，风头侵目泪出，长肌肤，润泽。"

②《滇南本草》："祛皮肤游走之风，止胃冷腹痛寒痛，周身寒湿疼痛。"

③《本草纲目》："治鼻渊、鼻衄、齿痛、眉棱骨痛，大肠风秘，小便出血，妇人血风眩运，翻胃吐食；解砒毒、蛇伤、刀箭金疮。"

【现代研究】 小量白芷毒素有兴奋中枢神经、升高血压的作用，并能引起流涎呕吐；大量白芷毒素能引起强直性痉挛，继以全身麻痹。白芷能对抗蛇毒所致的中枢神经系统抑制。白芷水煎剂对大肠埃希菌、志贺菌属、伤寒杆菌、铜绿假单胞菌、变形杆菌有一定抑制作用；有解热、抗炎、镇痛、解痉、抗癌作用。异欧前胡素等成分有降血压作用。呋喃香豆素类化合物为"光活性物质"，可用于治疗白癜风及银屑病。水浸剂对奥杜益小芽孢癣菌等致病真菌有一定抑制作用。

香薷

香薷最早载于《名医别录》。其性微温，味辛；归肺、脾、胃经；其基本功效有发汗解表、化湿和中、利水消肿。

【临床应用】

1. 用于风寒感冒

香薷外能祛风寒而解表，内能祛暑化湿而和中，性温而不燥烈，发汗而不峻猛，故暑天感邪而致恶寒发热、头重头痛、无汗、胸闷腹痛、吐泻者尤为适用，故《本草纲目》言："世医治暑病，以香薷为首药，然暑乘凉饮冷，致阳气为阴邪所遏，遂病头痛，发热恶寒，烦躁口渴，或吐或泻，或霍乱者，宜用此药，以发越阳气，散水和脾……盖香薷乃夏月解表之药，如冬月之用麻黄。气虚者尤不可多服，而今人不知暑伤元气，不拘有病无病，概用代茶，谓能辟暑，真痴人说梦也。"该证多见于暑天贪凉饮冷之人，故前人称"香薷乃夏月解表之药"，常配伍厚朴、扁豆，如《太平惠民和剂局方》香薷散。此外，夏日常用香薷泡饮或煮粥服食，既可预防感冒，又可增进食欲。但本品有耗气伤阴之弊，气虚、阴虚、表虚多汗者不宜选用。传统习惯认为本品热服易引起呕吐，故宜凉服。一般用量为 10g。

2. 用于暑泻

暑月饮冷脾伤湿阻而寒热、吐泻、腹痛者，用此清暑和中利湿，常与白扁豆、黄连、厚朴、茯苓同用，如《医方集解》四味香薷饮。一般用量为 10g。

3. 用于和中化湿

香薷有温胃和中、化湿利水之功，暑季饮冷不节，损伤脾胃，导致吐泻、烦闷、挥霍缭乱者，用之温中止泻，可与大蒜、厚朴、生姜合用，如《急救方》香薷汤。一般用量为 10g。

4. 用于水肿、小便不利

香薷辛散温通，能发越阳气，启上膈、运中州、利下窍，有彻上彻下之功，故利水之效甚捷，用于水湿泛溢而致暴水、风水、宿水者。单用或配白术同用，即《外台秘要》深师薷术丸。治疗脾虚水肿，尤能散水和脾，常配茯苓、猪苓等同用。一般用量为 10g。

【使用注意】本品辛温发汗之力较强，表虚有汗及暑热证当忌用。

【古籍摘要】

①《名医别录》："主霍乱腹痛，吐下，散水肿。"

②《滇南本草》："解表除邪，治中暑头疼，暑泻肚肠疼痛，暑热咳嗽，发汗，温胃，和中。"

【现代研究】其挥发油有发汗解热作用，能刺激消化腺分泌及胃肠蠕动，对金黄色葡萄球菌、伤寒杆菌、脑膜炎球菌等有较强的抑制作用。海州香薷的水煎剂有抗病毒作用。此外，香薷酊剂能刺激肾血管而使肾小球充血，滤过性增大而有利尿作用。

▌◀ 藁 本 ▶▌

藁本最早载于《神农本草经》，其性温，味辛；归膀胱经；其基本功效有发散风寒、祛风湿、止痛。

【临床应用】

1. 用于风寒表证

藁本辛温发散，有散风祛湿、胜湿止痛之功，故善治风寒湿邪袭表，恶寒发热，肌表无汗，头痛项强等外感表证，常与防风、羌活等药同用，如羌活胜湿汤等。一般用量为5～10g。

2. 用于外感头痛及偏头痛

藁本有较强的散寒止痛功效，用于外感头痛特别是巅顶头痛最为适宜。对于内伤头痛，在辨证处方中加入少许藁本（6g），有引药上行直达颅脑的作用。因此，藁本实为治头痛之圣药，能芳香通络、活血止痛。

3. 用于风寒湿痹

藁本辛散温通，具祛风湿、止痛之功，能入于肌肉、经络、筋骨之间，以祛除风寒湿邪，蠲痹止痛。常与羌活、独活、细辛等祛寒止痛之品同用。一般用量为10g。

4. 用于腹泻

藁本有祛风散寒功效，属于风药，而《医宗必读》提出治泻九法中的升提即重视风药的运用："又如地上淖泽，风之即干。风药多燥，且湿为土病，风为木药，木可胜土，风亦胜湿，所谓下者举之是也。"历代本草对藁本治疗泄泻也有论述，如《本草求真》："藁本，书言能治胃风泄泻。"《本草汇言》："藁本升阳而发散风湿，上通巅顶，下达胃肠之药也……治风客于胃，久利不止。"《本草正》："疗风湿泄泻"；《本草再新》："治……泄泻疟痢。"《中药辞海》："……寒湿腹痛，泄泻疝瘕。"然今日已较少有人运用这一功效，实为可惜。一般用量为5～10g。

5. 用于原发性痛经

原发性痛经是妇科常见的月经病，属中医痛经范畴。多因经期感受寒邪、过食寒凉生冷，寒客冲任，胞脉气血壅滞，"不通则痛"，导致痛经，正如《素问·痹论篇》所说："痛者，寒气多也，有寒故痛也。"《素问·举痛论篇》曰："寒气入经而稽迟，凝而不行，客于脉外则血少，客于脉中则气不通，故卒然而痛。"所以治疗当以温经散寒除湿、化瘀止痛为法，而藁本辛温止痛，如《神农本草经》所说："主妇人疝瘕，阴中寒，腹中急。"临床合用四物汤治疗寒湿凝滞型原发性痛经最为合拍。一般用量为10g。

6. 外用于药枕

（宋）蒲虔贯在《保生要录》中言："常枕药枕，胜于宝玉，宝玉大冷脑。其药枕，性大热则热气冲上，太冷又冷气伤脑。唯理风平凉者，乃为得宜。"并创制了治疗头风目眩的药枕方，药如藁本、蔓荆子、细辛、白芷、菊花、防风等芳香辛散之品。

【使用注意】本品辛温香燥，凡阴血亏虚、肝阳上亢、火热内盛之头痛者忌服。

【古籍摘要】

①《神农本草经》："主妇人疝瘕，阴中寒，肿痛，腹中急，除风头痛。"

②《医学启源》："治头痛，胸痛，齿痛。"

③《本草正义》："藁本味辛气温，上行升散，专主太阳太阴之寒风寒湿，而能疏达厥阴郁滞，功用与细辛、川芎、羌活近似。"

【现代研究】藁本中性油有镇静、镇痛、解热及抗炎作用，并能抑制肠和子宫平滑肌，还能明显减慢耗氧速度，延长小鼠存活时间，增加组织耐缺氧能力，对抗由脑垂体后叶素所致的大鼠心肌缺血。藁醇提取物有降压作用，对常见致病性皮肤癣菌有抗菌作用。藁本内酯、苯酞及其衍生物能使实验动物气管平滑肌松弛，有较明显的平喘作用。

苍耳子

苍耳子最早载于《神农本草经》，其性温，味辛、苦，有毒；归肺经；其基本功效有发散风寒、通鼻窍、止痛、祛风湿。

【临床应用】

1. 用于风寒表证

苍耳子发散风寒之力弱，一般风寒感冒不多用，但因长于通鼻窍，且兼能止痛，故可用于外感风寒，症见头身疼痛、鼻塞流涕者，常以之与羌活、桂枝、白芷等解表药物同用。一般用量5～10g。

2. 用于鼻塞不通

苍耳子善通鼻窍以除鼻塞、止浊涕，并止痛以缓解前额及鼻内胀痛，对鼻塞不通，浊涕不止，难辨香臭，前额昏痛之症，一药数效，标本兼治，可内服亦可外用，被古今视为治鼻塞不通之要药。常与善通鼻窍、祛风湿止痛药如辛夷、白芷等同用。一般用量5～10g。

3. 用于风湿痹痛

苍耳子止痛功效不仅仅在于外感身痛和鼻塞头痛，对于风湿痹痛亦有止痛之效，常用于风寒湿痹、关节疼痛，可辅助其他祛风湿药，以增强疗效。一般用量10g。

4. 用于食积

苍耳子辛开苦降，作用温和疏达，行气消壅以除积滞，开郁化气以除胀满，具理气燥湿除浊腻，启脾开胃之功，能消化一切饮食积聚。《本草纲目》谓苍耳子"最忌猪肉"，《唐本草》亦谓"忌猪、马肉"，但临床观察，吃猪肉后，又服苍耳子，未见不良反应，窃思所谓苍耳子之忌，乃如人参忌萝卜两者合用则无效，但亦无害。从而也提示苍耳子最善于克肉食油腻，对于油肉之积，能荡涤而下，速通胃肠，直至积滞秽浊排消，气机通畅，食积乃愈。一般用量5～10g。

5. 用于小儿腹泻

小儿腹泻是由多种原因引起的，多由进食生冷不洁之物，或兼受寒、湿、热、暑等邪客于肠胃，邪滞交阻，气机不和，胃肠的运化与传导功能失常，导致消化吸收功能紊乱，引起腹痛、肠鸣、腹泻。苍耳子性味甘、温，功效祛风湿、解痉止痛。用苍耳子药液浸浴小腿与足，一方面通过水疗的方法，"外治之理即内治之理"，发挥药物的作用。另一方面小腿及足部有多个止泻、止痛的穴位，如足三里、内庭、厉兑、大都、太白等，用药液浸浴按摩刺激穴位，激发经气，发挥经络效应，达到止痛、止泻的效果。再一方面，无服药、扎针之苦，更易为小儿接受。方法：苍耳子30～100g煎水外洗。

6. 用于痔

痔是肛肠科常见病，具有发病急、痛苦大的特点。中医药治疗痔有其独特的治疗方法。从保守治疗角度来看，中医药治疗痔有其独特的疗效。现代医学多以激光、微波、红外线等手段治疗痔取得良好的疗效，但治疗费用高，患者不易接受。苍耳子为风寒头痛、痹痛、鼻渊所常用。而苍耳子"疗诸痔"的作用早在清代名医罗国纲的《会约医镜》中已有记载。因此，苍耳子煎水外熏洗痔，具有良好的消肿止痛功效，且突出了中医中药简、便、廉的治疗特色。方法：苍耳子50～100g煎水外洗。

【**使用注意**】血虚头痛者不宜服用。过量服用易致中毒。

【**古籍摘要**】

①《神农本草经》："主风头寒痛，风湿周痹，四肢拘挛痛，恶肉死肌。"

②《本草备要》："善发汗，散风湿，上通脑顶，下行足膝，外达

皮肤。治头痛，目暗，齿痛，鼻渊，去刺。"

③《玉楸药解》："消肿开痹，泄风去湿。治疥疬风瘙瘾疹。"

【现代研究】 苍耳苷对正常大鼠、兔和犬有显著的降血糖作用。其煎剂有镇咳作用。小剂量有呼吸兴奋作用，大剂量则有呼吸抑制作用。本品对心脏有抑制作用，使心率减慢，收缩力减弱；对兔耳血管有扩张作用；静脉注射有短暂降压作用；对金黄色葡萄球菌、乙型链球菌、肺炎球菌有一定抑制作用，并有抗真菌作用。

《 辛　夷 》

辛夷最早载于《神农本草经》。其性温，味辛；归肺、胃经；其基本功效有发散风寒、通鼻窍。

【临床应用】

1. 用于风寒感冒

辛夷辛散温通，能发散风寒、宣通鼻窍。用治外感风寒，肺窍郁闭，恶寒发热，头痛鼻塞者，可配伍防风、白芷、细辛等发散风寒药。若风热感冒而鼻塞头痛者，亦可于薄荷、金银花、菊花等疏散风热药中，酌加本品，以增强通鼻窍、散风邪之力。一般用量为6～10g。

2. 用于鼻部疾病

辛夷辛温发散，芳香通窍，其性上达，外能祛除风寒邪气，内能升达肺胃清气，善通鼻窍，为治鼻渊头痛、鼻塞流涕之要药。偏风寒者，常与白芷、细辛、苍耳子等散风寒、通鼻窍药同用，如《济生方》苍耳子散；偏风热者，多与薄荷、连翘、黄芩等疏风热、清肺热药同用。若肺胃郁热发为鼻疮者，可与黄连、连翘、野菊花等清热泻火解毒药配伍。因此，凡鼻部疾病都可在对症方中加入辛夷。

四川名老中医江尔逊认为，鼻窒的基本病机不外乎两条：一是本虚，即脾肺肾虚，清阳不升；二是标实，即浊邪凝滞鼻窍。运用内治法治疗本病，无论选用何方，均需以开窍通塞药为向导，方能直达病所而奏效。所以开窍通塞药的恰当运用，实为一大关键。

实践证明，通鼻塞的药物中，辛夷最负盛名。但如入煎剂，其有效成分破坏较多，入丸剂，其有效成分又不易发挥作用，唯在散剂中有效成分保存最多，且易发挥药效。

江老过去曾试验：取辛夷 1000g，微火烘脆，轧为细末。先后分别给予 10 位慢性鼻炎患者，嘱其每次用温开水吞服 6g，日 3 次，并停用其他药物（包括滴鼻药）。后随访，10 人均在 3 日内见效。最快者仅服 1 次，鼻腔即感通畅，但不久均反复。可知开窍通塞之药，难以治其病本。若再配合治本之方，则标本兼治也。

江老治疗慢性鼻炎，首诊时喜用辛夷散剂，取其速效，增强患者继续服用标本同治方药的信心。如果首诊时就标本同治，服数剂鼻塞依旧，有的患者便不愿坚持长期服药了。

【使用注意】 鼻病因于阴虚火旺者忌服。

【古籍摘要】

①《神农本草经》："主五脏身体寒热，风头脑痛。"

②《名医别录》："温中解肌，利九窍，通鼻窍、涕出，治面肿引齿痛，眩冒、身几几如在车船之上者。生须发，去白虫。"

③《本草纲目》："辛夷之辛温，走气而入肺，能助胃中清阳上行通于天，所以能温中、治头面目鼻之病。"

【现代研究】 辛夷有收缩鼻黏膜血管的作用，能保护鼻黏膜，并促进黏膜分泌物的吸收，减轻炎症，乃至鼻腔通畅。辛夷浸剂或煎剂对动物有局部麻醉作用。辛夷水或醇提取物有降压作用。水煎剂对横纹肌有乙酰胆碱样作用，并能兴奋子宫平滑肌，亢奋肠运动。对多种致病菌有抑制作用。其挥发油有镇静、镇痛、抗过敏、降血压作用。

▌▌ 鹅不食草 ▐▐

鹅不食草最早载于《食性本草》。其性温，味辛；归肺经；其基本功效有发散风寒、通鼻窍、止咳、解毒。

【临床应用】

1. 用于风寒感冒

鹅不食草辛散温通，能发散风寒，但药力较弱，一般风寒感冒较少选用。因其长于通鼻窍，故主要用于风寒感冒而见鼻塞、流涕、头痛者，可与细辛、白芷、苍耳子等药配伍。一般用量为 6～10g。

2. 用于鼻塞不通

鹅不食草辛温升散，入肺经，能通肺窍、利鼻气。古方多以本品塞于鼻内，治疗鼻息肉以及鼻渊鼻塞、头痛。现代临床多用于鼻炎〔包括急性鼻炎、慢性单纯性鼻炎、肥厚性鼻炎、变应性鼻炎（过敏性鼻炎）等〕，经鼻腔给药，剂型多种，单用有效。或配伍苍耳子、辛夷、白芷等散风寒、通鼻窍药内服，治疗鼻塞不通属于风寒所致者。若偏于风热者，可与薄荷、黄芩、野菊花等药同用。冯先波先生治疗过敏性鼻炎，表现为鼻塞不通、流涕、打喷嚏者，常在辨证方中加用鹅不食草10g，能明显提高临床疗效，迅速缓解临床症状。

3. 用于寒痰咳喘

鹅不食草兼能化痰、止咳、平喘，因性偏辛温，治疗咳嗽痰多，较宜于寒痰所致者。可配伍麻黄、细辛、百部等药。一般用量为6～10g。

4. 用于疮痈肿毒

鹅不食草兼能解毒消肿，治疗疮痈肿毒，《濒湖集简方》以本品和穿山甲、当归捣烂，加酒，绞汁服，药渣敷患处。《泉州本草》以鲜品捣敷局部，治疗蛇伤肿痛。一般用量为6～10g。

5. 用于头痛

《本草纲目》曰："鹅不食草气温而升，味辛而散，阳也，能通于天。头与肺皆天也，故能上达头脑，而治头顶痛、目痛。"中医临床家何彤国应用鹅不食草治疗偏头痛，配川芎、白芍、全蝎、蔓荆子等药作为煎剂服用常获效验。一般用量为6～10g。

6. 用于急性腰扭伤

鹅不食草味辛，性温，有祛风利湿、通窍散寒、散瘀消肿的功效，特别是对于跌打损伤有很好的消肿止痛效果。临床可用鹅不食草15g（鲜品30g）、米酒50mL（不饮酒者可酌减），先将鹅不食草加水400mL，煎至约200mL，兑入米酒1次内服，每日1次，一般1～2次可愈，若连服3次无效，改用他法治疗。鹅不食草配合米酒，更能增强行气散瘀之功，故用于治疗急性腰扭伤可收到良好的疗效，本法有简、便、廉之优点，值得临床应用。但鹅不食草属辛散之品，有耗气伤血之弊，故不适宜体质虚弱患者。

7. 用于痹证

鹅不食草功能除风湿、止痹痛、利关节、缓拘挛，对"良性关节痛""风湿性关节炎""坐骨神经痛""类风湿"等病症有较好的疗效。如症见肌肉关节酸痛、筋急拘挛、不可屈伸、久治不愈的风寒湿痹者，常配以川芎、防风、羌活、威灵仙、伸筋草等药。一般用量为 10g。

【古籍摘要】

①《四声本草》："通鼻气，利九窍，吐风痰。"

②《本草纲目》："鹅不食草，上达头脑，而治顶痛目病，通鼻气而落息肉。"

【现代研究】 其挥发油及醇提液部分有祛痰、止咳、平喘作用。50%水煎剂可抑制结核分枝杆菌的生长，并对白喉棒状杆菌、金黄色葡萄球菌、白色葡萄球菌、甲乙型链球菌、肺炎球菌、卡他球菌、伤寒杆菌、福氏和宋氏志贺菌、大肠埃希菌、铜绿假单胞菌等实验菌株均高度敏感。其蒸馏液 1∶8400 浓度有抑制流感病毒作用。

生 姜

生姜最早载于《名医别录》。其性温，味辛；归肺、脾、胃经；其基本功效有解表散寒、温中止呕、化痰止咳、解鱼蟹毒。

【临床应用】

1. 用于风寒感冒

生姜辛散温通，能发汗解表、祛风散寒，但作用较弱，故适用于风寒感冒轻证，可单煎或配红糖、葱白煎服。本品更多是作为辅助之品，与桂枝、羌活等辛温解表药同用，以增强发汗解表之力。一般用量为 6~10g。

尽管在治疗风寒外感中生姜似乎并不被医者所重视，但是在治疗表虚证的桂枝汤中不可缺生姜。豫北名医陈瑞春认为，桂枝汤中五味药，即桂枝、白芍、生姜、大枣、炙甘草，严格分析，五味药有两味是血分药，即桂枝和白芍。因而，要说桂枝汤调和营卫，真正起到调和营卫作用的是生姜、大枣。所以说，用桂枝汤调和营卫，姜枣不能缺。

陈老曾经治疗一老教授，因终日畏寒，经常感冒，在某年夏天来诊，自称背部怕冷，既不能洗冷水，也不能睡凉席。据其脉症，拟用桂枝汤原方合玉屏风散，服 5 剂后身腹如热浴，和煦自如，嘱其再服上方。适逢生姜用完，遂煎无生姜的桂枝汤服。未料，吃了没有生姜的桂枝汤后，全身瘙痒难忍，且不得汗出，皮下郁郁不畅，十分不舒服。第二天又来咨询，问是否有何变故？诊脉察舌，仔细询其各部体征，均如常人。告之暖如热浴，温煦自如。病者惊叹不已。生姜是一味常用药，居然如此重要，可见中医的奥秘。

国医大师何任教授用生姜常考虑姜枣并用，《伤寒论》用姜方近40余则，其中姜枣并用者约30余方。《金匮要略》用姜方，除见《伤寒论》者外，犹有30余方，而姜枣并用近20方。可见其协同应用之多。何故也？以邪中于表必表气之虚，但知去邪，不知崇正，则往往邪去正伤。姜枣协同，据"随剿即抚"之原则是也。以枣而论，守中有走；以姜而论，生者虽散，干则能守。两者同用于内伤杂病，亦相辅相成。故习用仲景之法，亦是探索中之收获。

2. 用于脾胃寒证

生姜辛散温通，能温中散寒，对寒犯中焦或脾胃虚寒之胃脘冷痛、食少、呕吐者，可收祛寒开胃、止痛止呕之效，宜与高良姜、胡椒等温里药同用。若脾胃气虚者，宜与人参、白术等补脾益气药同用。

著名老中医叶熙春治疗胃痛，对姜的应用十分讲究，生姜用于和胃止呕，干姜用于温中止痛，炮姜用于暖肾止血。有时取其性，以姜汁拌炒竹茹。有时减其味，用淡姜渣性温味淡以理胃气。一般用量为6～10g。

3. 用于胃寒呕吐

生姜辛散温通，能温胃散寒、和中降逆，其止呕功良，素有"呕家圣药"之称，随症配伍可治疗多种呕吐。因其本为温胃之品，故对胃寒呕吐最为适合，可配伍高良姜、白豆蔻等温胃止呕药。若痰饮呕吐者，常配伍半夏，即《金匮要略》小半夏汤；若胃热呕吐者，可配黄连、竹茹、枇杷叶等清胃止呕药。某些止呕药用姜汁制过，能增强止呕作用，如姜半夏、姜竹茹等。一般用量为6～10g。

4. 用于肺寒咳嗽

生姜辛温发散，能温肺散寒、化痰止咳，对于肺寒咳嗽，不论有无外感风寒，或痰多痰少，皆可选用。治疗风寒客肺，痰多咳嗽，恶寒头痛者，每与麻黄、杏仁同用，如《太平惠民和剂局方》三拗汤。外无表邪而痰多者，常与陈皮、半夏等药同用，如《太平惠民和剂局方》二陈汤。一般用量为6～10g。

5. 用于斑秃

可用鲜生姜、墨旱莲等量，用适量95％酒精浸泡，用棉签蘸药酒涂于患处，治疗斑秃效果满意。

另外，中医临床家张登如认为，产后饮食慎用生姜。张老按本草皆云生姜性温而散，产后血亏气弱之人，岂能用此燥烈之品？而乃风俗习惯产妇饮食动辄投生姜调味，寒性之人，食之犹可，若热性之人，食之如火添薪，其害不可不知。故张老认为产后饮食应慎用生姜为佐料。曾治产妇，产后即厚用生姜投入汤中，数日后口干咽燥，仍强以食之，渐至心烦身热，肌肉消瘦，不欲进食，此热证已极，气血消烁。此时恰好鲜梨上市，张老嘱其多吃鲜梨，方挽转颓势。

产后有宜温之说，故食物常用生姜作调味，婴儿有宜热之言，故褓裸虽夏天亦如冬天之厚，为此俱多引起疾病。寒者温之，热者凉之，用需适宜，非谓生姜不可用。

【使用注意】本品助火伤阴，故热盛及阴虚内热者忌服。

【古籍摘要】

①《名医别录》："主伤寒头痛鼻塞，咳逆上气。"
②《药性论》："主痰水气满，下气；生与干并治嗽，疗时疾，止呕吐不下食。"
③《医学启源》："温中去湿。制厚朴、半夏毒。"

【现代研究】生姜能促进消化液分泌，保护胃黏膜，具有抗溃疡、保肝、利胆、抗炎、解热、抗菌、镇痛、镇吐作用。其醇提物能兴奋血管运动中枢、呼吸中枢、心脏。正常人咀嚼生姜，可升高血压。生姜水浸液对伤寒杆菌、霍乱弧菌、堇色毛癣菌、阴道滴虫均有不同程度的抑杀作用，并有防止血吸虫卵孵化及杀灭血吸虫作用。

▌ 葱 白 ▐

葱白最早载于《神农本草经》。其性微温，味甘、辛；归肺、胃经；其基本功效有发汗解表、散寒通阳。

【临床应用】

1. 用于风寒感冒

葱白辛温不燥烈，发汗不峻猛，药力较弱，适用于风寒感冒，恶寒发热之轻证。可以单用，亦可与淡豆豉等其他较温和的解表药同用，如《肘后备急方》葱豉汤。风寒感冒较甚者，可作为麻黄、桂枝、羌活等的辅佐药，以增强发汗解表之功。

国医大师朱良春善巧用葱白鲜散外感风寒。朱老认为，葱白辛温而润，是一味发散表邪、宣通阳气之佳品。早在《神农本草经》中，即谓其"主伤寒寒热"。晋代葛洪《肘后备急方》载有葱豉汤，治伤寒初起，寒热无汗。方中豆豉功擅解表透邪，与宣肺通阳之葱白相伍，对外感初起寒热身痛者，不失为简约速效之良方。朱老用葱白治外感初起，有以下三法。一法，用葱白一握，和米煮粥，粥成，加入食醋，趁热食之，可迅速收发汗解表退热之效。此方又名"神仙粥"。盖借米粥以助胃气，充养津液以益汗源，托邪外出，对老人、虚人之外感发热更为相宜。二法，婴儿感冒，不便服汤药者，用葱白绞汁，兑入母乳或牛奶中，然后放奶瓶中吮吸，服后得汗便热退身安。此用药之巧法也。三法，葱白、生姜各30g，同捣如泥状，临用加食盐少许，布包，对感冒发热患者，涂擦其前胸后背，每日2次，涂后盖被取汗，如适当加热后再用，效果更好，此外治法也。

2. 用于阴盛格阳证

　　葱白辛散温通，能宣通阳气、温散寒凝，可使阳气上下顺接、内外通畅。治疗阴盛格阳，厥逆脉微，面赤，下利，腹痛，常与附子、干姜同用，以通阳回厥，如《伤寒论》白通汤、白通加猪胆汁汤。一般用量为10～15g。

3. 用于二便不通

　　阳不化气，而致小便不通，或大便虚秘者，用此通阳化气，二便自出。可内服，亦可外用，如《全幼心鉴》同乳汁煎服，治小儿不尿；同生蜜阿胶服，治小儿虚秘。亦可单用捣烂，外敷脐部，再施温熨，治膀胱气化不行之小便不通，亦取其通阳散寒之功。外用适量。

4. 用于乳汁不通

　　葱白味辛，性温，通阳。中医临床家郝现军临床发现葱白连根须同煎具有通乳作用。盖葱白多窍，味辛善走通，具有活血作用，故能通达乳络。治疗缺乳时常用葱白连根须5根煎服。此外，葱白外敷有散结通络下乳之功，可治乳汁瘀滞不下，乳房胀痛。

5. 用于胸痹

　　李时珍《本草纲目》菜部第一十六卷云："卒心急拍，牙关紧闭欲绝，以老葱白五茎去皮须，捣膏，以匙送入咽中，灌以麻油四两，但得下咽即苏。"张仲景《伤寒论》治疗急症用"白通汤""通脉四逆汤"，皆加葱白以通脉回阳。受此启发，张介眉老中医结合多年临床实践，以法统方，倡导"通阳宣痹"之功治冠心病，认为"通阳"是根本，阳气一通，痰瘀得化，心脏得养，胸闷胸痛方能得解，尤其对防治支架术后再狭窄运用葱白而收良效。

6. 用于解毒疗伤

葱白微温而不燥不热，能解毒、消肿、止血、止痛。用于热毒内蕴发为乳痈、疔疮、痈疽、痔，用此解毒消肿止痛，内服、外用皆可。如《备急千金要方》治乳痈初起，单用煎洗；《圣济总录》治疗疮恶肿，同生蜜捣敷；《外科精义》乌金散，治痈疮肿硬，和米粉炒黑，醋调贴之。治疗跌打损伤，外伤未破者，用此煎汤渍，或捣涂；已破者，用此捣烂，焙热厚封。内服一般用量为 10～15g；外用适量。

【古籍摘要】

①《神农本草经》："主伤寒，寒热，出汗，中风，面目肿。"
②《用药心法》："通阳气，发散风邪。"
③《本草纲目》："除风湿，身痛麻痹，虫积心痛，止大人阳脱，阴毒腹痛，小儿盘肠内钓，妇人妊娠溺血，通奶汁，散乳痈。"

【现代研究】 对白喉棒状杆菌、结核分枝杆菌、志贺菌属、链球菌有抑制作用，对皮肤真菌也有抑制作用。此外还有发汗解热、利尿、健胃、祛痰作用。25％的葱滤液在试管内接触时间大于 60min 者，能杀灭阴道滴虫。

柽 柳

柽柳最早载于《开宝本草》。其性平，味辛、甘；归肺、胃、心经；其基本功效有发表透疹、祛风除湿。

【临床应用】

1. 用于麻疹不透，风疹瘙痒

柽柳辛散透发，功专发表透疹，主治麻疹初起，疹出不畅，或表邪外束，疹毒内陷，始见形而骤然收没者，常配伍牛蒡子、蝉衣、竹叶等透疹药同用，如《先醒斋医学广笔记》竹叶柳蒡汤。亦可煎汤熏洗、擦摩。此外，本品煎汤沐浴治风疹瘙痒，也可配伍防风、荆芥、薄荷等祛风止痒药。一般用量为 3～10g。

2. 用于风湿痹痛

柽柳辛散，有祛风除湿作用，治疗风湿痹证，肢节疼痛，可与羌活、独活、秦艽等祛风湿、止痹痛药同用。一般用量为3～10g。

【使用注意】麻疹已透者不宜使用。用量过大易致心烦、呕吐。

【古籍摘要】

①《本草备要》:"治痧疹不出,喘嗽闷乱。"

②《本经逢原》:"去风。煎汤浴风疹身痒效。"

【现代研究】柽柳煎剂对实验小鼠有明显的止咳作用,对肺炎球菌、甲型链球菌、白色葡萄球菌及流感嗜血杆菌有抑制作用。并有一定的解热、解毒、抗炎及减轻四氯化碳引起肝组织损害作用。

芫荽

芫荽最早载于《食疗本草》。其性温,味辛;归肺、胃经;其基本功效有发表透疹、开胃消食。

【临床应用】

1. 用于小儿麻疹初起

芫荽辛散温通,主要功效为透发麻疹,临床上治疗麻疹初起,透发不畅,内服常与西河柳、浮萍、升麻、葛根等配合应用。外用本品煎汤熏洗,或乘热频擦,可助麻疹透发。如《中医儿科学》中透疹外用方:芫荽、西河柳等治疗治疹出不快,或透发不出。一般用量为3～6g。

2. 用于饮食不消,纳食不佳

芫荽气味芳香,能开胃消食,增进食欲,尤多用于饮食调味。若治疗饮食积滞、胃纳不佳者,可与健脾消食药、行气和中药同用。一般用量为3～6g。

3. 用于铅中毒

芫荽全草汁液具有抑制体内铅的积累和肾脏铅中毒的效果,食用芫荽可预防铅中毒,且对铅中毒患者有一定疗效。一般用量鲜草为50～100g。

【使用注意】热毒壅盛而疹出不畅者忌服。

【古籍摘要】

①《日用本草》:"消谷化气,通大小肠结气。治头疼齿病,解鱼

肉毒。"

②《医林纂要》："升散阴气，辟邪气，发汗，托疹。"

【现代研究】芫荽有促进外周血液循环的作用。胡荽子能增进胃肠腺体分泌和胆汁分泌。挥发油有抗真菌作用。

第二节　辛凉解表药

本类药物性味多辛苦而偏寒凉，辛以发散，凉可祛热，故以发散风热为主要作用，发汗解表作用较发散风寒药缓和。主要适用于风热感冒以及温病初起邪在卫分，症见发热、微恶风寒、咽干口渴、头痛目赤、舌边尖红、苔薄黄、脉浮数等。部分发散风热药分别兼有清头目、利咽喉、透疹、止痒、止咳的作用，又可用治风热所致目赤多泪、咽喉肿痛、麻疹不透、风疹瘙痒以及风热咳嗽等。

◄ 薄　荷 ►

薄荷最早载于《新修本草》。其性凉，味辛；归肺、肝经；其基本功效有疏散风热、清利头目、利咽透疹、疏肝行气。

【临床应用】

1. 用于风热感冒，温病初起

薄荷辛以发散，凉以清热，清轻凉散，其辛散之性较强，是辛凉解表药中最能宣散表邪，且有一定发汗作用之药，为疏散风热常用之品，故风热感冒和温病卫分证十分常用。《新修本草》曰其："主贼风伤寒，发汗，治恶气心腹胀痛。"用治风热感冒或温病初起、邪在卫分，发热、微恶风寒、头痛等症，常与金银花、连翘、牛蒡子、荆芥等配伍，如《温病条辨》银翘散。

2. 用于麻疹不透，风疹瘙痒

薄荷质轻宣散，有疏散风热、宣毒透疹、祛风止痒之功，用治风热束表，麻疹不透，常配伍蝉蜕、牛蒡子、柽柳等药，如《先醒斋医学广笔记》竹叶柳蒡汤。治疗风疹瘙痒，可与荆芥、防风、僵蚕等祛风止痒药同用。

3. 用于清利头目

薄荷轻扬升浮、芳香通窍，功善疏散上焦风热，清头目、利咽喉。汪昂的《本草备要》云薄荷能"搜肝气而抑肺盛，消散风热，清利头目"。故凡急慢性咽炎、口腔溃疡、鼻炎、中耳炎、突发性耳聋、结膜炎、舌炎等疾病，属于上焦郁热之证者，均可使用薄荷。用治风热上攻，头痛眩晕，宜与川芎、石膏、白芷等祛风、清热、止痛药配伍，如《丹溪心法》上清散。治疗风热上攻之目赤多泪，可与桑叶、菊花、蔓荆子等同用；用治风热壅盛，咽喉肿痛，常配伍桔梗、生甘草、僵蚕，如《喉科秘旨》六味汤。薄荷辛凉清解，使上焦火郁之邪得以散发，则头目得清。正如吴鞠通所言："治上焦如羽，非轻不举。"

4. 用于疏肝解郁

薄荷兼入肝经，能疏肝行气，可用于肝郁气滞引起的胸闷胁痛等。常配伍柴胡、白芍、当归等疏肝理气调经之品，治疗肝郁气滞、胸胁胀痛、月经不调，如《太平惠民和剂局方》逍遥散。

5. 用于胃肠疾病

薄荷芳香辟秽，具有消食下气、消胀、止吐泻的作用。《本草求真》云："薄荷气味辛凉……辛能通气，而于心腹恶气、痰结则治。"特别是用于感受暑湿秽浊之气，所致痞胀、腹痛、吐泻等症，常与木香、川厚朴、藿香、佩兰、白扁豆等药同用。

6. 用于引经药

"药引"是中医独特的用药方式。在临床，常见一些中医处方在末尾注有"……为引"的字样。这里的这个药便是"药引"。药引者如人引路，引药入经也。薄荷则是常用的引药，可引药入肝经，并可助疏散条达，故治疗肝经所过之处疾病时常常加用薄荷使药物直达病所。

【使用注意】本品芳香辛散，发汗耗气，故体虚多汗者不宜使用。

【古籍摘要】

①《新修本草》："主贼风伤寒，发汗。治恶气心腹胀满，霍乱，宿食不消，下气。"

②《滇南本草》："上清头目诸风，止头痛、眩晕、发热。去风痰，治伤风咳嗽，脑漏，鼻流臭涕。退虚劳发热。"

③《本草纲目》："利咽喉，口齿诸病。治瘰疬，疮疥，风瘙瘾疹。"

【现代研究】 薄荷油内服通过兴奋中枢神经系统，使皮肤毛细血管扩张，促进汗腺分泌，增加散热，而起到发汗解热作用。薄荷油能抑制胃肠平滑肌收缩，能对抗乙酰胆碱而呈现解痉作用。薄荷醇等多种成分有明显的利胆作用。薄荷脑有抗刺激作用，可使气管产生新的分泌物，而使稠厚的黏液易于排出，故有祛痰作用，并有良好的止咳作用。体外试验，薄荷煎剂对单纯性疱疹病毒、森林脑炎病毒、流行性腮腺炎病毒有抑制作用，对金黄色葡萄球菌、白色葡萄球菌、甲型链球菌、乙型链球菌、卡他球菌、肠炎球菌、福氏志贺菌、炭疽杆菌、白喉棒状杆菌、伤寒杆菌、铜绿假单胞菌、大肠埃希菌等有抑菌作。薄荷油外用，能刺激神经末梢的冷感受器而产生冷感，并反射性地造成深部组织血管的变化而起到消炎、止痛、止痒、局部麻醉和抗刺激作用；对癌肿放疗区域皮肤有保护作用；对小白鼠有抗着床和抗早孕作用。

牛蒡子

牛蒡子最早载于《名医别录》。其性寒，味苦、辛；归肺、胃经；其基本功效有疏散风热、利咽透疹、解毒消肿、宣肺祛痰。

【临床应用】

1. 用于风热感冒，温病初起

牛蒡子辛散苦泄，寒能清热，升散之中具有清降之性，功能疏散风热，发散之力虽不及薄荷等药，但长于宣肺祛痰、清利咽喉，故风热感冒而见咽喉红肿疼痛，或咳嗽痰多不利者，十分常用。用治风热感冒，或温病初起，发热，咽喉肿痛等症，常配金银花、连翘、荆芥、桔梗等同用，如《温病条辨》银翘散。若风热咳嗽，痰多不畅者，常与桑叶、桔梗、前胡等药配伍。一般用量为 6～12g。

2. 用于麻疹不透，风疹瘙痒

牛蒡子清泄透散，能疏散风热，透泄热毒而促使疹子透发，用治麻疹不透或透而复隐，常配薄荷、柽柳、竹叶等同用，如《先醒斋医学广笔记》竹叶柳蒡汤。若风湿浸淫血脉而致的疮疥瘙痒，本品能散风止痒，常配伍荆芥、蝉蜕、苍术等药，如《外科正宗》消风散。一般用量为 6～12g。

3. 用于痈肿疮毒、丹毒、痄腮喉痹

牛蒡子辛、苦，性寒，于升浮之中又有清降之性，能外散风热，内解热毒，有清热解毒、消肿利咽之效，故可用治痈肿疮毒、丹毒、痄腮喉痹等热毒病证。因其性偏滑利，兼滑肠通便，故上述病证兼有大便热结不通者尤为适宜。用治风热外袭，火毒内结，痈肿疮毒，兼有便秘者，常与大黄、芒硝、栀子、连翘、薄荷等同用。治疗乳痈肿痛，尚未成脓者，可与金银花、连翘、栀子、瓜蒌等药同用，如《外科正宗》牛蒡子汤。本品配伍玄参、黄芩、黄连、板蓝根等清热泻火解毒药，还可用治温毒发颐、痄腮喉痹等热毒之证，如《东垣试效方》普济消毒饮。一般用量为 10～12g。

张锡纯善用牛蒡子消痈排脓，张氏根据《用药法象》记载："牛蒡子散诸疮疡之毒。"将牛蒡子用于治疗肺痈，如治肺脏损烂，或将成肺痈之"清金解毒汤"，即以牛蒡子配乳香、没药散结消痈。盖牛蒡子能疏风清火，又能解毒散结，治肺痈甚为合拍。诚如《药品化义》云："牛蒡子能升能降，力解热毒，味苦能清火，带辛能疏风，主治……诸毒热壅……"临床体会，牛蒡子有一定的抗痨虫、排脓肿作用，对肺结核、乳痈、痒病等都有一定效果。

4. 用于神经病变

牛蒡子味辛能散，味苦能降，且性寒滑利，《珍珠囊》一书中载其"利咽膈、去皮肤风"，可使头部风火热壅得以上宣、下泄、外达，俾火郁得发，气血调畅，邪有出路。用治周围性神经麻痹，与白附子、全蝎、僵蚕、防风、钩藤等同用，如牵正散加味（重用牛蒡子20g）；用治三叉神经痛，与生石膏、细辛同用，如二辛煎合清胃散加味（重用牛蒡子 25～30g）。

5. 用于降逆平喘

牛蒡子除具有疏散风热、解毒透疹、利咽消肿等功效外，尚有降逆平喘之作用。近代名医张锡纯著《医学衷中参西录》的"资生汤"方后曰："牛蒡子体滑气香，能润肺又能利肺，与山药、玄参并用，大能止嗽定喘。"在"参麦汤"方后又曰："能降肺气之逆……平其逆气，则喘与嗽不治自愈矣。"特别是在治疗温病的"犹龙汤"方后曰："喘者，倍牛蒡子。"因此，他不仅在喘息方中用牛蒡子，且在治疗伤寒、温病、阴虚劳热、吐衄、淋浊等证而兼喘咳的方剂中，均加入牛蒡子。中医临床家张光复继承其经验，在近 30 年的临床工作中，不论患者以喘咳为主症还是兼症，也不分表里寒热虚实，每于辨证施治

基础上，均加用牛蒡子，而明显地获得了降逆平喘效果。尤以风热犯肺、表寒里热、痰热郁肺、肺肾阴虚等原因而喘咳者，常为必用之品。因本药性味辛苦寒，唯对阳虚水泛之喘证宜慎用或炒用。一般用量为 6～12g。

6. 用于通便

牛蒡子味辛、苦，性寒，功能疏散风热、宣肺透疹、解毒利咽。临床常以之治风热诸症，其效颇佳，如善治风热外感之银翘散中，即有此一味。而言其善能通便，此亦临证所得。曾医一病者，夏月感冒，发热咽痛口干，舌红苔薄黄，脉浮，投银翘散加射干 2 剂，以牛蒡子善能利咽解毒散肿，增量至 15g，逾日患者来告，病已痊矣，且素常便下不通之症，亦豁然而解。细思方中并无通便之品，何有此功，良久始悟此或为牛蒡子功。乃于临床中留心观察，遇便秘患者，或单以牛蒡子治之，或加牛蒡子于辨证处方中，多能应手取效，至此益信其通便之功矣。

凡草木之实，性多善降，能通大便，如苦杏仁、紫苏子、莱菔子、牵牛子、决明子之属，历来医者多有以此等药治便秘者。而于牛蒡子一味，考诸家本草，或谓"脾虚便溏者慎用"，独未明言其通便之功，唯张锡纯于"燮理汤"中以牛蒡子治痢，并谓："牛蒡能通大便……"盖牛蒡子味辛能散，入于肺经，有宣透发散之功，其体滑又善能下降，《药品化义》谓其"能升能降"，诚非虚言。以之通便，原有微旨存焉。肺主一身之气，气机之升降出入，皆赖肺之宣肃，且肺与大肠相表里，肠腑之通降，尤赖肺之宣肃。肺失宣肃，易致腑气不通，而腑气不通，亦易致肺气不降，故通便必先治肺。牛蒡子入于肺经，能宣能肃，其功擅通便，正有"提壶揭盖"之妙。而今人少用，不无可惜。临证治便秘患者，无论新病旧病，咸多用之。实证者多取一味以取功；虚证者伍于他药中，效亦颇佳，并无虚虚实实之弊。且其用量，颇有讲究，以治风热诸症，取其升散之功，宜 6～9g；以治便下不通，取其降下之性，需 15～20g 其功始著。一味之中，用量不同，功各有擅。

7. 用于儿科消积滞、止流涎

临床中医家邹永祥常将牛蒡子按胃肠动力药用于临床，发现其在儿科方面消积滞、止流涎的作用不容忽视。

当今多数小儿生活条件较为优越，饮食以高脂肪、高糖、高蛋白类食物为主，较少或甚至拒绝进食蔬菜等粗纤维食物。因其"脾常不足"而易造成食滞不化，腹胀厌食。脾失健运、津液敷布失常可致流涎，此为儿科临床上的常见证候。治疗上常选保和、六君类配合焦三仙化裁，结合饮食调整亦有效果。但于应证方剂中酌加牛蒡子或单用，往往可收到事半功倍之效。

牛蒡子辛、苦、寒；归肺、胃经。其归胃经的功效易为医家忽略。《药品化义》载牛蒡子"能升能降"。《本草正义》称其"辛泻苦降，下行之力为多"。由此可见，牛蒡子具有胃肠动力药作用，因此其消积滞、止流涎的功效也就显而易见了。需要注意的是，因牛蒡子有滑肠作用，在用于前症时应将其外皮炒至焦黄。这样对脾虚便溏者亦可放胆使用。剂量一般以10g左右为宜。

8. 用于利湿浊，治蛋白尿

《食疗本草》记载："牛蒡子利腰膝，通利小便。"张锡纯验之于临床，发现有很好的疗效。如治花柳毒淋之"毒淋汤"，以牛蒡子配金银花、鸦胆子、石韦等利湿解毒；治小便频数遗精白浊之"澄化汤"亦以牛蒡子配车前子等利小便。一方面取其利湿浊之功；另一方面，牛蒡子能利肺气，治小便不利可起到提壶揭盖作用。现代研究表明，牛蒡子苷和木脂素类似物具有抗肾病作用，能抑制尿蛋白排泄的增加，并能改善血清生化指标。有人以牛蒡子为主治疗肾性蛋白尿，总有效率达92%。临床观察到，牛蒡子有温和的利尿作用，以张氏澄化汤（牛蒡子、生山药、生龙骨、生牡蛎、生杭白芍、甘草、车前子）为基础方，重用牛蒡子和山药，治疗蛋白尿，收效颇佳。

笔者早年跟随贵阳中医学院第一附属医院李年魁教授坐诊，李老即以治疗肾病出名。李老认为，肾病的发生或病情的反复多是由外感引起，常常伴有咽部红肿、扁桃体肿大等外感风热表现，一次在辨证方中常加一味牛蒡子，不仅外感症状消除，而且往往蛋白尿、血尿亦随之减少甚至消失。临床一般用量为10g。

【使用注意】本品性寒，滑肠通便，气虚便溏者慎用。

【古籍摘要】

①《药性论》："除诸风……利腰脚，又散诸结节、筋骨烦热毒。"
②《药品化义》："牛蒡子能升能降，力解热毒。味苦能清火，带辛能疏风，主治上部风痰，面目浮肿，咽喉不利，诸毒热壅，马刀瘰疬，颈项痰核，血热痘，时行疹子，皮肤瘾疹。凡肺经风热，悉宜用此。"
③《本草正义》："牛蒡之用，能疏散风热，起发痘疹，而善通大

便，苟非热盛，或脾气不坚实者，投之辄有泄泻，则辛泄苦降，下行之力为多。"

【现代研究】牛蒡子煎剂对肺炎球菌有显著抗菌作用。水浸剂对多种致病性皮肤真菌有不同程度的抑制作用。牛蒡子有解热、利尿、降低血糖、抗肿瘤作用。牛蒡子苷有抗肾病变作用，对实验性肾病大鼠可抑制尿蛋白排泄增加，并能改善血清生化指标。

桑 叶

桑叶最早载于《神农本草经》。其性寒，味苦、甘；归肺、肝经；其基本功效有疏散风热、清肺润燥、平抑肝阳、清肝明目。

【临床应用】

1. 用于风热感冒，温病初起

桑叶甘寒质轻，轻清疏散，虽疏散风热作用较为缓和，但又能清肺热、润肺燥，故常用于风热感冒，或温病初起，温热犯肺，发热、咽痒、咳嗽等症，常与菊花相须为用，并配伍连翘、薄荷、桔梗等药，如《温病条辨》桑菊饮。一般用量为6～10g。

2. 用于肺热咳嗽、燥热咳嗽

桑叶苦寒清泻肺热，甘寒凉润肺燥，故可用于肺热或燥热伤肺，咳嗽痰少，色黄而黏稠，或干咳少痰、咽痒等症。轻者可配苦杏仁、沙参、贝母等同用，如《温病条辨》桑杏汤；重者可配生石膏、麦冬、阿胶等同用，如《医门法律》清燥救肺汤。

著名中医儿科专家张玉珍教授治外感咳嗽的主要用药宗旨是：宣散祛邪，主要用桑叶、薄荷。既然是风寒为患，依理当辛温解表，何以桑叶、薄荷轻清宣透？张老认为今之患儿与古往不同，往往饮食肥甘有余，衣着温厚太过。肥甘有余则易积痰内生，温厚太过则易郁闭生热，故体质多偏于阳盛，所以风寒外袭，虽为阴邪，却易从热化，内闭肺气，引发伏痰，这种病机变化决定小儿咳嗽初发多伴有发热症状或先发热而后咳嗽发作。此时若再行辛温发散，必致稚阴倍伤，阳无根舍，终为阴阳两虚，这恰恰正是临床上经常出现的用其药无其效，或初用有效，继则重感邪气的情况。这正是病情加剧又添盗汗的病机所在。因此张老一般不用辛温之药，而采用桑叶、薄荷轻清宣透，达邪外出而不伤阴。再配以宣肺止咳祛痰之苦杏仁、桔梗，共理肺气，使之宣降调和，邪去咳止。一般用量为6～10g。

3. 用于肝阳上亢

桑叶苦寒，兼入肝经，有平降肝阳之效，故可用治肝阳上亢，头痛眩晕，头重脚轻，烦躁易怒者，常与菊花、石决明、白芍等平抑肝阳药同用。

著名中医学家孙朝宗教授善用桑叶平肝风。孙老认为，桑叶一药，苦甘而寒，入肝、肺二经，功可祛风清热、凉血明目，《重庆堂随笔》："桑叶……息内风而除头痛，止风行肠胃之泄泻，已肝热妄行之崩漏，胎前诸病，由于肝热者尤为要药。"孙师认为："桑叶少用则清肺，多用则平肝泻肝，因桑得其星之精，其主风，风气通于肝，故桑叶善平肝风、泄肝热。"临证中每每重用桑叶30～60g，治疗肝热风旋之目昏脑涨、耳鸣头摇、项强抽搐，以及木火刑金之咳嗽、咯血等症。

4. 用于目赤昏花

桑叶既能疏散风热，又苦寒入肝能清泻肝热，且甘润益阴以明目，故常用治风热上攻、肝火上炎所致的目赤、涩痛、多泪，可配伍菊花、蝉蜕、夏枯草、决明子等疏散风热、清肝明目之品。若肝肾精血不足，目失所养，眼目昏花，视物不清，常配伍滋补精血之黑芝麻，如《寿世保元》扶桑至宝丹。肝热引起的头昏、头痛，本品亦可与菊花、石决明、夏枯草等清肝药同用。一般用量为10～15g。

5. 用于止汗

北京中医药大学博士生导师王琦认为，桑叶为止汗良药。《本草撮要》言："桑叶……以之代茶，取经霜者，常服治盗汗。"《删补颐生微论》亦云："桑白皮……叶可止汗，去风。"再如《辨证录》之敛汗汤，以桑叶、五味子、黄芪、麦冬用治大病后，气虚不固，遍体汗出淋漓。《傅青主男科·虚劳门·血虚面色黄瘦》篇亦取桑叶补阴生血之妙，用治血虚之出汗、盗汗、夜卧常醒等症。桑叶，苦寒降火，气味清香，既有疏风之力，又有燥湿胜湿之性，故治疗湿汗、热盛出汗亦为其所长。临证湿热蕴蒸之慢性前列腺炎或阴虚火旺之糖尿病性阳痿患者，可见阴囊潮湿，甚至阴汗淋漓，常辨证加入桑叶止汗，常用量15g左右。

北京名老中医魏龙骧对于桑叶止汗有较深的体会。1973年冬，有司机工人陈某，年35岁，因久苦汗证，来魏老所在医院中医科就诊，自述每在夜12时左右，即汗出如洗，枕被尽湿，夜夜如此，无日或爽，症已经年，医治罔效。其特点：夜溺时，必如冷风袭人，皮肤粟起，内则若有热流上冲，旋即头眩欲仆，摇摇不能自持。兼见口苦、音嘶、小便短赤等症。脉细微而数，舌质淡红。

从症而论，溺主膀胱足太阳一经，外应皮毛，其脉上行至头络脑，故小便黄，溺时恶风，或见头眩。据《金匮要略》百合病篇，溺时淅然者，但头眩者，皆述及之。病之所苦在夜汗，求愈之迫者在此，他症未介意焉，问之始得。重点问医者务在止汗，方可偿其所愿。"百合"一证，时人颇多此类神经官能症。凡患者之见神经官能症，中医视之又半属营卫失和使然。如《伤寒论》："病人脏无它病，时发热，自汗出而不愈者……宜桂枝汤。"患者脏无他病，其非形体实质之病变可知，盖所指亦即神经官能症也。依症立方，投桂枝汤。是方兼具平冲逆、障风袭、止汗出三症之用，以"百合滑石代赭汤"。百合滋而润之，滑石清而利之，赭石重而镇之，以其有口苦、音嘶、小便短赤、头眩上逆诸症故也。汤药之外，嘱患者每日吞干桑叶末9g，米汤下之。

上方三进，夜汗顿止，续服五剂，虚热上冲，淅然恶风，头眩欲仆诸症悉蠲。后以益气养阴、清轻调理之味以善其后。

魏老治此证，尚属称意，故津津乐道，偶逢医友，尝谈及之。友人曰："君一矢人彀，诸候皆中，理法井然，原无可厚非，可谓善用'经方'者矣。然尚有疑点存焉，患者夜汗长达一年之久，乃宿恙也，非比时病，今三投剂而汗顿止，桂枝汤有止汗之功，其奏效吾恐未必竟能如此之速。然则，止汗之功，其赖一味桑叶之力，是耶非耶，望君审之！"盖余用桑叶亦有其来历，曾偶阅一《笔记》载，严州有僧，每就枕则汗出遍身，比旦衣被皆透，二十年不愈，监寺教以霜桑叶焙末，米汤下二钱，数日遂愈。读之，以为出于小说家言，未足为据，过眼即逝。今适遇此症，不妨一试，故尾之方末。私念余处方俱见经典。辨证尚能自圆其理，其中止汗之效，乃桂枝汤调和营卫必然之结果，微微桑叶不足道也。医友之言，余仍疑信参半。不逾月，又连遇夜汗者数起。为穷其究竟，不杂他药，独取桑叶一味。不期，信手拈来，皆成妙用，无不应手。曩之，不为余所重视者，既屡经实践，则桑叶之止夜汗，自是始确信不复疑矣。言念及此，想桑叶有知，定必指余而斥曰："尔老医，何贵桂之赫赫，而贱桑之默默。同一药也，其幸功者居首位，实力者止末席，何遭汝之歧视，乃至于此。"果尔，余必为之赧然而退。寄语世之独重经方而轻中草药者，亦可以余为鉴矣。

6. 用于脱发

《串雅外编》曾用桑叶 7 片，每日洗之，治眉毛脱落、胡须脱落。《串雅内编》之"黑发仙丹"则用熟地黄、万年青、桑椹、黑芝麻、山药、川花椒、白果、白术、生何首乌、五味子、乌头皮、核桃仁等配伍，以桑叶为君治脱发、白发。《寿世保元》引胡僧方之扶桑至宝丹用桑叶、白蜜各 500g，黑芝麻 120g 治白发、头眩目花、迎风流泪、皮肤粗糙、便秘等症。《石室秘录》《备急千金要方》也有用桑叶治头发不长之记载。文献报道桑叶和桑枝对家兔及绵羊毛有显著的养毛效果，且有杀菌作用。可能桑叶对某些原因引起的眉毛脱落有促进其再生作用，现代医者曾在《中医药信息报》提供了桑叶治脱发之验方。

【古籍摘要】

①《神农本草经》："除寒热，出汗。"

②《本草纲目》："治劳热咳嗽，明目，长发。"

③《本草从新》："滋燥，凉血，止血。"

【现代研究】鲜桑叶煎剂体外试验证明其对金黄色葡萄球菌、乙型溶血性链球菌等多种致病菌有抑制作用，还有抑制钩端螺旋体的作用。对多种原因引起的动物高血糖均有降糖作用，所含脱皮固酮能促进葡萄糖转化为糖原，但不影响正常动物的血糖水平，脱皮激素还能降低血脂水平。对人体能促进蛋白质合成，排出体内胆固醇，降低血脂。

▌◀ 菊 花 ▶▌

菊花最早载于《神农本草经》，其性微寒，味辛、甘、苦；归肺、肝经；其基本功效有疏散风热、平抑肝阳、清肝明目、清热解毒。

【临床应用】

1. 用于风热外感，温病初起

菊花味辛疏散，体轻达表，气清上浮，微寒清热，功能疏散肺经风热，但发散表邪之力不强。常用治风热外感，或温病初起，温邪犯肺，发热、头痛、咳嗽等症，每与性能功用相似的桑叶相须为用，并常配伍连翘、薄荷、桔梗等，如《温病条辨》的桑菊饮。一般用量为

$5\sim10g$。

2. 用于肝阳上亢

菊花性微寒，入肝经，能清肝热、平肝阳，常用治肝阳上亢，头痛眩晕，每与石决明、珍珠母、白芍等平肝潜阳药同用。若肝火上攻而眩晕、头痛，以及肝经热盛、热极动风者，可与羚羊角、钩藤、桑叶等清肝热、息肝风药同用，如《通俗伤寒论》羚角钩藤汤。一般用量为 $10\sim15g$。

3. 用于目赤肿痛、目暗不明

菊花辛散苦泄，微寒清热，入肝经，既能疏散肝经风热，又能清泻肝热以明目，故可用治肝经风热，或肝火上攻所致目赤肿痛，治疗前者常与蝉蜕、木贼、白僵蚕等疏散风热明目药配伍，治疗后者可与石决明、决明子、夏枯草等清肝明目药同用。若肝肾精血不足，目失所养，眼目昏花，视物不清，又常配伍枸杞子、熟地黄、山茱萸等滋补肝肾、益阴明目药，如《医级》的杞菊地黄丸。一般用量为 $10\sim15g$。

4. 用于疮痈肿毒

菊花味苦、性微寒，能清热解毒，可用治疮痈肿毒，常与金银花、生甘草同用，如《揣摩有得集》的甘菊汤。因其清热解毒、消散痈肿之力不及野菊花，故临床较野菊花少用。一般用量为 $10\sim15g$。

5. 用于外感咳嗽

菊花用于外感咳嗽，认为其察金秋之气最全，应有清肺止咳之力，且《本草纲目拾遗》有"白茶菊，通肺气，止咳逆，清三焦郁火……"之说，故愈信其止咳有功。白菊味辛能疏风止咳，味苦能降肺止咳，味甘尚能益肝肺之阴，《药品化义》尚有"是以肺气虚，须用白甘菊"之说。其性虽微寒，但甚平和。故临床凡感受风邪之咳嗽，用本品均有效验，然最宜于风燥、风热咳嗽。且本品尤宜小儿，以免辛燥寒凉之品损肺伤胃。一般用量为 $5\sim10g$。

【古籍摘要】

①《神农本草经》："主诸风头眩、肿痛，目欲脱，泪出，皮肤死肌，恶风湿痹，利血气。"

②《用药心法》："去翳膜，明目。"

③《本草纲目拾遗》："专入阳分。治诸风头眩，解酒毒疔肿。""黄茶菊：明目祛风，搜肝气，治头晕目眩，益血润容，入血分；白茶菊，通肺气，止咳逆，清三焦郁火，疗肌热，入气分。"

【现代研究】菊花水浸剂或煎剂，对金黄色葡萄球菌、多种致病性杆菌及皮肤真菌均有一定抗菌作用。本品对流感病毒 PR_3 和钩端螺旋体也有抑制作用。菊花制剂有扩张冠状动脉、增加冠脉血流量、提高心肌耗氧量的作用，并具有降压、缩短凝血时间、解热、抗炎、镇静作用。

葛 根

葛根最早载于《神农本草经》，其性凉，味辛、甘；归肺、脾、胃经；其基本功效有解肌退热、透疹、生津止渴、升阳止泻、通经活络、解酒毒。

【临床应用】

1. 用于发表解肌

风寒之邪伤人，每易造成营卫不和，经表郁闭之证，轻则项背不舒，一身拘紧，重则项背强痛，不能转侧。治疗效法仲圣，重用葛根，该药功善发表解肌，可以驱风寒，净表邪，解肌热，升津液，舒经脉，为治疗项背强急、头身疼痛之要药。风寒表实重证，多配伍麻黄、桂枝；风寒轻证，多配伍葱白、紫苏叶、荆芥；寒湿为患者，配伍羌活、独活、北细辛；深入骨者，配伍威灵仙、蜈蚣、乌梢蛇等。一般用量为 10～30g。

2. 用于风湿痹痛

凡周身及关节疼痛，肌肤麻木不仁，均属中医痹证范畴，相当于现代医学所论之风湿性关节炎、类风湿关节炎等，早在《神农本草经》上就有葛根治"诸痹"的论述。痹证疼痛是以邪气痹阻经脉，拘急不通所致，葛根一方面能够舒筋脉，通经络，解除痉挛，柔痉缓急，因此尤适用于掣痛拘挛强急者，另一方面葛根能升津液，舒经脉，引清阳之气上达，协诸药上行至病所，故痹证在上部者尤其相宜。临床上常重用葛根与桑枝、桂枝、威灵仙等配伍，疗效肯定。一般用量为 10～30g。

3. 用于升阳止泻

葛根治疗泄泻的历史悠久，李东垣谓葛根为"治脾胃虚弱泄泻之圣药也"。王肯堂《证治准绳》中的七味白术散即是葛根伍白术治疗脾虚泄泻的名方。《伤寒论》中葛根芩连汤治疗"身热不利，胸胁烦热，口中作渴，喘而汗出者"。此方后来作为治疗湿、热毒腹泻（痢疾）的常用方剂，每用见效。

泄泻一症，究其病理机制，当抓住其"清气在下，则生飧泄"的本质，重用葛根，升发阳气，鼓舞胃气上行，屡有佳效。一般用量为10～30g。

4. 用于消渴

消渴根据其"三多"症状之轻重，常分为上、中、下三消。消渴一证虽有多种证型，但大多属于火炎于上，水亏于下之候，故清热生津在消渴的治疗中有着十分重要的地位，而葛根能"升阳升津"，《神农本草经》谓其"主消渴"，实际上是因其具有升发津液的作用。因此常将此药加入有关方剂之中，如用葛根与黄芪配伍升举元气为基本药对。热甚者，加用石膏、黄芩、黄连，折其炎上之势；阴液不足者，加用明沙参、石斛、玉竹、黄精、天花粉养阴清热，滋水液不足；小便量多者，常配莲子、芡实、山药等培土制水，兼以固涩。只要用之得当，疗效均较满意。一般用量为10～30g。

5. 用于骨痹

《神农本草经》载葛根"主诸痹"。骨痹相当于现代医学中的骨质增生症。《朱良春用药经验》谓葛根："以益肾壮督治其本"，其治疗颈椎增生，必用葛根30～45g，认为葛根能"疗骨痹，解痉通脉"。

6. 用于实热牙痛

葛根气味皆薄，入脾、胃经，轻扬发散，葛根能疏散郁火，诚如《本草纲目》云葛根"散郁火"，《药品化义》更明确指出葛根治"胃中郁火，牙疼口臭"。故葛根除可用于发散表邪、宣发透疹外，还可用于风火、胃火牙痛。一般用量为10～30g。

7. 用于解酒毒

对于饮酒过量而面红、呕吐、神志不清之人，可用葛根、半夏、竹茹、黄芩、甘草水煎服，能促使酒精之毒的排泄。一般用量为10～30g。

【古籍摘要】

①《神农本草经》："主消渴，身大热，呕吐，诸痹，起阴气，解诸毒。"

②《名医别录》："疗伤寒中风头痛，解肌发表，出汗，开腠理，疗金疮，止痛，胁风痛。""生根汁，疗消渴，伤寒壮热。"

③《药性论》："治天行上气，呕逆，开胃下食，主解酒毒，止烦渴。熬屑治金疮，治时疾解热。"

【现代研究】葛根煎剂、醇浸剂、总黄酮、大豆苷、葛根素均能对抗垂体后叶素引起的急性心肌缺血。葛根总黄酮能扩张冠脉血管和脑血管，增加冠脉血流量和脑血流量，降低心肌耗氧量，增加氧供应。葛根能直接扩张血管，使外周阻力下降，而有明显降压作用，能较好缓解高血压患者的"项紧"症状。葛根素能改善微循环，提高局部微血流量，抑制血小板凝集。葛根有广泛的 β-受体阻滞作用。对小鼠离体肠管有明显解痉作用，能对抗乙酰胆碱所致的肠管痉挛。葛根还具有明显解热作用，并有轻微降血糖作用。

柴 胡

柴胡最早载于《神农本草经》，其性微寒，味辛、苦；归肺、胆、肝经；其基本功效有疏散退热、疏肝解郁、升举阳气。

【临床应用】

1. 用于透表泄热

柴胡辛散，善解肌清热，对于外感发热有透表泄热的功能，柴胡与桑叶、菊花配伍如柴胡散，临床常用于风热感冒、发热、咽痛；与葛根等配伍如柴葛解肌汤，临床常用于感冒风寒，郁而化热，恶寒渐轻，身热增盛，无汗头痛，目痛鼻干，心烦不眠，眼眶痛，脉浮微洪者，疗效显著。一般用量为 $10\sim20g$。

国医大师张琪教授认为，透邪是治疗发热的基本方法，而透邪的关键是柴胡的使用，世人多有"柴胡性燥劫肝阴"之说，因此治疗热病时常避而不用。而张老治疗发热时，使用次数最多者莫过于柴胡。张老认为，柴胡具有疏解肝胆、畅利三焦的作用，为利枢机之药；柴胡虽能疏解邪气，能开气分之结，但不能清气分之热，故常配伍黄芩协之以清热，热甚者加用生石膏。张老使用以柴胡为主的小柴胡汤化裁治疗发热，凡临床表现发热恶寒、苔白、脉浮数者，皆可用之，不必局限于往来寒热者，并重用柴胡，剂量一般在 20g 以上。通过大量的病例观察，不仅未见劫阴助热之弊，且屡用屡效，足见柴胡为退热之良药。

2. 用于和解少阳

少阳为三阳之枢，一旦邪犯少阳，少阳枢机不利，疏泄失调而症见寒热往来、胸胁苦满、不欲饮食、心烦喜呕、口苦、咽干、目眩。柴胡辛散苦泄，芳香升散，疏泄透表，长于疏解半表半里之邪，为治疗少阳病之要药。临床常与善清少阳相火的黄芩配伍，如《伤寒论》小柴胡汤。一般用量为10g。

3. 用于疏肝解郁

中医学认为，肝为刚脏，主疏泄，喜条达舒畅而恶抑郁，焦虑、忧伤、紧张等情志变化，均可影响肝的疏泄功能；肝失条达，肝木乘脾土，则脾胃运化功能失调。如肝气横逆犯胃则致胃失和降，气机阻滞。柴胡能调达肝气而疏肝解郁，用于肝气郁结、胸胁胀痛、头痛、月经不调、痛经等症。柴胡加香附、川芎、枳壳、芍药、陈皮等增强行气、止痛之效，如柴胡疏肝散，在临床上用于肝气郁结，疏泄失常，气郁导致的胸胁疼痛等。柴胡配以有补脾调肝、和血调经作用的当归、白芍，如逍遥散，临床用于治疗头晕、目眩、两胁隐痛或月经不调、痛经等症，效果显著。一般用量为10g。

4. 用于升阳举陷

脾胃虚则谷气不盛，阳气下陷阴中，摄纳不力，升举无能，故有脱肛、久泻、子宫脱垂等症。柴胡能升脾胃清阳之气而举陷，常与升麻同用，配伍人参、黄芪、白术补脾益气的药物，如补中益气汤，临床用于脱肛、子宫下垂、久泻、久痢、久疟等气虚下陷证及清阳下陷证效果明显。一般用量为6g。

5. 用于诸疟寒热证

柴胡可退热截疟，常配常山、草果，为治疗疟疾寒热常用之品。治疗疟疾初起、热多寒少，配伍黄芩、半夏、桂枝等；治疗痰疟证，配伍厚朴、枳壳、青皮等药，如柴胡达原饮；治疗寒疟证，见寒伤少阳、寒多热少者，配伍桂枝，如桂枝柴胡汤；治疗暑疟证，见热多寒少、津伤口渴者，与石膏、天花粉、黄芩等药配伍，组成柴胡白虎汤。一般用量为10g。

6. 用于肝胆湿热证

柴胡疏肝解郁，行少阳、厥阴之气，故能疏泄肝胆，有助于湿运。常配伍栀子、黄芩、当归等组成清利肝胆湿热之名方龙胆泻肝丸。配伍茵陈、黄芩、半夏等组成加味柴胡汤，治疗饮酒过度、湿热内蕴之酒疸。治湿热黄疸，可与大黄、茵陈等配伍运用。一般用量为10～15g。

7. 用于阴虚发热

柴胡性味苦、微寒，用于治疗热病后期余热未尽，常与人参、丹参等药相配。如柴胡配伍人参、黄芩、胡黄连、芍药等，为《金匮翼》之柴胡梅连散，治疗骨蒸劳热；配伍秦艽、知母、鳖甲等组成柴胡清骨散，亦疗此疾。一般用量为 $10\sim15g$。

8. 用于疏肝和胃

柴胡能平肝舒郁、和胃止痛，适用于两胁胀满、食欲不振、反胃呕吐、胃脘疼痛、大便失调等肝胃不和之证。临床常与香附、佛手、木香、郁金、白术、槟榔、白芍等配伍用于治疗两胁胀满、食欲不振，如舒肝和胃丸。一般用量为 $10g$。

9. 用于痰热、热毒郁结证

柴胡能疏散透泄，常配伍人参、半夏等组成柴胡半夏汤，治疗痰热互结之头痛、手足烦热、肢体倦怠等症；配伍独活、苍术、黄柏等药物组成柴独苍术汤，治疗湿热互结、侵犯腰部之证；配伍半夏、香附组成癫狂梦醒汤，治疗痰湿闭阻清窍所致的狂证；若见痘疹及瘟疫表里俱热者，亦配葛根、黄芩、连翘等组成柴葛煎，以清热透疹、解毒养阴；治疗大头瘟毒，李东垣所创名方普济消毒饮中，柴胡的作用就是疏散风热，"火郁发之"，并引诸药上达头面，共奏清热解毒、疏散风热之效。一般用量为 $10\sim15g$。

10. 用于除烦止惊

《本草纲目》谓柴胡"除烦止惊"，《黄帝内经》有肝藏魂之说，认为肝血不足，则魂不内守，可见惊骇多梦、卧寐不安、易醒等症，用柴胡可入肝止惊摄魂。调达升降，宣通内外。一般用量为 $10g$。

【使用注意】柴胡其性升散，古人有"柴胡劫肝阴"之说，阴虚阳亢、肝风内动、阴虚火旺及气机上逆者忌用或慎用。

【古籍摘要】

①《神农本草经》："主心腹肠胃中结气，饮食积聚，寒热邪气，推陈致新。"

②《滇南本草》："为伤寒发汗解表要药，退六经邪热往来、痹瘘，除肝家邪热、痨热，行肝经逆结之气，止左胁肝气疼痛，治妇人血热烧经，能调月经。"

③《本草纲目》："治阳气下陷，平肝、胆、三焦、包络相火，及头痛、眩晕，目昏、赤痛障翳，耳聋鸣，诸疟，及肥气寒热，妇人热入血室，经水不调，小儿痘疹余热，五疳羸热。"

【现代研究】柴胡具有镇静、安定、镇痛、解热、镇咳等广泛的中枢抑制作用。柴胡及其有效成分柴胡皂苷有抗炎作用，其抗炎作用与促进肾上腺皮质系统功能等有关。柴胡皂苷又有降低血浆胆固醇的作用。柴胡有较好的抗脂肪肝、抗肝损伤、利胆、降转氨酶、兴奋肠平滑肌、抑制胃酸分泌、抗溃疡、抑制胰蛋白酶等作用。柴胡煎剂对结核分枝杆菌有抑制作用。此外，柴胡还有抗感冒病毒、增加蛋白质生物合成、抗肿瘤、抗辐射及增强免疫功能等作用。

升 麻

升麻最早载于《神农本草经》。其性微寒，味微甘、辛；归肺、脾、胃、大肠经；其基本功效有发表透疹、清热解毒、升举阳气。

【临床应用】

1. 用于外感表证

升麻辛甘微寒，性能升散，有发表退热之功。治疗风热感冒，温病初起，发热、头痛等症，可与桑叶、菊花、薄荷、连翘等同用。治疗风寒感冒，恶寒发热、无汗、头痛、咳嗽者，常配伍麻黄、紫苏、白芷、川芎等药，如《太平惠民和剂局方》十神汤。若外感风热夹湿之阳明经头痛，额前作痛，呕逆，心烦痞满者，可与苍术、葛根、鲜荷叶等配伍，如《症因脉治》清震汤。一般用量为6～10g。

2. 用于麻疹不透

升麻能辛散发表，透发麻疹，用治麻疹初起，透发不畅，常与葛根、白芍、甘草等同用，如《阎氏小儿方论》升麻葛根汤。若麻疹欲出不出，身热无汗，咳嗽咽痛，烦渴尿赤者，常配伍葛根、薄荷、牛蒡子、荆芥等药，如《痘疹仁端录》宣毒发表汤。一般用量为6～10g。

3. 用于齿痛口疮、咽喉肿痛、温毒发斑

升麻甘寒，以清热解毒功效见长，为清热解毒之良药，可用治热毒所致的多种病证。因其尤善清解阳明热毒，故胃火炽盛成毒的牙龈肿痛、口舌生疮、咽肿喉痛以及皮肤疮毒等尤为多用。治疗牙龈肿痛、口舌生疮，多与生石膏、黄连等同用，如《兰室秘藏》清胃散。治疗风热疫毒上攻之大头瘟，头面红肿，咽喉肿痛，常与黄芩、黄连、玄参、板蓝根等药配伍，如《东垣试效方》普济消毒饮。治疗痄腮肿痛，可与黄连、连翘、牛蒡子等药配伍，如《外科枢要》升麻黄连汤。用治温毒发斑，常与生石膏、大青叶、紫草等同用。一般用量为10～15g。

国医大师颜德馨教授善用升麻治疗口疮。颜老认为，升麻性微

寒，经归阳明，善清胃热，主治口疮，如《本草经》谓其能治"诸毒喉痛口疮"，王好古则誉称升麻"为疮家圣药"。升麻生用有凉血解毒之功，炒用则有升提阳气之效。临床习以生升麻代犀角而用，泛治热毒诸证，颇有疗效，可取升麻与石膏相配，专入阳明，清胃解毒，主治口疮反复不已、口干口臭、大便燥结、舌苔黄腻等属胃热内炽者。实火者，多合以玉女煎；虚火者，则参入养胃汤，辨证而施，奏效更捷。

4. 用于气虚下陷之脏器脱垂、崩漏下血

升麻入脾胃经，善引脾胃清阳之气上升，其升提之力较柴胡为强。故常用治中气不足，气虚下陷所致的脘腹重坠作胀，食少倦怠，久泻脱肛、子宫下垂、肾下垂等脏器脱垂，多与黄芪、人参、柴胡等同用，以补气升阳，如《脾胃论》补中益气汤；若胸中大气下陷，气短不足以息，又常以本品配柴胡、黄芪、桔梗等同用，如《医学衷中参西录》升陷汤。治疗气虚下陷，月经量多或崩漏者，则以本品配伍人参、黄芪、白术等补中益气药，如《景岳全书》举元煎。一般用量为3～6g。

5. 用于慢性肝炎

著名老中医方药中先生生平善用升麻葛根汤治疗迁延性慢性肝炎，即升麻15～45g，葛根、赤芍各30g，甘草6g。本方系《阎氏小儿方论》方，原治麻疹未发，或发而不透。升麻甘辛微寒，前人多用以透泄疹毒，清解阳明热毒，或升阳举陷。方老取其解毒之义，用于慢性肝炎，毒热内蕴，血瘀津耗，肝功能损害较重，转氨酶较高者，常与其他对证方合用。

方老认为升麻解诸毒，效验颇良。临床上可以定性为"毒"病的情况大致可归纳为两种：一是可定性为火病而暴发者，如具有传染性的温毒、时疫之类疾病皆属其范畴；二是因误食药物或有毒物所致疾病。这两种情况均可在辨证论治的基础上，使用大剂量的升麻。十余年来，方老曾重点对病毒性肝炎患者及其他药物中毒患者在辨证论治的同时，重用升麻进行治疗。其剂量一般均在30g，多时曾用到45g，效果很好，无一例不良反应。

据方老介绍，曾在10年前治疗郭姓女化验员，肝功能严重损害，丙氨酸氨基转移酶（谷丙转氨酶）在500U/L左右，经用升麻葛根汤为主，重用升麻（45g）治疗3个月后，肝功能恢复正常，服药期间无任何不良反应出现，以后即全日工作，迄今疗效巩固。此后方老常用此方重用升麻，配合加味一贯煎、加味黄精汤等治疗本病活动期，

谷丙转氨酶持续增高波动较大者，均获良效。一般服用 20 剂左右，谷丙转氨酶即开始下降。故提出大量升麻对肝炎病毒或有一定的拮抗作用，值得进一步研究。

6. 用于升清泄浊治泛恶

脾宜升则健，胃宜降则和，脾胃同居中州，是升降气机的枢纽，脾气升浮而胃气和降，则行生化之令，如脾胃失和，则清气不得宣升生发，浊气失于和降而停滞，呕恶、腹胀、泄泻蜂起。先贤李东垣创脾胃学派，发明升阳益胃汤、清暑益气汤诸方，倡"升清降浊"之说，故临床习用升麻、苍术相配，调理脾胃气机。《神农本草经》谓升麻"辟瘟疫瘴气邪气，中恶腹痛"，取其轻清，以升脾气，辅以苍术味苦燥湿，以降胃气，一升一降，升清泄浊，治疗泛恶等症，颇多效验。若湿热中阻者，则佐以左金丸、温胆汤；寒湿内盛者，则合以玉枢丹、旋覆代赭汤。一般用量为 6～10g。

7. 用于子宫脱垂

北京名老中医李逸民善用升麻治疗子宫脱垂，李老认为，升麻气味甘苦平，微寒无毒，去皮色青，形如鸡骨者良。在临床应用上始见于《伤寒论》，至金元时期，李东垣对于升麻的使用范围之广，疗效之妙，给后世医家治疗虚劳内伤、中气下陷诸证树立了典范，其代表方剂就是补中益气汤。

李老临证治疗子宫脱垂时，就以补中益气汤为主方。初期治疗升麻只用 1.5g，大部分患者疗效都不显著。后由 1.5g 逐渐加至 15g 始效。似乎有犯离经叛道之嫌，然余又何尝不小心从事？审视《药性》，升麻被列入寒性；察看《神农本草经》，升麻气味甘辛，微寒无毒，质轻而宜，能发越脾气而上升。如中阳不振，谷气下流之妇科带证，升麻用 1～3g 一般可以奏效。子宫脱垂是虚劳内伤、脾肺气虚之重证，药量过轻如杯水车薪，不济于事。参、芪、草皆是补脾肺气虚之圣药，如不借升麻升举之势，子宫下垂如何上提？

8. 用于替代犀牛角

升麻性味甘、辛，微寒，归肺、脾、大肠、胃经，具有发表透疹、清热解毒、升阳举陷之功效。升麻代犀角，首见于宋代朱肱《类证活人书》，其言："瘀血入里，吐血衄血者，犀角地黄汤，乃阳明经圣药。如无犀角，以升麻代之。二物性味相远，何以代之？盖以升麻能引地黄及余药同入阳明也。"元代朱震亨《丹溪治法心要》说："衄血，大抵与吐血同。大概是血被热气所逼，而随气上行，以散气退热为主，凉血行血为主。方以犀角地黄汤入郁金同用。如无犀角，升麻代之。"至明代，赵献可《医贯》又说："犀角、升麻气味形性迥不相同，何以代之？曰：此又有说焉。盖缘任冲二脉，附阳明胃经之脉，亦入鼻中。火郁于阳明而不得泄，因成衄者，故升麻可代。升麻阳明药，非阳明经衄者，不可代。"对此持不同见解者则如清代唐笠山纂辑的《吴医汇讲》中载唐迎川之论，曰："夫犀角乃清透之品，升麻乃升透之味，一重于清，一重于升，其性不同，其用自异，未尝闻有异味而可代者也。"升麻代犀角自清代以后多不用，而今人则极少用之，仅在治疗因胃热、胃火引起的衄血、吐血时可代犀，取其清热解毒、引血归经、引药归经之功。在当前犀角禁用的前提下，升麻不失为替代良品。

9. 用于肌衄

升麻既走气分，亦行血分，功能凉血化瘀，为消斑治疹良药，如《本草纲目》谓升麻"消斑疹，行瘀血"。斑疹布于胸腹，或发于四肢，无高出肌肤，其表现与血液病之紫癜颇为相似，《温疫论》谓："邪留血分，里气壅闭，则伏不得外透而为斑。"提示斑的形成与血热、血瘀相关，升麻治此最为合拍，若与清热活血的虎杖相须使用，凉血以消斑，祛瘀以生新，用治血小板减少性紫癜，多有效验。临床每与桃红四物汤合用，有相得益彰之功。一般用量为 10~20g。

【使用注意】 麻疹已透，阴虚火旺，以及阴虚阳亢者，均当忌用。

【古籍摘要】

①《神农本草经》："主解百毒，辟温疾、障邪。"

②《名医别录》："主中恶腹痛，时气毒疠，头痛寒热，风肿诸毒，喉痛口疮。"

③《滇南本草》："表小儿痘疹，解疮毒，咽喉（肿），喘咳音哑，肺热，止齿痛，乳蛾，痄腮。"

【现代研究】 升麻对结核分枝杆菌、金黄色葡萄球菌和卡他球菌有中度抗菌作用。北升麻提取物具有解热、抗炎、镇痛、抗惊厥、升高白细胞、抑制血小板聚集及释放等作用。升麻对氯化乙酰胆碱、组胺和氯化钡所致的肠痉挛均有一定的抑制作用，还具有减慢心率、降低血压、抑制肠痉挛和妊娠子宫痉挛等作用。其生药与炭药均能缩短凝血时间。

▐◀ 蝉 蜕 ▶▌

蝉蜕最早载于《神农本草经》。其性寒，味甘；归肺、肝经；其基本功效有疏散风热、利咽开音、透疹、明目退翳、息风止痉。

【临床应用】

1. 用于解表散热

蝉蜕之性味甘寒，入肺、肝两经，功能解表清热、祛风止痉。肺主皮毛，主一身之表。风热暑邪袭表，肺气闭郁不得宣散，而发高热，蝉蜕为首选之药。对于风热外感，常配金银花、连翘使用；若风寒束表而发热者，则用荆芥、防风之类配蝉蜕效果更佳。一般用量为5~10g。

2. 用于开音

《黄帝内经》云："会厌者，音声之户也；口唇者音声之扇也；舌者，音声之机也；悬雍者，音声之关也。"蝉蜕甘寒，有润肺之功，既不伤津液，又不助湿生痰。风热喉风初起，热郁于上，结于喉部者，常以蝉蜕配伍清咽之品如胖大海、木蝴蝶等利咽以开痹，往往喉痹一开，声音洪亮而无痰浊之声。一般用量为5~10g。

3. 用于止咳平喘

咳喘之病，病位在肺，多由风邪诱发。所谓风邪，一是外界贼风导致肺失宣肃而为喘为咳，二是肝风为患，或疏泄不及，或升发太过，影响肺之宣肃，风动金鸣、木击钟响，而致喘咳频作。因本品甘寒，入肺、肝两经，既疏风泄热宣肺治外风，又可平肝解痉治内风，又因现代临床研究证明蝉蜕有缓解支气管平滑肌痉挛及抗过敏的作用。因此，常与僵蚕、地龙、青黛、桑白皮、炙麻黄等药物配伍，治疗肺卫风热及肝肺郁热之咳喘。一般用量为5~10g。

4. 用于皮肤疾病

蝉蜕为蝉羽化时的蜕壳。《本草纲目》云其："治皮肤风热、痘疹作痒……疗肿毒疮。"据中医取象比类之法，暗忖其疏散风热，质轻上浮，性善走表，含脱褪之意，取其祛风清热止痒之功；除此之外还取其"以皮治皮"之意。故临床常用其治银屑病、神经性皮炎、过敏性皮炎、皮肤瘙痒症、荨麻疹、玫瑰糠疹等疾常获良效。一般用量为10g。

5. 用于祛风止痉

《黄帝内经》云："诸风掉眩，皆属于肝""诸暴强直，皆属于风"。蝉蜕擅长祛风止痉，内风、外风均可应用。常以之与钩藤、僵蚕为伍，一则协同作用，相得益彰，二则风证多夹痰，化痰以利息风，三则药性平和，止痉最妙。另外，蝉蜕还可治疗小儿多动症、风阳实邪所致的舞蹈病等。

另外，还可以用于治疗顽固性眼睑跳动。眼睑跳动属中医"风"病范畴，有外风袭扰、肝风内动等成因。蝉蜕外可疏散风热，内可凉肝息风而止痉，并上扬达表，可走头面。故眼睑跳动一证，选用本品，实属妥当。一般用量为10g。

6. 用于不寐

不寐一证，原因颇多。"盖寐本乎阴，神其主也。神安则寐，神不安则不寐"。成都一高年名医，每遇不寐之患，方中必施蝉蜕，学生惑而求释。师曰：蝉蜕一味，性甘寒而质轻，如羽上浮，善走上焦，药力临心。既可息风，亦可定惊。能治小儿嗓风天吊、惊哭夜啼，何不引申而治不寐。学生闻后疑团释然。尔后效仿，果显其效。后又偶闻一病家言其小量单味即效。后经验证，显效者十居八九。具体方法：蝉蜕3g，水煎5～10min，不可久煎，入睡前30min服下即可，亦可加在辨证方中同煎。

7. 用于明目退翳

《难经》云："肝气通于目，目和则知黑白矣。"蝉蜕既能清肝经实火，又能退肝经虚火（热），明目退翳更为其长。可配菊花、谷精草、白蒺藜等应用。一般用量为5～10g。

8. 用于通利二便

无论外感内伤引起肺气不利，酿致腑气不能，大便不下者，尝遣蝉蜕、枳壳、桔梗、紫菀等味宣畅肺气，枢转气机，大便遂得爽利，此即肺与大肠相表里之明证矣。

对于小便下利患者，在辨证方中加用蝉蜕，以"提壶揭盖"，常可收小便畅通之效。一般用量为10g。

9. 用于小儿夜啼

小儿夜啼多由心肝之火内炽所致，使用蝉蜕治疗，乃取其平（凉）肝息风，具有镇静之功。且蝉昼鸣夜静，雄唱雌听，作息绝对规律，属其天性，蝉蜕空壳，质去气留，古人取"同声相应，同气相求"之意，借以调整阴阳，故而治疗夜啼有效验。一般用量为3～5g。

10. 用于小儿咳嗽

小儿咳嗽，多为感应外邪而发，此类有风寒咳嗽、风热咳嗽、风燥咳嗽之别。然小儿乃纯阳之体，脾气未充，肺器娇嫩，易感风热之邪，故以风热咳嗽居多，临床常以桑菊饮、止嗽散之类，加以宣肺利咽、疏散风热见长之蝉蜕，收效良好；对于风燥咳嗽，以声嘶而咽干痛痒为其主症，然蝉蜕一味，长于开音疗哑、宣肺利咽，故此证选用，当为贴切，临床常以桑菊饮、桑杏汤之类再配蝉蜕，确有收获；风寒咳嗽者，亦常化热，此时当不失时机，配加蝉蜕。另外，用蝉蜕治小儿咳嗽，还暗含它意。即本品还具镇惊安神之功，可治小儿夜啼不安一症，故症见咳嗽，尤其是夜咳，选用本品，确有一举多得之功，其中之玄妙，岂不值品味乎？一般用量为3～10g。

11. 用于小儿麻疹

小儿麻疹是由于内蕴胎毒，外感天行时邪，从口鼻侵入肺、脾（胃）两经，内外相感郁而发毒。疹毒属阳，故麻疹各期表现多属阳证、热证。邪伤肺卫则症见壮热、口渴，遍身皮肤出疹，肺主皮毛，脾主肌肉，故麻疹由肌肉皮肤之间向下透发。蝉蜕能入肺经，具有清轻上浮之性，能升能散，具有透发斑疹的作用，尤其是在邪伤肺卫之时用之，能使疹点红活出透。一般用量为3～10g。

12. 用于新生儿破伤风

新生儿破伤风是脐带伤口被秽毒风邪侵染，邪毒由脐部伤口侵袭儿体，流窜经络，致气血运行障碍，筋脉拘急，肝风内动而成惊厥。蝉蜕有祛风解痉、平肝息风的作用，故蝉蜕也能治新生儿破伤风症。一般用量为3～10g。

13. 用于小儿水肿

水肿发生的原因很多。小儿水肿主要是感受风邪和湿邪引起体内肺、脾、胃三脏气化功能失司、失调所致。故辨证治疗时凡由外邪引起肺气不宣之水肿，以祛邪宣肺行水为主，此时用蝉蜕，既可祛邪宣肺，又有化蛋白尿利水的作用。一般用量为3～10g。

14. 用于小儿疳积翳障

中医学认为小儿肝常有余，脾常不足。小儿因饮食不能自理，饥饱无常，易伤脾胃，脾伤则不运，胃伤则纳少，气血津液无以资生，精微无从运化濡养五脏，因而可以发生诸脏不足之各种证候，古人称"五脏疳"，如见迎风流泪，目痛涩难睁，白膜遮睛，继而溃烂目赤，眵多畏光者称为"肝疳"，是脾虚及肝所致，治宜健脾养肝、祛翳明目，蝉蜕则有消疳退翳、养肝明目的作用，用之最为合拍。一般用量为 3～10g。

【使用注意】《名医别录》有"主妇人生子不下"的记载，故孕妇当慎用。

【古籍摘要】

①《药性论》："治小儿浑身壮热惊痫。"

②《本草衍义》："治目昏翳。又水煎壳汁，治小儿疮疹出不快。"

③《本草纲目》："治头风眩运，皮肤风热，痘疹作痒，破伤风及疗肿毒疮，大人失音，小儿噤风天吊，惊哭夜啼，阴肿。"

【现代研究】蝉蜕具有抗惊厥作用，其酒剂能使实验性破伤风家兔的平均存活期延长，可减轻家兔已形成的破伤风惊厥，蝉蜕能对抗士的宁、可卡因、烟碱等中枢兴奋药引起的小鼠惊厥死亡，抗惊厥作用蝉蜕身较头足强。本品具有镇静作用，能显著减少正常小鼠的自发活动，延长戊巴比妥钠的睡眠时间，对抗咖啡因的兴奋作用。蝉蜕尚有解热作用，其中蝉蜕头足较身部的解热作用强。

蔓荆子

蔓荆子最早载于《神农本草经》。其性微寒，味苦、辛；归膀胱、肝、胃经；其基本功效有疏散风热、清利头目。

【临床应用】

1. 用于风热感冒，头昏头痛

蔓荆子辛能散风，微寒清热，轻浮上行，解表之力较弱，偏于清利头目、疏散头面之邪。故风热感冒而头昏头痛者，较为多用，常与薄荷、菊花等疏散风热、清利头目药同用。若风邪上攻之偏头痛，常配伍川芎、白芷、细辛等祛风止痛药。一般用量为 6～10g。

2. 用于目赤肿痛

蔓荆子辛散苦泄微寒，功能疏散风热、清利头目，可用治风热上攻之目赤肿痛、目昏多泪，常与菊花、蝉蜕、白蒺藜等祛风明目药同用。本品药性升发，清利头目，与黄芪、人参、升麻、葛根等补气升阳药同用，还治疗中气不足，清阳不升之耳鸣耳聋，如《证治准绳》益气聪明汤。一般用量为 6～10g。

3. 用于三叉神经痛

蔓荆子味苦辛，性微寒，入肺、肝、胃经，有疏散风热、清利头目之功。中医临床家刘永业在临床上采用蔓荆子治疗头痛时，发现本品对三叉神经痛有效。据《珍珠囊》载蔓荆子"凉诸经血、止头痛，主目睛内痛"，王海藏云其"搜肝风"，《备急千金要方》记载，蔓荆子浸酒服，可治头风。现代药理研究表明，蔓荆子含有挥发油、生物碱、黄酮类及维生素 A 类物质，具有镇静、止痛作用，可用于治疗神经性头痛、肌肉神经痛。故本品治疗三叉神经痛有奇效。在临床运用时可根据病情而稍作加减，如属风寒外袭者可加细辛、荆芥，火热内盛者可加夏枯草、杭菊花，血瘀阻络者可加当归、川芎等。一般用量为 10g。

4. 用于头痛、眩晕

蔓荆子性味辛苦、微寒，治疗头痛、眩晕有很好疗效。已故名老中医李浩儒对蔓荆子治疗头痛、眩晕有独到之处。他认为蔓荆子，蔓走经，荆主风，子下沉，故有专走经祛风止痛的作用。他治疗头痛、眩晕时分虚实两类。如属实证者，用蔓荆子 50g、白芷 10g、川芎 3g、荆芥 10g、黄芩 15g。如属虚证者，用蔓荆子 40g、防风 5g、黄芪 15g、苍术 10g、山茱萸 15g、山药 20g、白豆蔻 3g。方中蔓荆子需打碎或研碎，生用或微火炒均可。

5. 用于便秘

蔓荆子苦辛、微寒，有疏风清热、凉肝明目之功效，常用于风热头痛、风水、目疾。董俊峰在治疗头痛时，偶然发现蔓荆子也能治疗习惯性便秘，且疗效显著。便秘由多种原因引起，其治疗方法有寒下、温下、润肠通便等法，方书未见载蔓荆子有通便之功。董老偶然发现蔓荆子能治疗便秘，并且做了 20 余例观察治疗，都收到了较好的效果，可见蔓荆子除具有疏风清热、凉肝明目功能之外，还有清热润肠之作用。一般用量为 50g。

【古籍摘要】

①《神农本草经》："主筋骨间寒热、湿痹拘挛，明目，坚齿，利九窍，去白虫。"

②《名医别录》："去长虫，主风头痛，脑鸣，目泪出。益气，令人光泽脂致。"

③《医林纂要》："散热，祛风，兼能燥湿。"

【现代研究】 蔓荆子有一定的镇静、止痛、退热作用。蔓荆子黄素有抗菌、抗病毒作用。蔓荆叶蒸馏提取物具有增进外周和内脏微循环的作用。

淡豆豉

淡豆豉最早载于《名医别录》。其性凉，味苦、辛；归肺、胃经；其基本功效有疏散表邪、除烦、宣发郁热。

【临床应用】

1. 用于外感表证

淡豆豉辛散轻浮，能疏散表邪，且发汗解表之力颇为平稳，无论风寒、风热表证，皆可配伍使用。用治风热感冒，或温病初起，发热、微恶风寒，头痛口渴，咽痛等症，常与金银花、连翘、薄荷、牛蒡子等药同用，如《温病条辨》银翘散；若风寒感冒初起，恶寒发热、无汗、头痛、鼻塞等症，常配葱白，如《肘后备急方》葱豉汤。一般用量为6～10g。

著名中医儿科专家钱育寿非常推崇淡豆豉发表透邪之功，无论春夏秋冬，四季均用豆卷、豆豉，解表力薄，无大汗出。因其用麻黄制过，故有过桥麻黄之称。外感风热者配薄荷、荆芥、蝉蜕、连翘，方如银翘散；暑天感冒配香薷、青蒿、藿香，方如香薷饮、藿香正气散；湿蕴卫气证配藿香、川厚朴、鸡苏散，方如藿朴夏苓汤；卫营同病，或热甚阴伤，卫表未解，配生地黄名黑膏汤，用之能微微汗出，祛邪外达，化湿浊，解暑气。豆卷、豆豉由于制法不同，功用有别。豆卷发表之力胜过豆豉，多用于风热在肺，卫表失疏，另有清水豆卷，发表之力微弱。豆豉化湿之力胜于豆卷，多用于风热夹湿，或湿蕴卫气者。豆豉有生、炒之别，无汗、表证明显者用淡豆豉，有汗、胃经症状明显者用炒豆豉。

2. 用于热病烦闷

淡豆豉辛散苦泄、性凉，既能透散外邪，又能宣散邪热、除烦，常与清热泻火除烦的栀子同用，治疗外感热病，邪热内郁胸中，心中懊恼，烦热不眠，如《伤寒论》栀子豉汤。

3. 用于护胃

淡豆豉有护胃和中之功，可防其苦寒之品伤胃，如《伤寒论》栀子豉汤，与栀子同用，以防苦寒之栀子伤胃；又如《伤寒论》瓜蒂散、《普济消毒饮》紫金丹，豆豉与瓜蒂、砒石等毒烈药同用，能护胃和中，降低毒性，便于服用。

4. 用于口腔炎

国医大师颜德馨教授对豆豉治疗口腔炎有独到心得。颜老指出，口腔炎是一种常见的口腔疾病，以口腔黏膜及舌面出现溃疡为主要临床表现，溃疡成点叫口疮，融合成片如糜粥样，称口糜，自觉灼热疼痛，妨碍饮食，烦躁不安。其中亦有因长期应用抗生素引起真菌生长所致，治疗尤感棘手。《巢氏病源》列有"鹅口候"条文："小儿初生，口里白屑起，乃至舌上生疮，如鹅口里，世谓之鹅口。"小儿此病发病率高与胎中伏热蕴积心脾有关，发病迅捷，或因白屑延及咽喉，阻塞气道，甚至见有面青唇紫等恶候，殊属危险。

《本草纲目》引《太平圣惠方》以焦豉末，治口舌生疮，含一宿即瘥；《葛氏方》以豆豉煮服，治舌上出血。余乃以豆豉研末外治口腔炎，疗效满意，对小儿尤佳，试用于霉菌性口腔炎，亦有显著疗效。曾治一麻疹后口腔炎，症见满口及舌、腭溃疡糜烂，不能进食，口水极多，经龙胆紫、金霉素、碘甘油、冰硼散、珠黄散等治疗均无效，后用豆豉粉外敷局部，一日 3 次，翌晨即见局部干燥，口水减少，至第 4 日痊愈。后又治疗多例皆效。

豆豉，气味苦凉，入肺、胃两经，善开发上焦之郁热，宣泄阴浊之留著。邹澍曰："豉有震象，治上则取蒸盦已后之轻扬，治下则取豆黑性沉，能于陷伏中拔出阴邪于外，其与逢热便清，遇火即折之黄连、龙胆大相径庭。"其药理作用与治疗本病颇合。再考现代医药研究，发现豆豉中含有蛋白质、脂肪、糖类、B 族维生素及钙、铁、磷盐等物质，其作用不但利于溃疡之发作期，还能有效制止复发，是一味值得开发的药物。

另介绍一则治疗复发性口腔溃疡的验方：豆豉 9g，栀子 9g，小麦 30g，石膏 30g，地骨皮 9g，茯苓 9g，淡竹叶 6g，胡黄连 45g，蝉蜕 6g，橄榄苗 7 茎。方以豆豉为君药，说明豆豉与本证确有渊源。

5. 用于滋阴

中医临床家姜华认为，历代医家多认为淡豆豉是发散风热或涌吐膈热的药物，这种说法已相沿成习，特别是"发散风热"之说牢固地占着统治地位。实际上，淡豆豉是一味滋阴药，如《名医别录》称其能治"虚劳喘息"，《药性论》称其"熬末能止盗汗，除烦"，《罗氏会约医镜》称其"治骨蒸"，但均未引起重视。

葱豉汤之用葱白、淡豆豉，原为养阴解表之意，如九味羌活汤之用生地黄，桂枝汤之用白芍，皆无帮助主药发汗之功，反具制约主药发散太过之力。用相反相成之法配方者，在古今方剂中比比皆是，不独葱豉汤为然。民间常用单味姜葱发汗解表，而无单用淡豆豉发汗解表的例子，可说明淡豆豉无发汗之功。

淡豆豉辛凉，功能滋肾宁心、开胃消食，虽其滋阴之力不及地黄、麦冬，但无麦、地呆滞碍胃之不良反应，用于内热尚盛，阴未大虚者，与栀子配合应用，颇为合拍。《备急千金要方》谓："栀子豉汤能治少年房多短气。"便是针对其能治阴虚内热之证而言的。张仲景《伤寒论》用栀子豉汤凡数见，但都用于汗、吐、下及瘥后劳多出现的虚实并见之证。如淡豆豉果为发散风热之药或为催吐药，则不应用于兼有里虚之证。《伤寒论》第78条明言具有栀子豉汤证而又兼呕者加生姜和胃止呕，其非催吐之剂甚明。《萃金裘本草述录》载淡豆豉："能宣足少阴、太阳之真气，今生化达于藏府以际周身，其治虚烦者心火为烦，由肾阴不至于心也，淡豉能化阴气上奉于心，故治烦躁。"这也说明本品为一味滋阴药物。

【古籍摘要】

①《名医别录》："主伤寒头痛，寒热，瘴气恶毒，烦躁满闷，虚劳喘急，两脚疼冷。"

②《珍珠囊》："去心中懊恼，伤寒头痛，烦躁。"

③《本草纲目》："下气，调中。治伤寒温毒发斑，呕逆。"

【现代研究】淡豆豉有微弱的发汗作用，并有健胃、助消化作用。

浮 萍

浮萍最早载于《神农本草经》。其性寒，味辛；归肺、膀胱经；其基本功效有宣散风热、透疹止痒、利尿消肿。

【临床应用】

1. 用于风热感冒

浮萍辛寒，质轻上浮，有宣肺发汗，疏散风热之功，较宜于风热感冒，发热无汗等症，可与薄荷、蝉蜕、连翘等同用。若风寒感冒，恶寒无汗，亦可与麻黄、香薷、羌活等发散风寒药同用。一般用量为

$3\sim10g$。

2. 用于麻疹不透

浮萍辛散，能疏散风热，解表透疹。用于麻疹初起，疹出不畅，常与薄荷、蝉蜕、牛蒡子等同用。一般用量为$3\sim10g$。

3. 用于风疹瘙痒

浮萍辛散，具有祛风止痒之功，可用治风邪郁闭肌表，风疹瘙痒。偏于风热者，多与蝉蜕、薄荷、牛蒡子等辛凉类疏风止痒药同用；偏于风寒者，多与麻黄、防风、荆芥等辛温类祛风止痒药同用。一般用量为$3\sim10g$。

4. 用于水肿尿少

浮萍上可开宣肺气而发汗透邪，下可通调水道而利尿消肿，故以治疗水肿尿少兼风热表证者为宜，可单用，或与麻黄、连翘、冬瓜皮等同用。一般用量为$3\sim10g$。

【使用注意】表虚自汗者不宜使用。

【古籍摘要】

①《神农本草经》："主暴热身痒，下水气，胜酒，长须发，止消渴。"

②《本草图经》："治时行热病，亦堪发汗。"

③《玉楸药解》："辛凉解表。治瘟疫斑疹，中风㖞斜，瘫痪；医痈疽热肿，隐疹瘙痒，杨梅，粉刺，汗斑。"

【现代研究】浮萍有利尿作用，其有效成分主要为醋酸钾及氯化钾。浮萍水浸膏有强心作用，并能收缩血管使血压上升。此外，浮萍尚有解热及抑菌作用。

‖ 木 贼 ‖

木贼最早载于《嘉祐本草》。其性平，味甘、苦；归肺、肝经；其基本功效有疏散风热、明目退翳。

【临床应用】

1. 用于风热目赤，迎风流泪，目生翳障

木贼功能疏散风热，明目退翳，较少用于一般风热感冒，而主要用于风热上攻于目，目赤肿痛，多泪，目生翳障，常与蝉蜕、谷精草、菊花等疏散风热、明目退翳药同用。若肝热目赤，可与决明子、夏枯草、菊花等清肝明目药配伍。一般用量为 6～10g。

2. 用于出血证

木贼兼有止血作用，但药力薄弱，较少单独使用，宜与其他止血药配伍治疗出血证。治疗肠风下血，可与槐角、荆芥等配伍，如《仁斋直指方》木贼散。内蒙古《中草药新医疗法资料选编》记载，用本品配伍黄柏、益母草、五倍子等，研末，外用或内服，治疗外伤出血、消化道出血、妇科出血等。一般用量为 6～10g。

【使用注意】阴虚火旺者忌服。

【古籍摘要】

①《嘉祐本草》："主目疾，退翳膜。又消积块，益肝胆，明目，疗肠风，止痢及妇人月水不断。"

②《本草纲目》："解肌，止泪，止血，去风湿，疝痛，大肠肛脱。"

③《本经逢原》："专主眼目风热，暴翳，止泪，取发散肝肺风邪也。"

【现代研究】木贼提取物有较明显的扩张血管、降压作用，并能增加冠状动脉血流量，使心率减慢。此外，木贼还有抑制中枢神经、抗炎、收敛及利尿等作用。

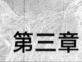

第三章

清 热 药

凡以清解里热、治疗里热证为主的药物，称为清热药。

本类药物药性寒凉，沉降入里，通过清热泻火、清热燥湿、清热凉血、清热解毒及清虚热等不同作用，使里热得以清解。即《黄帝内经》所谓"热者寒之"，《神农本草经》所谓"疗热以寒药"的意思。

清热药主要用治温热病高热烦渴、湿热泻痢、温毒发斑、痈肿疮毒及阴虚发热等里热证。

由于发病原因不一，病情变化不同，患者体质有异，故里热证有热在气分、血分之分，有实热、虚热之别。根据清热药的功效及其主治证的差异，可将其分为五类。

① 清热泻火药：功能清气分热，主治气分实热证。

② 清热燥湿药：性偏苦燥清泄，功能清热燥湿，主治湿热泻痢、黄疸等证。

③ 清热凉血药：主入血分，功能清血分热，主治血分实热证。

④ 清热解毒药：功能清热解毒，主治热毒炽盛之痈肿疮疡等。

⑤ 清虚热药：功能清虚热、退骨蒸，主治热邪伤阴、阴虚发热。

使用清热药时，应辨明热证的虚实。实热证有气分热、营血分热及气血两燔之别，应分别予以清热泻火、清营凉血、气血两清；虚热证又有邪热伤阴、阴虚发热及肝肾阴虚、阴虚内热之异，则需清热养阴透热或滋阴凉血除蒸。若里热兼有表证，治宜先解表后清里，或配解表药，以达表里双解；若里热兼积滞，宜配通里泻下药。

本类药物性多寒凉，易伤脾胃，故脾胃气虚，食少便溏者慎用；苦寒药物易化燥伤阴，热证伤阴或阴虚患者慎用；清热药禁用于阴盛格阳或真寒假热之证。

现代药理研究证明，清热药一般具有抗病原微生物和解热作用；部分药物有增强机体特异性或非特异性功能、抗肿瘤、抗变态反应及镇静、降血压等作用。

第一节　清热泻火药

热为火之渐，火为热之极。本类药物性味多苦寒或甘寒，清热力较强，用于治疗火热较盛的病证，故称为清热泻火药。本类药物以清泄气分邪热为主，适用于热病邪入气分而见高热、口渴、汗出、烦躁、甚或神昏谵语、舌红苔黄、脉洪数实者。此外，因各药归经的差异，还分别适用于肺热、胃热、心火、肝火等引起的脏腑火热证。

使用清热泻火药时，若里热炽盛而正气已虚，则宜适配补虚药，以扶正祛邪。

▌ 石　膏 ▐

石膏最早载于《神农本草经》，其性大寒，味辛、甘；归肺、胃经；其基本功效有清热泻火（清气分实热、清肺胃实热）、除烦止渴，煅后外用收湿、敛疮、生肌、止血。

【临床应用】

1. 用于温热病气分实热证

石膏性味辛甘、寒，性寒清热泻火，辛寒解肌透热，甘寒清胃热、除烦渴，为清泻肺胃气分实热之要药。治温热病气分实热，症见壮热、烦渴、汗出、脉洪大者，常与知母相须为用，如《伤寒论》之白虎汤。石膏善清泻气分实热，若配清热凉血之玄参等，可治温病气血两燔，症见神昏谵语、发斑者，如《温病条辨》化斑汤。

石膏既能清热泻火、除烦止渴，又能祛暑，配益气养阴之人参、麦冬等，可用治暑热初起，伤气耗阴或热病后期，余热未尽，气津两亏，症见身热、心烦、口渴者，如《伤寒论》竹叶石膏汤。一般用量为15～100g。

国医大师张琪教授认为，石膏为治疗急性热病的有效药物，但须生用，更需大剂量方效（常用剂量为50～100g）。生石膏性寒而散，有透表解肌之力，为清阳明实热之圣药，其退热之功，直胜过犀角、羚羊角等名贵之品。张老临床体会，凡热病见洪滑脉象，唇红、舌红、苔白稍粗涩，口略渴而恶寒不甚重者，即可放胆应用石膏，不必拘泥于阳明经证之具备与否，也不必拘泥于温病学家的热在气分之说。若有轻微恶寒、恶风表证，也不必顾忌，可酌加解表药；若有出血发斑等热入营血之证，也可酌加清热凉血药。

2. 用于清热生津

张锡纯言石膏"为清阳明胃腑实热之圣药"。其常与知母配伍取其清热生津之力，治疗气分热盛证，如白虎汤。陆渊雷说："白虎汤之主药为石膏、知母，解热生津，治阳明病阳盛津伤，最为适宜。"故可知石膏配知母可治阳明热盛津伤证。张锡纯认为："石膏凉散之力与人参补益之功，互相配合，能旋转于脏腑之间，以搜剔深入之外邪，使之净尽无遗，实能于邪火炽盛之时，立复真阴，此中益有合化之妙也。"

临证遇阳明实热证，若"其人年过五旬，或壮年在劳心劳力之余，或其人素有内伤，或禀赋羸弱"，邪盛正虚者，均用人参佐石膏退热，以扶正祛邪，如白虎加人参汤。若治燥热伤肺而见身热口渴、干咳痰少而稠者可以石膏、桑叶为伍合以苦杏仁、人参、麦冬、枇杷叶等。方如《医门法律》清燥救肺汤。一般用量为15～100g。

3. 用于清气凉血

张秉成《本草便读》谓石膏"祛瘟逐疫可消斑"。石膏是清气分热之要药，与入血分之犀角配伍，一入血分以凉血解毒，一入气分以清透邪热，为治气血两燔证的基本配伍。《温病条辨》之化斑汤、《疫疹一得》之清瘟败毒饮均用此药对。石膏亦可与生地黄相配伍，功能清胃火、滋肾阴，临床可用于治疗血热皮疹、荨麻疹、玫瑰糠疹等。若为温热病中阳明气分热毒所致的斑疹，可与升麻、黄芩、黄连、栀子配伍。一般用量为15～100g。

4. 用于降气止逆

石膏性寒，与理气药配伍可用于治疗邪热上逆之病证。石膏与苦杏仁、瓜蒌、大黄配伍宣肺通肠，用于治疗阳明温病，热结肠腹，痰热蕴肺之证，方如《温病条辨》宣白承气汤。治伤寒温病，邪传胃腑，烦躁身热，白虎证俱，胃气上逆，心中满闷者可与知母、半夏、竹茹配伍，方如镇逆白虎汤。若为胃热湿阻、气逆不降所致的呕恶反胃、脘腹痞闷，或肺热痰蕴所致的咳痰喘息、胸闷不适等症，可与半夏相伍。诚如莫枚士云："胃热犯肺者之治，当半夏石膏并用是也。"若为胃火上冲、上逆不降之呕吐、呃逆，伴见口气臭秽、口渴、心烦等可与赭石配伍。石膏与钩藤配伍可用于治疗肝阳上亢之眩晕、头痛。一般用量为15～100g。

5. 用于清热止痛

甄权《药性本草》论石膏曰："治伤寒头痛如裂，壮热，皮如火燥，和葱煎，去头痛。"石膏与许多药相配后具有较好的止痛之功，临床可用于多种疼痛。肾阴不足，阴虚火旺，虚火上浮之头痛、牙痛，可与熟地黄相伍。若为气血失调，郁火上逆之头痛、牙痛，可与川芎配伍，两者寒热并用，气血兼施，疗效颇佳。石膏可与细辛配伍，用于治疗头痛属风火上炎、牙痛属风火或胃火上冲者。石膏入阳明经，可与同入阳明之白芷相配伍，治疗风火牙痛、牙根肿痛。亦可治疗风热袭入阳明之头痛，偏于前额或眉棱骨处者。石膏与藁本、荆芥穗配伍，可用于治疗胃火亢盛、循经上炎所致头痛、齿痛等。一般用量为15～100g。

6. 用于清肺平喘

肺为娇脏，性喜清肃。小儿肺常不足，卫外不固。外感之邪入侵于肺，肺气失于宣发肃降而咳嗽、咳痰。而外感之热邪或风寒之邪郁而化热，邪热闭肺则发热咳嗽。热灼津为痰，痰气胶结则咳嗽气喘。用麻杏石甘汤清热平喘，重用生石膏直清里热，配伍麻黄开泄肺气、止咳平喘。用于现代医学之肺炎、气管炎等属于肺热壅盛者收效甚佳。一般用量为15～100g。

7. 用于胃热积滞

《诸病源候论·小儿杂病诸候》云："小儿不可过饱，饱则伤脾，脾伤不能消于食，令小儿四肢沉重，身体若热，面黄腹大也。"积滞时久，食积化热，湿热中阻，运化失健，则见纳呆、口臭、便下干结、舌苔黄腻，治以清热导滞，故以生石膏清积滞之热。一般用量为15～30g。

8. 用于通鼻窍

石膏治鼻病并不多，用于通鼻窍的更少。张锡纯在《医学衷中参西录·石膏解》中指出："石膏之性又善治脑漏。方书治脑漏之证，恒用辛夷、苍耳。"这是张氏对石膏新用途的一个重要发现。临床石膏对鼻渊确有疗效，除能减少患者脓涕外，通畅鼻窍的作用尤其显著，也不必局限于阴明热盛。对于其他鼻炎，如变应性鼻炎热象不著而鼻塞严重者，用之均有较好的效果。常用剂量15～30g。

9. 用于中风

出血性中风（脑出血）证，多由于水不涵木，风阳上亢，或肝阳化风夹痰火上扰，血升气逆，血菀于上，溢于脉外则成此证。李兰舫老中医治疗此类中风善用生石膏，常于辨证方中加生石膏 30～60g，以清金伐木、降逆除烦，收效颇捷。考石膏体重气轻，甘辛而寒，重可降逆下气，寒能清热泻火，气降火平，血循于经，可杜其妄行外溢，且可预防脑出血后之血瘀发热及肺部感染。

10. 石膏外用

石膏火煅外用，有敛疮生肌、收湿、止血等作用。用治溃疡不敛，可配红粉研末置患处，如《中华人民共和国药典》（2000 年版）之九一散；用治湿疹瘙痒，可配枯矾用，如《景岳全书》之二味隔纸膏；用治湿疮肿痒，可配黄柏研末外掺，如《青囊秘传》之石黄散；若治水火烫伤，可配青黛用，如《外台秘要》之牡蛎散。外用适量。

【使用注意】脾胃虚寒及阴虚内热者忌用。

【古籍摘要】

①《神农本草经》："主中风寒热，心下逆气，惊喘，口干舌焦，不能息……产乳，金疮。"

②《名医别录》："除时气头痛身热、三焦大热、皮肤热、肠胃中膈热，解肌发汗；止消渴烦逆，腹胀暴气喘息，咽热。"

③《医学衷中参西录》："石膏，凉而能散，有透表解肌之力。外感有实热者，放胆用之，直胜金丹……是以愚用生石膏以治外感实热，轻症亦必至两许；若实热炽盛，又恒用至四五两或七八两，或单用，或与他药同用，必煎汤三四杯，徐徐温饮下，热退不必尽剂。"

【现代研究】生石膏退热的动物实验，结论不甚一致。白虎汤有明显的解热作用；石膏浸液对离体蟾蜍心及兔心小剂量时有兴奋作用，大剂量时有抑制作用；石膏有提高肌肉和外周神经兴奋性的作用；对家兔离体小肠和子宫，小剂量石膏使之振幅增大，大剂量则使其紧张度降低，振幅减小；石膏在 Hands 液中能明显增强兔肺泡巨噬细胞对白色葡萄球菌死菌及胶体金的吞噬能力，并能促进吞噬细胞的成熟；石膏液能使烧伤大鼠降低 T 细胞数、淋转百分率、淋转 CPM 值显著恢复；石膏有缩短血凝时间、利尿、增加胆汁排泄等作用。

《 知 母 》

知母最早载于《神农本草经》。其性寒，味甘、苦；归肺、胃、肾经；其基本功效有清热泻火（清气分实热、清肺胃实热）、滋阴润燥。

【临床应用】

1. 用于温病气分证

知母苦寒清热，甘寒滋润，善入肺胃两经以清热泻火。其清泻气分实热的功效与石膏相似，亦为治疗温热病气分热邪亢盛、高热不退、汗出、心烦、口渴、脉洪大有力等症之常用药，并常与石膏相须为用以增强清热之效。一般用量10～20g。

2. 用于热病烦渴

知母味苦而性寒质润，苦寒能清热泻火除烦，甘寒质润能生津润燥止渴，善治外感热病，高热烦渴者，常与石膏相须为用，如《伤寒论》之白虎汤。一般用量10～20g。

3. 用于肺热燥咳

知母主入肺经而长于泻肺热、润肺燥，用治肺热燥咳、痰黄黏稠，或肺有郁热，气逆不降而气急作喘者，常与清化热痰药和止咳平喘药配伍，如《证治准绳》二母散，常配贝母同用；若配苦杏仁、莱菔子，可治肺燥久嗽气急，如《奇方类编》之宁嗽煎。一般用量10～20g。

4. 用于阴虚燥咳

知母既能清肺热，又滋养肺阴而除燥热，故可用于阴虚燥热。治肺阴不足，燥热内生，干咳少痰者，宜与养阴润燥和化痰止咳药配伍，如《症因脉治》二冬二母汤，以之与贝母、麦冬等配伍。一般用量10～20g。

5. 用于阴虚火旺证

知母兼入肾经而能滋肾阴、泻肾火、退骨蒸，用治阴虚火旺所致骨蒸潮热、盗汗、心烦者，常配黄柏、生地黄等药，如《医宗金鉴》知柏地黄丸。一般用量10～20g。

6. 用于胃热、消渴

知母既能清胃火以存津液，又滋养胃阴以生津止渴，故对津伤口渴之症，尤为常用。治阴虚胃火之烦渴，常与清胃、滋养生津药同用，如《景岳全书》玉女煎，以之与石膏、熟地黄、麦冬等同用。其滋养胃阴作用，还可以用于消渴病，常与益气、养阴生津药同用，如《医学衷中参西录》玉液汤，以之与山药、黄芪、天花粉等同用。胃热所致的头痛、咽肿、牙龈肿痛等亦可使用。一般用量 10～20g。

7. 用于水肿

知母用于水肿，最早在《神农本草经》中有记载，言其能"主消渴热中，除邪气，肢体浮肿，下水"。此后至唐代，医家多将其用于清热除烦、滋阴润燥；唐宋以后，多数医家又将其常用于滋阴泻火、止嗽。而知母"下水"治水肿之功临床少用。

肺为水之上源，肺有伏热，渴而引饮，每致水道不能通调，膀胱绝其化源，小便闭塞而水泛溢为肿。高原水泛，当责之肺。知母苦寒，清肺金而滋水之化源，通调水道，则肿自消。若下焦真水不足，膀胱干涸，无阴则阳无以化，水亦泛滥为肿。下游泛滥，当责水脏。知母润燥滋肾，清金泻火，金水相生，使阴气行，阳自化，小便通，水肿消。正如叶香岩云："肾恶燥，燥则开阖不利而水反蓄。知母寒滑，滑利关门而水自下。"膀胱热郁，气化失司，小便不利。知母泻膀胱之热，亦可主之。

知母治疗水肿，临床上常与黄柏、肉桂配伍，即李东垣《兰室秘藏》之通关丸，用于治疗热蕴膀胱，尿闭不通，小腹胀满，尿道涩痛等。国医大师张琪教授善用通关丸治疗老年前列腺肥大导致的小便不利及癃闭，收效甚佳。一般用量 10～20g。

8. 用于肠燥便秘

知母功能滋阴润燥，可用治阴虚肠燥便秘，常配生地黄、玄参、麦冬等药。张锡纯在《医学衷中参西录》中论述知母时言"知母，惟有液滑能通大便，其人大便不实者忌之"。意即说明知母有滑肠通便之功效。一般用量 10～20g。

【使用注意】本品性寒质润，有滑肠作用，故脾虚便溏者不宜用。

【古籍摘要】

①《神农本草经》："主消渴热中，除邪气，肢体浮肿，下水，补不足益气。"

②《用药法象》："泻无根之肾火，疗有汗之骨蒸，止虚劳之热，滋化源之阴。"

③《本草纲目》："知母之辛苦寒凉，下则润肾燥而滋阴，上则清肺金而泻火，乃二经气分药也。"

【现代研究】动物实验证明知母浸膏有防止和治疗大肠埃希菌所致高热的作用；体外实验表明，知母煎剂对志贺菌属、伤寒杆菌、副伤寒杆菌、霍乱弧菌、大肠埃希菌、变形杆菌、白喉棒状杆菌、葡萄球菌、肺炎球菌、β-溶血性链球菌、白念珠菌及某些致病性皮肤癣菌等有不同程度的抑制作用；其所含知母聚糖 A、知母聚糖 B、知母聚糖 C、知母聚糖 D 有降血糖作用，知母聚糖 B 的活性最强；知母皂苷有抗肿瘤作用。

《 栀 子 》

栀子最早载于《神农本草经》，其性寒，味苦；归肺、心、三焦经；其基本功效有泻火除烦、清热利湿、凉血解毒，外用消肿止痛。焦栀子凉血止血。

【临床应用】

1. 用于温热病热甚烦躁不安

栀子苦寒清降，能清泻三焦火邪、泻心火而除烦，为治热病心烦、躁扰不宁之要药，可与淡豆豉同用，如《伤寒论》栀子豉汤；若配黄芩、黄连、黄柏等，可用治热病火毒炽盛，三焦俱热而见高热烦躁、神昏谵语者，如《外台秘要》黄连解毒汤。一般用量 6～15g。

2. 用于湿热黄疸

栀子有清利下焦肝胆湿热之功效，可用治肝胆湿热郁蒸之黄疸、小便短赤者，常配茵陈、大黄等药，如《伤寒论》茵陈蒿汤；或配黄柏，如《金匮要略》栀子柏皮汤。一般用量 6～15g。

3. 湿热淋证

栀子善清利下焦湿热而通淋，清热凉血以止血，故可治湿热淋证，常配木通、车前子、滑石等药，如《太平惠民和剂局方》八正散。一般用量 6～15g。

4. 用于心、肝、胃等脏腑实热证

栀子虽能通泻三焦之火，但尤以清泻心、肝、胃经热邪见长，故常用于心热、肝热、胃热诸证。治热郁心胸，心烦不安，甚至狂言乱语，常配伍清心泻火药，如《景岳全书》清心汤，以之与黄连、连翘等药同用。治肝热目赤肿痛、烦躁易怒，或小儿肝热惊风，常配伍清肝泻火药，如《小儿药证直诀》泻青散，以之与龙胆、大黄等药同用。治胃中积热，胃脘灼痛，可单用，如《丹溪先生医书纂要》用本品入生姜汁饮之；若胃火上炎致口疮，或咽喉、牙龈肿痛者，则可与黄连、石膏、知母等长于清泻胃热的药物同用。一般用量6～15g。

5. 用于血热吐衄

栀子功能清热凉血，可用治血热妄行之吐血、衄血等，常配白茅根、大黄、侧柏叶等药，如《十药神书》十灰散；本品若配黄芩、黄连、黄柏，可治三焦火盛迫血妄行之吐血、衄血，如《外台秘要》黄连解毒汤。一般用量6～15g。

6. 用于目赤肿痛

栀子清泻三焦热邪，可治肝胆火热上攻之目赤肿痛，常配大黄，如《圣济总录》栀子汤。一般用量6～15g。

7. 用于热毒证

栀子长于清热解毒，可用于多种热毒证。除用治温热病及热毒所致的咽喉肿痛外，还可主治热毒疮痈，症见红肿热痛者，内服、外用均可。常配金银花、连翘、蒲公英，或配白芷以助消肿，如《普济方》缩毒散。一般用量6～15g。

8. 用于小儿睡惊症

小儿睡惊症属中医学"不寐"范畴，其主要表现为寐后易醒。《黄帝内经》称不寐为"不得眠""不得卧"。《古今医统大全·不得卧》认为不寐的病因病机是"痰火扰乱，心神不宁，思虑过伤，火炽痰郁，而致不眠者多矣"。小儿患病又与其生理病理特点有关，其脏腑娇嫩，形气未充，且为"纯阳"之体，"肝常有余"，故其感邪后易化热化火，引动肝风。

在临床上小儿睡惊症也以实证居多，究其病因病机，多因情志不遂，肝气郁结，郁而化火，扰动心神，或暴受惊骇，神魂不安，或视听奇险，心中忐忑，而致夜寐不酣，睡时易惊易醒。栀子泻心火、清肝火，对小儿睡惊症属实证者用之适宜，受张仲景之《伤寒论》"虚烦不得眠，若剧者，必反复颠倒，心中懊憹，栀子豉汤主之"启发，临床常配合淡豆豉使用。一般用量6～10g。

9. 用于跌打损伤

对于跌打损伤，中医治疗以活血祛瘀、消肿止痛为主。《黄帝内经》曰："凡跌仆闪挫，或恼怒气滞，血凝作痛，宜活血顺气。"栀子性味苦寒，清热解毒，消肿止痛，清·赵廷海《救伤秘旨》中记载

"凡闪打伤未出血，但青紫色者……用生栀子和面粉捣涂，肿消青退"。临床用于急性关节扭伤等外伤者用之确有良效。鲜品30～60g外敷。

10. 用于惊恐不安

惊恐不安多见于焦虑症等，属中医学"情志病"范畴，历代医家多有论述。其病因病机大致有二：一为暴受惊恐，《黄帝内经》云："惊则气乱""惊则心无所倚，虑无所定，神无所归"；二为忧愁思虑过度。《黄帝内经》云："思则气结。"若气机不畅，郁久可化热生火，循经上扰心神以致心神不安。栀子清心泻火，乃清热除烦之要药，常与龙骨、牡蛎等重镇安神之品配伍。一般用量6～15g。

【使用注意】本品苦寒伤胃，脾虚便溏者不宜用。

【古籍摘要】

①《神农本草经》："主五内邪气，胃中热气，面赤酒疱皶鼻，白癞赤癞疮疡。"

②《本草正》："栀子，若用佐使，治有不同，加茵陈除湿热黄疸，加豆豉除心火烦躁，加厚朴、枳实可除烦满，加生姜、陈皮可除呕秽，同元胡破热滞瘀血腹痛。"

【现代研究】栀子提取物对结扎胆总管动物的谷草转氨酶（GOT）升高有明显的降低作用；栀子及其所含环烯醚萜有利胆作用；其提取物及藏红花苷、藏红花酸、格尼泊素等可使胆汁分泌量增加；栀子及其提取物有利胆及降胰酶作用，京尼平苷降低胰淀粉酶的作用最显著；栀子煎剂及醇提取物有降压作用，其所含成分藏红花酸有减少动脉硬化发生率的作用；栀子的醇提取物有镇静作用；本品对金黄色葡萄球菌、脑膜炎球菌、卡他球菌等有抑制作用；其水浸液在体外对多种皮肤真菌有抑制作用。

》 芦 根 《

芦根最早载于《名医别录》，其性寒，味甘；归肺、胃经；其基本功效有清热生津、生津止渴、止呕、除烦、利尿。

【临床应用】

1. 用于热病烦渴

芦根性味甘寒，具有清气分热邪之功，《玉楸药解》："清降肺胃，消荡郁烦，生津止渴。"对热入气分，症见高热、汗出、烦渴者，亦有退热、除烦、止渴之效。但其作用缓和，宜与石膏、知母等大寒清热之品配伍。因既能清透肺胃气分实热，又能生津止渴，故可用治热病伤津，烦热口渴者，常配麦冬、天花粉等药；或以其鲜汁配麦冬汁、梨汁、荸荠汁、藕汁服，如《温病条辨》之五汁饮。

芦根生津止渴，而无留邪之弊，故温病邪在卫分或风热感冒而见烦渴者，亦常与疏散风热药配伍，如《温病条辨》银翘散、桑菊饮，以之与金银花、桑叶配伍。一般用量 15～60g。

2. 用于胃热口渴、呕哕

芦根既能清泻胃热，又可生津止渴、和胃止呕，如《唐本草》说其："疗呕逆不下食、胃中热、伤寒患者弥良。"《药性论》亦谓其："能解大热，开胃，治噎哕不止。"对于胃热伤津之口渴多饮，或胃热上逆之呕逆，均可使用。治胃热口渴，常与清胃、生津药同用，如《太平惠民和剂局方》泄热芦根散，以之与天花粉、知母等药同用。治胃热呕逆，可单用鲜品煎服，如《肘后备急方》记载单用煎浓汁频饮；若再与清热止呕药同用，其效更佳，如《备急千金要方》芦根饮子。一般用量 15～60g。

3. 用于肺热咳嗽、肺痈吐脓

芦根入肺经，既能清肺热，又有一定的祛痰、排脓之功，《医林纂要》言其："能渗湿行水，疗肺痈。"芦根善清透肺热，用治肺热咳嗽，常配黄芩、浙贝母、瓜蒌等药。若治风热咳嗽，可配桑叶、菊花、苦杏仁等药，如《温病条辨》桑菊饮。若治肺痈吐脓，则多配薏苡仁、冬瓜仁等，如《备急千金要方》之苇茎汤。一般用量 30～120g。

关于《备急千金要方》之苇茎汤里芦根与苇茎之区别，张锡纯有较深入的解释。张氏在《医学衷中参西录》云："《千金》苇茎汤，释者谓苇用茎而不用根者，以肺原在上，取本乎天者亲上也。而愚则以为不然。苇之根居于水底，其性凉而善升，患大头瘟者，愚常用之为引经要药，是其上升之力可至脑部，而况于肺乎？且其性凉能清肺热，中空能理肺气，而又味甘多液，更善滋养肺阴，则用根实胜于茎明矣。"

4. 用于热淋涩痛

芦根功能清热利尿，《名医别录》言："主消渴客热，止小便利。"可用治热淋涩痛、小便短赤，常配白茅根、车前子等。另外，亦可用于湿热水肿，《山东中药》谓其："治浮肿。"可与利水退肿药如桑白皮、大腹皮等配伍使用。一般用量 15～30g。

5. 用于解鱼蟹中毒

芦根清热利尿，能解鱼蟹之毒。如《日用本草》记载其："解河豚鱼毒。"《本草蒙筌》亦言其："解酒毒、鱼蟹中毒。"可与紫苏、白芷等解毒之品同用，饮食中也可作为鱼蟹的作料。一般用量15～60g。

【使用注意】脾胃虚寒者忌服。

【古籍摘要】

①《神农本草经》："主消渴客热。"

②《玉楸药解》："消降肺胃，消荡郁烦，生津止渴，除烦下食，治噎膈懊恢。"

【现代研究】本品有解热、镇静、镇痛、降血压、降血糖、抗氧化及雌激素样作用，对 β-溶血链球菌有抑制作用，所含薏苡素对骨骼肌有抑制作用，所含首蓿素对肠管有松弛作用。

天花粉

天花粉又名瓜蒌根，最早载于《神农本草经》，其性微寒，味甘、微苦；归肺、胃经；其基本功效有清热泻火、生津止渴、消肿排脓。

【临床应用】

1. 用于温病气分热甚

天花粉清泻气分实热之力较弱，但较长于生津止渴，故温热病气分热甚、伤津口渴者，常与清泻气分实热药同用，如《症因脉治》瓜蒌根汤，与石膏、知母同用。一般用量为10～15g。

2. 用于热病烦渴

天花粉甘寒，既能清肺胃两经实热，又能生津止渴，故常用治热病烦渴，可配芦根、麦冬等，或配生地黄、五味子，如《仁斋直指方》天花散；取本品生津止渴之功，配沙参、麦冬、玉竹等，可治燥伤肺胃，咽干口渴，如《温病条辨》沙参麦冬汤。一般用量为10～15g。

3. 用于肺热燥咳

天花粉既能泻火以清肺热，又能生津以润肺燥，用治燥热伤肺，干咳少痰、痰中带血等肺热燥咳证，可配天冬、麦冬、生地黄等药，如《杂病源流犀烛》滋燥饮；取本品生津润燥之功，配人参用治燥热伤肺，气阴两伤之咳喘咯血，如《万病回春》参花散。一般用量为10～15g。

4. 用于消渴证

天花粉善清肺胃热、生津止渴，可用治积热内蕴，化燥伤津之消渴证，《神农本草经》言其："主消渴，身热，烦满大热，补虚。"常与益气、养阴生津药同用，如《医学衷中参西录》玉液汤，以之与山药、黄芪、知母等同用。一般用量为10～15g。

5. 用于疮疡肿毒

天花粉用于疮疡肿毒，古代有比较详尽的阐述。如《本草备要》："生肌排脓消肿……口燥唇干，肿毒发背，乳痈疮痔……"《大明本草》："消肿毒，乳痈发背，痔漏疮疥，排脓生肌长肉。"《得配本草》："润干燥，消肿痛，长肌肉，配赤小豆敷痈毒。"

天花粉既能清热泻火而解毒，又能消肿排脓以疗疮，用治疮疡初起，热毒炽盛，未成脓者可使消散，脓已成者可溃疮排脓，常与金银花、白芷、穿山甲等药同用，如《妇人大全良方》仙方活命饮；取本品清热、消肿作用，配薄荷等份为末，西瓜汁送服，可治风热上攻，咽喉肿痛，如《外科百效全书》银锁匙。一般用量为10～15g。

6. 用于跌打损伤

天花粉有活血之功，《神农本草经》谓其有"续绝伤"功效；《日华子本草》亦言其："生肌长肉，消扑损瘀血。"临床上用于跌打损伤肿痛，常配伍桃仁、红花、穿山甲等，如《医学发明》复元活血汤。

7. 用于堕胎

关于天花粉堕胎，古代本草中鲜有论述，主要是现代药理研究发现有此功效，故临床可用于异位妊娠的治疗。

异位妊娠保守治疗以杀死胚胎、减少出血、保留生育功能为目的，目前主要方法有全身或局部应用药物杀死胚胎，但这些药物毒性作用比较大，患者往往难以接受。而天花粉（主要是提纯的制剂）效果明显，且有无手术创伤、能保留生育功能、毒性作用相对较小、简便经济等优点。从中医理论分析，其堕胎功效可能与其活血化瘀功效有关，因此，正常妊娠妇女须禁用。

8. 用于皮肤疾病

天花粉有清热解毒、消肿止痛之功效，对于常见皮肤外科病变只要具备红、肿、热、痒、痛症状表现，均可以本品为主，或据症配其他药物外用，常可收到较为理想的治疗效果。可用于内服，亦可适量外敷局部治疗。

【使用注意】不宜与乌头类药材同用。

【古籍摘要】

①《神农本草经》："主消渴，身热，烦满大热，补虚，安中，续绝伤。"

②《日华子本草》："通小肠，排脓，消肿毒，生肌长肉，消扑损瘀血。治热狂时疾，乳痈，发背，痔瘘疮疖。"

③《本草汇言》："天花粉，退五脏郁热，如心火盛而舌干口燥，肺火盛而咽肿喉痹，脾火盛而口舌齿肿，痰火盛而咳嗽不宁。若肝火之胁胀走注，肾火之骨蒸烦热，或痈疽已溃未溃，而热毒不散，或五疸身目俱黄，而小水若淋若涩，是皆火热郁结所致，惟此剂能开郁结，降痰火，并能治之。又其性甘寒，善能治渴，从补药而治虚渴，从凉药而治火渴，从气药而治郁渴，从血药而治烦渴，乃治渴之要药也。"

【现代研究】皮下或肌内注射天花粉蛋白，有引产和中止妊娠的作用；天花粉蛋白有免疫刺激和免疫抑制两种作用；体外实验证明，天花粉蛋白可抑制人类免疫缺陷病毒（HIV）在感染的免疫细胞内的复制繁衍，减少免疫细胞中受病毒感染的活细胞数，能抑制HIV 的 DNA 复制和蛋白质合成；天花粉水提物的非渗透部位有降低血糖活性的作用。天花粉煎剂对溶血性链球菌、肺炎球菌、白喉棒状杆菌有一定的抑制作用。

夏枯草

夏枯草最早载于《神农本草经》，其性寒，味辛、苦；归肝、胆经；其基本功效有清热泻火、明目、散结消肿。

【临床应用】

1. 用于目赤肿痛，头痛眩晕

夏枯草苦寒，主入肝经，善泻肝火以明目。用治肝火上炎，目赤肿痛，可配桑叶、菊花、决明子等药。又清肝明目之中，略兼养肝，配当归、枸杞子，可用于肝阴不足，目珠疼痛，至夜尤甚者；亦可配

有清泄胃热之功，对表证胃热津伤所致的口渴，亦可使用。用治热病伤津，心烦口渴，常配石膏、芦根等药；或配黄芩、知母、麦冬等药，如《医学心悟》淡竹叶汤。一般用量为6～15g。

2. 用于口疮尿赤、热淋涩痛

淡竹叶性寒能清泻心胃实火，甘淡能渗湿利尿。用治心、胃火盛，口舌生疮及移热小肠热淋涩痛，可配滑石、白茅根、灯心草等药。

中医临床家胡志红善用淡竹叶治疗牙周炎。胡老指出，牙周炎是由原有的慢性牙龈炎发展而来，以牙龈肿痛为主要临床表现，严重者甚至张口困难，牙齿松动，溢脓。中医称之为"牙痈""牙槽风"。在治疗牙周炎的临床实践中，在传统的方剂上加入露蜂房、淡竹叶，因为淡竹叶归心、胃经，善治口舌生疮，牙龈与舌同居口腔之中，用它清热兼利尿，使胃中湿热得以除，诸药合用，其效相得益彰，收到更为满意的治疗效果。

另外，淡竹叶具利尿作用可治疗特发性水肿。特发性水肿是一种水盐代谢紊乱综合征，目前对特发性水肿的治疗，除采用休息及限制钠盐摄入之外，尚使用拟交感神经药、盐类利尿药及醛固酮抑制药等。虽用上药较满意地使水肿消退，但不良反应较多，且使部分患者发生药物依赖现象。采用中草药淡竹叶来治疗特发性水肿亦可收到利尿药物的同等效果，且淡竹叶药源广，应用方便，无任何不良反应。一般用量为6～15g。

【古籍摘要】

①《本草纲目》："去烦热，利小便，清心。"

②《生草药性备要》："消痰止渴，除上焦火，明眼目，利小便，治白浊，退热，散痔疮毒。"

【现代研究】本品水浸膏有退热作用；本品利尿作用较弱，而增加尿中氯化物排出量的作用则较强；其粗提物有抗肿瘤作用；其水煎剂对金黄色葡萄球菌、溶血性链球菌有抑制作用。此外，还有升高血糖的作用。

谷精草

谷精草最早载于《开宝本草》。其性凉，味微甘、辛；归肝、肺经；其基本功效有疏散风热、明目退翳。

【临床应用】

1. 用于风热目赤肿痛、羞明、眼生翳膜

谷精草轻浮升散，善疏散头面风热、明目退翳，用治风热上攻所致目赤肿痛、羞明多泪、眼生翳膜者，可与荆芥、决明子、龙胆等配伍，如《审视瑶函》谷精草汤。一般用量为6～15g。

2. 用于风热头痛

谷精草取其疏散风热而治风热头痛，常配薄荷、菊花、牛蒡子等药。此外，谷精草尚可治疗偏头痛，《本草纲目》有谷精草"治头风痛"的记载。《本草纲目》载其主治脑痛、眉痛。用谷精草一钱、地龙二钱、乳香一钱，共研为末。每用半钱，烧烟筒中，熏鼻。偏正头痛：用谷精草，研为末，加白面糊调匀摊纸上贴痛处，干了改换。又方：用谷精草末、铜绿各一钱，硝石半分，混匀，随头痛的左、右边，吸入左右鼻孔中。

《本草经疏》曰："谷精草入足厥阴、阳明经。"偏头痛急起骤发，痛在高巅，具有风的特点，与肝风关系密切。风为阳邪，其性轻扬，善行而数变，风气通于肝，主升主动，风热相搏，入于络脉而头痛发作。谷精草功用疏风清肝、清利头目，既能清泄肝胆郁火，又能疏散风热，故为治肝经头痛要药。一般用量为6～15g。

3. 用于阴虚胃痛

著名中医临床家章亮厚喜用谷精草、五谷虫养胃阴兼益胃气，疗阴虚胃痛。他认为谷精草产于稻田，傍谷而长，采于水稻吐穗扬花之后，得禾谷之精华，其性甘、质轻清，善养胃阴、舒胃气；五谷虫得五谷之精微，古为疗疳消积之品，甘咸养胃，滋胃阴且益胃气。两药润而不腻，补而不滞，促消化、增食欲，不失为治阴虚胃痛之上品，年老体弱者更宜。应用时既可合用在据证辨治所拟的处方中，亦可以谷精草开水冲服代茶饮，或五谷虫研粉常吞服，半年为一疗程。

【使用注意】阴虚血亏之眼疾者不宜用。

【古籍摘要】

①《开宝本草》："主疗喉痹、齿风痛及诸疮疥。"

②《本草纲目》："谷精草体轻性浮，能上行阳明胃和足厥阴肝经。凡治目中诸病，加而用之，甚良。明目退翳之功，似在菊花之

上也。"

【现代研究】体外试验证明本品水浸剂对某些皮肤真菌有抑制作用；其煎剂对铜绿假单胞菌、肺炎球菌、大肠埃希菌有抑制作用。

寒水石

寒水石最早载于《神农本草经》。其性寒，味辛、咸；归心、胃、肾经；其基本功效有清热泻火。

【临床应用】

1. 用于热病烦渴、癫狂

寒水石入心经能清泻心火以除烦，入胃经而清泻胃火以止渴，故可用治温热病邪在气分，壮热烦渴者，常配石膏、滑石用，如《温病条辨》三石汤。取本品清泻心胃实火而可用治伤寒阳明热盛之癫狂，多配黄连、甘草用，如《普济消毒饮》鹊石散；若配天竺黄、冰片等药用，可治痰热躁狂，如《姚僧坦集验方》龙脑甘露丸。一般用量为10～30g。

2. 用于口疮、热毒疮肿、丹毒烫伤

取寒水石清热泻火之功，可用治热毒疮疡等证。若治口疮，可配黄柏等分为末，撒敷患处，如《济生方》蛾黄散；若治热毒疮肿，可用本品火煅，配青黛等分为末，香油调搽（《普济方》）；若治水火烫伤，可配赤石脂等分为末，菜油调敷，破烂有水者，取药末撒患处，如《古方汇精》水石散；若治小儿丹毒，可用本品研末，水调和猪胆汁涂之（《本草汇言》）。一般用量为10～30g。外用适量。

【使用注意】脾胃虚寒者忌服。

【古籍摘要】

①《神农本草经》："主身热，腹中积聚邪气，皮中如火烧，烦满，水饮之。"

②《本经逢原》："寒水石，治心肾积热之上药，《本经》治腹中积聚，咸能软坚也；身热皮中如火烧，咸能降火也。《金匮》风引汤，《和剂局方》紫雪，皆用以治有余之邪热也。"

【现代研究】寒水石具有抗癌活性、免疫调节作用及抗菌活性。

密蒙花

密蒙花最早载于《开宝本草》。其性微寒，味甘；归肝经；其基本功效有清热泻火、养肝明目、退翳。

【临床应用】

1. 用于目赤肿痛、羞明多泪、眼生翳膜

密蒙花甘寒入肝经而清泻肝火，并能明目退翳。用治肝火上炎之目赤肿痛，常配菊花、甘草用，如《圣济总录》密蒙花散；若治风火上攻，羞明多泪，多配木贼、石决明、羌活用，如《和剂局方》密蒙花散。取本品明目退翳作用，配蝉蜕、白蒺藜等，可治肝火郁滞，眼生翳膜，如《原机启微》拨云退翳丸。一般用量为10～15g。

2. 用于肝虚目暗、视物昏花

密蒙花既能清肝，又能养肝，故可用治肝虚有热所致目暗干涩、视物昏花者，多配菟丝子、山药、肉苁蓉等药用，如《医宗金鉴》绿风还睛丸。一般用量为10～15g。

【使用注意】脾胃虚寒者忌服。

【古籍摘要】

①《开宝本草》："主青盲肤翳，赤涩多眵泪，消目中赤脉，小儿麸痘及疳气攻眼。"

②《本草经疏》："密蒙花为厥阴肝家正药，所主无非肝虚有热所致。盖肝开窍于目，目得血而能视，肝血虚则为青盲肤翳，肝热甚则为赤肿眵泪，赤脉，及小儿痘疮余毒，疳气攻眼。此药甘以补血，寒以除热，肝血足而诸证无不愈矣。"

【现代研究】密蒙花所含刺槐素有维生素P样作用，能降低皮肤、小肠血管的通透性及脆性，有解痉及轻度利胆、利尿作用。

青葙子

青葙子最早载于《神农本草经》。其性微寒，味苦；归肝经；其基本功效有清热泻火、明目退翳。

【临床应用】

1. 用于肝热目赤、眼生翳膜、视物昏花

青葙子苦寒清降，功专清泻肝经实火以明目退翳，用治肝火上炎所致目赤肿痛、眼生翳膜、视物昏花等，可配决明子、茺蔚子等用，如《证治准绳》青葙丸；若配生地黄、玄参、车前子，可治肝虚血热之视物昏花，如《医宗金鉴》青葙丸；若配菟丝子、肉苁蓉、山药等药用，可治肝肾亏损，目昏干涩，如《医宗金鉴》绿风还睛丸。一般用量为 10～15g。

2. 用于肝火眩晕

取青葙子清泻肝火以平抑肝阳，可用治肝阳化火所致头痛、眩晕、烦躁不寐，常配石决明、栀子、夏枯草等药用。一般用量为 10～15g。

【使用注意】 本品有扩散瞳孔作用，青光眼患者禁用。

【古籍摘要】

① 《药性论》："治肝脏热毒冲眼，赤障青盲翳肿。"

② 《本经逢原》："青葙子，治风热目疾，与决明子功同。……其治风瘙身痒，皮肤中热，以能散厥阴经中血脉之风热也。"

③ 《本草正义》："青葙，即鸡冠花之同类。其子苦寒滑利，善涤郁热，故目科风热肝火诸症统以治之。"

【现代研究】 青葙子有降低血压作用；其所含油脂有扩瞳作用；其水煎液对铜绿假单胞菌有较强的抑制作用。

鸭跖草

鸭跖草最早载于《本草拾遗》。其性寒，味甘、淡；归肺、胃、小肠经；其基本功效有清热泻火、解毒、利水消肿。

【临床应用】

1. 用于风热感冒、高热烦渴

鸭跖草清热泻火力强，治风热感冒初起，可配金银花、连翘、薄荷等药用；治热入气分高热烦渴，可配石膏、知母、芦根等。一般用量为 15～30g。鲜品 60～90g。

2. 用于咽喉肿痛、痈疮疔毒

鸭跖草有清热泻火解毒之功，用于热毒咽喉肿痛，常配板兰根、玄参等药用；用于痈疮疔毒，可配紫花地丁、野菊花等药用。一般用量为 15～30g。鲜品 60～90g。

3. 用于水肿尿少、热淋涩痛

鸭跖草甘淡而寒，既能淡渗利水以消肿，又能清泄湿热以通淋。治湿热水肿尿少、热淋涩痛，可配浮萍、白茅根等药用。一般用量为 15～30g。鲜品 60～90g。

【使用注意】脾胃虚弱者，用量宜少。

【古籍摘要】

①《本草拾遗》："主寒热瘴疟，痰饮，疔肿，肉癥滞涩，小儿丹毒，发热狂痛，大腹痞满，身面气肿，热痢，蛇犬咬，痈疽等毒。"

②《日华子本草》："鸭跖草和赤小豆煮，下水气湿痹，利小便。"

【现代研究】鸭跖草煎剂对金黄色葡萄球菌等有抑制作用，有明显的解热作用。

第二节　清热燥湿药

本类药物性味苦寒，清热之中，燥湿力强，故称为清热燥湿药，主要用于湿热证。因其苦降泄热力大，故本类药物多能清热泻火，可用治脏腑火热证。因湿热所侵机体部位的不同，临床症状各有所异。如湿温或暑温夹湿，湿热壅结，气机不畅，则症见身热不扬、胸脘痞闷、小便短赤、舌苔黄腻；若湿热蕴结脾胃，升降失常，则症见脘腹胀满、呕吐、泻痢；若湿热壅滞大肠，传导失职，则症见泄泻、痢疾、痔疮肿痛；若湿热蕴蒸肝胆，则症见黄疸尿赤、胁肋胀痛、耳肿流脓；若湿热下注，则症见带下色黄，或热淋灼痛；若湿热流注关节，则症见关节红肿热痛；若湿热浸淫肌肤，则可见湿疹、湿疮。上述湿热为患诸病证均属本类药物主治范围。

本类药物苦寒性大，燥湿力强，过服易伐胃伤阴，故一般用量不宜过大。凡脾胃虚寒，津伤阴损者应慎用，必要时可与健胃药或养阴药同用。用本类药物治疗脏腑火热证及痈疽肿毒时，均可配清热泻火药、清热解毒药。

黄芩

黄芩最早载于《神农本草经》，其性寒，味苦；归肺、脾、大肠、胆、小肠经；其基本功效有清热燥湿、泻火解毒、止血、安胎。

【临床应用】

1. 用于湿温、暑湿及湿热泻痢

黄芩性味苦寒，功能清热燥湿，善清肺胃及大肠之湿热，尤长于清上中焦湿热。治湿温、暑湿证，湿热阻遏气机而致胸闷恶心呕吐、身热不扬、舌苔黄腻者，常配滑石、白豆蔻、通草等药，如《温病条辨》黄芩滑石汤；若配黄连、干姜、半夏等，可治湿热中阻，痞满呕吐，如《伤寒论》半夏泻心汤；若配黄连、葛根等药，可治大肠湿热之泄泻、痢疾，如《伤寒论》葛根黄芩黄连汤。一般用量为5～15g。

2. 用于肺热咳嗽

黄芩主入肺经，善清泻肺火及上焦实热，用治肺热壅遏所致咳嗽痰稠，在肺热咳嗽的治疗上尤其擅长。据《本草纲目》记载，李时珍曾病肺热咳嗽，"肤如火燎，每日吐痰碗许，暑月烦渴，寝食几废，六脉浮洪，服遍柴胡、麦冬、荆沥诸药，月余日剧，一味黄芩汤而愈"，故可单用，如《丹溪心法》清金丸；若配苦杏仁、桑白皮、紫苏子，可治肺热咳嗽气喘，如《万病回春》清肺汤；若配法半夏，可治肺热咳嗽痰多，如《袖珍方大全》黄芩半夏丸。一般用量为5～15g。

3. 用于清心脑之热

心主神明，脑为元神之府，火热之邪容易蒙蔽清窍，导致神明惑乱。黄芩不仅善清肺热，在心脑有热毒时也是一味良药，临床上如安宫牛黄丸、清开灵等。清开灵注射液就是传统治疗温病的名方安宫牛黄丸删减制成的灭菌水溶液，具有清热解毒、镇静安神、醒脑开窍之功，广泛运用于温热疾病的治疗。该药已被国家中医药管理局定为中医院急诊科的必备急救中成药物，临床应用甚为广泛。

4. 用于血热吐衄

黄芩能清热泻火以凉血止血，可用治火毒炽盛迫血妄行之吐血、衄血等证，常配大黄，如《圣济总录》大黄汤。本品经配伍，也可用治其他出血证，如配地榆、槐花，用治血热便血；配当归，用治崩漏，如《古今医鉴》子芩丸。一般用量为5~15g。

5. 用于急黄黄疸

急黄黄疸是由于肝胆火热太盛所致，临床所见黄色如金，病情紧急，发展迅速。临床治疗可选用余师愚所创的清瘟败毒散，此方由白虎汤、黄连解毒汤、犀角地黄汤三方化裁而成，用黄连、黄芩、栀子大苦大寒之品，通泄三焦火热毒邪为君，治疗火邪炽盛急黄发热。一般用量为5~15g。

6. 用于痈肿疮毒

黄芩有清热泻火、清解热毒的作用，可用治火毒炽盛之痈肿疮毒，常与黄连、黄柏、栀子配伍，如《外台秘要》黄连解毒汤。若治热毒壅滞之痔疮热痛，则常配黄连、大黄、槐花等药。一般用量为5~15g。

7. 用于少阳头痛

少阳头痛，痛在少阳经，为偏头痛，由少阳之火上扰头部所致。在《丹溪治法心要》中记载小清空膏，由一味黄芩组成，可治疗少阳头痛。一般用量为5~15g。

8. 用于胎动不安

黄芩具清热安胎之功，用治血热胎动不安，可配生地黄、黄柏等药，如《景岳全书》保阴煎；若配白术，可治气虚血热之胎动不安，如《医学入门》芩术汤；若配熟地黄、续断、人参等药，可治肾虚有热之胎动不安，如《景岳全书》泰山磐石散。

9. 用于酒渣鼻、痤疮

酒渣鼻和痤疮是皮肤疾病，肺与皮毛相表里，肺经实热亦可导致此病的发生。在《寿世保元》中载有清肺抑火丸治疗此病，主要由黄芩、黄柏、前胡、栀子、桔梗等组成。《外科正宗》还说："肺风、粉刺、酒皶鼻三名同种，粉刺属肺，酒渣鼻属脾，总兼血热郁滞不散所致，内服枇杷叶丸、黄芩清肺饮。"因此，临床可配伍运用，一般用量为5~15g。

10. 用于少阳寒热往来

临床上治疗少阳寒热往来证，常遵仲景小柴胡汤，用黄芩和柴胡相配，可清少阳胆经之火，退少阳寒热往来。"柴胡退热，乃苦以发之，散火之标；黄芩退热，乃寒能胜热，折火之本。又清肌退热，柴胡最佳，然无黄芩不能凉肌达表；上焦之火，山栀可降，然舍黄芩不能上清头目"。此两药为治疗少阳寒热往来证不可缺少的药对。一般用量为5~15g。

【使用注意】本品苦寒伤胃，脾胃虚寒者不宜使用。

【古籍摘要】

①《神农本草经》："主诸热黄疸，肠澼泄痢，逐水，下血闭，恶疮，疽蚀，火疡。"

②《滇南本草》："上行泻肺火，下行泻膀胱火，男子五淋，女子暴崩，调经清热，胎有火热不安，清胎热，除六经实火实热。"

③《本草正》："枯者清上焦之火，消痰利气，定喘咳，止失血，退往来寒热、风热湿热，头痛，解瘟疫，清咽，疗肺痿、乳痈发背，尤祛肌表之热，故治斑疹、鼠瘘、疮疡、赤眼；实者凉下焦之热，能除赤痢，热蓄膀胱，五淋涩痛，大肠闭结，便血，漏血。"

【现代研究】黄芩煎剂在体外对志贺菌属、白喉棒状杆菌、铜绿假单胞菌、伤寒杆菌、副伤寒杆菌、变形杆菌、金黄色葡萄球菌、溶血性链球菌、肺炎球菌、脑膜炎球菌、霍乱弧菌等有不同程度的抑制作用；黄芩苷、黄芩苷元对豚鼠离体气管过敏性收缩及整体动物过敏性气喘，均有缓解作用，并与麻黄碱有协同作用，能降低小鼠耳毛细血管通透性；本品还有解热、降压、镇静、保肝、利胆、抑制肠管蠕动、降血脂、抗氧化、调节 cAMP 水平、抗肿瘤等作用；黄芩水提物对前列腺素生物合成有抑制作用。

《 黄 连 》

黄连最早载于《神农本草经》，其性寒，味苦；归心、胃、大肠、肝、脾、胆经；其基本功效有清热燥湿、泻火解毒。

【临床应用】

1. 用于胃肠湿热泄泻

黄连寒降苦燥之性尤强，其清热燥湿之力胜于黄芩、黄柏等功效相近之药物，且尤长于清泄中焦、大肠之湿热，对于湿热泻痢、呕吐之症，历代均作为最为常用之品，特别是对湿热泻痢的治疗，古今临床均视本品为痢疾要药。证轻者，单用即可，如《仁斋直指方》用黄连一味治之；但更常与黄芩、黄柏、白头翁等药配伍，以增强燥湿解毒、清热止痢作用，如《伤寒论》葛根黄芩黄连汤。一般用量为6～15g。

2. 用于大肠湿热痢疾

痢疾便下脓血黏液，里急后重，多因湿热壅盛，气血阻滞所致，本品多与枳壳、木香、槟榔等行气药，或当归、赤芍等活血药同用，如《兵部手集方》香连丸，其与木香配伍；《素问病机气宜保命集》导气汤，其与黄芩、槟榔、当归等同用，治痢之功效尤为显著。一般用量为6～15g。

3. 用于湿热痞满

治湿热蕴结脾胃，气机升降失常，脘腹痞闷，恶心呕吐，本品亦常与厚朴、紫苏叶、陈皮等燥湿、化湿药和行气药同用，如《霍乱论》连朴饮、《湿热病篇》黄连苏叶汤等。本品对肝、胆、膀胱等湿热亦有效，还可用于湿热引起的黄疸、淋证及湿疹、湿疮等多种湿热病证。一般用量为6～15g。

4. 用于心经热盛诸症

黄连对心经热盛所致的多种病证均有较好疗效。治外感热病心经热盛，壮热、烦躁，甚至神昏谵语，本品与连翘、牛黄等清心泻火药或清热解毒药同用，如《外台秘要》引崔氏方黄连解毒汤。治内科杂病之心火亢盛，心烦不眠。

本品有良好的清心泻火之功，临床十分有用，如《仁斋直指方》黄连安神丸，其与朱砂、生甘草同用，主治热扰心神、失眠多梦；若心火亢盛、热盛耗伤阴血所致虚烦不眠、惊悸怔忡，本品常与滋阴养血药同用，如《伤寒论》黄连阿胶汤，其与阿胶、白芍、黄芩等同用；若心火上炎、心肾不交之怔忡无寐，本品常与肉桂同用，如《四科简效方》交泰丸。治心火上炎，口舌生疮，或心热下移小肠之心烦、口疮、小便淋涩疼痛者，可单用，如《医宗金鉴》清心导赤散，其与栀子、木通、竹叶等药同用，主治小儿心热、吐舌、烦躁、小便赤涩。治心火亢盛，迫血妄行之吐血、衄血，本品常与黄芩、大黄等凉血止血药同用，如《金匮要略》泻心汤。一般用量为6～15g。

5. 用于胃经热盛诸症

黄连亦有较强的清胃热作用，可用于胃火炽盛所致的多种病证。治胃火牙痛，牙龈红肿、出血等，常配伍清胃之品，如《外科正宗》清胃散，以之与石膏、升麻等药合用。一般用量为6～15g。

6. 用于肝经热盛诸症

黄连有清泻肝火作用，可用于肝热所致的多种病证。用治肝经火旺，肝火犯胃所致的胁肋胀痛、呕吐吞酸，常与长于止痛、止呕药配伍，如《丹溪心法》左金丸，以之与吴茱萸同用；治肝热目赤疼痛，内服与外用均可。一般用量为6～15g。

7. 用于热毒痈疽疔疖

黄连有良好的清热解毒作用，其功力甚于黄芩、黄柏，为治外科热毒证的常用之品，可内服，如《外科正宗》黄连救苦汤，以之与金银花、黄芩、连翘等清热解毒药同用。亦多局部外用，如《医宗金鉴》黄连膏，以之与黄柏等药制为软膏，外涂患处。另外，黄连的清热解毒功效，还可用于烧伤、烫伤、红肿灼痛者。一般用量为6～15g，外用适量。

8. 用于消渴

黄连善清胃火而用治胃火炽盛，消谷善饥之消渴证，常配麦冬，如《普济方》治消渴丸；或配黄柏，以增强泻火之力，如《圣济总录》黄柏丸；若配生地黄，可用治肾阴不足，心胃火旺之消渴，如《外台秘要》黄连丸。近代中医家仝小林教授以重剂（30g以上）治疗糖尿病取得良好效果，对于重剂黄连败胃的预防，在其复方中加用干姜或生姜，防止其苦寒伤脾胃。一般用量为6～15g。

9. 用于外治湿疹、湿疮、耳道流脓

黄连有清热燥湿、泻火解毒之功，取之制为软膏外敷，可治皮肤湿疹、湿疮。取之浸汁涂患处，可治耳道流脓等。外用适量。

【**使用注意**】本品大苦大寒，过服久服易伤脾胃，脾胃虚寒者忌用；苦燥易伤阴津，阴虚津伤者慎用。

【**古籍摘要**】

①《神农本草经》："主热气目痛，眦伤泣出，肠澼下痢，妇人阴中肿痛。"

②《珍珠囊》："其用有六：泻心火，一也；去中焦湿热，二也；诸疮必用，三也；去风湿，四也；治赤眼暴发，五也；止中部见血，六也。"

③《本草正义》："黄连大苦大寒，苦燥湿，寒胜热，能泄降一切有余之湿火，而心、脾、肝、肾之热，胆、胃、大小肠之火，无不治之。上以清风火之目病，中以平肝胃之呕吐，下以通腹痛之滞下，皆燥湿清热之效也。又苦先入心，清涤血热，故血家诸病，如吐衄溲血、便血淋浊、痔漏崩带等证及痈疡斑疹丹毒，并皆仰给于此。"

【**现代研究**】本品对葡萄球菌、链球菌、肺炎球菌、霍乱弧菌、炭疽杆菌及除宋氏志贺菌以外的志贺菌属均有较强的抗菌作用；对肺炎杆菌、白喉棒状杆菌、枯草杆菌、百日咳鲍特菌、鼠疫杆菌、布鲁氏菌、结核分枝杆菌也有抗菌作用；对大肠埃希菌、变形杆菌、伤寒杆菌作用较差；所含小檗碱小剂量时能兴奋心脏，增强其收缩力，增加冠状动脉血流量，大剂量时抑制心脏，减弱其收缩；小檗碱可减少蟾蜍心率，对兔、豚鼠、大鼠离体心房有兴奋作用并有抗心律失常的作用，有利胆、抑制胃液分泌、抗腹泻等作用，小剂量对小鼠大脑皮质的兴奋过程有加强作用，大剂量则对其抑制过程有加强作用，有抗急性炎症、抗癌、抑制组织代谢等作用；小檗碱和四氢小檗碱能降低心肌耗氧量；黄连及其提取成分有抗溃疡作用。

《 黄 柏 》

黄柏最早载于《神农本草经》，其性寒，味苦；归肾、膀胱经；其基本功效有清热燥湿、泻火解毒、除骨蒸。

【临床应用】

1. 用于湿热带下、热淋

黄柏苦寒沉降，长于清泻下焦湿热。治湿热带下所致的妇女带下黄浊秽臭、阴痒、阴肿等，常配山药、芡实、车前子等药，如《傅青主女科》易黄汤；若治湿热下注膀胱，小便短赤热痛，常配萆薢、茯苓、车前子等药，如《医学心悟》萆薢分清饮。一般用量为 6～15g。

2. 用于湿热泻痢

黄柏清热燥湿之中，善除大肠湿热以治泻痢，如常与清热燥湿、解毒药配伍，如常与白头翁、黄连、秦皮等药同用，如《伤寒论》白头翁汤。若配栀子，可治湿热郁蒸之黄疸，如《伤寒论》栀子柏皮汤。一般用量为 6～15g。

3. 用于湿热黄疸

湿热黄疸以目黄、身黄、小便黄、胁肋胀痛等为特征。其病机是由于湿热内蕴，肝失疏泄，胆汁外溢所致。治疗方法很多，而清热利湿为其主要治疗方法。用黄柏清热燥湿，配伍茵陈、地耳草、鸡骨草等利湿退黄药物同用可收疏肝、利胆、退黄疗效。一般用量为 6～15g。

4. 用于湿热脚气、痿症

黄柏有清泄下焦湿热之功，用治湿热下注所致脚气肿痛、痿症，常配苍术、牛膝，如《医学心悟》三妙丸。若配知母、熟地黄、龟甲等药，可治阴虚火旺之痿症，如《丹溪心法》虎潜丸。一般用量为6～15g。

5. 用于阴虚火旺证

黄柏长于入肾经退虚热，降火以坚阴，故尤宜用于肾阴不足，虚火上炎，五心烦热，潮热盗汗、遗精等症，且常与知母在退虚热、降火坚阴方面相须为用。阴虚火旺证乃肾中真阴不足者，尚须配伍滋阴药以治本，如《丹溪心法》大补阴丸，以之与熟地黄、龟甲等药同用。一般用量为6～15g。

6. 用于疮疡肿毒、湿疹瘙痒

黄柏既能清热燥湿，又能泻火解毒，用治疮疡肿毒，内服、外用均可，如《外台秘要》黄连解毒汤，以本品配黄芩、黄连、栀子煎服，又如《痈疽神验秘方》二黄散，以本品配大黄为末，醋调外搽；治湿疹瘙痒，可配荆芥、苦参、白鲜皮等煎服；亦可配煅石膏等份为末，外撒或油调搽患处，如《青囊秘传》石黄散。一般用量为6～15g，外用适量。

7. 用于男性精液不化症

男性精液不化症在男性不育中较为多见，主要是肾虚湿热蕴阻下焦，热灼津液，而致精液黏稠不化。临床早期多为湿热下注、熏灼精液，症见尿频尿急、尿黄赤浑浊、阴茎中热灼、阴囊潮湿、舌红苔黄腻等；后期则多以阴虚火旺、热灼精液为主，症见阳事易举、性欲亢奋，伴夜寐梦遗、腰酸膝软、尿不尽或小便滴沥、头晕耳鸣、咽干口燥、五心烦热、舌红少苔等。但无论是由于湿热还是虚热引起的均可使用黄柏，由湿热引起者，黄柏能清热燥湿，由虚热引起者，黄柏能入肾经退虚热以坚阴，故多在辨证处方中加用黄柏6～15g。

8. 用于消渴症

消渴症主要临床表现为多饮、多食、多尿、消瘦等。其病机为内热伤阴、消谷耗津而发病，可见本病的特点是"阴虚热淫"。因此滋阴清热为其主治方法，黄柏既滋阴又清热，用于消渴症常与知母、石斛、麦冬等清热滋阴之品配伍。一般用量为6～15g。

【使用注意】本品苦寒伤胃，脾胃虚寒者忌用。

【古籍摘录】

①《神农本草经》："主五脏肠胃中结热，黄疸，肠痔，止泄利，女子漏下赤白，阴伤蚀疮。"

②《珍珠囊》："黄柏之用有六：泻膀胱火，一也；利小便结，二也；除下焦湿肿，三也；痢疾先见血，四也；脐中痛，五也；补肾不足，壮骨髓，六也。"

③《长沙药解》："黄柏，泄己土之湿热，清乙木之郁蒸，调热利下重，理黄疸、腹满、伤寒。"

【现代研究】本品具有与黄连相似的抗病原微生物作用，对志贺菌属、伤寒杆菌、结核分枝杆菌、金黄色葡萄球菌、溶血性链球菌等多种致病细菌均有抑制作用；对某些皮肤真菌、钩端螺旋体等也有抑制作用；所含药根碱具有与小檗碱相似的正性肌力和抗心律失常作用；黄柏提取物有降压、抗溃疡、镇静、肌松、降血糖及促进小鼠抗体生成等作用。

龙 胆

龙胆最早载于《神农本草经》，其性寒，味苦；归肝、胆经；其基本功效有清热燥湿、泻肝胆火。

【临床应用】

1. 用于清热燥湿

龙胆味苦燥湿，性寒沉降，可引火下行，故其燥湿力强，尤可清下焦湿热。龙胆常与燥湿药，如苦参、黄柏等相伍为用，其功效更著，方如龙胆泻肝汤、当归龙荟丸，用于治疗湿热引起的阴肿阴痒、带下、带状疱疹、湿疹等症。一般用量3～10g。

2. 用于利湿退黄

龙胆其性清利，能导湿下行。《本草图经》曰："古方治疸多用之。"说明龙胆在治疗黄疸时运用广泛。如《太平惠民和剂局方》中龙胆散，龙胆配麦冬、升麻、栀子等治疗热病黄疸之热渴、额上汗出、手足热、小便赤涩。临床还用其配伍茵陈、郁金、地耳草等加强清热燥湿、利胆退黄、行气止痛之功效。一般用量3～10g。

3. 用于清热通淋

《本草求真》曰："龙胆草专入肝、胆，兼入膀胱、肾。"龙胆性寒味苦，又入膀胱经，故亦能清膀胱经湿热，可配伍木通、车前子达清热利尿通淋之功效，治疗小便热涩淋痛。病程短、湿热下注者可采用龙胆合八正散加减，加强其利尿通淋的功效；病程长、湿热阴虚者可用知柏地黄汤合龙胆泻肝汤加减。一般用量 3～10g。

4. 用于清肝明目

龙胆苦寒降泻，入肝经，肝开窍于目，与目关系密切，故龙胆可用于治疗肝火上炎所致目赤肿痛等症。龙胆虽以下行、向内为主，但通过炮制和适当配伍也具有上行、向外的作用趋势。《医学启源》曰："以柴胡为主，酒胆草为使，治眼疾中必用之药也。治黄目赤肿，睛胀，翳肉高起，痛不可忍。"说明酒浸龙胆配伍柴胡治疗风热目赤肿痛、翳肉翳障，能起到清肝明目的功效。一般用量 3～10g。

5. 用于清肝宁肺

龙胆性寒味苦，苦可燥湿，寒能泻热，主入肝经，泻肝火。然肝属木，肺属金，由于肝火过旺，耗灼肺阴，出现干咳、胸胁疼痛、心烦、口苦、目赤，甚或咯血等，均属肝木化火而加剧肺金病证的变化。若肝火不降，则肺金难安。龙胆可清肝宁肺，对于肝木刑金，痰热内蕴之咳嗽者，常以龙胆为主，图其本。如以龙胆为主药，配伍海蛤壳合千金苇茎汤治疗小儿顿咳因肝火犯肺，痰热内壅者疗效显著。一般用量 3～10g。

6. 用于解毒利咽

龙胆除味苦性寒外，《主治秘要》曰其："味苦辛。"辛能散，可消散肿毒。《本草汇言》记载："龙胆治咽喉肿痛。"说明龙胆具有解毒利咽的功效，故可用于治疗咽喉肿痛。如藏药十味龙胆花颗粒就是以龙胆为主药组成，具有疏风清热、解毒利咽、止咳化痰的作用；又如《圣济总录》之龙胆膏，方用龙胆配伍明矾、乳香治疗咽喉肿痛、缠喉风等。一般用量 3～10g。

7. 用于开胃进食

龙胆大剂量使用易伤胃气，但小剂量使用（小于 5g）却能开胃助食。它的这一功用以张锡纯的《医学衷中参西录》说得最详："龙胆草，味苦微酸，为胃家正药。其苦也，能降胃气，坚胃质，其酸也，能补益胃中酸汁，消化饮食。凡胃热气逆，胃汁短少，不能食者，服之可以开胃进食。"基于这一功用，在治疗各类慢性胃炎时，在辨证用药的同时加用小剂量龙胆可收到满意的临床疗效。加用龙胆能短期内减轻胃炎患者的嘈杂、胃脘胀满、食欲不振等临床表现。一般用量 2～5g。

8. 用于实证耳鸣

《本草正》曰："龙胆草，乃足厥阴、少阳之正药，大能泻火，但引以佐使，则诸火皆治。"龙胆苦寒入肝胆经，泻肝胆实火是其主要功效。肝胆相表里，胆经通于耳，足少阳胆经循行于耳周外，耳部外周疾病多由胆经热邪引起。因此，龙胆清其胆经实热而达通窍之效，如《黄帝素问宣明论方》之当归龙荟丸治疗肝胆实火之耳鸣耳聋。一般用量 3～10g。

9. 用于清肠杀虫

《履巉岩本草》曰："龙胆草治酒毒便血，肠风下血。"《神农本草经》亦记载龙胆能"杀蛊毒"，蛊为寄生虫所引起的病症，无湿则虫无以生。苦寒之龙胆可清胃肠湿热，湿热除，蛊毒自平。故龙胆可用于治疗蛔虫攻心、吐清水，其代表方如《太平惠民和剂局方》之贯众散，龙胆配伍贯众、鹤虱、狼毒等共达杀虫止吐之效。一般用量 3～10g。

10. 用于小儿盗汗

《医学衷中参西录》有关于龙胆"味苦微酸"的论述，酸能收，故可敛虚热，治疗热证汗出。《杨氏家藏方》曰："龙胆草为细末，用猪胆汁加温酒少许调服可治疗伤寒汗后盗汗不止或妇人、小儿一切盗汗。"方如龙胆汤。又如《得配本草》曰："配防风，治小儿盗汗……拌猪胆汁，治病后盗汗。"说明龙胆治疗小儿盗汗疗效较好。小儿盗汗以过食甘肥、积滞不化、脾胃郁热夹肝火上蒸迫液外泄的入睡即汗、头汗淋漓多见。龙胆既能清肝火、降胃热，治其本，又因其味酸，能收敛止汗以治其标。一般用量 2～5g。

11. 用于小儿疳积

据《日华子本草》言龙胆能"治客忤、疳气……"及《药品化义》"胆草专泻肝胆之火……惊痫邪气，小儿疳积，凡属肝经热邪为患，用之神妙"的记载，临床在治疗小儿疳积时运用龙胆确有良效。疳积之证虚实夹杂，脾胃虚弱与食滞不化、肝胃郁热兼存，在治疗小儿疳积时选加龙胆一味，不仅能开胃运胃，且能清泄肝胃郁热，一举而两得。有人言龙胆为治疗疳积的要药，其言可信。用量一般以 2～5g 为宜。

12. 用于凉心定惊

《药性论》曰："龙胆草主小儿惊痫入心，壮热骨热，痈肿；治时疾热黄，口疮。"其味苦性寒，苦主泻热，故可用于肝经热盛、热扰心神者。如《小儿药证直诀》中的凉惊丸，龙胆与牛黄、钩藤、黄连等同用，可清肝泻火、开窍凉心，用于治疗小儿高热惊厥、手足抽搐、痰涎壅盛、牙关紧闭等症。一般用量 2～6g。

【使用注意】脾胃寒者不宜用，阴虚津伤者慎用。

【古籍摘要】

①《神农本草经》："主骨间寒热，惊痫邪气，续绝伤，定五脏，杀蛊毒。"

②《珍珠囊》："去目中黄及睛赤肿胀，瘀肉高起，痛不可忍。"

③《药品化义》："胆草专泻肝胆之火，主治目痛颈痛，两胁疼痛，惊痫邪气，小儿疳积，凡属肝经热邪为患，用之神妙。其气味厚重而沉下，善清下焦湿热，若囊痈、便毒、下疳及小便涩滞，男子阳挺肿胀，或光亮出脓，或茎中痒痛，女人因癃作痛，或发痒生疮，以此入龙胆泻肝汤治之，皆苦寒胜热之力也。"

【现代研究】龙胆水浸剂对石膏样毛癣菌、星形奴卡菌等皮肤真菌有不同程度的抑制作用，对钩端螺旋体、铜绿假单胞菌、变形杆菌、伤寒杆菌也有抑制作用；所含龙胆苦苷有抗炎、保肝及抗疟原虫作用；龙胆碱有镇静、肌松作用，大剂量龙胆碱有降压作用，并能抑制心脏、减缓心率；龙胆有抑制抗体生成及健胃作用。

苦 参

苦参最早载于《神农本草经》，其性寒，味苦；归肝、心、胃、大肠、膀胱经；其基本功效有清热燥湿、杀虫止痒、利尿。

【临床应用】

1. 用于湿热泻痢

苦参苦寒之性较强，既能清热燥湿，又兼能利尿，可使湿热之邪外出，故对湿热病证较为有效，且应用较广。治湿热蕴结胃与大肠，下痢脓血，或泄泻腹痛，单用有效，但更宜与黄连等清热燥湿、解毒药，或木香等行气药同用，如《奇方类编》香参丸。一般用量5～15g。

2. 用于湿热黄疸

苦参清热燥湿，可用于湿热黄疸，常配伍茵陈、地耳草、栀子等清热退黄之品；亦可配伍其他清泻湿热、利胆退黄药，如《肘后备急方》用苦参与龙胆、牛胆汁同用。一般用量5～15g。

3. 用于湿热蕴结之小便不利

苦参既能清热，又能利尿，可用治湿热蕴结之小便不利、灼热涩痛，常配石韦、车前子、栀子等药。一般用量 5～15g。

4. 用于湿热带下、阴肿阴痒、湿疹湿疮、皮肤瘙痒、疥癣

苦参既能清热燥湿，又能杀虫止痒，为治湿热所致带下症及某些皮肤病的常用药。若治湿热带下、阴肿阴痒，可配蛇床子、鹤虱等药，煎水熏洗。若治湿疹、湿疮，单用煎水外洗有效，或配黄柏、蛇床子煎水外洗；治皮肤瘙痒，可配皂角、荆芥等药，如《鸡峰普济方》参角丸；若配防风、蝉蜕、荆芥等药，可治风疹瘙痒，如《外科正宗》消风散；若治疥癣，可配花椒煎汤外搽，如《外科证治全书》参椒汤，或配硫黄、枯矾制成软膏外涂。外用适量。

5. 用于止血

苦参炒制后可缓其苦寒之性，又可入血分，《外科大成》之苦参地黄丸即用炒苦参配酒浸地黄，蜂蜜为丸，白滚汤或酒送下，专治湿热下注所致痔疼痛、痔漏出血、肠风或酒毒下血等出血。一般用量 5～15g。

6. 用于丹毒

丹毒又名火丹、天火，载于《素问·至真要大论篇》，因患部皮肤红如涂丹，热如火灼，故名。发无定处者名赤游丹，发于头部者名抱头火丹，发于小腿者名流火。发于上者多为风热化火，发于下者多为湿热化火。治用苦参研粉适量，加浓绿茶汁调成糊状，外敷局部红肿处，每日 2 次。药面用薄膜覆盖以助药力渗透组织，范围根据疮面大小而定，有较好的退热消肿止痛之功。外用适量。

7. 用于哮喘

哮喘多由于痰阻气道，肺失肃降所致，临床治疗一般分为寒哮和热哮两类。苦参尤其适合于治疗哮喘之热证者。热哮多由于素食肥甘厚味酸咸之品，积痰蒸热，上干于肺，阻于气道而成，而苦参则清热燥湿，以解脾之所困，为长久之功而设。常可配伍桑白皮、苦杏仁等清热化痰、降气平喘之品而有快速止哮之功。一般用量 5～15g。

8. 用于癥瘕积聚

《神农本草经》说苦参主"癥瘕积聚"，《圣济总录》之人参丸、千金丸方等均用苦参治久癖块聚、心腹胀满、寒瘀宿滞、饮食不消；破血丸配苦参治妇人腹中血结、月候不调等，取其破腹积聚之功。近年来，国内使用苦参治疗癌症，如上海中医药大学治肺癌之经验方"肺二方"即有苦参；江西中医药大学《中医文摘汇编》之肠癌汤中，以苦参配地黄、诃子、菱角、柿霜等。一般用量 5～15g，对于癌症晚期正气虚弱，脾胃运化无力时不宜使用或小量应用。

9. 用于心律失常

苦参用于心律失常（主要是心房颤动、频发室性早搏、阵发性室上性心动过速）是近几年药理研究证实而运用到临床的。中医学认为，过速性心律失常多由于气阴两虚、热瘀互结所致。因此，加用苦参符合"热者寒之"的辨证用药原则。有临床家认为苦参在治疗心律失常中，剂量的选择十分重要。若用于心律失常的治疗，剂量宜在20～30g，此量虽为常规剂量的2～3倍，但临床应用并未见不良反应。

【使用注意】脾胃虚寒者忌用，反藜芦。

【古籍摘要】

①《神农本草经》："主心腹气结，癥瘕积聚，黄疸，溺有余沥，逐水，除痈肿。"

②《本草纲目》："治肠风泻血，并热痢。"

③《本草正义》："苦参，大苦大寒，退热泄降，荡涤湿火，其功效与芩、连、龙胆皆相近，而苦参之苦愈甚，其燥尤烈，故能杀湿热所生之虫，较之芩、连力量益烈。近人乃不敢以入煎剂，盖不特畏其苦味难服，亦嫌其峻厉而避之也。然毒风恶癞，非此不除，今人但以为洗疮之用，恐未免因噎而废食耳。"

【现代研究】本品对心脏有明显的抑制作用，可使心率减慢，心肌收缩力减弱，心输出量减少；苦参、苦参碱、苦参黄酮均有抗心律失常作用；苦参注射液对乌头碱所致心律失常，作用较快而持久，并有降压作用；其煎剂对结核分枝杆菌、志贺菌属、金黄色葡萄球菌、大肠埃希菌均有抑制作用，对多种皮肤真菌也有抑制作用。还有利尿、抗炎、抗过敏、镇静、平喘、祛痰、升高白细胞、抗肿瘤等作用。

秦 皮

秦皮最早载于《神农本草经》。其性寒，味苦、涩；归肝、大肠、胆经；其基本功效有清热燥湿、收涩止痢、止带、明目。

【临床应用】

1. 用于湿热泻痢、带下

秦皮性味苦寒而收涩，功能清热燥湿、收涩止痢、止带，故可用治湿热泻痢，里急后重，常配白头翁、黄连、黄柏等药，如《伤寒论》白头翁汤；若治湿热下注之带下，可配牡丹皮、当归。一般用量为6~12g。

2. 用于肝热或风热引起的目赤肿痛

目赤肿痛为多种眼部疾病的一个急性症状。古代文献根据发病原因、症状急重和流行性，又称"风热眼""暴风客热""天行赤眼"等。该病多因外感风热时邪侵袭目窍，郁而不宣，或因肝胆火盛，循经上扰，以致经脉闭阻，血壅气滞，骤然发生。临床除目赤肿痛外，可见羞明、流泪、哆多、发热或口苦、烦热、便秘等症，用秦皮治疗目赤肿痛常收到良好效果。如《药性论》曰（此药）"平，主明目，去肝中久热，两目赤肿疼痛，风泪不止……皮一升，水煎，澄清冷，洗赤眼极效。"又如《眼科龙木论》记载："单味秦皮，具有祛风清热、解毒明目作用。若配秦艽、防风等用，可治肝经风热、目赤生翳，如秦皮汤。"《河北中药手册》中也提到"治麦粒肿，大便干燥：秦皮二钱，大黄一钱。水煎服。孕妇忌服"。现代药理研究表明秦皮中的秦皮甲素、秦皮乙素、秦皮苷和秦皮素均具有明显的抗炎镇痛作用。一般用量为6~12g。

3. 用于肝热或风热引起的目生翳膜

目生翳膜，临床主要指黑睛生翳，俗称黑眼生疮症，是外障眼病中常见而又严重的眼病，其致盲率居外障眼病之首。本病多因外感风热伤及黑睛，或风热外邪入里化热，或素有肝经伏火，内外合邪，以致肝胆火炽，上炎于目，灼伤黑睛所致。治疗多以祛风清热、清肝泻火、退翳明目为主。秦皮既能泻肝火，又能明目退翳，可单用煎水洗眼，或配栀子、淡竹叶煎服，往往收到满意疗效。

4. 用于湿热引起的眼赤烂

眼赤烂，临床主要指眼弦赤烂，又名风弦赤烂，多因脾胃湿热，外感风邪所致。其特点是睑缘红赤溃烂，痒痛时作，类似于现代医学之溃疡性睑缘炎。秦皮的主要功效为清热燥湿、收涩明目，临床可单用或与其他药物合用。如来源于《太平圣惠方》卷三十一的秦皮汤洗眼方（以秦皮一两，玉竹一两，甘草一两半，细辛一两，栀子仁一两，苦竹叶两握，印成盐一分）主治眼赤烂及眼痒急赤涩。又如《小儿卫生总微论方》记载的秦皮散（以秦皮、滑石、黄连各等份）治小儿风毒赤眼、痛痒涩皱、多泪羞明。

5. 用于男子不育

北京著名中医男科专家王琦教授善用秦皮治疗男科疾病。王老认为，白头翁汤之用秦皮，清热解毒疗下痢，尽人皆知。然其生精种子之功，却不被今人所道。《名医别录》谓："秦皮，主治男子少精，妇人带下。"《本草纲目》云："治男子少精，益精有子，皆取其涩而补也。"男性不育症的传统认识多责乎肾之阴阳精气不足，虽不止于肾，亦不离于肾。而王老据多年临床实践和认识，明确提出现代男性不育症的主要病机为"肾虚夹湿热瘀毒虫"，病性属"实多虚少"，认为环境污染、生殖系统感染及饮食结构等生活方式的变化，使湿热、痰湿、瘀血的产生机会大大提高。现代药理研究证明，秦皮有抗菌、抗炎和抗过敏作用。故王老认为，感染性、免疫性等湿热瘀毒内蕴之不育症，选用秦皮最为中的。临床常与车前子、丹参等配伍使用，疗效显著。常用量 10～15g，虚证忌之。

【使用注意】 脾胃虚寒者忌用。

【古籍摘要】

①《神农本草经》："除热，目中青翳白膜。"

②《本草纲目》："梣皮，色清气寒，味苦性涩，乃是厥阴肝、少阳胆经药也。故治目病、惊痫，取其平木也；治下痢、崩带，取其收涩也；又能治男子少精、益精有子，皆取其涩而有补也。"

【现代研究】 本品煎剂对金黄色葡萄球菌、大肠埃希菌、福氏志贺菌、宋内志贺菌均有抑制作用；七叶苷对金黄色葡萄球菌、卡他球菌、链球菌、奈瑟球菌有抑制作用；秦皮乙素对卡他双球菌、金黄色葡萄球菌、大肠埃希菌、福氏志贺菌也有抑制作用；所含秦皮乙素、七叶苷及秦皮苷均有抗炎作用；秦皮乙素有镇静、镇咳、祛痰和平喘作用；秦皮苷有利尿、促进尿酸排泄等作用；七叶树苷亦有镇静、祛痰、促进尿酸排泄等作用。

白鲜皮

白鲜皮最早载于《神农本草经》，其性寒，味苦；归脾、胃、膀胱经；其基本功效有清热燥湿、祛风解毒。

【临床应用】

1. 用于湿热疮毒、湿疹、疥癣

白鲜皮性味苦寒，有清热燥湿、泻火解毒、祛风止痒之功。常用治湿热疮毒、肌肤溃烂、黄水淋漓者，可配苍术、苦参、连翘等药；治湿疹、风疹、疥癣，又配苦参、防风、地肤子等药，煎汤内服、外洗。

《药性论》："治一切热毒恶风、风疮疥癣赤烂……"《本草纲目》："白鲜皮气寒善行，味苦性燥，是太阳、阳明经去湿热药也。"白鲜皮为皮肤科常用药物，有内达关节、外行皮肤、清热解毒、除湿止痒之功效，可治疗荨麻疹、扁平疣、足癣、湿疹等慢性、顽固性皮肤病。白鲜皮可治疗妇科常见的外阴及阴道炎症，常以白鲜皮复方煎水熏洗或坐浴的治疗方法以清热燥湿、止痒杀菌。唯用量宜大，最少用至30g方能显效。

尚德俊所编《实用中医外科学》中记载白鲜皮饮组成：白鲜皮15g，金银花、生地黄、赤芍、丹参各15g，黄芩、蝉蜕、当归、苍术、荆芥、防风各8g，甘草6g。方中白鲜皮味苦性寒，归脾、胃经，具有清热解毒、除湿、祛风止痒作用，为君药；金银花、黄芩清热解毒，荆芥、防风、苍术、蝉蜕祛风止痒，上六味药为臣药；热邪波及血分致血热，故皮疹红色，以生地黄、赤芍、丹参凉血活血，当归甘辛性温，补血活血，佐制白鲜皮等苦寒之品，以免伤正，且有扶正祛邪之意，甘草调和诸药。诸药合用，相辅相成，标本兼治，具有清热除湿、祛风止痒的作用，适用于神经性皮炎、湿疹、荨麻疹、玫瑰糠疹、脂溢性皮炎等多种皮肤病。

2. 湿热黄疸，风湿热痹

白鲜皮善清热燥湿，可治湿热蕴蒸之黄疸、尿赤，常配茵陈等药，如《圣济总录》茵陈汤；取其既能清热燥湿，又能祛风通痹，可治风湿热痹、关节红肿热痛者，常配苍术、黄柏、薏苡仁等药。一般用量为10～20g。

【使用注意】 脾胃虚寒者慎用。

【古籍摘录】

①《神农本草经》："主头风，黄疸，咳逆，淋沥，女子阴中肿痛，湿痹死肌，不可屈伸起止行步。"

②《药性论》："治一切热毒风、恶风，风疮、疥癣赤烂……主解热黄、酒黄、急黄、谷黄、劳黄等。"

③《本草纲目》："白鲜皮，气寒善行，味苦性燥，入足太阴、阳明经，去湿热药也。兼入手太阴、阳明，为诸黄、风痹要药。世医止

施之疮科，浅矣！"

【现代研究】本品水浸剂对堇色毛癣菌、同心性毛癣菌、许兰黄癣菌、奥杜盎小芽孢癣菌、铁锈色小芽孢癣菌、羊毛状小芽孢癣菌、腹股沟表皮癣菌、星形奴卡菌等多种致病性真菌有不同程度的抑制作用，并有解热作用；白鲜碱对家兔和豚鼠子宫平滑肌有强力收缩作用，小剂量白鲜碱对离体蛙心有兴奋作用，对离体兔耳血管有明显的收缩作用；本品挥发油在体外有抗癌作用。

第三节　清热解毒药

本类药物性质寒凉，清热之中更长于解毒，具有清解火热毒邪的作用。主要适用于痈肿疮毒、丹毒、温毒发斑、痄腮、咽喉肿痛、热毒下痢、虫蛇咬伤、癌肿、水火烫伤以及其他急性热病等。在临床用药时，应根据各种证候的不同表现及兼证，结合具体药物的特点，有针对性地选择应用，并应根据病情的需要给予相应的配伍。如热毒在血分者，可配伍清热凉血药；火热炽盛者，可配伍清热泻火药；夹有湿邪者，可配伍利湿、燥湿、化湿药；疮痈肿毒、咽喉肿痛者，可配伍活血消肿药或软坚散结药；热毒血痢、里急后重者，可配伍活血行气药等。

本类药物易伤脾胃，中病即止，不可过服。

金银花（忍冬藤）

金银花最早载于《名医别录》，其性寒，味甘；归肺、心、胃经；其基本功效有清热解毒、疏散风热。

【临床应用】

1. 用于痈肿疔疮

金银花甘寒，清热解毒，散痈消肿，为治痈疖肿毒之要药，可用治一切内痈外痈。治疗痈疮初起，红肿热痛者，可单用本品煎服，并用渣敷患处，亦可与皂角刺、穿山甲、白芷配伍，如《妇人大全良方》仙方活命饮；用治疮肿毒，坚硬根深者，常与紫花地丁、蒲公英、野菊花同用，如《医宗金鉴》五味消毒饮；用治肠痈腹痛者，常与当归、地榆、黄芩配伍，如《辨证录》清肠饮；用治肺痈咳吐脓血者，常与鱼腥草、芦根、桃仁等同用，以清肺排脓。一般用量为10～30g。

名老中医白清佐治疗乳痈重用银花白酒散（金银花240g，白酒240g）。白老认为，乳痈者，多为肝胃郁热，气血壅滞，以致乳络阻塞，发为乳痈。其治宜用大剂金银花，可期速效。或者以为用量过大，然在初期毒盛邪实，实非小剂量可以济事也。而且金银花不单清热解毒，其性亦补，为治痈最善之品，白酒温散善走，能引药力直达病所，两味合用，药专剂大力强，对初期乳痈，体质壮实者，内消神速，诚良方也。

2. 用于外感风热、温病初起

金银花甘寒，芳香疏散，善散肺经热邪，透热达表，常与连翘、薄荷、牛蒡子等同用，治疗外感风热或温病初起，身热头痛，咽痛口渴，如《温病条辨》银翘散；金银花善清心、胃热毒，有透营转气之功，配伍水牛角、生地黄、黄连等药，可治热入营血，舌绛神昏，心烦少寐，如《温病条辨》清营汤；若与香薷、厚朴、连翘同用，又可治疗暑温，发热烦渴，头痛无汗，如《温病条辨》新加香薷饮。一般用量为10～15g。

3. 用于咽喉疼痛

金银花清热解毒之力较强，又有利咽、凉血之功。治咽喉肿痛，无论热毒内甚或风热外袭者，均可使用。前者常与解毒利咽药射干、山豆根等同用；后者常与散风热、利咽喉药薄荷、牛蒡子等同用。一般用量为10～15g。

4. 用于热毒血痢

金银花甘寒，有清热解毒、凉血、止痢之效，故常用治热毒痢疾、下利脓血，用于热毒血痢可单用本品浓煎内服，如《惠直堂经验方》忍冬散；亦可与黄芩、黄连、白头翁等药同用，以增强止痢效果，共奏清热解毒、止血止痢之效。一般用量为10～15g。

5. 用于热痹

忍冬藤清热解毒，且藤类有疏通经络功效，故用于热痹最为适宜。凡痹证具有关节红肿灼热者，在治痹方中加入忍冬藤30～120g，常收到满意疗效。为加强疗效，常与桑枝、海桐皮、石膏、青风藤等清热治痹药物同用。

民间常以金银花、生甘草适量，开水浸，作茶饮（俗称金花甘草茶），用于夏季防暑抗温、清热解渴。亦有取金银花、滑石、甘草等药煎水外洗，治疗小儿热疮及痱子等。

【使用注意】脾胃虚寒及气虚疮疡脓清者忌用。

【古籍摘要】

①《本草拾遗》："主热毒、血痢、水痢，浓煎服之。"
②《本草纲目》："一切风湿气及诸肿毒、痈疽、疥癣、杨梅诸恶疮，散热解毒。"
③《本经逢原》："金银花，解毒去脓，泻中有补，痈疽溃后之圣药。但气虚脓清，食少便泻者勿用。"

【现代研究】本品具有广谱抗菌作用，对金黄色葡萄球菌、志贺菌属等致病菌有较强的抑制作用，对钩端螺旋体、流感病毒及致病真菌等多种病原微生物亦有抑制作用；金银花煎剂能促进白细胞的吞噬作用；有明显的抗炎及解热作用。本品有一定降低胆固醇作用。其水及酒浸液对肉瘤180及艾氏腹水癌有明显的细胞毒作用。此外，大量口服对实验性胃溃疡有预防作用。本品对中枢神经有一定的兴奋作用。

▌《 连 翘 》▐

连翘最早载于《神农本草经》，其性微寒，味苦；归肺、心、小肠经；其基本功效有清热解毒、消痈散结、疏散风热。

【临床应用】

1. 用于痈肿疮毒、咽喉肿痛

本品苦寒，主入心经，《珍珠囊》言"连翘之用有三：泻心经客热，一也；去上焦诸热，二也；为疮家圣药，三也"。其既能清心火、解疮毒，又能消散痈肿结聚，故有"疮家圣药"之称。用治痈肿疮毒，常与金银花、蒲公英、野菊花等解毒消肿之品同用，若疮痈红肿未溃，常与穿山甲、皂角刺配伍，如《外科真诠》加减消毒饮；若疮疡脓出、红肿溃烂，常与牡丹皮、天花粉同用，如《疡医大全》连翘解毒汤。治热毒所致的咽喉肿痛，可与清热解毒、利咽之品配伍，如《温病条辨》银翘马勃散，以之与金银花、马勃等药物同用。一般用量10～20g。

2. 用于瘰疬痰核

连翘能消痈散结，《神农本草经》谓："主寒热、鼠瘘、瘰疬、痈肿、恶疮、瘿瘤、结热、蛊毒。"用治痰火郁结之瘰疬痰核，常与夏枯草、浙贝母、玄参、牡蛎等同用，共奏清肝散结、化痰消肿之效，如《医宗金鉴》的海藻玉壶汤。一般用量10～20g。

3. 用于风热外感、温病初起

连翘苦能清泄，寒能清热，入心、肺两经，长于清心火、散上焦风热，常与金银花、薄荷、牛蒡子等同用，治疗风热外感或温病初起，头痛发热、口渴咽痛，如《温病条辨》银翘散。若用连翘心与麦冬、莲子心等配伍，尚可用治温热病热入心包，高热神昏，如《温病条辨》清宫汤；本品又有透热转气之功，与水牛角、生地黄、金银花等同用，还可治疗热入营血之舌绛神昏、烦热斑疹，如《温病条辨》清营汤。一般用量10～15g。

4. 用于热淋涩痛

连翘苦寒通降，兼有清心利尿之功，多与车前子、白茅根、竹叶、木通等药配伍，治疗湿热壅滞所致之小便不利或淋沥涩痛，如《杂病源流犀烛》如圣散。一般用量10～15g。

5. 用于湿热黄疸

连翘味苦、性寒，既可清热邪，又可利水湿，对肝胆之湿热疗效尤著，有很好的退黄作用。临床常与茵陈配伍，其清热作用强于茵陈，而利湿之功不亚于茵陈，故无论阴黄、阳黄皆宜用之。一般用量10～15g。

6. 用于水肿

连翘能行三焦而调水道，外开鬼门，内能洁净府，无论阴水、阳水皆可运用。对于湿热壅滞不通，三焦气机不得宣畅，症见小便不利而黄、口渴等阳肿者，可与五苓散等合用；对于脾肾阳虚水泛之阴水，因水湿久郁而生热，虚实夹杂者，可与真武汤合用。一般用量10～15g。

7. 用于清胃止呕

连翘入胃可清热、利枢机，可使脾升胃降恢复则呕吐自止。小儿食积或成人食积，因食积壅内，从而见低热、腹胀、嗳腐吞酸、恶心呕吐等，连翘善清食积夹热而止呕吐，故保和丸中即有连翘。对胃热呕吐，症见呕吐吞酸、口苦等，常予橘皮竹茹汤加连翘。即使久患呕吐，时作干呕，口燥咽干，似饥而不欲食之胃阴不足者，连翘清热而不伤阴，常与麦冬、玉竹、沙参等养胃阴之品合用。一般用量

10～15g。

【使用注意】脾胃虚寒及气虚脓清者不宜用。

【古籍摘要】《日华子本草》："治疮疖止痛。"

【现代研究】连翘有广谱抗菌作用，抗菌的主要成分为连翘酚及挥发油，对金黄色葡萄球菌、志贺菌属有很强的抑制作用，对其他致病菌、流感病毒以及钩端螺旋体也均有一定的抑制作用；本品有抗炎、解热作用。所含齐墩果酸有强心、利尿及降血压作用；所含维生素P可降低血管通透性及脆性，防止溶血。其煎剂有镇吐和抗肝损伤作用。

大青叶

大青叶最早载于《名医别录》。其性寒，味苦；归心、胃经；其基本功效有清热解毒、凉血消斑。

【临床应用】

1. 用于热入营血，温毒发斑

大青叶苦寒，善解心、胃两经实火热毒，又入血分而能凉血消斑，气血两清，故可用治温热病心胃毒盛，热入营血，气血两燔，高热神昏，发斑发疹，常与水牛角、玄参、栀子等同用，如《医学心悟》犀角大青汤。本品功善清热解毒，若与葛根、连翘等药同用，便能表里同治，故可用于风热表证或温病初起，发热头痛，口渴咽痛等，如清温解毒丸（《中华人民共和国药典》2000年版）。一般用量为10～15g。

冯先波先生治疗皮肤瘙痒多从血热论治，在以犀角地黄汤为主方的基础上加用大青叶增加清热解毒、凉血的功效，临床疗效甚佳。

2. 用于喉痹口疮、痄腮丹毒

大青叶苦寒，既能清心胃实火，又善解瘟疫时毒，有解毒利咽、凉血消肿之效。用治心胃火盛，咽喉肿痛，口舌生疮者，常与生地黄、大黄、升麻同用，如《圣济总录》大青汤；若瘟毒上攻，发热头痛，痄腮，喉痹者，可与金银花、大黄、拳参同用；用治血热毒盛，丹毒红肿者，可用鲜品捣烂外敷，或与蒲公英、紫花地丁、重楼等药配伍使用。

大青叶对于现代医学之急性扁桃体炎、急性咽炎有很好的疗效，不仅能迅速消肿止痛，对于并发的局部淋巴结肿大亦有很好的消除作用。一般用量为 10～15g。

【使用注意】脾胃虚寒者忌用。

【古籍摘要】

①《名医别录》："疗时气头痛，大热，口疮。"

②《本草纲目》："主热毒痢，黄疸，喉痹，丹毒。"

③《本草正》："治瘟疫热毒发斑，风热斑疹，痈疡肿痛，除烦渴，止鼻衄，吐血……凡以热兼毒者，皆宜蓝叶捣汁用之。"

【现代研究】大青叶对金黄色葡萄球菌、溶血性链球菌均有一定抑制作用；大青叶对乙型肝炎表面抗原以及流感病毒亚甲型均有抑制作用。靛玉红有显著的抗白血病作用。

板蓝根

板蓝根最早载于《新修本草》，其性寒，味苦；归心、胃经；其基本功效有清热解毒、凉血、利咽。

【临床应用】

1. 用于外感发热，温病初起，咽喉肿痛

板蓝根苦寒，入心、胃经，善于清解实热火毒，有清热解毒之功，而更以解毒利咽散结见长。用治外感风热或温病初起，发热头痛咽痛，可单味使用，或与金银花、荆芥等疏散风热药同用；若风热上攻，咽喉肿痛，常与玄参、马勃、牛蒡子等同用。

关于板蓝根的运用，贵阳名老中医冯先波先生善用板蓝根治疗咳嗽，无论外感、内伤咳嗽，凡属于热或者夹有热象者恒用之，特别是对慢性咽炎感染后引起的咽痒干咳有较好的疗效。对于这类咳嗽，若单纯只敛肺止咳，虽有一时之效，但停药后必将咳嗽，用板蓝根清热解毒利咽，解决咳嗽之病源，方能收功。在用量上，冯老亦有心得，一般用板蓝根者，多在 10～15g，冯老认为板蓝根性寒无毒，小量运用不能奏效，常用 20g 以上，对于咽痛明显者甚至达 30g，并未见不良反应，而疗效往往 3 剂则咳止。

2. 用于温毒发斑、痄腮、丹毒、痈肿疮毒

板蓝根为苦寒之品，有清热解毒、凉血消肿之功，主治多种瘟疫热毒之证。用治时行温病，温毒发斑，舌绛紫黯者，常与生地黄、紫草、黄芩同用，如《温热经纬》神犀丹；若用治丹毒、痄腮、大头瘟疫，头面红肿，咽喉不利者，常配伍玄参、连翘、牛蒡子等，如《东垣试效方》普济消毒饮。

另外，现代药理研究表明，板蓝根有很好的抗病毒作用，常用于流行性病毒感冒及人类乳头瘤病毒感染引起的疣。对于疣的治疗，常用板蓝根、薏苡仁两味配伍运用，有很好的抗病毒作用，亦可两味做成药粥长期服用。亦可选用板蓝根、马齿苋、木贼、香附、苦参片、白鲜皮等中药，煎汤趁热洗患处，每天2～3次，用于各种疣，可使皮损脱落。一般用量10～20g。

【使用注意】体虚而无实火热毒者忌服，脾胃虚寒者慎用。

【古籍摘要】

①《日华子本草》："治天行热毒。"
②《本草便读》："板蓝根即靛青根，其功用性味与靛青叶同，能入肝胃血分，不过清热、解毒、辟疫、杀虫四者而已。但叶主散，根主降，此又同中之异耳。"
③《分类草药性》："解诸毒恶疮，散毒去火，捣汁或服或涂。"

【现代研究】本品对多种革兰氏阳性菌、革兰氏阴性菌及流感病毒、虫媒病毒、腮腺病毒均有抑制作用。本品可增强免疫功能；有明显的解热效果。本品所含靛玉红有显著的抗白血病作用；板蓝根多糖能降低实验动物血清胆固醇和三酰甘油的含量，并降低丙二醛（MDA）含量，从而证明本品有抗氧化作用。

》》 青 黛 《《

青黛最早载于《药性论》。其性寒，味咸；归肝经；其基本功效有清热解毒、凉血消斑、泻火定惊。

【临床应用】

1. 用于温毒发斑、血热吐衄
青黛寒能清热，咸以入血，故有清热解毒、凉血止血、消斑之效。善治温毒发斑，常与生地黄、生石膏、栀子等药同用，如《通俗伤寒论》青黛石膏汤；若治血热妄行之吐血、衄血，常与生地黄、牡丹皮、白茅根等药同用。

2. 用于咽痛口疮、火毒疮疡

青黛有清热解毒、凉血消肿之效。用治热毒炽盛，咽喉肿痛，喉痹者，常与板蓝根、甘草同用；若口舌生疮，多与冰片同用，撒敷患处；用治火毒疮疡，痄腮肿痛，可与寒水石共研为末，外敷患处，如《普济方》青金散。

中医临床家王海燕治疗肛周湿疹善用青黛。肛周湿疹是一种常见的多发性疾病，属传统医学"肛门顽湿"范畴。病因多为下焦湿热，风湿热邪留滞肛周肌肤，或血虚失养所致，也可见继发于痔或肠道寄生虫者。王氏采用青黛油外敷，疗效显著。方中取青黛燥湿收敛、防腐生肌，外用方法操作简便，疗程短，效果好，无不良反应而使患者易于接受。青黛不溶于水，用水调糊外敷难以起效，外用青黛更适合选用油膏，对糜烂、渗液不多者可用散剂。

3. 用于咳嗽胸痛，痰中带血

青黛咸寒，主清肝火，又泻肺热，且能凉血止血。故主治肝火犯肺，咳嗽胸痛，痰中带血，常与海蛤粉同用，如《卫生鸿宝》黛蛤散。若肺热咳嗽，痰黄而稠者，可配海浮石、瓜蒌仁、川贝母等同用，如《症因脉治》青黛海石丸。

4. 用于暑热惊痫、惊风抽搐

青黛咸寒，善清肝火、祛暑热，有息风止痉之功。用治暑热惊痫，常与甘草、滑石同用，如《宣明论方》碧玉散；用治小儿惊风抽搐，多与钩藤、牛黄等同用，如《小儿药证直诀》凉惊丸。

5. 用于口腔疾病

青黛2g，芦荟6g，共研极细末。此方乃仪征已故名中医孙谨臣家传秘方。功效：消炎解毒，止血定痛。主治牙疳、慢性牙龈炎。如治某患者，右下牙龈红肿溃破月余，稀脓血水不止，疼痛难忍，彻夜不宁，饥不能食。前医用抗生素口服及静脉滴注数日无效。遂将药粉搽敷患处，药与疮面凝固如胶，稀脓血水即止，当日疼痛减轻，可进食稀粥。前后用药5天，肿消痛止。也可用于拔牙后出血不止，亦可收到止血消炎之效。

6. 用于白血病

青黛及其制剂治疗急性早幼粒细胞性白血病和慢性粒细胞性白血病获得成功的病例在1978年已有大量报道，并已研制成功了复方青黛片、复方青黛丸和复方黄黛片等，临床应用更为方便，提高了患者的顺应性。例如，黄世林以复方黄黛片（主要成分为雄黄、青黛）为主治疗急性早幼粒细胞白血病 60 例，坚持用药 1 个月以上，完全缓解率达 98.3%，无明显的骨髓抑制，治疗中无严重的出血及感染，无弥散性血管内凝血发生。治疗组疗效明显高于对照组。

7. 用于肝胆病证

青黛用于肝胆病证，主要取其清泻肝胆郁火之功能。肝藏血，性喜条达，若肝失疏泄，气机内郁化火生风，则可出现中风、头风、胁痛、震颤、眩晕等。青黛可"大泻肝经实火及散肝经郁火"，如此则肝火可清，郁火可散，诸证可愈。如治细菌性肝脓肿，在内服中西药物的同时，配用青黛、乳香、没药、菖蒲、王不留行，共研末，以蛋清调匀后局部外敷能提高疗效。

关于青黛药物的使用，需要注意以下几点。

第一，青黛在临床运用前一定要进行水飞炮制，除去石灰杂质，保证用药安全有效。水飞炮制的具体方法是：先将青黛筛去杂质，置乳钵内加适量清水，混合研细，复注入清水，轻轻搅动，使细粉悬浮，倾入另一容器，待沉淀后，倒去清水，然后将沉淀之粉末倾倒在铺有白纸的筛内晒干，装瓶备用。

第二，鉴于青黛粉细、质轻、易漂浮，且不易溶于水的特性，临床运用时一定要选用丸散剂或胶囊剂，而不入煎剂，用药汁或温开水调服或送服，用量掌握在 1.5～3g 之间，以提高疗效，节省药材。

第三，鉴于青黛成分难溶于水的特性，故在外科疮疡、皮肤病、口腔溃疡及五官科疾病的临床外用时，不管是单方运用或是复方运用都要调制成油膏剂外用或使用散剂，使青黛最大限度地发挥治疗作用。

【使用注意】胃寒者慎用。

【鉴别用药】大青叶为菘蓝叶；板蓝根为菘蓝或马蓝的根；青黛为马蓝、蓼蓝或菘蓝的茎叶经加工制得的粉末。三者大体同出一源，功效亦相近，皆有清热解毒、凉血消斑之作用。相比较而言，大青叶凉血消斑力强；板蓝根解毒利咽效著；青黛清肝定惊功胜。

【古籍摘要】

①《开宝本草》："主解诸药毒，小儿诸热，惊痫发热，天行头痛寒热，煎水研服之。亦摩敷热疮、恶肿、金疮、下血、蛇犬等毒。"

②《本经逢原》："青黛，泻肝胆，散郁火，治温毒发斑及产后热痢下重……"

【现代研究】本品具有抗癌作用，其有效成分靛玉红，对动物移植性肿瘤有中等强度的抑制作用。对金黄色葡萄球菌、炭疽杆菌、志贺菌属、霍乱弧菌均有抗菌作用。靛蓝尚有一定的保肝作用。

鱼腥草

鱼腥草最早载于《名医别录》，其性微寒，味辛；归肺经；通行十二经。其基本功效有清热解毒、消痈排脓、利尿通淋。

【临床应用】

1. 用于肺热咳嗽

鱼腥草主入肺经，寒能泄降，以清解肺热见长，可用于风热、痰热、痰火之肺系咳喘。用治肺热咳嗽，痰黄气急，常与黄芩、贝母、知母等药同用。一般用量 15～30g。

2. 用于风热外感

鱼腥草治疗风热外感，取其味辛入肺经之性也，北京名医印会河教授最为善用。印老认为，风热外感，习有邪在皮毛与重在于肺之分，在典型病例上，确有可分与应分之必要，但在临床多数患者身上，常常是既有邪在皮毛之恶风发热，又有邪重在肺之咳嗽咽痛、鼻塞等。见此，就不能再以皮毛与肺来区分，而是根据病情之相兼互见而遣用桑菊、银翘之合剂。热重或久不能退者，则需加用石膏。

印老早年用鱼腥草、山豆根两药，乃循金银花、连翘两药的药理作用而加以发展者，因多年以来，首都市场金银花、连翘供应困难，故即选取鱼腥草、山豆根两药代金银花、连翘。在使用过程中，又发现鱼腥草、山豆根用了较大量以后，其作用又远远超过了原来的金银花、连翘，通过大量观察患者，其疗效不但不见降低，且在一定程度上是有提高的，效果之快，亦远远超过原来的"银翘散"。一般用量为 30g。

3. 用于肺痨

鱼腥草辛胜气寒，善入肺清痰热，可用于肺痨的治疗。常与马齿苋、百部、獭肝等杀虫抗痨药同用。近年研究鱼腥草有杀痨虫作用，为中药抗痨佳品，在桑菊饮、小陷胸汤、麻杏石甘汤、千金苇茎汤、月华丸、百合固金汤等辨证方中加用亦有良效。一般用量 15～30g。

4. 用于肺痈

肺痈是由于肺叶生疮，形成脓疡的一种疾病。其病因主要是由风热犯肺，或痰热素盛，以致热伤肺阴，蒸液成痰，热壅血瘀，肉腐血败，成痈化脓所致。鱼腥草清热解毒，辛以散结，又具消痈排脓之效，故为治肺痈之要药。《本草经疏》曰："治痰热蕴肺，发为肺痈，吐脓血之要药。"治痰热壅肺，胸痛，咳吐脓臭痰，用此涤痰溃痈、解毒祛瘀，如《滇南本草》以之与天花粉、侧柏叶煎汤服之，治肺痈吐脓、吐血；亦可与千金苇茎汤合用，以增强疗效。一般用量 30～60g，鲜品可倍量运用。

5. 用于热毒疮痈

鱼腥草辛散气寒，善宣肺气合皮毛，能疏泄清泻。《本草纲目》称其："散热毒疮痈。"《日华诸家本草》亦曰："捣敷恶疮。"本品内服可清泄热毒，外敷能消痈散结，治疗痈肿疮毒，内服外用均可。常与蒲公英、野菊花、紫花地丁、重楼、金银花、连翘、穿心莲等同用，亦可于黄连解毒汤、五味消毒饮、普济消毒饮、甘露消毒丹等方中应用，临床用于红、肿、热、痛之阳性痈疽疔疖，其疗效甚佳。一般用量 30～60g，鲜品可倍量运用。

6. 用于痔

鱼腥草清热解毒、消痈排脓，可用于热毒积聚所致肛周红肿作痛者。鱼腥草可攻坚溃疮、解毒消肿，可单用，如《滇南本草》鱼腥草同酒煎服，外用渣熏洗；亦常与野菊花、蒲公英、金银花等同用内服或捣烂外敷。一般用量 30～60g，鲜品可倍量运用。

7. 用于水肿

鱼腥草上能洁水源，开水闸，宣降肺气，通利水道，可用于肾虚水泛，症见腰以上水肿者，可单用水煎服，亦可与五皮饮合用。一般用量 15～30g。

8. 用于湿热淋证

鱼腥草善清热渗泄，具有利尿窍、泄湿热之功，且善清膀胱湿热，可用于热淋、石淋、带下、水肿等症，常与淡竹叶、木通、海金沙、金钱草、车前子、黄柏、苍术、薏苡仁等同用。亦可在八正散、导赤散、龙胆泻肝汤、四妙散等方中应用，其效较佳。一般用量 15～30g，鲜品可倍量运用。

9. 用于食积、泻痢

鱼腥草为气浓味淡之品，有渗湿热、运食滞之功，民间常作为除湿热及健胃消食之品。本品常与薏苡仁、扁豆、白蔻仁、神曲、麦芽、谷芽、鸡内金、山楂等同用；亦可在葛根芩连汤、白头翁汤、保和丸、大安丸等方中应用，对于食滞、泄泻、痢疾等有较好的疗效。一般用量15～30g。

10. 用于皮肤瘾疹

鱼腥草辛腥气浓宣散，能宣肺气合皮毛，可用于外感风热或肠胃湿热客于肌肤之皮肤瘾疹，常与蝉蜕、牛蒡子、薄荷、荆芥、防风、僵蚕、白蒺藜等同用；亦可于消风止痒散、凉血祛风汤等方中应用，有较好的疗效。一般用量15～30g。

【使用注意】本品含挥发油，不宜久煎。虚寒证及阴性疮疡患者忌服。

【古籍摘要】

①《本草纲目》："散热毒痈肿。"
②《本草经疏》："治痰热壅肺，发为肺痈吐脓血之要药。"
③《分类草药性》："治五淋，消水肿，去食积，补虚弱，消膨胀。"

【现代研究】鱼腥草素对金黄色葡萄球菌、肺炎球菌、甲型链球菌、流感杆菌、卡他球菌、伤寒杆菌以及结核分枝杆菌等多种革兰氏阳性及阴性细菌，均有不同程度的抑制作用；其用乙醚提取的非挥发物，还有抗病毒作用。本品能增强白细胞吞噬能力，提高机体免疫力，并有抗炎作用。所含槲皮素及钾盐能扩张肾动脉，增加肾动脉血流量，因而有较强的利尿作用。此外，还有镇痛、止血、促进组织再生和伤口愈合以及镇咳等作用。

》 蒲公英 《

蒲公英最早载于《名医别录》，其性寒，味苦、甘；归肝、胃经；其基本功效有清热解毒、消肿散结、利湿通淋。

【临床应用】

1. 用于清热解毒、散结消痈

蒲公英苦寒清热，是清热解毒之良药，且擅长消散痈肿，临床上广泛用于热毒证，如乳痈、肠痈、疔疮、疖肿、痈肿不散等。《本草正义》说："蒲公英其性清凉，治一切疔疮、痈疡、红肿热毒诸症，可服可敷，颇有应验，而治乳痈乳疖、红肿坚块，尤为捷效。"由此可见，本药为治疗痈疡、疔毒之佳品，尤擅治乳痈。乳痈一症，妇女在哺乳期易于罹患，多系情怀不舒、胃热熏蒸、乳汁不畅，郁结而成。由于乳头属肝，乳房属胃，而蒲公英专入肝、胃两经，具有清热解毒、消肿散结等功用，故对此症效著，"为开手第一药"。

用治疗毒肿痛，常与野菊花、紫花地丁、金银花等药同用，如《医宗金鉴》五味消毒饮；用治肠痈腹痛，常与大黄、牡丹皮、桃仁等同用；用治肺痈吐脓，常与鱼腥草、冬瓜仁、芦根等同用。一般用量 20～60g。

2. 用于清胃止痛、健脾化滞

蒲公英为治疗胃脘痛之善品，《本草衍义补遗》曰其："解食毒，散滞气。"《医林纂要》谓之"补脾和胃，泻火"，《岭南采药录》谓"炙脆存性，酒送服疗胃脘痛"。由于本品味苦清热，能清胃止痛、健脾化滞，故可用于食滞化热、脾胃湿热、肝郁化火及胃火灼盛等所致的胃脘痛。现代临床上，多用本药配合治疗胃溃疡、急慢性胃炎等疾病，如近贤章次公先生常用蒲公英合小建中汤治疗胃溃疡；国医大师何任教授认为蒲公英治疗胃脘痛是一味难得的养胃阴之品。一般用量 10～30g。

3. 用于散结、消瘰疬

瘰疬是发生于颈部淋巴结的慢性感染性疾病，多因肝郁化火，气滞伤脾，脾失健运，痰湿内生，火毒内蕴，结于颈项所致。蒲公英清热解毒、化湿散结，常与夏枯草、牡蛎、贝母等配伍治疗瘰疬痰核，效果明显。一般用量 10～30g。

4. 用于清化湿热、利尿通淋

蒲公英具有清化湿热、利尿通淋功效，可治淋证。《滇南本草》云："止小便血，治五淋癃闭，利膀胱。"淋证初起，多因湿热蕴结膀胱而致，症见小便频数、短涩、淋沥刺痛、欲出未尽等。《诸病源候论》说："热淋者，三焦有热，气搏入肾，流入于胞而成淋也，其状小便赤涩。"而蒲公英可以清膀胱之湿热，并有利尿作用，使湿热随小便而去。临床上多用于治疗急性尿路感染，属湿热瘀结膀胱者。若湿热下注，尿液煎熬成石，即尿路结石者，常合金钱草、海金沙、鸡内金等排石消坚药物，每可奏效。另外，亦能治湿热下注之带下病。一般用量 10～30g。

5. 用于清肝泻火、利胆退黄

肝开窍于目,肝火旺则目赤肿痛,而蒲公英善清肝泻火,用于治疗肝火上炎之目赤肿痛及赤脉络目或胬肉遮睛等症,既可内服,又可用蒲公英、野菊花各 30g,水煎熏洗患眼,取效甚捷。故前人有"使从皆知其能治眼疾,则天下无瞽目之人矣"之说。本品除清肝泻火外,还有疏肝达郁、利胆退黄之功。前人云:"凡肝寒而郁者,宜用桂枝,肝热宜用蒲公英,临证不可误也。"目前临床上多用本药治疗肝经郁热之肝炎、黄疸、胆囊炎、胆石症等疾病。一般用量 10～30g。

6. 用于凉血止血、排脓治痢

痢疾好发于夏秋之交,多因湿热积滞蕴结肠中,阻遏气血运行,化为脓血下注所致。而蒲公英苦寒能凉血止血,善清肠中血分之热,且解肠中毒邪,又有缓下作用,可解除下痢后重,解毒排脓。现代药理研究证实:蒲公英对志贺菌属、伤寒杆菌等有一定的杀灭作用。临床上多用于湿热痢初起,症见下痢红白如脓、后重不爽、肛门灼热者,疗效明显。一般用量 10～30g。

7. 用于清热缓泻、解便秘

肠胃积热或肠燥热,耗伤津液,津失输布,不能下润大肠,则致大便干燥,排便困难。《六科准绳》说热秘是由大肠燥热而致。而蒲公英苦甘性寒,入胃经,能清热化滞、缓泻通便而不伤胃,对治疗热秘疗效确切,然其用量成年人必须用 50g 以上方有佳效。

8. 用于补肾益精、强筋壮骨

蒲公英味甘,具有补肾益精、强筋壮骨之功能。《本草纲目》称其能"乌须发,壮筋骨"。《随息居饮食谱》谓其能"舒筋固齿,通乳益精"。由于腰为肾之府,腰痛与肾的关系最为密切,《素问·脉要精微论篇》曰:"腰者,肾之府,转摇不能,肾将惫矣。"所以临床上多用于腰病属肾虚者。近代用本品治疗风湿性关节炎有肾虚症状者,颇具效验。一般用量 10～30g。

9. 用于虫蛇咬伤

蒲公英是应用甚广,且行之有效的中药,《本草新编》说:"蒲公英至贱而有大功,惜世人不知用之。"它不仅能用于以上各病证,亦可治疗毒蛇咬伤及刀斧所伤。《本草纲目拾遗》说其能"疗一切毒虫蛇伤"。临床可与重楼等清热解毒之品合用,可内服,亦可外敷。

【使用注意】用量过大，可致缓泻。

【古籍摘要】

①《新修本草》："主妇人乳痈肿。"
②《本草备要》："专治痈肿、疔毒，亦为通淋妙品。"

【现代研究】本品煎剂或浸剂，对金黄色葡萄球菌、溶血性链球菌及卡他球菌有较强的抑制作用，对肺炎球菌、脑膜炎球菌、白喉棒状杆菌、福氏志贺菌、铜绿假单胞菌及钩端螺旋体等也有一定的抑制作用，和 TMP（磺胺增效剂）之间有增效作用。尚有利胆、保肝、抗内毒素及利尿作用，其利胆效果较茵陈煎剂更为显著。蒲公英地上部分水提取物能活化巨噬细胞，有抗肿瘤作用。体外试验提示本品能激发机体免疫功能。

土茯苓

土茯苓最早载于《本草纲目》，其性平，味淡、甘；归肝、胃经；其基本功效有解毒、除湿、通利关节。

【临床应用】

1. 用于无名高热

所谓无名高热，是指经现代医学详尽检查仍不能明确其发热原因，并经抗生素治疗效果不佳者。此类患者往往病程较长，临床用药较杂。中医认为，无名高热乃邪热炽盛之表现，之所以久治不愈，往往与邪热夹湿有关。湿性重浊，与热相合，蕴蒸不化，胶着难解而恋于气血，而土茯苓清热祛湿，符合无名高热的病因病机。因此，在辨证方中可加用土茯苓清热利湿解毒治无名高热。一般用量为 15～30g。

2. 用于杨梅毒疮、肢体拘挛

李时珍认为杨梅毒疮为湿热之邪积蓄已深，发为毒疮，遂致互相传染。而土茯苓甘淡，解毒利湿，通利关节，又兼解汞毒，故对梅毒或因梅毒服汞剂中毒而致肢体拘挛、筋骨疼痛者疗效尤佳，为治梅毒的要药。可单用本品水煎服，如《景岳全书》土萆薢汤，也可与金银花、白鲜皮、威灵仙、甘草同用；若因服汞剂中毒而致肢体拘挛者，常与薏苡仁、防风、木瓜等配伍，如《本草纲目》搜风解毒汤。现代亦常用土茯苓治疗各种性病、梅毒等。一般用量为 30～60g。

3. 用于痈肿疮毒、瘰疬

土茯苓清热解毒，兼可消肿散结，如《滇南本草》以本品研为细末，好醋调敷，治疗痈疮红肿溃烂；《积德堂经验方》将本品切片或为末，水煎服或入粥内食之，治疗瘰疬溃烂；亦常与苍术、黄柏、苦参等药配伍同用。一般用量为 30～60g。

4. 用于久泻

久泻责之脾虚湿盛。其病往往由实致虚，因虚感实，虚实错杂，相因为患，遂成顽疾。土茯苓具健脾利湿之功，"为阳明本药，能健脾胃"，因此，临床常合真人养脏汤加减治疗慢性泄泻，标本兼顾，扶正不助邪，清利而不伤正，闭门而不留寇，较全面地照顾了慢性泄泻时虚实错杂、相因为患的多种病理改变，改变了真人养脏汤原方只扶正不祛邪，补涩有余、清利不足之弊端。一般用量为 15～30g。

5. 用于淋证

《诸病源候论》提出："诸淋者，由肾虚而膀胱热故也。"湿热蕴结下焦是淋证的主要病理基础，湿为黏腻之邪，与热纠结，久羁难消。土茯苓为除湿泄热解毒之要药，故适合于淋证的治疗。当代名医班秀文教授指出淋证虽有寒、热、虚、实之分，治之有温、清、补、泻之别，但淋证任何类型均夹有秽浊之邪，蕴结于下焦。土茯苓甘淡，甘则能健脾养胃、调和营卫，淡则能渗湿除毒而利关节，用之既能利水通淋、解毒杀虫，又不损伤正气，是治淋的最好药物，临床常用于急性淋病、尿路感染、前列腺炎等疾病。但用量需 30～60g，功效始显。

6. 用于痹证

《素问》曰："风寒湿三气杂至合而为痹也。"其中湿邪留著关节在痹证的发展中起了重要作用。痹证中医临床辨证多以湿邪为患，唯风寒热易散，湿邪难化，湿邪贯穿疾病的始终，这是由湿邪的性质及致病特点所致。湿邪重浊黏滞，难于化解，留滞经络关节，则阳气布达受碍，闭阻气血，故可见肌肤不仁、关节重着疼痛等；湿邪为病多缠绵难愈，病程较长或反复发作。故化湿治疗在痹证治疗中占有重要的地位，湿邪既去则风无所留，寒无所依，热无所引。土茯苓"健脾胃，强筋骨，祛风湿，利关节……治拘挛骨痛"，配合薏苡仁、苍术、忍冬藤、防己等除湿通络之品，对湿热痹证有良效。

对于现代医学之痛风亦有佳效，国医大师朱良春认为："此乃嘌呤代谢紊乱所引起，中医认为系湿浊瘀阻、停着经隧而致骨节肿痛、时流脂膏之证，应予搜剔湿热蕴毒，故取土茯苓健胃、祛风湿之功。脾胃健则营卫从，风湿去则筋骨利。"朱老治疗此症，恒以土茯苓为主药，配用萆薢加强清热化湿之效，屡有效验。但用量需 30～60g。

7. 用于肾风水肿

肾风水肿多指现代医学的急慢性肾炎等，其病之成，多系外邪侵袭肺卫，肺失宣降，通调失职，水溢肌肤，而在疾病的整个过程中，湿热之邪始终存在，清热利湿应是治疗本病的基本治则。土茯苓淡渗利湿、消肿利水，临床常与白茅根、茯苓等渗湿利水之品同用。

国医大师任继学教授善用土茯苓治疗肾炎蛋白尿，认为土茯苓为治肾风湿毒要药，能通经透络、解毒除湿，既能渗利湿浊之邪，又能正化湿浊而使之归清，则湿渗、浊清、毒解，精微固藏，尿蛋白自可消除。任老治疗肾风常重用土茯苓至 200g 为君，长期大剂量服用并未见不良反应。

对于慢性肾功能衰竭者，亦可在辨证方中加用土茯苓化浊解毒，而且还可与大黄、附子等煎汤保留灌肠，对于肠道毒物的清除有很好的疗效，能降低氮质血症，延缓肾功能恶化，有些透析患者可以减少透析频率甚至无需透析，其疗效值得进一步研究。

8. 用于多寐

多寐一症，多与脾虚湿困有关，故治疗每以健脾益气、利湿醒神立法。土茯苓具健脾利湿之功，服之"健行不睡"，临证时常配佩兰、苍术、藿香、半夏、砂仁等。推而广之，大凡临床上只要疾病过程中出现倦怠嗜卧、精神萎靡等属于湿邪困阻者，均可在辨证方中加上土茯苓。一般用量为 15～30g。

9. 用于头痛

土茯苓治头痛，历代本草所言甚少，现代中药教材亦未论。但头痛一症，病因繁杂，虽风寒、肝阳之证为多，但痰浊、湿热者亦不少，现代人醇酒厚味、膏粱美食，多致痰浊湿热内蕴之头痛，土茯苓健脾除湿泄热，并可祛风湿而止痹痛，用土茯苓治疗正为恰当。

《外科正宗·卷之三》记载，治头痛在辨证论治的基础上加土茯苓 30g 有效。国医大师朱良春在《朱良春用药经验集·土茯苓治头痛疗痛风》中指出："土茯苓所主之头痛，乃湿热蕴结，浊邪害清，清窍不利而作痛，若延之日久，经脉痹闭，则痛势甚烈，斯时祛风通络之剂难缓其苦，惟有利湿泄热，祛其主因，配合祛风通络之品，始可奏功，一般每日用 60～120g，随症配伍，多可获效。"余国俊在《我的中医之路》中单用土茯苓 120g 煎服或泡水代茶饮治疗头痛，亦取得理想效果。

对于脑外伤后综合征亦可应用，此病多属中医瘀血头痛范畴，血瘀脑络，气血不通是其主要病机，病久者尚可兼夹虚证。古今文献中虽未见土茯苓治疗瘀血的记载，然"血不利，则为水"，土茯苓功专除湿、利关节，又能"治拘挛骨痛"（《本草纲目》），取其除湿止痛之效配以活血理气之品验于临床，有较好的祛瘀止痛作用。

四川名老中医余国俊先生善用土茯苓治疗头痛。土茯苓首载于《本草纲目》，未言其治头痛，而后的中医学著作亦未言其治头痛。若此解毒清热、健脾除湿之药，重用120g何以能止痛？余老百思不解，便重温清·徐灵胎关于"药性专长"的一段妙论："凡药性有专长，此在可解不可解之间，虽圣人亦必试验而后知之。如菟丝子之主面鼾黑，亦其一端也。以其辛散耶？则辛散之药甚多，以其滑泽耶？则滑泽之药亦甚多，何以他药皆不能去，而菟丝能之？"徐氏由此而推论药性之专长曰："但显其形质气味者，可以推测而知，而深藏于性中者，不可以常理求之……药中如此者极多，可以类推。"故临证者除了熟悉药物的四气五味、升降浮沉、归经及常规用法之外，还应掌握药物的特殊专长与优势，便于出奇兵而奏绝功。

10. 用于湿热带下

土茯苓甘淡渗利，解毒利湿，故可用于湿热引起的带下，症见带下量多、色黄质稠、腥臭等。《滇南本草》单用本品水煎服，治疗阴痒带下。贵阳名老中医冯先波善用土茯苓治疗湿热带下，常在四妙散中加土茯苓50g，疗效甚佳。亦可用本品配合蛇床子、苦参、百部等煎水熏洗外阴。

11. 用于皮肤瘙痒

皮肤疾病常与风、湿、热、毒等密切相关。而湿疹、牛皮癣（神经性皮炎）等皮肤顽疾，与湿邪关系尤为密切。故祛湿解毒是治疗这些皮肤疾病的重要环节。土茯苓既可化湿邪，又可解毒杀虫，常与生地黄、赤芍、地肤子、白鲜皮、茵陈等凉血止痒之品配伍。

现代名医李可在《李可老中医急危重症疑难病经验专辑·乌蛇荣皮汤皮科治验录》中用土茯苓120g，煎汤代水煎药，谓"对重症湿疹，确有覆杯而愈之效"。验之临床，对治疗顽固性湿疹属于湿热内盛者有良效。另外，亦可配合苦参、蛇床子、百部等外洗患处。

【使用注意】 肝肾阴虚者慎服。服药时忌茶。

【古籍摘要】

①《本草纲目》："健脾胃，强筋骨，去风湿，利关节，止泄泻。治拘挛骨痛，恶疮痈肿。解汞粉、银朱毒。"

②《本草备要》："治杨梅疮毒，瘰疬疮肿。"

③《本草正义》："土茯苓，利湿去热，能入络，搜剔湿热之蕴毒。其解水银、轻粉毒者，彼以升提收毒上行，而此以渗利下导为务，故专治杨梅毒疮，深入百络，关节疼痛，甚至腐烂，又毒火上行，咽喉痛溃，一切恶症。"

【现代研究】 本品所含落新妇苷有明显的利尿、镇痛作用；对金黄色葡萄球菌、溶血性链球菌、大肠埃希菌、铜绿假单胞菌、伤寒杆菌、福氏志贺菌、白喉棒状杆菌和炭疽杆菌均有抑制作用；对大鼠肝癌及移植性肿瘤有一定抑制作用；经动物实验推断：本品可通过影响 T 淋巴细胞释放淋巴因子的炎症过程而选择性地抑制细胞免疫反应；此外，尚能缓解汞中毒，明显拮抗棉酚毒性。

射 干

射干最早载于《神农本草经》。其性寒，味苦；归肺经；其基本功效有清热解毒、消痰、利咽。

【临床应用】

1. 用于咽喉肿痛

射干苦寒泄降，清热解毒，主入肺经，既善清肺泻火、利咽消肿，又有清肺祛痰之功，为治咽喉肿痛常用之品，尤宜于热毒或肺热兼见痰浊阻滞者。《滇南本草》："治咽喉肿痛，咽闭喉风，乳蛾，疟腮红肿，牙根肿烂，攻散疮痈一切热毒等症。"《本草纲目》亦说："射干，能降火，故古方治喉痹咽痛为要药。"治热毒壅盛、痰火郁结之咽喉肿痛，可单用，亦可与解毒利咽之品配伍，如《圣济总录》射干汤，以之与升麻、马勃同用；或与桔梗、甘草等同用。若治外感风热，咽痛音哑，常与发散风热药牛蒡子、连翘、蝉蜕同用。一般用量为 6～10g。

2. 用于痰盛咳喘

射干善清肺火，降气消痰，以平喘止咳，常用于痰壅咳喘。《神农本草经》：“主咳逆上气，喉痹咽痛，不得消息，散结气，腹中邪逆，食饮大热。”治肺热咳喘，痰稠色黄，常与清肺化痰之品配伍，如《痧胀玉衡》射干兜铃汤，以之与桑白皮、马兜铃、桔梗等药同用；若与麻黄、细辛、生姜、半夏等药配伍，则可治疗寒痰咳喘，痰多清稀，如《金匮要略》射干麻黄汤。一般用量为6～10g。

3. 用于腹中瘕结痃癖

对腹中积痰瘀血结成癖块痃瘕（包括肝脾大）等症，可用本品散血消痰、开结消积。常配合鳖甲、莪术、穿山甲、牡蛎、枳实等活血散结行气药物。一般用量为6～10g。

4. 用于乳痈

射干清热解毒，用于热毒瘀滞所致的乳房红肿疼痛者，用此解毒消肿，如《永类钤方》以此同萱草捣烂取汁，加鸡子白服，治乳痈初起。一般用量为6～10g。

【使用注意】本品苦寒，脾虚便溏者不宜使用。孕妇忌用或慎用。

【古籍摘要】

①《神农本草经》：“主咳逆上气，喉痹咽痛，不得消息，散结气，腹中邪逆，食饮大热。”

②《滇南本草》：“治咽喉肿痛、咽闭喉风、乳蛾、疟腮红肿、牙根肿烂，攻散疮痈一切热毒等症。”

【现代研究】射干对常见致病性真菌有较强的抑制作用；对外感及咽喉疾患中的某些病毒（腺病毒、$ECHO_{11}$）也有抑制作用；有抗炎、解热及止痛作用；尚有明显的利尿作用。

◀◀ 白头翁 ▶▶

白头翁最早载于《神农本草经》，其性寒，味苦；归大肠、胃经；其基本功效有清热解毒、凉血止痢。

【临床应用】

1. 用于热毒痢疾

白头翁苦寒降泄，清热解毒，凉血止痢，尤善于清胃肠湿热及血分热毒。《药性论》：“止腹痛及赤毒痢。”故为治热毒痢疾之良药。用治热痢腹痛，里急后重，下痢脓血，可单用，或配伍黄连、黄柏、秦皮同用，如《伤寒论》白头翁汤；若为赤痢下血，日久不愈，腹内冷痛，则以本品与阿胶、干姜、赤石脂等药同用，亦如《备急千金要方》白头翁汤；若小儿热毒下痢者，常与黄连、石榴皮合用，如《太平圣惠方》白头翁散。一般用量 10～15g。或以 30～60g 煎成 100mL，保留灌肠。

2. 用于疮痈肿毒

白头翁苦寒，主入阳明，有解毒、凉血消肿之功，用于热盛疮痈肿痛，可取鲜品捣敷或捣汁外涂，或单味煎服；可与蒲公英、连翘等清热解毒、消痈散结药同用，以治疗痄腮、疮痈肿痛等症。一般用量 10～15g。

3. 用于瘰疬

气郁所致瘰疬者，白头翁能解郁行滞、豁痰散结，如《本草汇言》以此同当归、牡丹皮、半夏共末，白汤调下，治疗瘰疬。

4. 用于崩漏、便血

白头翁入肝，有凉血止血之效，适用于血热妄行之出血证。治血热崩漏下血，可用鲜品捣汁内服；或与凉血止血药配伍，如茜草炭、苎麻根等同用。治大肠湿热便血、痔出血等，可单用，亦可与凉血止血药地榆、槐花等同用。一般用量 10～15g。鲜品用量加倍。

5. 用于湿热带下

带下病的主要病因与湿邪有关，故前人有"诸带不离湿"之说，又如《傅青主女科》："带下俱是湿证。"白头翁汤能清热祛湿，据现代药理研究，其还具有杀灭多种病原体的作用，因此常用来治疗带下病见带下量多、色黄、阴部湿痒溃烂、口渴等属肝经湿热者。一般用量 10～15g。

四川名医余国俊先生及山东名医张志远教授均善用白头翁汤治疗带下，乃方中主药白头翁能清肝经湿热故也，验之临床确有疗效。

6. 用于清肝宁心

肝火为病，或因情志不遂，肝郁化火，或因外感邪热郁伏肝经。火热属阳邪，善动不居，上扰心神则心悸不宁、心烦不安、脉数或结等。此时应用白头翁清热泻火、疏发肝气，对消除病灶，改善心烦不安等疗效俱佳，火去则心神安宁。临床常用白头翁配伍黄连、苦参、秦皮等，加入对证方中取效。一般用量 10～15g。

7. 用于清肝息风

肝火易动，动则生风，如眩晕、肢体震颤、痉挛抽搐等，白头翁清肝泻火，故又能息风止痉。《伤寒来苏集》曰："白头翁临风偏静，长于驱风。"清肝、驱风即所谓息风止痉。临床震颤、挛急诸症，如中风后肢体震颤抽搐，用白头翁加入对证方中，效果较好；对于肝火偏旺，肝风内动之肢体震颤、抽搐、挛急，常配白芍、当归、栀子、秦皮、蝉蜕等以清肝泻火、息风止痉。一般用量 10～15g。

【使用注意】 虚寒泻痢者忌服。

【古籍摘要】

①《神农本草经》："主温疟狂易寒热，癥瘕积聚，瘿气，逐血止痛，金疮。"

②《药性论》："止腹痛及赤毒痢，治齿痛，主项下瘰疬。"

③《本草汇言》："凉血，消瘀，解湿毒。"

【现代研究】 白头翁鲜汁、煎剂、乙醇提取物在体外对金黄色葡萄球菌、铜绿假单胞菌、志贺菌属、枯草杆菌、伤寒杆菌、沙门杆菌以及一些皮肤真菌等，均具有明显的抑制作用。本品煎剂及所含皂苷有明显的抗阿米巴原虫作用。本品对阴道滴虫有明显的杀灭作用；对流感病毒也有轻度抑制作用。另外，尚具有一定的镇静、镇痛及抗惊厥作用，其地上部分具有强心作用。

◀▏ 贯 众 ▕▶

贯众最早载于《神农本草经》。其性微寒，味苦，有小毒；归肝、胃经；其基本功效有清热凉血、止血、杀虫。

【临床应用】

1. 用于风热感冒、温毒发斑

贯众苦寒，既能清气分之实热，又能解血分之热毒，凡温热毒邪所致之证皆可用之，常与黄连、甘草等同用，如《普济方》贯众散。单用本品或配桑叶、金银花等可防治风热感冒；若与板蓝根、大青叶、紫草等药配伍，又可用于痄腮、温毒发斑、发疹等病证。一般用量为 10～15g。

2. 用于血热出血

贯众味苦性微寒，主入肝经，有凉血止血之功，主治血热所致之衄血、吐血、便血、崩漏等症，尤善治崩漏下血。如《本草图经》治衄血，可单味药研末调服；若与黄连为伍，研末糯米饮调服，可治吐血，如《圣济总录》贯众散；治便血可配伍侧柏叶；治崩漏下血可与五灵脂同用。一般用量为10~15g。

余跟随全国名老中医刘尚义教授临证，刘老善用贯众治疗血尿。刘老认为，贯众味苦，性微寒，具有凉血止血等功效，是治疗风热感冒、湿热斑疹、吐血、便血及崩漏等疾病的常用药。刘尚义教授以贯众为主组方治疗急、慢性肾炎血尿，取得了满意的疗效。

中医学认为"血尿"有虚实之不同。实证多因外感风热，湿热主盛，热毒内侵脾肾，或因瘀血阻滞化火而成；虚证多因阴虚火旺，迫血妄行，或邪毒入侵后迁延不愈，久病入络，血脉瘀阻，血行不畅，血不循经所致。大量临床实践证明，肾炎血尿多以阴虚内热、脾肾气虚为本，邪毒阻滞为标，刘老认为无论是实热还是虚火，最终皆与热毒有关，毒邪内侵，热迫血行，症见头面、四肢水肿，尿少色赤，或发热恶风，舌质红，苔薄黄或黄腻，脉数。针对其病机，治以清热化湿、凉血解毒、利水消肿、滋补脾肾为法，重用贯众，适当配伍一些治疗兼证的药物如虎杖、土茯苓、白花蛇舌草、墨旱莲、女贞子、玉竹、生地黄、车前子、白茅根、泽泻等，多数患者用药后症状大大改善或消失，屡验屡效。

3. 用于虫疾

本品有杀虫之功，用于驱杀绦虫、钩虫、蛲虫、蛔虫等多种肠道寄生虫。可与驱虫药配伍使用。

辽宁已故名老中医王钟贤善用生贯众粉治疗钩虫病，并获得满意疗效。《神农本草经》载有"贯众杀三虫"，但未指出具体用法。王老曾试水煎剂治钩虫病，但阴转率极低。经过不断探索比较，并用动物饲以生贯众粉进行试验，未发现毒性反应，但阴转率明显提高。王老临床以生贯众粉10g，日2次吞服，用于钩虫病患者，收到了满意疗效。

【**使用注意**】本品有小毒，用量不宜过大。服用本品时忌油腻。脾胃虚寒者及孕妇慎用。

【**古籍摘要**】

①《神农本草经》："主腹中邪热气、诸毒，杀三虫。"

②《名医别录》："去寸白，破癥瘕，除头风，止金疮。"

③《本草纲目》："治下血、崩中、带下、产后血气胀痛、斑疹

毒、漆毒、骨鲠。"

【现代研究】本品所含绵马酸、黄绵马酸有较强的驱虫作用，对绦虫有强烈毒性，可使绦虫麻痹而排出，也有驱除绦虫、蛔虫等寄生虫的作用。实验证明本品可强烈抑制流感病毒，对腺病毒、脊髓灰质炎病毒、乙脑病毒等亦有较强的抗病毒作用。外用有止血、镇痛、消炎作用。其煎剂及提取物对家兔子宫有显著的兴奋作用。绵马素有毒，能麻痹随意肌，对胃肠道有刺激，引起视网膜血管痉挛及伤害视神经，中毒时引起中枢神经系统障碍，症见震颤、惊厥乃至延脑麻痹。绵马素一般在肠道不吸收，但肠中有过多脂肪时，可促进其吸收而致中毒。

败酱草

败酱草最早载于《神农本草经》。其性微寒，味苦、辛；归肝、胃、大肠经；其基本功效有清热解毒、消痈排脓、祛瘀止痛。

【临床应用】

1. 用于肠痈、肺痈、痈肿疮毒

败酱草辛散苦泄寒凉，既可清热解毒，又可消痈排脓，且能活血止痛，故为治疗肠痈腹痛的首选药物。用治肠痈初起，腹痛便秘、未化脓者，常与金银花、蒲公英、牡丹皮、桃仁等同用；若治肠痈脓已成者，常与薏苡仁、附子同用，如《金匮要略》薏苡附子败酱散。本品还可用治肺痈咳吐脓血者，常与鱼腥草、芦根、桔梗等同用。若治痈肿疮毒，无论已溃、未溃皆可用之，常与金银花、连翘等药配伍，并可以鲜品捣烂外敷，均奏效。一般用量为 10～30g。

2. 用于产后瘀阻腹痛

败酱草辛散行滞，有破血行瘀、通经止痛之功。如《卫生易简方》单用本品煎服，或与五灵脂、香附、当归等药配伍，用于治疗产后瘀阻，腹中刺痛。

著名中医学家沈中理治疗经行腹痛善用败酱草。用于属热因痛经，多因肝郁气滞，郁而化火化热，以致火郁血热，阻于冲任二脉而作痛者。实证者，多见经前或经期少腹胀痛，伴有乳房胀痛，或乳头痛，苔薄、脉沉弦，治以和血疏肝、理气止痛法，采用逍遥散合金铃子散加败酱草。虚证者，多见经行腹痛绵绵，或经后腹痛不止，舌质暗红，脉弦细带数，治以养血疏肝、清热止痛法，采用红酱金灵四物汤，药用四物汤加大血藤、败酱草、川楝子、五灵脂、乳香、没药等十味。上述两方之止痛特点在于败酱草，李时珍曾说："败酱草治血气心腹痛……古人妇人科皆用之，乃易得之物，而后人不知用，盖未遇识者耳。"再配以大血藤之清热消肿，五灵脂之散瘀止痛，用于治疗热因痛经有明显的疗效。

3. 用于男性精液不液化症

精液不液化是指射入女方阴道的精液不液化，始终成胶冻状或团块状，在实验室中是指离体精液在室温下或 37℃ 水浴温箱中 60min 不液化或仍含有不液化的凝块，这是导致男性不育症的常见病因。中医认为，本病多因阴虚火旺、湿热蕴结、痰浊阻滞等所致，属中医"精浊"范围。在治疗精液不液化时，重用败酱草 30～60g，主要用于湿热蕴结型。此症表现为精液外观大部分为黄稠状凝块，有腥味。重用败酱草清热解毒、行瘀散结，使精液液化。有报道败酱草有降低神经系统兴奋的作用，解除前列腺局部肌肉血管痉挛，增加前列腺分泌，奏清热利湿、分清泌浊之功。既消除前列腺炎症，促进其血运以利炎症吸收，又改善精液质量，以达治疗目的。

4. 用于前列腺增生症

前列腺增生症，多因年迈体弱，气血亏虚，肾阳衰惫，腐血败精瘀阻膀胱久致腺体增生，州都气化失司所致。本病渐有年轻化趋势。治当补益肾阳、祛瘀通浊为要。《本草正义》谓败酱草："此草有陈腐气，故以败酱得名。能清热泄结，利水消肿，破瘀排脓。"笔者在治疗前列腺增生症时，重用败酱草 30g 以上，取其腥臭陈腐直趋下焦，入肝经达阴器，能破瘀消肿，能通浊祛败精，去故生新而窍道畅利。

5. 用于制胃酸

中医临床家邵冬珊临床体会，败酱草为一制胃酸良药。泛酸或吐酸为临床常见症状，脾胃肠病证中或以其为主症，或为胃痛、胁痛、呕吐之兼症。夫酸者，肝木之性也，吐酸多与肝、胃相关，且有寒、热之别，《证治汇补·吞酸》云："大凡积滞中焦，久郁成热，则本从火化，因而作酸者，酸之热也；若客寒犯胃，顷刻成酸，本无郁热，因寒所化者，酸之寒也。"但吐酸总以热证多见。故无论病之寒热，凡有吐酸症状者，皆随方加用败酱草，常用量 15g，效不显者，可用至 20～30g。湿热郁滞于中，随气上逆，则吞酸作矣。败酱草用于湿热之证，此其制酸之理也。

6. 用于外阴瘙痒

外阴瘙痒是妇科患者常见症状，多由于阴道分泌物增多，或细菌、滴虫等因素刺激外阴所致。中医辨证多属湿热下注，应用败酱草、苦参、黄柏、苍术、地肤子清热利湿止痒，蛇床子、百部解毒杀虫。在实践诊疗中每遇到女性外阴瘙痒症状患者都重用败酱草一药，常取得满意效果。外用60~120g。

【使用注意】脾胃虚弱，食少泄泻者忌服。

【古籍摘要】

①《名医别录》："除痈肿，浮肿，结热，风痹不足，产后疾痛。"

②《本草纲目》："败酱，善排脓破血，故仲景治痈及古方妇人科皆用之。"

③《本草正义》："此草有陈腐气，故以败酱得名。能清热泄结，利水消肿，破瘀排脓。惟宜于实热之体。"

【现代研究】黄花败酱草对金黄色葡萄球菌、志贺菌属、伤寒杆菌、铜绿假单胞菌、大肠埃希菌有抑制作用；并有抗肝炎病毒作用，能促进肝细胞再生，防止肝细胞变性，改善肝功能；尚有抗肿瘤作用。其乙醇浸膏或挥发油均有明显镇静作用。

◀ 大血藤 ▶

大血藤最早载于《本草图经》。其性平，味苦；归肝、大肠经；其基本功效有清热解毒、活血、祛风止痛。

【临床应用】

1. 用于肠痈腹痛、热毒疮疡

大血藤苦降下泄，长于清热解毒、消痈止痛，又入大肠经，善散肠中瘀滞，为治肠痈要药，也可用于其他热毒疮疡。用治肠痈腹痛，常与桃仁、大黄等药同用；用治热毒疮疡，常与连翘、金银花、贝母等药同用，如《景岳全书》连翘金贝煎。一般用量为10~30g。

上海名老中医张伯臾教授善用大血藤配败酱草治疗急性胰腺炎、肠痈等属于实热证者，张老认为，大血藤配败酱草清热解毒、活血化瘀止痛，对局部炎症的控制有很好的作用。常重用至30g。

2. 用于跌打损伤、经闭痛经

大血藤能活血散瘀、消肿、止痛。用治跌打损伤，瘀血肿痛，常与骨碎补、续断、赤芍等药同用；用治经闭痛经，常与当归、香附、益母草等药同用。一般用量为 10～30g。局部跌打损伤者，可取适量外敷。

3. 用于风湿痹痛

大血藤有活血化瘀、祛风活络止痛之作用，广泛用于风湿痹痛，腰腿疼痛，关节不利，常与独活、牛膝、防风等药同用。大血藤清热解毒，更适宜用于风湿热痹。一般用量为 10～30g。

著名中医学家臧堃堂教授从医 40 余载，善于治疗内科杂病，临证常用大血藤治疗多种疾病，每用辄效。现将其经验介绍如下。

其一，消痈：大血藤清热解毒，历代医家均以其作为治疗肠痈腹痛之要药。临床上常用于急慢性乳腺炎、肝脓肿、皮肤化脓性感染等。现代药理研究证实，大血藤对金黄色葡萄球菌、大肠埃希菌、铜绿假单胞菌等均有抑制作用，抗菌谱较广。临证要点：肠痈腹痛拒按、发热，便秘，乳痈、皮肤痈红肿热痛或溃脓，舌红，苔黄腻，脉数。

其二，泻湿热：大血藤入肝、大肠经，味苦，苦能泻湿、燥湿，加上大血藤具有清热解毒的作用，故其有较好的清泻肝胆、肠道、下焦湿热作用。常用于急慢性胆囊炎、病毒性肝炎、急性肠炎、急慢性泌尿系统感染、急慢性盆腔炎等。临证要点：发热、黄疸，或腹痛、腹泻，或尿频、尿痛，或带下臭秽、色黄、量多，舌苔黄腻，脉滑数。

其三，活血：大血藤入血，上通下达，无所不到，具有较强的活血化瘀之效，临床上既用于瘀血内阻各证，如瘀血性的痛经、闭经、子宫肌瘤、跌打肿痛等，也因其能清泻湿热更常用于瘀血兼夹湿热之证，如慢性盆腔炎、慢性胆道感染、肠粘连等。临证要点：各种病证日久不愈，伴疼痛、肿块，唇舌色暗或舌有瘀点，脉弦涩。

其四，和营：大血藤入血分而达营卫，能祛风解肌，可用于营卫不和，肌表不固之伤风感冒，以及变应性鼻炎、自主神经功能紊乱、更年期综合征等。临证要点：汗出恶风、周身酸楚、时寒时热，或表现为半身、某局部出汗，苔薄，脉缓。

其五，行气：《图经本草》载大血藤行血、治气块，因其入肝家而行血分，走而不守，故行气活血止痛效佳，尤善于治疗肝郁气滞疼痛诸症，如胃肠功能紊乱、癥症、气滞痛经、闭经、乳房囊性增生病等。临证要点：证情复杂多变，疼痛时作，肿块时起时消，随情绪增减，脉弦。

其六，宣痹：大血藤入血分走经络，既能行气活血，又能泻湿解毒，不失为治疗风湿痹证之良药。《植物名实图考》载大血藤治筋骨疼痛、追风、健腰膝，临床上根据配伍定向，可广泛应用于风湿阻络、血脉不通之各种风湿痹痛，如风湿性关节炎、皮肌炎、骨关节炎等。临证要点：关节、肌肉肿痛麻木、活动障碍。

其七，通便：大血藤入大肠经，能行气消滞、清热泻湿。临床上可用于胃肠湿热引起的大便黏滞不爽，以及气滞、燥热引起的大便秘结，或单纯性便秘、肠道炎症引起的便秘。临证要点：腹胀、大便黏滞不爽或秘结，舌红，苔黄腻。

其八，杀虫：大血藤归大肠经，借其清热解毒之功，能杀灭肠道寄生虫（如钩虫、蛔虫、蛲虫等）。用大血藤 50g、黄酒 100mL，加水适量煎煮取汁内服可治疗胆道蛔虫症。临证要点：腹痛、纳差、苔薄腻，大便化验查出肠道寄生虫卵。

其九，外用：虽然大血藤多用于内服治疗疾病，但若使用得法，外治亦能收到佳效。如大血藤浓煎保留灌肠可治疗肠道寄生虫病、慢性结肠炎、慢性盆腔炎；大血藤煎水洗外阴可治阴部瘙痒；大血藤用黄酒浸泡后外涂，可消跌打肿痛；大血藤浸酒精外涂可治疗皮肤疔疖；大血藤煎水温洗患处，可治疗风湿痹痛。

臧老临证应用大血藤，既注重病证结合、辨证为本的用药原则，也善于配伍其他药物来提高疗效，以达治疗目的。如大血藤配蒲公英、橘叶、广郁金等能提高治疗乳痈的疗效；大血藤配大黄、丹参治疗肠痈效佳；大血藤配蒲公英、大黄、玄明粉治疗急性胆道感染疗效增强；大血藤配蒲公英、萆薢、龙胆等善治急性泌尿系感染；大血藤配桂枝、赤芍、莪术、蒲公英、黄芪等治疗慢性盆腔炎。在治疗瘀血痛经、闭经时多配当归尾、制香附、益母草等；用大血藤调和营卫时多配桂枝、白芍；大血藤用于治疗气滞疼痛多配延胡索、郁金、香附等；治疗风湿痹痛常与威灵仙、秦艽、乌梢蛇等配伍；用于通便时配蒲公英、玄参等。外用配伍多以大血藤配大黄、黄连、黄芩浓煎灌肠治疗慢性结肠炎；配百部浓煎灌肠治蛲虫病；配苍术、苦参、地肤子煎水外洗治疗外阴瘙痒；大血藤配三七、蒲黄，黄酒浸泡外涂跌打肿痛处疗效显著；大血藤煎水外洗治风湿痹痛常与威灵仙、桂枝、细辛、银花藤等配伍。总之，合理的配伍不仅扩大了大血藤的治疗范围，且能显著提高大血藤的治疗效果。但须注意，孕妇及脾胃虚寒、大便溏泻者禁用大血藤。另外，大血藤内服用量除了治疗胆道蛔虫症用至50g外，其他病证常用10～30g即可取效，不必盲目追求大剂量。

【使用注意】孕妇慎服。

【古籍摘要】

①《本草图经》："攻血，治血块。"
②《简易草药》："治筋骨疼痛，追风，健腰膝，壮阳事。"

【现代研究】本品煎剂对金黄色葡萄球菌及乙型链球菌均有较强的抑制作用，对大肠埃希菌、白色葡萄球菌、卡他球菌、甲型链球菌及铜绿假单胞菌，亦有一定的抑制作用。本品水溶提取物能抑制血小板聚集，增加冠脉流量，抑制血栓形成，提高血浆 cAMP 水平，提高实验动物耐缺氧能力，扩张冠状动脉，缩小心肌梗死范围。

白花蛇舌草

白花蛇舌草最早载于《广西中药志》。其性寒，味微苦、甘；归胃、小肠、大肠经；其基本功效有清热解毒、利湿通淋。

【临床应用】

1. 用于痈肿疮毒、咽喉肿痛、毒蛇咬伤

白花蛇舌草苦寒，有较强的清热解毒作用，用治热毒所致诸症，内服、外用均可。如单用鲜品捣烂外敷，治疗痈肿疮毒，也可以本品与金银花、连翘、野菊花等药同用；用治肠痈腹痛，常与大血藤、败酱草、牡丹皮等药同用；若治咽喉肿痛，多与黄芩、玄参、板蓝根等药同用；若用治毒蛇咬伤，可单用鲜品捣烂绞汁内服或水煎服，渣敷伤口，疗效较好，亦可与半枝莲、紫花地丁、重楼等药配伍应用。

临床多以白花蛇舌草为主药，通过适当的配伍治疗痤疮，收效甚捷。痤疮中医学称粉刺，此病多与肺、脾两脏有关。《外科正宗》说："粉刺属肺，齄鼻属脾，总皆血热郁滞不散所致。"据此，治疗以清宣肺胃之热为主，白花蛇舌草微苦、甘寒，入胃、大肠、小肠经，功擅清热利湿、解毒消痈，配合清热凉血、软坚散结之药可使肺胃热清，气血调和而使皮疹消退。

近年来，利用本品清热解毒消肿之功，已广泛用于各种癌症的治疗。著名老中医刘继祖认为，白花蛇舌草治疗主症为一切癌肿、疫毒、热毒、郁热、食积。临床指征：各种热毒肿痛、癌瘤。禁忌：阴寒之毒或虚寒证不宜使用，误用则寒毒深甚。其用药心得：一者，本药散结消肿力强，宜用于任何肿瘤；二者，药性寒却不致碍脾胃，反有消积食之功，故用之少有禁忌。一般用量为10～30g。

2. 用于热淋涩痛

白花蛇舌草甘寒，有清热利湿通淋之效，单用本品治疗膀胱湿热，小便淋沥涩痛，亦常与白茅根、车前草、石韦等同用。一般用量为10～30g。

北京名老中医祝谌予教授认为，糖尿病肾病不容易治疗，在原来经验方子上，加上白花蛇舌草和川续断，加大黄芪用量，控制蛋白尿的疗效较好。别人用白花蛇舌草能够治疗肾炎蛋白尿，所以，祝老吸收此经验，加上补肾的川续断，控制尿蛋白的疗效较好，并需加大黄芪用量，尿蛋白则慢慢减低。

北京名老中医倪寄兰在临床上注意将白花蛇舌草与其他药物配合使用，用于各科疾病收到良好的疗效。

白花蛇舌草配龙葵可以增强清热利咽的作用，能治疗咽炎；配鱼腥草可以增强清肃肺金、止咳化痰的作用，用于治疗急性支气管炎；配桑白皮有清泻肺热、化痰平喘作用，可以治疗肺炎；配金钱草能清肝利胆、渗利湿邪，治疗胆囊炎；配垂盆草有清肝解毒、利湿化浊之效，用于治疗急性肝炎，效果良好；配石韦能清利膀胱湿热，常常用于治疗泌尿系感染；配萹草有清热利湿化浊的作用，常用于治疗肾小球肾炎；配牡丹皮、玄明粉可以清热凉血、通腑泻下，能治疗急性阑尾炎；配萆薢、莪术能清热利湿、活血消肿，可以治疗急性前列腺炎；配漏芦、穿山甲能清热解毒、活血止痛，治疗急性乳腺炎；配穿破石、薏苡仁可清热利湿、散瘀止痛，用于治疗盆腔炎；配草河车、芙蓉叶能清热解毒、散瘀凉血，多用于治疗急性淋巴管炎；配蝉蜕、苦参以清利湿热、散风止痒，用于治疗各种痒疹；配生石膏、知母清热解毒、生津止渴，共奏退热之功；配芦根、葛根能清热解毒、疏风解表，可以治疗病毒性感冒；配急性子、威灵仙能清热解毒、抗癌利膈，用于治疗食管癌；配砂仁、蜈蚣能解毒抗癌、行气止痛，可治疗胃痛；配鳖甲、水红花子有解毒抗癌、软坚散结之功，可以治疗肝癌；配紫苏子、地龙能解毒抗癌、降逆平喘，可以治疗肺癌；配薏苡仁、白蔹以解毒抗癌、渗湿散结，临床用于治疗宫颈癌；配黄药子、山慈菇能清热解毒、散结消瘿，可以治疗甲状腺肿瘤。

倪老认为，白花蛇舌草味甘、性淡凉，能清热解毒、活血利尿，不仅有抗菌作用，还能抗病毒及抗癌，其作用难以一一列举，不再赘述。由于配伍不同，作用各异，疗效也大相径庭。此药用量宜大，一般用30～60g，药量太小则疗效不佳。

【使用注意】阴疽及脾胃虚寒者忌用。

【现代研究】本品在体外对金黄色葡萄球菌和志贺菌属有微弱抑制作用；在体内能刺激网状内皮系统增生，促进抗体形成，使网状细胞、白细胞的吞噬能力增强，从而达到抗菌、抗炎的目的；本品对兔实验性阑尾炎的治疗效果显著，可使体温及白细胞下降，炎症吸收；其粗制剂体外实验，在高浓度下对艾氏腹水癌、吉田肉瘤和多种白血病癌细胞均有抑制作用，但实验性治疗无明显抗癌作用；给小鼠腹腔注射白花蛇舌草液可以出现镇痛、镇静及催眠作用；尚有抑制生精能力和保肝利胆的作用。

穿心莲

穿心莲最早载于《岭南采药录》。其性寒，味苦；归肺、心、大肠、膀胱经；其基本功效有清热解毒、凉血、消肿、燥湿。

【临床应用】

1. 用于外感风热、温病初起

穿心莲苦寒降泄，清热解毒，故凡温热之邪所引起的病证皆可应用。治外感风热或温病初起，发热头痛，可单用，如《中华人民共和国药典》穿心莲片；亦常与金银花、连翘、薄荷等同用。一般用量为6～10g。

2. 用于肺热咳喘、肺痈吐脓、咽喉肿痛

穿心莲善清肺火，凉血消肿，故常与黄芩、桑白皮、地骨皮合用，治疗肺热咳嗽气喘；与鱼腥草、桔梗、冬瓜仁等药同用，则治肺痈咳吐脓痰；若与玄参、牛蒡子、板蓝根等药同用，常用治咽喉肿痛。一般用量为6～10g。

3. 用于湿热泻痢、热淋涩痛、湿疹瘙痒

穿心莲苦燥性寒，有清热解毒、燥湿、止痢功效，故凡湿热诸证均可应用。主治胃肠湿热，腹痛泄泻，下痢脓血者，可单用，或与苦参、木香等同用；用治膀胱湿热，小便淋沥涩痛者，多与车前子、白茅根、黄柏等药合用；治湿疹瘙痒，可以本品为末，甘油调涂患处。亦可用于湿热黄疸、湿热带下等。

穿心莲为常用草药，本品具有良好的清热消炎作用，著名中医外科专家凌云鹏常将其用于腹泻、痢疾等胃肠疾病，外科消炎退肿的急性感染脓肿，有着显著疗效，但主观上认为现有的注射剂及片剂，疗效不及煎剂、末药为高，这可能是偏见，凌老以临床实例证之：1972年凌老曾参加血防，主治夹什症患者，对于体征差的患者，应用呋喃丙胺治疗，其中患者袁某出现严重胃肠道反应，一昼夜腹泻43次，并伴剧烈腹痛，经采用多种止泻制剂无效，乃以本品30g煎服，1h后腹痛腹泻均减，第二天统计24h腹泻减至12次，其后即以穿心莲液送服呋喃丙胺至疗程完成，每日腹泻维持在3～4次，取得显效。其后在门诊中的任某，30年前有阿米巴痢疾史，治疗四个多月方愈，其后凡遇腹泻均需十余天治疗始缓解，1978年秋因胃肠炎引起腹泻，每日十余次，经注射黄连素、穿心莲，内服氯霉素、痢特灵等历20余日不能缓解，转为痢疾症状，乃以穿心莲末装胶囊吞服，每次2粒，每日4次，停止其他药物，3天痢疾即止，5天后即照常下作。又曾以本品制成软膏配以胶囊内服，治疗疖肿及手指疔毒的炎症期，一般在3天内痛止肿消，说明穿心莲的清热消炎作用显著，但因应用方法的不同，疗效亦有差异，所以充分发挥本品的药效，在提炼调制上，似尚有提高研究的必要。

4. 用于痈肿疮毒、蛇虫咬伤

穿心莲既能清热解毒，又能凉血消痈，故可用治火热毒邪诸证。用治热毒壅聚，痈肿疮毒者，可单用或配金银花、野菊花、重楼等同用，并用鲜品捣烂外敷；若治蛇虫咬伤者，可与墨旱莲同用。一般用量为10～15g。

【使用注意】不宜多服久服；脾胃虚寒者不宜用。

【现代研究】穿心莲煎剂对金黄色葡萄球菌、铜绿假单胞菌、变形杆菌、肺炎球菌、溶血性链球菌、志贺菌属、伤寒杆菌均有不同程度的抑制作用；可增强人体白细胞对细菌的吞噬能力；有解热、抗炎、抗肿瘤、利胆保肝、抗蛇毒及毒蕈碱样作用；并有终止妊娠等作用。

山豆根

山豆根最早载于《开宝本草》。其性寒，味苦，有毒；归肺、胃经；其基本功效有清热解毒、利咽消肿。

【临床应用】

1. 用于咽喉肿痛

山豆根大苦大寒，功善清热解毒、利咽消肿，为治热毒蕴结、咽喉肿痛之要药。轻者可单味煎服或含漱，或磨醋含咽；重者可配伍解毒利咽之品，如《增补万病回春》清凉散，即与连翘、桔梗、黄芩等同用。如治风热犯肺之咽痛，可配发散风热之品薄荷、牛蒡子等。若治乳蛾喉痹，可与清热利咽之品配伍，如《慈幼新书》山豆根汤，以之与射干、天花粉、麦冬等同用。一般用量为5～10g。

北京名医印会河教授善用山豆根配鱼腥草治疗外感疾病。印老体会，治风热外感，习有邪在皮毛与重在于肺之分，在典型病例上，确有可分与应分之必要，但在临床多数患者身上，常常是既有邪在皮毛之恶风发热，又有邪重在肺之咳嗽咽痛、鼻塞。见此，就不能再以皮毛与肺来区分，而是根据病情之相兼互见而遣用桑菊、银翘之合剂。热重或久不能退者，则需加用石膏。印老早年用山豆根、鱼腥草两药，乃循金银花、连翘两药的药理作用而加以发展，因多年以来，首都市场金银花、连翘供应困难，故即选取山豆根、鱼腥草两药代金银花、连翘。在使用过程中，又发现山豆根、鱼腥草用了较大量以后，其作用又远远超过了原来的金银花、连翘，通过大量观察患者，其疗效不但不见减低，且一定程度上是有提高的，效果之快，亦远远超过原来的"银翘散"。

2. 用于牙龈肿痛

山豆根归胃经，又能清肺胃热，用治胃火炽盛，牙龈肿痛，可单用煎汤漱口，或与善清胃泻火之黄连、生石膏、升麻等同用。一般用量为5～10g。

3. 用于心律失常

中医临床家王鸿烈善用山豆根治疗心律失常，心律失常是病毒性心肌炎临床常见症候之一。王老在临床实践中，本着辨病与辨证相结合的原则，对有心律失常的心肌炎患者，常于辨证方药中加入山豆根、墨旱莲，取得了良好的效果，据日本文献报道，两药均含总生物碱，具有稳定心律的作用，用之临床，颇多效验。一般用量为5～10g。

【使用注意】本品有毒，过量服用易引起呕吐、腹泻、胸闷、心悸等副作用，故用量不宜过大。脾胃虚寒者慎用。

【古籍摘要】

①《开宝本草》："主解诸药毒，止痛。消疮肿毒、急黄发热、咳嗽，杀小虫。"

②《本草图经》："采根用，今人寸截含之，以解咽喉肿痛极妙。"

③《本草备要》："泻热解毒，去肺大肠风热，含之咽汁，止喉痛、齿肿、齿痛。"

【现代研究】本品有抗癌作用，所含苦参碱、氧化苦参碱对实验性肿瘤均呈抑制作用。有抗溃疡作用，能抑制胃酸分泌，对实验性溃疡有明显的修复作用；对金黄色葡萄球菌、志贺菌属、大肠埃希菌、结核分枝杆菌、霍乱弧菌、麻风杆菌、絮状表皮癣菌、白念珠菌以及钩端螺旋体均有抑制作用；本品所含臭豆碱、金雀花碱能反射性地兴奋呼吸，氧化苦参碱和槐果碱有较强的平喘作用；此外，本品还有升高白细胞、抗心律失常、抗炎及保肝作用。

马齿苋

马齿苋最早载于《本草经集注》。其性寒，味酸；归肝、大肠经；其基本功效有清热解毒、凉血止血、止痢。

【临床应用】

1. 用于热毒血痢

马齿苋性寒质滑，酸能收敛，入大肠经，具有清热解毒、凉血止痢之功，为治痢疾的常用药物，单用水煎服即效。亦常与粳米煮粥，空腹服食，治疗热毒血痢，如《太平圣惠方》马齿粥；《经效产宝》单用鲜品捣汁入蜜调服，治疗产后血痢；若与黄芩、黄连等药配伍可治疗大肠湿热，腹痛泄泻，或下利脓血，里急后重者。一般用量为30g。

2. 用于热毒疮疡

马齿苋具有清热解毒、凉血消肿之功。用治血热毒盛，痈肿疮痈，丹毒肿痛，可单用本品煎汤内服并外洗，再以鲜品捣烂外敷，如《医宗金鉴》马齿苋膏；也可与其他清热解毒药配伍使用。

名老中医陈树森先生创带状疱疹方马齿苋膏。适应证：带状疱疹灼热疼痛或化脓者。药物组成：新鲜马齿苋100g。制法和用法：将新采的鲜马齿苋洗净、切碎，捣成糊状涂敷患处，日换1～2次。如已破溃用野菊花煎汤洗净后再敷药。随症加减：如已破溃者加黄连粉10g同敷。方解：带状疱疹古名"缠腰火丹"，系邪毒（病毒）蕴结肌肤所致，本品具有清热解毒、凉血消肿之功，对热毒疮痈内服、外敷均佳，故用以治疗本病亦有良效。

3. 用于崩漏、便血

马齿苋味酸而寒，入肝经血分，有清热凉血、收敛止血之效。故用治血热妄行，崩漏下血，可单味药捣汁服；若用治大肠湿热，便血痔血，可与地榆、槐角、凤尾草等同用。一般用量为15～30g。

4. 用于消渴（糖尿病）

马齿苋味酸以生津，性寒可清热，归肝、大肠经。《本草拾遗》谓之"破痃癖，止消渴"，现代药理研究表明其有一定的降糖作用。中医临床家程益春曾以南瓜、山药、马齿苋为原料，加工制成南山苋菜，作为治疗消渴病的食疗药物，取得了较好的效果。

中医临床家王豪亦用马齿苋100g，水煎2次，早晚分服，每日1剂，治疗糖尿病7例，效果较好，对起病不久和未曾服用过西药的患者疗效显著。一般服药1～2周尿糖即可转阴，如坚持服药1个月以上，血糖也可望恢复正常。马齿苋对阴虚燥热型患者效果最佳，而对阴阳两虚或久病不愈者疗效欠佳。

【使用注意】脾胃虚寒，肠滑作泄者忌服。

【古籍摘要】

①《新修本草》："主诸肿瘘疣目，捣揩之；饮汁主反胃，诸淋，金疮血流，破血癥瘕瘕，小儿尤良……"

②《本草纲目》："散血消肿，利肠滑胎，解毒通淋，治产后虚汗。"

【现代研究】本品乙醇提取物及水煎液对志贺菌属有显著的抑制作用，对大肠埃希菌、伤寒杆菌、金黄色葡萄球菌、杜盎小芽孢癣菌也均有一定抑制作用。本品鲜汁和沸水提取物可增加动物离体回肠的紧张度，增强肠蠕动，又可剂量依赖性地松弛结肠、十二指肠；口服或腹腔注射其水提物，可使骨骼肌松弛。本品提取液具有较明显的抗氧化、延缓衰老和润肤美容的功效。其注射液对子宫平滑肌有明显的兴奋作用。本品能升高血钾浓度；尚对心肌收缩力呈剂量依赖性的双向调节。此外，还有利尿和降低胆固醇等作用。

鸦胆子

鸦胆子最早载于《本草纲目拾遗》。其性寒，味苦，有小毒；归肝、大肠经；其基本功效有清热解毒、止痢、截疟，外用腐蚀赘疣。

【临床应用】

1. 用于痢疾

鸦胆子苦寒，其性峻烈，善入大肠血分，能清湿热、凉血热、化瘀血、消壅滞、厚肠胃、杀疟虫。用于休息痢，下痢赤白，时轻时重，时愈时发者，或用于凉血消滞，可单用。《医学衷中参西录》谓："鸦胆子，性善凉血止血，兼能化瘀生新。凡痢之偏于热者用之皆有捷效，而以治下鲜血之痢，泻血水之痢，则尤效。又善清胃腑之热，胃脘有实热充塞，噤口不食者，服之即可进食。审斯，则鸦胆子不但善利下焦，即上焦有虚热者，用之亦妙，此所以治噤口痢而有捷效也。"张锡纯用鸦胆子去皮每服 25 粒，白糖水送服，治热性赤痢。

2. 用于疟疾

鸦胆子清热截疟，用于疟疾，症见形寒作冷，寒热往来，一日或二日一发者；用之解毒杀虫，如《广西中药志》鸦胆子去外壳，龙眼肉包服，日 3 次，每次 10 粒。

3. 用于腐蚀赘疣

鸦胆子能解毒邪、散结聚、破瘀血、攻坚结、腐鸡眼赘疣，常用于鸡眼或疣。可单用，如《医学衷中参西录》鸦胆子去皮，取白仁之成实者，以烧酒调和涂之，治疣；《经验方》至圣丹，鸦胆子 20 个，去皮取仁，同烧酒捣烂敷患处，外用胶布固定，治脚鸡眼。

名老中医单苍桂善用鸦胆子治疗耳痔，耳痔又称耳息肉，是赘生物，有的形如核桃，有的状如菇菌，间或暴出耳道口外，色红无皮，触之出血。若见此病可用鸦胆子治疗。方法：取鸦胆子 2～3 粒，敲破去壳取仁，合上米饭 2 粒，共捣如泥搓成小丸，放在息肉上，外用干棉球塞紧。隔日必见息肉部分蚀去，并有少量黏液渗出。换药时用消毒湿棉球将患处洗涤干净，继续外敷上药，直至痔赘平复为止。但有时毒水浸润，痔周皮肤发生腐蚀现象，则应暂停上药改为冰石散撒于患处，外盖黄连膏，每天换药一次，3～5天毒水自止，腐蚀皮肤已好，再继续用鸦胆子腐蚀，3～5次，耳痔就可以平复而愈。

4. 用于杀虫、热毒肿痛诸证

著名肝病大家关幼波教授善用鸦胆子治疗血吸虫性肝病。关老在临床中也常使用复方与单味药相结合的治疗方法。多数情况下，运用复方以调治整体，单味药以治局部；复方以扶正，单味药以祛邪。少数情况也有反之。单味药鸦胆子具有清热、燥湿、杀虫之功。这在明代以前尚未见有记载，据清代赵学敏所著《本草纲目拾遗》指出，鸦胆子能治各种痢疾。关老用于治疗肝吸虫病和滴虫性肠炎，疗效较好，可以广开中药治疗多种原虫病和吸虫病的思路。前人多用龙眼肉、馒头皮、粥皮等包裹鸦胆子内服，以减少胃肠道反应。关老用鸦胆子研粉装胶囊吞服，未见毒性作用。

当代名医李静受张锡纯先生的影响，善用鸦胆子治疗热毒诸证。李老自己10多年前患外痔，疼痛难忍，外科医师手术治之。后每遇酒喝多时复发。思之不能再手术了，用消炎药内服、外用或可治愈。

2004年夏突发外痔，大如鸽蛋，站不可，坐亦不可，痛不可忍。思之鸦胆子乃解毒妙品，且其曾因血脂高间断服过数月，乃自服鸦胆子胶囊，每服30粒，日服3次，次日即感疼痛大减，续服至3日外痔全消。此为李老自知之经过。此前亦曾用过此方，唯未敢用此大量。今自服之，一日服至90粒鸦胆子，服至3日痔全消，实出意料之外。但体虚之人万不可用此大量也。

2000年治一朋友朱某之婶母，医院诊为舌癌3个月，疼痛而致饭食减少来求治。视其舌边有花生米粒大溃疡如菜花状，因其体质尚可，且朋友诉其家庭困难，住院放疗、化疗治不起，询之有无偏方、单方治之。用鸦胆子胶囊，每服10粒，日6次，每三餐饭前、饭后服之。同时加服三七粉每日10g，服半个月疼痛止，服一个月溃疡面愈合。又服半月至今未发。

另以患者陈某，男，患痔出血，近月来出血量多来求治。与其服鸦胆子，每服30粒装入胶囊内，日3次，3日即大效，一周血全止。

李老认为，鸦胆子苦寒，清热解毒，活血止痛，灭原虫，蚀腐肉，脱赘疣，治热毒下痢脓血、里急后重等。因其有毒，故多外用。前贤张锡纯曰："鸦胆子，为凉血解毒之要药，善治热性赤痢，二便因热下血，最能清血分之热及肠中热，防腐生肌，诚有捷效……治梅毒及花柳毒淋皆有效验。捣烂醋调敷疗毒，效验异常。"

现代药理研究，鸦胆子仁或水剂（油剂效果较差）能使瘤组织细胞发生退行性变性和坏死，作用于正常组织和瘤组织时，也有类似作用。经病理组织观察，本品有使瘤细胞变性、破碎、坏死的作用，使体液免疫反应明显增高，细胞免疫也有所增强，对人体正常代谢功能的骨髓有保护作用，能升高白细胞数目。

近代报道其制剂用治肿瘤，能除肠中积垢。李老曾服之，每服之后所解大便皆如黑色油状，是以知其确能排出肠中积垢也。且又能降血脂、减肥，李老曾间断服数月体重减了二十余斤。

鸦胆子乃苦参之种子，古人将鸦胆子去皮，用益元散为衣，名曰菩提丹，治二便下血如神，赞其有神灵之功也。其善清血热，而性非寒凉。善化瘀滞，而力非开破，有祛邪之能，兼有补正之功。前人有诗赞鸦胆子云："一粒苦参一粒金，天生瑞草起疴沉，从今觅得活人药，九转神丹何用寻。"

故在临床上，凡遇有毒热之证，每思用鸦胆子治之，且与三七配伍用之。临证视其毒热重则鸦胆子重用之，其热不重则三七重之。唯其有毒，则方能攻毒，毒去毒消则毒自无。但体虚之人，始服时需从小量开始，贵在灵活运用也。

【使用注意】本品有毒，对胃肠道及肝肾均有损害，内服需严格控制剂量，不宜多用久服。外用注意用胶布保护好周围正常皮肤，以防止对正常皮肤的刺激。孕妇及小儿慎用。胃肠出血及肝肾病患者，应忌用或慎用。

【古籍摘要】

①《本草纲目拾遗》："治冷痢久泻……外无烦热躁扰，内无肚腹急痛，有赤白相兼，无里急后重，大便流利，小便清长。"

②《医学衷中参西录》："味极苦，性凉，为凉血解毒之要药。善治热痢赤痢，二便因热下血，最能清血中之热及肠中之热，防腐生肌，诚有奇效。""捣烂醋调敷疗毒，善治疣"。

【现代研究】鸦胆子仁及其有效成分对阿米巴原虫有杀灭作用；对其他寄生虫如鞭虫、蛔虫、绦虫及阴道滴虫等也有驱杀作用；所含苦木苦味素有显著的抗疟作用；并具有抗肿瘤作用；本品对流感病毒有抑制作用；对赘疣细胞可使细胞核固缩，细胞坏死、脱落。

地锦草

地锦草最早载于《嘉祐本草》。其性平，味辛；归肝、大肠经；其基本功效有清热解毒、凉血止血、利湿退黄。

【临床应用】

1. 用于热毒泻痢

地锦草有清热解毒止痢，凉血止血之功效，故常用于湿热、热毒所致的泻痢不止、血痢、便血。如《经验方》以本品研末，米饮服之，用治湿热泻痢；若用治血痢、便下脓血者，可与马齿苋、地榆等配伍以增强疗效。一般用量为9～20g。鲜品30～60g。

2. 用于血热出血证

地锦草既能凉血止血，又能活血散瘀，具有止血而不留瘀的特点，故用于多种内外出血证。如用治妇女崩漏，可单用为末，姜、酒调服（《世医得效方》）；若治外伤肿痛出血，可取鲜品捣烂，外敷患处。本品既能止血，又能利尿通淋，故常与白茅根、小蓟等药同用，治疗尿血、血淋。一般用量为9～20g。鲜品30～60g。

3. 用于湿热黄疸

地锦草既能清热解毒，又能利湿退黄。可单用本品煎服，治疗湿热黄疸，小便不利，或与茵陈、栀子、黄柏等同用。一般用量为9～20g。鲜品30～60g。

4. 用于热毒疮肿，毒蛇咬伤

地锦草既能清热解毒，又具凉血消肿之功，故可用于热毒所致之疮疡痈肿、毒蛇咬伤等证，常取鲜品捣烂外敷患处。一般用量为9～20g。鲜品30～60g。

【使用注意】气虚、疮疡平塌者忌服。

【古籍摘要】

①《嘉祐本草》："主通流血脉，亦可用治气。"

②《本草纲目》："主痈肿恶疮，金刃外损出血，血痢，下血，崩中，能散血止血，利小便。"

③《本草汇言》："地锦，凉血散血，解毒止痢之药也。善通流血脉，专消解毒疮。凡血病而因热所使者，用之合宜。"

【现代研究】药理作用：地锦草鲜汁、水煎剂以及水煎浓缩乙醇提取物等的体外实验均发现有抗病原微生物作用，对金黄色葡萄球菌、溶血性链球菌、白喉棒状杆菌、大肠埃希菌、伤寒杆菌、志贺菌属、铜绿假单胞菌、肠炎杆菌等多种致病性球菌及杆菌有明显抑菌作用；同时具有中和毒素作用。本品尚有止血作用及抗炎、止泻作用；其制剂若与镇静药、止痛药或抗组胺药合用时，可产生解痉、镇静或催眠作用。最新研究表明，地锦草水提液对急性炎症有较强的抑制作用；能显著缩短小鼠眼血液凝血时间，止血作用明显。

漏 芦

漏芦最早载于《神农本草经》。其性寒，味苦；归胃经；其基本功效有清热解毒、消痈散结、通经下乳、舒筋通脉。

【临床应用】

1. 用于乳痈肿痛，瘰疬疮毒

漏芦苦寒降泄，故有清热解毒、消痈散结之效，又因其能通经下乳，故尤为治乳痈之良药。常与瓜蒌、蛇蜕同用，主治乳痈肿痛，如《和剂局方》漏芦散；若用治热毒壅聚，痈肿疮毒，常与大黄、连翘、紫花地丁等药同用，如《千金方》漏芦汤；若用治痰火郁结，瘰疬欲破者，可与海藻、玄参、连翘等药同用，也如《圣济总录》漏芦汤；《本草汇言》又以漏芦与荆芥、苦参、白鲜皮、当归等浸酒蒸饮，治疗湿疹湿疮、皮肤瘙痒等。一般用量为6～10g。

2. 用于乳汁不下

漏芦味苦降泄，有良好的通经下乳之功，为产后乳汁不通的常用药。多用于乳络塞滞，乳汁不下，乳房胀痛，欲作乳痈者，常与穿山甲、王不留行等药同用；若为气血亏虚，乳少清稀者，当与黄芪、鹿角胶等同用。一般用量为6～10g。

3. 用于湿痹拘挛

漏芦性善通利，有舒筋通脉活络之功，常与地龙配伍，治疗湿痹，筋脉拘挛，骨节疼痛，如《圣济总录》古圣散。一般用量为6～10g。

【使用注意】气虚、疮疡平塌者及孕妇忌服。

①《神农本草经》："主皮肤热，恶疮疽痔，湿痹，下乳汁。"

②《本经逢原》："漏芦，《本经》治热毒恶疮，下乳汁，以其能利窍也，为消毒排脓杀虫要药。"

③《本草正义》："漏芦，滑利泄热，与王不留行功用最近，而寒苦直泄，尤其过之。苟非实热，不可轻用。不独耗阴，尤损正气。"

【现代研究】药理作用：祁州漏芦水煎剂在体内、外实验均能抑制动物血清及肝、脑等脏器脂质过氧化物的生成，故有显著的抗氧化作用；并可降低血胆固醇和血浆脂质过氧化物含量，能恢复前列环素/血栓素 A_2 的平衡，减少白细胞在动脉壁的浸润，抑制平滑肌细胞增生，具有抗动脉粥样硬化的作用。其乙醇提取物及水提取物均能显著增强小鼠血浆中超氧化物歧化酶（SOD）的活性；能显著抑制单胺氧化酶（MAO-B）的活性，具有明显的抗衰老作用。漏芦蜕皮甾醇，能显著增强巨噬细胞的吞噬作用，提高细胞的免疫功能。

马 勃

马勃最早载于《名医别录》。其性平，味辛；归肺经；其基本功效有清肺、解毒利咽、止血。

【临床应用】

1. 用于咽喉肿痛，咳嗽失音

马勃味辛质轻，入肺经。既能宣散肺经风热，又能清泻肺经实火，长于解毒利咽，为治咽喉肿痛的常用药。本品又能止血敛疮，故对喉证有出血和溃烂者尤为适宜。用治风热及肺火所致咽喉肿痛、咳嗽、失音，常与牛蒡子、玄参、板蓝根等同用，如《东垣试效方》普济消毒饮。一般用量为5～9g。

2. 用于吐血衄血，外伤出血

马勃有清热凉血，收敛止血之功，用治火邪迫肺，血热妄行引起的吐血、衄血等，可单用，如《袖珍方》中以本品与砂糖为丸，治血热吐血，或与其他凉血止血药配伍使用；用治外伤出血，可用马勃粉撒敷伤口。一般用量为5～9g。

【使用注意】风寒伏肺咳嗽失音者禁服。

①《名医别录》："主恶疮，马疥。"

②《本草纲目》："清肺，散血热，解毒。""马勃轻虚，上焦肺经药也。故能清肺热咳嗽，喉痹，衄血，失音诸病。"

【现代研究】脱皮马勃有止血作用，对口腔及鼻出血有明显的止血效果。其煎剂对金黄色葡萄球菌、铜绿假单胞菌、变形杆菌及肺炎球菌均有抑制作用，对少数致病真菌也有抑制作用。

◀《 拳 参 》▶

拳参最早载于《图经本草》。其性微寒，味苦、涩；归肺、肝、大肠经；其基本功效有清热解毒，消肿、息风定惊、止血。

【临床应用】

1. 用于痈肿瘰疬，毒蛇咬伤

拳参苦泄寒凉，能清热解毒，凉血消痈，消肿散结，故常用本品捣烂敷于患处，或煎汤外洗，治疗疮痈肿痛、瘰疬、痔疮、水火烫伤、毒蛇咬伤等，亦可配其他清热解毒药同用。一般用量为6～10g。

2. 用于热病神昏，惊痫抽搐

拳参苦寒入肝，镇惊息风，多与钩藤、全蝎、僵蚕、牛黄等配伍，用治热病高热神昏，惊痫抽搐以及破伤风等。一般用量为6～10g。

3. 用于热泻热痢

本品既能清热解毒，又能凉血止痢，且兼涩肠止泻之功，可单独制成片剂使用，治疗赤痢脓血，湿热泄泻可配银花炭、白头翁、秦皮及黄连等同用。一般用量为6～10g。

4. 用于血热出血

拳参苦而微寒，入肝经血分而能凉血止血，常与贯众、白茅根、大蓟、生地黄等同用，治疗血热妄行所致的吐血、衄血、崩漏等出血证。一般用量为6～10g。

【使用注意】无实火热毒者不宜使用。阴证疮疡患者忌服。

【古籍摘要】《本草图经》："捣末，淋渫肿气。"

【现代研究】拳参提取物对金黄色葡萄球菌、铜绿假单胞菌、枯草杆菌、大肠埃希菌、志贺菌属、脑膜炎球菌、溶血性链球菌等均有抑制作用，并能抑制动物肿瘤的生长。外用有一定的止血作用。

熊 胆

熊胆最早载于《新修本草》。其性寒，味苦；归肝、胆、心经；其基本功效有清热解毒、息风止痉、清肝明目。

【临床应用】

1. 用于热极生风，惊痫抽搐

熊胆苦寒清热，能凉心清肝，息风止痉。主治肝火炽盛，热极生风所致的高热惊风、癫痫、子痫，手足抽搐。如《食疗本草》单用本品和乳汁及竹沥化服，治疗小儿痰热惊痫；若用治子痫，可单用本品温开水化服。一般用量为 0.25～1g。

2. 用于热毒疮痈

熊胆苦寒，清热解毒之效颇佳，又能消散痈肿。故常用于热毒蕴结所致之疮疡痈疽、痔疮肿痛、咽喉肿痛等，可单用，如《千金方》外涂熊胆，治疗久痔不瘥；也可用水调化或加入少许冰片，涂于患部，治疗热毒疮痈等。一般用量为 0.25～1g。

3. 用于目赤翳障

熊胆主入肝经，有清肝明目退翳之功，故可用治肝热目赤肿痛、羞明流泪及目生障翳等，如《全幼心鉴》以本品少许，蒸水外洗，用治新生儿胎热目闭多眵；或常以本品与冰片化水，外用点眼，如《本草纲目》熊胆丸。一般用量为 0.25～1g。

【使用注意】脾胃虚寒者忌服。虚寒证当禁用。

【古籍摘要】

①《本草蒙筌》："治男、女时气热蒸，变为黄疸；疗小儿风痰壅塞，发为惊痫；驱五痔、杀虫，敷恶疮散毒；痔病久发不愈，涂之立见奇功。"

②《本草纲目》："退热，清心，平肝，明目去翳，杀蛔、蛲虫。"

③《本草从新》："凉心，平肝，明目，杀虫，治惊痫五痔。实热

则宜，虚家当戒。"

【现代研究】熊胆所含胆汁酸盐有利胆作用，可显著增加胆汁分泌量，对总胆管、胆道括约肌有松弛作用；鹅去氧胆酸有溶解胆结石作用。其所含熊去氧胆酸能降低血中胆固醇和甘油三酯，并有很强的解痉作用；还可明显地降低糖尿病患者的血糖和尿糖，无论单独使用或与胰岛素合用均有效。本品所含的鹅去氧胆酸、胆酸及去氧胆酸有解毒、抑菌、抗炎的作用，尤其对金黄色葡萄球菌、链球菌、肺炎球菌、流感嗜血杆菌等均有明显的抑制作用，同时还具有抗过敏、镇咳、祛痰、平喘、降血压等作用。所含的胆汁酸盐还能促进脂肪、类脂质及脂溶性维生素的消化吸收，故有助消化作用。此外，本品尚能降低心肌耗氧量，并具有一定的抗心律失常作用；其复方制剂又有促进角膜翳处的角膜上皮细胞新陈代谢，加快其更新的作用。

野菊花

野菊花最早载于《本草正》。其性微寒，味苦、辛；归肝、心经；其基本功效有清热解毒、泻火平肝。

【临床应用】

1. 用于痈疽疔疖，咽喉肿痛

野菊花辛散苦降，其清热泻火，解毒利咽，消肿止痛力胜，为治外科疔痈之良药。用治热毒蕴结，疔疖丹毒，痈疽疮疡，咽喉肿痛，均可与蒲公英、紫花地丁、金银花等同用，如《医宗金鉴》五味消毒饮。一般用量为10～15g。

2. 用于目赤肿痛，头痛眩晕

野菊花味苦入肝，清泻肝火；味辛性寒，兼散风热，常与金银花、密蒙花、夏枯草等同用，治疗风火上攻之目赤肿痛；若与决明子同用，可用治肝火上炎之头痛眩晕。一般用量为10～15g。

3. 用于湿疹、湿疮、风疹瘙痒

野菊花内服并煎汤外洗也用治湿疹、湿疮、风疹瘙痒等，可以与紫花地丁、苦参、白鲜皮、黄柏等药物煎水外用。外用一般用量为15～30g。

【使用注意】 脾胃虚寒宜减量。

【古籍摘要】

①《本草纲目》："治痈肿疔毒，瘰疬眼瘜。"

②《本草汇言》："破血疏肝，解疔散毒。主妇人腹内宿血，解天行火毒丹疔。洗疮疥，又能去风杀虫。"

③《本草求真》："凡痈毒疔肿，瘰疬，眼目热痛，妇人瘀血等证，无不得此则治。"

【现代研究】 野菊花有抗病原微生物作用，对金黄色葡萄球菌、白喉棒状杆菌、志贺菌属、流感病毒、疱疹病毒以及钩端螺旋体均有抑制作用。研究表明野菊花有显著的抗炎作用，但其所含抗炎成分及机理不同，其挥发油对化学性致炎因子引起的炎症作用强，而其水提物则对异性蛋白致炎因子引起的炎症有较好的作用。此外，野菊花尚有明显的降血压作用。

重楼

重楼最早载于《神农本草经》。其性微寒，味苦；有小毒；归肝经；其基本功效有清热解毒、消肿止痛、凉肝定惊。

【临床应用】

1. 用于痈肿疔疮，咽喉肿痛，毒蛇咬伤

重楼苦以降泄，寒能清热，故有清热解毒，消肿止痛之功，为治痈肿疔毒，毒蛇咬伤的常用药。用治痈肿疔毒，可单用为末，醋调外敷，亦可与黄连、赤芍、金银花等同用，如《外科全生集》夺命汤；用治咽喉肿痛，痄腮，喉痹，常与牛蒡子、连翘、板蓝根等同用；若治瘰疬痰核，可与夏枯草、牡蛎、大贝母等同用；单用本品研末冲服，另用其鲜根捣烂外敷患处，治疗毒蛇咬伤，红肿疼痛，也常与半边莲配伍使用。一般用量为3～10g。外用适量。

2. 用于惊风抽搐

重楼苦寒入肝，有凉肝泻火，息风定惊之功。如《卫生易简方》单用本品研末冲服，或与钩藤、菊花、蝉蜕等配伍，用于小儿热极生风，手足抽搐等均有良效。一般用量为3～10g。

3. 用于跌打损伤

重楼入肝经血分，能消肿止痛，化瘀止血，可单用研末冲服，治疗外伤出血，跌打损伤，瘀血肿痛，也可配三七、血竭、自然铜等同用。一般用量为3~10g。外用适量。

【使用注意】 体虚、无实火热毒者、孕妇及患阴证疮疡者均忌服。

【古籍摘要】

①《神农本草经》："主惊痫，摇头弄舌，热气在腹中，癫疾，痈疮，阴蚀，下三虫，去蛇毒。"

②《本草汇言》："蚤休，凉血去风，解痫毒之药也。但气味苦寒，虽为凉血，不过为痈疽疮疡血热致疾者宜用，中病即止。又不可多服久服。"

【现代研究】 重楼有广谱抗菌作用，对志贺菌属、伤寒杆菌、大肠埃希菌、肠炎杆菌、铜绿假单胞菌、金黄色葡萄球菌、溶血性链球菌、脑膜炎球菌等均有不同程度的抑制作用，尤其对化脓性球菌的抑制作用优于黄连；对亚洲甲型流感病毒有较强的抑制作用；所含甾体苷和氨基酸有抗蛇毒作用；重楼苷有镇静、镇痛作用。本品的水煎剂或乙醇提取物有明显的镇咳、平喘作用。重楼粉有明显的止血作用。此外，重楼还有抗肿瘤作用。

第四节　清热凉血药

凡能清热凉血，以治疗营血分热为主的药物，称为清热凉血药。

本类药物性味多为苦寒或咸寒，偏入血分以清热，多归心、肝经。因心主血，营气通于心，肝藏血，故本类药物有清解营分、血分热邪的作用。主要用于营分、血分等实热证，如温热病热入营分，热灼营阴，心神被扰，症见舌绛、身热夜甚、心烦不寐、脉细数，甚则神昏谵语、斑疹隐隐；若热陷心包，则神昏谵语、舌蹇肢厥、舌质红绛；若热盛迫血，心神被扰，症见舌色深绛、吐血衄血、尿血便血、斑疹紫暗、躁扰不安，甚或昏狂等。亦可用于其他疾病引起的血热出血证。若气血两燔，可配清热泻火药同用，使气血两清。

生地黄

生地黄最早载于《神农本草经》，其性寒，味甘；归肝、心、肾经；其基本功效有清热凉血、养阴生津。

【临床应用】

1. 用于外感表证

生地黄性寒养阴，用于外感表证中，如《此事难知》九味羌活汤在除湿解表剂中佐以生地黄，以制约诸药之燥性，使其发表而不伤津；《外台秘要》七味葱白饮为典型的养血解表代表方剂，用生地黄养血滋阴配合葱白一解表邪一滋阴血，共为主药，用于治疗表证而兼血虚之证。一般用量为10～15g。

2. 用于温热病热入营血证

生地黄甘润苦泄，入心、肝血分，为清热凉血要药。治温热病热入营分，身热夜甚、口干、舌红无苔，常与清营透热之品配伍，如《温病条辨》清营汤，以之与玄参、金银花、竹叶等同用。如温热病热入血分，神昏舌降、斑疹紫暗，常以之与清热凉血药物及活血化瘀药配伍，如《备急千金要方》犀角地黄汤，以之与犀角、赤芍、牡丹皮等同用。若治热病后期，余热未清，阴分已伤，夜热早凉，则常与清虚热药及养阴药配伍，如《温病条辨》青蒿鳖甲汤，以之与青蒿、知母、鳖甲等同用。一般用量为10～30g。

3. 用于养阴生津

生地黄气轻质润，能清胃热、养胃阴、益胃气、生津液、补五脏、通血脉，用于热邪渐减，胃阴虚亏所致的口干、口渴者，以之清热养阴，常与沙参、麦冬、玉竹、冰糖合用，如《温病条辨》益胃汤；若暑热灼肾阴，肾水不能上济而口渴不止者，借其甘润而滋液，与黄连、乌梅、阿胶合用，有苦甘结合，泻火以育阴，酸甘结合，滋阴而上承之功，如《温病条辨》连梅汤；若肺热炽盛、烦渴多饮者，取其养阴滋液，与天花粉、黄连、藕汁伍用，以助清热除烦、生津滋液之功，可与麦冬、天冬、黄芩并用，其效益彰，如《丹溪心法》消渴方。一般用量为10～30g。

4. 用于阴虚咳嗽

生地黄以其滋阴润肺、凉血清热之功能，在治疗肺脏疾病中被广泛应用。如《证治准绳》白艾枇杷丸、《医学心悟》月华丸均为治疗阴虚内热、咯血之方，两方均用生地黄滋阴养血、凉血止血，被后世广泛用于肺结核咯血的治疗；而《医方集解》百合固金汤则为金水并调、肺肾同滋之方，用于肺肾阴虚久咳，方中生地黄滋补肺肾之阴，实乃治本之妙法。一般用量为10～30g。

5. 用于心阴虚证

生地黄性寒滋润养阴，用于心阴亏虚诸证颇为适宜。如《摄生秘剖》补心丹、《古今医统》养心汤、《兰室秘藏》朱砂安神丸均为养心宁神之剂，方中均用生地黄养心阴、补心血以宁心神；《伤寒论》一百三十方，唯炙甘草汤用生地黄配合他药养心阴、补心阳，用于治疗"心动悸""脉结代"。临床常用于治疗多种原因引起的心律失常。这亦说明生地黄在补养心阴方面的重要作用。临床用之，多能取得良效。一般用量为10～30g。

6. 用于阴亏便秘

生地黄滋阴寒润，能滋阴增液，治疗阴虚津亏便秘者较为适宜。常与玄参、麦冬等滋阴润肠药合用，如《温病条辨》增液汤；对于阴枯津乏而阳明里热大便不通者，方如《金匮要略》新加黄龙汤、《沈氏尊生书》润肠丸等，方中均重用生地黄以清热养阴、润肠通便，起"增水行舟"之作用。一般用量为20～30g。

7. 用于小便不通

心火亢盛、小肠瘀结不利者，用生地黄上清下导，常与清热利尿之竹叶、木通、甘草梢同用，如《小儿药证直诀》导赤散；若水亏阴涸、小便癃闭者，多与黄柏、知母、熟地黄配伍，共奏滋阴泻火、利尿开窍之功，如《成方切用》化阴煎。一般用量为10～30g。

8. 用于牙龈出血、溃疡等口腔疾病

生地黄在脾胃系疾病中的应用，上达口齿，下至肛肠，无所不及，贵在辨证准确，选方精良，乃有奇效。《兰室秘藏》清胃散为清泻胃火、凉血养阴之方，方中用生地黄凉血养阴，用治牙龈出血等病，疗效卓著，后世多用本方治疗牙周炎、口腔溃疡等口腔疾病。一般用量为10～30g。

9. 用于吐血、衄血、便血

生地黄清热凉血，可用于肺胃积热，迫血妄行所致的吐血、衄血者，用此清热凉血，常与生荷叶、生侧柏叶、生艾叶合用，如《妇人大全良方》四生丸；若虚劳吐血不止者，与黄芩、阿胶、白芍、当归、伏龙肝（灶心土）合用，如《圣济总录》地黄散；对于湿热下注大肠，热伤血络便血者，用于凉血养血，与黄芩、地榆、乌梅、槐花等合用，如《成方切用》约营煎。一般用量为 10~30g。

10. 用于月经过多、崩漏

肝藏血，体阴而用阳，生地黄养血柔肝、凉血止血，能养血调经，如《金匮要略》胶艾汤为补血调肝、活血止血之方，方中用生地黄养血调肝，用于治疗妇女冲任虚损，崩中漏下等证；又如《圣济总录》地黄汤，生地黄与黄芩、当归、艾叶、侧柏叶合用益冲任、摄经止血。一般用量为 10~30g。

11. 用于皮肤瘙痒

生地黄"内专凉血滋阴，外润皮肤荣泽"。古今中医学者用生地黄治疗顽固皮肤疾病积累了丰富的临床经验，如《医宗金鉴》消风散依据"治风先治血，血行风自灭"的中医理论，在大量祛风、除湿、止痒药中加入生地黄、当归，凉血、养血、活血，在临床上取得了良好的效果，成为后世治疗风疹湿疹等皮肤疾病的基础良方。

冯先波治疗血热皮肤瘙痒常予犀角地黄汤，其中重用生地黄20~30g 以凉血、养血，收效甚佳。著名中医皮肤科专家朱仁康治疗皮肤瘙痒亦善用生地黄。朱老因考虑皮肤病血热所致者颇多，故喜用生地黄作为凉血清热的主药，药量既大（多 30g 以上），使用范围亦广，常与牡丹皮、赤芍配伍，收效满意。

12. 用于痹证

生地黄用于痹证的经验，已故著名中医学家姜春华教授最为善用。姜老治疗痹证，注重以肾为本，善用大剂量生地黄于温散蠲痹、祛风通络药之中，以凉血清营、养血补肾、滋阴通络，用其治疗反复发作的顽痹，每获良效。

姜老以补肾为主治疗各种痹证，并结合科研试验研究，自创的乌蠲痹汤治疗风痹、寒痹、湿痹、热痹均有佳效。方中大剂量生地黄为君，生地黄具有滋阴通络、凉血清营、补益肝肾之功，《神农本草经》曰其："逐血痹""除寒热积聚""除痹"。姜老用生地黄治疗顽痹一般用量为 60~90g，最多可用至 150g。其用意有三：第一，生地黄甘寒，入肝肾经，可滋阴养血、补肝益肾，得酸平之怀牛膝、辛温之五加皮协助，共同发挥补益肝肾、扶助正气的作用；第二，风、寒、湿三痹中寒痹和湿痹均需辛温或燥烈之品可消除，然辛温燥烈之品无不有伤阴耗血之弊。方中川乌、蚕沙、威灵仙、独活便是此类药物，得大剂量之生地黄，可缓和它们的燥烈之性，双向调节，取利去弊；第三，根据《神农本草经》记载，地黄有除痹作用，生者尤良，风、寒、湿三痹中行痹（风痹）需以散风为主，佐以驱寒利湿，但古有

"治风先治血，风行血自灭"的理论，更需参以补血之剂，血不足者痹着不行，生地黄补血养血，补养充足，自然流通洋溢而痹行矣。该方以生地黄为君，组方严谨，配伍精当，用于临床确有良效。

【使用注意】脾虚湿滞，腹满便溏者不宜使用。

【古籍摘要】

①《神农本草经》："主折跌绝筋、伤中，逐血痹，填骨髓，长肌肉，作汤除寒热积聚，除痹。生者尤良。"

②《珍珠囊》："凉血，生血，补肾水真阴。"

③《本经逢原》："干地黄，内专凉血滋阴，外润皮肤荣泽，病人虚而有热者宜加用之。戴元礼曰，阴微阳盛，相火炽强，来乘阴位，日渐煎熬，阴虚火旺之症，宜生地黄以滋阴退阳。浙产者，专于凉血润燥，病人元气本亏，因热邪闭结，而舌干焦黑，大小便秘，不胜攻下者，用此于清热药中，通其秘结最佳，以其有润燥之功，而无滋腻之患也。"

【现代研究】本品水提液有降压、镇静、抗炎、抗过敏作用；其流浸膏有强心、利尿作用；其乙醇提取物有缩短凝血时间的作用；以其为主药的六味地黄丸有降血压、改善肾功能、抗肿瘤作用；地黄有对抗连续服用地塞米松后血浆皮质酮浓度下降，并防止肾上腺皮质萎缩的作用，具有促进机体淋巴母细胞转化、增加 T 淋巴细胞数量的作用，并能增强网状内皮细胞的吞噬功能，特别是对免疫功能低下者作用更明显。

《 赤 芍 》

赤芍最早载于《开宝本草》，其性微寒，味苦；归肝经；其基本功效有清热凉血、散瘀止痛。

【临床应用】

1. 用于温毒发斑

赤芍味苦性微寒，专入肝经，善走血分，能清泻肝火，泄血分郁热而奏凉血、止血之功。治温热病热入血分或气血两燔之发斑，可配水牛角、牡丹皮、生地黄等药，如《备急千金要方》犀角地黄汤、《疫疹一得》清瘟败毒饮。一般用量为 10～30g。

【现代研究】本品能扩张冠状动脉，增加冠脉血流量；赤芍水提液、芍药苷及其衍生物有抑制血小板聚集作用；其水煎剂能延长体外血栓形成时间，减轻血栓干重；所含芍药苷有镇静、抗炎止痛作用；芍药流浸膏、芍药苷有抗惊厥作用；赤芍、芍药苷有解痉作用；赤芍对肝细胞 DNA 的合成有明显的增强作用，对多种病原微生物有较强的抑制作用。

水牛角

水牛角最早载于《名医别录》，其性寒，味苦；归心、肝经；其基本功效有清热凉血、解毒、定惊。

【临床应用】

1. 用于温热病热入营血证

水牛角苦寒入心肝血分，能清热凉血、泻火解毒定惊，是治疗温热病热入营血证的常用药物。治温热病热入血分，内陷心包，高热烦躁、神昏谵语，或惊风抽搐，常以之与清心开窍、息风止痉之品配伍，如《温病条辨》安宫牛黄丸、《外台秘要》紫雪丹，以之与牛黄、麝香、羚羊角等同用。

若配牛黄、珍珠母、黄芩等药，可治热病神昏，或中风偏瘫，神志不清，如清开灵注射液（口服液）（《卫生部药品标准·中药成方制剂》）；若治血热癫狂，可配石菖蒲、玄参、连翘等药，如抗热解痉丸（《卫生部药品标准·中药成方制剂》）。

2. 用于血热妄行之斑疹、吐衄

水牛角有清热凉血之功，常用于治疗血热之斑疹、吐衄等出血证。可与清热凉血、止血药配伍，如《现代中成药手册》清热地黄丸，配生地黄、牡丹皮、赤芍等药。一般用量为 15～30g。

3. 用于痈肿疮疡、咽喉肿痛

水牛角有很好的清热解毒之功，可用于热毒壅盛之疮痈肿毒、咽喉肿痛。治疮痈红肿，多与清热消痈药连翘、蒲公英等配伍；治热毒喉痹咽痛，常与散结利咽之桔梗、玄参、青果等同用。一般用量为 15～30g。

4. 用于皮肤瘙痒

皮肤瘙痒多由素体禀赋不足，或进食辛辣之品后血热生风生燥，肌肤出现风团、瘙痒。水牛角有很好的凉血功效，治疗血热之皮肤瘙痒，症见痒处色红，天气转热时明显，或进食酒肉辛辣之品后加重等，疗效甚佳。"治风先治血，血行风自灭"，对于这类皮肤瘙痒可于方中重用水牛角，取其为血肉有情之品，具凉血之功，合用消风、凉血之品而收效。

冯先波先生最善用犀角地黄汤易犀角为水牛角治疗皮肤瘙痒，常用剂量在30g以上，配伍荆芥、防风、苦参、赤芍、牡丹皮、生地黄等散风凉血养血之品，若大便不通者加用生大黄，屡用屡效。四川名老中医余国俊先生亦善用水牛角治疗皮肤瘙痒，在其医案中记载治疗剥脱性皮炎，初始剂量50g无明显好转，后重用水牛角200g，病情大有转机，最后调理而愈。

5. 用于缠腰火丹

缠腰火丹相当于现代医学的带状疱疹，因其好发于两胁肋，为肝经循行之处，所以多用龙胆泻肝汤以清泻肝火，但是临床有有效、有不效者。后在跟随冯先波先生学习时见冯师用犀角地黄汤易犀角为水牛角合龙胆泻肝汤治疗该症，疼痛症状迅速缓解。问之冯师为何用水牛角地黄汤，冯师曰："《黄帝内经》言'诸痛痒疮，皆属于心'，又此处为胆经循行之处，故治疗该症当以泻肝火、凉心血为主，若只用龙胆泻肝汤则只能清泻肝火而不能泻心火，故需合用水牛角地黄汤，方中水牛角粉凉心、泻肝火、清营血之热合于一身，诸药合用，共奏凉心平肝之效，故临床疗效甚佳。"冯师运用此药一般用量为30～50g。

6. 用于肝火上炎之眼患

肝开窍于目，其经脉循行与目相连，故肝经火旺则可上行于目，出现眼内充血红肿甚至出血等症，治疗当清泻肝火为首要任务。水牛角不仅能泻肝火，还能清热凉血止血，故对于此症最为合拍，临床常辅以生地黄、牡丹皮、玄参、竹叶、赤芍等治疗热性血证眼病，取得满意效果。一般用量为15～30g。

【使用注意】脾胃虚寒者忌用。

【古籍摘要】

①《名医别录》："疗时气寒热头痛。"

②《日华子本草》："治热毒风并壮热。"

③《陆川本草》："凉血，解毒，止衄。治热病昏迷，麻痘斑疹，吐血衄血，血热尿赤。"

【现代研究】本品提取物及水煎剂有强心作用;其注射液有降血压作用;本品有增加血小板计数、缩短凝血时间、降低毛细血管通透性、抗炎等作用;其煎剂有镇惊、解热作用;本品对被大肠埃希菌、乙型溶血性链球菌攻击的小鼠有明显的保护作用,对垂体-肾上腺皮质系统有兴奋作用。

玄 参

玄参最早载于《神农本草经》。其性微寒,味苦、甘、咸;归肺、胃、肾经;其基本功效有清热凉血、滋阴降火、解毒散结。

【临床应用】

1. 用于温邪入营,内陷心包,温毒发斑

玄参咸寒入血分而能清热凉血,治温病热入营分,身热夜甚、心烦口渴、舌绛脉数者,常配生地黄、丹参、连翘等药,如《温病条辨》清营汤;若治温病邪陷心包,神昏谵语,可配麦冬、竹叶卷心、连翘心等药,如《温病条辨》清宫汤;若治温热病,气血两燔,发斑发疹,可配石膏、知母等药,如《温病条辨》化斑汤。一般用量为10~15g。

2. 用于热病伤阴,津伤便秘,骨蒸劳嗽

玄参甘寒质润,功能清热生津、滋阴润燥,可治热病伤阴,津伤便秘,常配生地黄、麦冬,如《温病条辨》增液汤;治肺肾阴虚,骨蒸劳嗽,可配百合、生地黄、贝母等药,如《慎斋遗书》百合固金汤。一般用量为15~30g。

3. 用于目赤咽痛、瘰疬、白喉、痈肿疮毒

玄参性味苦咸寒,既能清热凉血,又能泻火解毒。用治肝经热盛,目赤肿痛,可配栀子、大黄、羚羊角等药,如《审视瑶函》玄参饮;若治瘟毒热盛,咽喉肿痛、白喉,可配黄芩、连翘、板蓝根等药,如《东垣试效方》普济消毒饮;本品咸寒,有泻火解毒、软坚散结之功,配浙贝母、牡蛎,可治痰火郁结之瘰疬,如《医学心悟》消瘰丸;若治痈肿疮毒,可以本品配金银花、连翘、蒲公英等药;若治脱疽,可配金银花、当归、甘草,如《验方新编》四妙勇安汤。一般用量为10~30g。

对于玄参的临床应用,北京名老中医王明福深有体会:玄参是临床常用中药之一,有元参、浙玄参、黑参、乌元参等之称,其味甘、

苦、咸，性微寒，归肺、胃、肾经，功效清热凉血、泻火解毒、滋阴。本品性寒，能清营血分之热，用于治疗温热病热入营血，常配生地黄、牡丹皮，如清营汤；本品质润多液，能清热邪而滋阴液，用于热病伤津之口燥咽干、大便燥结、消渴等病证；用于热毒炽盛的各种热证，取其清热泻火解毒之效，治疗发热、咽肿、目赤、疮疡、脱疽等；本品味咸，能软坚而消散郁结，治疗痰火热结所致的肿结包块，处方如消瘰丸等。临床常用 10～15g。使用注意：脾胃虚寒、食少便溏者不宜服用，反藜芦。

王老在在辨证处方中喜用玄参，认为其禀至阴之性，专主热病，味苦则泄降下行，故能清脏腑热结，《药品化义》谓独此凉润滋肾，功胜知母、黄柏，特为肾脏君药，味芳而微咸，故自走血分而通瘀。亦能外行于经隧，而消散热结，寒而不峻，润而不腻，性情与知母、黄柏、生地黄近似，而较为和缓，临床常用量轻者 10～15g，小剂量偏于清热养阴，重者用量宜大，30～60g，重剂偏于养阴解毒活血。"药贵中病"，明·张景岳在《景岳全书》中云"治病用药，本贵精专，尤宜勇敢……但用一味为君，二三味为佐使，大剂进之，多多益善，夫用多之道何在？在乎必赖其力，而料无害者，即放胆用之。"

【使用注意】脾胃虚寒，食少便溏者不宜服用。反藜芦。

【古籍摘要】

①《神农本草经》："主腹中寒热积聚，女人产乳余疾，补肾气，令人目明。"

②《名医别录》："下水，止烦渴，散颈下核、痈肿。"

③《本草纲目》："滋阴降火，解斑毒，利咽喉，通小便血滞。"

【现代研究】本品水浸剂、醇浸剂和煎剂均有降血压作用；其醇浸膏水溶液能增加小鼠心肌血流量，并可对抗垂体后叶素所致的冠脉收缩；本品对金黄色葡萄球菌、白喉棒状杆菌、伤寒杆菌、乙型溶血性链球菌、铜绿假单胞菌、福氏志贺菌、大肠埃希菌、须发癣菌、絮状表皮癣菌、羊毛状小芽孢菌和星形奴卡菌均有抑制作用。此外，本品还有抗炎、镇静、抗惊厥作用。

牡丹皮

牡丹皮最早载于《神农本草经》。其性微寒，味苦、辛；归心、肝、肾经；其基本功效有清热凉血、活血散瘀。

【临床应用】

1. 用于温毒发斑、血热吐衄

牡丹皮苦寒，入心肝血分，善清营分、血分实热，功能清热凉血止血。治温病热入营血，迫血妄行所致发斑、吐血、衄血，可配水牛角、生地黄、赤芍等药；治温毒发斑，可配栀子、大黄、黄芩等药，如《圣济总录》牡丹汤；若治血热吐衄，可配大黄、大蓟、茜草根等药，如《十药神书》十灰散；若治阴虚血热吐衄，可配生地黄、栀子等药，如《医宗己任篇》滋水清肝饮。

名老中医李文瑞认为，牡丹皮一般用量为 6～12g，重用可至 25～60g，最大用至 90g。李老认为牡丹皮凉血、散瘀、止痒，与解热、抑菌、降低血管通透性等现代药理作用相合。血热所致之病症，重用方可获佳效，常在二至丸、归参丸、犀角地黄汤等方中重用牡丹皮。临床主要用于血小板减少症、血液病之发热、皮肤病等，服后无腹痛、腹泻等不良反应。

2. 用于温病伤阴，阴虚发热，夜热早凉，无汗骨蒸

牡丹皮性味苦辛寒，入血分而善于清透阴分伏热，为治无汗骨蒸之要药，常配鳖甲、知母、生地黄等药，如《温病条辨》青蒿鳖甲汤。一般用量为 6～12g。

3. 用于血滞经闭、痛经、跌打伤痛

牡丹皮辛行苦泄，有活血祛瘀之功。治血滞经闭、痛经，可配桃仁、川芎、桂枝等药，如《金匮要略》桂枝茯苓丸；治跌打伤痛，可与红花、乳香、没药等配伍，如《证治准绳》牡丹皮散。一般用量为 6～12g。

牡丹皮具有清热凉血、活血化瘀功能，并早在《神农本草经》中就有收录。中医学认为，牡丹皮味苦辛性寒，其气清芳，苦寒能清血热，辛散可行瘀血，清芳又能透达，既能入血分清热化滞，又善清透阴分伏火，可使热退而利于阴生。临床凡热入营血，吐衄斑疹或阴分伏热，低热不退及血热瘀滞之证，均可用本品治之。

由于本品寒凉辛散、凉血行瘀两功皆有，既凉血而不致瘀滞，既活血又不致妄行，故凡血分有热有瘀之证乃为常用之品。但因能活血行瘀，故对月经过多者或孕妇则不宜应用。

4. 用于痈肿疮毒

牡丹皮苦寒，清热凉血之中，善于散瘀消痈。治火毒炽盛，痈肿疮毒，可配大黄、白芷、甘草等药，如《本草汇言》将军散；若配大黄、桃仁、芒硝等药，可治瘀热互结之肠痈初起，如《金匮要略》大黄牡丹皮汤。一般用量为10~20g。

【使用注意】血虚有寒、月经过多者及孕妇不宜用。

【古籍摘要】

①《神农本草经》："主寒热，中风瘛疭、痉、惊痫邪气，除坚癥瘀血留舍肠胃，安五脏，疗痈疮。"

②《名医别录》："下水，止烦渴，散颈下核、痈肿。"

③《本草纲目》："滋阴降火，解斑毒，利咽喉，通小便血滞。"

【现代研究】所含牡丹酚及其以外的糖苷类成分均有抗炎作用；牡丹皮的甲醇提取物有抑制血小板作用；牡丹酚有镇静、降温、解热、镇痛、解痉等中枢抑制作用及抗动脉粥样硬化、利尿、抗溃疡、促使动物子宫内膜充血等作用；牡丹皮能显著降低心输出量；其乙醇提取物、水煎液能增加冠脉血流量；牡丹皮水煎剂及牡丹酚和除去牡丹酚的水煎液均有降低血压的作用。所含牡丹酚及芍药苷、苯甲酰芍药苷、苯甲酰氧化芍药苷等，均有抗血小板凝聚作用；牡丹皮水煎剂对志贺菌属、伤寒杆菌等多种致病菌及致病性皮肤真菌均有抑制作用。

紫 草

紫草最早载于《神农本草经》。其性寒，味甘、咸；归心、肝经；其基本功效有清热凉血、活血解毒、透疹消斑。

【临床应用】

1. 用于温病血热毒盛，斑疹紫黑，麻疹不透

紫草咸寒入肝经血分，有凉血活血、解毒透疹之功。治温毒发斑，血热毒盛，斑疹紫黑者，常配赤芍、蝉蜕、甘草等药，如《张氏医通》紫草快斑汤；若配牛蒡子、山豆根、连翘等药，可治麻疹不透，疹色紫暗，兼咽喉肿痛者，如《张氏医通》紫草消毒饮；若配黄芪、升麻、荆芥等，可治气虚麻疹，疹出不畅，如《证治准绳》紫草解肌汤。一般用量为6~10g。

2. 用于疮疡、湿疹、水火烫伤

紫草甘寒能清热解毒，咸寒能清热凉血，并能活血消肿，治痈肿疮疡，可配金银花、连翘、蒲公英等药；若配当归、白芷、血竭等药，可治疮疡久溃不敛，如《外科正宗》生肌玉红膏。治湿疹，可配黄连、黄柏、漏芦等药，如《仁斋直指方》紫草膏。若治水火烫伤，可用本品以植物油浸泡，滤取油液，外涂患处，或配黄柏、牡丹皮、大黄等药，麻油熬膏外搽。

紫草者，《药性本草》云"治恶疮"，名老中医康良石教授通过多年临床观察，证实紫草有抗癌之效。对临床表现为烦躁不眠、口干口苦、大便秘结、小便短赤、舌红苔黄、手足心热、脉弦数或滑数等症患者，用之则症状明显改善，癌肿获得控制，从而增强患者治病信心。对表现为少气懒言、倦怠无力、畏寒喜暖、泄泻便溏、舌胖淡、苔白腻而滑、四肢不温、脉沉迟或细弱等症患者，用后诸症反而加重，泄泻次数增加，甚至滑泄失禁，导致治疗难以继续而中断。依中医理论分析，紫草有抗癌之功，然而性味甘寒，通利二便，故为脾肾虚寒者之所忌，是以变通之，立"温凉并施""标本兼顾"的治则，对虚寒癥瘕仍用紫草，其剂量由轻到重，逐渐增加。脾气虚弱者，配伍性味甘温的人参或刺五加、白术、黄芪、白扁豆等扶正抗癌药；肾阳虚衰者，配伍性味辛温的补骨脂、肉豆蔻、莪术、乌药等扶正祛瘀抗癌药；脾肾虚寒者则联合应用以上药物，服药期间忌饮酒及食刺激性食物，方可收到良好效果。

甘肃省名医夏小军教授采用紫草浓煎外用，防治血栓性静脉炎。紫草首载于《神农本草经》，并列为上品。梁代陶弘景《名医别录》言其可"治恶疮病癣"。唐代甄权《药性本草》谓其能"治斑疹痘毒，活血凉血，利大肠"。清代赵学敏《本草纲目拾遗》则说其"煮汁洗疮肿，除血长肤"。受此理论启发，夏老在临床上采用紫草浓煎液外擦防治化疗引起的血栓性浅静脉炎，效果显著，制作介绍如下。

方法：取市售紫草饮片 200g，加凉水 1000mL，浸泡 2h，后用文火煎煮 40～50min，至药液为 250mL 左右时过滤，收其滤液，装瓶备用。使用时以棉签蘸药液涂搽患处。每日 4～6 次，症状严重者每日可涂搽 10 次以上。若作为预防，则在每次静脉输液后即用上述方法沿血管走向涂搽，每日 2～4 次，且只能凉用，不能加热后涂搽。

如治李某，因患急性单核细胞白血病 2 年，已分别应用 DA_{3-7} HOAP 方案化疗 7 个疗程，致使左前臂两处、右前臂一处并发血栓性浅静脉炎。症见局部血管变硬呈条索状，色暗红，刺痛明显，周围轻度肿胀，用上法涂搽10天后疼痛肿胀及条索状突起完全消失，局部色泽转正常。此后每次静脉化疗或输液前后均用以上方法涂搽，未见血栓性浅静脉炎发生。

血栓性浅静脉炎是静脉化疗患者常见的并发症之一。其特点是穿刺部位及化疗药物途经血管发生疼痛、变硬或成条索状，周围皮肤呈充血性红斑，有时可伴水肿。若不及时治疗，不仅妨碍化疗的继续进行，而且给患者带来新的痛苦。根据其临床特征，属中医血瘀证范畴，依据"痛则不通"的原理，拟定以上方法防治而获效。同时，还可用于长期静脉输液引起的血栓性浅静脉炎，以及药物外渗等，且方法简、便、验、廉，值得推广。

北京名老中谢海洲先生善用紫草治疗皮肤疾病。李时珍曰："此草花紫根紫，可以染紫故名。"紫草外科应用制膏，正是取其紫色，如紫草膏、紫云膏、生肌玉红膏，这几张方子都是以紫草为主药，用麻油煎熬成膏，外治取其凉血除湿，用于治疗痈疽肿毒，常用于溃疡糜烂创面，有生肌长肉作用，可除湿热、凉血止痒、消肿止痛。

治疗烧伤时，谢老常用紫云膏（紫草30g，当归30g，胡麻油500mL，黄蜡150g，先溶黄蜡、胡麻油，当归熬枯去渣再入紫草。熬至油成紫红色，去渣待冷即成）摊贴患处。或用10%紫草膏〔紫草根粉10g，基础膏（85%凡士林，15%羊毛脂）90g，搅匀成膏〕敷患处。治Ⅰ、Ⅱ度烧伤疗效均好。据临床观察认为，紫草之主要成分乙酰紫草素和紫草精、碱化紫草素有收敛作用，对某些分泌物过多之皮肤损伤有效。紫草有抗真菌作用，因此用于治疗癣、皮肤疹痒脱屑等症。

3. 用于消化道疾病

慢性胃炎和消化性溃疡的发病因素多与情志不遂及饮食不节有关，饮食不节中酗酒又为其主因。肝气郁结，郁久化火，嗜酒无度，湿热内蕴，均可灼伤胃络，破坏胃黏膜屏障，造成充血、水肿、糜烂、出血或溃疡。热伤血络，气血瘀滞，腐化为脓，这是溃疡病急性活动期的主要病机。临床观察多为肝胃不和型、脾胃湿热型或两者兼见型，总之，以实证、热证居多。《神农本草经》谓"紫草主心腹邪气"，《名医别录》云其"疗腹肿胀满痛"。《药性论》云其"疗恶疮"。临床常选用紫草治疗消化性溃疡和黏膜糜烂，除能有效改善胃黏膜的局部微循环，促进糜烂和溃疡面愈合外，还有明显的抗菌消炎作用。现代研究已证实紫草对大肠埃希菌、伤寒杆菌、志贺菌属、铜绿假单胞菌、金黄色葡萄球菌等均有明显的抑菌作用。从临床实践中又发现，其对幽门螺杆菌有明显的杀灭作用，同时对非典型的腺体增生也有改善作用。一般用量为6～10g。

4. 用于类风湿结节病

北京名老中谢海洲先生善用紫草治疗类风湿病出现的结节硬肿，用紫草10～15g，效果均甚显著。理由是紫草可代牡丹皮且与赤芍相须为用，发挥其清血热、解毒滞、凉血消肿、散结作用。紫草清润，味咸入血，甘寒清热，入心、肝两经，凉血活血，解毒透疹，利尿滑肠。血热毒盛，斑疹紫黑色暗，二便闭涩者，可使血凉毒解疹透。这是传统用法，古今书籍不乏记载。

谢老个人用紫草曾有两点经验，以前因牡丹皮缺货，有人以地骨皮、桑白皮、生地黄或栀子代替，均取得一定疗效。是以紫草代之，取犀角地黄汤之意，不仅协助生地黄凉血滋阴，且能助水牛角（犀角以水牛角代之）凉血解毒，故可代牡丹皮发挥疗效。在此方中赤芍、牡丹皮相须为用，赤芍偏于活血，清血中虚热，牡丹皮凉血清热，今以紫草代之，具两者之作用总和。

紫草习惯用软紫草，皮部紫，质软而疏松，成条状的鳞片常十几层重重相叠，容易剥离的软紫草质优，俗称新疆紫草。

谢老个人应用紫草作为活血化瘀药，且具养血之意，内服可强心（活血）、促进外周循环，从而解热、降压。《本草纲目》记载的活血凉血或即此意也。

5. 用于肝病瘀热证

李时珍曰"紫草味甘咸而气寒"，善清血分之热，能行血滞、凉血热、泻热毒，其性平和，凉血不峻，活而不妄，为凉血活血解毒之要药。江西中医学院洪广祥常用紫草于慢性乙型肝炎的治疗。洪氏认为，慢性肝炎（迁延、活动）的病理特点，大多为"湿热毒瘀"，"瘀热"是其病理核心。"瘀热"日久，既可伤阴损阳，又可耗气伤血，进而使病情迁延反复，逐渐演变为肝硬化或肝癌。因此，洪氏十分重视"瘀热"的治疗。"瘀热"得清，不仅可以改善和缓解临床症状，而且可以阻断病势向深层发展。肝病瘀热证的证候表现，为面色晦滞，肝大或肝脾均大，或有黄疸，肝区闷痛，或痛如针刺，低热烦躁，小便赤，或大便不畅，口苦口干口黏，舌质红暗，舌苔黄腻，脉弦等。血液化验检查，往往显示肝功损害比较明显。紫草既行血滞，又可泻热毒，同时还具有通水道、导大便和治五疸的综合作用。因此，它对肝病瘀热证有较强的针对性。体外试验亦证明，紫草有抗乙型肝炎病毒的作用，对肝病伴有出血倾向者，如齿衄、肌衄、鼻衄等，用之可起到泻热、凉血、止血的效果。肝硬化伴有腹水，出现瘀、热、水互结者，紫草也有其独特的治疗作用，可收散瘀、泻热、利水、通便之效。紫草用于慢性肝病瘀热证，常与牡丹皮、赤芍、山楂、虎杖、败酱草、苦参、柴胡、郁金配合组成基础方，然后根据兼夹症进行辨证施治。

紫草除用于慢性肝炎外，也可用于高血压具有肝经瘀热证候者，如血压升高，面目赤红，头晕目眩，烦热失眠，大便燥结，小便赤热，舌质红暗，舌下静脉粗紫扩张延伸，脉弦或数。血液流变学指标提示血液处于黏浓凝聚状态。此类高血压患者的治疗，如用清肝、平肝、泻火的常用方法，往往降压效果不佳，这是因为患者肝阳亢逆，是由于肝经瘀热，化火上冲所致，"瘀热"为其病之本，肝阳亢逆是其病之标。"瘀热"清则亢逆自平。对于肝病瘀热证所致的高血压，洪氏常用紫草 30g、牡丹皮 15g、赤芍 20g、草决明 30g、地龙 15g、生栀子 10g、川牛膝 20g 等作为基础方随症加减，常收标本两清之效。

洪氏用紫草治肝病和其他内科杂症，均用老紫草，取其质厚力大，直入血分。其内服用量，一般为 30g，大剂量可达 50g。由于紫草具有寒滑之性，易导致腹泻，对于脾胃虚寒且大便溏泻者宜慎用。

【使用注意】本品性寒而滑利，脾虚便溏者忌服。

【古籍摘要】

①《神农本草经》："主心腹邪气，五疸，补中益气，利九窍，通水道。"

②《本草纲目》："紫草，其功长于凉血活血，利大小肠。故痘疹欲出未出，血热毒盛，大便闭涩者用之，已出而紫黑便闭者亦可用。若已出而红活及白陷大便利者，切宜忌之。"

【现代研究】本品煎剂、紫草素、二甲基戊烯酰紫草素、二甲基丙烯酰紫草素对金黄色葡萄球菌、大肠埃希菌、枯草杆菌等具有抑制作用；紫草素对大肠埃希菌、伤寒杆菌、志贺菌属、铜绿假单胞菌及金黄色葡萄球菌均有明显抑制作用；其乙醚、水、乙醇提取物均有一定的抗炎作用；新疆产紫草根煎剂对心脏有明显的兴奋作用；新疆紫草中提取的紫草素及石油醚部分有抗肿瘤作用；本品有抗生育、解热等作用。

第五节　清虚热药

本类药物药性寒凉，主入阴分，以清虚热、退骨蒸为主要作用。主要用于肝肾阴虚，虚火内扰所致的骨蒸潮热、午后发热、手足心热、虚烦不寐、盗汗遗精、舌红少苔、脉细而数，以及温热病后期，邪热未尽，伤阴劫液，而致夜热早凉、热退无汗、舌质红绛、脉象细数等虚热证。本类药物亦可用于实热证。使用本类药常配伍清热凉血及清热养阴之品，以标本兼顾。

《 青　蒿 》

青蒿最早载于《神农本草经》，其性寒，味苦、辛；归肝、胆经；其基本功效有清透虚热、除骨蒸、解暑热、截疟、退黄。

【临床应用】

1. 用于阴虚发热、劳热骨蒸

青蒿苦寒，入肝走血，具有清退虚热、凉血除蒸的作用。用治阴虚发热，骨蒸劳热，潮热盗汗，五心烦热，舌红少苔者，常与银柴胡、胡黄连、知母、鳖甲等同用，如《证治准绳》清骨散。一般用量10～15g。

2. 用于温邪伤阴，夜热早凉

青蒿苦寒清热，辛香透散，长于清透阴分伏热，故可用治温病后期，余热未清，邪伏阴分，伤阴劫液，夜热早凉，热退无汗，或热病后低热不退等，常与鳖甲、知母、牡丹皮、生地黄等同用，如《温病条辨》青蒿鳖甲汤。一般用量10～15g。

3. 用于肝胆湿热证

青蒿芳香透散，入肝、胆经，长于清解肝胆湿热之邪，故亦用于湿热蕴结少阳三焦，气机不利，寒热如疟，胸痞作呕之症，可配伍清热祛湿、降逆止呕之品，如《通俗伤寒论》蒿芩清胆汤，以之与黄芩、滑石、半夏等同用。另外，对肝火上炎而致的目昏、目赤、羞明等症，常配合菊花、石决明、决明子、黄芩、栀子等，有很好的清肝明目作用；对于肝胆湿热郁蒸而致的黄疸发热、尿赤、尿少等症，常

配茵陈、车前子、黄柏、栀子等，可收利湿退黄之效。一般用量
10～15g。

4. 用于暑热外感、发热口渴

青蒿苦寒清热，芳香而散，善解暑热，故可用治外感暑热、头昏
头痛、发热口渴等症，常与连翘、滑石、西瓜翠衣等同用，如《时病
论》清凉涤暑汤。一般用量 10～15g。

《南方医话》中载有青蒿浴治疗小儿外感发热，认为小儿外感无
论风寒、风热都易发热，但又苦于服药，笔者祖传一法用青蒿一味煎
水洗澡，疗效显著。3 岁内幼儿用青蒿 100g，3 岁以上用 200～250g，
先将洗澡水烧开，加入青蒿，盖上锅盖再煮沸 1～2min，将锅离火，
闷出药味，待药汤温度适宜时倒入盆中，温洗患儿全身，洗后穿衣盖
被片刻，令出微汗热退为安，屡获良效，对成年人感冒发热亦有效。

5. 用于疟疾寒热

青蒿辛寒芳香，主入肝胆，截疟之功甚强，尤善除疟疾寒热，为
治疗疟疾之良药。如《肘后备急方》单用较大剂量鲜品捣汁服，或随
证配伍黄芩、滑石、青黛、通草等。有人报道，用青蒿干燥粉末制成
片剂，每日服 3.75g，在疟疾发作前 3～4h 吞服，连服 5～6 日，治疗
各型疟疾均有效，但对恶性疟疾疗效略差。

【使用注意】脾胃虚弱，肠滑泄泻者忌服。

【古籍摘要】

①《本草纲目》："治疟疾寒热。"
②《本草新编》："退暑热。"
③《医林纂要》："清血中湿热，治黄疸及郁火不舒之证。"

【现代研究】本品乙醚提取中性部分和其稀醇浸膏有显著抗疟
作用，青蒿素及衍生物具有抗动物血吸虫作用。青蒿素、青蒿醚、青
蒿琥酯均能促进机体细胞免疫作用。青蒿素可减慢心率、抑制心肌收
缩力、降低冠脉流量以及降低血压。青蒿对多种细菌、病毒具有杀伤
作用；有较好的解热、镇痛作用，与金银花有协同作用，退热迅速而
持久。蒿甲醚有辐射防护作用。青蒿素对实验性硅沉着病有明显疗
效。研究表明青蒿琥酯在体外对人肝癌细胞有明显的细胞毒作用，口
服体内实验证明其对小鼠肝癌有抗肝肿瘤作用，并与氟尿嘧啶有协同
抗癌作用。此外，青蒿的特殊毒性实验结果提示，青蒿素可能有遗传
毒性，青蒿酯钠有明显的胚胎毒作用，妊娠早期给药，可致胚胎骨髓

发育迟缓。

地骨皮

地骨皮最早载于《神农本草经》，其性寒，味甘；归肝、肺、肾经；其基本功效有凉血除蒸、清肺降火。

【临床应用】

1. 用于阴虚发热、骨蒸盗汗

地骨皮甘寒清润，不泥不滞，能泻肾火、祛伏热，清骨中之热，凉骨中之髓，为退虚热、疗骨蒸盗汗之佳品。其性平和，凉而不峻，以育真阴之化源而不伤元阳见长。所以，常用于阴虚发热、骨蒸潮热、盗汗自汗，以之泻热退蒸，常与知母、鳖甲、银柴胡配伍，如《圣济总录》地骨皮汤；若骨蒸肌热，身热烦躁，用地骨皮走表以解肌热，走里泻火凉骨，多与防风、甘草合用，如《本草方》地仙散；若虚热口渴，骨节烦躁者，与益气生津之麦冬、小麦合用，奏生津除烦、清热退蒸之功，如《备急千金要方》枸杞汤。一般用量6～15g。

2. 用于肺热咳喘

地骨皮甘寒，善清泄肺热，除肺中伏火，则清肃之令自行，故多用治肺火郁结，气逆不降，咳嗽气喘，皮肤蒸热等症，常与桑白皮、甘草等同用，如《小儿药证直诀》泻白散。一般用量6～15g。

名老中医裴学义善用地骨皮治疗小儿外感，裴老根据小儿阳常有余、阴常不足，一般外感发热多有伤阴趋向的特点，自拟一方治疗小儿外感发热，其中主要采用地骨皮9g、薄荷4g，其用意一方面用地骨皮之甘寒清热育阴，另一方面取薄荷之辛凉开泄，助邪热外透而不伤阴，多年来治疗小儿外感屡获效验，且无留滞余邪之弊。

3. 用于消渴

地骨皮性寒清热，能清泻肺胃之火，用于肺胃蕴热所致的唇干口躁，常与石膏、小麦合用，如《医心方》枸杞汤；若消渴，日夜饮水不止者，可与芦根、麦冬、天花粉、大枣合用，如《圣济总录》地骨皮饮。一般用量6～15g。

著名中医学家焦树德教授常在辨证论治的基础上，加用地骨皮治疗糖尿病表现为消渴者，有一定的降血糖和止渴功效。

4. 用于血热出血证

地骨皮清润主降，能清血热，泻火下行，常用于血热妄行之吐血、衄血、尿血。用此清热凉血，可单用，酒煎服，如《经验广集》地骨酒治疗血淋；《普济方》用地骨皮、枸杞子为散，煎服，治疗吐血、下血等；亦可配白茅根、侧柏叶等凉血止血药治之。一般用量6～15g。

5. 用于虚火牙痛

地骨皮能清虚热、泻肾经浮火而治疗虚火牙痛。临床可单用地骨皮90～150g，水煎两次，取汁600mL，加食醋200mL，每次用40～50mL漱口，每日3～5次。也有人用此方法治疗牙龈出血、口干或口臭等虚火上炎者。

【使用注意】外感风寒发热及脾虚便溏者不宜用。

【古籍摘要】

①《珍珠囊》："解骨蒸肌热、消渴、风湿痹，坚筋骨，凉血。"
②《汤液本草》："泻肾火，降肺中伏火，去胞中火，退热，补正气。"

【现代研究】地骨皮的乙醇提取物、水提取物及乙醚残渣水提取物、甜菜碱等均有较强的解热作用。地骨皮煎剂及浸膏具有降血糖和降血脂作用。地骨皮浸剂、煎剂、酊剂及注射剂均有明显降压作用。地骨皮水煎剂有免疫调节作用，又有抗微生物作用，其对伤寒杆菌、甲型副伤寒杆菌及福氏志贺菌有较强的抑制作用，对流感亚洲甲型京科68-1病毒株有抑制其致细胞病变作用。此外，100%地骨皮注射液对离体子宫有显著兴奋作用。地骨皮用70%乙醇渗漉法所得提取物，可明显提高痛阈，对物理性、化学性疼痛有明显的抑制作用。

白 薇

白薇最早载于《神农本草经》。其性寒，味苦、咸；归胃、肝、肾经；其基本功效有清热凉血、利尿通淋、解毒疗疮。

【临床应用】

1. 用于阴虚发热、产后虚热

白薇苦寒，善入血分，有清热凉血、益阴除热之功。若治热病后期，余邪未尽，夜热早凉，或阴虚发热，骨蒸潮热，常与地骨皮、知母、青蒿等同用；若治产后血虚发热、低热不退及昏厥等症，可与当归、人参、甘草同用，共收养血益阴、清热除蒸之效，如《全生指迷方》白薇汤。本品既能退虚热，又能清实热，与生地黄、玄参等清热凉血药同用，还可用治温邪入营，高热烦渴，神昏舌绛等。一般用量为6～12g。

著名老中医施奠邦认为，白薇味苦咸，性寒，多用治温邪虚热，取《黄帝内经》"热淫于内，治以咸寒"之意，如千金葳蕤汤、仲景竹皮大丸中俱用之。又如《普济本事方》之白薇汤治妇人血厥。盖白薇苦而能敛，咸而可收，凡阴虚血热而致肝阳浮动者均宜，施老在临床凡见头眩目糊、口苦心烦等症，均伍白薇，臻滋阴敛阳之功。

2. 用于热淋、血淋

白薇既能清热凉血，又能利尿通淋，故可用于膀胱湿热，血淋涩痛，常与木通、滑石及石韦等清热利尿通淋药同用。一般用量为10～15g。

3. 用于疮痈肿毒、毒蛇咬伤、咽喉肿痛

白薇苦咸而寒，有清热凉血、解毒疗疮、消肿散结之效，内服、外敷均可。常与天花粉、赤芍、甘草等同用，治疗血热毒盛之疮痈肿毒、毒蛇咬伤，如《证治准绳》白薇散，也可配其他清热解毒药同用；若治咽喉红肿疼痛，常与金银花、桔梗、山豆根同用。一般用量为6～12g。

4. 用于阴虚外感

本品还可清泄肺热而透邪，清退虚热而益阴，故常与玉竹、豆豉、薄荷同用，治疗阴虚外感，发热咽干、口渴心烦等症，如《通俗伤寒论》加减葳蕤汤。一般用量为6～12g。

5. 用于水肿

中医学认为，水肿的病机为肺、脾、肾三脏功能失调，三焦水道不利。一般急性、初发伴表证者为阳水；慢性、反复无表证者为阴水。但是，临床上有不少阴水病例，多因瘀血阻滞，血不归经，日久化热伤阴，导致利水消肿使阴更伤而清热凉血反伤阳气，致水肿缠绵难愈。考白薇，《名医别录》记载其"下水气，利阴气"，性味苦咸寒。其苦坚营阴，咸滋肾水，寒退虚热。无论阳水阴水，只要有血脉不利，血分郁热，营阴亏虚病机者，诚有卓效。尤其对于更年期妇女特发性水肿疗效卓著。现代药理研究，白薇含挥发油、强心油。挥发油可促进骨骼肌和血管平滑肌收缩，强心油能增加心肌收缩力，对于慢性心力衰竭和下肢静脉炎所致的水肿也有很好疗效。因其凉血清热、利尿通淋，故对肾性水肿疗效亦佳。一般用量为 6～12g。

6. 用于老年人排尿性晕厥

北京中医药大学已故名老中医宋向元曾介绍用白薇汤防治老年人排尿性晕厥，验之临床效果满意。临床见本症属反射性晕厥范畴，反复发作者多见于平素气血虚弱、肝阳偏亢之人。肾司二便，肝主调节，小便后气津下泄，虚热上扰，阴阳之气不相顺接，元神一时失主，故发生暂时性晕厥。白薇汤原为治妇人血厥之方，《医贯·主客辨疑》曰："有人平居无疾苦，忽如死人或微知人……移时方寤。此由出汗过多，血少气并于血，阳独上而不下，气壅塞而不行，故身如死，气过血还，阴阳复通，故移时方寤……宜白薇汤。"所述病机与本病相类。方中党参、甘草益气防脱；当归养血，治气血虚弱之本；重用白薇，其性味苦咸寒，入肝胃经，清虚热，平肝阳之亢。气血充，虚热清，故可愈。可重用至 30g。

7. 用于咯血

咯血之症，责之于肺燥热灼。白薇，性本苦寒，功擅益阴清热，长于清解，不仅能清血热于内，并能透邪外达，清肺泻热，凉血止血。《本草新编》谓"其尤效者，善能杀虫，用之于补阴之中，乃能杀痨瘵之虫也"。白薇具有清泻肺热、滋养肺肾、凉血止血、肃肺透邪、杀痨瘵虫之功，故可用于治疗咯血。一般用量为 6～12g。

【**使用注意**】脾胃虚寒、食少便溏者不宜服用。

【**古籍摘要**】

①《名医别录》："疗伤中淋露，下水气，利阴气。"

②《本草纲目》："治风温灼热多眠及热淋、遗尿、金疮出血。"

③《本草正义》："凡苦寒之药多偏于燥，惟白薇则虽亦属寒而不伤阴液精血，故其主治各病，多属血分之热邪，而不及湿热诸证……凡阴虚有热者，自汗盗汗者，久疟伤津者，病后阴液未复而余热未清者，皆为必不可少之药，而妇女血热，又为恒用之品矣。"

【**现代研究**】本品所含白薇苷有加强心肌收缩的作用，可使心率减慢；对肺炎球菌有抑制作用，并有解热、利尿等作用。

胡黄连

胡黄连最早载于《新修本草》。其性寒，味苦；归胃、肝、大肠经；其基本功效有清虚热、除疳热、清湿热。

【临床应用】

1. 用于骨蒸潮热

胡黄连性寒，有退虚热、除骨蒸、凉血清热之功。治阴虚劳热骨蒸，常与银柴胡、地骨皮等同用，如《证治准绳》清骨散。

2. 用于慢性胃肠道疾病

脾胃气虚，运化失司，常致水湿内停，阻于中焦，进而又再损伤脾胃，出现肢体困重、胸脘痞闷、呕恶不饥，或胃痛、吐酸、面色萎黄或淡黄、神呆少语等湿阻中焦之证。若湿郁化热还可见身热不扬、午后热甚、渴不思饮等症，苔白腻或黄腻，脉濡细或濡数。西医之慢性浅表性胃炎、糜烂性胃炎常见此类证候。胡黄连既能清热，又能燥湿，《开宝本草》记载其有"燥湿功能"，且长于湿阻中焦之证，无论化热与否，均可使用。虽然诸多方书称其性味苦寒，《本草纲目》却言其"苦平……厚肠胃，益颜色"，中医临床家林德云多年用之，亦未见有大寒伤气损阳之虞。《本草正义》更称其"不致久留中州，妨碍中和之气"。以胡黄连配伍于平胃散、香砂六君汤、三仁汤等方剂中，治疗寒湿困脾、气虚湿阻、中焦湿热所致慢性消化系统疾病，其效屡试不爽。湿热交阻本为难治之证，早年对此类疾病亦用上述方药，虽能建功，但获效缓且不能持久，加入胡黄连后，不仅获效速，而且较长时间内不会复发，个人体会胡黄连确有燥湿健脾之功。

3. 用于腹泻、痢疾

治疗腹泻痢疾，胡黄连的作用明显优于黄连，而且寒热之证均可使用，《新修本草》《本草纲目》均称胡黄连能治"冷热泻痢"。对寒湿犯脾伤胃所致的泄泻轻稀便甚至水样便、腹痛肠鸣、脘闷食少之症，以胃苓汤加胡黄连取效；对泄泻腹痛、泻下急迫、粪色黄褐而臭、肛门灼热之热痢，投葛根芩连汤以胡黄连易黄连，其效迅速；而以腹痛、里急后重、下痢赤白脓血为主症的痢疾，治以芍药汤或白头翁汤，方中黄连均更为胡黄连，收效更速，因胡黄连在清热利湿的同时，可入血分清热凉血。《开宝本草》中记载胡黄连"有清热凉血、燥湿功能"。

4. 用于食积诸证

胡黄连治疗小儿疳热之功，早有定论。虽然随着育婴保健知识的普及，小儿之疳热病症在临床已很少见，但乳积、食积之患儿仍时有接诊。不论小儿还是成年人，各种消化不良如饮食过量、宿食内停，或过食肥甘、呆胃滞脾之胃痛，脘腹胀满，嗳腐吞酸，或吐不消化食物，大便秽臭不爽，或秘、或泻，可径投保和丸、枳实导滞丸加胡黄连取效。对久停之宿食或过食肥甘者，以三棱、莪术配胡黄连治疗，常应手而效。胡黄连在清热除疳之外，兼能调理肠胃气机，帮助消化，确为疗食积、厚肠胃之良药。

5. 用于肝胆湿热、肝郁气滞诸证

《本草经疏》认为胡黄连"大寒至苦，极清之性，能清热，自胃肠以至于骨，一切湿热、邪热、阴分伏热所生诸病，莫不消除"。胡黄连善清中、下焦湿热，对胁痛口苦、胸闷纳呆、恶心呕吐、目黄、身黄、尿黄之肝胆湿热者，于龙胆泻肝汤中去黄芩，加入胡黄连，收效甚佳，对各证型慢性病毒性肝炎（特别是乙型肝炎），在对证选方后加入胡黄连，效果更加满意。早在《新修本草》就已指出胡黄连有"补肝胆"之功，据相关研究证实，胡黄连的药理作用有"保肝、抗乙型肝炎病毒、利胆、调节血脂"等。对肝气郁滞、木郁侮土导致肝脾不和、肝胃不和之胁痛、呕逆、腹痛便泻、食欲不振、面色萎黄、身倦神疲等症，以胡黄连配伍逍遥散、柴胡疏肝散、痛泻要方等治之，在疏肝理脾和胃的同时，可收到健脾保肝之功。

6. 用于慢性呼吸道疾病

慢性支气管炎、肺气肿、肺源性心脏病属中医喘证、咳嗽、肺胀等范畴，多以寒象和虚实夹杂表现于临床，即使发热亦多为虚热、痰热，其基本病机为肺脾气虚，脾虚运化失司，津液不行，聚湿为痰，痰阻肺络，破坏肺气最基本的宣发肃降功能，逐步发展为喘证、肺胀，即所谓"脾为生痰之源，肺为贮痰之器"。因此，慢性呼吸系统疾病治脾是关键。胡黄连能燥湿健脾以助脾胃运化水湿，津液得行，不致聚而为痰。临床观察，胡黄连还有降肺气以平喘之功，有关研究亦认为胡黄连有"抗炎平喘"的作用。对咳吐泡沫痰或白色黏液痰、短气喘息，脘痞纳少，倦怠乏力等肺脾气虚、痰浊壅肺之肺胀喘咳，在苏子降气汤、六君子汤等方剂中加入胡黄连，可明显增强疗效。亦可在温胆汤、越婢加半夏汤中加入胡黄连治疗痰热郁肺之咳逆喘促、胸满烦躁，在涤痰汤中加胡黄连治疗痰蒙神窍之表情淡漠、神志恍惚等症。

7. 用于痔

胡黄连能清大肠湿火蕴结，还可用治痔肿痛、痔漏成管，常配刺猬皮、麝香为丸，如《外科正宗》胡连追毒丸。

关于胡黄连的临床应用，北京名老中医韩梅颇有心得。韩老认

为，黄连清心火，胡黄连清疳热。黄连专治心经实热、卒热心痛、肝火为痛、阳毒发狂等；而胡黄连专治骨蒸劳热、五心烦热、小儿惊痫、小儿疳热等。

韩老行医之际，喜用胡黄连，自觉若使用得当，确有药到病除之功，屡经揣摩，小有心得如下：凡用胡黄连，其脉或滑数或弦滑或弦而有力者方可，细脉当慎用；凡用胡黄连，舌质见红、粉红、深红均可，淡白舌者忌用；凡用胡黄连，必见黄腻苔、薄黄而腻，或黄厚腻苔，只黄不腻，则宜另选他药；凡用胡黄连，因禀赋之异，多现腹痛、便溏之弊，故凡用之必以生姜或干姜佐之，其用量当视舌质而定，或胡黄连 3g、生姜 6g，或胡黄连 3g、生姜 9g，据舌脉而定；大便量少不畅，且肛门时觉潮湿而痒者，亦可用此药。

成年人无疳积，但脾胃运化失调，湿热中阻时，胡黄连实有桴鼓之效。

【使用注意】脾胃虚寒者慎用。

【古籍摘要】

①《本经逢原》："胡黄连，苦寒而降，大伐脏腑骨髓邪热，除妇人胎蒸、小儿疳热积气之峻药。"

②《本草正义》："凡热痢脱肛，痔漏疮疡，血痢血淋，溲血，泻血及梅毒疳疮等证，湿火结聚，非此不能直达病所，而小儿疳积腹膨之实证，亦可用之。"

【现代研究】本品的根提取物有明显的利胆作用，能明显增加胆汁盐、胆酸和脱氧胆酸的排泄，具有抗肝损伤作用。胡黄连中所含有的香荚兰乙酮对平滑肌有收缩作用，对各种痉挛剂引起的平滑肌痉挛又具有拮抗作用。胡黄连水浸剂在试管内对多种皮肤真菌有不同程度的抑制作用。此外，胡黄连苷Ⅰ、Ⅱ，以及香草酸、香荚兰乙酮对酵母多糖引起的多形核（PMN）白细胞的化学反应发生和自由基的产生有抑制作用。

第四章

泻下药

　　凡能引起腹泻，或润滑大肠，促进排便的药物，称为泻下药。

　　本类药为沉降之品，主归大肠经。主要具有泻下通便作用，以排除胃肠积滞和燥屎等，正如《素问·灵兰秘典论》所云："大肠者，传导之官，变化出焉。"或清热泻火，使实热壅滞之邪通过泻下而清解，起到"上病治下""釜底抽薪"的作用；或有逐水退肿，使水湿停饮随大小便排除，达到祛除停饮、消退水肿的目的，部分药还兼有解毒、活血祛瘀等作用。

　　泻下药主要适用于大便秘结、胃肠积滞、实热内结及水肿停饮等里实证。部分药还可用于疮痈肿毒及瘀血证。

　　使用泻下药应根据里实证的兼证及患者的体质，进行适当配伍。里实兼表邪者，当先解表后攻里，必要时可与解表药同用，表里双解，以免表邪内陷；里实而正虚者，应与补益药同用，攻补兼施，使攻邪而不伤正。本类药亦常配伍行气药，以加强泻下导滞作用。若属热积者还应配伍清热药；属寒积者应与温里药同用。

　　使用泻下药中的攻下药、峻下逐水药时，因其作用峻猛，或具有毒性，易伤正气及脾胃，故年老体虚、脾胃虚弱者当慎用；妇女胎前产后及月经期应当忌用。应用作用较强的泻下药时，当奏效即止，切勿过剂，以免损伤胃气。应用作用峻猛而有毒性的泻下药时，一定要严格炮制法度，控制用量，避免中毒现象发生，确保用药安全。

　　根据泻下药作用强弱的不同，可分为攻下药、润下药及峻下逐水药。

　　现代药理研究证明，泻下药主要通过不同的作用机制刺激肠道黏膜使蠕动增强而致泻。另外，大多药物具有利胆、抗菌、抗炎、抗肿瘤作用，可增强机体免疫功能。

第一节　攻下药

本类药大多苦寒沉降，主入胃、大肠经，既有较强的攻下通便作用，又有清热泻火之效。主要适用于大便秘结、燥屎坚结及实热积滞之证。应用时常辅以行气药，以加强泻下及消除胀满作用。若治冷积便秘者，须配用温里药。

具有较强清热泻火作用的攻下药，又可用于热病高热神昏、谵语发狂；火热上炎所致头痛、目赤、咽喉肿痛、牙龈肿痛以及火热炽盛所致吐血、衄血、咯血等上部出血证。上述病证，无论有无便秘，应用本类药物，以清除实热，或导热下行，起到"釜底抽薪"的作用。此外，对痢疾初起，下痢后重，或饮食积滞，泻而不畅之证，可适当配用本类药物，以攻逐积滞、消除病因。对肠道寄生虫病，本类药与驱虫药同用，可促进虫体的排出。

根据"六腑以通为用""不通则痛""通则不痛"的理论，以攻下药为主，配伍清热解毒药、活血化瘀药等，用于治疗胆石症、胆道蛔虫症、胆囊炎、急性胰腺炎、肠梗阻等急腹症，取得了较好的效果。

《 大 黄 》

大黄最早载于《神农本草经》，其性寒，味苦；归脾、胃、肝、心包、大肠经；其基本功效有泻下攻积、清热泻火、解毒凉血、止血、祛瘀通经、利湿退黄。

【临床应用】

1. 用于积滞便秘

大黄有较强的泻下作用，能荡涤肠胃，推陈致新，为治疗积滞便秘之要药。又因其苦寒沉降，善能泄热，故实热便秘尤为适宜。其常与芒硝、厚朴、枳实配伍，以增强泻下攻积之力，为急下之剂，用治阳明腑实证，如《伤寒论》大承气汤；若大黄用量较轻，与火麻仁、苦杏仁、蜂蜜等润肠药同用，则泻下力缓和，方如《伤寒论》麻子仁丸。若里实热结而正气虚者，当与补虚药配伍，以攻补兼施，标本兼顾。如热结而气血不足者，配人参、当归等药，方如《伤寒六书》黄龙汤；如热结津伤者，配麦冬、生地黄、玄参等，方如《温病条辨》增液承气汤；若脾阳不足，冷积便秘，须与附子、干姜等配伍，如《备急千金要方》温脾汤。

名老中医李翰卿认为，大黄在攻下通便方面有三个作用：寒、湿、燥，即是说大黄对实热、湿热便秘比较适宜。大黄的产地和炮制方法不同则功用偏重有所不同，即西大黄的泻下通便、泻火作用较川大黄强，而燥湿作用较川大黄弱；酒大黄、熟大黄的泻下作用较生大黄弱，而善清头部之火热。煎煮时间，即水煎在 0.5h 以下者泻下作用强，40min 以上者泻下作用较弱。关于用量大小，用量大时泻下作用强，小剂量时泻下作用较弱。在配伍方面，配合行气、润燥软坚药时泻下作用强，不配伍时泻下作用弱。对于正气的盛衰方面，属于津液不足或者血虚便秘者，常在应用大黄的第一剂后，大便即通，其后不久大便又趋秘结，此时若再反复应用大黄，其泻下作用则日渐下降，甚或使便秘更加严重，这是由于大黄虽多能攻下，但却伤津伤血所致，此时必须配合增液润便或养血润便之方可使大便得通；气虚或阳虚便秘者，因大黄苦寒功伐，大伤元气，不但不能使大便通畅，而且常常是便结更甚；对于寒实便秘者，虽用大黄 3g，亦可使大便泻下 1～3 次，并在泻下之前往往兼有腹痛，而湿热结滞便秘，最少 9g，甚或用 15～30g 才有效。对于逐瘀破血，由于大黄逐瘀破血力量大，所以在妊娠期间一定要慎用，否则容易发生堕胎。

现在临床上除用大黄泻下通便外，还运用大黄的泻下作用治疗急腹症。根据"六腑以通为用"的理论，六腑必须经常保持通降功能，才能维持正常的生理功能，保持人体阴阳平衡。在病理上，凡六腑出现病变，牢记以"通降六腑，令其通畅、疏泄"为治疗大法。胆囊炎、胰腺炎、阑尾炎、肠梗阻、腹部寄生虫病，特别是急性发作，多有胆、胃肠阻滞，功能减弱，通降失司的表现。如胆腑瘀滞（炎症、结石等），出现胁痛拒按、黄疸、厌油食少；胃肠瘀滞出现脘腹胀痛、拒按、食少、便秘。此外，急腹症多有发热甚至高热，均因六腑不能通降之故。大黄具有较强泻下攻积之功，借其通下导滞，有利于六腑恢复正常通畅功能，通常配厚朴、枳实以通胃肠，配茵陈、郁金、金钱草、黄芩等以通胆腑。

2. 用于血热吐衄、目赤咽肿

大黄苦降，能使上炎之火下泻，又具清热泻火、凉血止血之功。常与黄连、黄芩同用，治血热妄行之吐血、衄血、咯血，如《金匮要略》泻心汤。现代临床单用大黄粉治疗上消化道出血，有较好疗效。若与黄芩、栀子等药同用，还可治火邪上炎所致目赤、咽喉肿痛、牙龈肿痛等症，如《太平惠民和剂局方》凉膈散。

王少华老中医认为，血证者，尤其是大量的咯血、吐血、便血等，轻则耗气伤血，重则发生血脱而危及生命。如能及时制止出血，则危重急证，自可出险入夷。王老体会，这一止血重任，非大黄莫属。《血证论·吐血》云："止血之法虽多，而总莫先于降气……而大黄一味，既是气药，又是血药，止血而不留瘀，尤为妙药。"此说诚是。大黄性专沉降，对于齿鼻耳目诸衄等表现于上部的疾病，辄以酒炒后用，借酒性之上升，驱聚热以下。治面部诸衄，还可配升麻上行，与大黄共成高屋建瓴之势，且可发挥升麻的散火毒、解火郁之功。用量方面，考虑到大黄具悍利之性，有将军之称，利在速战速决，因而治火热内灼，阳络受损而血外溢的吐衄疾病，在发病之初，患者证实体实，用大黄之目的在于大泻血热、祛瘀生新，因而用量宜大（10~15g）；若妇人经漏既久，崩中或吐衄反复发作，证虽实而体已虚者，大黄用量宜小（3~6g），借以化瘀磨积，缓图奏功。

3. 用于热毒疮疡、烧烫伤

大黄内服、外用均可，内服能清热解毒，并借其泻下通便作用，使热毒下泄。治热毒痈肿疔疮，常与金银花、蒲公英、连翘等同用；治疗肠痈腹痛，可与牡丹皮、桃仁、芒硝等同用，如《金匮要略》大黄牡丹汤。本品外用能泻火解毒、凉血消肿，治热毒痈肿疔疮，如用治乳痈，可与粉草共研末，酒熬成膏外用，《妇人大全良方》金黄散；用治口疮糜烂，多与枯矾等份为末搽患处（《太平圣惠方》）。治烧烫伤，可单用粉，或配地榆粉，用麻油调敷患处；外用治甲沟炎，取生大黄适量，烘干研末，用醋调匀（小儿可将醋稀释），外敷患处，每日或隔日换药1次，痊愈为止。一般用量为6~15g。

4. 用于瘀血证

大黄有较好的活血逐瘀通经作用，其既可下瘀血，又清瘀热，为治疗瘀血证的常用药物。治妇女产后瘀阻腹痛、恶露不尽者，常与桃仁、土鳖虫等同用，如《金匮要略》下瘀血汤；治妇女瘀血经闭，可与桃核、桂枝等配伍，如《伤寒论》桃核承气汤；治跌打损伤，瘀血肿痛，常与当归、红花、穿山甲等同用，如《医学发明》复元活血汤。一般用量为 6～15g。

5. 用于湿热痢疾、黄疸、淋证

大黄具有泻下通便、导湿热外出之功，故可用治湿热蕴结之证。如治肠道湿热积滞之痢疾，如《素问病机气宜保命集》单用一味大黄即可见效，或与黄连、黄芩、白芍等同用；治湿热黄疸，常配茵陈、栀子，如《伤寒论》茵陈蒿汤；治湿热淋证者，常配木通、车前子、栀子等，如《太平惠民和剂局方》八正散。一般用量为 6～15g。

6. 用于中风

中医之中风，西医分出血性脑卒中和缺血性脑卒中。前者为脑实质大块出血，后者为脑部缺血，多为血栓所致。中医学认为，中风多因气与火并走于上，直冲犯脑，血溢脉外，形成上实下虚证（相当于出血性卒中），或痰瘀阻痹，气血运行受阻，不能濡养肌肤经脉（相当于缺血性卒中），由上可以看出，气火上逆、血瘀为中风的主要病机。因此，也可运用大黄治疗此证。急性期可用生大黄，10g 左右。

7. 用于高热症（感染所致，尤其持续高热不退）

温病邪在卫分、气分，可用银翘散、银翘麻杏石甘汤、白虎汤加大黄。若卫分邪气未解，邪热炽盛入里化热腑实证，用银翘麻杏承气汤。一般用量为 6～15g。

8. 用于肾功能衰竭

我国著名中医肾病专家张大宁教授善用生大黄配伍大黄炭、生黄芪、海藻炭治疗肾功能衰竭。张老认为，降浊在肾功能衰竭治疗中亦有重要作用，升清降浊、推陈致新，降浊尤重用炭类。生大黄苦寒沉降力猛善走，可荡涤肠胃积滞，能清血分实热，泻热通便，有清热泻火、凉血解毒及活血祛瘀之效。大黄能使血中尿素氮、肌酐含量及门静脉血中的氨基酸含量明显降低，肝和肾中的尿素氮亦分别降低，尿中尿素氮排出量显著增加。现代研究认为，大黄致泻的作用部位主要在小肠，能使中远段结肠张力增加，蠕动加快，但并不妨碍小肠对营养物的吸收。大黄炭则止血效果显著。因其含有鞣质，可降低尿素氮，具有收敛作用。生黄芪性温，补气升阳，利水消肿，生用偏于走表，固表止汗，利水消肿，用于气虚不运、水湿内停之小便不利、水肿等症。海藻炭性寒能泻热引水，咸能润下，故能清热消痰、利水消肿。四药相互配伍，补运相辅，攻补兼施，升清降浊，补不留邪，攻不伤正。意在补其不足，攻其有余，寒温并投，相得益彰。

叶任高老前辈在治疗慢性肾功能衰竭的方中一律加入大黄（后下）8～12g，务使每日排软便两次为度。以上中医大家在治疗肾功能衰竭中均善用大黄，足以证明大黄在肾功能衰竭治疗中的地位和价值。另外，亦可用大黄与牡蛎、附子、六月雪等配伍灌肠。

【使用注意】本品为峻烈攻下之品，易伤正气，如非实证，不宜妄用；本品苦寒，易伤胃气，脾胃虚弱者慎用；其性沉降，且善活血祛瘀，故妇女怀孕、月经期、哺乳期应忌用。

【古籍摘要】

①《神农本草经》："下瘀血血闭、寒热，破癥瘕积聚、留饮宿食，荡涤肠胃，推陈致新，通利水谷，调中化食，安和五脏。"

②《药性论》："大黄主寒热，消食，炼五脏，通女子经候，利水肿，破痰实、冷热积聚、宿食，利大小肠，贴热毒肿，主小儿寒热时疾、烦热，蚀脓，破留血。"

③《本草纲目》："主下痢赤白，里急腹痛，小便淋沥，实热燥结，潮热谵语，黄疸，诸火疮。"

④《药品化义》："大黄气味重浊，直降下行，走而不守，有斩关夺门之力，故号将军。专攻心腹胀满，胸胃蓄热，积聚痰实，便结瘀血，女人经闭。"

【现代研究】大黄能增加肠蠕动，抑制肠内水分吸收，促进排便；大黄有抗感染作用，对多种革兰氏阳性菌和阴性菌均有抑制作用，其中最敏感的为葡萄球菌和链球菌，其次为白喉棒状杆菌、伤寒和副伤寒杆菌、肺炎球菌、志贺菌属等；对流感病毒也有抑制作用；由于鞣质所致，故泻后又有便秘现象；有利胆、健胃作用；此外，还有止血、保肝、降压、降低血清胆固醇等作用。

❰❰ 芒 硝 ❱❱

芒硝最早载于《名医别录》。其性寒，味苦、咸；归胃、大肠经；其基本功效有泻下通便、润燥软坚、清火消肿。

【临床应用】

1. 用于积滞便秘

芒硝能泻下攻积，且性寒能清热，味咸润燥软坚，对实热积滞、大便燥结者尤为适宜。常与大黄相须为用，以增强泻下通便作用，如《伤寒论》大承气汤、调胃承气汤。

名老中医杜雨茂教授认为，麻子仁丸治疗阴亏肠燥，久久不愈之便秘，老幼咸宜。但已有部分患者服之乏效，或用时便通，停药又秘结。杜老对于此类患者，常在麻子仁方原方中加玄明粉一味，或为丸剂，或改丸为汤，其通便之效益彰，且往往可使便秘患者愈后不易复发。玄明粉咸苦润下，通便效卓而不伤正，助麻子仁丸之力而无留弊之虞，加入麻子仁丸自可获预期之效。

近来临床亦常将芒硝用于胆石症腹痛便秘者。如化结石以芒硝为主，配制成化石散治疗胆结石疗效可靠。具体用法是：芒硝50g，明矾30g，共为细末，每次服1～3g，每日服2次，3个月为1个疗程，一般服用1个疗程后胆结石即得以排解，正如《神农本草经》所言："芒硝能化七十二种石。"

2. 用于咽痛、口疮、目赤及痈疮肿痛

芒硝外用有清热消肿作用。治咽喉肿痛、口舌生疮，可与硼砂、冰片、朱砂同用，如《外科正宗》冰硼散，或以芒硝置西瓜中制成的西瓜霜外用；治目赤肿痛，可用芒硝置豆腐上化水或用玄明粉配制眼药水，外用滴眼；治乳痈初起，可用本品化水或用纱布包裹外敷；治肠痈初起，可与大黄、大蒜同用，捣烂外敷；治痔肿痛，可单用本品煎汤外洗。

邹学熹中医师善用芒硝治疗流痰。流痰者，包括现代医学的骨髓炎、骨结核之类疾病。以芒硝50g为主药，配入硼砂、白矾、朱砂、青盐各15g，研制成末，方名消痰换骨丹，一般连续服用3～6个月而愈。此用法是根据《神农本草经》治"结固留癖"和《本草纲目》言其治"骨蒸热病"之说而用之。

3. 用于湿疹

以辛苦大寒之芒硝为主药，配以苦参、雄黄、蛇床子、千里光等品，名芒硝浴疹汤，煎水外洗皮肤，既能清热消疹，又能解毒止痒。李时珍在《本草纲目》中说："芒硝生于盐卤之地，状似末盐，凡牛马诸皮，须此治熟。"本此性，人之皮肤痒疹，亦能清而消之。外用50g煎水外洗。

4. 用于足跟骨刺痛

著名老中医张衍鹗先生善用芒硝治疗足跟骨疼痛、足跟骨质增生，属中医"骨痹"范围，好发于女性更年期，男性也多发于年逾五旬的患者，其临床表现多见气血不足、肝肾虚亏等证。临床表现常以足跟痛，有麻胀感，且疼痛以初立、初走时明显，活动后反而减轻，久立久站则又加重为特征。本病疼痛一般较局限。跟骨基底结节部骨刺，痛点多在跟骨下方，偏内侧。粗隆结节部骨刺，痛点多在跟骨后侧（即跟腱附着处），痛点可窜到足踝、足背等处。疼痛程度与骨刺的大小无明显关系，而与骨刺的方向有关。骨刺的方向与跟骨底面近乎平行时，疼痛较轻，而斜向下方时，疼痛较剧烈。张老用芒硝适量研成细末装入布袋，铺平约半厘米厚，放在鞋后跟部，踏在足跟下，2～3日症减，不超5日疼痛消失，如有复发，反复使用仍有效。其机制与芒硝的软坚作用有关，药物直接作用于患处，软坚止痛。

【使用注意】孕妇及哺乳期妇女忌用或慎用。

【古籍摘要】

①《神农本草经》："除寒热邪气，逐六腑积聚、结固、留癖，能化七十二种石。"

②《珍珠囊》："其用有三，去实热，一也；涤肠中宿垢，二也；破坚积热块，三也。"

③《药品化义》："味咸软坚，故能通燥结；性寒降下，故能去火燥。主治时行热狂，六腑邪热，或上焦膈热，或下部便坚。"

【现代研究】芒硝所含的主要成分硫酸钠，其硫酸根离子不易被肠壁吸收，存留肠内形成高渗溶液，阻止肠内水分的吸收，使肠内容积增大，引起机械刺激，促进肠蠕动而致泻。

番泻叶

番泻叶最早载于《饮片新参》。其性寒，味甘、苦；归大肠经；其基本功效有泻热行滞、通便、利水。

【临床应用】

1. 用于热结便秘

番泻叶苦寒降泄，既能泻下导滞，又能清导实热，适用于热结便秘，亦可用于习惯性便秘及老年便秘。大多单味泡服，小剂量可起缓泻作用，大剂量则可攻下；若热结便秘，腹满胀痛者，可与枳实、厚朴配伍，以增强泻下导滞作用。一般用量为2～6g，开水泡服。

2. 用于腹水肿胀

番泻叶能泻下行水消胀，用于腹水肿胀，单味泡服，或与牵牛子、大腹皮同用。一般用量为2～6g，开水泡服。

3. 用于中风昏迷

临床上以番泻叶每日3g，代茶饮，用于中风昏迷者，可通肠腑，缓解症状，以利康复。

4. 用于目赤眵泪

著名中医眼科名家韦文贵教授善用番泻叶治疗目赤眵泪。韦老认为，番泻叶味苦而性寒，质黏而润滑，是一种使用方便的泻下药，能入大肠经泻积热而润肠燥，可用于热结便秘之证，唯近代才被用于临床，古书并无记载，用于治疗眼疾的资料则更为罕见。

韦老的体会，本品不但能利肠通便，而且可治目赤红肿、眵多壅结之证。其曾遇一在西藏工作的干部，两目微赤，而两眦常有大量眼眵壅结，视物昏花不清，韦老给予番泻叶30g，嘱其每用2～3g，泡水代茶饮之，尽剂而病愈大半，又服30g，则两目完全恢复正常。

盖目眵壅结，多属肺经实热。又因肺与大肠相表里，泻大肠即可清肺热。本品入大肠而泻热导滞，故可导肺经之实热下行，从大便而解。所以，凡见白睛红赤、疼痛羞明、眵多泪热之症，均可用番泻叶治疗。而且本品可用开水浸泡代茶，服用甚为方便，颇受患者欢迎。应当注意的是本品的用量：小量使用可清肠胃之热而开胃进食，用5～10g即可，在2～3h内发生肠鸣、腹痛而致泻；过量则会引起恶心，甚或呕吐。所以，若非胸腹胀满，便秘不通而需要峻下者，用量一般在3g以下。

【**使用注意**】妇女哺乳期、月经期及孕妇忌用。

【**古籍摘要**】《饮片新参》："泄热，利肠腑，通大便。"

【**现代研究**】番泻叶中含蒽醌衍生物，其泻下作用及刺激性比含蒽醌类之其他泻药更强，因而泻下时可伴有腹痛。其有效成分主要为番泻苷A、番泻苷B，经胃、小肠吸收后，在肝中分解，分解产物经血行而兴奋骨盆神经节以收缩大肠，引起腹泻。蒽醌类对多种细菌（葡萄球菌、大肠埃希菌等）及皮肤真菌有抑制作用。

❰ 巴豆 ❱

巴豆最早载于《神农本草经》。其性热，味辛，有大毒；归胃、大肠经；其基本功效有峻下冷积、逐水退肿、祛痰利咽，外用蚀疮。

【临床应用】

1. 用于寒积便秘

巴豆辛热，能峻下冷积，开通肠道闭塞。可单用巴豆霜装入胶囊服，或配大黄、干姜制丸服，适用于寒邪食积，阻结肠道，大便不通，腹满胀痛，病起急骤，气血未衰者，如《金匮要略》三物备急丸。入丸、散服，每次 0.1～0.3g。大多数制成巴豆霜用，以减低毒性。外用适量。

2. 用于腹水臌胀

巴豆峻泻，有较强的逐水退肿作用。用治腹水臌胀，可用巴豆配杏仁为丸服（《肘后方》）。近代用本品配绛矾、神曲为丸，即含巴绛矾丸，用治晚期血吸虫病肝硬化腹水。入丸、散服，每次 0.1～0.3g。大多数制成巴豆霜用，以减低毒性。外用适量。

3. 用于喉痹痰阻

巴豆能祛痰利咽以利呼吸。治喉痹痰涎壅塞气道，呼吸困难，甚则窒息欲死者，可单用巴豆，去皮，线穿纳入喉中，牵出即苏；近代用于白喉及喉炎引起的喉梗阻，用巴豆霜吹入喉部，引起呕吐，排出痰涎，使梗阻症状得以缓解。治痰涎壅塞、胸膈窒闷、肢冷汗出之寒实结胸者，常与贝母、桔梗同用，如《伤寒论》三物小白散。此外，小儿痰壅、乳食停积甚则惊悸者，可用本品峻药轻投，可祛痰、消积，常与胆南星、朱砂、六神曲等同用，如《全国中药成药处方集》万应保赤散。入丸、散服，每次 0.1～0.3g。大多数制成巴豆霜用，以减低毒性。外用适量。

4. 用于痈肿未溃、疥癣恶疮

巴豆外用有蚀腐肉、疗疮毒作用。治痈肿成脓未溃者，常与乳香、没药、木鳖子等熬膏外敷，以蚀腐皮肤，促进破溃排脓；治恶疮单用本品炸油，以油调雄黄、轻粉末，外涂疮面即可。入丸、散服，每次 0.1～0.3g。大多数制成巴豆霜用，以减低毒性。外用适量。

【使用注意】 孕妇及体弱者忌用。不宜与牵牛子同用。

【古籍摘要】

①《神农本草经》："破癥瘕结聚，坚积，留饮痰癖，大腹水胀，

荡涤五脏六腑，开通闭塞，利水谷道，去恶肉。"

②《名医别录》："疗女子月闭，烂胎，金疮脓血，不利丈夫阴，杀斑蝥毒。"

③《本草通玄》："巴豆禀阳刚雄猛之性，有斩关夺门之功，气血未衰，积邪坚固者，诚有神功，老羸衰弱之人，轻妄投之，祸不旋踵。巴豆、大黄，同为攻下之剂，但大黄性冷，腑病多热者宜之；巴豆性热，脏病多寒者宜之。故仲景治伤寒传里恶热者，多用大黄。东垣治五积属脏者，多用巴豆。"

【现代研究】巴豆油外用，对皮肤有强烈刺激作用。口服半滴至 1 滴，即能产生口腔、咽及胃黏膜的烧灼感及呕吐，短时期内可有多次大量水泻，伴有剧烈腹痛和里急后重。巴豆煎剂对金黄色葡萄球菌、白喉棒状杆菌、流感嗜血杆菌、铜绿假单胞菌均有不同程度的抑制作用；巴豆油有镇痛及促血小板凝集作用。巴豆提取物对小鼠腹水型与艾氏腹水癌有明显抑制作用；巴豆油、巴豆树脂和巴豆醇脂类有弱致癌活性。

芦荟

芦荟最早载于《药性论》。其性寒，味苦；归肝、胃、大肠经；其基本功效有泻下通便、清肝泻火、杀虫疗癣。

【临床应用】

1. 用于热结便秘

芦荟苦寒降泄，既能泻下通便，又能清肝火，除烦热。治热结便秘，兼见心、肝火旺，烦躁失眠之证，常与朱砂同用，如《本草疏经》更衣丸。一般用量为 1～3g。

2. 用于烦燥惊痫

芦荟有较好的清肝火作用。用治肝经火盛的便秘溲赤、头晕头痛、烦燥易怒、惊痫抽搐等证，常与龙胆草、栀子、青黛等同用，如《医学六书》当归芦荟丸。一般用量为 1～3g。

3. 用于小儿疳积

芦荟能杀虫疗癣。用治虫积腹痛、面色萎黄、形瘦体弱的小儿疳积证，以芦荟与使君子等份为末，米饮调服；或配人参、白术等益气健脾之品，如《医宗金鉴》肥儿丸。一般用量为 1～2g

【使用注意】 脾胃虚弱，食少便溏及孕妇忌用。

【古籍摘要】

①《药性论》："杀小儿疳蛔。主吹鼻杀脑疳，除鼻痒。"

②《开宝本草》："主热风烦闷，胸膈间热气，明目镇心，小儿癫痫惊风，疗五疳，杀三虫及痔病疮瘘，解巴豆毒。"

③《本草汇言》："卢会，凉肝杀虫之药也。凡属肝脏为病，有热者，用之必无疑也。但味极苦，气极寒，诸苦寒药无出其右者。其功力主消不主补，因内热气强者可用，如内虚泄泻食少者禁之。"

【现代研究】芦荟蒽醌衍生物具有刺激性泻下作用，伴有显著腹痛和盆腔充血，严重时可引起肾炎。其提取物可抑制 S180 肉瘤和艾氏腹水癌的生长，并对离体蟾蜍心脏有抑制作用。水浸剂对多种皮肤真菌和人型结核分枝杆菌有抑制作用。

第二节　润下药

本类药物多为植物种子和种仁，富含油脂，味甘质润，多入脾、大肠经，能润滑大肠，促使排便而不致峻泻。适用于年老津枯、产后血虚、热病伤津及失血等所致的肠燥津枯便秘。使用时还应根据不同病情，配伍其他药物。若热盛津伤而便秘者，配清热养阴药；兼气滞者，配伍行气药；因血虚引起便秘者，可配伍补血药。

‖ 火麻仁 ‖

火麻仁最早载于《神农本草经》，其性平，味甘；归脾、胃、大肠经；其基本功效有润肠通便。

【临床应用】

1. 用于肠燥便秘

火麻仁甘平，质润多脂，能润肠通便，且又兼有滋养补虚作用。适用于老人、产妇及体弱津血不足之肠燥便秘。单用有效，如《肘后备急方》用本品研碎，以米杂之煮粥服；临床亦常与郁李仁、瓜蒌仁、紫苏子、苦杏仁等润肠通便药同用，或与大黄、厚朴等配伍，以加强通便作用，如《伤寒论》麻子仁丸；若虚人，老年血虚，肠燥而致大便硬结难下，面白无华，头眩心悸者，可与养血润燥的当归、生地黄相伍，如《沈氏尊生方》润肠丸；若素体虚弱或热病伤津而致不饥不饱，潮热不食，食则烦热，大便不出者，常与养阴的麦冬配伍，如《温病条辨》麦冬麻仁丸；若肺脾气虚，传导失司而致神疲乏力，汗出气短，便时努挣不出者，常与益气健脾的黄芪相伍，如《金匮翼》黄芪汤。一般用量为10～20g。

2. 用于滋养补虚

火麻仁味甘而滋润，能补中气、益血源，故可滋阴养血补虚，唯力较弱。用于心血不足，心阳不振而致心动悸、脉结代者，取其润燥补中、益气养血之功，助人参、麦冬、地黄、阿胶以养心血、助心气，如《伤寒论》炙甘草汤；用于邪热羁留，损伤阴血而致手足心热甚于手足背，脉浮大，通下而热不退者，与炙甘草、麦冬、白芍合用，增强益阴生津、养血复脉之功，如《温病条辨》加减复脉汤；若温热之邪，灼伤真阴而致神倦动风，时时欲脱者，常与白芍、阿胶、龟甲、鳖甲、鸡子黄配伍，共奏滋阴养血、潜阳息风之效，如《温病条辨》大定风珠。一般用量为10～20g。

现代用于慢性咽炎的治疗，此病属中医虚火喉痹范畴，为喉科常见病之一，其病程长，易反复发作，发病多与情绪有关。以咽部不适、微痛、有异物感、常有清咳动作为特征，肺肾阴虚是其主要病机。《千金翼方》记载火麻仁对此症有良效，火麻仁性味甘平，归脾、胃、大肠经，具有润畅通便的功效。《神农本草经》谓："补中益气，久服肥健。"故本品尚有滋补作用。肺与大肠相表里，以火麻仁通腑润肺，以除肺脏虚火，又火麻仁含油脂（含脂肪油）可滋养肺胃津液。故火麻仁对虚火喉痹，特别是咽干者有较满意的疗效，唯病入阴虚较重时，须配伍养阴之品。

3. 用于活血通淋

火麻仁阴柔补中，养血通脉，善破血结而利小便。用于血虚瘀阻而致经水不利，经行后期，三五月一至者，用此补气益血通脉，与桃仁同用，如《肘后备急方》即有此配伍；用于产后血虚、瘀血阻滞而致恶露不绝、少腹疼痛者，用本品祛瘀生新，可与酒合用，如《备急千金要方》麻子酒；用于湿热下注而致水道不利，小便淋沥涩痛赤少者，用其利尿通淋，可与葱、椒、米同煮服，如《食医心镜》治五淋方。一般用量为10～20g。

①《神农本草经》："补中益气，久服肥健。"

②《药品化义》："麻仁，能润肠，体润能去燥，专利大肠气结便秘。凡年老血液枯燥，产后气血不顺，病后元气未复，或禀弱不能运行者皆治。"

【现代研究】火麻仁有润滑肠通的作用，同时在肠中遇碱性肠液后产生脂肪酸，刺激肠壁，使蠕动增强，从而达到通便作用。本品还能降低血压以及防止血脂上升。

郁李仁

郁李仁最早载于《神农本草经》，其性平，味辛、苦、甘；归脾、大肠、小肠经；其基本功效有润肠通便、下气利水。

【临床应用】

1. 用于肠燥便秘

本品质润多脂，润肠通便作用类似火麻仁而较强，且润中兼可行大肠之气滞。常与火麻仁、柏子仁、苦杏仁等润肠药同用，用于大肠气滞，肠燥便秘之证，如《世医得效方》五仁丸。若治产后肠胃燥热，大便秘滞，可与朴硝、当归、生地黄配伍，如《圣济总录》郁李仁饮。

2. 用于水肿胀满及脚气浮肿

本品能利水消肿，可与桑白皮、赤小豆等利水消肿药同用，如《圣济总录》郁李仁汤。

【使用注意】孕妇慎用。

【古籍摘要】

①《神农本草经》："主大腹水肿、面目四肢浮肿，利小便水道。"

②《用药法象》："专治大肠气滞，燥涩不通。"

③《本草纲目》："郁李甘苦而润，其性降，故能下气利水。"

【现代研究】郁李仁具润滑性缓泻作用，并对实验动物有显著降压作用。

第三节　峻下逐水药

本类药物大多苦寒有毒，药力峻猛，服药后能引起剧烈腹泻，有的兼能利尿，能使体内潴留的水饮通过二便排出体外，消除肿胀。适用于全身水肿、大腹胀满，以及停饮等正气未衰之证。

本类药攻伐力强，副作用大，易伤正气，临床应用当"中病即止"，不可久服，使用时常配伍补益药以保护正气。体虚者慎用，孕妇忌用。还要注意本类药物的炮制、剂量、用法及禁忌等，以确保用药安全、有效。

》《　甘　遂　》《

甘遂最早载于《神农本草经》，其性寒，味苦，有毒；归肺、肾、大肠经；其基本功效有泻水逐饮、消肿散结。

【临床应用】

1. 用于水肿、臌胀、胸胁停饮

甘遂苦寒性降，善行经隧之水湿，泻下逐饮力峻，药后可连续泻下，使潴留水饮排出体外。凡水肿、大腹臌胀、胸胁停饮，正气未衰者，均可用之。用于伤寒热邪传里，水热互结而致心下硬满而痛者，用此泻热逐水破结，常与大黄、芒硝配伍，如《伤寒论》大陷胸汤；用于水停心下，阳气被遏而致心下坚满之留饮证，用之攻逐水饮，常与半夏、白蜜、甘草配伍，以激发留饮，增强逐水破结除饮之功，如《金匮要略》甘遂半夏汤；若水流胁间，咳唾胁痛之悬饮者，可与大戟、白芥子合用，如《三因极一病证方论》控涎丹；用于湿热互结，水湿壅聚而致腹大坚满，烦热口苦，二便秘涩者，用此泻热除湿、攻下逐水，多与芫花、大黄、木香、槟榔配伍，如河间的舟车丸，亦可单用为末敷脐或丹田，以通利二便。一般用量，入煎剂 1.5～5g，丸、散剂每次 1g。

2. 用于便秘

甘遂其性阴毒，破结通利、降泄清热，用于宿食结于肠间而致呕逆，大便不通者，用此破滞结、通谷道，多与芒硝、赭石、干姜合

用，以收泻下降逆之效，如《医学衷中参西录》赭遂攻结汤。一般用量，入煎剂1.5～5g，丸、散剂每次1g。

3. 用于风痰癫痫

甘遂尚有逐痰涎作用。临床上以甘遂为末，入猪心煨后，与朱砂末为丸服，可用于风痰癫痫之证，如《济生方》遂心丹。一般用量，入煎剂1.5～5g，丸、散剂每次1g。

4. 用于疮痈肿毒

甘遂外用能消肿散结，治疮痈肿毒，可用甘遂末水调外敷。现代临床用化瘀膏（青核桃枝、参三七、甘遂、生甘草）外贴，治疗乳腺肿瘤。外用适量。

5. 用于水血互结证

甘遂苦寒泻热，降气行水，除湿消肿，用于产后水与血结于血室，少腹满如敦状，小便微难，而不渴者，用之泄热利水破结，可与大黄、阿胶合用，共奏养血扶正、逐水下瘀之功，如《金匮要略》大黄甘遂汤。一般用量，入煎剂1.5～5g，丸、散剂每次1g。

国医大师张琪教授善用甘遂配大黄治疗水血互结之证。张老认为：水蓄可以导致血行阻滞，血瘀亦可影响水液分布运行。"水阻则血不行，血不利则为水"，水与血影响，相互瘀结，如水蛊、血蛊相当于现代医学的肝硬化之腹水、肝脾大、腹壁静脉曲张等，症见腹部膨隆，青紫筋脉，全身或手足有红缕赤痕（蜘蛛痣），大便色黑，小便赤，或见吐血、衄血等，治宜活血化瘀、健脾利湿，此时若单纯祛瘀，则因蓄水不除压迫脉道，使血行阻滞，终致瘀血难消，单纯逐水则会因瘀血障碍，津液敷布及排泄受阻，使水瘀互阻而加重。故两者必兼施，方能达到瘀水并除之目的。宗"留者攻之""去菀陈莝"，创祛瘀逐水之法。《金匮要略》之大黄甘遂汤为攻瘀逐水之代表方剂，大黄破瘀，甘遂逐水，为瘀水并除之要药。笔者以此两药合用治疗肝硬化腹水颇效。如治疗脾大性肝硬化高度腹水，处方为大黄15g、甘遂10g、海藻30g、牵牛子40g、白术20g、茯苓30g、桃仁15g、党参20g。方中大黄与甘遂合用，合参、术等消补兼施，初服尿微增，连服小便渐增，大便日行2～3次，所下皆清水，腹胀见松，连服20剂，小便一昼夜增至3000mL，腹水全消，基本缓解，随访此患者已上班2年，情况良好。

【使用注意】虚弱者及孕妇忌用。不宜与甘草同用。

【古籍摘要】

①《神农本草经》："主大腹疝瘕、腹满、面目浮肿、留饮宿食，破癥积聚，利水谷道。"

②《本草衍义》："专于行水，攻决为用。"

③《珍珠囊》："味苦气寒，苦性泄，寒胜热，直达水热所结之处，乃泄水之圣药。水结胸中，非此不能除，故仲景大陷胸汤用之，但有毒，不可轻用。"

【现代研究】 甘遂能刺激肠道，增加肠蠕动，造成峻泻。生甘遂作用较强，毒性亦较大，醋制后其泻下作用和毒性均有减轻。甘遂萜酯A、甘遂萜酯B有镇痛作用。给妊娠豚鼠腹腔或肌内注射甘遂的乙醇提取物，均有引产作用。甘遂的粗制剂对小鼠免疫系统功能表现为明显的抑制作用。所含甘遂素A、甘遂素B有抗白血病的作用。

商　陆

商陆最早载于《神农本草经》。其性寒，味苦；有毒；归大肠、肺、肾、脾经；其基本功效有逐水退肿、通利二便，外用消肿散结。

【临床应用】

1. 用于水肿、臌胀

商陆苦寒性降，能通利二便而排水湿，泻下作用较弱。适用于水肿臌胀、大便秘结、小便不利的水湿肿满实证。单用有效，或与鲤鱼、赤小豆煮食，或与泽泻、茯苓皮等利水药同用，如《济生方》疏凿饮子。亦可将本品捣烂，入麝香少许，贴于脐上，以利水消肿。

北京名医赵绍琴治疗肾炎经验。肾炎属于湿热蕴郁，三焦不利证，症见全身水肿沉重，胸脘痞满，小溲黄少，大便干结，舌红，舌苔厚腻，脉沉实，治宜宣三焦气机、峻下逐水，方用紫苏叶、羌活、防风、青皮、陈皮宣通气机；商陆、茯苓皮、赤小豆、大腹皮泄腑浊、峻下逐水，常获桴鼓之效。国医大师张琪教授治疗慢性肾炎，针对水邪火热弥漫三焦，水热主结之证，方用疏凿饮子，方中商陆15g，加二丑各20g。针对湿热主滞下焦，气化失常，水湿泛滥之证，方用牡蛎泽泻散，方中用商陆15g，亦有良效。

著名中医学家顾丕荣治疗肝硬化腹水时在健脾、养肝、补肾治疗大法的前提下，随症加减，腹水严重，重用商陆，认为商陆具有逐水功效。临床医师王宁治疗晚期肝硬化失代偿期之重度腹水，这属于脾虚水湿内阻或肝郁气滞血瘀，在应用一般健脾利水药物无效时，方中加用商陆、葶苈子而获效。

另有商陆穴位外敷治疗肾炎腹水者，方用商陆 100g、麝香 1g、葱白 1 茎，将商陆研粉末，每次取药 3～5g、葱白 1 茎，捣烂成膏，再用凉开水适量调成糊状，将麝香研细取 0.1g，放入神阙，再将调好的药糊敷在上面，盖纱布，胶布固定，每日 1 次，贴药 24h，尿量明显增加。此外，腹水散穴位贴药法为商陆、大戟、甘遂各等份，混合研粉，每次取药 5～10g，撒神阙内，盖纱布，胶布固定，每日1 次。

冯先波先生在治疗不明原因水肿时，常在利水消肿方药中加商陆 10g，不仅未见任何毒性作用，反而其消肿利水速度比不加用时大大提高，往往很快水肿消退，从而提高了患者治疗的信心，再以辨证方药调理防止复发。

2. 用于疮痈肿毒

商陆外用有消肿散结和解毒的作用。治疮疡肿毒，痈肿初起者，可用鲜商陆根，酌加食盐，捣烂外敷。外用适量。

当代名医张志远教授善用商陆消疽红肿。张老论述，商陆之根入药，口中嚼之过久能麻舌，《五十二病方》内言以醋渍之外涂"疽"，可"熨"红肿，实则和《神农本草经》所记完全一致。《张文仲方》谓"传恶疮"，是发病较慢、高出皮肤不太明显、表现为红肿热痛的外科疾病，同后世痈属阳、疽属阴之区分方法不同，究诸实际，还应归入阳证范畴。关于该药的外治作用，已故耆宿万先生曾传授过经验，先将商陆打碎，轧为细末，加醋调匀，贴于患部，以之治疗无名肿毒，方法简单，疗效甚好。用于痄腮、丹毒、毛囊炎、蜂窝织炎等，都取得了一定的效果，如再配合内服清热解毒、通络散血之品，则药效更佳。

【使用注意】 孕妇忌用。

【古籍摘要】

① 《神农本草经》："主水胀，疝瘕，痹。熨除痈肿。"

② 《日华子本草》："通大小肠，泻蛊毒，坠胎，熁肿毒，敷恶疮。"

③ 《本草纲目》："其性下行，专于行水，与大戟、甘遂盖异性而

同功。"

【现代研究】本品有明显的祛痰作用；生物碱部分有镇咳作用；其根提取物有利尿作用，有研究表明，本品的利尿作用与其剂量有关，小剂量利尿，而大剂量反使尿量减少；对志贺菌属、流感嗜血杆菌、肺炎球菌及部分皮肤真菌有不同程度的抑制作用。

◀ 牵牛子 ▶

牵牛子最早载于《名医别录》。其性寒，味苦，有毒；归大肠、肺、肾经；其基本功效有泻水通便、消痰涤饮、杀虫攻积。

【临床应用】

1. 用于水肿、臌胀

牵牛子苦寒，其性降泄，能通利二便以排泄水湿，其逐水作用虽较甘遂、京大戟稍缓，但仍属峻下逐水之品，以治水湿停滞，正气未衰者为宜。治水肿臌胀，二便不利者，《备急千金要方》单用研末服；或《儒门事亲》茴香为末，姜汁调服；病情较重者，可与甘遂、京大戟等同用，以增强泻水逐饮之力，如《景岳全书》舟车丸。

名老中医施奠邦善用牵牛子。施老认为，牵牛子，泻水剂也，少则动大便，多则下水。煎则效大减，临床多用丸、散。常用牵牛子治肝硬化腹水，适用于健脾利水无效，而体质尚实者，可用禹功散（牵牛子 15～18g，红糖等量，小茴香 3g）共为细末，清晨一次顿服，或有恶心、胃部不适等反应，但一般多可忍受。药后 1～2h 即大便水泄，多时可达 2000mL 左右，泻后腹部舒适，进食增加。若体质允许，可隔日或隔二三日服药一次，连用数次，到腹水减退为止。用中药攻泻是否会引起电解质失调？施老曾观察一些病例，多次应用西药利尿引起低钾、低钠血症，以致利尿效果不好。改用上法，大便泻水而胀减，电解质亦趋于平衡，再用西药利尿，又可取效。舌红、苔少、黄疸明显者不宜使用牵牛子攻逐，因其伤津耗气，可促使病情恶化。另外，如服药后水液泻下不多，仅有一些黏液样便者，亦非适应证。

2. 用于痰饮喘咳

牵牛子能泻肺气，逐痰饮，用治肺气壅滞，痰饮咳喘，面目浮肿者，可与大黄、槟榔配伍为末服，如《保婴集》牛黄夺命散。

3. 用于虫积腹痛

牵牛子能去积杀虫，并可借其泻下通便作用以排除虫体。治蛔虫、绦虫及虫积腹痛者，可与槟榔、使君子同用，研末送服，以增强去积杀虫之功。

4. 用于食积

北京名老中医岳美中教授常用黑丑、白丑各等份上药炒熟，碾细取末，治疗偏食。用时以一小勺药与红糖少许喂服。此方为岳美中老友高聘卿所传，屡经投用，效如桴鼓。

辽宁名老中医刘绍勋教授善用牵牛子。牵牛子临床应用比较广泛。在肾炎、尿毒症水肿、肝硬化腹水等危笃疾病中，牵牛子每每大显身手，疗效堪称满意。刘老认为，无论中焦湿热壅滞之症，或是食积之候，皆可用牵牛子攻之、逐之、消之。治疗这类疾病，其主张用熟牵牛。此药经过炮制，一可减其毒性，二可缓其燥烈，三可去其辛辣刺激之性。总之，凡有食滞之象者均可用之，基本剂量15g，体质强壮者可用30g，不必诚惶诚恐。几年来，刘老按上述剂量治疗一些患者，并未出现意外情况。现举两例证明：1972年国庆节前夕，刘老家母因过食膏粱厚味，当夜脘腹剧痛，辗转反侧、痛苦万分，经吞服开胸顺气丸一包暂缓症状。次日仍胃痛胁痛不已，嗳腐厌食，腹部胀满，尿道涩，溲中带血，舌质绛，苔黄腻，口渴思饮，脉象弦滑有力，一派食积停聚，湿热蕴结之象。家母当年已是82岁高龄，病情发展如此迅猛，阖家惊骇。刘老反复思量，如投内金、三仙等消导之品，恐怕病重药轻，贻误病机。考虑再三，遂与消食和胃之品中，加入熟牵牛子24g，仅服1剂，症状大减，继服1剂，病趋稳定，遂停服汤剂，仅以米粥调理而告痊愈。

某市某自行车管理所李某，男性，现年20岁。6年前因颜面及四肢水肿，腹部胀满如鼓向刘老求医，经医院诊断为"肾炎合并尿毒症"，住院治疗月余来效。观其脉症，已属湿热蕴毒传入脏腑，气血衰微之候。刘老拟用扶正与祛邪兼并之法，在清热解毒、通关利湿、扶正益气之品中，重用熟牵牛子30g。该患服药2h许，排尿一小水桶（约有1000mL），诸症豁然减轻，后继续治疗，方药随症加减，竟获痊愈。

以上两例说明，临床中应用牵牛子，必须辨证准确，药症相符，要胆大心细，当机立断，只有药达病所，牵牛子才会显见殊功。

【使用注意】孕妇忌用。不宜与巴豆、巴豆霜同用。

①《名医别录》："主下气，疗脚满水肿，除风毒，利小便。"

②《本草纲目》："逐痰消饮，通大肠气秘风秘，杀虫。"

③《本草正》："牵牛，古方多为散丸，若用救急，亦可佐群药煎服，然大泄元气，凡虚弱之人须忌之。"

【现代研究】牵牛子苷在肠内遇胆汁及肠液分解出牵牛子素，刺激肠道，增强肠蠕动，导致强烈的泻下作用；其黑丑、白丑泻下作用无区别。在体外实验，黑丑、白丑对猪蛔虫尚有一定驱虫效果。

芫　花

芫花最早载于《神农本草经》。其性温，味苦、辛，有毒。归肺、脾、肾经；其基本功效有泻水逐饮、祛痰止咳、杀虫疗疮。

【临床应用】

1. 用于胸胁停饮，水肿，臌胀

芫花泻水逐饮作用与甘遂、京大戟相似而力稍逊，且以泻胸胁水饮，并能祛痰止咳见长。故适用于胸胁停饮所致的喘咳、胸胁引痛、心下痞鞕及水肿、臌胀等证。常与甘遂、京大戟等同用，如《伤寒论》十枣汤、《景岳全书》舟车丸等。煎服，1.5～3g；入丸、散服，每次 0.6g。

2. 用于咳嗽痰喘

芫花能祛痰止咳，用于咳嗽痰喘证。可单用或与大枣煎服。近代有用醋制芫花的粉剂及苯制芫花制成的胶囊或水泛丸，以防治慢性支气管炎，有良效。煎服，1.5～3g；入丸、散服，每次 0.6g。

3. 用于小儿头疮、白秃、顽癣及痈肿

芫花外用能杀虫疗疮，用治头疮、白秃、顽癣等皮肤病及痈肿。治皮肤病可单用研末，或配雄黄用猪脂调敷。治痈肿，用本品研末，胶和如粥敷之（《千金方》）。煎服，1.5～3g；入丸、散服，每次 0.6g。

【使用注意】虚弱者及孕妇忌用。不宜与甘草同用。

【古籍摘要】

①《神农本草经》："主咳逆上气，喉鸣喘，咽肿短气，……疝瘕，痈肿，杀虫鱼。"

②《名医别录》："消胸中痰水，喜唾，水肿，五水在五藏皮肤及腰痛，下寒毒、肉毒。"

③《本草纲目》："治水饮痰澼，胁下痛。""芫花留数年陈久者良。用时以好醋煮数十沸，去醋，以水浸一宿，晒干用，则毒灭也。或以醋炒者次之。"

【现代研究】 芫花素能刺激肠黏膜引起剧烈的水泻和腹痛。口服芫花煎剂可引起尿量增加，排钠量亦有增加。醋制芫花的醇水提取物，对肺炎球菌、溶血性链球菌、流感嗜血杆菌有抑制作用，水浸液对黄癣菌、大芽孢菌、铁锈色小芽孢菌、星状皮癣菌等有抑制作用。芫花还有镇静、镇咳、祛痰作用。

第五章

祛风湿药

凡以祛除风寒湿邪，治疗风湿痹证为主的药物，称为祛风湿药。

本类药物味多辛苦，性或温或凉，能祛除留着于肌肉、经络、筋骨的风湿之邪，有的还兼有散寒、舒筋、通络、止痛、活血或补肝肾、强筋骨等作用。主要用于风湿痹证之肢体疼痛，关节不利、肿大，筋脉拘挛等症。部分药物还适用于腰膝酸软、下肢痿弱等。

使用祛风湿药时，应根据痹证的类型、邪犯的部位、病程的新久等，选择药物并作适当配伍。如风邪偏盛的行痹，应选择善能祛风的祛风湿药，佐以活血养营之品；湿邪偏盛的着痹，应选用温燥的祛风湿药，佐以健脾渗湿之品；寒邪偏盛的痛痹，当选用温性较强的祛风湿药，佐以通阳温经之品；外邪入里而从热化或郁久化热的热痹，当选用寒凉的祛风湿药，酌情配伍凉血清热解毒药；感邪初期，病邪在表，当配伍散风胜湿的解表药；病邪入里，须与活血通络药同用；若夹有痰浊、瘀血者，须与祛痰、散瘀药同用；久病体虚，肝肾不足，抗病能力减弱，应选用强筋骨的祛风湿药，配伍补肝肾、益气血的药物，扶正以祛邪。

痹证多属慢性疾病，为服用方便，可制成酒剂或丸散剂。酒还能增强祛风湿药的功效。也可制成外敷剂型，直接用于患处。

辛温性燥的祛风湿药，易伤阴耗血，阴血亏虚者应慎用。

祛风湿药根据其药性和功效的不同，分为祛风寒湿药、祛风湿热药、祛风湿强筋骨药三类。

现代研究证明，祛风湿药一般具有不同程度的抗炎、镇痛及镇静等作用。常用于风湿性关节炎、类风湿关节炎、强直性脊柱炎、坐骨神经痛、纤维组织炎、肩周炎、腰肌劳损、骨质增生、跌打损伤、神经痛、半身不遂及某些皮肤病等。

第一节　祛风寒湿药

本节药物性味多为辛苦、性温，入肝、脾、肾经。辛行散祛风，苦燥湿，温通祛寒，有较好的祛风、除湿、散寒、止痛、通经络等作用，尤以止痛为其特点，主要适用于风寒湿痹、肢体关节疼痛、筋脉拘挛、痛有定处、遇寒加重等。经配伍亦可用于风湿热痹。

《独　活》

独活最早载于《神农本草经》，其性微温，味辛、苦；归肾、膀胱经；其基本功效有祛风除湿、通痹止痛、解表。

【临床应用】

1. 用于风寒湿痹证

独活辛散苦燥，气香温通，功善祛风湿、止痹痛，为治风湿痹痛主药，凡风寒湿邪所致之痹证，无论新久，均可应用；因其主入肾经，性善下行，尤以腰膝、腿足关节疼痛属下部寒湿者为宜。治感受风寒湿邪的风寒湿痹，肌肉、腰背、手足疼痛，常与当归、白术、牛膝等同用，如《活幼新书》独活汤；若与桑寄生、杜仲、人参等配伍，可治痹证日久正虚，腰膝酸软，关节屈伸不利者，如《备急千金要方》独活寄生汤。一般用量为10～20g。

治疗风湿疾病素有"北焦南朱"之称的"北焦"焦树德教授，治疗痹证常用独活配合桑寄生、补骨脂、威灵仙、牛膝、红花、附子片等祛风湿止痛之品，用于风湿性关节炎偏于虚寒性者，效果较好，尤其是对腰痛、腿痛，效果尤为明显。一般用法是：上半身疼痛明显者用羌活；下半身疼痛明显者用独活；全身疼痛者，羌活、独活同用。近代经动物实验研究，证明独活有镇痛、抗关节炎作用。

2. 用于风寒夹湿表证

独活辛散温通苦燥，能散风寒湿而解表，治外感风寒夹湿所致发热恶寒、项背拘急疼痛、一身关节酸痛等症状，独活善治"诸风百节痛，风无久新者"，多配伍羌活、藁本、防风等，如《内外伤辨惑论》羌活胜湿汤。一般用量为10～15g。

3. 用于腰痛

腰痛病因复杂，因独活善于祛风散寒止痛，故对于寒湿或风邪客于少阴而致腰重疼痛，难于俯仰者，用之驱伏风、散寒湿，常与苍术、细辛、川芎、防风等同用，如《症因脉治》独活苍术汤。一般用量为10～15g。

4. 用于少阴头痛

独活芳香走窜，搜风祛湿，通络止痛，善入肾经而搜伏风，常与细辛相配，可治风扰肾经，伏而不出之少阴头痛。两药伍用，肾经气血之风寒均能搜除而头痛止，如《症因脉治》独活细辛汤。一般用量为10～15g。

5. 用于痈疽

独活能祛湿止痛，用于湿热郁结，发为痈肿疮毒、寒热、肿痛者，可与黄芩、赤芍、川芎、大黄等同用，以散热除湿止痛，如《普济方》独活散。一般用量为10～15g。

6. 用于牙痛

独活能发散风寒，且善搜肾经伏风。可用于因伤风寒而致的伏风牙痛及齿颊均痛者，可用独活与细辛、川芎配伍，也可与荆芥、防风、羌活等药配伍治之；还可与石膏、升麻、生地黄等配伍治疗风火上炎而致牙痛龈肿、齿根浮动者，如《备急千金要方》用独活与生地黄合煎。一般用量为10～15g。

7. 用于肝风眩晕

独活辛温，辛散达邪，善理伏风，王好古称其能"搜肝风"，可升清阳，临床用于肝之阴血不足，阴不制阳，风阳上扰之眩晕。常与苦酸微寒、善养血柔肝的白芍同用，独活配白芍，相辅相成，共奏升阳养血柔肝之功，肝柔风息则眩晕自止。一般用量为6～10g。

8. 用于中风

风邪外袭而致口噤不开，项强抽搐，或口眼㖞斜者，用此散风止痉，如《备急千金要方》独活紫汤，治产后百日中风；又《备急千金要方》用之与生地黄汁、竹沥煎服，治风中人面，口眼㖞斜者。一般用量为6～10g。

9. 用于皮肤瘙痒

独活祛风散寒，可用于风寒所致的皮肤瘙痒，常与麻黄、荆芥、防风等配伍；用于血热之皮肤瘙痒，需与水牛角、生地黄等清热凉血药物同用，既能使热邪外散，又能防止清热药过于苦寒伤胃，内服或外洗皆可。一般用量为6～15g。

【古籍摘要】

①《名医别录》："疗诸贼风，百节痛风无新久者。"

②《本草正》："专理下焦风湿，两足痛痹，湿痒拘挛。"

③《本草求真》："独活，辛苦微温，比之羌活，其性稍缓，凡因风干少阴肾经，伏而不出，发为头痛，则能善搜而治矣，以故两足湿痹，不能动履，非此莫瘳，风毒齿痛，头眩目晕，非此莫攻……因其所胜而为制也。且有风自必有湿，故羌则疗水湿游风，而独则疗水湿伏风也……羌有发表之功，独有助表之力。羌行上焦而上理，则游风头痛、风湿骨节疼痛可治，独行下焦而下理，则伏风头痛、两足湿痹可治。"

【现代研究】独活有抗炎、镇痛及镇静作用；对血小板聚集有抑制作用；并有降压作用，但不持久；所含香柑内酯、花椒毒素等有光敏及抗肿瘤作用。

⟨⟨ 威灵仙 ⟩⟩

威灵仙最早载于《新修本草》，其性微温，味辛、咸；归膀胱经；其基本功效有祛风湿、通活络、止痛、消骨鲠。

【临床应用】

1. 用于风湿痹证

威灵仙辛散温通，性猛善走，通行十二经，既能祛风湿，又能通经络而止痛，为治风湿痹痛要药。凡风湿痹痛，肢体麻木，筋脉拘挛，屈伸不利，无论上下皆可应用，尤宜于风邪偏盛，拘挛掣痛者。可单用为末服，如《太平圣惠方》威灵仙散；与当归、肉桂同用，可治风寒腰背疼痛，如《证治准绳》神应丸。

威灵仙走散力强，以其威猛神效而得名，善治顽痹，王肯堂言其为"止痛之要药"，人常畏其猛而不敢用。其实，对体实者可放心用之，即使体虚者，只要适当配伍，但用无妨。如朱丹溪的上中下通用痛风方即之，已故著名中医岳美中教授认为这是一张治疗类风湿关节炎的良方，应用得当，收效颇著，对于久病顽痹痰瘀阻络，周身关节肿痛乃至活动受限者可以选用；名老中医时振声教授，亦常喜用该方，且威灵仙用量常在30g左右。古代由威灵仙配伍组方治疗痹痛的方子很多，说明其应用甚广。

2. 用于骨鲠咽喉

威灵仙味咸，能软坚而消骨鲠，古谚云："铁脚威灵仙，砂糖和醋煎，一口咽下去，铁剑软如绵。"可单用或与砂糖、醋煎后慢慢咽下，如《圣济总录》治鸡鹅骨鲠方；又如《本草纲目》治诸骨鲠方，用威灵仙35g，砂仁30g，砂糖一盏，水煎温服。药理研究证实，威灵仙煎剂可使食管蠕动节律增强，频率加快，幅度增大，可使局部松弛，蠕动改变，从而使骨松脱。这说明威灵仙确有治疗异物梗咽的功能，一般用量宜大，在30～90g。

3. 用于疼痛

威灵仙具良好的通络止痛作用，用治跌打损伤痛、头痛、牙痛、胃痛，可单用或与川乌、五灵脂、乌药等同用。如《普济方》用本品配生川乌、五灵脂治跌打损伤（外洗）；《太平圣惠方》威灵仙散，治腰腿疼痛久不愈者；《湖北中药制》载治牙痛方，取威灵仙、毛茛鲜品各适量捣汁擦患处。外用适量。

4. 用于痰饮证

威灵仙具有疏通血滞痰阻、消散积块之功。《本草正义》说："威灵仙，以走窜消克为能事，积湿停痰，血凝气滞，诸实宜之。"可用于停饮宿水而致咳嗽喘急，呕吐脘痞，饮食不思者，用于消痰逐饮，可与姜半夏、皂角刺同用，如《本草纲目》治停痰宿饮方。亦可将其用治梅核气，入半夏厚朴汤以增强理气散结之效。一般用量为10～15g。

5. 用于诸结石症

威灵仙性微温，味辛咸，具有软坚散结、通络排石之功效。可用于治疗胃结石、胆结石、肾结石等，均取得一定疗效；可与车前子、冬葵子、乌药、灯心草、牛膝等同用以淡渗利湿排石。药理研究表明，威灵仙可以解痉，抗炎，促进平滑肌运动，松弛胆总管末端括约肌，降低血尿酸，这些可能是其治疗结石的作用机制之一。一般用量为15～30g。

6. 用于解毒消肿

威灵仙功擅解除风毒以消肿。李东垣言其："散皮肤、大肠风邪。"《生草药性备要》谓之："去风毒。"可用于大肠湿热壅滞而致痔肿痛、肠风下血、脏毒便血，用此除湿化浊、宣通壅滞，可与清热解毒、凉血止血之知母、贝母、鸡冠花同用；《普济方》亦设能消丸，治五痔肿痛，下血不止，用威灵仙 30g、木香 30g，打粉制丸，荆芥汤送下。

7. 用于皮肤瘙痒

威灵仙能祛湿止痒，用治疥疮、顽癣，日久不愈，可与苦参、苍术、何首乌、白鲜皮等同用。现代多用于治疗急性婴儿湿疹、牛皮癣、皮疹等属湿热之证。一般用量为 10～15g。

8. 用于通便

临床证实威灵仙有通便之功，元代危亦林在《世医得效方》中曾载用威灵仙丸，用威灵仙、黄芪、枳实治年高气衰，津液枯燥，大便秘结。著名老中医赵恩俭擅长治老年虚证便秘，以黄芪补气，白芍养血，火麻仁、肉苁蓉润燥，厚朴行气，酒大黄缓降，威灵仙通气利脏腑，佐以金银花清脏腑之热而不伤正。并强调威灵仙"宣通五脏，去腹内冷滞、心腹痰水"，故对胸腹不利，痰水气滞，脏腑不通之证皆有良效。一般用量为 10～15g。

9. 用于噎膈

威灵仙宣导疏利，善于消克，能散癖积、消噎塞、导壅滞。可用于痰气壅结、饮食噎塞不下，日渐羸瘦者，用此消痰利气，与醋、蜜同煎服，如《唐瑶经验方》治噎塞膈气方。

《抗癌治验本草》称威灵仙能"败毒抗癌"。近年来以威灵仙治癌，愈来愈受到国内外医家的重视，韩国曹圭亨医师介绍，治胃癌、食管癌，用威灵仙适量，米醋、蜂蜜各半碗，一起熬汁喝，每天 1 次，连服 1 周，可缓解症状，甚至有治愈的病例。我国医家亦有用威灵仙治疗食管癌的报道，对威灵仙的抗癌作用，还需进一步研究开发。

【使用注意】 本品辛散走窜，气血虚弱者慎服。

【古籍摘要】

①《开宝本草》："主诸风，宣通五脏，去腹内冷滞、心膈痰水、久积癥瘕、痃癖气块、膀胱宿脓恶水、腰膝冷疼及疗折伤。久服之，无温疫疟。"

②《本草汇言》："大抵此剂宣行五脏，通利经络，其性好走，亦可横行直往。追逐风湿邪气，荡除痰涎冷积，神功特奏。"

③《药品化义》："灵仙，其猛急，善走而不守，宣通十二经络。

主治风、湿、痰壅滞经络中，致成痛风走注，骨节疼痛，或肿，或麻木。"

【现代研究】威灵仙有镇痛、抗利尿、抗疟、降血糖、降血压、利胆等作用；原白头翁素对革兰氏阳性菌及阴性菌和真菌都有较强的抑制作用；煎剂可使食管蠕动节律增强，频率加快，幅度增大，能松弛肠平滑肌，醋浸液对鱼骨刺有一定软化作用，并使咽及食管平滑肌松弛，增强蠕动，促使骨刺松脱；其醇提取物有引产作用。

木 瓜

木瓜最早载于《名医别录》，其性温，味酸；归脾、肝经；其基本功效有舒筋活络、和胃化湿。

【临床应用】

1. 用于风湿痹证

木瓜功能祛风湿、舒经活络，可用于风湿之邪壅滞经脉引起的气血运行不畅，导致肢体疼痛、不能举动等。临床治疗湿邪偏重的下肢肢体疼痛时，用木瓜祛风湿、散寒止痛，可与牛膝、巴戟天、桂枝等同用，如《御药院方》木瓜丸；亦可与羌活、独活、附子配伍，治脚膝痛重，不能远行久立者，如《传信适用方》木瓜丹。一般用量为10～15g。

2. 用于筋脉拘挛

木瓜味酸，入肝经，有舒筋通络之效，为治疗筋脉拘挛的要药。用于湿滞气阻或吐泻伤阴而致筋急项强、脚膝筋急，或腓肌筋急疼痛者，均可用此理脾伐肝、舒筋缓急，可与乳香、没药、生地黄合用，如《本事方》木瓜煎；亦可单用煮烂，敷裹痛处，如《食疗本草》治脚膝挛痛方。一般用量为10～15g。

3. 用于脚气水肿

木瓜温通，祛湿舒筋，为治脚气水肿常用药。用于寒湿壅滞而致脚气，痛不可忍者，或上冲胸腹、痞塞烦闷者，用木瓜除湿散寒止痛，常与吴茱萸、槟榔、紫苏叶、陈皮等配伍，如《传家秘宝方》木瓜散；治感受风湿，脚气肿痛不可忍者，如《朱氏集验方》鸡鸣散。一般用量为10～15g。

4. 用于霍乱

木瓜温香入脾，能化湿和胃，湿去则中焦得运，泄泻可止，用于湿浊中阻、升降失常所致呕吐腹泻、挥霍缭乱、腹痛转筋者，用木瓜和中化浊、敛阴摄气，常与吴茱萸、紫苏、黄连、半夏同用，如《三因极一病证方论》木瓜汤、《霍乱论》蚕矢汤。一般用量为 10～15g。

5. 用于伤暑

木瓜辛温化湿，可用于伏暑感寒、恶寒发热、头痛体倦、胸痞舌白者，用木瓜和中化湿，常与藿香、厚朴、白扁豆同用，如《太平惠民和剂局方》六和汤。一般用量为 10～15g。

6. 用于泻痢

泻痢之患，多因脾虚湿盛所致，木瓜能健脾祛湿，乃切合病机；泻痢日久伤阴，木瓜性酸，有滋阴收敛之效，故用于泻痢最为合拍。治脾湿不运而致水泻不止，或久痢赤白者，用木瓜运脾除湿止泻，可与干姜、甘草等为末服，如《鸡峰普济方》木瓜汤；亦可与车前子、罂粟壳为末服治疗赤白痢，如《普济方》木瓜散。

7. 用于缩泉止遗

对木瓜缩小便的功能，历代多有验证，在《本草备要》《本草求真》《温热条辨》及《霍乱论》中均有记载，中药药理研究表明，木瓜有抑尿作用。北京中医药大学黄金和临床常配用木瓜 6～9g 施用于遗溺及下元虚冷的小便频数、消渴病及霍乱吐泻者，奏效良多。

【使用注意】内有郁热，小便短赤者忌服。

【古籍摘要】

①《名医别录》："主湿痹邪气，霍乱大吐下，转筋不止。"

②《本草经疏》："木瓜温能通肌肉之滞，酸能敛濡满之湿，则脚气湿痹自除也。霍乱大吐下、转筋不止者，脾胃病也，夏月暑湿饮食之邪，伤于脾胃则挥霍缭乱，上吐下泻，甚则肝木乘脾，而筋为之转也。酸温能和脾胃，固虚脱，兼入肝而养筋，所以能疗肝脾所生之病也。"

【现代研究】木瓜混悬液有保肝作用；新鲜木瓜汁和木瓜煎剂对葡萄球菌有明显的抑菌作用；其提取物对小鼠艾氏腹水癌及腹腔巨噬细胞吞噬功能有抑制作用。

川乌

川乌最早载于《神农本草经》，其性热，味辛、苦；归心、肾、肝、脾经；其基本功效有祛风除湿、温经、止痛。

【临床应用】

1. 用于风寒湿热痹

川乌辛热升散苦燥，"疏利迅速，开通关腠，驱逐寒湿"，善于祛风除湿、温经散寒，有明显的止痛作用，为治风寒湿痹证之佳品，尤宜于寒邪偏盛之风湿痹痛。治寒湿侵袭，历节疼痛，不可屈伸者，常与麻黄、芍药、甘草等配伍，如《金匮要略》乌头汤；若与草乌、地龙、乳香等同用，可治寒湿瘀血留滞经络，肢体筋脉挛痛，关节屈伸不利，日久不愈者，如《太平惠民和剂局方》活络丹。

川乌虽性热，与清热通络之品配伍亦可用于风湿热痹，临床表现以关节红肿灼热疼痛为主症，病属热证、实证。可用川乌配伍大剂量寒凉药如石膏、生地黄、玄参、忍冬藤、海桐皮，止痛消肿效果明显。寒、热药性配伍既能防止苦寒伤胃，又能增强止痛作用。寒痹宜重用（10～20g），热痹宜轻用（5～10g），先煎 1h，防止中毒。

2. 用于手术麻醉

川乌具有很强的麻醉止痛作用，古时就有单用本品为麻醉药者。《仙授理伤续断秘方》的常用整骨药，即用一味乌头为末，温酒调下，整骨不痛。《医宗金鉴》中川乌、草乌并用，配伍曼陀罗、闹洋花等，组成整骨麻醉药，用于整骨手术。其中曼陀罗能增强乌头的麻醉效果，又可拮抗乌头引起的心动过缓、出汗、流涎等不良反应。若欲消除麻醉作用，加速患者苏醒，宜用甘草煎汤服之。亦可用本品与蟾酥、生天南星等配伍，制为散剂外敷，用于体表局部手术麻醉止痛，如外敷麻醉方。

3. 用于心腹冷痛、寒疝疼痛

川乌辛散温通，散寒止痛之功显著，故又常用于阴寒内盛之心腹冷痛，治心痛彻背，背痛彻心者，常配赤石脂、干姜、蜀椒等，如《金匮要略》乌头赤石脂丸；治寒疝，绕脐腹痛，手足厥冷者，多与蜂蜜同煎，如《金匮要略》大乌头煎。

4. 用于跌打损伤

川乌具有止痛作用，可治跌打损伤、骨折瘀肿疼痛。骨伤科疾病疼痛，多是因风、寒、湿邪或瘀血等阻滞经络，经脉不通则痛，而川乌辛、苦、热，具有较强的祛寒胜湿、通经止痛作用；对于外伤瘀血阻滞，亦有疏通经络之用，故有良好的止痛作用。多与自然铜、地龙、乌药等同用，如《跌损妙方》回生续命丹。外敷适量。

5. 用于痢疾

川乌性热，归脾经，其功能除祛风除湿、温经止痛外，还应有温脾止泻的功效。其主治除用于风寒湿痹，心腹冷痛，寒疝作痛，麻醉止痛外，还应用于脾寒痢疾（赤白痢）、泄泻，这样不仅川乌的性味归经与功能主治相符，也与名医章次公、朱良春所用效方"痢泻散"及古方记载的诸多治痢方中有川乌的方义相符。

【使用注意】孕妇忌用；不宜与贝母类、半夏、白及、白蔹、天花粉、瓜蒌类同用；内服一般应炮制用，生品内服宜慎；酒浸、酒煎服易致中毒，应慎用。

【古籍摘要】

①《神农本草经》："主中风恶风，洗洗出汗，除寒湿痹、咳逆上气，破积聚寒热。"

②《长沙药解》："乌头，温燥下行，其性疏利迅速，开通关腠，驱逐寒湿之力甚捷，凡历节、脚气、寒疝、冷积、心腹疼痛之类并有良功。"

③《本草正义》："乌头主治，温经散寒，虽与附子大略相近，而温中之力较为不如。且专为祛除外风外寒之向导者。"

【现代研究】川乌有明显的抗炎、镇痛作用，有强心作用，但剂量加大则引起心律失常，终致心脏抑制；乌头碱可引起心律失常和血压升高，还可增强毒毛旋花苷 G 对心肌的毒性的作用，有明显的局部麻醉作用；乌头多糖有显著降低正常血糖的作用；注射液对胃癌细胞有抑制作用。

乌梢蛇

乌梢蛇最早载于《药性论》，其性平，味甘；归肝经；其基本功效有祛风、通络、止痉。

【临床应用】

1. 用于风湿顽痹

乌梢蛇能搜风邪，透关节，通经络。治风湿痹痛，无论寒热均可运用，尤以痹证日久不愈者最宜。常配全蝎、天南星、防风等，治风痹，手足缓弱，麻木拘挛，不能伸举，如《太平圣惠方》乌蛇丸；或制酒饮，以治顽痹瘫缓，挛急疼痛，如《本草纲目》乌蛇酒。一般用量为 10～20g。

2. 用于中风半身不遂

乌梢蛇性走窜，能搜风邪，亦可用于中风半身不遂。治中风，口眼㖞斜，半身不遂，宜配通络、活血之品如红花、地龙、川芎、当归等。一般用量为 10～20g。

3. 用于小儿惊风、破伤风

乌梢蛇能入肝，有祛风定惊之功，为治疗惊搐之要药。治小儿惊风，证属肝热急惊者，常与蝉蜕、牛黄、天竺黄等清热息风定惊药同用；证属脾虚慢惊者，常与天麻、白术、山药等息风、健脾药配用；亦可与麝香、皂荚等同用，如《卫生家宝》乌蛇散。治破伤风之抽搐痉挛，多与蕲蛇、蜈蚣配伍，如《圣济总录》定命散。

4. 用于白癜风

乌梢蛇能祛风行滞，可用于白癜风的治疗，多与天麻、熟地黄、白蒺藜、牛膝等养血祛风药同用，如《太平圣惠方》治白癜风酒。

5. 用于麻风、疥癣、皮肤瘙痒

乌梢蛇善行，祛风而能止痒，配白附子、大风子、白芷等，以治麻风，如《秘传大麻风方》乌蛇丸；配枳壳、荷叶，可治干湿癣证，如《圣济总录》三味乌蛇散。治疗皮肤瘙痒，可与白鲜皮、地肤子、生地黄、蛇床子等杀虫止痒药同用。

近现代中医大家李可先生最为善用乌梢蛇治疗皮肤病。李老认为，皮肤病虽在皮肤肢节，却内连脏腑，并与情志变动、气血失和息息相关。一切皮肤病的根本原因，首先是整体气血失调，"邪之所凑，其气必虚"，然后风、寒、暑、湿、燥、火六淫之邪，或长期接触有害物质，诸多外因趁虚袭入而致病。则治皮之道，首当着眼整体，从调燮五脏气血入手，见皮治皮，永无愈期。遂创"乌蛇荣皮汤"，以乌梢蛇为主药，执简驭繁，用治多种皮肤顽症，竟获奇效。

其方药组成如下：乌梢蛇 30g（蜜丸先吞），生地黄（酒浸）30g，当归 30g，桂枝 10g，赤芍 15g，桃仁 10g，红花 10g，牡丹皮 15g，紫草 15g，白鲜皮 30g，何首乌 30g，白蒺藜 30g，炙甘草 10g，鲜生姜 10 片，大枣 10 枚。加减治疗各种皮肤疾病。

李老认为，乌梢蛇一味，归纳各家本草学论述，味甘咸，入肺、脾二经，功能祛风、通络、止痉，治皮毛肌肉诸疾。主诸风顽癣、皮肤不仁、风瘙隐疹、疥癣麻风、白癜风、瘰疬恶疮、风湿顽痹、口眼㖞斜、半身不遂等，实是一切皮肤顽症特效药。又据现代药理研究证实，乌梢蛇含多种微量元素、钙、铁、磷、多种维生素、蛋白质，营养丰富，美须发，驻容颜，延年益寿。诸药相合，可增强体质，旺盛血行，使病变局部气血充盈，肌肤四末得养，则病愈。

【使用注意】血虚生风者慎服。

【古籍摘要】

①《开宝本草》："主诸风瘙瘾疹，疥癣，皮肤不仁，顽痹。"
②《本草纲目》："功与白花蛇（即蕲蛇）同而性善无毒。"

【现代研究】乌梢蛇水煎液和醇提取液有抗炎、镇静、镇痛作用。其血清有对抗五步蛇毒作用。

徐长卿

徐长卿最早载于《神农本草经》。其性温，味辛；归肝、肾经；其基本功效有祛风除湿、止痛、止痒。

【临床应用】

1. 用于风湿痹痛、腰痛、跌打损伤疼痛、脘腹痛、牙痛等各种痛证

徐长卿有较好的祛风止痛作用，广泛用于风湿、寒凝、气滞、血瘀所致的各种痛症。近年来也用于手术后疼痛及癌肿疼痛，有一定的止痛作用。可单味应用，或随证配伍有关的药物。一般用量为6～15g。

徐长卿有较强的祛风止痛效果，临证因风寒湿邪侵袭人体，气血运行不畅，经络阻滞，气血痹阻的关节、肌肉疼痛，屈伸不利，四肢拘挛或麻木不仁，阴天下雨加重者，用徐长卿配桂枝、独活、麻黄、秦艽、威灵仙、乳香等祛风散寒、除湿通络之品；因感受风热之邪，与湿相并的关节红肿疼痛，得冷稍舒，口渴，烦闷，苔黄腻，脉滑数者，用徐长卿配忍冬藤、桑枝、防己、黄柏、苍术等清热通络、祛风除湿之品；因痹证日久，正虚邪恋的关节疼痛，时轻时重，屈伸不利，面色少华，形寒肢冷，肌肉瘦削，舌淡，苔白，脉沉细或濡弱者，用徐长卿配黄芪、桂枝、续断、桑寄生、附子、威灵仙等温经散寒、补养肝肾之品。

国医大师朱良春善用徐长卿配姜黄宣痹定痛。朱老认为，痹痛一

症，多因风、寒、湿、热邪之侵袭，着于经脉所致。尽管其见症各异，施治有温凉之殊，而宣通痹着实为要务。根据朱老之经验，徐长卿与姜黄相伍，行气活血，有利于痹着之宣通，有明显的祛邪止痛作用。风湿痹痛，加用虎杖、鹿衔草等，有较好的疗效。至于顽痹，因病邪深伏经隧，急切难解，应以益肾蠲痹为主，在对症方药中加用徐长卿，可以缓解疼痛之苦。

徐长卿止痛作用强，治疗痛经效果显著。若因气滞或寒凝所致的气血运行不畅，经前或经期小腹胀痛，行经量少，淋漓不畅，色暗有血块，胸胁乳房作胀，畏寒喜温，舌质紫暗，苔白，脉沉弦或沉紧者，用徐长卿配香附、延胡索、枳壳、五灵脂、桂枝尖、小茴香等行气活血、温经散寒之品；若为气血不足，血海空虚，胞脉失养的经期或经后小腹绵绵作痛，按之痛减，经色淡红，面色苍白，精神倦怠，舌淡，苔薄，脉细者，用徐长卿配党参、黄芪、当归、熟地黄、白芍、香附、川芎等益气养血之品；若为肝肾亏损，精血不足，冲任俱虚，胞脉失养的经后小腹隐痛，经来色淡量少，腰背酸楚，头晕耳鸣，舌质淡红，苔薄，脉沉细者，用徐长卿配山茱萸、山药、当归、白芍、巴戟天、续断等调补肝肾之品。

北京名医谢海洲临床上常以徐长卿替代细辛止痛。谢老谓：徐长卿属萝藦科，其根细长，初看好似白薇，但味道不同，其气味较香，但如嚼之稍有麻辣感，在细辛短缺时可代替细辛，用于止痛效好。

谢老用此药代替细辛，收到良好的效果，不论牙痛、心腹痛、痛经、跌打损伤疼痛，都可用此止痛，且用量不受细辛常用量（"细辛不过钱"）的限制，可以用至10g，效果相差不多。如治寒痹所用的麻黄附子细辛汤，或与细辛常配伍的药物如生石膏或生地黄用于头痛、牙痛、口舌生疮诸症，前者属胃火炽盛，后者属阴亏津少虚火上炎，只要用细辛有效的方剂，用徐长卿均可代替，且用量可比细辛加大2～3倍。

2. 用于湿疹、风疹块、顽癣等皮肤病

徐长卿有祛风止痒作用，可单用内服或煎汤外洗，亦可配伍苦参、地肤子、白鲜皮等清利湿热的药物。此外，本品还能解蛇毒，治毒蛇咬伤。可与半边莲同用内服或外用。

朱良春常用徐长卿治疗瘾疹。瘾疹（又称风疹块）一症，多系风热搏于营分所致，严重者疙瘩遍体，瘙痒不已。辨证治疗，以消风止痒为大法。久发不已者，恒需参用和络消瘀之品；若卫气已虚，又当益气固卫。徐长卿不仅能祛风，又能镇静止痒，故为治此症之佳品。

临床实践证明，本品有抗过敏作用，既可入煎剂，又可作外洗剂。内服常与白鲜皮为伍，加用于辨证论治之方药中。外治常用徐长卿、白鲜皮、苍耳草、蛇床子各30g，煎成后俟温时熏洗之，止痒效果较为明显。婴儿湿疹多起于6个月之后，严重者由周身及于面部，瘙痒难熬，搔破后脂水淋漓，此症顽缠，不易速愈。朱老拟一方：徐长卿、生地黄各12g，赤芍9g，紫草、炒枳壳各5g，白鲜皮、焦山楂各10g。随症加减，收效较显著。

3. 用于不孕症

徐长卿入肝经，有解郁活血、益气补肾之功效。若妇女因情志不舒，肝失条达，气血失调而致多年不孕，经期先后不定，经来腹痛，行而不畅，量少色暗，经前乳房胀痛，精神抑郁，烦躁易怒，舌质暗红，苔薄白，脉弦者，用徐长卿配当归、白术、香附、天花粉、白芍、牡丹皮、王不留行等疏肝解郁之品；若因先天肾气不充，精血不足，冲任脉虚，胞脉失养，不能摄精而致婚久不孕，月经后期，量少色淡，面色苍白，腰酸腿软，性欲淡漠，小便清长，大便不实，舌淡，苔白，脉沉细或沉迟者，用徐长卿配熟地黄、当归、杜仲、白术、鹿角霜、紫河车等温肾养肝、调补冲任之品。一般用量为6～15g。

4. 用于不服水土之泄泻

朱良春善用徐长卿配乌梅治不服水土之泄泻。腹泻多因脾胃运化不健，水谷不分，并入大肠所致，故前人有“泄泻之本，无不由于脾胃”之说。亦有因不服水土而致泄泻者。对此，朱老喜用徐长卿配乌梅，伍以补脾药治之，以调整机体的适应性，促进肠胃的消化吸收，尽快改善临床症状。一般用量为6～15g。

【古籍摘要】

①《神农本草经》：主蛊毒，疫疾，邪恶气，温疟，主注易亡走，啼哭，悲伤，恍惚。

②《生草药性备要》：浸酒，除风湿。

【现代研究】徐长卿注射液可使豚鼠离体回肠张力下降，并可对抗氯化钡引起的回肠强烈收缩。但对乙酰胆碱、组胺所致的回肠收缩无对抗作用，同法证明，牡丹酚对乙酰胆碱、组胺、氯化钡引起的鼠离体回肠的强烈收缩，则均有显著的对抗作用。抗菌作用：金黄色葡萄球菌对徐长卿呈中度敏感，大肠埃希菌、宋内志贺菌、铜绿假单胞菌、伤寒杆菌不敏感，徐长卿对甲型链球菌也有抑制作用。

《 蕲 蛇 》

蕲蛇（又名白花蛇）最早载于《雷公炮炙论》。其性温，味甘、咸；归肝经；其基本功效有祛风、通络、止痉。

【临床应用】

1. 用于风湿顽痹、中风半身不遂
蕲蛇具走窜之性，性温通络，能内走脏腑，外达肌表而透骨搜风，以祛内外之风邪，为截风要药，又能通经络，凡风湿痹证无不宜之，尤善治病深日久之风湿顽痹，经络不通，麻木拘挛，以及中风之口眼㖞斜、半身不遂者，常与防风、羌活、当归等配伍，如《濒湖集简方》白花蛇酒。

2. 用于小儿惊风、破伤风
蕲蛇入肝，既能祛外风，又能息内风，风去则惊搐自定，为治抽搐痉挛常用药。治小儿急慢惊风、破伤风之抽搐痉挛，多与乌梢蛇、蜈蚣同用，如《圣济总录》定命散。

3. 用于麻风、疥癣
蕲蛇能外走肌表而祛风止痒，兼以毒攻毒，故风毒之邪壅于肌肤亦为常用之品。治麻风，每与大黄、蝉蜕、皂角刺等相配，如《秘传大麻风方》追风散；治疥癣，可与荆芥、薄荷、天麻同用，如《医垒元戎》驱风膏。

国医大师朱良春教授对蕲蛇的应用颇有心得。朱老认为，蕲蛇能搜风通络、解毒定惊，能外达皮肤，内通经络，其透骨搜风之力最强。凡疠风顽痹，肢体麻木，筋脉拘挛，半身不遂，口眼㖞斜，惊痫抽掣，瘾疹瘙痒，破伤风等，证势深痼，而风毒壅于血分之病，常以其为主药，故称之为"截风要药"。《开宝本草》谓本品主治"脚弱不能久立"，临床用治乙型脑炎及脊髓灰质炎等后遗瘫痪痿软之症，验之有效。蛇类性偏温燥，凡血虚生风者，需与养血之品相伍。本品用量，一般煎剂 6～8g，散剂 1～2g。其临床应用如下。

其一，用于类风湿关节炎。龙蛇散治疗类风湿关节炎获效甚佳。处方：蕲蛇、地龙各 30g（酌加土鳖虫、蜈蚣、僵蚕，疗效更显），研末分作 4 包，每日 1 包，分 2 次服；重症每次 1 包，每日 2 次。考龙蛇散沿用已久，李时珍谓其能治"手足缓弱，口眼㖞斜，语言謇

涩，筋脉挛急，肌肉顽痹，骨节疼痛，恶疮疥癞"等疾，将其加以化裁，用其专治类风。如有阴虚之征者，应酌加养阴之品。

其二，用于带状疱疹。带状疱疹又称"蛇丹""缠腰火丹"，好发于背胁腰腹部，疼痛甚剧，多由肝经郁毒而致，应清热解毒、祛风止痛，可外用"蕲冰散"：蕲蛇30g、冰片3g，研细末，用麻油或菜油调为糊状，涂敷患处，一日2次。一般2～4日可愈。其药量较大，所以奏效较著，值得参考。如有阴虚之征者，应酌加养阴之品。

其三，用于破伤风。《普济方》之"夺命散"治破伤风项强身直者有效。处方：蕲蛇、乌梢蛇各2寸，炙蜈蚣1条，共研细末，每次9g，温酒调服，日2～3次。

其四，用于麻风。《疡医大全》以"白花蛇丸"治麻风。处方：蕲蛇120g，川芎90g，天麻60g，羌活60g，独活60g，白附子60g，当归90g，蔓荆子90g，草薢90g，飞雄黄15g，石菖蒲45g，威灵仙90g，蝉蜕90g，赤芍90g，雷丸90g，苍耳子120g，枳壳60g，大风子90g，防风60g，何首乌150g，僵蚕120g，牛膝90g，苦参90g，皂角刺90g，甘草30g。研末制丸，每次9g，一日2次。

其五，用于乙型脑炎后遗症。凡乙型脑炎高热、昏迷、惊厥已平，而出现智力丧失、健忘、不语、失明、手足拘挛、搐搦不能自主、瘫痪、流涎等后遗症者，用祛风通络、活血舒筋、健脑开窍之品，内服、吹喉，并配合针灸、推拿，疗效较好。南通市中医院用此法治愈不少中风后遗症患者。笔者也经治数十例，效果比较满意。

其六，用于痉挛性瘫痪。外伤性截瘫而呈现痉挛性瘫痪者，应调补肝肾、祛风舒筋、疏通经络，乌梢蛇、蕲蛇、地龙等是主要药物。处方：炙乌梢蛇、蕲蛇、土鳖虫、全当归、熟地黄、金狗脊、川牛膝、鸡血藤各15g，地龙30g，鹿角片、锁阳、续断各9g，水煎服，每日1剂，严重者并用"蝎蜈片"（全蝎、蜈蚣等份研细末，加入稠膏及黏合剂适量，压片，每片重0.3g，每次6片，一日2次）。

其七，用于荨麻疹。处方：炙乌梢蛇、柴胡、黄芩、荆芥、防风、徐长卿、生甘草各9g，蝉蜕、赤芍各12g，当归15g，白术、黄连各6g。服后要避风，取微汗。一般服3～5剂获效。因乌梢蛇善于祛血中之风，消退麻疹，制止瘙痒，再配伍以养血、散风、清热凉血之品，对荨麻疹不仅可迅速控制，且可使其少发或不发。

其八，用于小儿脊髓灰质炎后遗症。蕲蛇或乌梢蛇与黄沙混合一起，置锅内炒干后，去黄沙，将蛇研成粉末，每次3～6g，黄酒为引，早晚各一次。需连续服用，不可间断。忌食猪肉、香椿、黄瓜、南瓜。有人用乌梢蛇治疗小儿脊髓灰质炎后遗症 32 例，获得显效，亦系祛风起废之功。笔者历年来以乌梢蛇为主药，部分配合辨证施治的汤剂，或佐以针灸、推拿，治疗灰髓灰质炎后遗症，收效比较满意。

其九，用于牛皮癣。白花蛇粉，每次 3g，每日 1 次，开水送下。

其十，用于半身不遂、风湿关节痛。处蕲蛇 24g，当归、羌活、防风、天麻、秦艽、五加皮各 15g，用白酒 1500mL，加热后浸泡 7 天。每次 10～15mL，每日 2 次。

【使用注意】阴虚内热者忌服。

【古籍摘要】

①《雷公炮炙论》："治风，引药至于有风疾处。"

②《开宝本草》："主中风湿痹不仁，筋脉拘急，口面㖞斜，半身不遂，骨节疼痛，大风疥癞及暴风瘙痒，脚弱不能久立。"

③《本草纲目》："能透骨搜风，截惊定搐，为风痹、惊搐、癞癣、恶疮要药，取其内走脏腑，外彻皮肤，无处不到也。"

【现代研究】蕲蛇有镇静、催眠及镇痛作用；注射液有显著降压作用；水提物能激活纤溶系统；醇提物可增强巨噬细胞吞噬能力，显著增加炭粒廓清率。

路路通

路路通最早载于《本草纲目拾遗》。其性平，味苦；归肝、肾经；其基本功效有祛风活络、利水、通经。

【临床应用】

1. 用于风湿痹痛、中风半身不遂

路路通"大能通十二经穴"，既能祛风湿，又能舒筋络、通经脉，善治风湿痹痛、麻木拘挛者，常与伸筋草、络石藤、秦艽等配伍；若气血瘀滞，脉络痹阻，中风后半身不遂，可与黄芪、川芎、红花等同用。一般用量为 10～20g。

2. 用于跌打损伤

路路通能通行经脉而散瘀止痛，治跌打损伤，瘀肿疼痛，常配桃仁、红花、苏木等。一般用量为 10～20g。

3. 用于水肿

路路通味苦降泄，能通经利水消肿，治水肿胀满，多与茯苓、猪苓、泽泻等同用。一般用量为 10~15g。

4. 用于经行不畅、经闭

路路通能疏理肝气而通经，治气滞血瘀之经少不畅或经闭，小腹胀痛，常与当归、川芎、茺蔚子等配伍。一般用量为 10~15g。

5. 用于乳少、乳汁不通

路路通能通经脉，下乳汁，常配穿山甲、王不留行、青皮等，治乳汁不通，乳房胀痛，或乳少之症。一般用量为 10~15g。

6. 用于胆囊炎、消化不良等消化系统疾病

从中医学角度分析，现代医学消化系统中的胃、胆、大肠、小肠均属于"六腑"范畴，表现出了"以通为用"的生理特性，一旦受内外邪气侵扰，气、血、痰、湿、食、火邪气滞留，腑气不降，气化不通，则表现出各器官的病变。上海名老中医蔡淦教授基于对消化系统疾病这一基本病机的认识，在治疗胆囊炎及胆结石、功能性消化不良、慢性胃炎、慢性腹痛泄泻时，喜用路路通一味，以通气机、助运化，尤其对胆囊炎、消化不良属肝郁气滞、湿热阻塞证型者，用量一般为 15g。常与四逆散、左金丸、二陈汤、失笑散配伍应用，疗效颇佳。《本草纲目拾遗》："枫果去外刺皮，内圆如蜂窝，即路路通。其性大能通十二经穴。"《中医大词典》："本药又名枫球子，苦、平，入肝、胃经，行气活血，通络利水，治胃痛腹胀，风湿痹痛，手足拘挛，月经不调。"目前，在临床上路路通多用于治疗部分风湿类疾病、五官科疾病、乳腺病及输卵管疾病，在胃肠疾病治疗中运用较少。蔡老对本药的临床用药经验值得进一步探讨总结。

7. 用于皮肤瘙痒

路路通能祛风止痒，用于风疹瘙痒，可与地肤子、刺蒺藜、苦参等配伍，内服或外洗。外用适量。

国医大师朱良春教授善用路路通。朱老认为：路路通才薄不堪重用。也就是说，不能用它去独当一面，但如能知其所长，用作辅佐，亦自有其功效在焉。

路路通之作用在于通利，故无论滞气、瘀血、停痰、积水，均可用之以为开路先锋。气滞胃痛，症见脘腹胀闷，走窜作痛，嗳气，大便不爽，舌暗，脉弦涩，常用辛香行气法，药如香附、木香、枳壳、槟榔、台乌药、青陈皮、川楝子之类，加入路路通，则其效更捷；滞气窜入经络，周身痹痛，或在四肢，或在腰背，走窜不定，其人郁郁不乐，嗳气频频，常用羌活、独活、桑枝、秦艽、防风、细辛、川芎、赤芍、姜黄、海桐皮、威灵仙之类，有效者，有效不显者，加入路路通，其效立见。产后乳汁不通，虚者，当补益气血；实者，则宜通利，实证必见乳房胀痛，乳汁涓滴难下，此际用路路通，其效不在王不留行、穿山甲、木通之下。妇女痛经，多见气滞瘀血之证，常用当归、川芎、赤芍、柴胡、香附、泽兰、益母草之类，路路通既能行气，又能活血，以之加盟，颇为合拍。水肿亦可用路路通，赵学敏（《本草纲目拾遗》）论它"能搜逐伏水"，盖水伏之处，必有瘀血、滞气，此物兼有行气、活血、利尿之长，宜乎其效也。然通利之物，不可重用、久用，庶免耗气伤阴；孕妇、虚人亦当慎用之。

【使用注意】月经过多者及孕妇忌服。

【古籍摘要】

①《本草纲目拾遗》："辟瘴却瘟，明目，除湿，舒筋络拘挛、周身痹痛、手脚及腰痛，焚之嗅其烟气皆愈。""其性大能通十二经穴，故《救生苦海》治水肿胀用之，以其能搜逐伏水也。"

②《岭南采药录》："治风湿流注疼痛及痈疽肿毒。"

【现代研究】路路通对蛋清性关节炎肿胀有抑制作用；其甲醇提取物白桦脂酮酸有明显的抗肝细胞毒活性。

蚕 沙

蚕沙最早载于《名医别录》。其性温，味甘、辛；归肝、脾、胃经；其基本功效有祛风除湿、和胃化湿。

【临床应用】

1. 用于风湿痹证

蚕沙辛甘发散，可以祛风，温燥而通，又善除湿舒筋，作用缓和，可用于各种痹证。《千金方》单用蒸热，更熨患处，以治风湿痹痛，肢体不遂者；若与羌活、独活、威灵仙等同用，可治风湿寒痹；与防己、薏苡仁、栀子等配伍，可治风湿热痹，肢节烦痛，如《温病条辨》宣痹汤。一般用量为 6～15g。

2. 用于吐泻转筋

蚕沙入脾胃，能和胃化湿，湿去则泄泻可止、筋脉可舒。治湿浊中阻而致的腹痛吐泻转筋，常配木瓜、吴茱萸、薏苡仁等，如《霍乱论》蚕矢汤。一般用量为6～15g。

3. 用于风疹湿疹瘙痒

蚕沙善祛风湿，止痒，可单用煎汤外洗，或与白鲜皮、地肤子、蝉蜕等同用。一般用量为6～15g。

【使用注意】热痹者宜配伍清热利湿使用为宜。

【古籍摘要】

①《名医别录》："主肠鸣，热中消渴，风痹，瘾疹。"

②《本草纲目》："治消渴，癥结，及妇人血崩，头风，风赤眼，去风除湿。"

③《本草求原》："原蚕沙，为风湿之专药，凡风湿瘫缓固宜，即血虚不能养经络者，亦宜加入滋补药中。"

【现代研究】蚕沙煎剂有抗炎、促生长作用，其叶绿素衍生物对体外肝癌细胞有抑制作用。

伸筋草

伸筋草最早载于《本草拾遗》。其性温，味微苦、辛；归肝、脾、肾经；其基本功效有祛风除湿、舒筋活络。

【临床应用】

1. 用于风寒湿痹，肢软麻木

伸筋草辛散、苦燥、温通，能祛风湿，入肝尤善通经络。治风寒湿痹，关节酸痛，屈伸不利，可与羌活、独活、桂枝、白芍等配伍；若肢体软弱，肌肤麻木，宜与松节、寻骨风、威灵仙等同用。一般用量为6～15g。

2. 用于跌打损伤

伸筋草辛能行散以舒筋活络，消肿止痛，治跌打损伤，瘀肿疼痛，多配苏木、土鳖虫、红花、桃仁等活血通络药，内服外洗均可。一般用量为6～15g。

【使用注意】孕妇慎用。

【古籍摘要】

①《本草拾遗》："主人久患风痹，脚膝疼冷，皮肤不仁，气力衰弱。"

②《滇南本草》："石松，其性走而不守，其用沉而不浮，得槟榔良。"

【现代研究】 伸筋草醇提取物有明显镇痛作用；水浸液有解热作用；其混悬液能显著延长戊巴比妥钠睡眠时间和增强可卡因的毒性反应；其透析液对实验性硅沉着病（硅肺病）有良好的疗效；所含石松碱对小肠及子宫有兴奋作用。

第二节　祛风湿热药

本节药物性味多为辛苦、寒，入肝、脾、肾经。辛行散，苦降泄，寒清热。具有良好的祛风除湿、通络止痛、清热消肿之功，主要用于风湿热痹、关节红肿热痛等症，经配伍亦可用于风寒湿痹。

秦　艽

秦艽最早载于《神农本草经》，其性平，味辛、苦；归肝、胃、胆经；其基本功效有祛风湿、舒筋络、退虚热、清湿热、止痹痛。

【临床应用】

1. 用于风湿痹证

秦艽辛散苦泄，质偏润而不燥，为风药中之润剂。风湿痹痛，筋脉拘挛，骨节酸痛，无问寒热新久均可配伍应用。其性偏寒，兼有清热作用，故对热痹尤为适宜，多配防己、牡丹皮、络石藤、忍冬藤等；若配天麻、羌活、当归、川芎等，可治风寒湿痹，如《医学心悟》秦艽天麻汤。一般用量为5～10g。

2. 用于中风不遂

秦艽既能祛风邪、舒筋络，又善"活血荣筋"，可用于中风半身不遂、口眼㖞斜、四肢拘急、舌强不语等，单用大量水煎服即能奏效。若与升麻、葛根、防风、芍药等配伍，可治中风口眼㖞斜、言语不利、恶风恶寒者，如《卫生宝鉴》秦艽升麻汤；与当归、熟地黄、白芍、川芎等同用，可治血虚中风者，如《不知医必要》秦艽汤；若风火散见，不拘一语，舌强不言，半身不遂者，可与黄芩、石膏、生地黄、防风之祛风清火和养血药同用，如《医学发明》大秦艽汤。一般用量为5～10g。

3. 用于治疗阴虚火旺证

秦艽性微寒，可用于阴虚火旺所致的骨蒸潮热、虚热咳嗽、盗汗不止等，每与柴胡、知母、甘草等药合用，如《圣济总录》秦艽汤；肺痿劳咳，体虚自汗，秦艽配人参、鳖甲、柴胡、当归、地骨皮等，方如《杨氏家藏方》秦艽扶羸汤；本品清虚热，为治疗阴虚骨蒸潮热的常用药，与青蒿、柴胡、知母、地骨皮、鳖甲等同用，如《卫生宝鉴》秦艽鳖甲散。一般用量为5～10g。

4. 用于疳积发热

用于小儿疳积发热，食减瘦弱，《小儿药证直诀》载秦艽散，用秦艽、薄荷、甘草共为粗末，煎服，治小儿潮热、消瘦、食欲不振等，取秦艽通络和血，薄荷疏风散热，药性冲和，不伤正气之义。一般用量为3～10g。

5. 用于疮痈、胎动不安

如《圣济总录》秦艽涂敷方，以秦艽单用外敷治疗痈疽久不愈合。《妇人大全良方》以秦艽配伍阿胶、艾叶等治疗胎动不安。一般用量为5～10g。

6. 用于痔便血

秦艽性微寒，有和血止痛之效，用于风客大肠、下血鲜红、大便燥结者，用之散风清热，可与地榆、泽泻、当归尾、皂角仁同用，共奏泻火疏风、止血止痛之功，如《兰室秘藏》秦艽白术丸。一般用量为5～10g。

7. 用于利小便

秦艽活血祛湿，兼有利小便之功。《医学起源》谓："秦艽……下水，利小便。"《药性论》曰其："利大小便，瘗五种黄病，解酒毒，去风头。"著名中医学家王琦教授善用秦艽利小便。王老认为，秦艽味辛气平宣肺，肺气行则水道通，水道通则小便自利，多用于前列腺疾病属于湿热瘀阻下焦者，秦艽功擅活血祛湿、利小便，投之多效。王老使用秦艽时常用量在15g以上。

8. 用于湿热黄疸

黄疸，以湿热为多，有湿重于热者，有热重于湿者，有兼表者，有兼虚者。《金匮要略》记载"诸病黄家，但利其小便"，说明通利小便是治疗黄疸的一种重要方法。而秦艽苦能泄，辛能散，内达于下焦，能通利二便，通诸腑，引导湿热，从二便出，亦能使湿热从表而出，实为治疗黄疸要药。常与茵陈、栀子、大黄等配伍，如《圣济总录》山茵陈丸；亦可单用，如《本草纲目》即单用其治黄疸。一般用量 10～15g。

【古籍摘要】

①《神农本草经》："主寒热邪气，寒湿风痹，肢节痛，下水，利小便。"

②《名医别录》："疗风无问久新，通身挛急。"

③《冯氏锦囊秘录》："秦艽风药中之润剂，散药中之补剂，故养血有功。中风多用之者，取祛风活络，养血舒筋。盖治风先治血，血行风自灭耳。"

【现代研究】秦艽具有镇静、镇痛、解热、抗炎作用；能抑制反射性肠液的分泌；能明显降低胸腺指数，有抗组胺作用；对病毒、细菌、真菌皆有一定的抑制作用。秦艽碱甲能降低血压、升高血糖；龙胆苦苷能抑制 CCl_4 所致转氨酶升高，具有抗肝炎作用。

《 防 己 》

防己最早载于《神农本草经》。其性寒，味苦；归肺、膀胱经；其基本功效有祛风湿、止痛、利水消肿。

【临床应用】

1. 用于风湿痹证

防己辛能行散，苦寒降泄，既能祛风除湿止痛，又能清热，对风湿痹证湿热偏盛，肢体酸重，关节红肿疼痛及湿热身痛者，尤为要药，常与滑石、薏苡仁、蚕沙、栀子等配伍，如《温病条辨》宣痹汤；若与麻黄、肉桂、茯苓等同用，亦可用于风寒湿痹，四肢挛急者，如《圣济总录》防己饮。一般用量为 6～10g。

中医临床家熊小刚善用防己治疗结节性红斑。结节性红斑是一种多发于小腿的以红斑、结节为主要特征的真皮血管及脂膜炎性皮肤病，类似中医文献记载的"湿毒流注""瓜藤缠"。中医学认为，本病多与湿热内蕴、气血瘀滞有关。防己性味苦辛、寒，入肺、膀胱经，具有清热除湿利水、祛风通络止痛之功效。现代药理研究证实，防己含有生物碱、黄酮苷、酚类、有机酸、挥发油等，有镇痛、抗炎及抗过敏作用。因此，其对于肝脾湿热下注、气滞血瘀络阻的结节性红斑有良好的治疗作用。

2. 用于水肿、小便不利、脚气

防己苦寒降利，能清热利水，善走下行而泄下焦膀胱湿热，尤宜于下肢水肿，小便不利者。常与黄芪、白术、甘草等配伍，用于风水脉浮，身重汗出恶风者，如《金匮要略》防己黄芪汤；若与茯苓、黄芪、桂枝等同用，可治一身悉肿，小便短少者，如《金匮要略》防己茯苓汤；与椒目、葶苈子、大黄合用，又治湿热腹胀水肿，如《金匮要略》己椒黄丸。治脚气足胫肿痛、重着、麻木，可与吴茱萸、槟榔、木瓜等同用；《本草切要》治脚气肿痛，则配木瓜、牛膝、桂枝、枳壳煎服。

名老中医施奠邦善用防己。施老谓，其防己有木防己、汉防己之分，但历来名目混乱。近代以广防己为汉防己，粉防己为木防己，汉防己外棕内白，粉性足，木防己外黄根大而空虚，心有车轮纹，味俱苦而性寒；汉防己偏于利水湿，木防己偏于通经络。从汉防己中提取汉防己甲素，治疗高血压。施老用汉防己 15～30g 入煎剂，治疗水肿，疗效满意，可补前人之不足。

张从善善用防己治疗特发性水肿。张老认为，特发性水肿因原因未明，西药治疗颇感棘手。张老根据本病多见于女性更年期前后，或与月经周期有关，且多伴有腰膝无力、两尺脉沉弱等症，认为属肾虚者多。自拟二仙防己黄芪汤：仙茅 15g，淫羊藿（似脾）15g，汉防己 24g，黄芪 15g，白术 10g，党参 10g，何首乌 10g，车前子（包煎）10g，炒酸枣仁 10g，炒山楂 10g。本方是在仲景防己黄芪汤的基础上加减组成，而重用二仙温肾助阳，重用防己利水消肿，有资料报道汉防己小剂量利尿，大剂量则作用相反，张老认为汉防己善走下行，长于除湿、通窍、利道，重用之，利尿作用慢而持久。临床上用治特发性水肿多例，效果堪称满意，并对功能性水肿、肾炎水肿亦有一定疗效。

3. 用于湿疹疮毒

防己苦以燥湿，寒以清热，治湿疹疮毒，可与苦参、金银花等配伍。

4. 用于攻坚

坚者，硬也。现代医学研究表明，内脏各器官形成的硬化改变，已是组织病理改变的晚期。早在此之前，就有实质性的损害。以往中医学囿于诊断手段的限制，往往发展到"坚"如癥瘕积聚，才有所认识。实际上早期损害，如纤维化、增生等，也应属于"坚"的病变阶段。中药汉防己擅长治疗这种早期病变。对汉防己的软坚作用，古代医家早就有所认识，《名医别录》记载汉防己："疗水肿、风肿，去膀胱热、伤寒寒热邪中、中风手脚挛急，止泄，散痈肿恶结。"其"散痈肿恶结"的这一独特作用，是木防己所不具备的，故两者不可完全替代。一般用量为10~15g。

5. 用于紫癜

脾统血则血循经脉运行不息，中焦湿热，脾不统血，则血从脉道渗溢肌肤为紫癜。防己苦能燥湿，寒能清热，故主之。心热迫血离经亦可致斑。防己苦能入心，寒则清热，心火去则血宁。其味兼辛，具有疏风散结行瘀之功，紫癜可消。一般用量为6~10g。

【**使用注意**】本品大苦大寒易伤胃气，胃纳不佳及阴虚体弱者慎服。

【**古籍摘要**】

①《本草拾遗》："汉（防己）主水气，木（防己）主风气，宣通。"

②《本草求真》："防己，辛苦大寒，性险而健，善走下行，长于除湿、通窍、利道，能泻下焦血分湿热及疗风水要药。"

【**现代研究**】粉防己能明显增加排尿量。总碱及流浸膏或煎剂有镇痛作用。粉防己碱有抗炎作用；对心肌有保护作用，能扩张冠状血管，增加冠脉流量，有显著降压作用，能对抗心律失常；能明显抑制血小板聚集，还能促进纤维蛋白溶解，抑制凝血酶引起的血液凝固过程；对实验性硅沉着病有预防治疗作用；对子宫收缩有明显的松弛作用；低浓度的粉防己碱可使肠张力增加，节律性收缩加强，高浓度则降低肠张力，减弱节律性收缩；有抗菌和抗阿米巴原虫的作用；可使正常大鼠血糖明显降低，血清胰岛素明显升高；有一定抗肿瘤作用；对免疫有抑制作用；有广泛的抗过敏作用。

《 豨莶草 》

豨莶草最早载于《新修本草》，其性寒，味辛、苦；归肾、肝经；其基本功效有祛风湿、利关节、解毒。

【临床应用】

1. 用于风湿痹痛

豨莶草辛散苦燥，能祛筋骨间风湿，通经络，利关节。生用性寒，适宜于风湿热痹，症见肢体麻木，腰膝酸软，不能步履，或两手牵绊，不能仰举者，均可用此祛风通络，可单用，如《活人方汇编》豨莶散，亦可与臭梧桐合用，如《济世养生经验集》豨桐丸。一般用量 10～30g。

著名中医学家朱晓鸣教授在早年下乡治疗农民腰腿关节疼痛用当地产的绵苍子（豨莶草）和鹤子嘴草（老鹳草）、威灵仙等治疗，其中有一部分患者是风湿性关节炎，而且到县医院查过红细胞沉降率，都不正常，经过一段时间的治疗，好转很快，红细胞沉降率多数降至正常。但后来由于草棵都割了作燃料，没了豨莶草，这一段时间用药效果止痛作用尚可，但红细胞沉降率好转不快。后来研究发现，豨莶草用量要大（30g 以上），对急性风湿性关节炎和风湿热降红细胞沉降率作用较好。

2. 用于中风半身不遂

酒制豨莶草寓补肝肾之功，常用于筋骨无力、腰膝酸软、四肢麻痹、中风半身不遂等。可单用为丸服，如《万氏家抄方》豨莶丸；亦可与蕲蛇、黄芪、当归、威灵仙等配伍，治中风口眼㖞斜、半身不遂。一般用量 10～30g。

3. 用于风疹、湿疮、疮痈

豨莶草辛能散风，生用苦寒能清热解毒、化湿热。治风疹湿疮，可单用内服或外洗，亦可配白蒺藜、地肤子、白鲜皮等祛风利湿止痒之品。治疮痈肿毒、红肿热痛者，可配蒲公英、野菊花等清热解毒药；《乾坤秘韫》治发背、疔疮，与五爪龙、小蓟、大蒜同用，饮汁取汗。一般用量为 10～30g。

4. 用于湿热黄疸

豨莶草性寒清热，又入肝经，能泻热除湿，可用于湿热黄疸，常与栀子、茵陈、地耳草等清利湿热药同用。

朱良春教授亦善用豨莶草治疗黄疸型肝炎，屡屡应手。朱老认为，黄疸型肝炎多系湿热搏于血分所致，若迁移时日，瘀热胶结难解，一般利湿退黄之剂，殊难中的，必须凉血活血、解毒护肝始为合拍。凡黄疸缠绵不退，湿热疫毒稽留，朱老每从血分取法，以豨莶草30～45g配合丹参、地耳草、石见穿等，多能应验。

5. 用于先兆子痫

先兆子痫属中医学"子晕""子肿"范畴，多因孕妇脾虚运化失司，或禀赋肾虚，命火不足，不能温煦脾阳，膀胱气化不利，水湿停聚，精血转输受阻，复因孕后阴血养胎，精血益虚，遂致肝阳上扰。治当平肝息风，清血宁心。豨莶草为苦寒之品，归肝肾经，《本草图经》谓本品"治肝肾风气，四肢麻痹，骨间疼，腰膝无力者""兼主风湿疮，肌肉顽痹"。本品既具有平肝镇潜之功，且有渗湿化浊之效，故用治本病每获良效。一般用量为10～30g。

6. 用于失眠

《新修本草》谓豨莶草："辛苦，微寒。归肝肾经，祛风湿，通经，解毒。"其苦寒入肝肾，豨莶草通过清肝肾郁热达到镇静安神的作用。而顽固性失眠患者多兼肝肾郁热，热侵心包，致心肾不交而失眠。临床经常遇到失眠患者，症状复杂，如体倦神疲、头眩目重、面色不华、脉细弱、舌淡等，为血不养心，用归脾汤可愈；血虚失眠者，又往往引起心火偏旺，出现烦躁、多汗、口舌干燥等症，用天王补心丹或朱砂安神丸皆可；如症见头晕头胀、惊悸等则属肝阳偏旺，方用琥珀多寐丸治疗；还有肾阳不足，心火独亢引起的失眠，称心肾不交，可用黄连阿胶汤。以上几种类型多反复发作，在辨证论治的基础上加豨莶草20～30g，都能增加疗效，减少复发。

【古籍摘要】

①《本草图经》："治肝肾风气，四肢麻痹，骨间疼，腰膝无力者，亦能行大肠气……兼主风湿疮，肌肉顽痹。"

②《本草蒙筌》："疗暴中风邪，口眼㖞斜者立效；治久渗湿痹，腰脚酸痛者殊功。"

③《本草纲目》："生捣汁服则令人吐，故云有小毒。九蒸九暴则补人去痹，故云无毒。生则性寒，熟则性温，云热者，非也。"

【现代研究】
豨莶草有抗炎和较好的镇痛作用；有降压作用；对细胞免疫、体液免疫及非特异性免疫均有抑制作用；可增强T细胞的增殖功能，促进 IL-2 的活性，抑制 IL-1 的活性，可通过调整机体免疫功能，改善局部病理反应而达到抗风湿作用；有扩张血管作用；对血栓形成有明显抑制作用；对金黄色葡萄球菌有较强的抑制作用，对大肠埃希菌、铜绿假单胞菌、宋内志贺菌、伤寒杆菌、白色葡萄球菌、卡他球菌、肠炎杆菌、鼠疟原虫等也有一定抑制作用，对单纯疱疹病毒有中等强度的抑制作用。豨莶苷有兴奋子宫和明显的抗早孕作用。

络石藤

络石藤最早载于《神农本草经》，其性微寒，味苦；归心、肝、肾经；其基本功效有祛风通络、凉血消肿。

【临床应用】

1. 用于风湿痹痛、筋脉拘挛

络石藤善祛风通络，苦燥湿，微寒清热，尤宜于风湿热痹，筋脉拘挛，腰膝酸痛者。用于关节疼痛、肌肉酸楚、屈伸不利，风寒湿邪久郁不愈，郁而化热，或机体阳盛，正邪相搏从阳化热而出现关节疼痛处发热、身有微热、患肢于夜间不欲多盖衣被等热象者。常与桑枝、防风、红花、赤芍、忍冬藤、当归、乳香、没药、豨莶草、伸筋草等同用，亦可单用酒浸服。一般用量为 10～15g。

国医大师周仲瑛治风湿性肌炎验案中，用络石藤、肿节风祛湿消肿，诸药合用，共奏补肝肾、益气血、祛风湿、蠲寒痛、散痰结、活瘀血之功。运用藤类药治疗痹证是周老多年临床摸索总结的经验之一。周老指出，凡藤蔓之属，善于攀越缠绕，质地坚韧，不但具有祛风除湿、行气活血功效，更是通络引经之使药佳品，用于痹证尤宜。

北京名医祝湛予教授自创四藤一仙汤（钩藤、络石藤、海风藤、鸡血藤、威灵仙），治疗类风湿关节炎，全方具有祛风除湿、养血活血功效；祝老亦用四藤一仙汤加味治糖尿病合并下肢血管、神经病变，有较好疗效。

2. 用于喉痹、痈肿

络石藤入心肝血分，味苦，性微寒，能清热凉血、利咽消肿，故可用于热毒壅盛之喉痹、痈肿。《近效方》以之单用水煎，慢慢含咽，治热毒之咽喉肿痛、痹塞。与皂角刺、瓜蒌、乳香、没药等配伍，可治痈肿疮毒，如《外科精要》止痛灵宝散。一般用量为 10～15g。

3. 用于跌仆损伤

络石藤能通经络，凉血而消肿止痛。治跌仆损伤，瘀滞肿痛，可与伸筋草、透骨草、红花、桃仁等同用。一般用量为 10～15g，亦可适量捣烂外敷。

4. 用于小儿脾虚腹泻

小儿脾胃薄弱，无论感受外邪、内伤乳食或脾肾虚寒均可导致脾胃运化功能失调而发生腹泻。发病后易耗伤气液，如治疗不当可转成慢性，出现伤阴伤阳或阴阳两伤等危重病症，甚至气脱液竭而死亡。迁延不愈者，可引起营养不良，影响生长发育，因此要格外引起重视。临床家邹彩华使用络石藤煎液外洗，对小儿皮肤无刺激性。另外，洗双膝以下不会出现不配合的不良反应，孩子都易接受。络石藤有祛风通络、活血止痛之效，笔者主要取其通络止痛之功，络通则痛止，脾胃运行功能亦转正常，腹泻即止，且小儿络脉较成年人敏感，更增加其功效。

5. 用于中风不遂

络石藤能舒筋通络，可用于经脉瘀阻不通之中风不遂，常与黄芪、桃仁、红花、川芎等补气活血药物同用。

笔者早年在贵阳中医学院第二附属医院跟随况时祥教授（国医大师张学文弟子）学习时，见老师善用络石藤治疗中风不遂的患者，与丹参、当归、全蝎、蜈蚣等舒筋通络药合用。况师认为藤类药物善能通经活络，恢复肢体功能，配合虫类之品则疗效更著，《本草汇言》曰："凡藤蔓之属，皆可通经入络。"藤类药能深入络道经隧，搜剔逐出滞留其间的外风或内生之风邪，风邪得去，经络疏通，气血畅行，身体麻木则缓解。如天仙藤、络石藤、鸡血藤、海风藤、宽筋藤等都具有较突出的缓解中风后偏身麻木的功用。

【古籍摘要】

①《本草纲目》："络石，气味平和，其功主筋骨关节风热痈肿。"
②《要药分剂》："络石之功，专于舒筋活络，凡病人筋脉拘挛不易伸屈者，服之无不获效。"

【现代研究】

络石藤甲醇提取物对动物双足水肿、扭体反应有抑制作用；所含黄酮苷对尿酸合成酶黄嘌呤氧化酶有显著抑制作用而能抗痛风；其煎剂对金黄色葡萄球菌、福氏志贺菌及伤寒杆菌有抑制作用；牛蒡苷可引起血管扩张、血压下降，对肠及子宫有抑制作用。

老鹳草

老鹳草最早载于《救荒本草》。其性平，味苦、辛；归肝、肾、脾经；其基本功效有祛风湿、通经络、清热毒、止泻痢。

【临床应用】

1. 用于风湿痹证

老鹳草辛能行散，苦而能燥，性善疏通，有较好的祛风湿、通经络作用。治风湿痹痛，麻木拘挛，筋骨酸痛，可单用煎服或熬膏，或配威灵仙、独活、红花等祛风通络活血之品。

老鹳草配川芎有很好的祛风通络作用，老鹳草不仅能祛风湿、强筋骨，且有清热活血作用。临床常可用于治疗风湿久羁，痹阻经络，气血凝滞所致的风湿性关节炎等。治疗本病时，为增强其活血通络、祛风止痛之功，常与川芎伍用。盖川芎辛温，性善走窜，乃活血行气、祛风止痛之品。

国医大师朱良春对于风湿性关节炎或类风湿关节炎、坐骨神经痛与腰椎间盘突出症的治疗，常用老鹳草30g，水煎服，每日1剂，早、晚各煎服1次，连服5～7天，一般即可见效，见效后仍可继续服用。

2. 用于泄泻痢疾

老鹳草能清热解毒而止泻痢，治湿热、热毒所致泄泻、痢疾，可单用或与黄连、马齿苋等配伍。

山东名老中医王新陆教授认为，老鹳草除有祛风湿、通经络的作用外，还有止泻痢、止咳作用。《现代实用中药》："止久痢，厚肠胃，调中健脾。"《贵州民间方药集》谓老鹳草"可止咳，益肺气"。常用于治疗咳嗽、慢性腹泻等证。

3. 用于疮疡

老鹳草有清热解毒之功，治疮疡内服、外用皆可。内服可与蒲公英、金银花、紫花地丁等同用；外敷可制成软膏，以治湿毒蕴结之痈疽疮疖、湿疹、水火烫伤等，如《中华人民共和国药典》老鹳草软膏。

4. 用于腹水

老鹳草配伍白术能健脾利湿治腹水，对肝硬化腹水，以老鹳草配伍大剂量生白术（30～50g）治之。白术生用祛湿利水作用较强，炒用功偏健脾补气，据药理研究证明：白术有明显而持久的利尿作用，且能促进电解质特别是钠的排出，还有保护肝脏，防止肝糖原减少的作用。与老鹳草同用，则力专祛湿利水，兼清肝活血，故治疗肝硬化腹水有良效。

5. 用于胁痛

老鹳草配伍柴胡、郁金可疏肝利胆治胁痛，中医临床家周通池治疗胆囊炎常用老鹳草配柴胡、郁金治之。胆囊炎多因湿热瘀滞胆道，肝胆疏泄失常所致。老鹳草所治胁痛即属此类。本品虽有清利湿热、活血化瘀之功，但无疏泄肝胆作用，故须配伍柴胡、郁金。柴胡具有轻清升散且有疏泄之特点，是治疗肝气郁结的要药。郁金能疏肝利胆止痛。药理研究证明：柴胡有利胆、抗脂肪肝作用。郁金能促进胆汁分泌和排泄。因此以老鹳草清利湿热合柴胡、郁金疏泄肝胆，治疗胆囊炎收效甚捷。

6. 用于胃炎

老鹳草配伍厚朴能化湿理气治胃炎，周通池临床上每治湿浊中阻之胃炎，喜用老鹳草配厚朴治之。曾有报道老鹳草在一定剂量下能抑制肠蠕动，有止泻作用，大剂量能促使肠蠕动而有泻下作用。因此周氏体会，方中老鹳草的用量不能少于30g，其目的在于祛湿。厚朴功能燥湿散满以运脾，行气降逆且除胀，是用于湿阻脾胃之要药。老鹳草与厚朴相伍，力专行气祛湿。

【古籍摘要】

①《滇南本草》："祛诸风皮肤发痒，通行十二经络。治筋骨疼痛，风痰痿软，手足筋挛麻木，利小便，泻膀胱积热，攻散诸疮肿毒，退痨热发烧，治风火牙疼，疥癞痘疹等症。兼解诸痨热，其应如响。敷跌打损伤，能定痛治瘀。"

②《药性考》："去风，疏经活血，筋健络通。损伤，痹症，麻木皮风，浸酒常饮。"

【现代研究】 老鹳草总鞣质（HGT）有明显的抗炎、抑制免疫和镇痛作用，有抗癌、抑制诱变作用和抗氧化作用；老鹳草煎剂有明显的抗流感病毒作用，对金黄色葡萄球菌等球菌及志贺菌属有较明显的抑制作用；醇提物有明显的镇咳作用；西伯利亚老鹳草对蛋清性关节炎有明显抑制作用；日本产尼泊尔老鹳草的煎剂或干燥提取物，均能抑制十二指肠和小肠的活动，并促进盲肠的逆蠕动，但剂量过大，则能促进大肠蠕动而出现泻下作用；老鹳草可能具有黄体酮样作用或有升高体内黄体酮水平的作用。

《 雷公藤 》

雷公藤最早载于《本草纲目拾遗》。其性寒，味苦、辛；有大毒；归肝、肾经；其基本功效有祛风湿、活血通络、消肿止痛、杀虫解毒。

【临床应用】

1. 用于风湿顽痹

雷公藤有较强的祛风湿，活血通络之功，为治风湿顽痹要药，苦寒清热力强，消肿止痛功效显著，尤宜于关节红肿热痛、肿胀难消、晨僵、功能受限，甚至关节变形者。可单用内服或外敷，能改善功能活动，减轻疼痛。亦常与威灵仙、独活、防风等同用，并宜配伍黄芪、党参、当归、鸡血藤等补气养血药，以防久服而克伐正气。一般用量为 10～25g。

2. 用于麻风、顽癣、湿疹、疥疮、皮炎、皮疹

雷公藤苦燥除湿止痒，杀虫攻毒，对多种皮肤病皆有良效。治麻风病，可单用煎服，或配金银花、黄柏、当归等；治顽癣等可单用，或随证配伍防风、荆芥、白蒺藜等祛风止痒药内服或外用。一般用量为 10～25g。

3. 用于疔疮肿毒

雷公藤苦寒清热解毒，并能以毒攻毒，消肿止痛。治热毒痈肿疔疮，常与蟾酥配伍应用。一般用量为 10～25g。

【使用注意】 内脏有器质性病变及白细胞减少者慎服；孕妇忌用。

【古籍摘要】

①《名医别录》："主肠鸣，热中消渴，风痹，瘾疹。"

②《本草纲目》："治消渴，癥结，及妇人血崩，头风，风赤眼，去风除湿。"

③《本草求原》："原蚕沙，为风湿之专药，凡风湿瘫缓固宜，即血虚不能养经络者，亦宜加入滋补药中。"

【现代研究】 雷公藤有抗炎、镇痛、抗肿瘤等作用；有降低血液黏滞性、抗凝、纠正纤溶障碍，改善微循环及降低外周血阻力的作用；对多种肾炎模型有预防和保护作用，有促进肾上腺合成皮质激素样作用；对免疫系统主要表现为抑制作用，可减少器官移植后的急性排异反应；雷公藤红素可有效地诱导肥大细胞白血病细胞系的凋亡，雷公藤甲素能抑制白介素、粒细胞/巨噬细胞集落刺激因子表达，诱导嗜酸性粒细胞凋亡；对金黄色葡萄球菌、革兰氏阴性菌、枯草杆菌及 607 分枝杆菌等 48 种细菌均有抑制作用，对真菌特别是皮肤白念珠菌抑菌效果最好；提取物对子宫、肠均有兴奋作用。

丝瓜络

丝瓜络最早载于《本草纲目》。其性平，味甘；归肺、胃、肝经。其基本功效有祛风、通络、活血、下乳。

【临床应用】

1. 用于风湿痹证

丝瓜络善祛风通络，唯药力平和，多入复方中应用。治风湿痹痛，筋脉拘挛，肢体麻痹，常与秦艽、防风、当归、鸡血藤等配伍。一般用量为 10～30g。

2. 用于胸胁胀痛

丝瓜络能入肝活血通络，常用于气血瘀滞之胸胁胀痛，多配柴胡、香附、瓜蒌皮、郁金等。一般用量为 10～30g。

3. 用于乳汁不通，乳痈肿痛

丝瓜络体轻通利，善通乳络，治产后乳少或乳汁不通者，常与王不留行、路路通、穿山甲、猪蹄等同用；治乳痈肿痛，每与蒲公英、浙贝母、瓜蒌、青皮等配伍。一般用量为 10～30g。

【使用注意】 孕妇慎用。

【古籍摘要】

①《本草纲目》："能通人脉络脏腑，而去风解毒，消肿化痰，祛痛杀虫，治诸血病。"

②《本草再新》："通经络，和血脉，化痰顺气。"

【现代研究】 丝瓜络水煎剂有明显的镇痛、镇静和抗炎作用。

第三节 祛风湿强筋骨药

本节药物主入肝肾经，除祛风湿外，兼有一定的补肝肾、强筋骨作用，主要用于风湿日久，肝肾虚损，腰膝酸软，脚弱无力等。风湿日久，易损肝肾；肝肾虚损，风寒湿邪又易犯腰膝部位；故选用本节药物有扶正祛邪、标本兼顾的意义。亦可用于肾虚腰痛、骨痿、软弱无力者。

桑寄生

桑寄生最早载于《神农本草经》，其性平，味苦、甘；归肝、肾经；其基本功效有祛风湿、补肝肾、强筋骨、安胎。

【临床应用】

1. 用于风湿痹痛、腰膝酸痛

风湿痹痛，日久不愈，损伤肝肾，临床表现除肢体疼痛、筋骨不利之症外，多兼有肝肾亏虚之腰膝酸软等症状。桑寄生是既可祛邪又能扶正的药物，具有祛风湿、补肝肾、强筋骨功效。故对风湿痹痛，肝肾不足之腰膝酸痛最宜，常与独活、杜仲、牛膝、桂心等同用，如《备急千金要方》独活寄生汤。一般用量为 10～30g。

2. 用于肝肾不足，腰膝酸痛

肝藏血、肾藏精，肝肾虚损，精血不足，不能濡养，则导致腰膝酸痛、头晕目眩、耳鸣健忘等肝肾不足证。桑寄生药性平和，专入肝肾，为补宜肝肾的要药。故对肝肾不足而致的腰膝酸痛亦可应用，常配伍杜仲、续断、牛膝等补益肝肾药。

亦可用于肝肾亏损而见下肢痿软无力，甚则不用者，用此补肝肾、强筋起痿，可单用为末服，亦可与熟地黄、虎骨、龟甲、牛膝等补骨填精药同用。一般用量为 10～30g。

3. 用于崩漏经多、妊娠漏血、胎动不安

桑寄生能补肝肾，养血而固冲任，安胎。治肝肾亏虚，月经过多，崩漏，妊娠下血，胎动不安者，每与阿胶、续断、当归、香附等配伍，如《证治准绳》桑寄生散；或配阿胶、续断、菟丝子，如张锡纯《医学衷中参西录》的寿胎丸。一般用量为 $10\sim15g$。

4. 用于止痛

古医籍中记载桑寄生有止痛之效，如《神农本草经》中记载其"主腰痛"；《滇南本草》中载其"治筋骨疼痛"；《本草纲目》中载其治"腹内坚痛"。因此在治疗杂病中，也用本品止痛，且应用范围甚广。如头痛，头为诸阳之会，又为清阳之府，外邪入侵或湿痰上犯，均可阻遏清阳之气，经脉不通而致头痛，用桑寄生清柔渗湿，即可止痛。胁痛多为肝家抑郁，水不涵木，湿邪郁阻，腹下痛楚，用桑寄生条达抑肝，化气渗湿而止痛。胃脘痛多属阴虚肝郁，脾湿较盛，窜于中脘而作痛，用桑寄生可渗湿醒中，散结以畅气机而止痛。而对于肝肾两经热郁，久渐湿邪下注的足跟痛，用桑寄生补肝肾、强腰膝，利水渗湿而止痛。对于妇人痛经，属于肝家气郁，血分瘀阻，经行腹痛，用桑寄生可化湿柔肝和中而止痛。一般用量为 $10\sim30g$。

5. 用于久咳及肾

桑寄生一味，不但能治疗风湿痹痛，还可用于久咳不愈，久病及肾者。咳嗽日久，母病及子，久咳伤肾而致久治不愈。桑寄生苦甘平，有补肾虚之功，治其子，母自安，故治久咳有良效。凡遇久咳患者，在随证方药中加入桑寄生一味，每获良效。一般用量为 $10\sim15g$。

6. 用于心悸、气短

桑寄生甘苦平，入肝肾经，得桑之余气补肝肾，益心脉通经络。《灵枢·口问》有"下气不足则发为痿厥心闷"的记载。进一步阐述了补肝肾可益心脉的理论基础。桑寄生补下气、益肝肾、扶本元，下气得补，以助心气，心脉血流得以畅行，心悸、短气症状缓解。一般用量为 $10\sim15g$。

云南省名中医罗铨教授亦善用桑寄生治疗心律失常，屡获效验。国医大师朱良春亦认为桑寄生是治疗冠心病的重要药物，从古代文献和现代研究均证实桑寄生"通调血脉"的说法，故对冠心病心绞痛、心肌梗死，亦常以桑寄生为主要药物，常配合葛根、丹参、川芎、桃仁、红花、郁金、全瓜蒌、赤芍、玉竹、麦冬、山楂、徐长卿、黄芪等药，对心绞痛、胸部憋闷、期前收缩、心律失常均有较好疗效。

7. 用于暑湿证

桑寄生性味苦甘平，入肝、肾经，有祛风湿、补肝肾、养血安胎之功效。《生草药性备要》谓其"消热，滋补，追风"。桑寄生用于因暑湿羁留所致"欲疟不达"的证候，有达邪扶正之妙。凡夏秋期间，症见胸腹痞闷、心烦、身热、肢重懈怠、舌苔黄腻的暑湿证，每以桑寄生配伍相应方药治疗，颇具效验。一般用量为 10～15g。

8. 用于中风

桑寄生用于中风的治疗，京城四大名医之一的孔伯华教授经验最为丰富。孔老治疗中风，效果卓著，他认为："中风发病颇急，盖早有前因，致口眼㖞斜……皆乃其果。前贤论之甚详，尤以朱丹溪火气痰郁之说立论更当。闭者宜开，此病宜开者最多，宜于固气以回阳救逆而欲脱者甚鲜。"因此，常以桑寄生为主，豁痰开窍，通络涤痰，少者 15～18g，多者用至 30g，且配伍天竺黄、蝉蜕、竹茹、莲子心等，大多一二剂取效，迅速改善中风症状。如阴分大伤，经络失养，四肢抽搐不安，或肝、胆、胃三经湿邪盛，筋络失养，用桑寄生清平抑化、柔肝豁痰，加磁朱丸最为适宜。

9. 用于乳汁不通

乳汁不通之症，桑寄生善入肝通经，滋阴调气，若气血亏虚者，常合八珍汤，气机郁滞者，每伍逍遥散，此时，桑寄生又常与王不留行、穿山甲、漏芦同用，取效颇良。至于因挤奶而引起的寒热往来、乳房发热，桑寄生又具活血通脉、清热解毒之效，也必用之，当合连翘、金银花、赤芍、桔梗、柴胡等同用，多可热退身凉，乳汁自通。若局部已红肿灼热者，当在内服上述药物的同时，将鲜蒲公英捣汁，合青黛外敷，内外合治，收效方良。一般用量为 10～15g。

10. 用于水肿

桑寄生味甘苦性平，功善补肝肾之亏。著名中医学家杜雨茂教授通过长期临床观察，发现桑寄生具有较强的利尿作用，且其作用随剂量增大而加强，至 30g 时最佳。况该药又有祛湿解毒之功，是以各种水肿，尤其是肾病水肿，用之尤良。因本品补而不留邪，攻而不伤正，加之性平无偏，无论阴虚阳虚、夹寒夹热，用之咸宜。急性肾小球肾炎常合五苓散、五皮饮；急性肾盂肾炎，每配八正散；有表邪者，又当合越婢汤、麻黄连翘赤小豆汤化裁。慢性肾炎（包括肾盂肾炎），当首辨阴阳，阳虚者合真武汤化裁，阴虚者配伍六味丸加减。病至后期，阴阳俱损，毒浊内蕴，成为关格（肾功能不全）者，本品性平无偏，解毒降浊，用之合拍，结合灌肠，收效满意。

11. 用于冻疮脱疽

若因各种原因导致气血不和，血脉不畅，则诸疾蜂起。当天寒之节，寒凝肌表，血不周流，每致冻疮，桑寄生入肝经，畅气血，入心脉助心而和血脉，用之尤善，常合通脉四逆汤；若久久不愈，每年必发者，随机佐入吴茱萸、生姜。至于因气血瘀滞而导致的脱骨疽，桑寄生活血养血，扩脉道而畅气血，引诸药达病所，亦属必用。若未溃烂者，每合川芎、附子片、红花、地龙、败酱草、紫花地丁等；已溃者，每伍败酱草、桔梗、红花、穿山甲等。对下肢深静脉炎，症见肿痛难忍者，桑寄生扩脉道而定疼痛，常合桃红四物汤、益母草、桂枝、茯苓等以养血活血、利水消肿。一般用量为15～30g。

12. 用于眩晕

眩晕多由恣食肥甘厚味，或郁怒过劳，饮食不节，致伤脾胃，中气反虚，脾为湿困，聚湿成痰，蒙蔽清窍而发。特别是现代高血压引起的眩晕，中医辨证多为肝气郁、痰热上犯，治以桑寄生为主，平降气血，豁痰息风，渗化湿浊，一举而三得。这也与现代医学治疗高血压的用药方法相吻合，一方面降压，一方面利尿，达到平稳血压、避免复发的目的。一般用量为15～30g。

【古籍摘要】

①《神农本草经》："主腰痛、小儿背强、痈肿，安胎，充肌肤，坚发齿，长须眉。"

②《名医别录》："主金疮，去痹，女子崩中，内伤不足，产后余疾，下乳汁。"

③《本草蒙筌》："凡风湿作痛之症，古方每用独活寄生汤煎调。川续断与桑寄生气味略异，主治颇同，不得寄生，即加续断。"

【现代研究】 桑寄生有降压作用；其注射液对冠状血管有扩张作用，并能减慢心率；萹蓄苷有利尿作用；其煎剂或浸剂在体外对脊髓灰质炎病毒和多种肠道病毒均有明显抑制作用，能抑制伤寒杆菌及葡萄球菌的生长；其提取物对乙型肝炎病毒表面抗原有抑制活性。

◀◀ 狗 脊 ▶▶

狗脊最早载于《神农本草经》，其性温，味苦、甘；归肝、肾经；其基本功效有祛风湿、补肝肾、强腰膝。

【临床应用】

1. 用于风湿痹证

狗脊苦温，能温散风寒湿邪，甘温以补肝肾、强腰膝、坚筋骨，能行能补，对肝肾不足兼有风寒湿邪之腰痛脊强，不能俯仰者最为适宜。常与杜仲、续断、海风藤等配伍，如《中国医学大辞典》狗脊饮；与萆薢、菟丝子同用，以治腰痛，如《太平圣惠方》狗脊丸。一般用量为 10～15g。

2. 用于腰膝酸软、下肢无力

狗脊具补肝肾、强腰膝之功，能治肝肾虚损之腰膝酸软、下肢无力者。可与杜仲、牛膝、熟地黄、鹿角胶等补肝肾、强腰脊药同用。

名老中医焦树德教授对于脊椎关节炎、脊髓病、脊椎压缩性骨折后遗症等脊椎疾病善用狗脊，常在补肝肾、通血脉、祛风寒的基础上加用本药 12～25g（如曾用于治胸椎压缩性骨折取得满意效果的主方：金毛狗脊、生地黄、熟地黄、山药、山茱萸、骨碎补、红花、续断、杜仲、独活、制附子片、淫羊藿、牛膝、肉桂，随症加减），似有一定疗效。

3. 用于小便失禁

狗脊有温补固摄的功效，如《四川中药志》以本品配伍木瓜、五加皮、杜仲治疗腰痛、小便过多，配伍山药、益智、桑螵蛸等，以增强补肾固涩作用，治疗尿频、遗尿等症。一般用量为 10～15g。

4. 用于带下

狗脊补肝肾、壮腰脊、固冲任、摄崩带，用于冲任虚寒、带下浊白、头晕、腰酸、乏力者，用此固冲任、止带浊，可与白蔹、鹿茸同艾煎醋汁为丸服，如《普济方》白蔹丸。一般用量为 10～15g。

【使用注意】 肾虚有热，小便不利，或短涩黄赤者慎服。

【古籍摘要】

①《神农本草经》："主腰背强，关机缓急，周痹，寒湿膝痛。颇利老人。"

②《本草纲目》："强肝肾，健骨，治风虚。"

③《本草正义》："能温养肝肾，通调百脉，强腰膝，坚脊骨，利关节，而驱痹着，起痿废；又能固摄冲带，坚强督任，疗治女子经带淋露，功效甚宏，诚虚弱衰老恒用之品；且温中而不燥，走而不泄，尤为有利无弊，颇有温和中正气象。"

【现代研究】 100%狗脊注射液 20g/kg，可使心肌对 86Rb 的摄取率增加 54%；其茸毛有较好的止血作用。

鹿衔草

鹿衔草最早载于《滇南本草》。其性温，味甘、苦；归肝、肾经；其基本功效有祛风湿、强筋骨、止血、止咳。

【临床应用】

1. 用于风湿痹证

鹿衔草味苦能燥，味甘能补，既能祛风湿，又能入肝肾而强筋骨，常用于风湿日久，痹痛而腰膝无力者，每与白术、羌活、防风、泽泻等同用，或与桑寄生、独活、牛膝、杜仲等配伍。一般用量为10～15g。

2. 用于月经过多、崩漏、咯血、外伤出血

鹿衔草有收敛止血作用，可单用或随症配伍。治月经过多、崩漏下血，可配棕榈炭、地榆炭等；治肺痨咯血，可伍白及、阿胶等；治外伤出血，可与三七等研末调敷。一般用量为10～15g。

著名中医学家邵长荣用鹿衔草治疗呼吸系统疾病，收到良好疗效。邵老谓鹿衔草味甘苦辛平，为清肺祛湿药，且有补肾强骨、祛风湿作用，一般用于风湿疼痛、肾虚腰痛。民间有用于肺热咯血，治疗肺结核。邵老常以此药治疗支气管扩张、黄脓痰、腥臭痰的患者，配大剂量黄芩、鱼腥草、山海螺、败酱草清肺热、化脓痰。治疗支气管炎咳嗽痰黄以鹿衔草配野荞麦根、重楼、黄芩、半边莲清热排痰、化湿止咳，效果很好。

3. 用于久咳劳嗽

鹿衔草能补益肺肾而定喘嗽，治肺虚久咳或肾不纳气之虚喘，常与五味子、百合、百部等配伍。一般用量为10～15g。

国医大师张学文教授对鹿衔草的运用有较深心得。张老常将其用于心脑血管疾病而获良效。张老总结，鹿衔草首载于《滇南本草》，《植物名实图考》称为"破血丹"，陕西地区称之为"鹿寿草"。此药无毒，性柔和而不峻。古之记载，有补虚益肾、祛风除湿、活血调经等功效。本院以此作为鹿寿茶，经常当茶饮，经药理和临床观察，有良好的降血脂、降压、强心等作用，是中老年人预防心脑血管疾病的良药，经常服用，有健身防病之功效，在日本及东南亚一带很受欢迎。张老从20世纪70年代起，将其试用于治疗心脑血管疾病，发现其作用广泛而平和，值得推广应用。

查古今资料，《植物名实图考》记载其有"通经、强筋健骨、补腰肾、生津液"之功；《陕西中草药》记载其"补肾壮阳，调经活血，收敛止血，治虚劳咳嗽，肾虚盗汗，腰膝无力，风湿及类风湿关节炎，半身不遂，崩漏白带，结膜炎，各种出血"。

药理研究发现，鹿衔草具有祛风湿、强筋骨、抗菌、强心、降压作用。动物实验证明其对衰弱蛙心能增强心搏，调整心率，但对正常蛙则无明显作用，能扩张血管而使血压不降，叶的作用较根、茎强。于是进一步认识到鹿衔草对老年心脑血管疾病确有疗效。它药源广泛，无毒，补泄兼能，物美价廉，宜于久服。个人体会其补肾强腰膝、祛风湿作用比较显著，可与杜仲、桑寄生、怀牛膝等配伍应用。鹿衔草还有强心、降压、降血脂作用。强心可配伍附子、人参、桂枝等；降血压可配伍杜仲、豨莶草、夏枯草、钩藤、川牛膝等；降血脂常与草决明、生山楂等同用。

【古籍摘要】

①《滇南本草》："填精补髓，延年益寿。治筋骨疼痛、痰火之症，煎点水酒服。"

②《植物名实图考》："治吐血，通经有效。《安徽志》：性益阳，强筋，健骨，补腰肾，生津液。"

五加皮

五加皮最早载于《神农本草经》。其性温，味辛、苦；归肝、肾经。其基本功效有祛风湿、补肝肾、强筋骨、利水消肿。

【临床应用】

1. 用于风湿痹证

五加皮辛能散风，苦能燥湿，温能祛寒，且兼补益之功，为强壮性祛风湿药，尤宜于老人及久病体虚者。治风湿痹证，腰膝疼痛，筋脉拘挛，可单用或配当归、牛膝、地榆等，如《本草纲目》五加皮酒；亦可与木瓜、松节同用，如《沈氏尊生书》五加皮散。一般用量为 6～10g。

2. 用于筋骨痿软，小儿行迟，体虚乏力

五加皮有温补之效，能补肝肾，强筋骨。又常用于肝肾不足，筋骨痿软者，常与杜仲、牛膝等配伍，如《卫生家宝》五加皮散；治小

儿行迟，则与龟甲、牛膝、木瓜等同用，如《保婴撮要》五加皮散。一般用量为 6～10g。

3. 用于水肿，脚气

五加皮能温肾而除湿利水。治水肿，小便不利，每与茯苓皮、大腹皮、生姜皮、地骨皮配伍，如《和剂局方》五皮散；若风寒湿壅滞之脚气肿痛，可与远志同用，如《瑞竹堂经验方》五加皮丸。一般用量为 6～10g。

【使用注意】 孕妇慎用。

【古籍摘要】

①《神农本草经》："主心腹疝气腹痛，益气，疗躄，小儿不能行，疽疮阴蚀。"

②《名医别录》："主男子阴痿，囊下湿，小便余沥，女人阴痒及腰脊痛，两脚疼痹风弱，五缓，虚羸，补中益精，坚筋骨，强志意，久服轻身耐老。"

③《本草思辨录》："五加皮，宜下焦风湿之缓证。若风湿搏于肌肤，则非其所司。古方多浸酒、酿酒及酒调末服之，以行药势。"

【现代研究】 五加皮有抗炎、镇痛、镇静作用，能提高血清抗体的浓度、促进单核巨噬细胞的吞噬功能；有抗应激作用，能促进核酸的合成、降低血糖；有性激素样作用；并能抗肿瘤、抗诱变、抗溃疡，且有一定的抗排异作用。

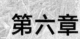

第六章

化 湿 药

凡气味芳香，性偏温燥，以化湿运脾为主要作用的药物，称为化湿药。

脾喜燥而恶湿，"土爱暖而喜芳香"。本类药物辛香温燥，主入脾、胃经，能促进脾胃运化，消除湿浊，前人谓之"醒脾""醒脾化湿"等。同时，其辛能行气，香能通气，能行中焦之气机，以解除因湿浊引起的脾胃气滞之症状。此外，部分药还兼有解暑、辟秽、开窍、截疟等作用。

化湿药主要适用于湿浊内阻，脾为湿困，运化失常所致的脘腹痞满、呕吐泛酸、大便溏薄、食少体倦、口甘多涎、舌苔白腻等症。此外，化湿药有芳香解暑之功，湿温、暑湿等证，亦可选用。

使用化湿药，应根据湿困的不同情况及兼证而进行适当的配伍应用。如湿阻气滞，脘腹胀满痞闷者，常与行气药物配伍；如湿阻而偏于寒湿，脘腹冷痛者，可配伍温中祛寒药；如脾虚湿阻，脘痞纳呆，神疲乏力者，常配伍补气健脾药同用；用于湿温、湿热、暑湿者，常与清热燥湿、解暑、利湿之品同用。

化湿药物气味芳香，多含挥发油，一般以作为散剂服用疗效较好，如入汤剂宜后下，且不应久煎，以免其挥发性有效成分逸失而降低疗效；本类药物多属辛温香燥之品，易于耗气伤阴，故阴虚血燥及气虚者宜慎用。

现代药理研究表明，本类药大多能刺激嗅觉、味觉及胃黏膜，从而促进唾液分泌，兴奋肠管促进其蠕动，使胃肠推进运动加快，以增强食欲，促进消化，排除肠道积气。

苍 术

苍术最早载于《神农本草经》，其性温，味辛、苦；归脾、胃、肝经；其基本功效有燥湿健脾、祛风散寒、明目。

【临床应用】

1. 用于风湿痹痛

苍术有散湿除痹、通利关节之效。凡对风寒湿邪留滞皮肉筋脉的痹痛，无论疼痛性质属寒、属热，均可用之。痹证多由正气不足，感受风寒湿热之邪，痹阻肌肉骨节经络之间，气血运行失畅而出现痹痛。据病因及证候表现常以防风汤、乌头汤、薏苡仁汤等为主加减应用。例如：苍术配防风、秦艽、独活、当归等，治疗行痹；苍术配川乌、草乌、附子、桂枝、姜黄等，治疗痛痹；苍术配薏苡仁、桂枝、防风、羌活、独活等，治疗着痹；苍术配石膏、知母、黄柏、威灵仙等，治疗热痹。一般用量为10～20g。

对于现代医学之痛风，用苍术亦有较好疗效。苍术对痛风病急性发作，关节红肿灼痛，得冷则舒，伴有畏寒、发热、头痛、口渴、口苦、烦闷不安、舌质红、苔黄腻脉滑数等风湿热的临床表现者，以苍术为主，合知母、石膏、防己相使应用。脾胃较弱者加用粳米、甘草。疼痛较甚者加延胡索，疗效明显。一般用量为10～20g。

2. 用于风寒外感表证

苍术能祛风除湿、解表发汗，如《用药法象》谓："苍术能除湿发汗。"临床常以苍术配羌活、防风、半夏、陈皮、厚朴、甘草等，治疗外感风寒夹湿之头痛、身痛、恶寒无汗等症，有相得益彰的效果，尤以无汗者更宜之，且四季外感均可应用。据现代药理研究，苍术有抗菌、抗病毒之效。一般用量为10～15g。

3. 用于泄泻

苍术燥湿，芳香辟秽，具有除湿止泻之功，为暑夏常用之妙品。暑夏湿盛，"湿盛则濡泄"。临床可以根据不同的病因及证候表现临证加减应用。如：用苍术配白芷、茯苓、半夏等，治疗暑夏外感发热、呕吐、腹痛、泄泻；用苍术配葛根、黄芩、黄连、车前子、木通等，治疗暑湿热邪，致肠中有热的腹痛、腹泻；用苍术配木香、黄连、马齿苋等治疗里急后重，便下脓血；用苍术配白术煎汤送服中成药保和丸治疗消化不良，症见腹痛、肠鸣、泄泻、舌苔厚腻。一般用量为10～15g。

4. 用于胃脘痛

苍术入足太阴、足阳明经，长于健脾调胃，能治疗各种胃痛。《名医别录》谓："苍术除心下急痛，暖胃消谷嗜食。"《用药法象》又谓："苍术健胃安脾。"胃为水谷之海，主受纳腐熟水谷，宜通而不宜滞。若饮食不节，忧思恼怒，或素体阳虚，脾不健运，而使胃气郁滞，失于和降，则胃痛乃作。临床常用苍术配木香、陈皮、半夏、砂仁、紫苏梗等治疗胃痛，有较好的效果；如阴虚胃痛加沙参、麦冬、石斛；胃热胃痛加牡丹皮、栀子、黄连；血瘀胃痛加丹参、赤芍、延胡索等。一般用量为10～15g。

5. 用于风疹

苍术辛苦温燥，芳香气烈，既能内化湿浊，又能外祛风湿，为常用治湿的要药。朱丹溪谓："苍术治湿，上中下皆有可用。"《丹溪心法》二妙丸、《医学正传》三妙丸、《成方便读》四妙丸，均以苍术配伍，治疗湿邪下注所引起的诸病。临床常用苍术配苦参、生地黄、防风、木通、牛蒡子、蝉蜕等，治疗风疹，颇有效果。如用苍术配黄柏、槟榔、花椒、枯矾，各等份为末，用菜油调敷患处，功能清热除湿、止痒杀菌。治疗皮肤湿疮、阴囊湿疮、黄水疮，破流黄水者，瘙痒无度，屡用屡验，其效非凡。外用适量。

6. 用于妇女带下

妇女带下多因脾气虚弱，不能运化水湿，致湿气下陷而成带者。妇人体弱，兼见面色㿠白或萎黄，精神疲倦，四肢不温，纳少便溏，舌苔白腻，脉缓弱者，常用完带汤加减。若湿蕴化热，症见带下稠黏、有异味，舌红，苔黄腻，脉数者，用苍术、白术、茯苓、车前子、泽泻、黄柏、蒲公英等治之。一般用量为10～15g。

7. 用于郁证

苍术气味芳香，善行而不守，可行气解郁。《丹溪心法》谓"苍术总解诸郁""痰、湿、气、火、血、食六郁，皆因传化失常，不得升降，病在中焦，故药必兼升降。苍术系足阳明经药，气味辛烈，强胃健脾，发谷之气，能入诸经，疏泄阳明之湿，通行敛涩。配以香附，乃阴中快气之药，下气最速，一升一降，郁散而平。"故越鞠丸是治郁之首选方。一般用量为10～15g。

8. 用于腰痛

苍术辛温而燥，能疗腰部冷痛。腰痛病位在肾，多由肾虚或寒湿之邪入侵肾府，经脉受阻，气血运行不畅，发为腰痛。根据腰痛的性质，临床常以苍术配干姜、茯苓、甘草等药。如《金匮要略》肾着汤，治疗湿邪伤肾的腰部冷痛、身重如坐水中、活动转侧不利等症，每能应手取效。考肾着汤组成，并无治肾之药，而是温脾祛湿之品。腰为肾之府，痛在腰部，称为肾病，实非肾病，乃湿邪伤肾，用此方治疗腰痛重坠，疗效极为满意。一般用量为10～20g。

9. 用于小儿厌食症

苍术能健胃安脾、暖胃消谷，有临床报道用苍术配白术、鸡内金各等份，以二术煎汤冲鸡内金粉，饭前1h内服用，一日3次，连服10天，有显效。

10. 用于糖尿病

痰浊瘀血为糖尿病的病理产物，始终影响着血糖的生化和代谢，苍术不仅能健脾启中，使诸滋阴凉血药不伤脾胃，而其主要功能在于激浊扬清，使高血糖之浊脂化解，痰瘀分消，力助血糖下降。现代药理研究也证明苍术有降血糖的作用。京城四大名医之一的施今墨先生治疗糖尿病善用药对，以苍术配玄参、黄芪配山药为基础方，且苍术用量较大，一般在15g以上，临床应用效果显著。

11. 用于水肿

《玉楸药解》有云："苍术燥土利水，泄饮消痰"，又曰："白术守而不走，苍术走而不守，故白术善补，苍术善行。其消食纳谷，止呕住泄亦同白术，而泄水开郁，苍术独长。"此为重用苍术妙处之一。其二，重用苍术，脾阳得以助，阳足则脾得以运，水肿哪有不消之理。一般用量为10～20g。

【**使用注意**】阴虚内热，气虚多汗者忌用。

【**古籍摘要**】

①《神农本草经》："主风寒湿痹，死肌痉疸。作煎饵久服，轻身延年不饥。"

②《名医别录》："主头痛，消痰水，逐皮间风水结肿，除心下急满及霍乱吐下不止，暖胃消谷嗜食。"

③《本草纲目》："治湿痰留饮……脾湿下流，浊沥带下，滑泄肠风。"

【现代研究】其挥发油有明显的抗副交感神经介质乙酰胆碱引起的肠痉挛作用；苍术制剂能促进肾上腺抑制作用的振幅恢复，苍术醇有促进胃肠运动的作用，对胃平滑肌也有微弱收缩作用。苍术挥发油对中枢神经系统，小剂量为镇静作用，同时使脊髓反射亢进，大剂量则呈抑制作用。苍术煎剂有降血糖作用，同时具排钠、排钾作用；其维生素A样物质可治疗夜盲及角膜软化症。

》 厚 朴 《

厚朴最早载于《神农本草经》。其性温，味苦、辛；归脾、胃、肺、大肠经；其基本功效有燥湿、行气、消积、消痰、平喘。

【临床应用】

1. 用于湿阻中焦，脘腹胀满

厚朴苦燥辛散，既能燥湿，又下气除胀满，为消除胀满的要药。常与苍术、陈皮等同用，如《太平惠民和剂局方》平胃散。

2. 用于食积气滞、腹胀便秘

厚朴可下气宽中、消积导滞。常与大黄、枳实同用，如《金匮要略》厚朴三物汤。若热结便秘者，配大黄、芒硝、枳实，以达峻下热结、消积导滞之效，即《伤寒论》大承气汤。

著名中医学家李文瑞临床常重用厚朴，一般用量3～10g，重用25～50g，最大用至80g。李师认为厚朴具有理气除胀、增强肠蠕动之功，与兴奋肠管的现代药理作用相符。用于腹胀较甚者，重剂方可获效。常在厚朴三物汤、枳术丸、厚朴七物汤等方中重用。临床主要用于帕金森病、腹部手术后、胃肠功能紊乱等。服药期间未见明显不良反应。如治一男性80岁患者，患帕金森病住院。经西药治疗肢体抖动等症状明显减轻，唯腹胀便难如故，遂邀师会诊。症见腹胀如鼓，便软而难解，纳呆食少，舌淡红，苔薄白，脉弦细。证属气运失司，浊气不降，遂拟厚朴三物合枳术丸，重用厚朴至80g，加莱菔子10～15g，服3剂后略减，治疗月余症状缓解。

3. 用于痰饮喘咳

厚朴能燥湿消痰，下气平喘。若痰饮阻肺，肺气不降，咳喘胸闷者，可与紫苏子、陈皮、半夏等同用，如《太平惠民和剂局方》苏子降气汤。若寒饮化热，胸闷气喘，喉间痰声辘辘，烦躁不安者，与麻黄、石膏、苦杏仁等同用，如《金匮要略》厚朴麻黄汤。若宿有喘病，因外感风寒而发者，可与桂枝、苦杏仁等同用，如桂枝加厚朴杏子汤（《伤寒论》）。

此外，七情郁结，痰气互阻，咽中如有物阻，咽之不下，吐之不出的梅核气，亦可取本品燥湿消痰、下气宽中之效，配伍半夏、茯苓、紫苏叶、生姜等药，如《金匮要略》半夏厚朴汤。

张仲景可谓灵活运用厚朴第一人，汤利萍等对张仲景运用厚朴的经验进行了较为全面的总结。

其一，行气消胀。大承气汤是仲景治疗阳明腑实的主方。方中厚朴半斤、大黄四两、枳实五枚、芒硝三合，厚朴倍大黄是以气药为君，厚朴与枳实行气破气、调畅气机，故两药协助硝、黄开其闭结，令腑气得通，胃气顺降，诸症自解。小承气汤、厚朴三物汤的药物组成相同，却因为药物剂量的不同而功效各异。小承气汤中大黄四两、厚朴二两、枳实大者三枚，大黄倍厚朴，是气药为臣，故其以攻下为主，其治以大便不通而胀为主。厚朴三物汤中厚朴八两、大黄四两、枳实五枚，厚朴倍大黄，是气药为君，厚朴与枳实行气破气，故以行气消胀为主，其治以气滞而胀为主。两方之中厚朴的功效皆为行气消胀。栀子厚朴汤主治因误下致热留胸膈，气滞于腹，方中厚朴（姜炙）四两、栀子十四枚、枳实四两，厚朴经过姜炙以后行气发散的力量增强，与枳实相配行气消胀以除腹满，且气行则有助热邪消散，故能助栀子清热。厚朴生姜半夏甘草人参汤主治脾虚气滞所致的腹胀，乃消补兼施的方法，方中厚朴、生姜、半夏各半斤，行气消胀、和胃降逆而除腹满；人参一两、炙甘草二两，甘温补气以增强前三药的功效又不伤正气。总之，张仲景治疗腹胀的方剂基本上以厚朴为主组方，又根据兼症的不同而组方用药各异。

其二，降逆平喘。《伤寒论》第 19 条曰："太阳病下之，微喘者，表未解故也，桂枝加厚朴杏子汤主之，喘家作，桂枝汤加厚朴杏子佳。"其病因为太阳病当汗解而反下之，不下利而微喘，为邪陷于胸，未入于胃，表未解也。所谓喘家，当指素有喘咳之人，因新感外邪而复发。故用桂枝汤解肌，调和营卫，因其喘故佐厚朴三两，用其性之苦辛温，善能降逆行气，通过调节机体气机升降而助桂枝和营卫以解表，助杏子行气降气达降逆平喘之功。枳实薤白桂枝汤方主治因胸阳不振，痰浊痹阻所致胸痹，方中重用厚朴四两、枳实四枚，行气破气降逆以消气结；薤白半斤、瓜蒌一枚，涤痰泄浊；桂枝一两，助阳通脉；诸药同用以除胸痹。

其三，行气散结。《金匮要略》半夏厚朴汤主治"妇人咽中如有炙脔"。咽中如有炙脔，谓咽中有痰涎，如同炙肉，咳之不出，咽之不下，但饮食无碍，即今之梅核气。病机为七情郁结，气机失于通畅而不能正常运化输布津液，津液凝结成痰涎，痰气交结于咽喉所致。方中厚朴三两与半夏一升相配，化痰散结而痰气并治为君，与生姜五两相配，辛以散结，苦以降逆，达行气降气利咽之功，厚朴四两佐半夏一升以利饮行涎，紫苏二两辛温芳香以宣通郁气。诸药合用达气畅痰涎去，病自愈矣。厚朴的运用，主要在于行气散结。

其四，苦温燥湿。厚朴苦温燥辛散，长于燥湿。《金匮要略》厚朴大黄汤主治"支饮胸满者"。《医宗金鉴》注曰："支饮胸满之'胸'字，当是'腹'字""支饮腹满，邪在胃也，故用厚朴大黄汤"。笔者认为不论支饮在胸、在腹，其病机都为湿邪壅滞于人体而成饮，阻滞气机的运行而成满。方中厚朴一斤燥湿行气去结水，佐以枳实四枚破气消满，与大黄六两相配泻下去留饮，使饮邪从大便而解，饮去而胸满愈。诃黎勒丸主治"胃气下泄，阴吹而正喧，此谷气之实也"。此谷气之实指胃气实、肾气虚的腹泻阴吹，方中厚朴三两与陈皮三两相配，行气燥湿平谷气之实，诃黎勒三两固下气之虚，三药合用治腹泻阴吹。

其五，存疑待研。《金匮要略》厚朴麻黄汤，方中厚朴五两、麻黄四两、杏仁半升，主治"咳而脉浮者"。从症状和方药运用来看，其病机为风寒束表，寒饮入肺无疑，用厚朴似为辛温宣肺解表而设。厚朴七物汤中厚朴半斤、桂枝二两、枳实五枚、大黄二两，主治里积腹满兼中风表证而致表里皆热者。厚朴的应用似乎也有解表之意，不然，桂枝的用量似嫌不足。这似乎可以印证厚朴确有《神农本草经》提出的"主中风、伤寒、头痛、寒热"等治疗作用。但在现代临床《中药学》教材中却并没有这一功效，临床医家也并不把它作为具有解表作用的药物使用，这一现象有待临床进一步观察研究。

【使用注意】本品辛苦温燥，易耗气伤津，故气虚津亏者及孕妇当慎用。

【古籍摘要】

①《神农本草经》："主中风伤寒，头痛，寒热，惊悸，气血痹，死肌，去三虫。"

②《名医别录》："主温中，益气，消痰下气，治霍乱及腹痛、胀满、胃中冷逆、胸中呕逆不止、泄痢、淋露，除惊，去留热，止烦

满，厚肠胃。"

③《本草纲目》引王好古语："主肺气胀满，膨而喘咳。"

【现代研究】厚朴煎剂对肺炎球菌、白喉棒状杆菌、溶血性链球菌、枯草杆菌、痢疾志贺菌及施氏志贺菌、金黄色葡萄球菌、炭疽杆菌及若干皮肤真菌均有抑制作用。厚朴碱、异厚朴酚有明显的中枢性肌肉松弛作用。厚朴碱、木兰箭毒碱能松弛横纹肌。对肠管，小剂量出现兴奋作用，大剂量则为抑制作用。厚朴酚对实验性胃溃疡有防治作用。厚朴有降压作用，降压时反射性地引起呼吸兴奋，心率加快。

藿 香

藿香最早载于《名医别录》，其性微温，味辛；归脾、胃、肺经；其基本功效有芳香化湿、和中止呕、发表解暑。

【临床应用】

1. 用于寒湿证

藿香辛散温通，芳香透达，可用于寒湿困脾所致脘腹痞满、口淡纳呆，用此化湿和中、理脾开胃，常与苍术、厚朴、半夏配伍，如《太平惠民和剂局方》藿香平胃散。一般用量为5～10g。

2. 用于暑湿证

藿香性微温，芳香透达，外能发散表邪，内能化湿祛浊，具有辛散而不峻烈、微温而不燥热之特点，为治暑热外感风寒，内伤生冷，症见恶寒发热、头痛胸闷、呕恶吐泻者所常用，并多与化湿、解表之品配伍，如《太平惠民和剂局方》藿香正气散，以之与紫苏、厚朴、半夏等同用。一般用量为5～10g。

3. 用于湿温证

藿香化湿浊、辟秽恶，用于湿温证，湿热秽浊蔓延表里而致发热口渴、胸痞、苔黄而腻者，用此化湿辟秽，常与连翘、黄芩、茵陈、滑石等配伍，如《温热经纬》甘露消毒丹；若湿盛热轻而致身热不扬、脘痞腹胀者，与厚朴、陈皮、茯苓同用，如《温病条辨》加减藿香正气散。一般用量为5～10g。

4. 用于痢疾、泄泻、疟疾

藿香芳香利湿而化浊，用于湿热蕴结而致下痢赤白、里急后重者，取其化湿醒脾、行气导滞之功，常与茵陈、黄柏、秦皮、白芷配伍，如《温病条辨》茵陈白芷汤。用于寒湿或暑热而致腹胀、腹痛、泄泻者，用之化湿醒脾、和中止泻，多与滑石、丁香配伍，如《禹讲师经验方》。用于寒湿秽浊之疟疾，用其化浊辟秽，常与高良姜同用，如《鸡峰普济方》藿香散。一般用量为5～10g。

首都医科大学中医学院儿科用藿香平胃散治疗小儿腹泻，结果表明藿香平胃散治疗轻、中型小儿腹泻的疗效及腹泻治愈时间均明显优于思密达，具有较强的临床实用价值。

5. 用于呕吐

藿香辛香而不燥烈，走窜而不耗气，为和中止呕之要药，无论寒热虚实皆可应用。常用于寒湿困脾、胃失和降之呕吐，用其化湿和中、温胃止呕，常与丁香、半夏配伍，如《太平惠民和剂局方》藿香半夏汤；若宿食积滞之呕吐，脘腹胀痛者，用其宽中快气、消食导滞而止呕，可与山楂、神曲、麦芽相伍，如《中国医学大辞典》验方藿香和中汤；若为脾虚气滞而呕吐者，可与人参、橘红相伍，如李东垣藿香安胃散。若为气郁湿滞之妊娠呕吐者，用其和中化湿、顺气安胎，《太平圣惠方》以之与香附、甘草合用，治胎动不安，呕吐酸水。若为胃热呕吐者，可与黄连、竹茹、陈皮、石膏等清泻胃热、止呕药物配伍。一般用量为5～10g。

6. 用于手足癣

手足癣，中医学认为多为水湿浸渍，外染湿毒，蕴积生虫而成。湿、热、虫、毒为本病的基本致病因素，这与西医对手足癣的认识基本相符。治疗以清热利湿、解毒杀虫为主。藿香专于芳香化湿，能除病之根源，内服、外用皆可。

笔者跟随国家级名老中医徐学义教授临证时，见徐老善用一方，名为黄精膏：黄精30g，生石膏30g，知母10g，藿香15g，加葱白5～6根，入醋500mL，浸泡1周后外用，对于手足瘙痒、干燥、脱皮等效果很好，患肢浸泡在药醋中15min左右，一天2～3次，药醋可重复使用，但是对于有伤口或者裂缝者不宜使用，因为醋对之有刺激作用。此法既方便又有效，而且价钱便宜，值得临床推广。

【使用注意】阴虚血燥者不宜用。

【古籍摘要】

①《名医别录》："疗风水毒肿，去恶气，疗霍乱、心痛。"

② 《本草图经》："治脾胃吐逆，为最要之药。"

③ 《本草正义》："藿香芳香而不嫌其猛烈，温煦而不偏于燥烈，能祛除阴霾湿邪，而助脾胃正气，为湿困脾阳，倦怠无力，饮食不甘，舌苔浊垢者最捷之药。"

【现代研究】其发挥发油能促进胃液分泌，增强消化能力，对胃肠有解痉作用；有防腐和抗菌作用；此外，尚有收敛止泻、扩张微血管而略有发汗等作用。

佩 兰

佩兰最早载于《神农本草经》，其性平，味辛；归脾、胃、肺经；其基本功效有芳香化湿、醒脾开胃、发表解暑。

【临床应用】

1. 用于湿阻痞满证

佩兰芳香，为脾之所喜，能醒脾化气、利水祛湿。用于湿困脾阳，运化失职而致脘痞、腹胀、呕恶不食者，用佩兰化湿，常与藿香、厚朴、半夏、茯苓同用，有化湿健脾、和中止呕之功。一般用量为6～10g。

2. 用于胁痛

佩兰其气辛散而伐肝木，能疏肝行滞，用于胁痛之症。对于因肝郁乘脾，脾失健运而致胁痛腹胀、纳呆便溏者，用佩兰配柴胡、枳壳、香附等，以收疏肝解郁、运脾化湿之功。一般用量为6～10g。

著名中医妇科专家朱小南教授对经行头痛、经行眩晕，属血虚肝旺之患者，常于养血柔肝之品中加入佩兰，芳香化浊，辟秽醒脑，令清气上升，浊气下降，协助他药，使肝血得养，清空得清，头痛、眩晕得以减轻。

3. 用于脾瘅证

佩兰气味芳香，化湿浊，祛陈腐，用治脾经湿热，症见口中甜腻、多涎、口臭等的脾瘅证，可单用煎汤服，如《素问》兰草汤，或配伍黄芩、白芍、甘草等药。一般用量为6～10g。

4. 用于暑温证

佩兰气香味清，外能散肌腠、透毛窍、祛暑邪，内能辟秽浊、祛恶气、健脾化湿，用于伏暑感邪，气机郁遏而致身热不扬，头重如裹，胸痞腹胀者，用此解暑化湿、辟秽和中，常与藿香、陈皮、半夏、厚朴、鲜荷叶同用，如《时病论》芳香化浊法。一般用量为6～10g。

5. 用于湿温证

佩兰芳香化湿，用于时感暑湿而致发热恶寒，或身热口渴，胸痞腹胀者，用之解热祛暑、和中化湿，常与藿香叶、薄荷叶、冬桑叶、大青叶、鲜竹叶同用，如《重订广温热论》五叶芦根汤、《增补评注温病条辨》七叶芦根汤。一般用量为6～10g。

【古籍摘要】

①《神农本草经》："主利水道，杀蛊毒，辟不祥。久服益气，轻身不老，通神明。"

②《本草经疏》："开胃除恶，清肺消痰，散郁结。"

【现代研究】佩兰水煎剂对白喉棒状杆菌、金黄色葡萄球菌、八叠球菌、变形杆菌、伤寒杆菌有抑制作用。其挥发油及油中所含的伞花烃、乙酸橙花酯对流感病毒有直接抑制作用。佩兰挥发油及其有效单体对伞花烃灌胃具有明显祛痰作用。

草　果

草果最早载于《饮膳正要》。其性温，味辛；归脾、胃经；其基本功效有燥湿温中、除痰截疟。

【临床应用】

1. 用于寒湿中阻证

草果辛温燥烈，气浓味厚，其燥湿、温中之力皆强于草豆蔻，故多用于寒湿偏盛之脘腹冷痛，呕吐泄泻，舌苔浊腻。常与吴茱萸、干姜、砂仁、半夏等药同用。一般用量为3～6g。

草果味辛性温，为燥湿温中、祛痰截疟、消食化积之药，临床并不常用，中医临床家王杰临证善用、喜用此药，常云："草果入药，始见于《局方》（《太平惠民和剂局方》），又见于《饮膳正要》，最早做调料用之，如煮肉时加入草果一二枚，能芳香化浊、开胃、去油腻之气，调凉菜、凉皮时用草果调汁浇之，其味芳香，能促进食欲。"据王老临证多年体会，此药化湿浊之力非凡。明代吴又可治疗温疫名方达原饮，方中即用草果，取其芳香透达膜原湿浊之邪，疗效显著。王老受其启发，结合多年经验体会，对于三焦寒湿，湿浊滞塞之患者，方中配伍草果一味，每每收到佳效。盖湿浊为患，遇寒则凝固，譬如家中所食之肉冻，遇寒则凝结成块，遇热则化成汤汁。湿浊壅盛时用温药草果治疗亦如此矣，此中医临证之心悟，用药之巧也，为医者不可不知。论述朴实而精妙，故临证时，王老对湿浊壅盛者，每配伍草果，收效匪浅。

国医大师张学文教授善用草果化厚腻苔。张老在内科疑难杂病中，凡舌苔白厚板腻，中焦寒湿壅滞难化，久治效差者，常于方中加草果仁 6g，用之取效尤速。

故凡中焦湿浊不化，特别是舌苔白腻而厚者，多于辨证处方中加草果仁 5～6g，收效均甚理想。于是进一步体会到前人用草果仁作调料的真正用意，乃用其辛温芳香之性，防止油腻、生冷、滞气碍胃，寓有芳香化湿醒脾之目的。

查草果仁辛温，归脾、胃经，具有燥湿除寒、祛痰截疟、消食化积之功，用于疟疾、痰饮痞满、脘腹冷痛、反胃呕吐、泻痢、食积等症。然临证芳化湿邪，每多求助于苍术、藿香、佩兰、砂仁、白豆蔻之类，常湿可化、难证可消。张老思草果仁所治上证虽多，皆取其气味芳香浓馥，辛香可化湿，温燥可散寒，其药力类于草蔻而强于草蔻，且其温燥之性又较草蔻为弱，故不甚伤阴。《本草求真》曰："草果与草豆蔻，诸书皆载气味相同，功效无别，服之皆能温胃逐寒，然此气味浮散，凡冒巅雾不正瘴疟，服之直入病所而皆有效。"说明此两药之力量强弱、温燥之性又有差别矣。

临证当选优择能而尽量避其毒性作用，为医道知药善任之基本功。又值得注意的是，草果化浊，必须用草果仁，古之所谓"草果消膨效，连壳反胀胸"之说，尚需进一步体会与研究。

2. 用于疟疾

草果芳香辟浊，温脾燥湿，除痰截疟。多配常山、知母、槟榔等，如《慈幼新书》草果饮。一般用量为 3～6g。

【使用注意】 阴虚血燥者慎用。

【古籍摘要】

①《饮膳正要》："治心腹痛，止呕，补胃，下气。"

②《本草纲目》引李杲云："温脾胃，止呕吐，治脾寒湿、寒痰；

益真气，消一切冷气膨胀，化疟母，消宿食，解酒毒、果积。兼辟瘴解瘟"。

【现代研究】 本品所含的 α-蒎烯和 β-蒎烯有镇咳祛痰作用。1,8-桉油素有镇痛、解热、平喘等作用；β-蒎烯有较强的抗炎作用，并有抗真菌作用。

草豆蔻

草豆蔻最早载于《雷公炮炙论》。其性温，味辛；归脾、胃经；其基本功效有燥湿行气、温中止呕。

【临床应用】

1. 用于寒湿中阻证

草豆蔻芳香温燥，长于燥湿化浊，温中散寒，行气消胀。故脾胃寒湿偏重，气机不畅者宜之。常与干姜、厚朴、陈皮等温中行气之品同用，如《内外伤辨惑论》厚朴温中汤。一般用量为3～6g。

2. 用于寒湿呕吐

草豆蔻可温中散寒，降逆止呕，多与肉桂、高良姜、陈皮等温中止呕之品同用，如《博济方》草豆蔻散。一般用量为3～6g。

3. 用于腹痛泻痢

草豆蔻温燥之性，温脾燥湿，以除中焦之寒湿而止泻痢。用于寒湿内盛，清浊不分而腹痛泻痢者，可与苍术、厚朴、木香等同用。一般用量为3～6g。

【使用注意】 阴虚血燥者慎用。

【古籍摘要】

①《名医别录》："主温中，心腹痛，呕吐，去口臭气。"
②《开宝本草》："下气，止霍乱。"
③《珍珠囊》："益脾胃，去寒，又治客寒心胃痛。"

【现代研究】 草豆蔻煎剂在试管内对金黄色葡萄球菌、志贺菌属及大肠埃希菌有抑制作用；对豚鼠离体肠管，低浓度呈兴奋，高浓度则为抑制作用。挥发油对离体肠管为抑制作用。

砂仁

砂仁最早载于《药性论》。其性温，味辛；归脾、胃、肾经；其基本功效有化湿开胃、温中止泻、理气安胎。

【临床应用】

1. 用于湿阻中焦及脾胃气滞证

砂仁辛散温通，气味芬芳，其化湿醒脾，行气温中之效均佳，古人曰其："为醒脾调胃要药。"故凡湿阻或气滞所致之脘腹胀痛等脾胃不和诸证常用，尤其是寒湿气滞者最为适宜。若湿阻中焦者，常与厚朴、陈皮、枳实等同用。若脾胃气滞，可与木香、枳实同用，如《景岳全书》香砂枳术丸；若脾胃虚弱之证，可配健脾益气之党参、白术、茯苓等，如《和剂局方》香砂六君子汤。一般用量为3～6g。

2. 用于脾胃虚寒吐泻

砂仁善能温中暖胃以达止呕止泻之功，但其重在温脾。可单用研末吞服，或与干姜、附子等药同用。一般用量为3～6g。

3. 用于气滞妊娠恶阻及胎动不安

砂仁能行气和中而止呕安胎。若妊娠呕逆不能食，可单用，如《济生方》缩砂散，或与苏梗、白术等配伍同用；若气血不足，胎动不安者，可与人参、白术、熟地黄等配伍，以益气养血安胎，如《古今医统》泰山磐石散。一般用量为3～6g。

【使用注意】阴虚血燥者慎用。

【古籍摘要】

①《药性论》："主冷气腹痛，止休息气痢，劳损，消化水谷，温暖脾胃。"

②《开宝本草》："治虚劳冷痢，宿食不消，赤白泻痢，腹中虚痛，下气。"

【现代研究】砂仁煎剂可增强胃的功能，促进消化液的分泌；可增进肠道运动，排出消化道内的积气；可帮助消化，消除肠胀气症状。砂仁能明显抑制因ADP所致家兔血小板聚集，对花生四烯酸诱发的小鼠急性死亡有明显保护作用，同时有明显的对抗由胶原和肾上腺素所诱发的小鼠急性死亡作用。

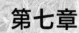

第七章

利水渗湿药

　　凡能通利水道，渗泄水湿，治疗水湿内停病证为主的药物，称利水渗湿药。

　　本类药物味多甘淡，主归膀胱、小肠经，作用趋向偏于下行，具有利水消肿、利尿通淋、利湿退黄等功效。

　　利水渗湿药主要用于小便不利、水肿、泄泻、痰饮、淋证、黄疸、湿疮、带下、湿温等水湿所致的各种病证。

　　应用利水渗湿药，须视不同病证，选用有关药物，作适当配伍。如水肿骤起有表证者，配宣肺解表药；水肿日久，脾肾阳虚者，配温补脾肾药；湿热合邪者，配清热药；寒湿相并者，配温里祛寒药，热伤血络而尿血者，配凉血止血药；至于泄泻、痰饮、湿温、黄疸等，则常与健脾、芳香化湿或清热燥湿等药物配伍。

　　此外，气行则水行，气滞则水停，故利水渗湿药还常与行气药配伍使用，以提高疗效。

　　利水渗湿药，易耗伤津液，对阴亏津少、肾虚遗精遗尿者，宜慎用或忌用。有些药物有较强的通利作用，孕妇应慎用。

　　根据药物作用特点及临床应用不同，利水渗湿药分为利水消肿药、利尿通淋药和利湿退黄药三类。

　　现代药理研究证明，利水渗湿药大多具有不同程度的利尿、抗病原体、利胆、保肝、降压、抗肿瘤等作用，部分药物还有降血糖、降血脂及调节免疫功能的作用。

第一节 利水消肿药

本类药物性味甘淡平或微寒，淡能渗泄水湿，服药后能使小便畅利，水肿消退，故具有利水消肿作用。用于水湿内停之水肿、小便不利，以及泄泻、痰饮等证。临证时则宜根据不同病证之病因病机，选择适当配伍。

茯 苓

茯苓最早载于《神农本草经》，其性平，味甘、淡；归脾、肾、心、肺经；其基本功效有利水渗湿、健脾、宁心安神。

【临床应用】

1. 用于利水消肿

茯苓味甘而淡，甘则能补，淡则能渗，药性平和，既可祛邪，又可扶正，利水而不伤正气，实为利水消肿之要药，可用治寒热虚实各种水肿。治脾肾虚寒、水湿内停所致腹胀身肿，小便不利者，用此利水消肿，常与白术、猪苓、大腹皮、槟榔配伍，如《证治准绳》茯苓导水汤；治肾阳虚衰，寒水内停之水肿者，与白术、生姜、附子、白芍合用，有助阳化气、利水消肿之功，如《伤寒论》真武汤；治水湿泛滥肌肤，全身皮肤水肿者，与桑白皮、生姜皮、大腹皮、陈皮合用，如《华氏中藏经》五皮饮；治阳虚气化不行，四肢皮肤肿盛者，与防己、黄芪、桂枝、甘草合用，有益气通阳、利水消肿之功，如《金匮要略》防己茯苓汤；治水湿郁遏，形成水肿身热，大便干燥者，与木通、椒目、商陆相伍，如《济生方》疏凿饮子。一般用量10～30g。

北京名中医全小林教授善用真武汤治疗难治性心力衰竭，其中每每重用茯苓利水消肿减轻心脏负荷，常用剂量150～200g，临床收到良好疗效而未见不良反应。

2. 用于痰饮证

茯苓善渗泄水湿，使湿无所聚，痰无由生，可治痰饮之目眩心悸，配以桂枝、白术、甘草同用，如《金匮要略》苓桂术甘汤；若饮停于胃而呕吐者，多和半夏、生姜合用，如《金匮要略》小半夏加茯苓汤。一般用量 10～15g。

3. 用于健脾补中

茯苓味甘而淡，甘则补，淡则渗，能补中气、健脾胃、渗水湿、调气机、益中州，为补中益气之常用品。用于脾胃气虚而致短气倦怠，食少便溏者，常与党参、白术、甘草同用，如《太平惠民和剂局方》四君子汤；若脾虚气滞、腹胀者，以四君子汤加陈皮，有益脾行滞之功，如《小儿药证直决》五味异功散；若脾虚气滞，咳嗽痰多，食少脘痞者，与人参、白术、半夏、陈皮配伍，共奏燥湿行痰、补脾益气之功，如《太平惠民和剂局方》六君子汤；若脾胃虚寒胃痛、腹泻，则与人参、白术、香附、砂仁配伍，有益气扶脾、行气止痛之功，如《太平惠民和剂局方》香砂六君子汤；若脾不化湿，咳嗽痰稀者，与半夏、陈皮、甘草等合用，如《太平惠民和剂局方》二陈汤。一般用量 10～15g。

4. 用于宁心安神

茯苓益心脾而宁心安神。常用治心脾两虚，气血不足之心悸、失眠、健忘，多与黄芪、当归、远志同用，如《济生方》归脾汤；若心气虚，不能藏神，惊恐而不安卧者，常与人参、龙齿、远志同用，如《医学心悟》安神定志丸；亦可用朱砂拌后使用，可增强其宁心安神之效。一般用量 10～15g。

中医临床家范桂滨发现大剂量茯苓有较好的镇静催眠作用，且无明显的不良反应，常取茯苓 50g 煎服，服药期间停用一切镇静剂，用药 1 个月为 1 个疗程，收到良好疗效。范氏认为，茯苓的镇静安神作用在安神剂酸枣仁汤、天王补心丹、归脾汤等方剂中均有体现，亦为现代研究所证实，但单味应用却鲜有报道。从治疗结果上看，单味大剂量运用茯苓治疗不寐同样具有较好的疗效，可谓简、便、廉、验，值得推广。

5. 用于清利湿热

茯苓淡渗利湿，宁心安神，专走气分，可清利湿热。常与木通配伍，降泻心火，导心经湿热从小便而出，此外还能宣通血脉、下乳、利关节，不仅利小便兼能通大便，又有强心利尿作用。两药配伍，清热利湿，主治湿热下注之小便赤涩、淋证，也可治心功能不全所致的小便不利、浮肿、烦闷喘促等症。一般用量 10～30g。

6. 用于固精止遗

茯苓有固精止遗之效，古人亦常用之，如《仁斋直指方》用"白茯苓末二钱，米汤调之，日二服"治心虚梦遗；《普济方》用"白茯苓二两，缩砂仁一两，为末"治虚滑遗精；《太平惠民和剂局方》威喜丸用"茯苓四钱，制蜡丸"治疗"丈夫元阳虚惫，精气不固，小便不浊，余沥常流，夜寐多惊，频频遗泄"者。一般用量10～15g。

7. 用于脱发

脱发的形成，多因水湿上泛巅顶，侵蚀发根，使发根腐而枯落，而茯苓能上行渗水湿，并导饮下降，湿去则发生，虽不是直接生发，但亦合乎"先斯所因，伏其所主"的治疗原则。张石顽说："茯苓得松之余气而生，甘淡而平，能守五脏真气。其性先升后降。"《黄帝内经》言："饮入于胃，游溢精气，上输于脾，脾气散精，上归于肺，通调水道，下输膀胱。"则可知淡渗之味性，必先上升而后降，膀胱气化，则小便利。

北京著名中医学家岳美中教授善用茯苓治疗脱发，常处一味茯苓饮，用茯苓500～1000g，为细末，每服6g，白开水冲服，一日2次，坚持服一段时间，以发根生出为度，常在服药2～3个月后头发渐生。

【使用注意】虚寒精滑者忌服。

【古籍摘要】

①《神农本草经》："主胸胁逆气，忧恚惊恐，心下结痛，寒热、烦满、咳逆，口焦舌干，利小便。久服安魂、养神、不饥、延年。"

②《世补斋医书》："茯苓一味，为治痰主药，痰之本，水也，茯苓可以行水。痰之动，湿也，茯苓又可行湿。"

【现代研究】茯苓煎剂、糖浆剂、醇提取物乙醚提取物，分别具有利尿、镇静、抗肿瘤、降血糖、增加心肌收缩力的作用。茯苓多糖有增强免疫功能的作用。茯苓有护肝作用，能降低胃液分泌，对胃溃疡有抑制作用。

◀◀ 猪苓 ▶▶

猪苓最早载于《神农本草经》。其性平，味甘、淡；归肾、膀胱经；其基本功效为利水渗湿。

【临床应用】

1. 用于水肿、小便不利

猪苓淡渗性平，利水之功胜于茯苓。治水湿停滞的各种水肿，单味应用有效。如《子母秘录》治妊娠从脚至腹肿，小便不利；《杨氏产乳方》治通身肿满、小便不利，皆以猪苓一味为末，热水调服以治。亦可配伍其他渗湿利水药同用，如《伤寒论》五苓散，以之与茯苓、泽泻、白术、桂枝同用。治阴虚有热之小便不利，与清热利水、益阴之品配伍，如《伤寒论》猪苓汤，以之与茯苓、滑石、阿胶、泽泻等同用。一般用量为 10～15g。

2. 用于泄泻

猪苓渗湿止泻，尤宜于水湿泄泻。治水湿内停之泄泻，常与利水之品配伍，如《明医指掌》四苓散，以之与茯苓、泽泻、白术同用。治夏秋之间，脾胃伤冷，泄泻不止，与利水燥湿之品同用，如《丹溪心法》胃苓汤，以本品与茯苓、泽泻、苍术、厚朴等同用。治胃肠寒湿，濡泻无度者，如《圣济总录》猪苓丸，以之与肉豆蔻等同用。一般用量为 10～15g。

3. 用于热淋、带下

猪苓渗利下行，治膀胱湿热之小便淋痛，常与清热通淋之品配伍，如《医宗金鉴》十味导赤汤，以之与生地黄、滑石、甘草等同用。治带下，常与茯苓、车前子、黄柏等配伍。一般用量为 10～15g。

4. 用于轻身耐老

北京名老中医王沛认为猪苓尤有较好的扶正作用。王老认为，欲论猪苓药效，一般认为渗湿利水堪称佳品，而《神农本草经》确定的"久服轻身耐老"作用，鉴赏者已乏其人，推崇者更属罕见。先人用之，多治小便不利、水肿胀满、淋浊带下、妊娠子肿胎肿、脾湿引起的泻痢和痰湿引起的湿疟等。今人用之，多针对心脏功能不全引起的水肿，各种原因发生的胸腔积液、腹水、下肢水肿和泌尿系统疾病。

考据历代文献，几乎都把猪苓的利水道功效作为首选。对其"轻身耐老"作用均持否定态度。博览群书，尚未知晓取"轻身耐老"作用而专用猪苓者，反之均主张猪苓"不入补剂"，更有甚者，告诫之，猪苓"久服必损肾气，昏人目"。清·叶天士不愧为临床巨匠，有其独到的见解，他在解释猪苓的功效时论述到"猪苓味甘益脾，脾统血，血旺故耐老。辛甘益肺，肺主气，气和故身轻也"。叶氏虽做了精辟的阐述，然临床并未见其把猪苓做"轻身耐老"之品而专用之。

笔者在诊治恶性肿瘤晚期患者过程中，留意观察，猪苓或入煎剂，或做食疗，用量一般都在 30g 之多，用期亦不短，服后反应良好，不见有明显的利尿作用，更无损肾昏人目之弊端。大部分患者食欲增强，气力增加，精神转振。中医学讲："有胃气则生，无胃气则死。"食欲增强，说明脾胃得健，正如叶氏所教，血气旺盛，则能耐老轻身。

笔者所用食疗方为二苓薏仁大枣粥，其组成为猪苓 30g，茯苓 30g，生薏苡仁 30g，大枣 10 枚，加冰糖适量，亦有时加入山药、银耳之品。纵观其方为健脾利湿之剂无疑，食用后理应尿量增多，但不尽然，常服反能使体重增加，对晚期恶性肿瘤患者来说，达此效果实非轻易之举，它达到了延长存活时间的良效。

结合现代对猪苓的研究结果看，猪苓的主要成分是多糖类的葡聚糖，诸凡多糖类的中药，大都有一定的扶正抗癌作用，如常用的猪苓、云芝等，此点通过多年使用中国中医科学院中药研究所研制之猪苓多糖注射液，治疗晚期癌的疗效观察中，已经得到了充分证明，疗效满意，已能肯定是较好的免疫调节剂，使用后能明显提高机体免疫功能。

免疫功能的增强，中医学讲就是扶正。正气得复，就能"轻身耐老"，实验业已证明，大凡使用健脾之剂，都能获得免疫功能提高（主要是细胞免疫功能）的效果。

王老认为，扶正之功，猪苓应列为前茅，在此也大胆提出，猪苓"不入补剂"之说应予纠正，单纯把猪苓用于"利水道"而选之，则多具片面性，且因小失大，不免可惜，应为猪苓的"轻身耐老"作用而正名之也。

【古籍摘要】

①《神农本草经》："主痎疟、解毒……利水道。"

②《本草纲目》："开腠理，治淋、肿、脚气、白浊、带下、妊娠子淋、胎肿、小便不利。"并谓"开腠理，利小便，与茯苓同功。但入补药不如茯苓也"。

【现代研究】 其利尿机制是抑制肾小管对水及电解质的重吸收。猪苓多糖有抗肿瘤、防治肝炎的作用。猪苓水提取物及醇提取物分别有促进免疫及抗菌作用。

《 薏苡仁 》

薏苡仁最早载于《神农本草经》，其性凉，味甘、淡；归脾、胃、肺经；其基本功效有利水渗湿、健脾止泻、除痹、排脓、解毒散结。

【临床应用】

1. 用于水肿、小便不利、脚气

薏苡仁淡渗甘补，既利水消肿，又健脾补中。常用于脾虚湿盛之水肿腹胀、小便不利，多与茯苓、白术、黄芪等药同用；治水肿喘急，如《独行方》中用薏苡仁与郁李仁汁煮饭服食；又本品"去干湿脚气大验"，治脚气浮肿，常与燥湿、利水之品同用，如防己、木瓜、苍术等。

钟新渊在《长江医话》中论述薏苡仁，对其治疗水肿尤为适宜。对小儿肾炎，不论初期、末期，皆可用之；无论是否脾虚，均可加入大枣同煎。单用薏苡仁，药量要大，每次 20~30g 较为适宜。

2. 用于脾虚泄泻

薏苡仁能渗除脾湿、健脾止泻，尤宜治脾虚湿盛之泄泻，常与人参、茯苓、白术等合用，如《太平惠民和剂局方》参苓白术散。

全国知名伤寒专家、福建中医学院院长俞长荣教授擅长应用参苓白术散治疗慢性腹泻，方中薏苡仁能利水渗湿、健脾止泻。其应用要点为：舌苔白腻或黄腻，大便不成形，或多黏液。本品功力缓和，尚需根据病情，合理配伍，如与荷叶配伍，其升清降浊、健脾祛湿之功益佳。若偏于湿盛，配伍茯苓；偏于湿热，配合铁苋；偏于脾虚，配伍人参、白术；脾虚及肾，配伍山药、补骨脂；兼夹食滞，配伍山楂、神曲。此外，薏苡仁粥作为久泻患者的食疗方，也有较好效果，用量 50~160g。

3. 用于湿痹拘挛

薏苡仁渗湿除痹，能舒筋脉，缓和拘挛。常用治湿痹而筋脉挛急疼痛者，与独活、防风、苍术同用，如《类证治裁》薏苡仁汤；若治风湿久痹，筋脉挛急，用薏苡仁煮粥服，如《食医心镜》薏苡仁粥；本品药性偏凉，能清热而利湿，配苦杏仁、白豆蔻、滑石，可治湿温初起或暑湿邪在气分，头痛恶寒，胸闷身重者，如《温病条辨》三仁汤。

中医临床家李玉和治疗顽痹尤重除湿，除湿而首用薏苡仁。李氏治疗湿痹重用薏苡仁，其剂量为 45~60g，加入治痹方中，古人云："风可聚散，寒因温去，惟湿浊难以速除"，湿邪不仅在痹证的发生、发展与转归中起重要作用，而且也是痹证迁延不愈的原因之一，用薏苡仁正是体现了健脾祛湿的思路，使湿无内生之源，则顽痹可除。

4. 用于肺痈、肠痈

薏苡仁清肺肠之热，排脓消痈。治疗肺痈胸痛，咳吐脓痰，常与苇茎、冬瓜仁、桃仁等同用，如《备急千金要方》苇茎汤；治肠痈，可与附子、败酱草、牡丹皮合用，如《金匮要略》薏苡附子败酱散。一般用量为 20~60g。

5. 用于赘疣、扁平疣、寻常疣

此类疾病虽属于皮肤小病，但多散布于脖子、手脚的暴露部位，常常易破损出血感染而痛苦难堪。遇到此患者可取生薏苡仁 100g 合粳米适量煮汤食用，1 次/日，连续服用。运用此法治疗各种赘疣，效果比较显著，对于有些病例必须坚持耐心服用，方能显效，赘疣消失之前，病灶可见增大变红，不需停药，继续服用几天后必然自行脱落而痊愈。冯先波善用生薏苡仁配合板蓝根联合煮粥或者煎水服用治之，收效良好。

6. 用于黄汗

黄汗多由汗出入水，壅遏荣卫，或湿热蕴蒸，内不能运化分利，外不能宣发透达，溢渗于皮肤而成。取薏苡仁甘淡微寒之属性，健脾、补肺、清热、利湿之功效，治疗黄汗偏于湿热内盛者，疗效颇佳。一般用量为 10~30g。

7. 用于石淋

薏苡仁性偏微寒，能清热利湿，故可用于石淋。临床上可取薏苡仁研末，加少许白糖拌匀，每次 30g，每天 2 次。服后大量饮水，同时配以跳跃运动促进排石，亦可在排石方药中加用薏苡仁。

8. 用于蛋白尿

中医认为，脾虚不能运化水谷精微，上输于肺，与湿浊混杂，从小便而泄；肾藏精不固则气化作用减弱，精气下泄而成蛋白尿。薏苡仁能健脾固肾、利湿化浊，《本草纲目》载："薏苡仁，阳明药也……土能胜水除湿，故泄泻、水肿用之。"《本草新编》言其"最善利水"。现代药理学研究亦显示，薏苡仁可改善肾小球滤过膜的通透性，故可用于蛋白尿的治疗。常用薏苡仁 30g、黄芪 30g、玉米须（干）60g，水煎服，治疗肾小球肾炎及肾病综合征所致的蛋白尿效佳。

【使用注意】 津液不足者慎用。

【古籍摘要】

①《神农本草经》："主筋急拘挛，不可屈伸，风湿痹，下气。"

②《本草纲目》："薏苡仁，阳明药也，能健脾益胃。虚则补其母，故肺痿、肺痈用之。筋骨之病，以治阳明为本，故拘挛筋急、风痹者用之。土能胜水除湿，故泄泻、水肿用之。"

【现代研究】薏苡仁煎剂、醇提取物及丙酮提取物对癌细胞有明显抑制作用；薏苡仁内酯对小肠有抑制作用；其脂肪油能使血清钙、血糖下降，并有解热、镇静、镇痛作用。

泽泻

泽泻最早载于《神农本草经》，其性寒，味甘、淡；归肾、膀胱经；其基本功效有利水渗湿、泻热、化浊降脂。

【临床应用】

1. 用于水肿

泽泻淡渗，其利水作用较强，治疗水湿停蓄、三焦决渎失司，膀胱气化不利所致腰肿者，用之利水消肿，常与白术共末为丸，茯苓汤送服，有益气运脾、渗湿利尿之功，如《素问病机保命集》白术散；亦可与茯苓、猪苓、桂枝配用，如《伤寒论》五苓散。若妊娠遍体浮肿者，与泻肺行气的桑白皮、槟榔合用，姜水煎服，如《妇人大全良方》泽泻散。一般用量为 10～15g。

2. 用于小便不利

泽泻味甘而淡，善泻伏水，宣通湿热，利小便，常用于暑湿内蕴，气化受阻所致身热口渴、头昏倦怠、小便不利者，用之渗湿利水，常与白术、茯苓、生姜、灯心草煎服，如《本草纲目》三白散。一般用量为 10～15g。

3. 用于泄泻

泽泻淡渗，能利小便而实大便，治脾胃伤冷，水谷不分，泄泻不止，与厚朴、苍术、陈皮配用，如《丹溪心法》胃苓汤。一般用量为 10～15g。

4. 用于支饮

泽泻气味俱薄，味甘而淡渗水湿，用于水湿内停所致的心悸气短者，常与健脾益气的白术合用，共奏运脾渗湿、利水泻饮之功，如《金匮要略》泽泻汤。一般用量为 10～15g。

5. 用于黄疸

泽泻味淡，能渗水湿、宣通湿热、利小便，用于湿邪内阻所致面目身黄者，用之利湿退黄，如《备急千金要方》以此合茵陈、滑石煎服，治湿热黄疸。一般用量为 10～15g。

6. 用于带下证

泽泻淡渗祛湿热之邪，用于湿热下注所致黄、白带下者，以此渗湿清热，常与龙胆、车前子相伍，如《医宗金鉴》龙胆泻肝汤。一般用量为 10～15g。

7. 用于遗精、滑精

泽泻性寒，既能清膀胱之热，又能泄肾经之虚火，下焦湿热者尤为适宜。故对肾阴不足，相火偏亢之遗精、滑精、潮热等，则与熟地黄、山茱萸、牡丹皮同用，如《小儿药证直诀》六味地黄丸。一般用量为 10g。

8. 用于痹证

泽泻性味甘淡寒，归肾、膀胱经，具有利水渗湿、泻热之效，是痛风的常用药物。在临床各型痛风中与不同的药物配伍，起到不同的治疗作用。如在风湿热痹中配伍白虎汤合四妙散加味，清热利湿，活血行瘀，取泽泻利湿热、降火气之功；在风寒湿痹中，泽泻渗湿利水；在痰浊瘀阻中，利水湿，化痰饮，使邪浊随水而去；在肝肾阴亏中，配伍滋补肝肾之品，补益肝肾，清热利湿，取泽泻"去旧水，养新水"之意，发挥它利水不伤阴的特点。

临床医家马宝东善用泽泻治疗现代医学之痛风。马氏认为，痛风的治疗上应遵守"急则清泄浊毒，利湿化瘀"的原则。泽泻因其清热利湿、利关节之功效，故重用 50g 为君药，辅以萆薢、苍术、黄柏等加强清热利湿泻浊之功，临床收效明显。

9. 用于眩晕

眩晕（内耳性眩晕）的治疗，一般在急性期发作，天旋地转明显，必须以治标为主，立足于化痰祛饮，随证权宜，佐以平肝息风、和胃降逆等法治之。化痰祛饮平眩晕能否收效的关键在于是否重用泽泻，此乃取《金匮要略》泽泻汤治支饮冒眩之意，张仲景曰："心下有支饮，其人苦冒眩，泽泻汤主之。"泽泻汤以渗湿利水之泽泻为主药，旨在祛除水湿，使痰饮无由以生，则眩晕无以作矣。名老中医胡建华善用泽泻汤治疗内耳性眩晕，认为泽泻用量以 30g 左右为宜，如病情日久，恐其入络，亦可加用丹参等活血化瘀之品，一则祛瘀以通络，二则活血以助利水，一举两得。

江苏省名老中医、南京中医药大学黄煌教授亦善用泽泻治疗眩晕，黄煌认为泽泻主治冒眩而口渴、小便不利，其人面色多黄暗，肌肉松软，体形肥胖，动则气短，其舌体多偏大、质淡红，针对这样的体质与表现，可重用泽泻至 60g，量大力宏，利水力强，可明显改善患者头晕头痛诸症。

10. 用于眼底出血

临床上各种原因引起的眼底出血很常见，且多起病突然，常于短时间内视力急剧下降，甚至失明，属中医暴盲范畴，常用治法为凉血止血。屠庆年治疗此病常在辨证的基础上加用泽泻，可取得更好的疗效。《本草蒙筌》所言："泽泻……暴服亦能明目，其义何也，盖泻伏水，去留垢，故明目。"从西医的角度分析，急性出血期，渗出水肿较明显，患者多诉眼部胀痛不适，选用泽泻"泻伏水，去留垢"，能取得较好的消肿效果。一般泽泻的用量在 20g 左右，最多可用 40g。

【古籍摘要】

①《药性论》："主肾虚精自出，治五淋，利膀胱热，宣通水。"

②《本草要略》："除湿通淋，止渴，治水肿，止泻痢，以猪苓佐之。"

③《本草纲目》："渗湿热，行痰饮，止呕吐、泻痢、疝痛、脚气。"

【现代研究】 泽泻有利尿作用，能增加尿量，增加尿素与氯化物的排泄，对肾炎患者利尿作用更为明显；有降压、降血糖作用，还有抗脂肪肝作用；对金黄色葡萄球菌、肺炎球菌、结核分枝杆菌有抑制作用。

赤小豆

赤小豆最早载于《神农本草经》。其性平，味甘、酸；归心、小肠经；其基本功效有利水消肿、解毒排脓、利湿退黄。

【临床应用】

1. 用于水肿

赤小豆性平味甘，有利水消肿的功效，著名中医儿科专家孙谨臣教授常用赤小豆煎汤代水，用于利水消肿。孙老认为，赤小豆属谷类，各家谓其有行水、通乳、排脓、止痢之效，莫不与补元气、健脾胃、和五脏、安心神有关。本品虽非补药，但泻中有补，如概以泻药视之，未免失之公允。用本品利水消肿，可用至30～45g，煎汤代水。孙老还谓本品味甘入脾，色赤入心，有受气取汁变化而赤之意，小儿恙后气血虚弱，亦可以本品加枣姜煎汤饮之。

2. 用于痈肿疮毒

痈是由邪毒壅聚，致荣卫不和，气血凝滞引起的皮肉间急性化脓性疾病，具有患处红肿、灼热疼痛、成脓时肿势高突、疼痛加重，甚则引发头痛泛恶、振寒发热等全身症状。赤小豆味甘酸性平，有解毒消肿、清热排脓之功，故对痈肿疮毒之证，无论其内痈外痈，只要具有红、肿、热、痛等证属阳性者，可在辨证论治基础上，随症加入赤小豆，常可收到肿消痛止的效果。一般用量为10～30g。

3. 用于黄疸

《伤寒论》治"瘀热在里，身必发黄"用赤小豆组成麻黄连翘赤小豆汤，《金匮要略》以赤小豆组成瓜蒂散用于"治诸黄"，因"黄家所得，从湿得之"。赤小豆有利水消肿解毒之功，所以其能退黄之标也能治黄之本，故临床治急性传染性黄疸型肝炎初期常随症加入赤小豆，其解毒退黄之功更宏。一般用量为10～30g。

4. 用于下部疾病

赤小豆质重沉降，内服时对于身体下部痈肿疮毒，收效快速，可引药直达病所，见肿、痛、脓，则用之更为得当，又如痔、肛瘘肿胀疼痛，治疗时可以赤小豆当归散合用止痛如神汤。腿足患痈肿疮毒时，调理失当，每易发肿胀，乃腿足负重，下体循环性差，加之湿性下流之故。对于下肢痈疮兼红肿焮痛，或脚气感染时疼痛灼热，肿胀淌水，可重用赤小豆加入五神汤，有解毒消疮、利水消肿之功。

5. 用于行血止吐

著名老中医张志远教授认为，赤小豆为谷类菽植物的种子，《五十二病方》谓煮熟食之可以"解痛"，说明在金创、跌打方面其有活血化瘀作用，同《神农本草经》所载主治基本一致。《朱氏集验方》说，宋仁宗幼时患痄腮，方外人赞宁以此碾成细末涂之而愈，亦充分证实其确有"消""散"的作用。从其"通乳汁""下胞衣""利小便"的功能讲，还是一味能通降的下行药物。《伤寒论》麻黄连翘赤小豆汤、《金匮要略》赤小豆当归散对它的使用，无疑也是基于这一点。但至今尚有不少医家仍执赤小豆味酸，和瓜蒂配伍，强行附会《黄帝内经》"酸苦涌泻"一语，泛指为吐药。据临床经验，该品在瓜蒂散内起不了多大作用，催吐之力不是赤小豆，而在瓜蒂身上。有人讲，虽然不能"因而越之"，但能增加药物体积取得辅助作用，实际没有考虑它与瓜蒂各一份的相等剂量，则是太不足道了。如果这样，那么淡豆豉在方中竟用一合，又为什么呢？一言以蔽之，赤小豆属舟楫之物，既不能载药上浮也不能刺激胃黏膜发生呕吐，否则谁还敢吃赤小豆粥、豆沙馅的糕点呢？李时珍曾明确提出此乃"止吐"药。所以我们应溯本求源、立足现实，《五十二病方》记述的功效，是符合客观情况的。

【古籍摘要】

①《名医别录》：疗寒热、热中消渴，止泻痢，利小便，下腹胀满，吐逆卒。

②《本草纲目》：消热毒，散恶血，除烦满，通气，健脾胃，令人美食。捣末同鸡子白，涂一切热毒痈肿。煮汁，洗小儿黄烂疮，不过三度（权）。缩气行风，坚筋骨，抽肌肉。久食瘦人（士良）。散气，去关节烦热，令人心孔开。暴痢后，气满不能食者，煮食一顿即辟瘟疫，治产难，下胞衣，通乳汁。和鲤鱼、鳢鱼、鲫鱼、黄雌鸡煮食，并能利水消肿。

③《神农本草经》：下水肿，排痈肿脓血。

【现代研究】赤小豆中含有多量治疗便秘的纤维及具有利尿作用的钾。此两种成分均可将胆固醇及盐分排出体外，因此具有解毒效果。赤小豆还可用于治疗心脏性和肾脏性水肿、肝硬化腹水、脚气病浮肿，亦可外用于疮毒之症，都有一定效果。赤小豆水提取液对金黄色葡萄球菌、福氏志贺菌和伤寒杆菌等有抑菌作用。赤小豆煮汤饮服，可用于治疗肾脏、心脏、肝脏疾病及营养不良、炎症等多种原因引起的水肿。

玉米须

玉米须最早载于《滇南本草》。其性平，味甘；归膀胱、肝、胆经；其基本功效有利水消肿、利湿退黄。

【临床应用】

1. 用于水肿

玉米须甘淡渗泄，功专利水渗湿消肿。治疗水肿，小便不利，可单用玉米须大剂量煎服，或与泽泻、冬瓜皮、赤小豆等利水药同用，亦可治脾虚水肿，与白术、茯苓等相伍。本品归膀胱经，利水而通淋，尤宜于膀胱湿热之小便短赤涩痛，可单味大量煎服，亦可与车前草、珍珠草等同用；用于石淋，如《贵阳市秘方验方》中以本品单味煎浓汤顿服，也可与海金沙、金钱草等同用。一般用量为10～30g。

湖南名老中医刘炳凡教授习用玉米须治疗肾病综合征、慢性肾炎而引起的水肿或蛋白尿不消者。常用玉米须30～60g，入煎剂或煎水代茶，以消除水肿、蛋白尿等症。亦常在原发性高血压中加入此药，有利尿降压之效。

著名中医学家欧阳锜治疗水肿常用玉米须配车前草。用玉米须15g、车前草15g（鲜草要加倍），煎服，每天1剂，每剂可煎服2次，此方有利水消肿、降压之功。据药理研究，玉米须不仅能增加水分排泄，而且可使尿素、尿酸的排泄量增加，故有降血压作用。本方应用于急慢性肾炎、高血压、妇女更年期水肿、中年妇女功能性水肿等有较好的疗效。

北京名老中医岳美中治疗小儿慢性肾炎常用玉米须。岳老认为，小儿肾脏脆弱，或因感冒，或因有病用药不慎，常发生急性肾炎。若再一失治，演变成慢性肾炎者，为数亦不少。对小儿肾炎，通过长期临床实践，摸索到凡在15岁以下的儿童，用玉米须持久服用，一般无特殊情况者，均能趋向好转或达到治愈。

玉米须性味甘淡平，功效利水通淋，用于肾炎水肿、热淋、石淋等症。配方用量15～30g。

此药在秋季很容易大量收集，晒干后备用。病家可自己采备，很经济。在多年经验中，亦唯经济较困难者，才能坚持服此药，达到治愈。因为经济富裕者，延医买药不难，不能长期守服此药，数日更一医、换一方，不知慢性肾炎，长期不愈有伤正气，应调护其正气，使其伤损由渐而复。假使中途易辙，培补不终，甚至操之过急，继以损伐，其结果不但会延长病期，甚至导致恶化。所以岳美中先生几年中治愈几个儿童慢性肾炎患者，多是经济不足的家庭，能持久守方不替，才收到预期的疗效。若因外感发热日久，灼伤阴分者，可兼服六味地黄丸。

曾治患儿田某，男性，11岁。因久患慢性肾炎，反复迁延不愈，于1973年3月17日来就诊。患儿面色白无华，切其脉虚数，右关尤甚，舌苔白腻，指纹浅淡。症见胃呆纳少，便溏，神疲。尿检查，蛋白（＋），有时微量，红细胞少许。久久不愈，遇感冒或劳累即加重。

长期进中西药无效。诊断为慢性肾炎兼脾虚，先投以参苓白术散作汤剂以健运脾胃，进服 2～3 周，待食量增加，大便正常，即长期服用玉米须。

玉米须服法：先储备干燥玉米须 12kg，用时，取玉米须 60g 洗净，煎汤代茶，作一日量，渴即饮之，不拘次数，勿饮其他饮料，到就睡时若饮不完，次晓即倾去，再煎新汤饮之。要逐日坚持，切勿间断，间断则效果差。饮到 3 个月时，做检查，观察病情的趋向，若见效果，再继续服 3 个月，则可痊愈。但仍须避风寒以防感冒，节劳累以速康复。

1974 年 5 月间，接到其父的来函云："坚持服玉米须 8 个月，并每 2 周注射胎盘球蛋白 1 支，迁延之肾炎已告痊愈，尿检查正常，无任何临床症状，食欲、食量均好，面色红润，精神旺盛，一直坚持上学。"

岳美中先生多年临床经验是，本品用于 15 岁以下患慢性肾炎的儿童，坚持服用 6 个月，不需要服其他中西药品及针灸，基本上可达到治愈，再适当休养一个时期（约 3 个月），则可恢复健康，不致复发。20 年来岳美中先生治疗几户贫困家庭之子女，延医购药困难，积年累月不愈者单服玉米须得到痊愈，追踪几年，都在健康上学。

儿童患慢性肾炎服玉米须效果良好，已有肯定的临床疗效，但施之于成年人，则效果不显著。若小儿兼有浮肿，可服六味地黄丸，禁用八味丸，因小儿为稚阳之体，温补肾阳，会有不良反应。

江苏著名肾病专家邹云翔治疗慢性肾功能衰竭遇有血中尿酸增高者，每每加入玉米须、丝瓜络等药，亦很有效验。

2. 用于黄疸

玉米须能利湿而退黄，药性平和，故阳黄或阴黄均可用。可单味大剂量煎汤服，亦可与金钱草、郁金、茵陈等配用。一般用量为10～30g。

【古籍摘要】

①《滇南本草》："宽肠下气。治妇人乳结，乳汁不通，红肿疼痛，怕冷发热，头痛体困。"

②《岭南采药录》："和猪肉煎汤治糖尿病。又治小便淋沥砂石，苦痛不可忍，煎汤频服。"

【现代研究】玉米须有较强的利尿作用，还能抑制蛋白质的排泄。玉米须制剂可促进胆汁分泌，降低其黏稠度及胆红素含量；有增加血中凝血酶原含量及血小板数，加速血液凝固的作用；另还有降压作用。

蝼蛄

蝼蛄最早载于《神农本草经》。其性寒，味咸；归膀胱、胃、大肠、小肠经；其基本功效有利水消肿、通淋。

【临床应用】

1. 用于水肿

蝼蛄性善下行，具有较强的利水消肿作用，并有通利大便之功。多用于头面浮肿、大腹水肿、小便不利之实证，单用有效，也可配其他药用。如《普济方》半边散，以本品烘用，与大戟、芫花、甘遂、大黄为末，用淡竹叶、天冬煎汤送服。

内蒙古名老中医田秉澍先生善用土狗散。土狗散是1921年由桑干河畔一李姓游医所传。经多年临床观察，其治多种病因所致的水臌证，逐水功能卓著，未见不良反应。方如下：土狗（蝼蛄）5份、甘遂3份、大黄2份，共研末。成年人每服10g，孕妇忌服。

土狗散功效为攻逐水饮，主要运用于各种原因所致腹水。臌胀必须急则治其标，缓则治其本，可酌情加入助脾、疏肝、活血、消水之品。

2. 用于淋证

蝼蛄利尿以通淋，可治淋证，尤宜于石淋作痛，如《本草图经》以之配盐，烘干为末，酒送服。

国医大师朱良春教授善用蝼蛄治疗疑难杂症。朱老认为，蝼蛄可利水通便、消痈解毒、下胞衣、除肉中刺，适用于水肿、水溲不利、痈肿恶疮、胞衣不下等症。陶弘景曾谓其"自腰以前甚涩，能止大小便；自腰以后甚利，能下大小便"。张颂等对蝼蛄的利尿作用和毒性进行了实验。他们将蝼蛄不分头、足、身，直接研成粉末，用小白鼠及家兔实验，结果无毒性作用，但亦未发现其明显的利尿作用。而有人用去头、足、翼的蝼蛄治疗17例水肿病（包括贫血性、营养性、心脏性、肾脏性、脚气性及其他疾病引起的水肿）均有效果，多数患者于服蝼蛄后1～3h即开始小便，其量和次数逐渐增加，在服药后第3～5天时利尿通便作用最为显著，而消肿也最明显。由此可知，前人的实践经验非常可贵，对中药的炮制方法切不可忽视，否则将影响疗效。

朱老认为，蝼蛄是一味利水通便的佳药，配合蟋蟀并用，则其效更彰。但对虚弱患者，用量宜小，或伍以补益之品始妥，诚如朱丹溪指出的："蝼蛄治水甚效，但其性急，虚人戒之。"

一般入药应去头、足、翼，煎剂用 6～12g，如作散剂，每次 1～2g，日 3 次，效果较汤剂为著，朱老常常将其用于以下疾病。

其一，水肿。蝼蛄（去头、足、翼）文火焙至微干脆，研细末，每次 2g，开水或米汤送下，一日 3 次。凡水肿而体质不太虚弱者均可用，服后尿量增加，大便可由干转稀，次数增多，肠鸣而并不腹痛。一般可连续服用 5～7 天。体虚者可用黄芪、党参各 10g 煎汤送服。

其二，术后尿潴留。蝼蛄用于腹部手术后膀胱麻痹引起的尿潴留也甚效。宋·许叔微《本事方》用蝼蛄、蜣螂各 7 个，新瓦焙至焦黄，研末，白开水一次送服，治二便闭结有速效。

其三，肝硬化腹水。此症一般根据虚实论治，虚则从脾肾入手，实则清热利湿，而不宜猛峻攻逐；但如腹水较甚，小便欠利，则需攻补兼施。章次公先生尝用下方，屡收佳效：蝼蛄（去头、足、翼）、蟋蟀各 2 对，黄芪 9g，土鳖虫 4.5g，研细末，分 4 次服，每日 2 次。可以连续服用。

此方配伍极佳，蝼蛄得蟋蟀其利水消胀之功益著，土鳖虫活血化瘀、消癥散结，黄芪补气利水、缓和上药，合而扶正祛邪、标本并顾。

其四，慢性肾炎、尿毒症。慢性肾炎及尿毒症是指肾炎迁延已久，叠治乏效，导致肾衰竭，而精神萎靡，嗜睡食少，经常泛呕，小便短少，周身浮肿，苔少质淡滑，舌体瘦薄而细长，脉沉细或细数。此属脾肾两虚，命门火衰，水气泛滥，浊阴上逆，正虚邪盛之危候。治宜温肾补脾，疏肝理肺，益火之源以消阴翳，则肾阳得振，脾胃健运，气化水行，而诸症自已。湖北中医学院张梦侬认为："此时若投微量轻剂，则力小邪不能却，若用大量重剂，则力猛正不能胜，故以温中利湿、养胃健脾之白扁豆为主，佐以行水消肿之赤小豆，散结消胀之大麦芽，使以逐水祛瘀之蝼蛄、土鳖虫，更合入治肾炎重症之效方（麻黄 4.5g，白术、白芍、陈皮、木通、熟附片各 9g，知母、泽泻、炒地肤子、车前草、茯苓各 12g，细辛 3g，桂枝 4.5g，生姜 5 片），共研为散，名曰扁豆散，每次 9g，日 3 次。此乃重症轻提，急药缓用，补而不滞，行而不峻，如能坚持服用，不急于求成，多能转危为安，并有完全治愈的。"这是经验之谈，值得学习。但在病情危急时，要中西医结合，协力抢救，病情稍转稳定后，再以此散巩固善后，以求根治。"白扁豆散"方：白扁豆 300g，赤小豆 240g，焦白术、白茯苓、熟附片、泽泻、麻黄、桂枝、炒白芍、炒黄柏、车前子、木通、陈皮各 60g，炒知母、炒地肤子、炒麦芽各 120g，甘草、细辛、干姜各 30g，蝼蛄（去头、足、翼）、土鳖虫各 36 个，同炒，以白扁豆焦枯为度，共研极细末，瓷瓶密贮，每次 6～9g，以米汤调服，最好干嚼，以少量开水送服，一日 3 次。以一料完为一疗程，重病可连服 3 剂。妇女患者，可于本方内加入茺蔚子、泽兰、当归各 60g，效果更好。

其五，胞衣不下。产后胞衣不下，因极腹胀，《延年施》用蝼蛄 7 枚，水煮 20min，温服。

其六，泌尿系结石。蝼蛄 4～7 个，焙干研末，开水调服，米酒为引，每日 1 次。

其七，外伤引起的尿闭。蝼蛄 2 只，蟋蟀 1 只，菊叶 10g，共捣烂揉成丸，以金钱草 120g 煎水送服。

其八，铁钉、竹木刺、玻璃入肉。蝼蛄 5～10 只，黄糖 15～24g，共捣烂敷之（另一方加川续断 15g、冰片 0.6g，效更佳）。用后 3～6h，异物可自行退出。

【使用注意】 本品下行，通利之功较强，气虚体弱者及孕妇忌用。

【古籍摘要】

①《日华子本草》："治恶疮，水肿，头面肿。"
②《本草纲目》："利大小便，通石淋，治瘰疬、骴骨。"

【现代研究】 以蝼蛄粉混悬液灌胃，对家兔不能证实其利尿作用。用蝼蛄粉末长期喂兔和小鼠，未见中毒现象。

泽 漆

泽漆最早载于《神农本草经》。其性微寒，味辛、苦，有毒；归大肠、小肠、肺经；其基本功效有利水消肿、化痰止咳、解毒散结。

【临床应用】

1. 用于水肿

泽漆苦寒降泄，有较强的利水消肿作用。治通身浮肿，腹水胀满，与赤小豆、茯苓、鲤鱼等同用，如《备急千金要方》泽漆汤。一般用量为5～10g。

2. 用于咳喘

泽漆辛宣苦降，有宣肺降气、化痰止咳之功。常用于痰饮喘咳，与半夏、生姜、桂枝等同用，如《金匮要略》泽漆汤；用于肺热咳喘，可与桑白皮、地骨皮等同用。

名老中医黄吉赓认为泽漆是一味疗效确切的化痰、止咳中药。《金匮要略》篇曰："咳而脉沉者，泽漆汤主之。""脉沉"为病在里，水饮壅肺。张仲景以泽漆为主药，取其行水消痰之功，以治水气泛壅之咳嗽气喘。其方以泽漆、半夏化痰利水；白前降气祛痰；桂枝、生姜温肺化饮；紫参、黄芩清泄肺热；人参、甘草益气补虚。全方扶正祛邪，温清并用，适于久咳病邪入里，痰饮内盛夹有正虚，或有不同程度的痰饮化热之证者。

《金匮要略》泽漆汤中重用泽漆，黄老认为泽漆的治疗量为30～150g。其常用的加减配伍有：寒痰证用温开化饮法，配麻黄、细辛等；热痰证用凉开清化法，合柴胡、银翘等；兼哮喘甚，合射干、炙麻黄等；兼咳甚，配紫菀、款冬花等；兼肺气不足，合玉屏风散；并脾胃虚弱，合香砂六君子汤；肾阳虚者，合淫羊藿、补骨脂等；肾阴虚者，合地黄、女贞子等。

历代医家多将泽漆列入利湿渗湿类，但据黄老的临床观察，泽漆的化痰作用胜于利水渗湿作用，通过化痰消饮而达到止咳、平喘目的，故适于各种咳、喘伴痰量明显增多的病例，且疗效显著，是治疗急慢性支气管炎、哮喘的常用药。

3. 用于瘰疬、癣疮

泽漆有化痰散结、解毒消肿的作用。用于瘰疬，如《便民图纂》，单味熬成膏，以椒、葱、槐枝煎汤洗净患处，再搽此膏，亦可配伍浙贝母、夏枯草、牡蛎等；用于癣疮，如《卫生易简方》单味为末，油调搽之。外用适量。

中医临床家石鉴玉认为，泽漆除有化痰、利水、退肿之功外，还有散结、清热功效。由于其既能化痰，又可散结、清热，故用治无名肿毒可谓是非常相宜。《神农本草经》谓泽漆"微寒，主皮肤热"。临床上常用泽漆配凉血清营之品治疗无名肿毒，能收到很好的效果。

4. 用于乳糜尿

乳糜尿以小便混浊、白如泔浆为主症，往往反复发作，缠绵不愈，属中医"尿浊""膏淋"范畴。或因湿热下注，气机阻滞，膀胱气化失利所致；或为脾肾气虚，精微不能输布，下流膀胱使然。著名中医学家李俊林常在辨证论治的基础上，施以泽漆、紫菀之属，屡治屡验，令知者叹赏。泽漆入方者，独识有《金匮要略》"泽漆汤"，用治咳而脉沉者，驱之使从下出，乃因势利导之法也。肺通调三焦水道，若肺失肃降，膀胱气化不行，则清浊不分，发为尿浊，故可用止咳平喘利水之泽漆，清泻上焦肺气，澄清水之上源，调畅下焦气机，以下病上取、腑病治脏，正所谓圆机活用也。李老临床常重用其至 30g。

【使用注意】本品苦寒降泄，易伤脾胃，脾胃虚寒者及孕妇慎用。本品有毒，不宜过量或长期使用。

【古籍摘要】

①《神农本草经》："主皮肤热，大腹水气，四肢面目浮肿。"

②《医林纂要》："泻肺降气，行水去热"。

③《植物名实图考》："煎熬为膏，敷无名肿毒。"

【现代研究】泽漆对结核分枝杆菌、金黄色葡萄球菌、铜绿假单胞菌、伤寒杆菌有抑制作用；能抑制支气管腺体中酸性黏多糖合成，使痰量减少。

《 香加皮 》

香加皮最早载于《中药志》。其性温，味辛、苦，有毒；归肝、肾、心经；其基本功效有利水消肿、祛风湿、强筋骨。

【临床应用】

1. 用于水肿，小便不利

本品有利水消肿作用，治疗水肿，小便不利，与陈皮、大腹皮、茯苓皮等配用，如《陕甘宁青中草药选》五皮饮。一般用量为 3～6g。

2. 用于风湿痹证

本品辛散苦燥，祛风湿、强筋骨，为治风湿痹证常用之药。用于风湿闭阻，关节拘挛疼痛，常与穿山龙、白鲜皮等同用；若筋骨痿软行迟，则与怀牛膝、木瓜、巴戟天等配用治疗。一般用量为 3～6g。

【使用注意】本品有毒，服用不宜过量。

【古籍摘要】

①《四川中药志》："镇痛，除风湿。治风寒湿痹，脚膝拘挛，筋骨疼痛。"

②《陕甘宁青中草药选》："祛风湿，壮筋骨，强腰膝。"

【现代研究】香加皮具有强心、升压、抗癌作用，所含的杠柳苷有增强呼吸系统功能作用。此外，香加皮尚有抗炎及杀虫作用。

第二节　利尿通淋药

本类药物性味多苦寒，或甘淡而寒。苦能降泄，寒能清热，走下焦，尤能清利下焦湿热，以利尿通淋为主要作用，主要用于小便短赤、热淋、血淋、石淋及膏淋等证。临床应酌情选用适当配伍，以提高药效。

车前子

车前子最早载于《神农本草经》，其性寒，味甘；归肝、肾、肺、小肠经；其基本功效有利尿通淋、渗湿止泻、清肝明目、清肺化痰。

【临床应用】

1. 用于淋证

车前子甘寒而利，善通利水道，清膀胱热结。治疗湿热下注于膀胱而致小便淋沥涩痛者，常与木通、滑石、瞿麦等清热利湿药同用，如《太平惠民和剂局方》八正散；亦可单独使用，如《普济方》以车前子研末，车前叶煎汤送服，治小便血淋作痛；亦可治妊娠患淋、水道热、小便涩。一般用量为 10～15g。

2. 用于癃闭

中医的"癃闭"，多因三焦气化不利以致小便不利，治疗以利气机而通水道为主，车前子有利水通淋之功效，将它捣碎贴敷在神阙上，通过皮肤的直接吸收，可发挥其治疗作用；亦可在辨证方中加入10～15g车前子，能增加疗效。有研究者将其用于治疗术后尿潴留，获得满意效果。

3. 用于水肿

车前子甘寒滑利，性专降泄，对水湿停滞之水肿，小便不利者，可与猪苓、茯苓、泽泻等利水消肿药配伍使用；若属脾肾亏虚之水肿，宜与补益脾肾之品配伍，如《济生方》济生肾气丸，以之与牛膝、熟地黄、山茱萸、肉桂等同用，治疗病久肾虚，腰重脚肿或全身水肿等。一般用量为10～15g。

4. 用于泄泻

车前子能利水湿，分清浊而止泻，即利小便以实大便。尤宜于小便不利之水泻，可单用本品研末，米饮送服；若脾虚湿盛泄泻，可配白术同用；若暑湿泄泻，可与香薷、茯苓、猪苓等同用，如《杨氏家藏方》车前子散。

著名中医学家、北京中日友好医院焦树德教授治疗因湿盛引起的水泄，常用"分利"止泻法，即用利尿药引导水湿从小便排出而达止泻目的。可将车前子与猪苓、茯苓、薏苡仁、竹叶、白术、炒白扁豆、山药等同用。夏季小儿腹泻，大便细如水状，多日不止者，可用五味异功散（党参、白术、甘草、茯苓、陈皮）加车前子3～9g、桔梗0.9～1.5g，往往收到比较满意的效果。

5. 用于目赤肿痛、目暗昏花

车前子入肝经，清热降火，善清肝热而明目，故治暑热伤肝所致目红肿暴痛者，用此清热明目，如《太平圣惠方》以车前子与黄连为末，温酒服，治风热目赤涩痛；若肝经风热而致目赤肿痛者，多与菊花、决明子等同用；若肝肾阴亏，两目昏花，则配熟地黄、菟丝子等养肝明目药，如《太平圣惠方》驻景丸。一般用量为10～15g。

6. 用于翳障

车前子味甘气寒，能行肝疏肾、畅郁和阳，为育阴明目除翳要药，用于风热上攻、瘀结不散而致翳障者，用之除热退翳，如《太平圣惠方》用车前子与地黄、麦冬共末，炼蜜为丸服用，治疗久患内障。一般用量为10～15g。

7. 用于痰热咳喘

车前子味甘性寒，入肺经，甘则升，寒则降，甘升有利于宣散肺气，寒降又有助于敛收肺气之耗散，如此一升一降，宣中有降，调节肺气出纳，为清肺化痰止咳之良药。治肺热咳嗽痰多，多与瓜蒌、浙贝母、枇杷叶等清肺化痰药同用；治痰多咳喘，多与麻黄、苦杏仁、桑白皮等平喘止咳药同用。北京名医施今墨先生善用对药，其中就有车前子配车前草治疗咳嗽。

临床医家秦东风认为，车前子甘淡而不伤肺，功能利肺平喘，不但适用于痰湿内盛等实喘，也可用于脾胃不足之虚喘，是治疗喘证的有效药物。入煎剂一般用 15～30g，为末冲服每次 3～6g，每日 2 次。

8. 用于遗精

遗精属于中医肾虚范畴，而车前子"行肝疏肾，畅郁和阳，同补肾用，令强阴有子"及"养肺强阴益精，令人有子"。因此，临床上常将车前子与覆盆子、金樱子、五味子等收敛药同用。覆盆子、金樱子益肾固精，五味子滋肾涩精，车前子为甘寒通利之品，在此配伍中为辅佐药，寓通利于敛涩之中，相反相成。诸药配合，功能益肾涩精，多用于治疗肾虚遗精者。一般用量为 5～10g。

9. 用于小儿遗尿

现代医学认为小儿功能性遗尿的常见原因是精神因素，如突然受惊、过度疲劳、骤换新环境、失去父母照顾及不正确的教养习惯等。此种认识与中医学七情致病特点颇为相符。中医学认为精神活动超出了常度，可影响内脏的活动而产生病理变化。常因五志过极，心火内炽不能下济于肾，则致心肾失交，水火不济，膀胱失约，小便自遗。病位在膀胱，属虚实夹杂之候，故治疗当从心肾入手，常以车前子配合莲子、黄芪、党参、麦冬、地骨皮、茯苓等，共奏清心滋肾、安神固尿之功，使阴平阳秘，水火既济，遗尿自愈。一般用量为 5～10g。

10. 用于新生儿黄疸

《本草纲目》云："黄疸有五，皆属热湿。"车前子入肝经，具有清肝、利水之功效，新生儿黄疸多由母孕期间感受湿热之邪，蕴结于里，传于胎儿，以致婴儿生后肝胆蕴郁湿热，肝气疏泄失常，胆汁外泄，浸淫面目肌肤而发黄。车前子具有清肝利湿退黄之功，使得湿热自小便而去，黄疸自解。因此，车前子加减茵陈、大黄、栀子等药物，在治疗新生儿黄疸方面有其独到的一面。一般用量为 5～10g。

11. 用于带下

临床上治疗带下常用车前子与椿根皮、芡实、白果等固涩药同用。车前子渗利水湿，芡实、白果固涩止带，椿根皮清热燥湿、收涩止带，诸药合之，具有祛湿热、止带下作用，适用于湿热下注所致的带下等症。一般用量为 10～15g。

12. 用于纠正胎位

有临床者研究车前子治疗胎位异常获得良好疗效，方法用车前子9g 炒黄，温开水顿吞服，7～10 天复查，一般 1 次即可见效，如无效可在用药后 10 天，服第 2 次。并与艾灸至阴穴相对比，发现效果比灸至阴穴为佳。车前子性味甘寒，归经于肝、肺、肾、小肠，其主要作用是利尿、清热。妇产科用其纠正胎位异常，其服法简单、方便、易行，疗效可靠。对于基层医院、边远山区、医疗条件较差的地区更为方便，车前子纠正胎位异常的机制还不清楚，认为可能与利尿后膀胱空虚，有利于胎头入盆有关。其真正机制尚有待于进一步探讨。

【**使用注意**】肾虚遗滑者慎用。

【**古籍摘要**】

①《神农本草经》："主气癃，止痛，利水道小便，除湿痹。"
②《名医别录》："男子伤中，女子淋沥，不欲食。养肺强阴益精，令人有子，明目疗赤痛。"
③《本草纲目》："导小肠热，止暑湿泻痢。"

【**现代研究**】本品有显著利尿作用，还能促进呼吸道黏液分泌，稀释痰液，故有祛痰作用；对各种杆菌和葡萄球菌均有抑制作用。车前子提取液有预防肾结石形成的作用。

川木通

川木通最早载于《天宝本草》。其性寒，味苦；归心、小肠、膀胱经；其基本功效有利尿通淋、清心除烦、通经下乳。

【**临床应用**】

1. 用于热淋涩痛、水肿

川木通能利水消肿、下利湿热，使湿热之邪下行从小便排出。治疗膀胱湿热，小便短赤，淋沥涩痛，常与车前子等配用；用于水肿，则配以猪苓、桑白皮等。一般用量为 5～10g。

川木通性味寒苦，入膀胱经，故苦能降泄、清泻、燥湿，寒能退热。《药类法象》曰木通"主小便不通，导小肠中热"。《药性赋》："木通性寒，无毒。其用有二：泻小肠火积而不散，利小便热闭而不通。泻小肠火无他药可比，利小便闭与琥珀同功。"《药性论》曰："木通微寒。主治五淋，开关格，主水肿浮大。"《本草新编》："木通，味苦涩，气微寒，入膀胱，逐水气，利小便。亦佐使之药，不可不用，而又不可多用，多用泄人元气。"《滇南本草》载木通"清利水道，功效最良。能消水肿，通利五淋白浊，小便癃闭玉关"。《医学衷中参西录》："木通，味苦性凉，能泻上焦之热，曲引之下行自水道达出，为利小便清淋浊之要药。"

小蓟饮子出自《济生方》，引《玉机微义》。川木通配伍小蓟、淡竹叶等清热利尿通淋，又配伍蒲黄、藕节等凉血止血消瘀。另外，川木通又配伍生地黄以滋阴清热。此方治疗血淋、尿血等。

2. 用于口舌生疮、心烦尿赤

川木通能上清心经之火，下泄小肠之热。常治心火上炎，口舌生疮，或心火下移下肠而致心烦尿赤等症，多与生地黄、甘草、竹叶等配用。一般用量为5～10g。

川木通苦、寒，入心、小肠、膀胱经，寒可清热，苦可清泄。《景岳全书》中说："亦名通草。味苦，气寒，沉也，降也。"《得配本草》指出木通："泄三焦之邪热，而归小肠。"《本经逢原》云木通"泻气分湿热"。《本草备要》中指出："古名通草，轻通行水，泻小肠火。甘淡轻虚，上通心包，降心火，清肺热，心火降，则肺热清矣。化津液，肺为水源，肺热清，则津液化，水道通。下通大小肠膀胱，导诸湿热由小便出，故导赤散用之。"导赤散最早见于钱乙的《小儿药证直诀》，治小儿心热，而《奇效良方》增其范围，治疗心热移于小肠。方中川木通配伍生地黄、竹叶，清心与养阴兼顾，利水导热下行，使热从小便而出，滋阴制水而不恋邪。治疗口舌生疮，心烦不眠，小便短赤、涩痛等。在清热的同时，少佐滋阴之品，可以清热而不伤阴，更可制约、川木通的苦燥之性。

3. 用于经闭乳少

川木通通经下乳，用治血瘀经闭，配红花、桃仁、丹参等；若用治乳汁短少或不通，可与王不留行、穿山甲等同用；本品还能利血脉、通关节，配桑枝、薏苡仁等，治疗湿热痹痛。一般用量为5～10g。

川木通入心经，心主血脉。《神农本草经》云木通"气味辛平无毒，通利九窍血脉关节"。《本草纲目》中指出"杨仁斋《直指方》言：人遍身胸腹隐热，疼痛拘急，足冷，皆是伏热伤血，血属心，宜木通以通心窍，则经络流行也"。《本草备要》："血属于心，宜木通以通心窍，则经络流行也……火不亢于内，气顺血行，故经调有准，乳汁循常。"《医学衷中参西录》曰木通"其贯串经络之力，又能治周身拘挛，肢体痹疼，活血消肿，催生通乳"。木通配伍王不留行、穿山甲、人参、黄芪、当归等活血补气行气之品，或与猪蹄炖服，治疗产后乳汁不通或气血虚乳汁短少，都是常见的验方，民间也常用此方。

正如李中梓所说："木通功用虽多，不出宣通气血四字。"如《傅青主女科》通乳丹（人参、生黄芪、当归、麦冬、木通、桔梗、猪蹄）补气血、通乳汁、下乳。《圣济总录》木通汤，治产后乳汁不下：川木通、钟乳各一两，漏芦（去芦头）二两，瓜蒌根、甘草各一两。上五味，捣锉如麻豆大，每服三钱匕，水一盏半，黍米一撮同煎，候米熟去滓，温服，不拘时。《本草经疏》中治妇人经闭及月事不调用川木通、牛膝、生地黄、延胡索，同煎服。

4. 用于发散透疹

川木通味微苦，无毒，辛可发散，行气血，苦可祛热。《滇南本草》中记载木通又名风藤草根，"气味甘、苦，性平。主治一切风痒，散血、疏风散热"。在儿科、耳鼻科均有应用。儿科中配伍紫草、蝉蜕、穿山甲等，益气活血、解肌透疹，治疗痘疹倒陷。如《景岳全书》卷六十三·紫草饮子。在耳鼻科中川木通配伍白芷、川芎、细辛、苍耳、辛夷等，治疗鼻渊，如《证治准绳》中的辛夷散等。一般用量为3～10g。

【使用注意】孕妇慎用。

【古籍摘要】

①《日华子本草》："明目，退热，催生，下胞，下乳。"
②《医学启源》："通阴窍涩不利，利小便，除水肿、癃闭、五淋。"

【现代研究】川木通有利尿作用，并能明显增加尿钾排出量，有促进乳汁分泌等作用。通草多糖具有一定调节免疫和抗氧化的作用。

瞿　麦

瞿麦最早载于《神农本草经》。其性寒，味苦；归心、小肠经；

其基本功效有利尿通淋、活血通经。

【临床应用】

1. 用于淋证

瞿麦苦寒泄降，能清心与小肠火，导热下行，有利尿通淋之功，为治淋常用药，尤以热淋最为适宜。常与萹蓄、木通、车前子同用，如《太平惠民和剂局方》八正散；治小便淋沥有血，则与栀子、甘草等同用，如《太平惠民和剂局方》立效散；治石淋，与石韦、滑石、冬葵子配伍，如《证治汇补》石韦散。一般用量为9～15g。

中医临床家张建明认为，瞿麦性寒苦泄，阴寒滑利，能导湿热下行，兼有利血脉、通小便、清利湿热、活血通络功效。以治疗尿黄短赤，尿道痛感，灼热出血，热重于湿，热入血分之淋证，最为合适，常与萹蓄、滑石、大黄、川木通配伍。石淋茎痛，或下腹疼痛，排尿不畅，尿血明显加海金沙、金钱草、鸡内金、琥珀、乌药清热利尿、化石散结；下腹满胀，前列腺组织增生肥大，小便淋沥短赤，甚则尿中有血，加皂角刺、穿山甲、制没药、花蕊石清利湿热、活血化瘀、通经活络、软坚散结、凉血止血；小便短赤，血尿明显，舌红口干，热毒内盛加栀子、白茅根、生地黄、牡丹皮、大蓟等。因瞿麦有清利下焦湿热，又入血分，活血化瘀，通经活络功效，与当归、益母草、续断、大黄、桃仁、红花、土茯苓、川牛膝配伍，治疗妇女因湿热下注所致泌尿生殖系统感染性炎症，兼见血瘀经闭，或月经色紫量少，夹有血块者。

2. 用于闭经、月经不调

瞿麦能破血通经，对于血热瘀阻之经闭或月经不调尤宜，常与桃仁、红花、丹参、赤芍等同用。一般用量为9～15g。

3. 用于囊肿

瞿麦治疗囊肿乃保定医院中医专家李春棠经验。囊肿可发生于人体许多部位，常见的有胰腺囊肿、甲状腺囊肿、卵巢囊肿等。李老多年来，应用单味中药瞿麦治疗本病取得了很好的疗效。每日用瞿麦50g，加水1000mL，开锅后文火煎20min，取汁当茶饮，用于治疗多种囊肿。根据李老的经验，尤以治疗卵巢囊肿、甲状腺囊肿效果更佳。

李老曾治疗一患者张某，女，30岁，结婚后3年未孕，后经B超检查确诊为：双侧卵巢囊肿。当时其他医院都说需要做手术治疗，患者考虑到影响生育不愿意手术，就抱一线希望找李老求治。李老应用上述方法进行治疗，2个月后患者复查囊肿明显减小，又继续服药半年，B超提示囊肿完全消失。后来患者怀孕，足月顺产一男婴，随访多年未见复发。

中医学认为，囊肿多由气滞、血瘀、痰结而成，常应用活血化瘀、化痰散结、理气行滞类药物进行辨证治疗。瞿麦有清热利水、破血通经的作用。《本草经疏》曰："瞿麦，苦辛能破血……寒能清热，辛能散结。"《本草正》曰："瞿麦，性滑利，能通小便，降阴火，除五淋，利血脉。"现代药理研究发现，瞿麦有显著的利尿作用，使氯化物的排出量增加，又能兴奋肠管，降低血压，影响肾容积，且对多种细菌有抑制作用。用其治疗多种囊肿，与其上述作用有密切关系。

【使用注意】孕妇忌服。

【古籍摘要】

①《日华子本草》："催生，治月经不通，破血块，排脓。"
②《本草备要》："降心火，利小肠，逐膀胱邪热，为治淋要药。"

【现代研究】瞿麦煎剂有利尿作用，其穗作用较茎强。还有兴奋肠管，抑制心脏，降低血压，影响肾血容积作用；对杆菌和葡萄球菌均有抑制作用。

草　薢

草薢最早载于《神农本草经》。其性平，味苦；归肾、胃经；其基本功效有利湿去浊，祛风除痹。

【临床应用】

1. 用于膏淋、白浊

草薢善利湿而分清去浊，为治膏淋要药。用于膏淋，小便混浊，白如米泔，常与乌药、益智、石菖蒲同用，如萆薢分清饮《杨氏家藏方》；亦可用治妇女白带属湿盛者，与猪苓、白术、泽泻同用。

尽管草薢治疗淋证为多数医家所认可，但是民国名医张锡纯认为，草薢味淡性温，故能直趋膀胱温补下焦气化，治小儿夜睡遗尿，或大人小便频数，致大便干燥。其温补之性，兼能涩精秘气，患淋证者禁用。草薢为治失溺要药，不可用之治淋。《名医别录》谓草薢治阴痿、失溺、老人五缓。盖失溺之证实因膀胱少约束之力，此系筋缓之病，实为五缓之一，萆薢善治五缓，所以治之。拙拟醒脾升陷汤中，曾重用萆薢以治小便频数不禁，屡次奏效，是萆薢为治失溺之要药可知矣。乃萆薢分清饮竟用之以治膏淋，何其背谬若是？愚在籍时，邻村有病淋者，医者投以萆薢分清饮，两剂，其人小便滴沥不通。再服各种利小便药，皆无效。后延愚诊治，已至十日，精神昏愦，毫无知觉，脉数近十至，按之即无，因谓其家人曰："据此脉论，即小便通下，亦恐不救。"其家人恳求甚切，遂投以大滋真阴之剂，以利水之药佐之。灌下移时，小便即通，床褥皆湿。再诊其脉，微细欲无，愚急辞归。后闻其人当日即亡。近又在津治一淋证，服药十剂已愈，隔两月病又反复，时值愚回籍，遂延他医治疗，方中亦重用萆薢。服两剂，小便亦滴沥不通，服利小便药亦无效。遂屡用西法引溺管兼服利小便之药，治近一旬，小便少通滴沥，每小便一次，必须两小时。继又服滋阴利水之药十剂始痊愈。

2. 用于风湿痹痛

萆薢能祛风除湿、通络止痛，善治腰膝痹痛，筋脉屈伸不利。若偏于寒湿者，可与附子、牛膝同用，如《圣济总录》萆薢丸；属湿热者，则与黄柏、忍冬藤、防己等配伍。一般用量为 10～15g。

国医大师朱良春教授善用萆薢治疗痛风。朱老认为，痛风之发生，是浊瘀为患，故应坚守"泄化浊瘀"这一法则，审证加减，浊瘀即可逐渐泄化，而血尿酸亦将随之下降，从而使分清泌浊之功能恢复，而趋健复。这也说明：痛风虽然也属于痹证范围，具有关节疼痛、肿胀等痹证的共同表现，但浊瘀滞留经脉，乃其特点，若不注意及此，以通套治痹方药笼统施治，则难以取效。

朱老治痛风常用的处方用药：土茯苓、萆薢、薏苡仁、威灵仙、泽兰、泽泻、秦艽是泄浊解毒之良药，伍以赤芍、土鳖虫、桃仁、地龙等活血化瘀之品，则可促进湿浊泄化，溶解瘀结，推陈致新，增强疗效，能明显改善症状，降低血尿酸浓度。曾取以上药物制成"痛风冲剂"，经 6 年来系统观察，大多数病例在服药 2～3 天后，症状有显著改善，继续服用，可以获愈。经中国中医研究院基础理论研究所实验证明，用痛风冲剂治疗因微结晶尿钠所致大鼠实验性痛风，给药组 2h 后大鼠足跖肿胀的消退，显然比模型组要快，与秋水仙碱组比较，在消肿方面，痛风冲剂并不逊于秋水仙碱组。毒性试验证明：痛风冲剂对人体是安全可靠的。至于蕴遏化热者，可加清泄利络之萆草、虎杖、三妙丸等；痛甚者伍以全蝎、蜈蚣、延胡索、五灵脂以开瘀定痛；漫肿较甚者，加僵蚕、白芥子、陈胆南星等化痰药，可加速消肿缓解疼痛；如关节僵肿，结节坚硬者，加炮穿山甲、蛴螂、蜂房等可破结开瘀，既可软坚消肿，亦利于降低血尿酸指标。如在急性发作期，宜加重土茯苓、萆薢之用量，并依据证候之偏热、偏寒之不同，而配用生地黄、寒水石、知母、水牛角等以清热通络；或加制川乌、制草乌、川桂枝、细辛、淫羊藿、鹿角霜等以温经散寒，可收消肿定痛、控制发作之效。体虚者，又应选用熟地黄、补骨脂、骨碎补、生黄芪等以补肾壮骨。至于腰痛血尿时，可加通淋化石之品，如金钱草、海金沙、芒硝、小蓟、白茅根等。

【使用注意】 肾阴亏虚遗精滑泄者慎用。

【古籍摘要】

①《神农本草经》："主腰背痛，强骨节，风寒湿周痹，恶疮不瘳，热气。"

②《本草纲目》："治白浊，茎中痛，痔瘘坏疮。"

【现代研究】 萆薢含的薯蓣皂苷等均有抗真菌作用。

》》 滑 石 《《

滑石最早载于《神农本草经》，其性寒，味甘、淡；归膀胱、肺、胃经；其基本功效有利尿通淋、清热解暑，外用收湿敛疮。

【临床应用】

1. 用于利水通淋

滑石气寒味淡，质重滑利，善利下窍而通水道，渗湿热以消壅滞，能行积滞、逐瘀血、渗湿热、去留结、利小便、通癃闭，为利尿通淋的要药。用于湿热蕴聚膀胱，热伤血络所致小便热涩刺痛，溺红短少者，用滑石渗湿清热、利窍通淋，可单用，如《圣济总录》滑石散，单用本品研末，川木通汤送下，治热淋；《广利方》以滑石研末，治关格不通，小便淋结；亦可与冬葵子、通草、车前草合用，治产后热淋，如《备急千金要方》滑石散。

用于血瘀气滞、阻塞膀胱尿道所致的小腹胀痛，小便滴涩不畅者，用滑石逐瘀行滞、渗湿利尿，如《备急千金要方》用滑石与蒲黄为末，同酒服，治小便不利、茎中疼痛；亦可与血余炭、白鱼共末服，如《金匮要略》滑石白鱼散。一般用量为 10～30g。

2. 用于暑湿、湿温

滑石甘淡而寒，既能利水湿，又能解暑热，是治暑湿之常用药。若暑热烦渴，小便短赤，可与甘草同用，即《伤寒标本》六一散；若湿温初起及暑温夹湿，头痛恶寒，身重胸闷，脉弦细而濡，则与薏苡仁、白蔻仁、苦杏仁等配用，如《温病条辨》三仁汤。一般用量为 10～30g。

3. 用于湿疮、湿疹、痱子

滑石有清热收湿敛疮作用，治疗湿疮、湿疹，可单用或与枯矾、黄柏等为末，撒于患处；治痱子，则可与薄荷、甘草等配合制成痱子粉外用。

4. 用于泻痢

滑石能清浊解暑而厚肠止泻，可治疗夏日腹泻、恶心呕吐等胃肠病证。暑夏多湿多热，加之食物不洁之诱因，常常出现发热、胸闷、腹痛、呕吐腹泻，甚则泻下如水注等症状，西医诊为急性胃肠炎。此症初发或症状较轻者，可试用滑石一味散。根据现代药理研究证实，由于滑石中所含的硅酸镁有吸附和收敛作用，能保护肠管，止泻而不引起臌胀，故治水泻尤为适宜。吐泻之证，病位主要在胃与肠。胃气下降，浊气上逆则吐；清浊不分，并走大肠则泻。滑石质重则可降逆气，行水利湿则厚大肠，故治之有效。

名老中医陈家骅治痢方中亦多用滑石，并水飞研细用，认为滑石所含的硅酸镁有吸附和收敛作用，研细后总面积增大，内服能吸附大量化学刺激物或毒物，保护肠胃而达消炎、止泻作用。

5. 用于呕吐

滑石气寒味甘，甘能和胃气，用于湿热阻滞、肾气不利所致吐逆者，用此散积热、利湿邪，如《本草衍义》用生滑石细末，温水服，治吐逆不下食。名老中医章次公先生善用滑石治疗胃肠疾病。章老认为滑石具有健脾利湿、保护胃肠黏膜的作用。一般用量为 10～30g。

6. 用于外感

凡是外邪，首先侵袭皮毛腠理，促使肌腠郁闭，肺气被遏不宣，继而出现外感症状。而滑石的滑润之特性，轻抚皮毛，柔润肌肤，使腠理疏密得当，肺气得以宣畅，俾令体内沁沁汗出，进而驱邪外散。滑石所以能够"上开腠理而发表"，主要是因其具有滑利柔润、利窍淡渗的作用。

名老中医刘绍勋经常运用滑石治疗外感疾病，认为它能解肌发汗，发汗而不伤阴，这一特点胜过羌活等药。治疗外感，如果滑石与生石膏配伍，相得益彰，疗效更为突出。无论外感或是流感，刘老方中必用滑石，无不收效甚速，仔细玩味，无非外邪一从汗解，一从溲去使然。刘老使用滑石一般用量为30g。

【使用注意】脾虚、热病伤津者及孕妇忌用。

【古籍摘要】

①《神农本草经》："主身热泄澼、女子乳难、癃闭，利小便，荡胃中积聚寒热。"

②《本草纲目》："滑石利窍，不独小便也。上能利毛腠之窍，下能利精溺之窍。盖甘淡之味，先入于胃，渗走经络，游溢精气，上输于肺，下通膀胱。肺主皮毛，为水之上源。膀胱司津液，气化则能出。故滑石上能发表，下利水道，为荡热燥湿之剂。"

【现代研究】本品有吸附和收敛作用，内服能保护肠壁。滑石粉撒布创面形成被膜，有保护创面，吸收分泌物，促进结痂的作用。在体外，10%滑石粉对伤寒杆菌、甲型副伤寒杆菌有抑制作用。

《 石 韦 》

石韦最早载于《神农本草经》，其性微寒，味甘、苦；归肺、膀胱经；其基本功效有利尿通淋、清肺止咳、凉血止血。

【临床应用】

1. 用于利尿通淋

石韦气薄轻清，味苦性寒，善清肺金，洁水源，降肺气而疏泄膀胱，能泻湿热、消瘀血、利水道、开癃闭，为化气行水、渗湿通淋之要药。用于湿热蕴结膀胱而致小便淋漓、带血者，用石韦泻热理血、利水通淋，常与蒲黄、当归、芍药共末酒冲服，如《备急千金要方》石韦散；用于湿热下注膀胱，小便淋涩疼痛，时断时通，尿中有沙粒者，用之泻热化坚、利水通淋，常与滑石共末，同米汁或蜜调服，如《古今录验方》石韦散，亦可与滑石、冬葵子、赤茯苓配伍，如《证治汇补》石韦散；用于心经蕴热，下行小肠所致小便色黄赤痛者，用石韦泻热通淋，常与车前子煮浓汁饮之，如《全生指迷方》石韦汤。

石韦常用于下肢水肿、膀胱湿热、"玉茎"涩痛，黄元御《长沙药解》将其配入鳖甲煎丸进行研究，认为石韦属"泄水消瘀"药，山东崂山所产之小叶石韦，曾广泛用于肾炎、尿路感染等症。本品治疗石淋，历代文献报道不多，除首见于《五十二病方》，唐代《古今录验方》也载有这一经验，同滑石配伍，同米汁或蜜调服，名石韦散。名医张志远亦善用石韦利水排石，张老以前对它的应用，主要是取其利尿退肿之效，虽然亦不断以之治疗淋病，但大多局限在肾盂肾炎、膀胱炎、尿道炎方面，自马王堆帛书问世后，才开始单独实验石韦的确切疗效。治疗膀胱结石，张老常每日用石韦 60g，水煎，4h 1 次，分 3 次服下，取得良好疗效。

2. 用于肺热咳喘

石韦入肺经，清肺热、止咳喘，用于肺热咳喘气急，可与鱼腥草、黄芩、芦根等同用。

张浩良认为石韦味苦沉降，入肺经，故可下气平喘，这在《名医别录》上已有明训，唯后世未尝留意推广应用耳。临床上每以此品为主，与玉泉散、瓜蒌、苦杏仁等配伍治疗肺热咳喘；如肺经郁热咳喘则再加麻黄；如肺阴不足者，则本品加北沙参、麦冬配伍；兼有气虚者，酌加人参、黄芪等。石韦止咳平喘，古已言之，现代科研亦证明其有祛痰止咳、下气定喘之功效，唯其性微寒，故用于肺热、肺燥者似为适宜，且其超出常用量倍数，方可建功，一般 5～10 岁者，可用 15～30g，成年人可用至 45～60g。至于寒饮伏肺者，似非所宜，或需适当配伍方可用之。

3. 用于血热出血

石韦寒凉清泻，走血分，能凉血热、行血滞、厚肠胃、止崩漏、疗外伤。用于湿毒熏灼，伤害气血所致腹痛，里急后重，下痢赤白者，用石韦凉血行滞，如《闽东本草》单用本品煎汤加冰糖，治痢疾，亦可伍黄连、赤芍、泽泻，取效更佳；用于肝肾不足，热损胞络所致崩中漏下者，用石韦凉血固涩，可单用，如《本草纲目》以此为末，酒服治崩漏；用于外伤出血，《经验方》用本品叶面深褐色粉末掺伤口，治出血不止。一般用量为 10～15g。

【古籍摘要】

①《神农本草经》："主劳热邪气，五癃闭不通，利小便水道。"
②《本草纲目》："主崩漏金疮，清肺气。"

【现代研究】石韦煎剂对金黄色葡萄球菌、变形杆菌、大肠埃希菌等有不同程度的抑制作用；有抗病毒、镇咳、祛痰作用。

海金沙

海金沙最早载于《嘉祐本草》，其性寒，味甘、咸；归小肠、膀胱经；其基本功效有清热利湿、通淋止痛。

【临床应用】

1. 用于热淋涩痛

海金沙其性下降，善清小肠、膀胱湿热，尤善止尿道疼痛，为治诸淋涩痛之要药。治热淋涩痛，如《泉州本草》以本品为末，甘草汤送服；亦可与车前子、栀子、瞿麦、萹蓄等清热利尿通淋之品同用。一般用量为10～20g。

2. 用于血淋

海金沙性寒，清热以凉血，治疗湿热下注膀胱、热损血络，小便赤涩，尿血鲜红者，用之清热凉血、渗湿利尿，可单用，如《普济方》以海金沙为末，同砂糖服，治小便出血；亦可与泽泻、滑石、石韦配伍，如《证治准绳》海金沙散；若淋涩尿痛，小便脓血者，以之与琥珀、没药、蒲黄共末服，如《证治准绳》琥珀散。煎服一般用量为10～20g，冲服酌减。

3. 用于石淋

海金沙气寒滑利，通利膀胱，能利小便、决壅滞、通血脉、下结石，为治疗石淋之要药。用于湿热下注，熬煎成沙、成石而致尿断、尿血，痛不可忍者，用之利尿通淋下石，常与鸡内金、金钱草、郁金、滑石配伍，如《经验方》四金化石汤；亦可加用金铃子（川楝子）组成五金化石汤。一般用量为10～20g。

名老中医焦树德教授亦善用海金沙治疗石淋，常用海金沙配合冬葵子、牛膝、金钱草、泽泻、泽兰、赤芍、槟榔（或沉香）、王不留行等同用，治疗泌尿系统结石，有时可收到比较理想的效果。腰痛明显时可配用桑寄生、续断、狗脊、杜仲、乳香、没药等补肾、化瘀、止痛。

4. 用于膏淋

海金沙入膀胱经，能通利膀胱，分清泌浊，用于肾虚火动，煎熬水液所致小便混浊如米泔者，用海金沙清热渗湿、通利膀胱，常与滑石、甘草为末，麦冬或灯心草汤送服，如《世医得效方》海金沙散。

一般用量为 10～20g。

5. 用于水肿

海金沙利尿通淋，故而有利水消肿之效，如《医学发明》海金沙散，即以本品配牵牛子、甘遂等治疗脾湿肿满。一般用量为 10～20g。

6. 用于蛇串疮

蛇串疮相当于现代医学的带状疱疹，是由带状疱疹病毒感染所致，是湿热、火毒郁积于肌肤而发病。海金沙为海金沙科植物海金沙的成熟孢子，内含脂肪油及海金沙素，其性寒，具有清热作用，用有解毒生肌之功的麻油浸泡，可增强清热解毒、生肌的作用，能有效促进水疱干涸、结痂，局部止痛，且本法患者易接受，效果满意，值得临床推广应用。

7. 用于婴幼儿腹泻

婴幼儿腹泻是儿科常见病、多发病，严重影响婴幼儿的生长发育。海金沙用于临床，收效极佳，特别是用各种中西药久治不愈患者，疗效颇好。海金沙性味甘寒，无毒，治疗腹泻的机制：一是其具有良好的清热解毒功能，能清除肠道病菌，鲜用作用更强；二是其具有利水通淋之功效，能迅速恢复肠道分清别浊之功能，即中医学"利小便以实大便"的治则。常配合米泔水、蜂蜜，既健脾和胃、缓急止泻，又能防止海金沙全草过于清利而伤及小儿脾胃，故收效迅速。本法经济简便，无不良反应，口感好，患儿易于接受。一般用量为 3～10g。

【使用注意】肾阴亏虚者慎服。

【古籍摘要】

①《本草品汇精要》："主通关窍，利水道。"

②《本草纲目》："治湿热肿满，小便热淋、膏淋、血淋、石淋、茎痛，解热毒气。"

【现代研究】本品煎剂对金黄色葡萄球菌、铜绿假单胞菌、福氏志贺菌、伤寒杆菌等均有抑制作用。海金沙还有利胆作用。

地肤子

地肤子最早载于《神农本草经》，其性寒，味辛、苦；归肾、膀胱经；其基本功效有清热利湿、祛风止痒。

【临床应用】

1. 用于血淋

地肤子性寒泄热，能除热结、消痰滞、行血脉，用于膀胱湿热蕴结，损伤阴络所致尿涩尿血者，用之泻热通淋，多与黄柏、猪苓、瞿麦、通草配伍，共奏清热燥湿、利尿通淋之功，如《济生方》地肤子汤。一般用量为10～15g。

2. 用于热淋、小便不利

地肤子苦寒降泄，善导湿热于下，泄积热于膀胱，能清利湿热而通尿窍、利小便，故用于心经积热，下移小肠而见小便赤涩不畅者，用之泻火清热，常与滑石、郁金、甘草共末，地肤子煎汤冲服，如《证治准绳》海金沙散；亦可单用，如《子母秘录》地肤子煎服，治妊娠患淋、小便数。

若阴虚气弱，气化不行而致小便不利者，用之化气通水，多与野山参、威灵仙、麦冬共煎服，有益气宣通之功，如《医学衷中参西录》宣阳汤；若阴虚血亏者，与滋阴补血药熟地黄、龟甲、生杭芍共煎服，有育阴补血、化气利尿之功，如《医学衷中参西录》济阴汤。一般用量为10～15g。

3. 用于风疹、湿疹

地肤子苦寒，能散能泻，走表达里，燥湿泻火，以平腑安脏，外去皮肤积热而除湿止痒，用于风湿热毒，凝结肌肤所致风疹、湿疹、疥癣、皮肤瘙痒者，用地肤子燥湿清热、祛风止痒，如《寿成方》用本品同白矾煎汤外洗，治湿疮；亦可加荆芥、防风、苦参、白鲜皮外洗内服，奏效尤捷。一般用量为10～15g。

冯先波治疗皮肤瘙痒，善用地肤子配白鲜皮治疗，为治疗皮肤疾病的常用药对，无论属寒、属热，皆在辨证方中加入地肤子，特别是对于血热之皮肤瘙痒，于犀角地黄汤中重加地肤子、白鲜皮各20g，临床止痒效果明显。

4. 用于阴痒带下

地肤子清热燥湿、祛风止痒，治疗下焦湿热，外阴瘙痒者，可与蛇床子、花椒、苦参、龙胆、白矾等煎汤外洗患处；治湿热带下，可配黄柏、苍术、牛膝、墓头回、土茯苓、苦参、车前子等同用，以增加清热燥湿止带之功。一般用量为10～15g。

5. 用于肝病

据《中药大辞典》记载，地肤子主要成分有三萜皂苷、生物碱等，除用于治疗皮肤病外，还可以治疗积年久痛，以及肢体疣目等疾病。《神农本草经》言，地肤子味甘，性寒，具有补中益精气、补气益力、祛皮肤中热之功，并提到久病则有虚，虚则生内热，加用地肤子、甘草，甘可补，寒可清热。而扶正祛邪是治疗乙型肝炎的基本法则；地肤子一味既可补虚，又可清热，符合中医对乙型肝炎的治疗理论。临床应用疗效满意，并且价格低廉，具有推广应用前景。朱勤厚以地肤子丸治疗慢性乙型肝炎，收到良好疗效。

【**古籍摘要**】

①《神农本草经》："主膀胱热，利小便。"

②《滇南本草》："利膀胱小便积热，洗皮肤之风，疗妇人诸经客热，清利胎热，妇人湿热带下用之良。"

【**现代研究**】本品水浸剂对许兰黄癣菌、奥杜盎小芽孢癣菌、铁锈色小芽孢癣菌等多种皮肤真菌，均有不同程度的抑制作用。地肤子水提物可抑制单核巨噬系统的吞噬功能及迟发型超敏反应（DTH）。

▌▌ 萹 蓄 ▌▌

萹蓄最早载于《神农本草经》。其性微寒，味苦；归膀胱经；其基本功效有利尿通淋、杀虫止痒。

【**临床应用**】

1. 用于淋证

萹蓄性微寒，入膀胱经，清利下焦湿热。多用于热淋、石淋，常与木通、瞿麦、车前子同用，如《和剂局方》八正散；用于血淋，与大蓟、小蓟、白茅根等同用。一般用量为 10～15g。

2. 用于虫证，湿疹，阴痒

萹蓄苦能燥湿，微寒清热，又善"杀三虫"。用治蛔虫病、蛲虫病、钩虫病。用时宜煎汤空腹服，以提高疗效。治蛔虫腹痛，面青，如《药性论》以单味浓煎服用；治小儿蛲虫，下部痒，如《食医心镜》单味水煎，空腹饮之，还可用本品煎汤，熏洗肛门；用于湿疹、湿疮、阴痒等，可单味煎水外洗，亦可配伍地肤子、蛇床子、荆芥等煎水外洗。一般用量为10～15g。

【使用注意】脾虚者慎用。

【古籍摘要】

①《神农本草经》："主浸淫疥瘙，疽痔，杀三虫。"

②《本草汇言》："利湿热，通小便之药也。"

【现代研究】萹蓄有显著的利尿作用；有驱蛔虫、蛲虫及缓下作用；对葡萄球菌、福氏志贺菌、铜绿假单胞菌及多种皮肤真菌均有抑制作用；其水及乙醇提取物能促进血液凝固，增强子宫张力；静脉注射有降压作用。

《 冬葵子 》

冬葵子最早载于《神农本草经》。其性凉，味甘、涩；归大肠、小肠、膀胱经；其基本功效有利尿通淋、下乳、润肠。

【临床应用】

1. 用于淋证

冬葵子甘寒滑利，有利尿通淋之功。用于热淋，与石韦、瞿麦、滑石等同用，如《证治汇补》石韦散；用于血淋及妊娠子淋，如《千金方》本品单味用；用于石淋，与海金沙、金钱草、鸡内金等同用。本品质滑，通关格，利小便，消水肿。用于水肿胀满，小便不利，配猪苓、泽泻、茯苓等同用；若治关格胀满，大小便不通，如《肘后方》以本品单味为末服。一般用量为6～10g。

2. 用于乳汁不通、乳房胀痛

冬葵子滑润利窍，有通乳汁之功。用于产后乳汁不通，乳房胀痛可与穿山甲、王不留行等同用。一般用量为6～10g。

3. 用于便秘

冬葵子质润滑利，润肠而通便。用于肠燥便秘证，可与郁李仁、苦杏仁、桃仁等同用。一般用量为6～10g。

【使用注意】本品寒润滑利，脾虚便溏者与孕妇慎用。

【古籍摘要】

①《名医别录》："疗妇人乳难内闭。"

②《得配本草》："滑肠达窍，下乳滑胎，消肿，通关格，利二便。"

【现代研究】冬葵子药理作用有利尿、抗炎等。

第三节 利湿退黄药

本类药物性味多苦寒，主入脾、胃、肝经。苦寒则能清泄湿热，故以利湿退黄为主要作用，主要用于湿热黄疸，症见目黄、身黄、小便黄等。部分药物还可用于湿疮痈肿等症。临证可根据阳黄、阴黄之湿热、寒湿偏重不同，选择适当配伍进行治疗。

茵 陈

茵陈最早载于《神农本草经》，其性微寒，味苦、辛；归脾、胃、肝、胆经；其基本功效有利胆退黄、清热利湿。

【临床应用】

1. 用于黄疸

茵陈苦泄下降，性寒清热，尤善清利脾胃肝胆湿热，使之从小便而出，故为治黄疸之要药。治湿热蕴结肝胆之黄疸，症见身目发黄、小便短赤之阳黄证，常与清热药同用，如栀子、大黄等，如《伤寒论》茵陈蒿汤，以增强清热利湿退黄之效；若黄疸为湿重于热，症见小便不利者，可与利湿之品茯苓、猪苓同用，如《金匮要略》茵陈五苓散；若脾胃寒湿郁滞，阳气不得宣运之阴黄，症见黄色晦暗、手足不温等，则与温散寒邪药附子、干姜等配用，如《卫生宝鉴·补遗》茵陈四逆汤。

陕西名老中医甘聚珊治疗肝病黄疸，每每重用茵陈，佐以丝瓜络。《温病条辨》言："湿之入于中焦，有风湿，有湿热，有自表传来，有水谷内蕴，有内外结合。"甘老认为病毒性肝炎之黄疸稽留不去者多是病久入络，湿聚气滞为患，唯使大剂苦寒之品，必致徒伤胃气，临床常用之茵陈系祛湿利胆之要药，表有湿者能微发其汗，里有湿者，可祛湿利尿，故表湿、里湿、寒湿、热湿皆可用，一般用20g，多则50～100g；丝瓜络可理气消瘀、疏通经络，两药相伍，可奏祛湿理气、通络之效。

2. 用于黄疸的预防

母儿血型不合时，可使胎儿红细胞结合产生免疫反应，使红细胞凝集破坏而发生溶血，从而威胁胎儿的健康甚至生命，也可因胎盘过大而引起产后大出血的危险，故母儿血型不合的预防和治疗非常重要。

既往对母儿血型不合的防治多采用中西医结合疗法，中药茵陈蒿汤加减，疗效肯定。但是中医学认为，大黄为孕妇禁用药。由于妊娠期用药的特殊性，在复方制剂的加减过程中，其有效成分难以测定，药理、毒理实验资料尚不完善，所以临床应用局限性很大。

茵陈味苦、辛，微寒，入脾、胃、肝、胆经。《神农本草经》中将其列为上品，谓其能除热结黄疸，久服轻身益气耐老。茵陈为传统的清热退黄、疏肝利胆之要药，药性平和，有苦寒而不伤正、清热而不伤胃的特点，非常适合妊娠期用药。据现代药理研究，其主要成分为香豆精，主要药理作用是保护肝脏，促进胆汁分泌，降低血清蛋白和利尿。一般用量为10～30g。

3. 用于湿疮瘙痒

茵陈可清热利湿、解毒疗疮，《备急千金要方》载："遍身风痒生疥疮，用茵陈煎浓汁洗之，立瘥，皆有卓效。"临床可用茵陈治湿热蕴结之湿疹，亦可用于湿热内蕴之风瘙瘾疹，常与清热燥湿、祛风止痒药同用。治风痒疥疮，《备急千金要方》以之与黄柏、苦参、地肤子等同用，亦可单味煎汤外洗；治湿痒瘾疹，《圣济总录》茵陈蒿散，则以之与荷叶配伍同用。一般用量为10～30g。

4. 用于湿温、暑温

茵陈味苦性寒，能清热燥湿，用于湿温、暑温初起，症见往来寒热、口苦、胸闷、干呕、头眩、胁痛、不思饮食，或听觉不灵者，常与黄芩、竹茹、陈皮、半夏、枳壳、白豆蔻、薏苡仁等同用，如《温病条辨》甘露消毒丹，治疗湿温、时疫在气分者。一般用量为10～30g。

5. 用于湿热带下

带下病（湿热下注型），其病机为肝热脾湿，湿热互结，流注下焦，损及任带，约固无力，而成带下病。故治以清热利湿止带为法，茵陈清热燥湿而疏肝利胆，用于湿热带下最为合拍，临床上可用茵陈为主药，辅以车前子、茯苓、猪苓、泽泻、黄柏、炒栀子、牡丹皮、川牛膝等，共奏清热利湿止带之效。一般用量为 10～30g。

6. 用于口腔护理

对高热、昏迷、禁食、血液病、应用抗肿瘤药物的患者，根据病情、口腔酸碱度、口腔黏膜变化及用药情况，合理选择漱口水是做好口腔护理的关键。目前西医院使用的主要是抗生素，效果并不理想，且增加了耐药机会。有研究者在临床实践中采用茵陈溶液进行漱口和口腔黏膜擦拭，收到了良好的临床效果。茵陈性味苦、微寒，有泻火、清热解毒之功能。《本草正义》："茵陈味淡利水，乃治脾胃湿热之专药。"故用茵陈治疗口腔疾病及预防口腔疾病有佳效。

7. 用于胆石症

茵陈清热利湿，用于肝胆湿热熬煎所致的胆石症有较好疗效。常以茵陈配柴胡、金钱草、海金沙、栀子、木香、枳壳，大黄等。现代药理研究证明，茵陈可使胆汁流量增加，亦证明了其治疗作用。一般用量为 10～30g。

【使用注意】 蓄血发黄者及血虚萎黄者慎用。

【古籍摘要】

①《神农本草经》："主风湿寒热邪气，热结黄疸。"
②《名医别录》："通身发黄，小便不利，除头痛，去伏瘕。"
③《医学入门》："消遍身疮疥。"

【现代研究】 茵陈有显著利胆作用，并有解热、保肝、抗肿瘤和降压作用。其煎剂对人型结核分枝菌有抑制作用。乙醇提取物对流感病毒有抑制作用。水煎剂对 ECHD11 病毒有抑制作用。

金钱草

金钱草最早载于《本草纲目拾遗》，其性微寒，味甘、淡、咸；归肝、胆、肾、膀胱经；其基本功效有利湿退黄、利尿通淋、解毒消肿。

【临床应用】

1. 用于湿热黄疸

金钱草可清肝胆之火，又能除下焦湿热，有清热利湿退黄之效。

治湿热黄疸，常与茵陈、栀子、虎杖等同用。一般用量为15～60g。

中医临床家俞仑青治疗急性黄疸型肝炎，以金钱草、大青叶、茵陈、虎杖等为基础方对属中医黄疸范畴的24个病例进行治疗观察，以症状、黄疸消退、肝功能改善等作为疗效评价指标。结果表明金钱草治疗急性黄疸型肝炎效果良好。治疗慢性胆囊炎，中药治疗采用解毒、清热利胆、通腑泄浊之法。金钱草具有抗炎、松弛平滑肌、收缩胆囊的作用，以金钱草为主药，加败酱草、鸡骨草、茵陈等治疗慢性胆囊炎，以不影响胃肠道的消化吸收功能，而达到利胆疏肝，增强代谢功能，调整机体以清除胆囊内杂质、异物，治愈疾病的目的。

2. 用于石淋、热淋

金钱草利尿通淋，善消结石，尤适宜治疗石淋，可单用大剂量金钱草煎汤代茶饮，或与海金沙、鸡内金、滑石等同用；治热淋，常与车前子、萹蓄等同用；本品还能清利肝胆湿热、消胆石，配伍茵陈、大黄、郁金等，治疗肝胆结石，如利胆排石片（《中华人民共和国药典》）。一般用量为15～60g。

慢性前列腺炎是泌尿外科最为常见的疾病。症见尿痛，尿频，尿后有白色分泌物从尿道口溢出，多伴有各种类型的性功能障碍。中医学认为，此病多为湿热内生，经络阻隔，久致气血瘀滞而成湿热夹瘀证。金钱草为治疗各种淋证的要药，具有清热利湿、通淋消肿之功效。临床上常以金钱草、车前草、益母草、败酱草等加减，用于治疗慢性前列腺炎，疗效良好。

笔者跟随贵阳名老中医冯先波先生学习时，见冯师每遇结石患者，无论是胆囊结石、肾结石或输尿管结石，均重用金钱草60g为君，常收桴鼓之效。

3. 用于痈肿疔疮、毒蛇咬伤

金钱草有解毒消肿之效，可用治恶疮肿毒、毒蛇咬伤等症。可用鲜品捣汁内服或捣烂外敷，或配蒲公英、野菊花等同用。外敷适量。

【古籍摘要】

①《采药志》："治反胃噎膈，水肿臌胀，黄白火丹。"
②《草木便方》："除风毒。"

【现代研究】 金钱草水煎液能明显促进胆汁分泌，使胆管泥沙状结石易于排出，胆管阻塞和疼痛症状减轻，黄疸消退。本品有抑菌抗炎作用；对体液免疫、细胞免疫均有抑制作用。

虎 杖

虎杖最早载于《名医别录》，其性微寒，味苦；归肝、胆、肺经；其基本功效有利湿退黄、清热解毒、散瘀止痛、化痰止咳。

【临床应用】

1. 用于湿热黄疸

虎杖产于江南暖湿之地，味苦能燥，性寒能清，主入下焦，清利下焦湿热，治疗下焦湿热诸证，尤善降泄肝胆湿热，利胆退黄。治疗湿热黄疸单服即有效。此功效近年在临床得到了广泛的研究与应用。常以虎杖配伍茵陈、黄柏、栀子等治疗湿热黄疸，效力更佳。一般用量 10～20g。

四川名老中医余国俊论述老师简裕光，以擅治肝病而闻名遐迩，其秘方之主药便是虎杖，尝曰："虎杖滋养肝阴，疏肝达郁，两擅其长。"足见虎杖用于肝病之疗效。

2. 用于经闭、癥瘕、跌打损伤

虎杖有活血散瘀止痛之功。凡由血瘀导致的妇人经闭、痛经、产后恶露不下、癥瘕积聚及跌打损伤等症，皆可用之。此功效古人早已认识到，并早有记载。《名医别录》载虎杖"主通利月水，破留血癥结"。《本草纲目》单用虎杖根研末酒服，治产后瘀血痛及坠仆昏闷。《圣济总录》虎杖散，以虎杖、芍药按 2∶1 配伍，制成散剂，温酒调服，治疗折伤、血瘀不散。一般用量 10～20g。

3. 用于凉血止血

虎杖活血而不破血，且性寒能入血分，故有化瘀凉血止血之功，偏入中、下两焦，以治疗胃肠出血为主。《本草纲目》以虎杖"焙研炼蜜为丸，陈米饮服，治肠痔下血"。《四川中药志》用虎杖配伍金银花、槐花，水煎服，治疗痔出血；以虎杖的提取物配伍海螵蛸制成止血粉，可治疗上消化道出血；虎杖煎剂外用，对外伤出血有明显的止血作用，并有良好的止痛作用。

4. 用于水火烫伤、痈肿疮毒、毒蛇咬伤

虎杖入血分，药性苦寒，有凉血清热解毒作用，内服、外用治疗各种痈肿疮疡及毒蛇咬伤。若水火烫伤而致肤腠灼痛或溃后流黄水者，单用研末，香油调敷，亦可与地榆、冰片共研末，调油敷患处；若湿毒蕴结肌肤导致痈肿疮毒，以虎杖根烧灰贴或煎汤洗患处；若治

毒蛇咬伤，可取鲜品捣烂敷患处，亦可煎浓汤内服。

5. 用于肺热咳嗽

虎杖既能苦降泄热，又能化痰止咳，治肺热咳嗽，可单味煎服，也可与贝母、枇杷叶、苦杏仁等配伍使用。一般用量 10～20g。

6. 用于泻下通便

虎杖入下焦大肠，功能泻下通便，性苦寒，故可用于热结肠燥便秘。虎杖与大黄相似，同属蓼科植物，均含有蒽醌类衍生物。药理实验证明，这些成分的苷类有较强的泻下作用。但未见应用虎杖泻下功能的典型临床报道，而是多作为一种不良反应加以报道。事实上虎杖其他功效的发挥与其通过泻下来排除体内病理产物，如湿热、热毒、瘀血、痰浊等有密切关系。其化痰止咳平喘的功效亦与其通腹气、宣肺气的间接功效有密切的关系。因此，临床经过适当的配伍可以利用其泻下功效，起到增强疗效，或一药多用的作用。

7. 用于胸痹

老年胸痹多属本虚标实，高龄之体，心气渐亏，气虚则无力推动血行，停而为瘀。胸阳失展，心脉阻滞，发为胸痹。治疗多用补虚固本、化瘀通络之品，以标本同治。临床多在养心益气方药基础上，加入虎杖，取其活血通络之效。临床对老年胸痹血瘀之象明显者，加入虎杖，对缓解胸闷痛有一定的效果。一般用量 10～20g。

8. 用于小便不利、癃闭

老年患者大多有前列腺增生，故常见小便点滴而出，淋沥不尽甚或闭塞不通，窘迫难忍，且易并发泌尿系感染，见尿频、尿急、尿痛等症，属中医"淋证""癃闭"范畴，多由肾气亏虚，痰浊痹阻，湿热蕴结所致，治疗当化瘀通浊、清利下焦。而虎杖具用清热通淋、化瘀通络的功效。《滇南本草》载其"利小便，走经络，治五淋白浊"。所以在治疗此类疾病时，先标后本，在辨证基础上以虎杖为主进行治疗，对缓解症状大有裨益。一般用量 10～20g。

9. 用于痛风

痛风属于中医学痹证范畴，但以一般风寒湿热治之多乏效。中医讲痛风为"浊瘀痹"，以泄化浊瘀、蠲痹通络为法。虎杖既能调整胃肠、通利大小便，排出潴留于关节间的代谢废物，又有清热活血、通络止痛之功，《本草拾遗》谓其"主风在骨节间及血瘀"，《滇南本草》谓其"攻诸肿毒……利小便、走经络"，故应视为痛风性关节病不可或缺之品。风湿热、风湿性关节炎之属热证者，虎杖亦为妙品。一般用量 15～30g。

10. 用于化痰瘀、降血脂

老年患者均年逾花甲，经云"年四十而阴气自半""七七天癸竭"。天癸既竭，肾阴亏耗、水不涵木，以致肝失疏泄，津液不归正化，脂膏布化失调，浊脂生痰，滞脉成瘀，又形成痰瘀之标实之象。审因论治在调补肝肾的同时，治标要着重于化痰瘀。《灵枢·卫气失常》云"膏者多气，多气者热，热者耐寒"。而虎杖苦寒，在滋养肝肾为主之方中，加入虎杖，清瘀热、化痰浊、通血脉，对改善临床症状、降血脂有一定的疗效，可配合山楂、决明子等同用，增强降脂功效。一般用量 15～30g。

11. 用于血细胞的调节

国医大师颜德馨教授在血细胞的调节中善用虎杖，文献中提到"虎杖苷"可引起白细胞总数减少，而颜老在临床观察，虎杖还具有平衡周围血象白细胞之升降的作用。初在感染性疾病的治疗中加虎杖，如肺炎、胆囊炎等疾病，确能使白细胞总数下降，后即在血液病的治疗中作临床监测，屡有所得，如用治白细胞减少症、嗜酸性粒细胞增多症、血象明显左移、血小板减少症等，其调节作用令人满意。

用治多例非感染性之白细胞升高皆有效果，包括血小板、红细胞不正常，皆用虎杖作为调节药物，伍以活血之味，尚属应手，殆从经旨"谨守病机……疏其血气，令其条达而致平和"之义也。虎杖用量，感染性疾病投 15g，非感染性疾病，久病不愈者，用 30g。

【使用注意】孕妇忌服。

【古籍摘要】

①《名医别录》："主通利月水，破流血癥结。"

②《日华子本草》："治产后恶血不下、心腹胀满，排脓，主疮疖痈者、妇人血晕、扑伤瘀血，破风毒结气。"

③《本草纲目》："治男妇诸般淋疾。"

【现代研究】本品有泻下、祛痰止咳、降压、止血、镇痛作用。其煎液对金黄色葡萄球菌、铜绿假单胞菌等多种细菌均有抑制作用。对某些病毒亦有抑制作用。

垂盆草

垂盆草最早载于《本草纲目拾遗》。其性凉，味甘、淡；归肝、胆、小肠经；其基本功效有利湿退黄、清热解毒。

【临床应用】

1. 用于黄疸

垂盆草能利湿退黄。用于湿热黄疸，常与虎杖、茵陈等同用。一般用量为 15～30g。鲜品 250g。

2. 用于痈肿疮疡，喉痛，蛇伤，烫伤

垂盆草有清热解毒及消痈散肿之功效。用于痈肿疮疡，可单用内服或外敷，或配野菊花、紫花地丁、半边莲等药用；用于咽喉肿痛，则与山豆根一起服用；治疗毒蛇咬伤，可与白花蛇舌草、鱼腥草合用；治疗烫伤，烧伤，可鲜品捣汁外涂。一般用量为 15～30g。鲜品 250g。

【使用注意】 本品寒润滑利，脾虚便溏者与孕妇慎用。

【古籍摘要】

①《本草纲目拾遗》："性寒，消痈肿，治湿郁水肿。"又"治诸毒及汤烙伤，疗痈，虫蛇螫咬。"

②《天宝本草》："利小便，敷火疮肿痛；汤火症，退湿热，兼治淋症。"

【现代研究】 垂盆草有保肝作用，对葡萄球菌、链球菌、伤寒杆菌、白念珠菌等均有抑制作用。

地耳草

地耳草最早载于《生草药性备要》。其性凉，味苦；归肝、胆经；其基本功效有利湿退黄、清热解毒、活血消肿。

【临床应用】

1. 用于黄疸

地耳草苦凉，入肝胆经，清热解毒利湿而退黄疸，用治湿热黄疸。可单用大剂量煎汤服，或与金钱草、茵陈蒿、郁金、虎杖等同用。一般用量为 15～30g。

2. 用于痈肿

地耳草能清热解毒而消痈肿。治肺痈，可配鱼腥草、薏苡仁、芦根等同用；治乳痈，可与蒲公英、穿山甲等合用；治肠痈，与败酱草、冬瓜仁、大血藤等药同用；若湿热毒气所致痈肿疮毒，可单用地耳草捣烂外敷，或煎水内服。一般用量为15～30g。

3. 用于跌打损伤

地耳草能活血消肿，用治跌打损伤瘀肿疼痛，单用或配骨碎补、乳香、没药等煎服，可同时用鲜品捣烂外敷。一般用量为15～30g。

【使用注意】本品寒润滑利，脾虚便溏者与孕妇慎用。

【古籍摘要】

①《生草药性备要》："治酒病，消肿胀，解蛊毒，敷大恶疮，理疳疮肿。"

②《岭南采药录》："去硝、黄火毒，敷虾箝疮，理跌打、蛇伤。"

【现代研究】地耳草有保肝、抗癌、抗疟、抗菌作用。地耳草低浓度流浸膏对肠管有兴奋作用，高浓度时肠管呈痉挛收缩。

珍珠草

珍珠草最早载于《生草药性备要》。其性凉，味甘、苦；归肝、肺经；其基本功效有利湿退黄、清热解毒、明目、消积。

【临床应用】

1. 用于湿热黄疸，泄痢，淋证

珍珠草苦甘性凉，苦以泄降，凉可清热，其入肝经，通利肝胆，去湿退黄，对于湿热蕴结肝胆，面目皮肤色黄如橘者，与茵陈同用；本品还可清热利湿通淋，可与金钱草等药相伍，用于膀胱湿热之热淋涩痛与砂淋、石淋；本品既利湿热，又解热毒，配黄连、木香等，还常用治湿热毒邪下注大肠所致的泄泻或便下脓血，里急后重。一般用量为15～30g。鲜品30～60g。

2. 用于疮疡肿毒，蛇犬咬伤

珍珠草性凉，清热解毒。可治疗热毒蕴结之疮毒痈肿、毒蛇咬伤或狂犬咬伤。可内服外敷并用，或与白花蛇舌草、重楼等伍用。一般用量为15～30g。鲜品30～60g。外用适量。

3. 用于目赤肿痛

珍珠草入肝经，苦凉泄火，清热明目。单用或配菊花内服外洗，可治肝热上攻，风热注目之赤眼火肿，涩痛难忍。一般用量为15～30g。鲜品30～60g。外用适量。

4. 用于小儿疳积

珍珠草甘可健脾，凉以清热，治小儿禀赋素弱，过食肥甘，脾胃失运，食积化热所致的疳积，可单用水炖服。一般用量为15～30g。鲜品30～60g。

【使用注意】苦凉之品，阳虚体弱者慎用。

【古籍摘要】

①《生草药性备要》："治小儿疳眼，疳积，煲肉食或煎水洗。又治亡乳汁，治主米疳者最效。"

②《临证指南》："治小儿诸疳瘦弱，眼欲盲。"

【现代研究】珍珠草对金黄色葡萄球菌，福氏志贺菌抑制作用较强，对溶血性链球菌、伤寒杆菌、铜绿假单胞菌均有抑制作用。本品对乙型病毒性肝炎有突出治疗作用。另有研究认为，珍珠草对鸭乙型肝炎病毒逆转录酶及人肝癌细胞具有明显抑制作用。

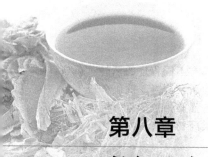

第八章

温 里 药

　　凡以温里祛寒，治疗里寒证为主的药物，称温里药，又名祛寒药。

　　本类药物均味辛而性温热，辛能散、行，温能通，善走脏腑而能温里祛寒，温经止痛，故可用治里寒证，尤以里寒实证为主。即《黄帝内经》所谓"寒者热之"、《神农本草经》"疗寒以热药"之意。个别药物尚能助阳、回阳，用于治疗虚寒证，亡阳证。

　　本类药物因其主要归经的不同而有多种效用。主入脾胃经者，能温中散寒止痛，可用治外寒入侵，直中脾胃或脾胃虚寒证，症见脘腹冷痛、呕吐泄泻、舌淡苔白等；主入肺经者，能温肺化饮，用治肺寒痰饮证，症见痰鸣咳喘、痰白清稀、舌淡苔白滑等；主入肝经者，能暖肝散寒止痛，用治寒侵肝经之少腹痛、寒疝腹痛或厥阴头痛等；主入肾经者，能温肾助阳，用治肾阳不足证，症见阳痿宫冷、腰膝冷痛、夜尿频多、滑精遗尿等；主入心肾两经者，能温阳通脉，用治心肾阳虚证，症见心悸怔忡、畏寒肢冷、小便不利、肢体浮肿等；或回阳救逆，用治亡阳厥逆证，症见畏寒倦卧、汗出神疲、四肢厥逆、脉微欲绝等。

　　使用温里药应根据不同证候进行适当配伍。若外寒已入里，表寒仍未解者，当与辛温解表药同用；寒凝经脉、气滞血瘀者，配以行气活血药；寒湿内阻，宜配芳香化湿或温燥祛湿药；脾肾阳虚者，宜配温补脾肾药；亡阳气脱者，宜与大补元气药同用。

　　本类药物多辛热燥烈，易耗阴动火，故天气炎热时或素体火旺者当减少用量；热伏于里，热深厥深，真热假寒证禁用；凡实热证、阴虚火旺、津血亏虚者忌用；孕妇慎用。

现代药理研究证明，温里药一般具有不同程度的镇静、镇痛、健胃、驱风、抗血栓形成、抗溃疡、抗腹泻、抗凝、抗血小板聚集、抗缺氧、扩张血管等作用，部分药物还有强心、抗休克、抗惊厥、调节胃肠运动、促进胆汁分泌等作用。本类药物主要用治慢性胃炎、慢性肠炎、慢性支气管炎、疝气、休克等。

附 子

附子最早载于《神农本草经》，其性大热，味辛、甘；归心、肾、脾经；其基本功效有回阳救逆、补火助阳、散寒止痛。

【临床应用】

1. 用于亡阳证

附子能上助心阳、中温脾阳、下补肾阳，为"回阳救逆第一品药"。常与干姜、甘草同用，治吐利汗出，四肢拘急，手足厥冷，或大汗、大吐、大泻所致亡阳证，如《伤寒论》四逆汤；本品能回阳救逆，人参能大补元气，两者同用，可治亡阳兼气脱者，如《正体类要》参附汤；若寒邪入里，直中三阴而见四肢厥冷，恶寒倦卧，吐泻腹痛，脉沉迟无力或无脉者，可与干姜、肉桂、人参同用，如《伤寒六书》回阳急救汤。

山西名医张子琳在其经验集中论述，附子乃起死回生之品，但必须用之得当，吾父常以大量附子治病救人，剂量常在 30～60g，屡见奇效。尝说："附子，要么不用，用则重用，量少则起相反作用。"何意？附子乃下焦药也，量少不能重坠下沉，反在上焦起火。另须注意，附子煎剂宜冷服，取寒因寒用，反治之法。若热饮，易在上焦停留而产生不良反应，出现嘴麻、舌麻，继之浑身皆麻。但遇此亦无需惊慌，饮凉开水多能解之，或时过半日便自然缓解。附子之适用证是脉必沉迟，唇、甲黑青，脉证相合，放胆适用，疗效可靠。

名医章次公先生亦善用附子强心救急，《本草经读》说附子为"回阳救逆之第一品"，章老多用附子强心救急，用于热病过程中热毒伤及心脏，以及杂病过程中气随血脱、阳随液亡，出现厥脱之危时。在热病过程中，章老突破了一定的阳亡液脱、大汗淋漓时方用附子的惯例，凡见脉里忽数，或极细极软，或面色黄晦暗淡，神疲迷蒙，或体温骤降，汗出而冷者，即用附子，以防止发展到亡阳的地步。

近代的中医名家如陈伯坛、刘民叔、吴佩衡等诸家，均很擅长遣用附子，认为其能救脱扶阳，每剂常开 30～90g，最大量超过 200g，这可能与地处西南部环境、体质、气候、习俗有密切关系。另外，大剂量运用附子在煎服方法上亦有讲究，一般先煎 2h 以上，将所含毒性成分破坏，补火温里的作用并不随之而减弱，仍可发挥回阳的功效。

2. 用于阳虚证

附子辛甘温煦，有峻补元阳、益火消阴之效，凡肾、脾、心诸脏阳气衰弱者均可应用。配肉桂、山茱萸、熟地黄等，可治肾阳不足，命门火衰所致阳痿滑精、宫寒不孕、腰膝冷痛、夜尿频多者，如《景岳全书》右归丸；配党参、白术、干姜等，可治脾肾阳虚、寒湿内盛所致脘腹冷痛、大便溏泻等，如《太平惠民和剂局方》附子理中汤；若治心阳衰弱，心悸气短，胸痹心痛者，可与人参、桂枝等同用；治阳虚兼外感风寒者，常与麻黄、细辛同用，如《伤寒论》麻黄附子细辛汤。

国医大师张琪教授善用附子治疗脾胃虚寒，常以附子与半夏合用，药局投药每每提出疑问，因乌头与半夏相反。实际不仅用之无任何不良反应，且用之其效更佳，因附子散寒温中，寒气散则阴霾自消，半夏降气相辅相成，具有其他药不可代替的疗效。临床观察凡慢性胃炎、溃疡病、胃肠痉挛属于虚寒者，此方效如桴鼓。

余在贵阳中医药大学跟随况时祥教授学习时，见况师每每重用附子治疗重症肌无力获得良效。况师尝言：附子味辛甘，性热，为疗阳虚之佳品。《本草汇言》曰："附子，回阳气，散阴寒，逐冷痰，通关节之猛药也。"故阳虚证必用附子，辨证要点为精神不振，面色淡白，畏寒肢冷，腹痛喜暖，少气乏力，口淡不渴或渴喜热饮，大便溏薄，小便清长，舌淡嫩，脉微细或沉迟无力等，有一二症即可，不必悉具。用量 10～50g，煎煮 1h 以上，先武火后文火，既消减乌头碱之毒，又不减温阳之力。

3. 用于寒凝诸痛证

附子气雄性悍，走而不守，能温经通络，逐经络中风寒湿邪，故有较强的散寒止痛作用。凡风寒湿痹周身骨节疼痛者均可用之，尤善治寒痹痛剧者，常与桂枝、白术、甘草同用，如《伤寒论》甘草附子汤；治虚寒头痛，常配散寒止痛药，如《三因极一病证方论》必效散，以之与高良姜同用；治寒凝气滞之脘腹胀痛，常配行气止痛药，如《济生方》延附汤，以之与延胡索、木香等药同用。

附子作为散寒止痛药，临床一般用量为 3～15g，但对于顽固性阴寒痹证，滇之名医李继昌则认为一般常规量不效，可用至 30～120g，先煎透（1h 左右），疗效显著。

甘肃中医学院名老中医周信有教授认为，温热药在痹证各期、各类型中均不可少，这是因为温热药有辛通开闭之功效，这对改善以致消除痹证之经络痹阻，营卫气血凝滞、痰瘀胶结的病理状况是十分有利的。因此，周老主张痹证不论属寒、属热，均可在基本方的基础上加用制附子、制川乌等药。在服用期间注意不要饮酒，因为乙醇能促进乌头碱的吸收，从而加强附子的毒性，导致中毒。一般用量是制附子、制川乌、桂枝各 12g，最大剂量不得超过 20g，如果制附子、制川乌用至 15g 以上，宜先煎。也可以采取递增办法，如其用量从 7g 开始，以每剂 3g 递增。是否继续增大，取决于两点：一是中病即止，二是出现毒性作用时，均应停止递增或应减量。

焦树德老中医治疗痹证，常用附子配防风，如附子、防风各12g，因为防风有"杀附子毒"的作用，可减轻附子的毒性。

对于小儿腹痛，临床家李子丰认为，小儿腹痛虽有寒热虚实不同，但小儿为纯阳之体，更兼目前小儿进食生冷较多，易致寒凉伤中。因此以寒凝气塞而痛者居多，在治疗上强调温阳行气法，每以制附子与川楝子相伍，附子大辛大热，擅通脾胃之阳气，肾寓元阳，为一身阳气之根本，肾阳足则一身内外之阳气俱足，自能周流全身，但其用量一般视病情在 3～6g 之间，以免阳热太过，劫津耗液，所谓"亢则害，承乃制"及"少火生气"俱是此意；川楝子性偏寒凉，功擅行气止痛，李老认为其与附子相配一则可以制附子之温热，二则其止痛效果增强，如此两药相配则阳得气助而流行不止，气得阳温而生化无穷。

4. 用于水肿

附子壮元阳而助五脏阳气以散寒凝，故能化气行水治疗水肿。对于肾阳虚衰而致一身悉肿，腰以下肿甚者，用之助阳行水，常与茯苓、白术、芍药、生姜合用，如《伤寒论》真武汤；若脾阳不足，肢体浮肿，腹胀便溏者，常与干姜、白术、茯苓、草果等同用，如《济生方》实脾饮。

江苏著名肾病专家邹云翔教授认为，对脾肾阳虚、水湿泛滥所致的慢性肾阳虚水肿，治疗重在温补肾阳，方用附子理苓汤和济生肾气丸加减。其中附子、桂枝不可少，可重用附子。附子剂量可用至 30～60g，但需久煎 2.5h 以上，去其毒性而存其温阳之效。

当代著名老中医杜雨茂教授对于各种原因引起的水肿，尤其是慢性肾炎引起的水肿，如果患者表现出肾阳虚衰或脾肾阳虚的症状，常采用熟附子配以茯苓、泽泻、桂枝、葶苈子等药加以治疗。甚至对于脾肾阴虚之人，亦可在大队滋阴补脾肾、养阴退火之品中伍以熟附子6g，发挥阳中求阴之功。

王化文在《黄河医话》中论述，水肿病后期，其主要病机为阳虚阴盛，因而造成三焦水道闭塞不得宣通。因此，治疗水肿不仅应温肾健脾，并要宣窍启闭。蟾附散是民间流传治疗后期水肿的经验方。用制附子粉从蟾蜍口内填入，填至蟾蜍之腹结实鼓起来为度。外面裹上一层黄泥，焙干，将泥去掉，再把药蟾研成细粉，分作7包，每天1包，开水冲服。服完后如病情不瘥，可继续配制，服至痊愈为止。此法对于高度水肿才有显效。方内附子辛热，温阳消阴；蟾蜍含有蟾酥，性味辛温，能开窍启闭、通调水道。阳复阴消，决渎畅利，水肿自然消退。

5. 用于便血、痢疾、寒秘

附子辛甘大热，补命门，益先天真火以暖脾土，能扶阳摄血、温中止泻、通阳散结。用于脾虚中寒、血失统摄而致腹部隐痛，先便后血，神疲便溏者，用附子温脾摄血，可配灶心土、白术、熟地黄、阿胶等品，以增疗效，如《金匮要略》黄土汤；用于脾虚寒积、下痢白冻，时发时止者，用附子温脾止泻，常与人参、干姜、大黄、甘草配伍，如《备急千金要方》温脾汤；用于寒邪凝聚、阳气不运，而胁下偏痛，恶寒肢冷，大便秘结者，用附子散寒通结，可与大黄、细辛合用，如《金匮要略》大黄附子汤。一般用量为5~15g。

【使用注意】孕妇及阴虚阳亢者忌用。反半夏、瓜蒌、贝母、白蔹、白及。生品外用，内服须炮制。若内服过量，或炮制、煎煮方法不当，可引起中毒。

【古籍摘要】

①《神农本草经》："主风寒咳逆邪气，温中，金疮，破癥坚积聚，血瘕，寒湿痿躄，拘挛膝痛，不能行步。"

②《本草汇言》："附子，回阳气，散阴寒，逐冷痰，通关节之猛药也。诸病真阳不足，虚火上升，咽喉不利，饮食不入，服寒药愈甚者，附子乃命门主药，能入其窟穴而招之，引火归原，则浮游之火自熄矣。凡属阳虚阴极之候，肺肾无热证者，服之有起死之殊功。"

③《本草正义》："附子，本是辛温大热，其性善走，故为通十二经纯阳之要药，外则达皮毛而除表寒，里则达下元而温痼冷，彻内彻外，凡三焦经络，诸脏诸腑，果有真寒，无不可治。"

【现代研究】附子煎剂、水溶性部分等，对蛙、蟾蜍及温血动物心脏，不论是正常状态或处于衰竭状态均有明显的强心作用；其正丁醇提取物、乙醇提取物及水提物对氯仿所致小鼠室颤有预防作用；附子有显著的抗炎作用，能抑制蛋清、角叉菜胶、甲醛等所致大鼠足跖肿胀，抑制醋酸所致毛细血管通透性亢进，抑制肉芽肿形成及佐剂性关节炎；中乌头碱、乌头碱及次乌头碱均有镇痛作用。最近研究表明，附子能增强机体抗氧化能力，具有抗衰老作用。

肉 桂

肉桂最早载于《神农本草经》。其性热，味辛、甘；归肾、脾、心、肝经；其基本功效有补火助阳、散寒止痛、温经通脉、引火归原。

【临床应用】

1. 用于阳痿、宫冷

肉桂辛甘大热，能补火助阳，益阳消阴，作用温和持久，为治命门火衰之要药。常配附子、熟地黄、山茱萸等，用治肾阳不足，命门火衰之阳痿宫冷、腰膝冷痛、夜尿频多、滑精遗尿等，如《金匮要略》肾气丸、《景岳全书》右归饮。

上海中医药大学朱培庭教授善用肉桂温补肝阳。肝经固多火证，若其人素体阳虚，或久受外寒侵袭，或久服寒药伤脾胃，或手术后抗生素大量应用，见肝寒侮胃之"呕酸上气"、小腹痛、疝瘕等，治宜温肝。阴寒凝聚，非大温不足以破阴回阳。温肝法以吴茱萸"入厥阴散寒邪"，更取肉桂辛甘大热，为治沉寒痼冷之药，合之为温散肝寒凝滞之重剂。如中阳衰微，肝寒之气上逆，见心胸寒痛、呕不能食、上下攻痛、手足逆冷诸症，则加人参、干姜，仿大建中汤温建中阳。取建中阳以驱阴寒，"桂枝下咽，阳盛则殆"。本品较桂枝更为燥烈，用时必须辨证准确，中病即止。若妄施于阴虚之体，则祸不旋踵。

亦有"肝虚则筋无力，恶风，善惊悸，囊冷阴湿，饥不欲食"之肝阳虚寒证，朱师用肉桂、黄芪、肉苁蓉、巴戟天。因肝乃体阴用阳之脏。体属阴主血，用属阳主气。若其人先天禀赋不足，后天失调，或受饥劳诸损，皆可致阴阳气血之虚。气主温养，气虚者阳亦微。除用肉桂辛甘大热、气厚纯阳外，重用黄芪30g，合张锡纯"肝属木而应春令，其气温而性喜条达，黄芪之性温而上升，以之补肝原有同气相求之妙用"，合唐宗海言巴戟天之"温敛肝气"。

朱师用药崇尚养阴，治疗用药，每多柔肝为先。但肉桂性热，与火同性，在下焦壮水药中，能引无根虚火，降而归经。且肉桂之质，在中半以下，故其性专走肾经下部，此本乎地者亲下之义也。又况相火寄于甲乙之间，肝胆木旺则翼风动，而烈火焰明，泻肝即所以泻肾。《神农本草经》曰木得桂而枯，乃伐肝之要药也。故朱师用肉桂若正治不过9g。

2. 用于腹痛、寒疝

肉桂甘热助阳以补虚，辛热散寒以止痛，善祛痼冷沉寒。治寒邪内侵或脾胃虚寒之脘腹冷痛，可单用研末，酒煎服；或与干姜、高良姜、荜茇等同用，如《太平惠民和剂局方》大已寒丸；治寒疝腹痛，多与吴茱萸、小茴香等同用。

朱培庭教授治疗肝血虚兼寒，症见心下痛、胃痛、胁痛，而疏之肝气胀更甚者，除应用太子参、当归、枸杞子、柏子仁、熟地黄外，兼寒则加肉桂。当肝气不疏，肝木恣横之际，复以性偏香燥之理气疏肝药，多致阴津耗损诸变。故有"专用疏泄，则肝阴愈耗，病安得瘥"之弊。张山雷亦认为肝"既已横决矣，亦当抚驭而柔驯之，不可再用气药助其刚燥，否则气益横而血益伤"。王孟英谓："肝为刚脏，在志为怒，血不濡养，性愈谵张。"因肝肾乃"精血同源"之脏，以"峻养肝肾"之枸杞子、柏子仁，合"能滋液以补血之体，能流利以助血之用"之当归，并以引补药"达于肝肾"之牛膝，"平补气血"之太子参，合之具益精养血以柔肝之作用，与魏玉横之一贯煎近似。兼寒者，乃阳气失于温养，故加辛温"善平肝木"之肉桂，取肉桂辛甘大热，气厚纯阳，入肝肾血分，平肝补肾，补命门相火之不足，且肉桂有由阴引阳的作用，以助阳和之气。全方除肉桂外，皆为柔润有余之品。

3. 用于腰痛、胸痹、阴疽、闭经、痛经

肉桂辛散温通，能行气血、运经脉、散寒止痛。常与独活、桑寄生、杜仲等同用，治风寒湿痹，尤以治寒痹腰痛为主，如《备急千金要方》独活寄生汤；与附子、干姜、川花椒等同用，可治胸阳不振，寒邪内侵之胸痹心痛，如《寿世保元》桂附丸；与鹿角胶、炮姜、麻黄等同用，可治阳虚寒凝，血滞痰阻之阴疽、流注等，如《外科证治全生集》阳和汤；若与当归、川芎、小茴香等同用，可治冲任虚寒，寒凝血滞之闭经、痛经等证，如《医林改错》少腹逐瘀汤。

安徽名老中医李洁生教授善用此药。李老认为痛经一症，病因多歧，病机繁杂。中医历来分虚实两端进行辨证施治。虚者多因气血不足，肝肾虚损，血海不盈，冲任失养；实者多气血瘀滞，寒凝湿阻，或湿热下注，致冲任失调，胞脉不通。仅就临床所见而言，本病夹虚者多，全实者少。观李师治疗本病，无论虚实，皆择入肉桂、牛膝两药，屡有良验。肉桂辛热而散，善逐痼寒，畅利气机，辛散痰湿，即使对于貌似药证相左者，也用之不疑，只是根据辨证予他药相制，从无生火助热之弊，对气血不足者，每于大补之中，佐入肉桂 $2\sim3g$，以振奋阳气，鼓舞气血；牛膝一药而兼两用，"走而能补，性善下行"（《本草经疏》），补肝肾，活血脉，尤擅长止痛。两药相伍，能增强止痛之效，诚为治疗痛经之佳对，合奏温散相宜、补通相融之功。

4. 用于虚阳上浮诸症

肉桂大热入肝肾，能使因下元虚衰所致上浮之虚阳回归故里，故曰引火归原。用治元阳亏虚，虚阳上浮之面赤、虚喘、汗出、心悸、失眠、脉微弱者，常与山茱萸、五味子、人参、牡蛎等同用。

中医临床家贾福华运用肉桂降压。贾老认为，高血压属于中医学"眩晕"范畴。《黄帝内经》曰："诸风掉眩，皆属于肝。"这就是说，治疗眩晕要多从"肝"着眼。针对肝阳上亢引起的头晕胀痛、耳鸣如蝉、口苦、脉弦等症，贾老曾与上海中医药大学严以平共同制订了一个处方：白蒺藜、黄菊花、黄芩、夏枯草、熟女贞子。由于肝阳上亢者相对具有肝阴虚，所以处方中佐用熟女贞子，取得了满意的疗效。对某些高血压患者，间或烦躁、面色潮红，同时有小便频数者，加用肉桂少许，可使症状很快缓解，血压下降到正常范围。这从中医传统理论说是肉桂能"引火归原"，而从现代药理说是肉桂能扩张毛细血管而使血压下降。

5. 用于口疮

口疮为病，无非虚实两端。《圣济总录·口齿门》谓："口疮者，由心脾有热，气冲上焦，熏发口舌，故作疮也。"此证属实，治用清火多愈。然有病程较长，反复发作，虽清热之药频投，但证之临床，收效甚微。临床见此多滥施苦寒之品攻伐太过，中宫虚冷。或老年阳衰，误用寒凉，更折其阳，脾肾阳虚，而无根之火上浮，每致口疮久不收敛，经年不愈。此类口疮患者的特点是：疮面泛白，红肿不显，或周边淡红微肿，疼痛不著。当是之时，不可泻火，只宜温补。《丹溪心法》云："口疮服凉药而不愈者，因中焦土虚……相火冲上无制。用理中汤，人参、白术、甘草补土之虚，干姜散火之标，甚则加附子，或擒官桂，亦妙。"肉桂辛热助阳，敛火入宅，导龙归海；干姜炮用，变辛热为苦涩，其涩性收敛，可敛疮生肌。两药相伍，能较快地促进疮口愈合。临证时用治虚寒口疮，常获佳效。一般用量为 3g。

北京名老中医商宪敏亦善用肉桂治疗口疮。商老认为，口疮以口舌生疮（或称小溃疡）灼痛难忍为特征，因饮食刺激可加重疮痛，故患者常不敢饮水进食，其小疮疡可生于舌体各部及唇颊。一般历治一周或更长时间可愈，但易复发。复发者可持续数年乃数十年，此起彼伏，终年摧病，痛苦至极。

口疮病因，责之于火。辨火当分虚实：新发者多实，久病者多虚；实者多是心胃之火上炎，虚者多是阴火（或称相火）浮越。阴火包括心火与肝肾之火，心火起于下焦，其系于心，心不主令，肝肾之火代之。肝肾之火，又称龙雷之火，雷乃木之气，属肝，龙乃水之气，属肾，上实水满，龙潜于海，雷伏于地，相火藏于命门真水之中，而不为害。今龙雷之火之所以腾越，缘于中气不足，脾胃气虚，水湿下流，闭塞下焦，则相火妄动，阴火上冲，火乘愈炽，元气充盛，阴火自潜。

复发性口疮患者的辨证要点：一是火，二是虚。火，要辨阳火还是阴火。虚，要辨脾胃气虚，还是肝肾不足。阴火者，不宜直折，若施苦寒，虽能取效一时，终必水灭湿伏，宜用引火归原、导龙归海之法，于方中加肉桂少量，即是此意。脾胃气虚者，宜甘温补中，取《脾胃论》补中益气汤减去升麻、柴胡；肝肾不足者，宜滋补肝肾，取《小儿药证直诀》六味地黄丸。

肉桂为纯阳之品，善补命门之火，又能引火归原。治疗复发性口疮配伍肉桂，旨在引火归原，剂量宜小，通常入煎剂用 2～3g，冲服粉剂用 0.6～1.5g。

口疮久不愈，属中气不足者，用香砂六君子丸或人参健脾丸，另冲服肉桂粉；属肝肾不足者，用六味地黄丸或麦味地黄丸，另冲服肉桂粉。

6. 用于消渴

全国著名老中医赵恩泽治疗三消证的方药中，善用肉桂一药，以增膀胱气化之功。正如《本草纲目》所云："肉桂下行，益火之源。

此东垣所谓，肾苦燥，急食辛以润之，开腠理，致津液，通气也。"又如《本草正》："桂善平肝木之阴邪，而不知善助肝胆之阳气，唯其味甘，故最补脾土，凡肝邪克土而无火者，用此极妙。与参、附、地同用最能降虚火及治下焦元阳亏乏。"

安徽名老中医李洁生教授亦擅用肉桂配五味子治疗消渴。李老认为，消渴病，阴虚为本，燥热为标。《临证指南医案》谓："三消一证，虽有上、中、下之分，其实不越阴亏阳亢，津涸热淫而已。"治疗总以养阴增液、润燥清热为主。当然，消渴病虽以阴虚为多见，但阳虚者也复不少，尤其对消渴病久，或年老阳虚之辈更应审慎施治，若凉药乱投，非但效微，久用反有损阳竭阴之弊。阳气衰微，上不能蒸津濡润，下不能化气摄水，从而引起上有口舌干燥、渴欲饮水，下有溲多清长诸症。《医学汇海》云："消渴之证，虽因水亏，亦命门衰少之故。盖热气上蒸则肺润，不能上蒸则肺反燥，失其生化之理也。"李师认为，治此当壮其少火，生发肾阳，肾阳蒸腾自能泉源不涸，助气摄水，则消渴庶可得盛。故取肉桂之热，从阴中育阳，即使阴虚为主，阳损不著者，亦可稍稍佐入，微发肾气。五味子"性温，五味具备，酸咸为多，故专收敛肺气而滋肾水"（《本草备要》）。两药相伍，用治消渴属下消者，病机为肾阳不足，命门衰少，常以此药对佐于补阴方中，屡能起病。

7. 用于痢疾

名老中医江心镜认为，肉桂不仅可以温中止腹痛，而且可治痢疾。《药性论》《本草纲目》均载肉桂治下痢，《千金翼方》之桂心汤治下痢，但脓血赤白，日数十行，腹痛。《普济方》之桂连丸治小儿下痢赤白等。肉桂治痢并非漫无法度，使用的标准是久痢下元火衰出现面色㿠白、神疲肢冷、舌质淡嫩、脉沉迟等虚寒症状，或因过服苦寒药所酿之寒湿不化局面。使用的方法：常伍以健脾的白术、淮山药，清热调气的黄连、木香，可收温化之功，无增热之弊。以肉桂末拌饭粒吞食，既有益胃之功，又取其直达下焦病所，发挥其温化作用。

8. 久病体虚

气血不足者，在补气益血方中加入少量肉桂，有鼓舞气血生长之效，如十全大补汤。

【使用注意】阴虚火旺、里有实热、血热妄行出血者及孕妇忌用。畏赤石脂。

【古籍摘要】

①《神农本草经》："主上气咳逆结气、喉痹吐吸，利关节，补中益气。"

②《汤液本草》："补命门不足，益火消阴。"

③《本草求真》："大补命门相火，益阳治阴。凡沉寒痼冷、营卫风寒、阳虚自汗、腹中冷痛、咳逆结气、脾虚恶食、湿盛泄泻、血脉不通、胎衣不下、目赤肿痛，因寒因滞而得者，用此治无不效。"

【现代研究】

肉桂有扩张血管、促进血液循环、增强冠脉及脑血流量、使血管阻力下降等作用；在体外，其甲醇提取物及桂皮醛有抗血小板凝集、抗凝血酶作用；桂皮油、桂皮醛、肉桂酸钠具有镇静、镇痛、解热、抗惊厥等作用；桂皮油能促进肠运动，使消化道分泌能力增强，促进消化功能，排除消化道积气、缓解胃肠痉挛性疼痛，并可引起子宫充血；其肉桂水提物、醚提取物对动物实验性胃溃疡的形成有抑制作用。肉桂酸具有使人肺腺癌细胞逆转的作用。肇庆产肉桂降糖作用明显。桂皮油对革兰氏阴性菌及阳性菌有抑制作用。桂皮的乙醚、醇及水浸液对多种致病性真菌有一定的抑制作用。

干　姜

干姜最早载于《神农本草经》，其性热，味辛；归心、肾、肺、脾、胃经；其基本功效有温中散寒、回阳通脉、温肺化饮。

【临床应用】

1. 用于脾胃虚寒之腹痛、呕吐、泄泻

干姜辛热燥烈，主入脾胃而长于温中散寒、健运脾阳，为温暖中焦之主药。凡脾胃寒证，无论是外寒内侵之实证，或是脾阳不足之虚证，症见脘腹冷痛、呕吐、泻痢等，均可应用。古方常用单味干姜煎服或研末米饮冲服治疗脾胃阳虚腹泻。若脾胃虚寒，脘腹冷痛，每与党参、白术同用，以温中健脾补气，如《伤寒论·辨霍乱病脉证并治》理中丸；亦常与人参、蜀椒、饴糖等同用，以温中补虚止痛，如《金匮要略》大建中汤；若脾肾阳衰，下利不止者，须配附子以温脾肾之阳，据报道，现代有人用干姜附子汤治疗小儿腹泻危象属脾肾阳衰型；若寒邪直中所致腹痛，常与麻黄、白芷、肉桂等同用，以解表

温里，如《太平惠民和剂局方》五积散；若寒饮停胃，干呕或吐涎沫者，每与半夏同用，以温胃降逆，即《金匮要略·呕吐哕下利病脉证》半夏干姜散。

亦可用于寒饮犯胃、浊气上逆而致妊娠呕吐者，用干姜温胃化饮、降浊止呕，可与人参、半夏合用，如《金匮要略》干姜人参半夏汤。一般用量为5～15g。

2. 用于亡阳证

干姜性味辛热，入心、脾、胃、肺、肾经，有温阳守中、回阳通脉的功效，用治心肾阳虚，阴寒内盛之亡阳厥逆、脉微欲绝者，常助附子以增强其回阳救逆作用，并可降低附子的毒性。《伤寒论》之四逆汤、干姜附子汤，均是姜附并施。故明代医家戴元礼有"附子无姜不热"之说。若亡阳暴脱，下利，亡血，四肢厥逆，脉微等，可在四逆汤的基础上加入人参，即《伤寒论》四逆加人参汤。一般用量为10～20g。

3. 用于寒饮咳喘

干姜入肺经，以其辛热温肺散寒化饮，并可温脾燥湿以杜生痰之源。用治寒饮伏肺，咳嗽气喘，形寒背冷，痰多清稀者，常与细辛、五味子同用，如《伤寒论·辨太阳病脉证并治》小青龙汤。若肺寒停饮，咳嗽胸满，痰涎清稀，舌苔白滑，每与茯苓、甘草、五味子等同用，如《金匮要略》苓甘五味姜辛汤。又有刘禹锡《传信方》治咳逆上气，以干姜与皂荚、桂心为末蜜丸服。一般用量为5～15g。

4. 用于寒积便秘

干姜辛热，其入脾胃散寒之功用治痼冷积滞、便秘、腹痛得温则快者，常与大黄、附子、人参等同用，如《备急千金要方》温脾汤。一般用量为5～15g。

5. 用于水肿

干姜辛热，能温中焦、健脾阳，用治脾肾阳虚，水湿停滞，肢体浮肿，胸腹胀满，手足不温，大便溏，脉象沉迟等，常与附子、白术、茯苓等同用，如《世医得效方》实脾饮。一般用量为5～15g。

6. 用于口干

用干姜治疗口干症状，似乎干姜过于辛燥，这就要在分析病因病机的基础上进行辨证论治。阴虚津亏口干宜养阴润燥为主，而痰饮内停津不上承致口干者则非干姜之辛温燥烈不能除，故可应用矣。一般用量为5～15g。

【**使用注意**】本品辛热燥烈，阴虚内热、血热妄行者忌用。

【**古籍摘要**】

①《神农本草经》："主胸满咳逆上气，温中，止血，出汗，逐风湿痹，肠澼下痢。生者尤良。"

②《珍珠囊》："干姜其用有四，通心阳，一也；去脏腑沉寒痼冷，二也；发诸经之寒气，三也；治感寒腹痛，四也。"

③《本草求真》："干姜，大热无毒，守而不走，凡胃中虚冷，元阳欲绝，合以附子同投，则能回阳立效，故书有附子无姜不热之句。"

【**现代研究**】干姜甲醇或醚提取物有镇静、镇痛、抗炎、止呕及短暂升高血压的作用；水提取物或挥发油能明显延长大鼠实验性血栓形成时间；干姜醇提取物及其所含姜辣素和姜辣烯酮有显著灭螺和抗血吸虫作用。干姜醇提取物能明显增加大鼠肝脏胆汁分泌量，维持长达 3～4h。

吴茱萸

吴茱萸最早载于《神农本草经》，其性热，味辛、苦，有小毒；归肝、胃、脾、肾经；其基本功效有散寒止痛、降逆止呕、助阳止泻。

【**临床应用**】

1. 用于寒凝头痛

吴茱萸辛散苦泄，性热祛寒，主入肝经，既散肝经之寒邪，又疏肝气之郁滞，治中寒肝逆之厥阴头痛、干呕吐涎沫、苔白脉迟等，每与生姜、人参等温中降逆之品同用，如《伤寒论》吴茱萸汤。

四川名老中医余国俊先生治疗头痛伴恶心、呕吐清水或稀涎之患者，无论是否具备肝胃虚寒、浊阴上逆之全身证候和舌脉（如四肢欠温、脘腹怯寒或冷痛，舌淡苔白滑，脉弦沉或弦迟），均首选吴茱萸汤，屡试不爽，从未败事。并提倡运用原方，初服时吴茱萸 15g、生姜 15g、人参 30g、大枣 30g，中病可酌减。

2. 用于寒湿脚气

吴茱萸辛热苦燥，既能燥湿散寒，又能止痛，治外感风湿流注，脚肿疼痛不可忍，或脚气入腹，困闷腹胀者，用之解郁滞、除寒湿，可与木瓜同用，如《备急千金要方》苏长史茱萸汤；亦可与紫苏叶、槟榔、木瓜、生姜同用，如《证治准绳》鸡鸣散。一般用量为5～10g。

3. 用于痛经

吴茱萸辛热祛寒，主入肝经，既善散寒止痛，又能疏肝行气，用于肝寒气滞、胞宫寒冷而致月经后期，经行腹痛者，用之温肝行气止痛，可与当归、白芍、桂枝、甘草同用，如《金匮要略》温经汤。一般用量为5～10g。

4. 用于疝气

吴茱萸主入肝经，既善散寒止痛，又可疏肝气之郁滞，用于肝肾寒气而致小肠疝气、偏坠搐痛，或外肾硬肿、日渐滋长者，用之温肝行气、散结止痛，可与泽泻为丸服，如《太平惠民和剂局方》夺命丹；亦可与小茴香、川楝子同用，如《证治准绳》导气汤、《太平惠民和剂局方》胡芦巴丸。一般用量为5～10g。

5. 用于胃寒呕吐

吴茱萸辛散苦泄，性热祛寒，善能散寒止痛，还能疏肝解郁、降逆止呕，兼能制酸止痛。常与干姜、甘草同用，治霍乱心腹痛，呕吐不止，如《圣济总录》吴茱萸汤；与半夏、生姜等同用，可治外寒内侵、胃失和降之呕吐。一般用量为5～10g。

6. 用于吞酸

吴茱萸善于疏肝下气而止呕制酸，配伍黄连，可治肝郁化火，肝胃不和之胁痛口苦、呕吐吞酸，如左金丸《丹溪心法》。一般用量为3～5g。

冯先波先生善用左金丸治疗胃部疾病，凡见反酸、胃脘部灼热疼痛（如辣椒的刺激不适感）、口干等现代医学如胃炎、十二指肠溃疡、胆汁反流性胃炎属于肝胃郁热型的均以左金丸为主方治疗，往往3剂即能明显缓解症状。

7. 用于泄泻

吴茱萸性味辛热，能温脾益肾、助阳止泻，治脾肾阳虚，黎明腹痛泄泻者，用之温肝散寒以疏土，常与补骨脂、肉豆蔻、五味子等同用，如《内科摘要》四神丸；用于肝郁乘脾、运化失职而腹痛肠鸣，泄泻不止，米谷迟化者，用吴茱萸温肝理气止痛，常与黄连、白芍同用，如《太平惠民和剂局方》戊己丸。一般用量为5～10g。

焦树德教授用四神丸治疗脾肾虚泄，再适当配合一些应证药物即确有疗效。焦老常用四神丸加炒白术、茯苓、党参、木香、土炒白芍、槟榔、炒黄柏、炒灶心土（煎汤代水）等，随症加减，用于慢性肠炎、肠功能紊乱等疾病，确能取得一定疗效。

对于小儿腹泻，可取吴茱萸研细粉，用白酒调成糊状，稍加热后敷于脐部。用纱布包裹，胶布固定，一天更换1次。用该法治疗婴幼儿泄泻，特别是口服抗生素类药无效的患儿，多于应用后3天内见效。需指出的是，本品为辛热之品，只能用于虚寒泄泻，否则易关门留邪，延长病程。

8. 用于肝阳上亢证

吴茱萸入肝经，而涌泉穴系足少阴肾经之井穴，主治头痛、头眩、口舌生疮等肝阳上亢证。用吴茱萸敷其穴上，采用上病取下之法，通过滋肝潜阳、引热下行而达缓解肝阳上亢之目的。正如《本草纲目》所云："吴萸，其性虽热，而能引热下行。"

【使用注意】本品辛热燥烈，易耗气动火，故不宜多用、久服。阴虚有热者忌用。

【古籍摘要】

①《神农本草经》："主温中下气，止痛，咳逆寒热，除湿、血痹，逐风邪，开腠理。"

②《本草纲目》："开郁化滞，治吞酸、厥阴痰涎头痛、阴毒腹痛、疝气血痢，喉舌口疮。"

③《本草经疏》："吴茱萸，辛温暖脾胃而散寒邪，则中自温、气自下，而诸证悉除。"

【现代研究】本品甲醇提取物、水煎剂有抗动物实验性胃溃疡的作用；水煎剂对药物性动物胃肠痉挛有对抗作用，有明显的镇痛作用；本品注射液静注对麻醉大鼠和狗有明显升高血压的作用；其煎剂、蒸馏液和冲剂过滤后，分别给正常兔、犬和实验性肾型高血压犬进行静注，均有明显的降压作用；用煎剂给犬灌胃，也呈明显降压作用，甘草煎剂可使吴茱萸的降压作用消失；能抑制血小板聚集，抑制血小板血栓及纤维蛋白血栓形成；其煎剂，吴茱萸次碱和脱氢吴茱萸碱对家兔离体及在体子宫有兴奋作用；在猫心肌缺血后，吴茱萸及吴茱萸汤能改善部分心电图，部分减少血中磷酸肌酸酶及乳酸脱氢酶的释放，明显增加血中一氧化氮浓度，缩小心肌梗死面积，具有一定的保护心肌作用。

《 丁香 》

丁香最早载于《雷公炮炙论》。其性温，味辛；归肾、脾、胃经；其基本功效有温中降逆、散寒止痛、温肾助阳。

【临床应用】

1. 用于胃寒呕吐、呃逆

丁香辛温芳香，暖脾胃而行气滞，尤善降逆，故有温中散寒、降逆止呕、止呃之功，为治胃寒呕逆之要药。常与柿蒂、党参、生姜等同用，治虚寒呕逆，如《症因脉治》丁香柿蒂汤；与白术、砂仁等同用，治脾胃虚寒之吐泻、食少，如《沈氏尊生书》丁香散；治妊娠恶阻，可与人参、藿香同用（《证治准绳》）。

"丁香莫与郁金见"，是中药"十九畏"中明确提出的。中医临床家张兴斌一次偶然失误，给一位顽固性呃逆患者在丁香柿蒂汤中加入了郁金，不料服完1剂后，呃逆已止，2剂服完诸症均除。张老经过长期实践验证后，自拟用于治疗呃逆的主方，名"呃畏一二汤"。组成：丁香5g，郁金10g，柿蒂5个，旋覆花10g（包煎），赭石15g（包煎），半夏10g，陈皮10g。自1979年以来以"呃畏一二汤"化裁治疗呃逆32例均获显效。

"十九畏"的问题历来争议较多，虽然也有些临床报道曾指出部分相畏药同用无妨，但大多的临床医师仍将它视为禁区。张老通过反复实践与观察，认为丁香辛温，温中散寒，善于降逆，为治呃逆要药。郁金，辛苦寒，行气解郁，活血散瘀，有"血中之气药"之称。呃逆久病不愈，多从瘀血考虑，两药合用确有事半功倍之效。再加旋覆花消痰行水，降气止呕；赭石平肝潜阳、重镇降逆；柿蒂为止呃要药，半夏、陈皮和胃降逆。此方止呃逆有效，说明丁香与郁金可以同用。

当代著名中医学家杜雨茂教授亦善用丁香治疗嗳气、呕吐。杜老谓，旋覆代赭汤之益气降逆人所共知，惜有时疗效平平。杜老于此方中加公丁香2～3g，重者亦可至9g。临床证实其降逆平嗳及止呕之效，远较原方为佳。幽门不全性梗阻患者呈现呕吐、嗳气不止，身体日渐羸弱，病势危笃者多人，经用此法调治，均转危为安，逐渐痊愈。公丁香气味芳香雄烈，性温而降，其化浊、降逆、和胃之效堪为此类药之佼佼者，故可大大提高旋覆代赭汤之功用。

2. 用于脘腹冷痛

丁香温中散寒止痛，可用治胃寒脘腹冷痛，常与延胡索、五灵脂、橘红等同用。一般用量为1～3g。

3. 用于阳痿、宫冷

丁香性味辛温，入肾经，有温肾助阳起痿之功，可与附子、肉桂、淫羊藿等同用。一般用量为1～3g。

【使用注意】热证及阴虚内热者忌用。畏郁金。

【古籍摘要】

①《日华子本草》："治口气、反胃，疗肾气、奔豚气、阴痛，壮阳、暖腰膝。"

②《本草正》："温中快气。治上焦呃逆，除胃寒泻痢、七情五郁。"

③《得配本草》："丁香，得五味子治奔豚，配甘蔗、姜汁治干呕。"

【现代研究】本品内服能促进胃液分泌，增强消化能力，减轻恶心呕吐，缓解腹部气胀，为芳香健胃剂；其水提物、醚提物均有镇痛抗炎作用；丁香酚有抗惊厥作用；其煎剂对葡萄球菌、链球菌及白喉棒状杆菌、变形杆菌、铜绿假单胞菌、大肠埃希菌、志贺菌属、伤寒杆菌等杆菌均有抑制作用，并有较好的杀螨作用；另有抗血小板聚集、抗凝、抗血栓形成、抗腹泻、利胆和抗缺氧等作用。

小茴香

小茴香最早载于《新修本草》，其性温，味辛；归肝、肾、脾、胃经；其基本功效有散寒止痛、理气和胃。

【临床应用】

1. 用于寒疝腹痛、睾丸偏坠胀痛、少腹冷痛、痛经

小茴香辛温，能温肾暖肝、散寒止痛。常与乌药、青皮、高良姜等配伍，用治寒疝腹痛，如《医学发明》天台乌药散；亦可用本品炒热，布裹温熨腹部。与橘核、山楂等同用，可治肝气郁滞，睾丸偏坠胀痛，如《张氏医通》香橘散；治肝经受寒之少腹冷痛，或冲任虚寒之痛经，可与当归、川芎、肉桂等同用。一般用量为6～15g。

著名已故中医学家焦树德教授善用小茴香。焦老认为，小茴香味辛性温，功能温肾祛寒、行气开胃，为治疝气疼痛的要药。下焦有寒邪导致肝肾气逆而出现小肠疝气、少腹疼痛、小腹坠胀、睾丸肿胀疼痛，或睾丸偏坠牵掣疼痛等，可用本品配合乌药、橘核、吴茱萸、青皮、炒川楝子、荔枝核、木香、胡芦巴同用。焦老曾用此方随症加减，治疗睾丸结核、慢性睾丸炎，取得良好效果，谨供参考。据现代研究，本品所含的茴香醛用于豚鼠实验性结核的治疗可增强双氢链霉素的效力。

焦老认为，小茴香能入下焦，温经散寒，故也可用于治疗月经后期，行经腹痛、腹部喜暖、月经色黑有块等症。常配合当归、熟地黄、川芎、白芍、炒川楝子、延胡索、五灵脂、南红花等同用。

2. 用于中焦虚寒气滞证

小茴香辛温，能温中散寒止痛，并善理脾胃之气而开胃、止呕。治胃寒气滞之脘腹胀痛，可与高良姜、香附、乌药等同用；治脾胃虚寒之脘腹胀痛、呕吐食少，可与白术、陈皮、生姜等同用。

焦树德教授认为小茴香还能行气开胃，对胃中寒气疼痛、气逆呕吐等，可配半夏、生姜、吴茱萸、茯苓、木香等同用。如因胃寒导致消化不良、食欲不振、饭后胀饱迟消等症者，可配合麦芽、陈皮、稻芽、炒神曲、砂仁、木香等同用。

焦老称，胡芦巴、小茴香均能温肾、散寒、治疝，但胡芦巴偏用于陈久痼寒，小茴香偏用于浅近新寒。吴茱萸、小茴香俱治寒疝，但吴茱萸偏于温肝，小茴香偏于温肾。小茴香生用偏于理气，盐水炒用偏于温肾。用量一般 3～9g。

【使用注意】阴虚火旺者慎用。

【古籍摘要】

①《新修本草》："主诸瘘、霍乱及蛇伤。"
②《本草汇言》："茴香，温中快气之药也。方龙潭曰，此药辛香发散，甘平和胃，故《唐本草》善主一切诸气，如心腹冷气、暴疼心气、呕逆胃气、腰肾虚气、寒湿脚气、小腹弦气、膀胱水气、阴颓疝气、阴汗湿气、阴子冷气、阴肿水气、阴胀滞气。其温中散寒，立行诸气，及小腹少腹至阴之分之要品也。"

【现代研究】本品对家兔在体肠蠕动有促进作用；十二指肠或口服给药对大鼠胃液分泌及 Shay 溃疡和应激性溃疡胃液分泌均有抑

制作用；能促进胆汁分泌，并使胆汁固体成分增加；其挥发油对豚鼠气管平滑肌有松弛作用，并能促进肝组织再生；另有镇痛及己烯雌酚样作用等。

高良姜

高良姜最早载于《名医别录》，其性热，味辛；归脾、胃经；其基本功效有散寒止痛、温中止呕。

【临床应用】

1. 用于胃寒冷痛

高良姜辛散温通，能散寒止痛，为治胃寒脘腹冷痛之常用药，每与炮姜相须为用，如《太平惠民和剂局方》二姜丸；治胃寒肝郁，脘腹胀痛，多与香附合用，以疏肝解郁、散寒止痛，如《良方集腋》良附丸；治卒心腹绞痛如剧，两胁支满，烦闷不可忍者，可与厚朴、当归、桂心等同用，如《备急千金要方》高良姜汤。一般用量为5～10g。

对于高良姜温中止痛功效，《本草汇言》有较详细的论述："高良姜，祛寒湿、温脾胃之药也。若老人脾肾虚寒，泄泻自利，妇人心胃暴痛，因气怒、因寒痰者，此药辛热纯阳，除一切沉寒痼冷，功与桂、附同等。苟非客寒犯胃，胃冷呕逆，及伤生冷饮食，致成霍乱吐泻者，不可轻用。叶正华曰：古方治心脾疼，多用良姜。寒者，与木香、肉桂、砂仁同用至三钱。热者，与黑山栀、川黄连、白芍药同用五六分，于清火药中，取其辛温下气、止痛。若治脾胃虚寒之证，须与参、芪、半、术同行尤善，单用多用，辛热走散，必耗冲和之气也"。

2. 用于胃寒呕吐

高良姜性热，能温散寒邪、和胃止呕。治胃寒呕吐，多与半夏、生姜等同用；治虚寒呕吐，常与党参、茯苓、白术等同用。一般用量为5～10g。

关于高良姜的临床应用，近代名医张山雷在《本草正义》中对历来医家之经验结合自己的经验进行了详细分析，张氏谓："良姜大辛大温，洁古谓辛热纯阳，故专主中宫真寒重症；《别录》独以治胃冷气逆，霍乱腹痛者，正以霍乱皆中气大寒，忽然暴作，俄顷之间，胸腹绞痛，上吐下泻，即四肢冰冷，面唇舌色淡白如纸，脉伏不见，冷汗如油，大肉陡削。良由盛暑之时，乘凉饮冷，汩没真阳，致中气暴绝，见症如是之剧，甚者一二时即已告毙，此非大剂温热，万不能挽回垂绝之元阳。姜、附、吴萸、良姜、荜茇之属，均为此病必须要药。惟近贤王孟英、陆九芝两家，所论霍乱，皆主湿热而言，且谓肢冷脉伏，即是热深厥深之候，万万不可用四逆法者，此则当时见症之不同，盖亦天时人事之变迁，固自有不可一概论者。此当以舌苔之淡白与黄腻辨之，而所泻所吐之物，一则清澈如水，一则秽气恶浊，亦必确乎有凭，固不患临症时之无所适从看也。陈藏器言止痢者，当以虚寒滑利言之，必非湿热积滞之肠澼可知。甄权谓治腹内久冷气痛，大明谓治转筋、泻痢，则即真寒之霍乱转筋也。又谓治反胃，则胃中无火，食入反出之朝食暮吐，完谷清澈者也。苏颂谓含块咽津，治忽然恶心呕清水，亦胃寒之症。濒湖谓健脾胃、宽噎膈、破冷癖、除瘴疟，皆以阴霾填塞者言。而胃燥津枯之噎膈，湿热秽浊之瘴疟，非可一概论矣。石顽谓脾胃为客寒所犯，则逆冷霍乱，辛温暖脾胃而逐寒邪，故能治之。甄权、大明之主治，皆暖胃温中散寒之功。如寒疝小腹痛，须同茴香治之；产后下焦虚寒，瘀血不行，小腹结痛者，亦用之。若胃火作呕，伤暑霍乱，禁用。寿颐按：此所谓伤暑，以暑热言，即孟英、九芝之所谓热霍乱。若暑月贪凉饮冷而发为真霍乱，则虽在盛夏，亦非暑热之病，不可误会"。

【古籍摘要】

①《名医别录》："主暴冷，胃中冷逆，霍乱腹痛。"

②《本草汇言》："高良姜，祛寒湿、温脾胃之药也。若老人脾肾虚寒，泄泻自利，妇人心胃暴痛，因气怒、因寒痰者，此药辛热纯阳，除一切沉寒痼冷，功与桂、附同等。苟非客寒犯胃，胃冷呕逆，及伤生冷饮食，致成霍乱吐泻者，不可轻用。"

【现代研究】 本品水提取物具有镇痛抗炎作用，醚提取物只有镇痛作用，两者均能抗动物实验性胃溃疡的形成及蓖麻油引起的腹泻，还能延长断头小鼠张口动作持续时间和氰化钾中毒小鼠的存活时间；煎剂灌胃能升高犬胃液总酸排出量，兴奋兔离体肠管运动，对抗阿托品所致小鼠胃肠抑制后的墨汁推进率；采用体内血栓形成法，给大鼠灌胃高良姜水提物或挥发油均有抗血栓形成的作用；100%煎液对炭疽杆菌、α-溶血性链球菌或β-溶血性链球菌、白喉棒状杆菌及类白喉杆菌、肺炎球菌、金黄色葡萄球菌、白色葡萄球菌等革兰氏阳性嗜气菌皆有抗菌作用。

荜澄茄

荜澄茄最早载于《雷公炮炙论》。其性温，味辛；归膀胱、脾、胃、肾经；其基本功效有温中散寒、行气止痛。

【临床应用】

1. 用于脾胃寒证

荜澄茄辛温行散，入脾、胃、肾经，能温中散寒、行气止痛。治胃寒脘腹胀痛，症轻者可单用，症重者常配伍高良姜、肉桂等温中止痛之品。治胃寒呕吐，常配生姜、半夏、丁香等温中止呕、止呃之品。治脾胃虚寒之腹痛泄泻，常配炮姜、炒白术、灶心土等温中健脾止泻之品。一般用量为5～10g。

2. 用于寒疝腹痛

荜澄茄味辛性温，入肾经，能暖肾散寒、行气止痛。常与吴茱萸、香附、木香等同用，治疗寒疝腹痛。一般用量为5～10g。

3. 用于食积气胀

荜澄茄辛散温通，能行气温胃消积。治食积胀痛兼寒者，常配神曲、麦芽、陈皮等同用。一般用量为5～10g。

4. 用于寒湿痹痛、跌打损伤

荜澄茄辛温通散，能散寒通脉、活血止痛。治寒湿痹痛，常与羌活、桂枝、威灵仙等祛风除湿之品同用。治跌打损伤，常配川芎、桃仁、红花等活血止痛之品。一般用量为10～15g。

5. 用于寒哮

荜澄茄性温，入肾经，能散寒平喘。治寒哮喘逆，可配炙麻黄、苦杏仁、白果、甘草等宣肺散寒、平喘定哮之品。一般用量为5～10g。

6. 用于寒湿水臌、小便不利、小便混浊

荜澄茄性温，入肾与膀胱经，能温肾、散膀胱之寒，与肉桂、猪苓、茯苓等温阳利水药同用，可治寒湿内停之水肿；与乌药、茯苓、桂枝等温肾利尿药同用，可治下焦虚寒之小便不利；与乌药、芡实、益智等温肾固涩药同用，可治下焦虚寒之小便频数；与乌药、草薢、茯苓等温肾散寒利湿药同用，可治寒湿瘀滞之小便混浊等。一般用量为5～10g。

【古籍摘要】

①《海药本草》："主心腹卒痛、霍乱吐泻、痰癖冷气。"

②《本草纲目》："暖脾胃，止呕吐哕逆。"

【现代研究】大鼠灌服荜澄茄醚提取物、水提取物有抗动物实验性胃溃疡及小鼠实验性腹泻的作用；其挥发油有抗心律失常，改善兔心肌缺血的作用；并能松弛豚鼠气管平滑肌而有平喘作用等。

花椒（椒目）

花椒最早载于《神农本草经》。其性温，味辛；归脾、胃、肾经；其基本功效有温中止痛、杀虫止痒。

【临床应用】

1. 用于中寒腹痛、寒湿吐泻

花椒辛散温燥，入脾胃经，长于温中燥湿、散寒止痛、止呕止泻。常与生姜、白豆蔻等同用，治疗外寒内侵，胃寒腹痛、呕吐等症；与干姜、人参等配伍，治疗脾胃虚寒，脘腹冷痛、呕吐、不思饮食等，如《金匮要略》大建中汤；与肉豆蔻同用，可治夏伤湿冷，泄泻不止，如《小儿卫生总微论方》川椒丸。

2. 用于虫积腹痛、湿疹、阴痒

花椒有驱蛔杀虫之功。常与乌梅、干姜、黄柏等同用，治疗虫积腹痛、手足厥逆、烦闷吐蛔等，如《伤寒论》乌梅丸；单用煎液作保留灌肠，用治小儿蛲虫病，肛周瘙痒；若与吴茱萸、蛇床子、藜芦、陈茶、烧盐同用，水煎熏洗，治妇人阴痒不可忍，非以热汤泡洗不能已者，如《医级》椒茱汤；单用或与苦参、蛇床子、地肤子、黄柏等，煎汤外洗，治湿疹瘙痒。

上海名老中医陈孝伯善用椒目劫喘。陈老于"慢性支气管炎"哮喘专科门诊诊病时，常目睹哮喘急性发作之患者痛苦异常，迫切需要速效平喘药以解除痛苦。但鉴于常用之中西药物如洋金花、麻黄、氨茶碱、肾上腺素等均有一定的毒性作用，且因常用某些平喘药产生耐药性而失效，尤其是一些老年患者，使用此等药物时更受到限制。因此决心在中医药学中发掘既有效又安全、不良反应少的新的平喘药。

元代名医朱震亨之《丹溪心法》《丹溪手镜》《脉因证治》三篇著

作中，在哮喘门均提及"诸喘不止"用椒目为劫药以劫喘，都突出一个"劫"字，"劫"有"强取"之意，是前人治疗急证急则治标的一种强有力的有效措施。我们将椒目研粉，令患者每日服 3 次，每次服 3g，直接吞服或装胶囊服。亦可榨油制成胶丸，每丸含 200mg，日服 3 次，每次服三五丸。10 余年来通过大量的临床观察和实验研究，证明椒目劫喘有着特殊的效果。

椒目劫喘有如下特点：其一，起效快。据临床观察记录分析，绝大部分病例在服药后 5min 自觉症状即开始缓解，胸闷减轻，气明通畅，咳痰爽快；10min 左右，肺部闻诊哮鸣音显减或消失。其二，临床疗效好。观察近期疗效 786 例，有效率为 87.1%，显效率为 57.9%；有些长期依赖激素的哮喘患者，服该药后并能逐步递减直至停用激素。其三，运用范围广。现代医学所谓支气管哮喘、哮喘性支气管炎、心脏性喘息、肺气肿等症用之均有显著的平喘疗效，符合古人椒目劫"诸喘不止"的论述。

总之，椒目具有药源广、作用快、疗效好、用途广、价格低、不良反应甚微、服用方便等特点，具有劫喘起效快的特效，是目前中医临床，特别是开展中医急诊工作中比较理想的一种新的平喘中药，值得推广应用。

【古籍摘要】

①《神农本草经》："主邪气咳逆，温中，逐骨节皮肤死肌，寒湿痹痛，下气。"

②《本草纲目》："椒，纯阳之物，其味辛而麻，其气温以热。入肺散寒，治咳嗽；入脾除湿，治风寒湿痹、水肿泻痢；入右肾补火，治阳衰溲数，足弱，久痢诸证。"

【现代研究】本品具有抗动物实验性胃溃疡形成的作用；对动物离体小肠有双向调节作用，小剂量时兴奋，大剂量时抑制；并有镇痛抗炎作用；其挥发油对 11 种皮肤癣菌和 4 种深部真菌均有一定的抑制和杀死作用，其中羊毛状小孢子菌和红色毛癣菌最敏感，并能杀疥螨等。

第九章

理 气 药

　　凡以疏理气机为主要作用、治疗气滞或气逆证的药物，称为理气药，又名行气药。

　　理气药性味多辛苦温而芳香。其味辛能行，味苦能泄，芳香能走窜，性温能通行，故有疏理气机即行气、降气、解郁、散结的作用。并可通过畅达气机、消除气滞而达到止痛之效，即《素问》"逸者行之""结者散之""木郁达之"之意。因本类药物主归脾、胃、肝、肺经，以其性能不同，而分别具有理气健脾、疏肝解郁、理气宽胸、行气止痛、破气散结等功效。

　　理气药主要用治脾胃气滞所致脘腹胀痛、嗳气吞酸、恶心呕吐、腹泻或便秘等；肝气郁滞所致胁肋胀痛、抑郁不乐、疝气疼痛、乳房胀痛、月经不调等；肺气壅滞所致胸闷胸痛、咳嗽气喘等。

　　使用本类药物，须针对病证选择相应功效的药物，并进行必要的配伍。如脾胃气滞，要选用调理脾胃气机的药物，因饮食积滞者，配伍消导药；因脾胃气虚者，配伍补中益气药；因湿热阻滞者，配伍清热除湿药；因寒湿困脾者，配伍苦温燥湿药。肝气郁滞，应选用疏肝理气药物，因肝血不足者，配伍养血柔肝药；因肝经受寒者，配伍暖肝散寒药；因瘀血阻滞者，配伍活血祛瘀药。肺气壅滞者，应选用理气宽胸的药物，因外邪客肺者，配伍宣肺解表药；因痰饮阻肺者，配伍祛痰化饮药。

　　本类药物性多辛温香燥，易耗气伤阴，故气阴不足者慎用。

　　现代药理研究证明，大部分理气药具有抑制或兴奋胃肠平滑肌，或促进消化液分泌，或利胆等作用；部分理气药具有舒张支气管平滑肌、中枢抑制、调节子宫平滑肌、兴奋心肌、增加冠状动脉血流量、升压或降压、抗菌等作用。本类药物现代多用于治疗胃炎、肠炎、消化道溃疡、多种肝病、胆结石、胆囊炎以及慢性支气管炎等。

陈 皮

陈皮最早载于《神农本草经》，其性温，味辛、苦；归肺、脾经；其基本功效有理气健脾、燥湿化痰。

【临床应用】

1. 用于脾胃气滞证

陈皮味辛苦性温，能行能降，既善行脾胃之气而调中，又能燥除中焦湿邪而健胃，且作用较温和，故为治脾胃气滞之要药，兼湿兼寒者尤宜。治脾胃气滞之脘腹胀满或疼痛，轻者可单用，重者常配伍木香、枳壳、紫苏梗等药，以增强理气宽胸止痛之功，如《鸡峰普济方》宽中丸，以之与木香等同用；治中焦寒湿脾胃气滞，脘腹胀痛、恶心呕吐、泄泻等，常与苍术、厚朴等同用，如《太平惠民和剂局方》平胃散；治疗食积气滞，脘腹胀痛，可配山楂、神曲等同用，如《丹溪心法》保和丸；若外感风寒，内伤湿滞之腹痛、呕吐、泄泻，可配藿香、紫苏叶等同用，如《太平惠民和剂局方》藿香正气散；若脾虚气滞，腹痛喜按、不思饮食、食后腹胀、便溏舌淡者，可与党参、白术、茯苓等同用，如《小儿药证直诀》异功散；若脾胃气滞较甚，脘腹胀痛较剧者，每与木香、枳实等同用，以增强行气止痛之功；治肝气乘脾之腹痛泄泻，常配伍白术、白芍、防风等药，共奏补脾泻肝之功，如《景岳全书》引刘草窗的痛泻药方。一般用量为5～15g。

2. 用于呕吐、呃逆

陈皮辛香而行，善疏理气机、条畅中焦而使之升降有序。治疗呕吐、呃逆，常配伍生姜、竹茹、大枣等同用，如《金匮要略》橘皮竹茹汤；若脾胃寒冷，呕吐不止，可配生姜、甘草同用，如《活幼心书》姜橘汤。一般用量为5～15g。

3. 用于湿痰、寒痰咳嗽

陈皮既能燥湿化痰，又能温化寒痰，且辛行苦泄而能宣肺止咳，为治痰之要药。治湿痰咳嗽，多与半夏、茯苓等同用，如《太平惠民和剂局方》二陈汤。若治寒痰咳嗽，多与干姜、细辛、五味子等同用，如《伤寒论》苓甘五味姜辛汤；若脾虚失运而致痰湿犯肺者，可配党参、白术同用，如《医学正传》六君子汤。一般用量为5～15g。

名老中医俞慎初善用陈皮一药，在小儿咳嗽方中每用之，俞老认为陈皮长于温化痰湿、调理肺气，与其他止咳药配伍，效果很好。

吴启尧善用重剂陈皮治疗乳腺增生，其自拟陈皮汤：陈皮80g、夏枯草30g、王不留行30g、丝瓜络30g、随症加减，治疗乳腺增生效果满意。吴老认为，乳腺增生之患，气血易理，痰邪难除，故非重剂不能胜任。陈皮汤中王不留行活血通经，消肿止痛；夏枯草清肝热，散郁结；丝瓜络通络化痰消肿；尤其重用陈皮，既有健脾燥湿之功，以绝痰湿生化之源，更有理气散结，以消痰核之效，其性虽温，与夏枯草相伍，并无伤阴耗气之弊。

4. 用于胸痹证

陈皮辛行温通，入肺走胸，而能行气通痹止痛。治疗胸痹胸中气塞短气，可配伍枳实、生姜，如《金匮要略》橘皮枳实生姜汤。一般用量为5～15g。

广东省名老中医邓铁涛教授治疗胸痹属于阳虚者，善用温胆汤治疗，即用方中半夏与陈皮理气化痰之功，对于阴阳两虚者，用温胆汤合生脉散，临床收到很好的疗效。

5. 用于通窍亮音

陈皮辛散走窜，理气健脾，燥湿化痰；诃子酸涩收敛，敛肺利咽。诃子以敛为主，陈皮以散为要，两药配伍，一散一敛，相互制约，相互为用，敛肺理气清音甚妙。用治咽喉不爽，声音嘶哑等症有较好的疗效。诚如李时珍曰："诃子同陈皮、厚朴用则下气。"一般用量为5～15g。

6. 用于肝气郁滞证

陈皮与青皮同为橘的果实，幼果为青皮，成熟果皮为陈皮，老嫩不同而功效有异。陈皮辛散苦降，其性温和，燥而不烈，为脾肺气分之药，既能行气健脾，又能燥湿化痰，用于治疗痰湿内停、胸膈满闷等；青皮行肝胆气分，辛温升散，苦温降下，可引诸药达于厥阴气分，能疏肝破气、散结消滞，用于治疗肝气郁滞所致胁肋胀痛、乳房胀痛、乳痈、乳房结块等。两者配伍，青皮入肝胆，行气于左而升；陈皮入脾肺，行气于右而降，升降协调，破气而化痰，共奏疏肝和胃、理气止痛、调中快膈之功，为肝脾同治之常用组合。用于肝郁气滞、胃气不和诸症，如两胁疼痛、胃脘胀痛、乳房坠胀、胸腔满闷等。一般用量为 5～15g。

【古籍摘要】

①《神农本草经》："主胸中瘕热，逆气，利水谷，久服去臭，下气。"

②《名医别录》："下气，止呕咳"。"主脾不能消谷，气冲胸中，吐逆霍乱，止泄。"

③《本草纲目》："疗呕哕反胃嘈杂，时吐清水，痰痞咳疟，大便闭塞，妇人乳痈。入食料，解鱼腥毒。""其治百病，总取其理气燥湿之功。同补药则补，同泻药则泻，同升药则升，同降药则降。"

【现代研究】本品煎剂对家兔及小白鼠离体肠管，麻醉兔、犬胃及肠运动均有直接抑制作用；小量煎剂可增强心脏收缩力，使心输出量增加，冠脉扩张，使冠脉流量增加，大剂量时可抑制心脏；陈皮水溶性总生物碱有升高血压的作用；陈皮提取物有清除氧自由基和抗脂质过氧化作用；鲜橘皮煎剂有扩张气管的作用；挥发油有刺激性祛痰作用，主要有效成分为柠檬烯；陈皮煎剂对小鼠离体子宫有抑制作用，高浓度则使之呈完全松弛状态，用煎剂静脉注射，对麻醉兔在体子宫呈强直性收缩；有利胆、降低血清胆固醇的作用。

青　皮

青皮最早载于《本草图经》。其性温，味辛、苦；归肝、胆、胃经；其基本功效有疏肝破气、消积化滞。

【临床应用】

1. 用于肝郁气滞证

青皮辛散温通，苦泄下行而奏疏肝理气、散结止痛之功，尤宜于治肝郁气滞之胸胁胀痛、疝气疼痛、乳房肿痛。治肝郁胸胁胀痛，常配柴胡、郁金、香附等；治乳房胀痛或结块，常配柴胡、浙贝母、橘叶等；治乳痈肿痛，常配瓜蒌皮、金银花、蒲公英等；若治寒疝疼痛，多与乌药、小茴香、木香等同用，如《医学发明》天台乌药散。治肝郁气滞之经行不畅或痛经，常与香附、柴胡、丹参等疏肝行气、活血调经之品配伍。一般用量为 5～10g。

2. 用于气滞脘腹疼痛

青皮辛行温通，入胃而行气止痛。治疗脘腹胀痛，可配大腹皮同用，如《症因脉治》青皮散；若脘腹冷痛，可配桂枝、陈皮同用，如《医方类聚》三皮汤。一般用量为5～10g。

3. 用于食积腹痛

青皮辛行苦降温通，有消积化滞、和降胃气、行气止痛之功。治食积气滞，脘腹胀痛，常与山楂、神曲、麦芽等同用，如《沈氏尊生书》青皮丸；若气滞甚者，可配木香、槟榔或枳实、大黄等同用。一般用量为5～10g。

4. 用于癥瘕积聚、久疟痞块

青皮气味峻烈，苦泄力大，辛散温通力强，能破气散结。用治气滞血瘀之癥瘕积聚、久疟痞块等，多与三棱、莪术、丹参等同用。一般用量为10～15g。

【古籍摘要】

①《本草图经》："主气滞，下食，破积结及膈气。"

②《本草纲目》："治胸膈气逆、胸痛、小腹疝痛，消乳肿，疏肝胆，泻肺气。""青橘皮，其色青气烈，味苦而辛，治之以醋，所谓肝欲散，急食辛以散之，以酸泄之，以苦降之也。"

③《本草汇言》："青橘皮，破滞气，削坚积之药也……此剂苦能泄，辛能散，芳香能辟邪消瘴，运行水谷，诚专功也。"

【现代研究】本品所含挥发油对胃肠道有温和的刺激作用，能促进消化液的分泌和排除肠内积气；其煎剂能抑制肠管平滑肌，呈解痉作用。此作用强于陈皮。本品对胆囊平滑肌有舒张作用，亦有利胆作用。其注射液静注有显著的升压作用，对心肌的兴奋性、收缩性、传导性和自律性均有明显的正性作用。其挥发油中的柠檬烯有祛痰、扩张支气管、平喘作用。

枳实（枳壳）

枳实最早载于《神农本草经》。其性微寒，味辛、苦、酸；归脾、胃、大肠经；其基本功效有破气消积、化痰散痞。

【临床应用】

1. 用于胃肠积滞、湿热泻痢

枳实辛行苦降，善破气除痞、消积导滞。治饮食积滞，脘腹痞满胀痛，常与山楂、麦芽、神曲等同用，如《医学正传》曲麦枳术丸；若胃肠积滞，热结便秘，腹满胀痛，则与大黄、芒硝、厚朴等同用，如《伤寒论》大承气汤；治湿热泻痢、里急后重，多与黄芩、黄连同用，如《内外伤辨惑论》枳实导滞丸。一般用量为10～15g。

2. 用于胸痹、结胸

本品能行气化痰以消痞，破气除满而止痛。治胸阳不振、痰阻胸痹之胸中满闷、疼痛，多与薤白、桂枝、瓜蒌等同用，如《金匮要略》枳实薤白桂枝汤；治痰热结胸，可与黄连、瓜蒌、半夏同用，如《温病条辨》小陷胸加枳实汤；治心下痞满，食欲不振，可与半夏曲、厚朴等同用，如《兰室秘藏》枳实消痞丸。一般用量为10～15g。

3. 用于气滞胸胁疼痛

枳实善破气行滞而止痛，治疗气血阻滞之胸胁疼痛，可与川芎配伍，如《济生方》枳芎散；若属寒凝气滞，可配桂枝，如《普济本事方》桂枳散。一般用量为10～15g。

4. 用于产后腹痛

枳实行气以助活血而止痛，可与芍药等份为末服用，用治产后瘀滞腹痛、烦躁，如《金匮要略》枳实芍药散，或与当归、益母草同用。一般用量为10～15g。

5. 用于内脏下垂

枳实尚可用治胃扩张、胃下垂、子宫脱垂、脱肛等脏器下垂病症，可单用本品，或配伍补中益气之品黄芪、白术等以增强疗效。

名老中医夏友岳善用枳壳治疗胃下垂。夏老认为，胃下垂属中医学中"中气下陷"证。其发病机制主要是脾虚胃弱，运化失司。病理变化有两种不同转归：一是清阳不升，脾虚气滞，动则气短，有时嗳气；二是浊阴不降，水湿停滞中焦，动则有振水音，有时呕吐清水。两者均有脘腹胀满，食少纳差，胃口隐痛不适，饭后有压迫感，甚则疼痛，身体消瘦，四肢无力等症。总的治疗原则是升清降浊，调补脾胃。常用的主要方剂补中益气汤，医者皆知，但必须灵活掌握，不可拘泥固执。夏老根据前述两种不同病理变化情况，采取两种治疗方法。对第一种情况用标本兼治法。以补中益气汤升清降浊，调补脾胃，以治其本；加枳壳20～30g消胀除满，以治其标。对第二种情况用急则治标和标本兼治交替使用之法。先用生甘遂末3～5g，温开水一次调服或送服，攻下胃内水气，以治其标，待水去病缓，再用补中益气汤加茯苓15～20g，补中益气兼利水渗湿，标本同治。2～3周后，可酌情再服一次生甘遂末3～5g，攻尽胃内水气，后用补中益气汤加茯苓10g煎汤服。通过长期实践和临床观察，这两种治疗方法效果均好。

国医大师邓铁涛教授个人经验，子宫脱垂与肝经有关，肝脉绕于阴器，故用首乌作为引经药，此其一；凡气虚而脉细者阴分亦多虚，此其二。凡内脏下垂者，邓老喜用轻量的枳实配以重量的黄芪，攻补兼施，补多攻少，相辅相成，反佐之意也。

国医大师何任教授谓早年常将枳实、枳壳作较大的区别，深信《药性赋》的"宽中下气，枳壳缓而枳实速也"。临床年久，以实践中感到并无太大之功力区分。李时珍曾说："枳乃木名，实乃其子，故曰枳实。后人因小者性速，又呼老者为枳壳。生则皮厚而实，熟则壳薄而虚，正如青橘皮、陈橘皮。宋人复出枳壳一条，非也。寇氏以为破结实而名，亦未必然。"李氏此说是值得参考的。何老由于常用经方，故多用枳实。至于用枳实治胃下垂、子宫下垂、脱肛、疝，何老不用单味，多视患者宗气不足者，乃以补中益气汤为主加入枳实，亦见效明显，且又无背乎中医学治理论。

6. 用于小儿外感咳嗽

小儿外感咳嗽，大多痰涎壅盛，著名中医儿科专家张珍玉治之必用既能理气祛痰又能和胃降气的枳壳、陈皮。脾为生痰之源，肺为贮痰之器，两者与痰的生成密切相关。《河间六书·咳嗽论》曰："咳为无痰而有声，肺气伤而不清也。嗽是无声而有痰，脾湿动而为痰也。咳嗽谓有痰而有声，盖因伤于肺气，动于脾湿，咳而为嗽也。"小儿脏腑成而未全，最易感受邪气，内而肺脾互传，造成肺脾气机失常，症见咳嗽痰多，在轻宣止咳药中佐加理气药，其旨正是调理肺脾气机，利于止咳化痰。如枳壳苦降下行，理气宽中，与桔梗为对，一升一降，调畅肺脾气机，使肺气宣降通达，脾气转输健运，陈皮偏理脾肺气分，燥湿化痰。两药入汤，能祛既成之痰而断生痰之源。另外，枳壳功力较缓，极适合小儿脏腑娇嫩用药宜轻的要求，陈皮尤长于行气和胃。胃与脾同居中焦，以膜相连，升降相因，互相为用，和胃气则健脾气。陈皮辛温芳香，枳壳味苦性寒，辛温与苦寒相抑配用，意在避其芳香化燥，苦寒败胃之害，彰其行气化痰之效。因此，陈皮、枳壳是张老治小儿外感咳嗽的必用之品。

7. 用于阳痿

枳实治疗阳痿乃北京名医王琦教授的经验。王老认为，枳实辛苦微酸，性凉。功能破气消积、化痰除痞。一般多用治食积痰滞、便秘、胸痹、胸腹胀满痞痛等。如常用之枳术丸、大承气汤、枳实薤白桂枝汤等，皆为此意。今人畏其过于破气，多慎而用之。然其非独破气，实亦有举陷之功。如当代妇科名医罗元恺擅宗傅青主两收汤（枳实、益母草）用枳壳内服、外用，治疗子宫脱垂。而上古枳实、枳壳用药实无分别（见《本草纲目》枳实条下），现代药理研究亦证实两者药效基本一致。可见，枳实药用不可偏执其破气。王老师谓其实乃理气要品，有理气起痿之功，习治气机阻滞之阳痿。

《本草纲目》云："枳实，苦寒无毒，解伤寒结胸，主上气喘咳，肾内伤冷，阴痿而有气，加而用之。"可见，上古枳实已有理气解郁起痿之验。现代医学认为功能性阳痿多属精神心理性疾病。王教授根据多年实践亦明确提出"阳痿从肝论治"之说，方选四逆散加味治疗功能性阳痿，意义深远。现代医学研究发现，阴茎的勃起并非海绵体平滑肌舒张程度越大越好。

不少阳痿患者阴茎海绵体肌纤维由于过度扩张充血而变性、断裂，失去正常的松弛、收缩功能。另外，白膜的适度收缩、剪切机制维持阴茎的勃起等，这足以证明，阴茎勃起时，海绵体平滑肌、白膜的舒缩功能协调才是正常的作用机制。四逆散中白芍、枳实，一柔一刚，一舒张平滑肌、一收缩平滑肌，一入血分滋阴养血活血、一入气分理气导滞，得柴胡之引，直入肝经，肝气得舒，肝血得养，气血流畅，直抵前阴，故阳痿可起，四逆散作用机制与现代海绵体病理生理学研究发现不谋而合。

王老谓：此方中白芍、枳实药量配伍尤为重要。一般用量之比为2：1，常用量为白芍30g、枳实15g。

【使用注意】 孕妇慎用。

【古籍摘要】

①《神农本草经》："主大风在皮肤中如麻豆苦痒，除寒热结，止痢，长肌肉，利五脏，益气轻身。"

②《名医别录》："除胸胁痰癖，逐停水，破结实，消胀满、心下急痞痛、逆气、胁风痛，安胃气，止溏泄，明目。"

③《本草纲目》："枳实、枳壳大抵其功皆能利气，气下则痰喘止，气行则痰满消，气通则痛刺止，气利则后重除。"

【现代研究】 枳实能缓解乙酰胆碱或氯化钡所致的小肠痉挛，可使胃肠收缩节律增加；枳实能使胆囊收缩、Oddi 括约肌张力增加；枳实、枳壳有抑制血栓形成的作用，具有抗溃疡作用；枳实或枳壳煎剂对已孕、未孕小白鼠离体子宫有抑制作用，对已孕、未孕家兔离体、在体子宫均呈兴奋作用；枳实、枳壳煎剂或酊剂静脉注射对动物离体心脏有强心作用，枳实注射液静脉注射能增加冠脉、脑、肾血流量，降低脑、肾血管阻力；枳实煎剂及枳壳的乙醇提取液给麻醉犬、兔静脉注射有明显的升高血压作用。

木 香

木香最早载于《神农本草经》，其性温，味辛、苦；归胃、脾、大肠、三焦、胆经；其基本功效有行气止痛，健脾消食。

【临床应用】

1. 用于胃痛

木香善开肠胃气滞而用于治疗多种胃痛，《药性本草》谓："木香治九种心痛。"心痛即指胃脘痛，胃为"水谷之海"，主受纳腐熟水谷，宜通而不宜滞，若情志不和、脾失健运，可致胃失和降而胃痛，临床常以木香配白术、陈皮、高良姜、厚朴、半夏、砂仁、甘草等，有相得益彰之效。若兼有胁痛可酌加川楝子、青皮、柴胡、枳壳等。一般用量为6～10g。

2. 用于泻痢里急后重

木香辛行苦降，善行大肠之滞气，为治湿热泻痢里急后重之要药。常与黄连配伍，如《太平惠民和剂局方》香连丸；若治饮食积滞之脘腹胀满、大便秘结或泻而不爽，可与槟榔、青皮、大黄等同用，如《儒门事亲》木香槟榔丸。一般用量为6～10g。

焦树德教授亦善用香连丸治疗痢疾，方中以木香行胃肠滞气而除里急后重，兼能芳香化湿，黄连燥湿清热、凉血解毒而止大便脓血，故对胃肠湿热积滞所致的痢疾，效果很好。临床上常以香连丸随症加减，用于治疗各种痢疾。如湿重者可加茯苓、薏苡仁、苍术、车前子；热重者可加黄芩、黄柏、白头翁、马齿苋；食滞者可加焦三仙、槟榔、炒鸡内金；有表证者可加葛根、荆芥；有寒者可加吴茱萸、肉桂、干姜；腹痛重或便脓血多者，可加白芍（重用）、当归等。

3. 用于呕吐

木香善和胃气，并有芳香化湿作用。对肠胃气滞、湿气不化所致的呕吐腹痛等均可用之。《诸家本草》谓："木香治心腹一切气，呕逆反胃。"胃以和降为顺，若饮食不调、情志内伤，或素体脾虚、胃气上逆而见呕吐，可用木香配砂仁、陈皮、厚朴、半夏、甘草等和胃止呕。一般用量为6～10g。

4. 用于疝气

疝气多为寒凝气滞，寒积下焦，肝络失和，气滞不行所致。根据"治疝必先治气"之理，行气散寒、肝脉调和则疝痛可消，可用木香配乌药、小茴香、青皮、高良姜、川楝子、槟榔等治疗，如《医方简义》导气汤。一般用量为6～10g。

5. 用于泄肺气

木香味辛，具升散之性，故可行于上焦。《药类法象》谓："除肺中滞气。"李时珍《本草纲目》记载："诸气膹郁，皆属于肺，故上焦气滞用之者，乃金郁则泄之也。"本品味辛并苦，辛可宣散肺气，苦可降泄肺气，用之则使肺气得以宣发肃降，从而治疗肺系诸疾。临床对于邪气闭肺或痰涎塞肺，致使肺失宣降，胸膈不利，上气咳喘者，在常规应用宣肺化痰、止咳平喘之品无效时，配以木香，每获奇效。《现代中药药理手册》亦载：木香的水提液、醇提液、挥发油及总生物碱均能对抗组胺与乙酰胆碱对气管与支气管的致痉作用，从而缓解支气管平滑肌痉挛，使支气管扩张而平喘。一般用量为6～10g。

6. 用于健脾消食

木香能消食积，若饮食不节、宿食停滞、脾胃受损、纳运失常致气机壅阻不舒，可用木香配槟榔、青皮、陈皮、莪术、黄连、大黄等治疗；若脾虚气滞，脘腹胀满、食少便溏，可与党参、白术、陈皮等同用，如《时方歌括》香砂六君子汤、《证治准绳》健脾丸；若脾虚食少，兼食积气滞，可配砂仁、枳实、白术等同用，如《摄生秘剖》香砂枳术丸。一般用量为6～10g。

此外，本品气芳香能醒脾开胃，故在补益方剂中用之，能减轻补益药的碍胃和滞气之弊，有助于消化吸收，如《济生方》归脾汤。

7. 用于痛经

木香味辛苦而温，能疗痛经。痛经多由气血运行不畅所致，用木香配当归、乌药、延胡索、香附等行气活血、调经止痛之品，有"通则不痛"之效，用之每能得心应手。一般用量为6～10g。

8. 用于利胆

木香有明显的止痛作用，行肝经之气。胆附于肝，为"中清之府"，以通降下行为顺，凡情志不畅、湿阻中焦、肝失疏泄、胆失通降，可用木香配伍金钱草、郁金、枳壳、黄芩、延胡索、海金沙、大黄等。

名老中医高冬来实践体会，治疗胆绞痛，木香、大黄为必用之品，两药之剂量，均以15g为宜，然木香属辛温燥烈之品，大剂久服必有伤阴之弊，故在痛止之后，即应减量乃至停服，以免用药过度，造成不良后果。

9. 用于气滞血瘀之胸痹

木香辛行苦泄，性温通行，能通畅气机，气行则血行，故可止痛。用治寒凝气滞之心痛，可与赤芍、姜黄、丁香等同用，如《经验良方》二香散；若治气滞血瘀之胸痹，可配郁金、甘草等同用，如《医宗金鉴》颠倒木金散。

10. 用于失眠

木香为气药，功擅理气和胃，为何能治疗失眠证呢？然前人早有经验，诸如"主强志""久服不梦寤魇寐""主气劣，气不足，补也，健脾胃。"《黄帝内经》曰："胃不和则卧不安。"然胃病之发，无不与气有密切的关联。又木郁化火，木火刑金则魄不宁，火扰于心神则神失守，皆与气息息相关，气行则血液循经，气血平和则脏腑自安。一般用量为6～10g。

【古籍摘要】

①《日华子本草》："治心腹一切气，膀胱冷痛，呕逆反胃，霍乱泄泻痢疾，健脾消食，安胎。"

②《本草纲目》："木香乃三焦气分之药，能升降诸气。"

③《本草求真》："木香，下气宽中，为三焦气分要药。然三焦则又以中为要……中宽则上下皆通，是以号为三焦宣滞要剂。"

【现代研究】木香对胃肠道有兴奋或抑制的双向作用，能促进消化液分泌；木香单味药能使胃肠蠕动加快，促进胃排空，明显拮抗大鼠急性胃黏膜损伤，溃疡抑制率达100%；有明显的利胆作用；有松弛气管平滑肌作用；并能抑制链球菌、金黄色葡萄球菌、白色葡萄球菌的生长；有利尿、促进纤维蛋白溶解等作用。

香 附

香附最早载于《名医别录》，其性平，味辛、微苦、微甘；归肝、脾、三焦经；其基本功效有疏肝解郁、调经止痛、理气宽中。

【临床应用】

1. 用于肝郁气滞胁痛、腹痛

本品主入肝经气分，芳香辛行，善散肝气之郁结，味苦疏泄以平肝气之横逆，故为疏肝解郁、行气止痛之要药。治肝气郁结之胁肋胀痛，多与柴胡、川芎、枳壳等同用，如《景岳全书》柴胡疏肝散；用治寒凝气滞、肝气犯胃之胃脘疼痛，可配高良姜，如《良方集腋》良附丸；若治寒疝腹痛，多与小茴香、乌药、吴茱萸等；治气、血、痰、火、湿、食六郁所致胸膈痞满、脘腹胀痛、呕吐吞酸、饮食不化等，可配川芎、苍术、栀子等，如《丹溪心法》越鞠丸。一般用量为6~15g。

2. 用于月经不调、痛经、乳房胀痛

香附为妇科之要药，既能行气又能活血，所以前人称之为"血中之气药"（意思是能入血分的行气药）。能理气调经（调整月经周期），对妇女因情志不畅，肝气郁结而致的月经不调、超期不来、经行腹痛确有良效，常配伍当归、川芎、熟地黄、红花、川楝子、桃仁等。本品具有引药归经的作用，无论胎前或产后皆可应用。香附生用偏于上行胸胁，外达四肢；熟用入肝肾而利腰足；酒炒善于通经，醋炒善入肝经消积癥；妇女崩漏、月经量多，宜炒炭用。治疗原发性痛经常以香附、当归为主组成止痛散，效果良好。若治乳房胀痛，多与柴胡、青皮、瓜蒌皮等同用。

中医临床家于伟臣认为，香附是妇科主药，善调痛经，一般用量不过10~20g之间，若其胀痛急迫，经水涩滞，通用之力有不逮，对症复方中重用香附50g，痛随药退，疗程减半，足资研究。

3. 用于胃肠诸疾疼痛

香附行气通滞，通则不痛。常用于气滞胃痛，症见胃痛因生气引起，遇有心情不畅则胃痛加重，兼有胁肋胀满、脉弦等，常与木香、白蔻仁、川楝子、白芍、延胡索等配伍。常用的药方如良附丸，用于气滞寒郁性胃脘痛效果佳良。焦树德教授把良附丸、百合汤、丹参饮三方合用治疗胃溃疡、胃炎、胃窦炎之胃脘痛取得满意疗效。药方举例如下：高良姜10g，香附10g，百合30g，乌药10g，丹参30g，檀香6g（后下），砂仁3g。兼有瘀血者加失笑散（蒲黄、五灵脂），吐酸者加瓦楞子，大便干者加大黄、槟榔，食滞者加鸡内金。

香附加党参、白术、当归、熟地黄，益气养血止痛；香附加木香，行胃肠滞气止痛；香附加檀香，理气宽胸、消胀醒脾止痛；香附

加沉香、柴胡，升降诸气止痛；香附加栀子、黄连，清热降火止痛；香附加厚朴、半夏，消痰除胀止痛；香附加三棱、莪术，消癥化积止痛；香附加葱白、紫苏，祛除表邪止痛。

4. 用于头痛

头痛者，不通则痛，香附香散走窜，性动而不居，畅利气机，疏通郁滞，又善止痛，故可用治诸痛证。香附一味即是头痛要药，如《杂病源流犀烛·头痛源流》记载"有臭毒头痛，必烦闷恶心，宜炒香附一味煎"。兼之本品利气开郁，活血散结，疏通经脉，气血和调，通则不痛，故为善治头痛之佳品。一般用量为6～15g。

中医名家史沛棠言：香附与木香，两药均是辛香行气之药，但木香纯属气分之药，专理肝脾之气郁，而香附为血中之气药，能理气又兼行血，故能治一切气滞血瘀之证，如妇女之痛经、肝病之胁痛、心痹之胸痛，以及一切外伤引起之疼痛，其功用之广，是木香不能相及矣。以此可见，用药治病，若不明归经，盲目选用，就不能发挥药物应有的作用。

【古籍摘要】

①《本草纲目》："利三焦，解六郁，消饮食积聚、痰饮痞满、跗肿腹胀、脚气，止心腹、肢体、头目、齿耳诸痛……妇人崩漏带下，月候不调，胎前产后百病。""乃气病之总司，女科之主帅也"。

②《本草求真》："香附，专属开郁散气，与木香行气，貌同实异，木香气味苦劣，故通气甚捷，此则苦而不甚，故解郁居多，且性和于木香，故可加减出入，以为行气通剂，否则宜此而不宜彼耳。"

③《本草正义》："香附，辛味甚烈，香气颇浓，皆以气用事，故专治气结为病。"

【现代研究】 5%香附浸膏对实验动物离体子宫均有抑制作用，能降低其收缩力和张力；其挥发油有轻度雌激素样作用；香附水煎剂可明显增加胆汁流量，并对肝细胞功能有保护作用；其水煎剂有降低肠管紧张性和拮抗乙酰胆碱的作用；其总生物碱、苷类、黄酮类及酚类化合物的水溶液有强心、减慢心率及降低血压的作用；香附油对金黄色葡萄球菌有抑制作用，其提取物对某些真菌有抑制作用。

◄◄ 乌 药 ►►

乌药最早载于《本草拾遗》。其性温，味辛；归肺、脾、肾、膀胱经；其基本功效有行气止痛、温肾散寒。

【临床应用】

1. 用于寒凝气滞之胸腹诸痛证

乌药味辛行散，性温祛寒，入肺而宣通，入脾而宽中，故能行气散寒止痛。治胸腹胁肋闷痛，常配香附、甘草等，如《太平惠民和剂局方》小乌沉汤，也可与薤白、瓜蒌皮、延胡索等同用；若治脘腹胀痛，可配伍木香、青皮、莪术等，如《太平圣惠方》乌药散，也可与香附、木香、陈皮等同用；治寒疝腹痛，多与小茴香、青皮、高良姜等同用，如《医学发明》天台乌药散；若寒凝气滞之痛经，可与当归、香附、木香等同用，如《济阴纲目》乌药汤。一般用量为5～10g。

国医大师朱良春教授认为，《慎斋遗书》中乌药与香附合用名"香附散"，对浑身胀痛，气血凝滞者有佳效。因乌药能行中和血，香附善血中行气，相辅更彰。乌药配川芎治妇人气厥头痛及产后头痛甚效。

著名中医学家王少华善用乌药治疗诸证。用于胸闷痛，在排除心血管疾病引起的胸痛后，对于因肺气贲郁，在咳喘的同时，出现胸闷痛而反复发作不愈者，王老在"通则不痛"的治则指导下，以乌药配合纳气归元的沉香后，虽不能立时平喘，但却能迅速定痛，闷痛止后，呼吸随之渐畅，于是咳嗽也能暂时缓解。

用于胃脘痛者，无论寒凝、气滞、血瘀诸痛，乃至胃热气滞之百合汤证，均为乌药的适应证。此外，对于中州虚寒型的胃脘痛，王老辄以乌药配黄芪建中汤寓消于补，寄走于守，如此用方，既可增强缓急止痛之效，又可不致因黄芪、甘草、饴糖、大枣等甘味药引起泥膈滞气之胀满。另外，由于目前煎、炒、爆、烹的饮食增多，脾胃阴虚型之胃脘痛已屡见不鲜。益胃汤治此类证候，固属药证相对，然而"六腑以通为用"，一味滋腻，既能碍脾生湿，又将壅胃滞气，以致服益胃汤者始效而终不效。王老治阴虚脘痛，每以乌药与益胃汤为伍，使滋不生湿，腻不滞气，塞中有通，脘痛能定而无痞满纳呆之变证。

用于痛经者，四乌汤出自《张氏医通》，由乌药、香附、甘草配四物汤组成。张氏原用此方治血中气滞，小腹急痛者。王老用此方治气滞血瘀之痛经甚效，其辨证关键为：①痛与胀并见，胀痛之势均等或胀甚于痛，剧则攻冲至胃脘胁肋，拒按；②胀痛起于经前或经潮时，经血有瘀块，瘀下则胀痛减。如属气滞为主之痛经，则除上述见症外，尚可见郁郁寡欢、嗳嗳泛恶等症。可用《济阴纲目》加味乌药散。痛经夹寒而腹中冷、形寒者，加吴茱萸、肉桂；胀痛日久，郁而化热，痛处似灼如刺者，加醋炒柴胡以作"火郁发之"之计，复加牡丹皮、红藤之属以凉营化瘀。

用于术后腹痛，王老认为，手术时由于脏器组织受机械损伤，以致气血流行不畅，渐致气滞血瘀，或术后感染、湿热邪毒与败血结聚，终成气血阻滞局面而导致腹痛。其中因肠梗阻或阑尾炎术后，多呈间歇痛，表现为一月数作或数月一作，其痛也急，患者常难以忍受。如因输卵管结扎、剖腹产术后而腹痛，常痛无虚日，其势也缓。对于此类疾病，当以调气活血为大法。王老每以乌药配手拈散，常收"通则不痛"之效。

用于儿枕痛，本病见于新产后。产后患者有多瘀、多虚的特点，因而血虚与气血瘀阻常同时存在，而形成虚实夹杂的局面。"不通则痛"是本病的一个侧面。而"不荣则痛"，又是本病的另一个侧面，因而治疗时宜采用补虚泻实的法则。王老以乌药配《傅青主女科》生化汤，同时服归脾丸，有一剂知、二剂已之效。

用于疝痛，"七般疝气，不离乎肝"，一旦肝气郁于本经，复加寒邪内乘，以致阴囊肿硬冰冷，睾丸掣痛难忍，上连少腹之寒凝气滞疝痛及气疝，《医学发明》天台乌药散有疏肝理气、温下散寒止痛之功，狐疝以乌药配柴胡疏肝散、金铃子散；湿热水疝以乌药配当归拈痛汤均效。

2. 用于尿频、遗尿

乌药辛散温通，入肾与膀胱而温肾散寒、缩尿止遗。常与益智、山药等同用，治肾阳不足、膀胱虚冷之小便频数、小儿遗尿，如《校注妇人大全良方》缩泉丸。

朱良春教授认为，《妇人大全良方》中乌药伍以益智、山药为"缩泉丸"，乃治肾经虚寒、小便滑数之名方，对老人尿频、小儿遗尿而偏阳虚者，有温肾祛寒、固涩小便之功。因其具有温肾固涩之效，以之移治肺寒及肾阳虚之涕多如稀水，或咽部时渗清涎者，取此三味加于辨证方中，大可提高疗效，此则异病同治之理也。

3. 用于解痉排石

乌药味辛温，是一味理气、解郁、散寒、止痛佳品，对于胸腹胀满、气逆不顺之疼痛，用之最合。所以《本草求真》认为本品对"逆邪横胸，无处不达，故用以为胸腹逆邪要药耳"。《本草述》更盛赞其"实有理其气之元，致其气之用"。朱良春教授指出："乌药性温气雄，对于客寒冷痛，气滞血瘀，胸腹胀满，或四肢胀麻，或肾经虚寒、小便滑数者，用之最为合拍。若属气虚或阴虚内热者，均不宜使用。本品有顺气之功，但对于孕妇体虚而胎气不顺者，亦在禁用之列，否则祸不旋踵，切切不可猛浪。"由于它上入脾肺，下通膀胱与肾，朱老用此治疗肾及膀胱结石所致之绞痛，取乌药30g、金钱草90g煎服，有解痉排石之功，屡收显效。乌药常用量为10g左右，但治疗肾绞痛需用至30g始佳，轻则无效，此乃朱老经验之谈。

4. 用于利水消肿

中医临床家李延培临床上以乌药为主治疗肾积水、肝硬化腹水取得了较好效果。治疗肾积水，以乌药20～30g，泽泻15～20g，水煎两次合并药液，于上午9时顿服，每日1剂，20天为1个疗程，适用于肾积水非结石引起者，一般2～3个疗程即可痊愈。对于肝硬化腹水者，用乌药30～40g，鳖甲20～30g（醋炙，先煎30min），水煎两次，将药汁混合，早晚分服，每日1剂，20天为1个疗程，一般服药5～10剂后尿量开始增加，连用2～3个疗程腹水消失。李老临床实践中体会到，乌药对于人体的水液代谢具有双向调节作用，其治小便频数之理，固不待言；若究其利水消胀之功，则全在于行气散结之力。因水不自行，赖气以动，气行则水行，气郁则水停，故肾积水、肝硬化腹水辨证属气机郁结者，重用乌药每获良效。然配方不宜杂乱，煎、服亦须如法。

【古籍摘要】

①《本草衍义》："乌药和来气少，走泄多，但不甚刚猛，与沉香同磨作汤，治胸腹冷气，甚稳当。"

②《药品化义》："乌药，气雄性温，故快气宣通，疏散凝滞，甚于香附。外解表而理肌，内宽中而顺气。以之散寒气，则客寒冷气自除；驱邪气则天行疫瘴即却；开郁气，中恶腹痛，胸膈胀痛，顿然可减；疏经气，中风四肢不遂，初产血气凝滞，渐次能通，皆藉其气雄之功也。"

③《本草求真》："凡一切病之属于气逆，而见胸腹不快者，皆宜用此。功与木香、香附同为一类。但木香苦温，入脾爽滞，每于食积则宜；香附辛苦入肝胆二经，开郁散结，每于忧郁则妙。此则逆邪横胸，无处不达，故用以为胸腹逆邪要药耳。"

【现代研究】乌药对胃肠道平滑肌有兴奋和抑制的双向调节作用，能促进消化液的分泌；其挥发油内服能兴奋大脑皮质，促进呼吸，兴奋心肌，加速血液循环，升高血压及发汗；外涂能使局部血管扩张，血液循环加速，缓和肌肉痉挛疼痛；本品对小鼠肉瘤 S180 有抑制作用。

沉　香

沉香最早载于《名医别录》。其性微温，味辛、苦；归脾、胃、肾经；其基本功效有行气止痛、温中止呕、纳气平喘。

【临床应用】

1. 用于胸腹胀痛

沉香气芳香走窜，味辛行散，性温祛寒，善散胸腹阴寒，行气以止痛。常与乌药、木香、槟榔等同用，治寒凝气滞之胸腹胀痛，如《卫生家宝》沉香四磨汤；若脾胃虚寒之脘腹冷痛，常配肉桂、干姜、附子等同用，如《卫生宝鉴》沉香桂附丸。一般用量为 1～3g。

临床亦常与陈皮配伍，取沉香辛苦芳香，性温质重，上能醒脾祛湿，下能降气纳肾；陈皮辛散苦降，其性温和，燥而不烈，能理气健脾、燥湿化痰。两药能升能降，沉香降多升少，陈皮升多降少，合而用之，升降结合，相互促进，具有行气消胀、和胃止痛之功。临床用于气滞痰阻引起的脘腹闷满、胀痛不止等症，慢性肝炎、胃炎等疾病引起的腹胀、腹痛等症。名老中医施今墨经验：将陈皮炒炭入药，能缓和药物烈性，增强收敛解毒等功效，与沉香配伍用，用治脘腹胀痛，疗效明显，若同时配伍香附、乌药效果更佳。

2. 用于胃寒呕吐

沉香辛温散寒，味苦质重性降，善温胃降气而止呕。可与陈皮、荜澄茄、胡椒等同用，治寒邪犯胃，呕吐清水，如《圣济总录》沉香丸；若脾胃虚寒，呕吐呃逆，经久不愈者，可与丁香、白豆蔻、柿蒂等同用。一般用量为 1～3g。

临床上沉香与槟榔配伍使用，取沉香苦辛芳香，性温质重，降而不泄，既能温中降逆，又能暖肾纳气，且有降气之功，无破气之害。前人经验认为沉香"行气不伤气，温中不助火"；槟榔苦辛芳香能开泄，质重而坚能下降，偏于破泻下降，破滞行气之力较强。两药合用，相辅相成，降逆行气之力大增，还能下痰平喘、温中降逆。临床用于胸膈痞闷，上气喘急诸症；肺肾气虚，痰浊壅阻，胸闷喘咳诸症；脾胃虚寒，气滞食阻，脘闷嗳气、呕恶、腹胀等症。

3. 用于虚喘证

沉香既能温肾纳气，又能降逆平喘。常与肉桂、附子、补骨脂等同用，用治下元虚冷、肾不纳气之虚喘证，如《太平惠民和剂局方》黑锡丹；若治上盛下虚之痰饮喘嗽，常与紫苏子、半夏、厚朴等配伍。一般用量为1～3g。

临床与人参配伍使用，取沉香下气降逆而平喘，人参益气扶正，补益脾肺。人以气为本，行气作用较强之品易耗伤正气，两药相配，行气开郁而不伤气，且有温肾纳气之功，增平喘之力。如《济生方》四磨汤即以两药配槟榔、台乌药行气降逆、宽胸散结，治肝气郁结之胸膈胀闷、上气喘急等症。其次，人参健脾益气，助脾运化；沉香一以行气防人参之壅滞，一以利窍通小便之闭塞。两药合用，健脾益气，补而不滞，如《风劳臌膈四大证治》香参散以两药新瓦上焙，为细末，治脾虚胀满、小便癃闭。

4. 用于泌尿系结石

泌尿系结石的主要病机是湿热血瘀，临床上出现腰腹痛、血尿等症状时并非结石形成之时，而是瘀积日久乃成。清·郑寿全所著《医法圆通》中说："治砂石贵以清热为先，而化气之品亦不可少。"故理气活血化瘀为治疗结石的重要内容。结石是病理产物，其病位虽在肾、输尿管与膀胱，但与肝关系密切。肾主水，司气化，肝主疏泄，条达气机，结石整个病理过程无不与气滞密切相关。气滞则水停、血瘀、气化不利而易致尿液蕴结成石；结石形成后，停蓄肾或输尿管等部位，又阻碍气机，损伤脉络，加重病情的发展。结石既成，拟排出体外，一方面是使结石溶解缩小，而更重要的是疏畅气机，促肾气化。气化得司，气机畅通，推动有力，才能通利下窍，逐石下泻；气化得司，气机畅通则水液代谢正常，结石、积水难以形成，已成的结石也难以增大。故理气当是治疗结石、防止复发、预防并发症的重要治疗原则。宋·陈言《三因极一病证方论·淋证治》曰："沉香散，治气淋，多因五内郁结，气不得舒，阴游于阳而致壅闭，小腹胀满，便溺不通。"这为沉香配伍相关方剂治疗泌尿系结石提供了思路。沉香辛苦芳香，功专行散，能醒脾开胃、祛湿化浊、行气止痛，性专下降，直达下焦，入于肾经，行而不泄，专于化气降痰，兼有扶脾温肾之功。药理研究认为，理气行滞类药物可缓解输尿管平滑肌痉挛，解除结石嵌顿，并能有效修复因结石嵌顿所造成的黏膜损伤。因此，现代中医治疗泌尿系结石之时，可在辨证处方的基础上加用沉香以行气降逆、暖肾利水，促进肾气化功能及相关脏腑的功能活动，有利于推动结石运化和排出，防止再生之弊，提高临床疗效和降低复发率。一般用量为 1～3g。

【古籍摘要】

①《名医别录》："悉治风水毒肿，去恶气。"

②《本草经疏》："沉香治冷气，逆气，气结，殊为要药。"

③《本草通玄》："沉香温而不燥，行而不泄，扶脾而运行不倦，达肾而导火归元，有降气之功，无破气之害，洵为良品。"

【现代研究】 本品对家兔离体小肠运动有抑制作用，使麻醉猫注射乙酰胆碱后肠管收缩幅度减少，蠕动减慢；所含挥发油有促进消化液分泌及胆汁分泌作用，以及麻醉、止痛、肌松等作用；沉香煎剂对结核分枝杆菌、伤寒杆菌、福氏志贺菌均有较强的抗菌作用。

川楝子

川楝子最早载于《神农本草经》，其性寒，味苦，有小毒；归肝、膀胱、小肠经；其基本功效有行气止痛、疏肝泄热、杀虫。

【临床应用】

1. 用于脘腹、两胁胀痛

古代医家叶天士认为"凡醒脾胃必先治肝"，治疗胃痛以川楝子合吴茱萸相得益彰，止痛力宏，若以芍药甘草汤合金铃子散则疗效可显著提高，或以含川楝子的一贯煎加减常显卓效。川楝子止痛之效优以延胡索，用于胃痛，不论寒热虚实者均可应用。肝气犯胃者重用 10～30g，砸碎煎之甚佳，配入栀子干姜汤中，可治郁火胃痛而见脘痛拒按、口苦心烦、苔黄脉数者，投之屡效。此外，川楝子有调节消化道蠕动功能的双重作用，李克绍认为，胃热胀痛，有痛而兼胀，连及两胁、脉象弦数者，当泻肝火，用金铃子散效果最佳。

凡肝区隐痛，绵绵不休者，可配延胡索，或与柴胡、木香同用，效果尤好，此为张泽生经验。近代已故全国名医秦伯未认为，川楝子治肝气、肝火内郁之少腹胀痛、小便短赤及胁痛而自觉痛处内热者，效果良好。

2. 用于热淋、石淋

现所见淋证，以实热者最为常见。本病的发生与肾和膀胱关系最为密切，病邪乃下焦湿热所致。盖湿热下注膀胱，气化阻滞，膀胱气化不利，则见小便短频，淋沥涩痛，小便拘急，或痛引少腹，诸症丛生。因此，清利下焦湿热为治疗本病的关键。川楝子入肝、小肠及膀胱经，味苦性寒，善清肝、小肠、膀胱之火，既有导湿热下行之功，又有理气止痛之效，膀胱湿热得清，气化功能正常，开阖有度，则诸症可除。从临床治疗中观察到，川楝子对于自觉尿道灼痛者更为适用，其消除症状和止痛的作用，较临床习用的石韦、瞿麦、萹蓄等清利之品，更有效验。

此外，川楝子调气机、利水道之功甚强，止痛作用良好，且能促使结石排出，故在治泌尿系结石时为必用之药，常与善于利尿排石的海金沙、金钱草、鸡内金等同用。一般用量为10～20g。

3. 用于蛇串疮

蛇串疮者，现代医学多属于带状疱疹，多为肝气久郁，化火动湿，致湿热酿毒，蕴结肝胆，外渗肌肤使然。病在上，多火郁，治以小柴胡汤；病在下，多湿热，投以龙胆泻肝汤。考川楝子，既可疏肝郁、泄肝热，又可渗湿热、理气止痛，正如《本经逢原》所云："川楝子苦寒沉降，能导湿热下走渗运，人但知其有治疝之功，而不知其荡热止痛之用。"故用治带状疱疹之胁肋疼痛，疗效颇佳。

川楝子既能治疗带状疱疹前期肋间神经痛，并起到预防作用，又能治疗带状疱疹进行期和带状疱疹后遗肋间神经痛。唯在应用时应注意：治疗肝气郁滞之胁痛，川楝子常用至10g左右；治疗湿热内蕴之肋间神经痛，川楝子须至20g左右；而治疗带状疱疹后遗神经痛，川楝子用量又在6g以下。

4. 用于疝气痛、睾丸偏坠痛

川楝子能疏肝行气止痛，有"治疝专药"之誉。因其性寒，若治肝经寒凝气滞之疝气痛或睾丸偏坠痛，常将本品炒用，并配伍吴茱萸、小茴香、木香等散寒行气止痛之品，如《医方简义》导气汤。若治肝经实火、湿热下注，症见睾丸肿痛、阴囊红肿者，即可生用，并常配龙胆、栀子、荔枝核等药同用，以收清肝火、除湿热、散结止痛之效。一般用量为10～20g。

国医大师张琪有论：现代中医药学谓川楝子有毒，成年人一次服6～8g，即可出现头晕、呕吐、腹泻等，但余在临证中用川楝子15～

20g 与其他药配伍治疗肝气犯胃作痛，凡胁肋胀痛属肝气郁逆者均有良效，未见有头晕、呕吐等症。此药疏肝气而不燥，无耗阴液之弊，故可用于睾丸胀痛、妇女经行腹痛。

5. 用于虫积腹痛

川楝子苦寒有毒，除能行气止痛外，又能驱杀肠道寄生虫，味苦又能降泄气机而行气止痛，为治疗虫积腹痛常用药。用治蛔虫等引起的虫积腹痛，每与槟榔、鹤虱等同用，如《小儿药证直决》安虫丸。

6. 用于脚癣

川楝子外用能疗癣止痒，单用即可。治头癣，可将其炒黄研末，用油脂调成油膏，涂敷患处；治脚癣，可取生川楝子加水适量捣膏，用凡士林调涂患处。外用适量。

7. 用于乳痈

川楝子苦寒清泄，既能疏肝泄热，又能行气止痛，还常被用来治疗乳痈，现代医学之急性乳腺炎，可用川楝子连皮和仁，炒黄研细末，每次用 10g，加红糖 50g，用黄酒或开水 100～200mL 冲服，每日 1～2 次，连用 3～5 天，收效甚佳。

【使用注意】本品有毒，不宜过量或持续服用，以免中毒。又因其性寒，脾胃虚寒者慎用。

【古籍摘要】

①《本草纲目》："楝实，导小肠膀胱之热，因引心包相火下行，故心腹痛及疝气为要药。"

②《本草经疏》："楝实，主温病伤寒，大热狂烦者，邪在阳明也，苦寒能散阳明之邪热，则诸证自除。"

③《本经逢原》："川楝，苦寒性降，能导湿热下走渗道，人但知其治疝之功，而不知其荡热止痛之用。《本经》主温病烦狂，取以引火毒下泄，而烦乱自除。其杀虫利水道，总取以苦化热之义。古方金铃子散，治心包火郁作痛，即妇人产后血结心痛，亦宜用之。以金铃子能降火逆，延胡索能散结血，功胜失笑散而无腥秽伤中之患。"

【现代研究】本品所含川楝素为驱虫有效成分，与山道年相比，作用缓慢而持久，对猪蛔虫、蚯蚓、水蛭等有明显的杀灭作用；川楝子有松弛 Oddi 括约肌，收缩胆囊，促进胆汁排泄的作用；能兴奋肠管平滑肌,使其张力和收缩力增加;川楝子对金黄色葡萄球菌、多种致病性真菌有抑制作用;尚有抗炎、抗癌作用。

《 薤 白 》

薤白最早载于《神农本草经》。其性温,味辛、苦;归心、肺、胃、大肠经;其基本功效有通阳散结、行气导滞。

【临床应用】

1. 用于胸痹

薤白辛散苦降,温通滑利,善散阴寒之凝滞,通胸阳之闭结,为治胸痹之要药。治寒痰阻滞、胸阳不振所致胸痹,常与瓜蒌、半夏、枳实等配伍,如《金匮要略》瓜蒌薤白白酒汤、瓜蒌薤白半夏汤、枳实薤白桂枝汤等;若治痰瘀胸痹,则可与丹参、川芎、瓜蒌皮等同用。一般用量为5~10g。

2. 用于脘腹痞满胀痛

薤白入胃经,能行气散寒而止痛,治胃寒气滞之脘腹胀痛,常配高良姜、砂仁、木香等温中行气之品。一般用量为5~10g。

著名中医学家章次公先生认为,薤白辛苦温,乃治胸痹心痛彻背之名品,有理气宽中、通阳散结之功,尤能下气散血、健胃开膈,对脘胀具显效,故凡溃疡病伴有胃胀者,次公悉用之。这是次公独具特色的用药经验。

3. 用于泻痢里急后重

薤白入大肠经,辛行苦降,有行气导滞、消胀止痛之功。又因其性温,故证属虚寒者尤宜,并常配炒枳实、柴胡、炒白芍、炙甘草等药,如《伤寒论》四逆散加薤白方。若治湿热内蕴、胃肠气滞之泻痢里急后重,可单用本品或与木香、黄连、黄柏等配伍,以共收清热燥湿、解毒治痢之效。一般用量为5~10g。

中医名家施奠邦认为,薤白多用于胸痹,治冠心病、心绞痛。然其辛温则散,苦滑能降,能逐寒滞之邪。近代名医范文虎善用薤白治腹痛下利,用量一两到一两五钱。施老遇慢性肠炎泄利下重,多于对症方中加用本品,有一定效果。妇女肝气郁结而见胸闷不舒者,用瓜蒌、薤白,每常取效。薤白治胃脘痛亦效。曾治一患者,雨中受寒后,胃脘剧痛,昼夜呻吟不止,用散寒理气之品不效,后于方中加薤白、丹参,其痛立止。

4. 用于厥逆证

薤白治疗厥逆证乃中医临床家洪竹书经验。洪老治李某，女，28岁，主诉：患感冒10余日，未在意。于3天前劳累后饮凉水一大碗，须臾自觉心胸板闷不适，欲咳不出。次日精神倦怠，卧睡难起，渐觉胸中闭闷，并烦热，但四肢凉冷。家人遂请洪老赴治。诊见：患者卧睡于床，呼吸深缓，时而哼气，四肢逆冷，胸脘温热，扪久热亦不减。舌红、苔中部白厚，边兼黄，脉沉有力。此乃误服寒凉，热郁于内，阳不外达之四逆证。治拟：通阳散结、热因热用之剂。药用薤白头36g，取水300mL，煎取150mL，分3次温服。次日，患者自觉心胸开阔，肢温脉和。拟原药照服，并嘱暂禁肥甘。3日后，患者恢复如常。

本例患者于劳动后，急进冷饮，寒凉冰伏，与阳热胶结心胸，难舍难分，因之显见寒（湿）郁滞抑遏于内，阳热（气）胶恋不能布达于外，故而出现阴阳气不相接之寒热错杂证。药用薤白一味，虽为治胸痹之主药，但在此取其辛温以散寒郁，苦温以燥痰湿。洪师认为，本病虽为寒湿、郁热滞于内，但必须取辛散、苦降、温通驱散之，此亦与"火郁发之"旨意近似。

【古籍摘要】

①《本草纲目》："治少阴病厥逆泄痢及胸痹刺痛，下气散血。"

②《长沙药解》："肺病则逆，浊气不降，故胸膈痹塞；肠病则陷，清气不升，故肛门重坠。薤白，辛温通畅，善散壅滞，故痹者下达而变冲和，重者上达而化轻清。"

③《本草求真》："薤，味辛则散，散则能使在上寒滞立消；味苦则降，降则能使在下寒滞立下；气温则散，散则能使在中寒滞立除；体滑则通，通则能使久痼寒滞立解。是以下痢可除，瘀血可散，喘急可止，水肿可敷，胸痹刺痛可愈，胎产可治，汤火及中恶卒死可救，实通气、滑窍、助阳佳品也。"

【现代研究】薤白提取物能明显降低血清过氧化脂质，抗血小板凝集，降低动脉脂质斑块，具有预防实验性动脉粥样硬化作用；薤白提取物对动物（大鼠、小鼠）心肌缺氧、缺血及缺血再灌注心肌损伤有保护作用；薤白煎剂对志贺菌属、金黄色葡萄球菌、肺炎球菌有抑制作用。

《 青木香 》

青木香最早载于《新修本草》。其性寒，味辛、苦；有小毒；归肝、胃经；其基本功效有行气止痛、解毒消肿、平肝降压。

【临床应用】

1. 用于肝胃气滞诸痛

青木香辛行苦泄，主入肝、胃经，功善行气止痛，可治肝郁气滞胸胁、脘腹胀痛；又因其性寒能清热，故兼热者尤宜，可单用本品研末吞服，也可配伍川楝子、香附、木香等药，以达疏肝理气、和胃止痛之目的。也可以用治胃寒气滞之脘腹胀满，并常配伍高良姜、香附、砂仁等温中行气止痛之品，以制其寒性，增强疗效。一般用量为5～10g。

2. 用于泻痢腹痛

青木香苦寒，既能行气止痛，又能清热解毒，治夏令饮食不洁、暑湿内阻之泻痢腹痛，可取鲜品捣汁服或干品研末服，或与葛根、黄连、木香、黄柏等清热燥湿、解毒止痢之品配伍。一般用量为5～10g。

3. 用于疔疮肿毒、皮肤湿疮、毒蛇咬伤

青木香苦寒，有清热燥湿、解毒消肿之功。治疔疮肿毒，可单味研末，水蜜调敷，或以鲜品捣敷；若治皮肤湿疮，可取本品煎水外洗，并研末外撒，或配伍明矾、五倍子、炉甘石等；治毒蛇咬伤，则每与白芷配伍，内服并外用，或与穿心莲、重楼等同用。一般用量为5～10g。

4. 用于高血压

青木香性寒，能平肝降压，可治高血压证属肝阳上亢之头痛眩晕。可单用，或配伍夏枯草、钩藤、天麻、生牡蛎等平肝潜阳之品。一般用量为5～10g。

【使用注意】 本品不宜多服，过量可引起恶心、呕吐等胃肠道反应。

【古籍摘要】

①《新修本草》："主积聚，诸毒热肿，蛇毒。"

②《本经逢原》："治痈肿，痰结、气凝诸痛。"

③《本草求真》："青木香，诸书皆言可升可降，可吐可利。凡人感受恶毒，而致胸膈不快，则可用此上吐，以其气辛而上达也。感受风湿而见阴气上逆，则可用此下降，以其苦能泄热也。"

【现代研究】青木香煎剂对多种原因引起的高血压有明显的降血压作用，其所含木兰花碱对肾性高血压的降压作用明显；青木香总碱对金黄色葡萄球菌及铜绿假单胞菌、大肠埃希菌、变形杆菌等有不同程度的抑制作用；马兜铃酸有提高机体免疫功能的作用，并能增强腹腔巨噬细胞的吞噬活性；研究证实，马兜铃酸有一定的致突变和致癌作用。

天仙藤

天仙藤最早载于《本草图经》。其性温，味苦，有小毒；归肝、脾、肾经；其基本功效有行气活血、通络止痛。

【临床应用】

1. 用于胃脘痛、疝气痛、产后腹痛

天仙藤苦泄温通，能理气活血而止痛。治疗肝胃不和之胃脘痛，可配伍理气止痛药木香、香附、川楝子；若治疝气痛，可与酒共煮服用，或配伍疏肝理气药物青皮、乌药、小茴香；治疗产后腹痛，可炒焦为末服用；若为血气腹痛，可与生姜、酒同用，如《普济方》天仙藤散，或配伍活血行气之品。一般用量为 5~10g。

2. 用于妊娠水肿

天仙藤苦温燥湿，善治妊娠水肿。可配香附、陈皮、乌药等同用，如《妇人大全良方》天仙藤散。

国医大师周仲瑛教授善用天仙藤治疗水肿。当前研究发现，马兜铃酸具有肾毒性，长期连续服用含马兜铃酸的中成药可导致肾衰竭。然周老在临床上发现其用于治疗不明原因水肿却有良效，非他药所能取代。宋代《妇人大全良方》中亦载有"天仙藤散"，主治"气滞肿胀"所致"子肿"。周老训诫曰，有故无殒，毒药治病估计有之，若运用得当砒霜亦可以生人，关键是辨证要准确，用法、用量要有度。如是自可趋利避害，助医者克制顽痼矣。

水肿为临床常有疾病，多由各种原因所致肺的输布、脾的运化、

肾的开合气化作用失常，水湿代谢异常，水液泛滥肌肤所致。但从气血津液辨证而言，水液的代谢运行与气血关系更为密切。因为水不自行，赖气以动，气虚、气滞可致水停；血水同源，同属阴液，血虚、血瘀亦可致气机郁滞、水液停聚。故在水肿的诊治过程中，适当选用调气行血养血法具有重要意义。

天仙藤为青木香之藤，味苦，性温，归肝、脾、肾经，具有行气活血、利水消肿、解毒之功，主治疝气痛、胃痛、产后血气腹痛、风湿痹痛、妊娠水肿、蛇虫咬伤。而鸡血藤味甘，性温，归肝、肾经，具有活血疏经通络、养血调经之功，治手足麻木、肢体瘫痪、风湿痹痛、妇女月经不调、痛经、闭经。周老师在辨证施治的前提之下，配合使用该药，而取其行气活血、疏通经络、利水消肿之功。凡有气血不调之浮肿，诸如本案之特发性水肿，又如中风后遗症、高血压、心脏病患者因气血不调所致的浮肿以及手足麻木不仁，均可配合使用此两药，且可达到较好的治疗效果，这已成为周老师临床用药的一个特色。

周老指出，天仙藤常用于肝肾不足，气血失和，久病水肿不消之病症，同时因其含有马兜铃酸，可造成肾损害，所以现在临床上已被限用，但若能辨证准确，用量适当，使用时间不过长，则可以达到趋利避害的目的。周老一般用临床用量为15g。

3. 用于风湿痹痛

天仙藤苦燥温通，活血止痛。治风湿痹痛，常与独活、威灵仙、五加皮等同用；若治痰注臂痛，可配羌活、白芷、半夏等，如《仁斋直指方》天仙散。一般用量为5～10g。

4. 用于癥瘕积聚

天仙藤既能理气，又能活血。用治气滞血瘀之癥瘕积聚，可配乳香、没药、延胡索等同用。一般用量为5～10g。

【古籍摘要】

①《本草纲目》："治心腹痛。"

②《本草备要》："治风劳腹痛，妊娠水肿。"

③《本草求真》："天仙藤，观书所论主治，止属妊娠子肿、腹痛、风痨等症，而于他症则未及焉。即其所治之理，亦不过因味苦主于疏泄，性温得以通活，故能活血通道，而使水无不利，风无不除，血无不活，痛与肿均无不治故也。"

【现代研究】鲜北马兜铃叶在试管内对金黄色葡萄球菌有一定的抑制作用；有一定的抗癌作用，马兜铃酸Ⅰ为抗癌活性成分。

佛 手

佛手最早载于《滇南本草》。其性温，味辛、苦、酸；归肝、脾、胃、肺经；其基本功效有疏肝理气、和胃止痛、燥湿化痰。

【临床应用】

1. 用于肝郁胸胁胀痛

佛手辛行苦泄，善疏肝解郁，行气止痛。治肝郁气滞及肝胃不和之胸胁胀痛，脘腹痞满等，可与柴胡、香附、郁金等同用。一般用量为6～10g。

2. 气滞脘腹疼痛

佛手辛行苦泄，气味芳香，能醒脾理气，和中导滞。治脾胃气滞之脘腹胀痛、呕恶食少等，多与木香、香附、砂仁等同用。一般用量为6～10g。

3. 用于久咳痰多，胸闷作痛

佛手芳香醒脾，苦温燥湿而善健脾化痰，辛行苦泄又能疏肝理气。治咳嗽日久痰多，胸膺作痛者，可与丝瓜络、瓜蒌皮、陈皮等配伍。一般用量为6～10g。

【古籍摘要】

①《本草纲目》："煮酒饮，治痰气咳嗽。煎汤，治心下气痛。"

②《本草再新》："治气舒肝，和胃化痰，破积，治噎膈反胃，消癥瘕瘰疬。"

③《本草便读》："佛手，理气快膈，惟肝脾气滞者宜之，阴血不足者，亦嫌其燥耳。"

【现代研究】佛手醇提取物对肠道平滑肌有明显的抑制作用；有扩张冠状血管、增加冠脉血流量的作用，高浓度时抑制心肌收缩力、减缓心率、降低血压、保护实验性心肌缺血；佛手有一定的平喘、祛痰作用；佛手多糖对多环节免疫功能有明显促进作用，可促进腹腔巨噬细胞的吞噬功能，明显对抗环磷酰胺所致的免疫功能低下。

‖ 甘 松 ‖

甘松最早载于《本草拾遗》。其性温，味辛、甘；归脾、胃经；其基本功效有行气止痛、开郁醒脾，外用祛湿消肿。

【临床应用】

1. 用于脘腹闷胀，疼痛

甘松味辛行气，芳香醒脾，性温散寒，故能行气消胀，醒脾开胃，散寒止痛。治寒凝气滞之脘腹胀痛，不思饮食等，可与木香、砂仁、陈皮、厚朴等同用。一般用量为3～9g。

2. 用于思虑伤脾，不思饮食

甘松有开郁醒脾、行气消胀之功。治疗气机阻滞之胸闷腹胀，纳呆，可与柴胡、郁金、白豆蔻等同用。一般用量为3～9g。

3. 用于湿脚气

甘松有收湿拔毒之功，可配荷叶、藁本煎汤外洗，治湿脚气，如《普济方》甘松汤。一般用量为3～9g。

【古籍摘要】

①《开宝本草》："主恶气，卒心腹痛满，下气。"

②《本草纲目》："甘松芳香，甚开脾郁，少加入脾胃药中，甚醒脾气。"

③《本草汇言》："甘松醒脾畅胃之药也。《开宝方》主心腹卒痛，散满下气，皆取香温行散之意。其气芳香，入脾胃药中，大有扶脾顺气，开胃消食之功。"

【现代研究】甘松有镇静、安定作用；所含缬草酮有抗心律失常作用；匙叶甘松能使支气管扩张；甘松提取物对离体平滑肌（大肠、小肠、子宫、支气管）有拮抗组胺、5-羟色胺、乙酰胆碱的作用；有降血压、抗心肌缺血、抗溃疡以及抑菌作用。

‖ 荔枝核 ‖

荔枝核最早载于《本草衍义》。其性温，味甘、微苦；归肝、肾经；其基本功效有行气散结、散寒止痛。

【临床应用】

1. 用于疝气痛，睾丸肿痛

荔枝核主入肝经，有疏肝理气、行气散结、散寒止痛之功。治寒凝气滞之疝气痛，睾丸肿痛，可与小茴香、青皮等同用，如《世医得效方》荔核散；或与小茴香、吴茱萸、橘核等同用，如《北京市中药成方选集》疝气内消丸；若睾丸肿痛属湿热者，可配龙胆草、川楝子、大黄等同用。一般用量为6～10g。

2. 用于胃脘久痛，痛经，产后腹痛

荔枝核辛行苦泄温通，入肝经，有疏肝和胃，理气止痛作用。治肝气郁结，肝胃不和之胃脘久痛，可与木香研末服，如《景岳全书》荔香散；若肝郁气滞血瘀之痛经及产后腹痛，可与香附研末服，如《妇人大全良方》蠲痛散，或酌加川芎、当归、益母草等同用，疗效更好。一般用量为6～10g。

【使用注意】孕妇慎用。

【古籍摘要】

①《本草衍义》："治心痛及小肠气。"
②《本草纲目》："行散滞气，治癫疝气痛，妇人血气痛。"
③《本草备要》："入肝肾，散滞气，辟寒邪，治胃脘痛，妇人血气痛。"

【现代研究】用本品所含 α-亚甲环丙基甘氨酸给小鼠皮下注射，有降血糖作用；荔枝核水或醇提取物、荔枝核油具有调血脂和抗氧化作用，能降低动物血清总胆固醇（TC）及甘油三酯（TG）；能对抗四氧嘧啶所致的自由基损伤，提高抗氧化酶 SOD 活性；有对抗鼠伤寒沙门氏菌的诱变作用；荔枝核水提取物对乙型肝炎病毒表面抗原有抑制作用。

玫瑰花

玫瑰花最早载于《食物本草》。其性温，味甘、微苦；归肝、脾经；其基本功效有疏肝解郁、和血、止痛。

【临床应用】

1. 用于肝胃气痛

玫瑰花芳香行气，味苦疏泄，有疏肝解郁、醒脾和胃、行气止痛之功。用治肝郁犯胃之胸胁脘腹胀痛，呕恶食少，可与香附、佛手、砂仁等配伍。一般用量为3～9g。

2. 用于月经不调、经前乳房胀痛

玫瑰花善疏解肝郁，调经解郁胀，治肝气郁滞之月经不调，经前乳房胀痛，可与当归、川芎、白芍等配伍。一般用量为3～9g。

3. 用于跌打伤痛

玫瑰花味苦疏泄，性温通行，故能活血散瘀以止痛。治疗跌打损伤，瘀肿疼痛，可与当归、川芎、赤芍等配伍。一般用量为3～9g。

【古籍摘要】

①《药性考》："行血破积，损伤瘀痛。"

②《本草纲目拾遗》："和血行血，理气，治风痹、噤口痢、乳痈、肿毒初起、肝胃气痛。"

③《本草正义》："玫瑰花，香气最浓，清而不浊，和而不猛，柔肝醒胃，流气活血，宣通窒滞而绝无辛温刚燥之弊，断推气分药之中，最有捷效而最为驯良者，芳香诸品，殆无其匹。"

【现代研究】玫瑰油对大鼠有促进胆汁分泌作用；玫瑰花对实验性动物心肌缺血有一定的保护作用。

第十章

消食药

　　凡以消化食积为主要作用，主治饮食积滞的药物，称为消食药。

　　消食药多味甘性平，主归脾、胃两经。具消食化积，以及健脾开胃、和中之功。主治宿食停留，饮食不消所致之脘腹胀满，嗳气吞酸，恶心呕吐，不思饮食，大便失常；以及脾胃虚弱，消化不良等证。

　　本类药物多属渐消缓散之品，适用于病情较缓，积滞不甚者。然而，食积者多有兼证，故应根据不同病情予以适当配伍。若宿食内停，气机阻滞，需配理气药，使气行而积消；若积滞化热，当配苦寒清热或轻下之品；若寒湿困脾或胃有湿浊，当配芳香化湿药；若中焦虚寒者，宜配温中健脾之品；而脾胃素虚，运化无力，食积内停者，则当配伍健脾益气之品，以标本兼顾，使消积而不伤正，不可单用消食药取效。

　　本类药物虽多数效缓，但仍不乏耗气之弊，故气虚而无积滞者慎用。

　　现代药理研究证明，消食药一般具有不同程度的助消化作用，个别药还具有降血脂、强心、增加冠脉流量及抗心肌缺血、降压、抗菌等作用。

山　楂

　　山楂最早载于《本草经集注》，其性微温，味酸、甘；归肝、胃、脾经；其基本功效有消食健胃、行气散瘀、化浊降脂。

【临床应用】

1. 用于饮食积滞证

山楂酸甘，微温不热，功善消食化积，能治各种饮食积滞，尤为消化油腻肉食积滞之要药。凡肉食积滞之脘腹胀满、嗳气吞酸、腹痛便溏者，均可应用。如《简便方》即以单味煎服，治食肉不消。若配莱菔子、神曲等，可加强消食化积之功。若配木香、青皮以行气消滞，治积滞脘腹胀痛，如《证治准绳》匀气散。一般用量为10～15g。

2. 用于泻痢腹痛、疝气痛

山楂入肝经，能行气散结止痛，炒用兼能止泻止痢。治泻痢腹痛，可单用焦山楂水煎服，或用山楂炭研末服；亦可配木香、槟榔等同用。若寒凝肝脉所致疝气偏坠胀痛，以之活血散结、暖肝散寒，需与温里行气止痛药同用，如《百一选方》以之与小茴香同为末，盐、酒调热服用；亦可与橘核、荔枝核等同用。

临床医家郝现军善用山楂治疗肝脾大。郝氏认为，山楂味酸，功能消食健胃、活血化瘀。临床利用山楂活血化瘀的功效用于治疗肝脾大，亦取得了较好的疗效，一般用量需30g以上。山楂炒黑名黑山楂，除有消积作用外，并兼有收敛之性，可用于治疗慢性泄泻夹积滞而伴有腹痛下坠者。

3. 用于瘀阻胸腹痛、痛经

山楂性温，兼入肝经血分，能通行气血，有活血祛瘀止痛之功。治瘀滞胸胁痛，常与川芎、桃仁、红花等同用。若治疗瘀阻腹痛之痛经、经闭，朱丹溪经验方即单用本品加糖水煎服；亦可与当归、香附、红花同用，如《景岳全书》通瘀煎。

焦树德老中医治疗胸痹疼痛（包括心绞痛）者，常在应证方药中加用生山楂15g左右，有较好的活血止痛作用。

现代单用本品制剂治疗冠心病、高血压、高脂血症均有较好疗效。糖尿病并发高血压、高脂血症患者，血液黏稠，血流缓慢，易产生心、脑、肾及视网膜疾病。山楂性味酸甘，能消食散瘀，善消油腻肉食之积。现代药理研究证实：山楂有降血压、降血脂、强心和扩张血管的作用。大量临床观察表明，山楂治疗糖尿病、高血压、高脂血症等病，能提高疗效，缩短疗程，并有较好的预后康复保健作用。

张锡纯善用山楂治疗月经不调，在其《医学衷中参西录》有言：

"女子至期，月信不来，用山楂两许煎汤，冲化红蔗糖七八钱服之即通，此方屡试屡效。若月信数月不通者，多服几次亦通下。"

4. 用于产后瘀血腹痛、恶露不尽

产后瘀血内阻，血不归经，则腹痛拒按，恶露淋漓。山楂微温，入肝脾血分，善温通行散而活血化瘀逐寒。如《本草纲目》载朱震亨方，治妇人产后枕痛、恶露不尽，单用煎汁入砂糖服之，或与益母草、当归、川芎等活血调经药同用，则效尤著。一般用量为10～15g。

5. 用于发痘疹

《本草纲目》记载山楂："治痘疹干黑危困者，用山楂为末，紫草煎酒调服一钱。"近代医家焦树德教授认为小儿痘疹，迟迟不易出齐、出透者，可用本品6～9g，煎水饮服。

6. 用于白喉假膜

秦增寿老中医运用山楂治疗白喉假膜有独到心得。秦老认为，白喉之患最棘手者，莫过于少数阴虚患者，虽经辨证施治其症状基本消失，然其患处附生之白腐假膜，却缠绵不已，难以退化。细审证候，分析其因，盖该患者多有夹瘀之征，如舌现紫色或有瘀血斑点，且中焦有腐浊之象，如苔白厚而黏腻等。经多次遣方用药，始发现山楂疗效最佳。遂于养阴清肺汤中加入山楂30g，其效立显。服药一夜后，白腐假膜即可退化，屡用俱验。

中医学认为，山楂善消食积与散瘀血，多用于肉积、癥瘕、痰饮、泻痢等症，推而广之，其善退白腐假膜，亦属其长。白喉之白腐假膜，与患处黏膜相连，强剥则出血，其状如胬肉、如败絮，实属疫毒熏蒸，瘀腐凝聚。用山楂配主方，于滋阴清热解毒之外，具消胬肉而散瘀血之功，药症相投，自然获效。

【使用注意】脾胃虚弱而无积滞者或胃酸分泌过多者均慎用。

【古籍摘要】

①《新修本草》："汁服主水利，沐头及洗身上疮痒。"
②《日用本草》："化食积，行结气，健胃宽膈，消血痞气块。"
③《本草纲目》："化饮食，消肉积、癥瘕、痰饮痞满吞酸、滞血胀痛。"

【现代研究】所含脂肪酸能促进脂肪消化，并增加胃消化酶的分泌而促进消化，且对胃肠功能有一定调整作用。其提取物能扩张冠状动脉，增加冠脉流量，保护心肌；并可强心、降血压及抗心律失常；又降血脂，抗动脉粥样硬化，其降低血清胆固醇及三酰甘油，可能是通过提高血清中高密度胆固醇及其亚组分浓度，增加胆固醇的排泄而实现的。另外，山楂还能抗血小板聚集、抗氧化、增强免疫、利尿、镇静、收缩子宫、抑菌等。

《 麦 芽 》

麦芽最早载于《药性论》，其性平，味甘；归胃、脾经；其基本功效有行气消食、健脾开胃、回乳消胀。

【临床应用】

1. 用于食积停滞

属米、面、薯、芋等食积不化所致不思饮食、脘闷腹胀等，取其甘能健脾和胃，尤善消化米、面等淀粉类食积。症轻者，可单味煎服，或研粉温开水冲服；较重者，常与山楂、神曲等消食药同用；若脾虚食少，消化不良，当与补脾益气药同用，如《本草纲目》健脾丸，与白术、陈皮、神曲等同用，以快膈进食；《证治准绳》健脾丸，以之与人参、茯苓、山楂等同用，治脾虚食停难消。一般用量为10～30g。

赵棻在《南方医话》中论述麦芽，认为补益脾胃，首重"运化"，而"运化"唯以麦芽、谷芽为首选药物。赵老认为麦芽、谷芽最具生发之气，是调理脾胃的要药，尤具"运化之妙"。缪仲淳说："麦芽功用同谷芽……咸能软坚，温可通行，其生发之气，又能助胃气上升，行阳道而资健运。"王海藏谓："胃气虚人，宜服麦芽、神曲二药，以伦戊巳，熟腐水谷。"足见二药健运之功不浅。赵老用麦芽、谷芽数十年，从临床实践中体会到，两药实是甘和健运良药。两者合投，可使脾胃和合，升降有序，运化自如，且二药隽永平和，老幼咸宜，除妇女哺乳期禁用麦芽外，可视为健运脾胃良药。

2. 用于断乳、乳房胀痛

麦芽入脾胃，善消食化积，入肝经能疏气而散血，故有回乳消胀之用，单用即效。如《丹溪纂要方》单用炒麦芽二两研末，每服5钱，治产妇无子食乳，乳房胀痛不消，令人发热恶寒者。现临床多单味生用60～120g，水煎服有效。

名老中医李历城善用炒麦芽回乳。论炒麦芽治回乳，早在《丹溪纂要方》《薛立斋医案》中已有记载，一直沿用至今，为断乳之良药。然临证中，其效果全然不一。有的得心应手，效如桴鼓；有的如泥牛入海，全无消息。李老临证摸索，认为其中存在一个药量和煎制法问题。炒麦芽断乳，取效快的关键在于用量要大，煎制法为：取生麦芽180g，微火炒黄（注意一定要即时炒即时用），置砂锅中，加水1000mL，煎至500mL（先文火后武火，煎煮时间需20～30min），滤出头汁，复加水800mL，煎至400mL，将两次煎的药物兑在一起，分2次温服，服后令微汗出。近年来，李老治疗百余人，均为2剂服完，即告痊愈。

3. 用于疏肝解郁

麦芽入肝经，兼能疏肝解郁，常配川楝子、柴胡等，用治肝气郁滞之证。

郑长松老中医治疗肝郁不孕惯用生麦芽，在治疗肝郁气滞型不孕症时，每每投入，收效捷彰。张锡纯云："麦芽……虽为脾胃之药，而实善疏肝气。夫肝主疏泄，为肾行气，为其力能疏肝，善助肝木疏泄以行肾气。"诚如《本草求原》中说："（麦芽）凡怫郁致成膨膈等症用之甚妙，人知其消谷而不知其疏肝也。"麦芽是郑老治疗肝郁无子的惯用药。

国医大师朱良春亦指出：大麦芽又为疏肝妙药。诚如张锡纯所说："虽为脾胃之药，而实善疏肝气。"盖七情之病，多从肝起，即王孟英所谓肝主一身之里也。肝气易郁，郁则疏泄失职。疏与泄，均有"通达"之意，而扶苏条达，木之象也，故肝郁之用药，疏泄以复其条达之常而已。常用药如柴胡、香附、川芎、薄荷梗之类，一般多用柴胡疏肝散，朱丹溪用越鞠丸，叶天士《临证指南医案》则常用逍遥散去白术、甘草之壅，加郁金。但疏肝之药，率皆辛温香燥升散，故只可暂用，不可久用，宜用小量，不宜大量。尤其是肝病日久，肝阴不足，又兼肝郁气滞者，不疏肝则无以行滞，疏肝则香燥之药难免伤阴，昔魏玉璜有见于此，而拟一贯煎一方，于甘润之中，加川楝子一味，川楝子虽能泻肝行气，细究之犹不免苦寒伤中之弊。唯大麦芽疏肝而无温燥劫阴之弊，虽久用、重用亦无碍，而且味甘入脾，其性平，不仅不败胃，而且能助胃进食，大得"见肝之病，知肝传脾，当先实脾"之妙。朱老治慢性肝炎，肝阴不足，症见爪甲少华，口燥咽干，烘热肢软，纳谷不馨，食后胀闷不适，大便干结，两胁胀痛，舌红、苔少，脉细数者，亦常用一贯煎加减，多以生麦芽易川楝子，药如枸杞子、北沙参、麦冬、何首乌、木瓜、蒲公英、生麦芽、生地黄、黄精、鸡血藤等。如肝火炽盛之目赤、烦躁不安、胁肋胀痛，当用川楝子以泻肝止痛者，亦必加大量生麦芽以为辅佐。生麦芽用量以每剂 30g 为宜。

【使用注意】 哺乳期妇女不宜使用。

【古籍摘要】

①《名医别录》："消食和中。"
②《药性论》："消化宿食，破冷气，去心腹胀满。"
③《本草纲目》："消化一切米面诸果食积。"

【现代研究】 麦芽所含淀粉酶能将淀粉分解成麦芽糖和糊精，其煎剂对胃酸及胃蛋白酶的分泌有轻度促进作用；水煎剂中提出一种胰淀粉酶激活剂，亦可助消化；因淀粉酶不耐高温，麦芽炒焦及入煎剂将会降低其活力。麦芽浸剂口服可使家兔与正常人血糖降低；其注射液可使血糖降低 40% 或更多。生麦芽可扩张母鼠乳腺泡及增加乳汁充盈度，炮制后则作用减弱；麦芽回乳和催乳的双向作用关键不在于生用或炒用，而在于剂量大小的差异，即小剂量催乳，大剂量回乳，如用于抑制乳汁分泌（回乳）用量应在 30g 以上；麦芽含有类似溴隐亭类物质，能抑制泌乳素分泌。

鸡内金

鸡内金最早载于《神农本草经》，其性平，味甘；归脾、胃、小肠、膀胱经；其基本功效有消食健胃、涩精止遗、通淋化石。

【临床应用】

1. 用于饮食积滞

鸡内金消食化积作用较强，并可健运脾胃，故广泛用于米面薯芋乳肉等各种食积。凡饮食不节，致使脾胃运化失常，升降不调，消化能力差而致饮食停滞、脘腹发胀，呕吐、泄泻、食不消化等症，可用鸡内金健脾开胃，消化水谷，助运化。可取单味鸡内金数个，焙干研末，以汤送服，每次 3g，每日 2～3 次；或以生鸡内金、生酒曲调治，或加山药、白术健脾消食，标本两治；或以鸡内金配伍藿香、紫苏、焦三仙、枳实、半夏、陈皮等化湿消积。一般用量为 5～10g。

2. 用于小儿疳积

小儿食滞日久，消化不良，而成疳积，症见面黄肌瘦者，近代名医张锡纯以生鸡内金研末，和白面、白砂糖做成极薄小饼，烙熟食之，多获奇效；或用鸡内金在瓦上焙干，研为细末，另取焦三仙、炒莱菔子各30g，研粉，与面粉做成小饼食之。若与白术、山药、使君子等同用，可治小儿脾虚疳积。

3. 用于肾虚遗精、遗尿

鸡内金味甘而涩，能益脾胃之气，济生化之源，补州都，缩小便。肾气不足、关门不固而致遗尿，或小便频数者，用之摄涩缩尿。如《吉林中草药》即以鸡内金单味炒焦研末，温酒送服治遗精；若以本品配菟丝子、桑螵蛸等，治遗尿，如《太平圣惠方》鸡肶胵散；若肾阳亏虚、火不归原而致小便滑数不禁者，常同温肾助阳、敛涩固脱的菟丝子、鹿茸、桑螵蛸研末服，如《太平圣惠方》治小便不禁方。

河南名老中医王成魁曰鸡内金者，寻常之药，对其消食健胃之功人皆知之。鸡肠的药用价值则鲜为人知，目前民间偶或使用，亦不被人重视。王老对此两药之用独有心得。王老治疗遗溺、尿频之病，除依照辨证施治原则审证遣方外，其独到处即在于随方加入此两味药，用法是鸡内金一般入药煎服，鸡肠炒为药膳，鸡内金用量20～25g，鸡肠60g。小儿减半，用法同上。

4. 用于砂石淋证、胆石症

鸡内金入膀胱经，有化坚消石之功。对小便淋漓疼痛，尿中有砂石者，中医称之为"砂石淋"，以鸡内金"原能消化砂石"，配合冬葵子、车前子、瞿麦、萹蓄、茯苓、猪苓、牛膝、泽兰、金钱草、木通等同用；或以《医学衷中参西录》砂淋丸，重用鸡内金，合硼砂、朴硝，化石消瘀，佐黄芪以防消破之品伤气，佐知母、芍药滋阴清热。若小便涩痛有血，络伤血溢引致血淋者，张氏又以生山药、生车前子煮粥，送服生鸡内金、三七末，效果显著。亦可与利胆排石之海金沙、金钱草、郁金等治疗胆石症。一般用量为10～20g。

5. 用于闭经

鸡内金还善于治疗女性闭经，这一点许多人并不知晓。著名医学家张锡纯在他所著的《医学衷中参西录》一书中载有"论鸡内金为治女子干血痨要药"一文。所谓女子干血痨，便是一种顽固性的闭经。文中详细阐述了鸡内金治疗闭经的机制，认为使用鸡内金的功效在于健脾以助生化之源，使其气血生成旺盛，上注于肺，肺朝百脉，输布周身五脏六腑，下注血海，其血海满盈不溢，自无经闭之虞。其瘀滞不通者，亦可达活血而瘀自去之目的。更神奇的是鸡内金不但能消除脾胃之积，而且无论脏腑经络何处有积，鸡内金皆能消之。

对于闭经时间较长、身体消瘦、面无血色、不思饮食而属脾胃虚弱者，应以党参、白术、茯苓、黄芪、当归、甘草为主，佐以鸡内金，使脾胃健壮，气血充盈，闭经则愈。对于精神抑郁、肝气不疏而引起的闭经，可用柴胡、赤芍、川芎、香附、枳实、川牛膝等行气药，同时服用生鸡内金粉，使气行则血行。对于瘀血阻滞引起的闭经，则可口服生鸡内金粉配以桃仁、红花、熟地黄、当归、川芎、白芍等，疗效甚佳。一般用量为5～10g。

6. 用于胃脘痛

胃脘疼痛多与肝、脾密切相关，清代叶天士谓"初病在经，久痛在络"。张锡纯则强调，凡瘀血停滞，胃脘作痛者，重用鸡内金有消瘀通络止痛之效。如医案中记载治某女，胃有瘀滞作痛，不能饮食，脉象沉而无力，重用鸡内金，合党参、三棱等，服至8剂，二便皆见下血，胃中豁然，其疼痛痊愈。

7. 用于消渴

消渴病的病机主要在于阴津亏损，燥热偏盛，而以阴虚为本，燥热为标，两者互为因果，阴愈虚则燥热愈盛，燥热愈盛则阴愈虚。消渴病日久入络，血脉瘀滞，病及多个脏腑，影响气血的正常运行，且阴虚内热，耗伤津液，亦使血行不畅而致血脉瘀滞，造成血瘀。血瘀既是其病理产物，又是重要病机之一，且消渴病多种并发症的发生也与血瘀密切有关。

张锡纯认为："鸡内金，鸡之脾胃也，其中原含有稀盐酸，故其味酸而性微温，中有瓷、石、铜、铁皆能消化，善化瘀积可知……为消化瘀积之要药。"既然鸡内金善化瘀血，用于消渴，就可以有效防止并发症的发生。此外，鸡内金又能消积化浊，消渴日久多产生浊毒，所以鸡内金能治疗消渴不言自明。一般用量为10～15g。

8. 用于口疮

口疮的病因与心、脾、肾三脏关系密切。心脾积热、虚火上炎，均可冲于上焦，熏蒸口舌而作疮。治宜清热泻火，敛疮生肌。《本草纲目》记载鸡内金有清热泻火、敛疮生肌、解毒等功效，故可用于口疮的治疗。适量研末敷于口疮患处。

9. 用于积聚

鸡内金有化坚消石之功，亦可用于积聚，且积聚之人，多有脾胃运化失职，症见腹胀、纳差等，用鸡内金既能软坚化积，又可开胃进食，标本兼顾矣。临床医家郝现军治肝病用之，一方面取其消食滞之功以健脾胃、消胀满、增饮食，另一方面取其通经络化瘀浊之力以软化肝脾。

王德鉴教授亦常用于治疗癥肿肿块坚硬者，常用鸡内金研粉末，装胶囊吞服，每天3～6g。王老尝言，鸡内金是鸡砂囊角质内壁，有化坚散结消石之功，故用其治疗癥肿，且有助消化作用，用之有益无害。

【使用注意】脾虚无积滞者慎用。

【古籍摘要】

①《神农本草经》："主泄利。"
②《日华子本草》："止泄精，并尿血、崩中、带下、肠风泻痢。"
③《滇南本草》："宽中健脾，消食磨胃。治小儿乳食结滞，肚大筋青，痞积疳积。"

【现代研究】口服鸡内金粉剂后，胃液分泌量、酸度和消化力均见提高，胃运动功能明显增强；体外实验证明其能增强胃蛋白酶、胰脂肪酶活性。动物实验证明其可加强膀胱括约肌收缩力，减少尿量，提高醒觉。鸡内金的酸提取物可加速放射性锶的排泄。

鸡矢藤

鸡矢藤最早载于《生草药性备要》。其性微寒，味甘、苦；归脾、胃、肝、肺经；其基本功效有消食健胃、化痰止咳、清热解毒、止痛。

【临床应用】

1. 用于饮食积滞、小儿疳积

鸡矢藤既消食化积，又健运脾胃。治食积腹痛、腹泻，可单味煎服或配山楂、神曲等同用；若配党参、白术、麦芽，治脾虚食少，消化不良。若用鸡矢藤根与猪小肚炖服，治小儿疳积。

中医临床家林平认为，鸡矢藤味甘、微苦，具有理气止痛、消食健胃等功效，俗称"通幽草"，民间素有用其治疗胃肠道疾病的历史。经过临床研究证实，鸡矢藤有显著的消食导滞除胀之功效，能显著改善功能性消化不良患者上腹胀、早饱、恶心等胃肠运动障碍症状。一般用量为 15～60g。

2. 用于热痰咳嗽

鸡矢藤味苦，性微寒，入肺经，故能清热化痰止咳。治热痰咳嗽，单味煎服有效，或配瓜蒌皮、胆南星、枇杷叶等同用。一般用量为 15～60g。

3. 用于热毒泻痢、咽喉肿痛、痈疮疖肿、烫火伤等

鸡矢藤甘寒苦泄，清热解毒，消肿止痛。可单味煎服治红痢（《重庆草药》），亦治咽喉肿痛；或配合黄芩、金银花，以增强解毒之功；治痈疮疖肿、烫火伤，可内服，或将鲜嫩叶捣烂外敷。

鸡矢藤为治疗肠痈要药，因其具有祛风利湿、止痛解毒、消食化积、活血消肿等功效，对细菌核酸和蛋白质的合成有明显的抑制作用，故不仅用于治疗急慢性阑尾炎，还可用于各类感染及急痛症，如风湿筋骨痛、跌打损伤、肝胆及胃肠绞痛、消化不良、小儿疳积、湿疹及疮疡肿毒等。常与败酱草同用，两药均为专治肠痈腹痛之要药，故临床常予以重用。两者配伍共奏祛风利湿、清热解毒、消痈排脓、祛瘀止痛的作用，对缠绵不愈之肠痈腹痛，可收到很好的疗效。内服一般用量为 15～60g，外敷适量。

4. 用于胃肠疼痛、胆绞痛、肾绞痛、痛经、分娩疼痛、神经痛及各种外伤、骨折、手术后疼痛等

鸡矢藤有良好的止痛效果，可治多种痛证，但以注射剂止痛最佳（《全国中草药汇编》）。现代研究表明，鸡矢藤注射液在癌症止痛方面有很好的疗效，能减轻晚期癌症患者的痛苦，提高生活质量。

湖南名老中医刘炳凡教授习用鸡矢藤鲜品捣烂敷局部，治疗癌肿性疼痛有良效。此外，与鸡血藤、常春藤配伍，制成三藤汤治疗因癌肿、风湿引起的气滞血瘀疼痛。

【古籍摘要】

①《生草药性备要》："其头治新内伤，煲肉食，补虚益肾，除火补血；洗疮止痛，消热散毒。其叶擂米加糖食，止痢。"

②《本草纲目拾遗》："治瘰疬用根煎酒，未破者消，已溃者敛。"

【现代研究】 本品水蒸馏液腹腔注射对小鼠有明显镇痛作用，与吗啡相比，镇痛作用出现较慢，但较持久。可抗惊厥、镇静及局部麻醉。鸡矢藤总生物碱能抑制离体肠肌收缩，而增强离体子宫收缩力。醇浸剂有降压作用。另外，可解动物有机磷中毒，并有一定抗菌、抗病毒活性。

莱菔子

莱菔子最早载于《日华子本草》。其性平，味辛、甘；归脾、胃、肺经；其基本功效有消食除胀、降气化痰。

【临床应用】

1. 用于食积气滞证

莱菔子味辛行散，消食化积，尤善行气消胀。常与山楂、神曲、陈皮同用，治食积气滞所致脘腹胀满或疼痛、嗳气吞酸，如《丹溪心法》保和丸；若再配白术，可攻补兼施，治疗食积气滞兼脾虚者，如《丹溪心法》大安丸。一般用量为 10～30g。

生莱菔子味辛而甘，入脾胃，能升能散，善除胸膈风痰，宽中化食，消胀安中，利肠润燥。临床治疗小儿消化不良，症见腹胀纳呆者，可将其磨粉拌砂糖服之，多效验，且易于接受。治急腹症术后肠胀气不排便者，可予大承气汤加减，药如大黄、芒硝、枳实、厚朴、木香、槟榔等，配以大剂莱菔子，服后每见排气通便甚速，未见不良反应发生。又妊娠后罹患麻痹性肠梗阻者，近贤有顾兆农用莱菔子（汁）治验案。已故名老中医章文庚先生亦有类验，其辨证用药不谋而合，堪识莱菔子之精工卓识者也，谓治此当首选味辛质滑之品，开膈通腑，俟阳气宣通，积气不为壅阻，肺气以化，而二便自通。

2. 用于催吐痰食

《日华子本草》称莱菔子"水研服，吐风痰"。但用水研服，很不方便，水煎服可否？四川名老中医江尔逊先生无病时曾尝试用生莱菔子 30g，捣破，水煎 40min，滤取药液约 200mL，顿服。服后约半小时，便觉头晕，胃脘不适，呕恶欲吐，而后江老催吐风痰或宿食，便单用生莱菔子一味，水煎顿服。

如治陆某，男，66 岁，宿患慢性支气管炎，因外感诱发，气喘痰鸣。已服小青龙汤加味数剂，外感已除，仍咳嗽气急，喉如曳锯，胸膈满闷，苔白厚腻，脉滑数，予生莱菔子 50g，捣破，文火煮沸 1h，滤取药汁约 200mL，顿服。服后约半小时，呃呃连声，频频咳吐黏涎，移时达半痰盂。咳喘痰鸣、胸膈满闷随之大减。转予香砂六君子汤合三子养亲汤，连服 6 剂，渐渐康复。

又曾治张某，男，16 岁，因吃汤圆及干鱼片过多，胃脘满闷，嗳腐呕恶，头晕目眩，西医授以"饥饿疗法"，已两餐未食，又服多酶片、山楂丸等亦不效。予生莱菔子50g，煎服法如前，服后不及1h，便频频呕吐，并泻下酸臭粪便，胃脘顿觉轻松，转以七味白术散善后。

金元四大家之一的张从正，极擅吐法，以为邪去正自安。后世罕用吐法，或惧催吐药伤正气。而用生莱菔子催吐痰食，效快而不伤正气，值得推广。

然而当今有的药房备用的莱菔子，竟有生与熟不分者。而其始作俑者，或为近代名医张锡纯先生。张氏认为莱菔子"无论或生或炒，皆能顺气开郁，消胀除满"。姜老曾数次试验：于辨证方药中加生莱菔子15g，脾胃虚弱者服后多有恶心欲吐之感。可见张氏不分生熟混用之说，不足为训。

3. 用于咳喘痰多、胸闷食少

莱菔子既能消食化积，又能降气化痰、止咳平喘。尤宜治咳喘痰壅，胸闷兼食积者，如《食医心镜》单用本品为末服；或与白芥子、紫苏子等同用。一般用量为10～30g。

莱菔子功善下气、消痰。韩天爵《韩氏医通》用莱菔子配紫苏子、白芥子组方，名三子养亲汤，治咳嗽多痰，气逆而喘。气上则痰上，气下则痰下，气行则痰行，气滞则痰滞，气利则膈宽。然治痰先理气，此治标之论耳，终不若二陈有健脾祛湿治本之妙也，中医儿科专家姜润林常拟二陈、三拗、四子（三子养亲汤加草劳子）组成"二三四合剂"治疗小儿咳喘（急性支气管炎、喘息性支气管炎、支气管哮喘）收到满意疗效。

姜师认为，朱丹溪虽有"莱菔子治痰，有推墙倒壁之功"之戒，后学附会者则气虚人不可用之而泯良药之殊效多多。视莱菔子乃不过寻常菜蔬，其子辛虽过于根，只不过下气之功稍强而已。张锡纯《医学衷中参西录》云："莱菔子乃化气之品，非破气之品。"其性能下气，气顺则痰降，咳喘自安，验之临床，确具气平喘止咳之疗效，实无破气耗气之流弊。

已故名老中医成孚民善用莱菔子。成老认为，莱菔子宽中下气，善治胸脯风痰，消面类（五谷）食积，历代医药家如朱丹溪、黄宫绣等均认为其有"推墙倒壁之功"，降气消导宜炒用。生服性升，用量稍大或脾胃虚弱者每致涌吐，故生用捣碎冲服可吐膈上风痰。吾医案中有刘瑞征伤食胃脘痛一例，患者年轻体壮，劳动后食夹生大米饭过饱，以致胃脘满痛难以忍受。服予方数剂，平胃散、保和丸以及楂曲麦芽、枳实、槟榔、香砂之类均无效，最后加入炒莱菔子则胀减痛已。可见，此药为消五谷食积之猛将。

《本经逢原》予治胸膈痰盛兼有气滞满痛，以及气臟胀满者均加入炒莱菔子，效果颇为满意。

莱菔子条下言"服地黄、何首乌人忌之"，是因为地黄、何首乌乃滋补肝肾之品，若与莱菔子之下气消伐同用，势必抵消两药的功能。

炒莱菔子还有一特效作用，即用于人参误补酿成气滞脘胀之证，可用单味莱菔子煎服即效。如兼有外邪者，可与解表药同用；腑中有热者，佐以黄连，亦可加入小陷胸汤内用之；痛甚者，佐以香附，临床中用之多效。温病热痰停于胸膈，用生莱菔子捣汁凉开水冲服多效。

4. 用于降气通便

《本草纲目》记载："莱菔子之功，长于利气。生能升，熟能降。"据名医江尔逊长期验证，炒莱菔子降气除胀之力类似枳实、厚朴，而降气通便之力则优于枳实、厚朴，故可用于各种实秘。因本品辛甘平，质润多脂，降气开郁而不伤阴，若加入辨证方药中，又可用于各种虚秘。如临床常见的习惯性便秘，多因脾阴不足，肠燥津亏所致。此证初服麻子仁丸有效，久服则效差甚至无效。乃因麻子仁丸中有大黄、厚朴之苦燥，久用之，伤阴化燥在所难免。江老治此等虚秘，喜用《伤寒论》之芍药甘草汤，常用量为白芍 30～50g，生甘草、炙甘草各 5～10g，以大滋脾阴，再加草决明、肉苁蓉各 30g 润肠通便，疗效颇佳。但遇少数顽固性便秘用之乏效时，必暂加炒莱菔子 30～50g 降气开郁，奏效方速。

临床见有小儿便秘者，大便坚如羊矢，便时哭闹，又艰于服汤药。治此者，可将莱菔子炒熟，捣细。1～3 岁，每服 3g；4～7 岁，每服 5g。开水调成糊状，兑少许白糖，每餐前顿服，3～4 日即见效。

山东中医药大学刘志教授善用莱菔子治疗习惯性便秘。刘老认为，习惯性便秘产生的原因主要是由于情志因素所致。情志失调，忧愁思虑或郁怒伤肝，或久坐少动以致气机郁滞，或木郁乘土，即肝气郁结，乘克脾土，气机不利，导致津液输布失常，津液不布，肠道失于濡润，故大便干结或欲便不出，正如《金匮翼·气闷》所论："气内滞而物不行。"李时珍在《本草纲目》中说莱菔子"长于利气"。元代著名医家朱丹溪形容莱菔子祛除病邪有"推墙倒壁"之功。《本草纲目》记载炒莱菔子有"下气定喘，治痰，消食，除胀，利大小便"

等功用。《医学衷中参西录》指出，盖凡理气之药，单服久服，未有不伤气者，而莱菔子炒熟为末，每饭后移时服钱许，借以消食顺气，转不伤气，因其能多进饮食，气分自得其养也。另外，炒莱菔子含有丰富的油脂，油脂本身就有养阴益气、润肠通便之功能。

5. 用于豁痰宁神

不寐一症，病因病机多端，而以痰热扰心为常见。治此症一般用黄连温胆汤加味，疗效可靠。但若连服数剂不见起色者，可能是痰甚且顽。元代医学家朱丹溪说："莱菔子治痰，有冲墙倒壁之功。"故可加莱菔子豁痰以宁神。

江尔逊老中医治疗白某，女，37岁，失眠1年余，常服朱砂安神丸、天王补心丹等中成药，仍难入眠，每隔几夜，必服西药安定片才能勉强浅睡3～4h。平时头晕胸闷，舌红苔黄腻，脉滑稍数。笔者用黄连温胆汤加胆南星、天竺黄、石菖蒲、远志等4剂，仍无显效。乃加炒莱菔子30g，又服4剂，睡眠明显改善，效不更方，再加炒酸枣仁10g（轧细吞服），续服18剂，睡眠质量进一步改善，丢掉安定片。

6. 用于解毒消肿

《日华子本草》谓莱菔子"同醋研，消肿毒"。江尔逊亦曾验证之。

一学生，男，18岁，左腋下忽生一痈，皮色不变，肿痛灼热，西医诊为"腋下淋巴结炎"，肌内注射青霉素，外敷鱼石脂，3日乏效，患者左上肢活动受限，夜间灼痛难寐。予生莱菔子300g，捣极细，用适量食醋调成糊状，摊在塑料薄膜上（厚约0.5cm），敷于患处，外敷纱布，再用胶布固定，一日一换；同时内服柴胡清肝散合五味消毒饮。敷药当晚疼痛灼热大减，连敷4天，痈肿全消。又曾用食醋调生莱菔子细末，外敷产后乳痈（急性乳腺炎），效亦佳良。

7. 用于通淋

清·魏之琇有验案记载："黄承昊（履素）家仆妇，患小便不通之症。时师药以九节汤，腹渐满而终不通，几殆矣。有草泽医人以白萝卜子炒香，白汤吞下数钱，小便立通。此予亲见之者。"

8. 用于高血压之眩晕

《本草纲目》谓："莱菔子之功，长于利气。生能升，熟能降，生则吐风痰，散风寒，发疮疹，降则定痰喘咳嗽……皆是利气之效。"言及眩晕，朱丹溪有"无痰则不眩"之说。缘形体肥胖之人，多湿多痰；或兼饮食不节，偏嗜肥腻甜食，脾失健运，湿盛酿痰，或情怀不畅，心肝气郁，化火炼津，痰浊内生，痰浊中阻，上蒙清阳，则发为眩晕。故治此多从痰、湿入手，方选半夏白术天麻汤、泽泻汤之属加减。中医临床家张立富常喜在此基础上重用莱菔子一味，治疗中年高血压患者属痰湿者，降压常见奇效，唯嘱在使用本品时须注意如无恶心呕吐者宜生用，如伴胃纳差、恶心呕吐者宜熟用，炒至微黄为度，取其熟降之性尔。

中医临床家马山教授临床应用莱菔子治疗高血压，常获较好疗效。单纯性高血压，取菊花 10g、泽泻 30g、丹参 30g、莱菔子 30～40g、钩藤 15g，水煎服，一般 7～15 剂即可见效。高血压合并冠心病患者，在辨证冠心病基础上加莱菔子 30g。女性因病过早切除子宫或摘除卵巢，内分泌失调，有部分患者可致高血压，重者可引起脑出血，预后不好。这类高血压患者，中西药降压效果均不理想。马老在调补肾阴肾阳基础上加莱菔子治疗，获得很好的降压效果。

消化系统、呼吸系统疾病伴有高血压者，莱菔子为必用之药。因本药除有降血压作用外，还可消积化食，除痞满，止咳化痰。如慢性浅表性胃炎或萎缩性胃炎，伴有高血压者，在辨证治疗时加莱菔子，可消食化积、理肠止泻、降血压；咳喘病伴有高血压加莱菔子，以降肺气、理大肠、止咳平喘、降血压，均起到双重治疗作用。

马老认为，高血压患者保持大便通畅很重要。便秘患者胸腔、腹腔压力升高，全身紧张，烦躁不安，加重血压升高，这时服降压药疗效甚微，常诱发冠心病、脑血管病发作。大便通畅，全身放松，适当配合降压药物的治疗，常获较好疗效。故用莱菔子调理肠胃功能，排气通便，同时有良好的降血压作用。降血压常用量为 30g，重者 40～50g，未见不良反应。

【使用注意】本品辛散耗气，故气虚及无食积、痰滞者慎用。不宜与人参同用。

【古籍摘要】

①《日华子本草》：“水研服吐风痰，醋研消肿毒。”

②《本草纲目》：“下气定喘，治痰，消食，除胀，利大小便，止气痛，下痢后重，发疮疹。”

③《医林纂要》：“生用，吐风痰，宽胸膈，托疮疹；熟用，下气消痰，攻坚积，疗后重。”

【现代研究】实验证明莱菔子提取液有缓和而持续的降压作用，

且效果稳定，重复性强，亦无明显毒副作用；其注射液的降压作用，与药物浓度有关。莱菔子能增强离体兔回肠节律性收缩和抑制小鼠胃排空。在体外对多种革兰氏阳性菌和阴性菌均有较强的抗菌活性；莱菔素 1mg/mL 浓度能显著抑制葡萄球菌和大肠埃希菌；其水浸剂（1∶3）在试管内对同心性毛癣菌等 6 种皮肤真菌有不同程度的抑制作用。莱菔子还有抗菌、祛痰、镇咳、平喘、改善排尿功能及降低胆固醇，防止动脉硬化等作用。莱菔子于体外能中和破伤风毒素与白喉毒素。

隔山消

隔山消最早载于《本草纲目》。其性平，味甘、苦；归脾、胃、肝经；其基本功效有消食健胃、理气止痛、催乳。

【临床应用】

1. 用于饮食积滞证

本品消食健脾作用较强。单味使用即有效，如单用粉剂，治食积饱胀（贵州《常用民间草药手册》）；单味水煎剂治小儿痞块（《陕西中草药》）；若与鸡矢藤、鸡内金同用，可治小儿疳积，宿食不消（《四川中药志》）。一般用量为 10～15g。

2. 用于脘腹胀痛

本品能理气止痛。常配青木香、砂仁治脾胃气滞之脘腹胀痛；若与柴胡、香附、白芍等同用，可治肝郁气滞的胁痛食少。一般用量为 10～15g。

3. 用于乳汁不下或不畅

本品能通气下乳，可单用本品炖肉食以催乳（《陕西中草药》）。一般用量为 10～15g。

【使用注意】过量服用易引起中毒。

【古籍摘要】

①《本草纲目》："主腹胀积滞。"

②《分类草药性》："消食积，下乳，补虚弱。"

③《陕西中草药》："滋阴养血，健脾顺气，镇静止痛，催乳。"

【现代研究】隔山消中的白首乌苷有双向免疫调节作用，提取

的粗 C21 甾体脂苷能明显增强体液免疫及细胞免疫功能；白首乌甾体总苷有较强的体外细胞毒作用，其抗肿瘤作用可能与诱导肿瘤细胞凋亡有关；白首乌苷通过消除自由基、抑制脂质过氧化提高机体免疫功能，改善细胞的生物氧化而有一定抗衰老作用。另外，耳叶牛皮消（白首乌）还有促进毛发生长、降血脂、抑制心肌收缩、调节氧代谢等作用。

神　曲

神曲最早载于《药性论》。其性温，味甘、辛；归脾、胃经；其基本功效有消食和胃。

【临床应用】

1. 用于饮食积滞证
神曲辛以行散消食，甘温健脾开胃，和中止泻。常配山楂、麦芽、木香等同用，治疗食滞脘腹胀满，食少纳呆，肠鸣腹泻者。又因本品略能解表退热，故尤宜外感表证兼食滞者。一般用量为 6～15g。

2. 用于消食制药
凡丸剂中有金石、贝壳类药物者，前人用本品糊丸以助消化，如磁朱丸。入丸剂适量。

【古籍摘要】

①《药性论》："化水谷宿食，癥结积滞，健脾暖胃。"
②《本草纲目》："消食下气，除痰逆霍乱泄痢胀满诸气。"

【现代研究】神曲因含有多量酵母菌和复合维生素 B，故有增进食欲、维持正常消化功能等作用。

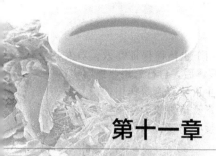

第十一章

驱虫药

　　凡以驱除或杀灭人体内寄生虫，治疗虫证为主的药物，称为驱虫药。

　　本类药物入脾、胃、大肠经，部分药物具有一定的毒性，对人体内的寄生虫，特别是肠道寄生虫虫体有杀灭或麻痹作用，促使其排出体外。故可用治蛔虫病、蛲虫病、绦虫病、钩虫病、姜片虫病等多种肠道寄生虫病。此类寄生虫病多由湿热内蕴或饮食不洁，食入或感染寄生虫卵所致。症见不思饮食或多食善饥，嗜食异物，绕脐腹痛、时发时止，胃中嘈杂，呕吐清水，肛门瘙痒等；迁延日久，则见面色萎黄，肌肉消瘦，腹部膨大、青筋浮露，周身浮肿等症。部分患者症状较轻，无明显症候，只在检查大便时才被发现。凡此，均当服用驱虫药物，以求根治。对机体其他部位的寄生虫，如血吸虫、阴道滴虫等，部分驱虫药物亦有驱杀作用。某些驱虫药物兼有行气、消积、润肠、止痒等作用，对食积气滞、小儿疳积、便秘、疥癣瘙痒等病证，亦有疗效。

　　应用驱虫药时，应根据寄生虫的种类及患者体质强弱、证情缓急，选用适宜的驱虫药物，并视患者的不同兼证进行相须用药及恰当配伍。如大便秘结者，当配伍泻下药物；兼有积滞者，可与消积导滞药物同用；脾胃虚弱者，配伍健脾和胃之品；体质虚弱者，须先补后攻或攻补兼施。用于肠道驱虫病时，多与泻下药同用，以利虫体排出。

　　驱虫药物对人体正气多有损伤，故要控制剂量，防止用量过大中毒或损伤正气；对素体虚弱、年老体衰者及孕妇，更当慎用。驱虫药一般应在空腹时服用，使药物充分作用于虫体而保证疗效。对发热或腹痛剧烈者，不宜急于驱虫，待症状缓解后，再行施用驱虫药物。

现代药理研究证明：驱虫药对寄生虫体有麻痹作用，使其瘫痪以致死亡。部分驱虫药有抗真菌、抗病毒及抗肿瘤等作用。某些驱虫药物还有促进胃肠蠕动、兴奋子宫、减慢心率、扩张血管、降低血压等作用。

槟 榔

槟榔最早载于《名医别录》，其性温，味辛、苦；归胃、大肠经；其基本功效有杀虫、消积、行气、利水、截疟。

【临床应用】

1. 用于多种肠道寄生虫病

槟榔辛开苦降，为驱杀虫体之要药，用于痰湿阻滞、脾气不行而致虫动不安，脘腹胀痛，齿鼻痒感者，用此除湿消痰、驱虫。槟榔驱虫谱广，对绦虫、蛔虫、蛲虫、钩虫、姜片虫等肠道寄生虫都有驱杀作用，并以泻下作用驱除虫体为其优点。用治绦虫症疗效最佳，可单用（《备急千金要方》），亦可与木香同用，如《证治准绳》圣功散，现代多与南瓜子同用，其杀绦虫疗效更佳；与使君子、苦楝皮同用，可治蛔虫病、蛲虫病；与乌梅、甘草配伍，可治姜片虫病；若脏器虚寒而生虫者，多与川花椒、吴茱萸、人参配伍，如《成方切用》温脏丸。驱虫需重用 30～60g。

2. 用于疳积

槟榔其性下行，能破坚积、宣壅滞、消食积，用于湿热虫积，饮食不节而致疳积者，用此杀虫行滞、破积除湿。可单用，如《伤寒总病论》槟榔散；亦可与芦荟、干蛤蟆、使君子、胡黄连配伍，如《医宗金鉴》芦荟肥儿丸、消疳理脾丸、金蟾散；若痰湿凝聚、血络瘀阻而积块坚硬疼痛者，常与莪术、三棱、阿魏、瓦楞子同伍，如《类证治裁》化积丸；若痰湿凝聚，胁下癖块瘀结，可与人参、白术、青黛、三棱伍用，如《备急千金要方》消癖丸。

疳积实乃因小儿脾胃虚弱，健运失司，食积不化，更伤脾胃，加上小儿饮食不调，肠虫易生，病程虽缓，虚实共存。用槟榔既杀虫又消积，除胀满，配健脾胃、助运化之品，兼以补虚，效果满意。槟榔用于小儿厌食、消瘦也同样有效。一般用量为 5～10g。

3. 用于食积气滞证

槟榔辛散苦泄，入胃、大肠经，善行胃肠之气，消积导滞，兼能缓泻通便。常与木香、青皮、大黄等同用，治疗食积气滞、腹胀便秘等症，如《儒门事亲》木香槟榔丸；临床上常用于胃轻瘫、巨结肠病、肠功能紊乱及肛门直肠疾病所致的腹胀便秘，酌情加减运用本品，奏效良好。一般用量为5～10g。

4. 用于泻痢后重

槟榔能宣脏腑壅滞，逐水湿，用于湿热积滞、壅结肠胃而致里急后重、下痢赤白者，用槟榔宣壅行滞、利气调中，常与木香、当归、黄连、大黄配伍，治湿热泻痢，如《医宗金鉴》当归芍药汤。一般用量为5～10g。

秦伯未在《医林漫笔》中谈论：人皆知槟榔用于下痢，而不知湿重之病，无不可用。余见舌苔白腻，腹满溲短者，加入二三钱（6～10g）于剂内，辄奏捷效。固知御药院方以槟榔末治痰涎；《备急千金要方》以槟榔、橘皮治呕吐痰水；《宣明论方》以槟榔、枳实治痞满；庞安时以槟榔酒煎治伤寒结胸，俱能熟悉药性，善于偕使。盖痰涎之生，由于湿盛凝聚；呕吐之来，由于湿阻不化；痞满结胸之成，亦由湿邪停水，而阳气痹闭。槟榔能祛湿，湿去则三焦宣利，诸恙痊愈矣。仲景于胸满恒用厚朴，腹满常用枳实，取其辛苦而温，化浊利气，窃谓槟榔同其功，而无其烈，允推上品。

5. 用于水肿、脚气肿痛

槟榔既能利水，又能行气，气行则助水运。用于水肿实证、二便不利，常与商陆、泽泻、木通等同用，如《济生方》疏凿饮子。

现代临床常用于肝硬化腹水，本病乃肝郁日久，克伐脾土，脾失健运，湿浊不化，阻滞气机，水液停聚所致。病机为本虚标实，虚实错杂，治疗当标本兼顾。槟榔主行气利水，可用10～30g合逍遥散、五皮饮等，以达疏肝健脾、行气利水之效，临床用之，每取良效。

6. 用于脚气

槟榔散邪气，逐水湿，亦可用于湿阻经络、气血不行而致脚胫肿大、软弱无力者，用之行气除湿，与陈皮、木瓜、吴茱萸、生姜配伍，如《证治准绳》鸡鸣散；湿热偏盛者，常与防己、苍术、黄柏、犀角等配伍，如《丹溪心法》防己饮。一般用量为5～10g。

7. 用于疟疾

疟邪伏阴、寒湿内阻而致疟疾者，用槟榔利气除湿、宣散疟邪。槟榔截疟，常与常山、草果等同用，如《素问病机气宜保命集》截疟七宝饮、《瘟疫论》达原饮；瘴气湿毒、壅闭阳气之瘴疟，常与苍术、藿香、半夏、石菖蒲伍用，如《经验方》加味金不换正气散。一般用量为5~10g。

8. 用于疝气

寒凝气滞而致小腹引控睾丸而痛者，用之宣壅行滞、利气止痛，常与台乌药、木香、川楝子配伍，如《医学发明》天台乌药散。一般用量为5~10g。

【使用注意】脾虚便溏或气虚下陷者忌用；孕妇慎用。

【古籍摘要】

①《名医别录》："主消谷，逐水，除痰癖，杀三虫伏尸，疗寸白。"

②《药性论》："宣利五脏六腑壅滞，破坚满气，下水肿，治心痛、风血积聚。"

③《本草纲目》："治泻痢后重，心腹诸痛，大小便气秘，痰气喘急。疗诸疟，御瘴疠。"

【现代研究】槟榔能引起绦虫虫体弛缓性麻痹，触之则虫体伸长而不易断，故能把全虫驱出；槟榔碱对猪肉绦虫有较强的麻痹作用，能使全虫各部都麻痹，对牛肉绦虫仅能使头节和未成熟节片麻痹；槟榔对蛲虫、蛔虫、钩虫、肝吸虫、血吸虫均有麻痹或驱杀作用；对皮肤真菌、流感病毒、幽门螺杆菌均有抑制作用；槟榔碱有拟胆碱作用，兴奋胆碱受体，促进唾液、汗腺分泌，增加肠蠕动，减慢心率，降低血压，滴眼可使瞳孔缩小。

《 南瓜子 》

南瓜子最早载于《现代实用中药学》。其性平，味甘；归胃、大肠经；其基本功效为杀虫。

【临床应用】

1. 用于绦虫病

本品甘平，杀虫而不伤正气，用治绦虫病，可单用新鲜南瓜子30~60g，研烂，加水、冰糖或蜂蜜调匀，空腹顿服（《中药的药理与应用》）；亦可与槟榔同用，则疗效更佳，先用本品研粉，冷开水调服 60～120g，2h 后服槟榔 60～120g 的水煎剂，再过半小时，服玄明粉 15g，促使泻下，以利虫体排出。

此外，南瓜子亦可用治血吸虫病，但需较大剂量（120g～200g），长期服用。

2. 用于前列腺增生

南京中医药大学教授孟景春用炒熟南瓜子，治前列腺增生获良效。孟老指出，南瓜子是从菜场中购买的南瓜，取出籽后，洗净晒干，炒熟后食用。它不是炒货店所售白色粒大的瓜子。有时炒货店也有出售，若南瓜已经过时，可至种子公司购买。服用方法：炒熟后，每天嚼服 100g，嚼服时一定要连壳吞下，吐壳则效果欠佳。连续服用 1 周后，即见效果，见效的标志，即夜尿次数减少，小便时亦较通畅。服至 1 个月，症状明显改善，若进行 B 超检查，增生的前列腺可见缩小。连续服用，一般无不良反应。老年人若牙齿脱落，嚼服不方便，可加工磨成粉剂，然后分数次用开水送下。但每天一定要服满 100g，少则影响疗效。也有人将南瓜子炒熟后，装在瓶内随身带着，当零食吃。虽然服法不同，但服用量和带壳的食用法不能变。

南瓜子治前列腺增生，本是民间单方，俗话说："一味单方，气死名医。"所以为医者，切不可轻视单方，应很好地加以研究应用。

前列腺增生，也属于退行性病变，为老年男性的常见病和多发病。有人对该病做过调查，结果显示城市发病率高于农村，70 岁以上的男性 80％患有该病。

前列腺增生，主要表现为小便变细如线，或小便分叉，也有的小便时尿液点滴而下，或淋漓不尽，最显著的特点是夜尿增多，少者每晚 3～4 次，多者每晚 7～8 次，严重影响睡眠。有的人甚至白天不敢远离家门，深恐出门后想小便找不到厕所，大大地影响了生活的质量。若不治疗，任其发展，可致尿闭，中医称为"癃闭"，亦会发生生命危险。

前列腺增生的发生，中医学认为肾气不足为主要原因，而肾气不足可分为肾阴不足和肾阳不足，阳虚者可服桂附地黄丸，阴虚者可服六味地黄丸，小便黄者可多服滋肾通关丸（由黄柏、知母、肉桂组成），所以在服南瓜子的同时，若能结合每个人的体质情况，加服补肾阳或补肾阴的丸剂，标本同治，效果更好。

此外，在服药的同时，饮食亦应加以注意，最重要的是不能饮酒，尤其是烈性酒。因前列腺体对酒精十分敏感，容易使其充血增大。其次不要骑自行车，也不要勉强过性生活；忌食辛辣肥腻食物。

【现代研究】本品对牛肉绦虫或猪肉绦虫的中段和后段节片均有麻痹作用，并与槟榔有协同作用；对血吸虫幼虫有抑制和杀灭作用，使成虫虫体萎缩、生殖器退化、子宫内虫卵减少，但不能将其杀灭。

使君子

使君子最早载于《开宝本草》。其性温，味甘；归脾、胃经；其基本功效为杀虫消积。

【临床应用】

1. 用于蛔虫病、蛲虫病

使君子味甘气香而不苦，性温又入脾、胃经，既有良好的驱杀蛔虫作用，又具缓慢的滑利通肠之性，故为驱蛔要药，尤宜于小儿。轻症单用本品炒香嚼服；重症可与苦楝皮、槟榔等同用，如《证治准绳》使君子散。用治蛲虫病，可与百部、槟榔、大黄等同用。一般用量为9～12g。

2. 用于小儿疳积

使君子甘温，既能驱虫，又能健脾消疳。常与槟榔、神曲、麦芽等配伍，用治小儿疳积面色萎黄、形瘦腹大、腹痛有虫者，如《医宗金鉴》肥儿丸；与厚朴、陈皮、川芎等同用，治疗小儿五疳，心腹膨胀，不进饮食，如《太平惠民和剂局方》使君子丸。一般用量为3～9g。

云南四大名医之一吴佩衡教授在其医案中记载一服用使君子中毒患者。张某，四川人，住昆明市，有子十岁，常患蛔虫腹痛，面黄肌瘦，纳呆食少，夜卧常龄齿流涎。其在药店购得使君子100g与子服食，意欲驱杀蛔虫，然不知该服何许剂量，随其子剥去外壳而食之。因使君子仁，其味香甜，小儿子一日内服食达50g之多，遂发呃逆不止，连声频频而作，心泛欲呕而不思饮食，无法止住，来舍向吴老求教。吴老思及早年从师习业，曾闻师言，服使君子仁致呃逆作呕者，其壳可解。吴老当即介绍此法以试之。其返家后，照法用使君子外壳50g煎汤与其子服，连服数次，次日则呃逆顿除。

使君子仁甘温入脾胃，常用于驱除蛔虫，多食则易眩晕、呃逆作呕，脾胃虚弱者尤甚，然使君子壳又可解之。此系民间单方效验，若遇此者，不妨一试。

吴老用使君子壳解过食使君子仁致呃逆作呕，取得佳效。其实中药中许多果仁都有此层联系，如白果仁有毒，但其壳亦能解之；荔枝性温热，食入过量亦有不适，特别是福建、两广一带，其民间用荔枝壳煎水内服亦可解之，因此在临床用药时，如需要大剂量运用白果仁、使君子可将壳同煎，减其毒性，录之在此，望读者能举一反三，真正领会，灵活运用名老中医的用药经验。

【使用注意】 大量服用可致呃逆、眩晕、呕吐、腹泻等反应。若与热茶同服，亦能引起呃逆、腹泻，故服用时当忌饮茶。

【古籍摘要】

①《开宝本草》："主小儿五疳、小便白浊，杀虫，疗泻痢。"

②《本草纲目》："健脾胃，除虚热，治小儿百病疮癣。""此物味甘气温，既能杀虫，又益脾胃，所以能敛虚热而止泻痢，为小儿诸病要药。""忌饮热茶，犯之即泻。"

③《本草正》："使君子，凡小儿食此，亦不宜频而多，大约性滑，多则能伤脾也。但使君子专杀蛔虫，榧子专杀寸白虫耳。"

【现代研究】 10%使君子水浸膏可使蚯蚓麻痹或死亡；使君子仁提取物有较强的麻痹猪蛔虫头部的作用，麻痹前可见刺激现象，其有效成分为使君子氨酸钾；其所含吡啶类及油对人、动物均有明显的驱蛔效果；其粉有驱蛲虫作用。

❙❙ 鹤 虱 ❙❙

鹤虱最早载于《新修本草》。其性平，味苦、辛，有小毒；归脾、胃经；其基本功效为杀虫消积。

【临床应用】

1. 用于虫积腹痛

鹤虱苦辛，苦降辛行，能除逆气。虫得辛则伏，得苦则下，故有杀虫消积之功，可用于多种肠道寄生虫，对蛔虫、蛲虫、钩虫及绦虫等引发的虫积腹痛均有效。《新修本草》单用本品作散剂服，杀蛔虫、蛲虫；《备急千金要方》单用本品十两，捣筛为蜜丸，梧桐子大，以蜜汤空腹吞 40 丸，日增至 50 丸，治蛔虫所致绞痛；亦可与川楝子、胡粉（铅粉）、白矾、槟榔等同用，治疗虫痛发作有时、口吐清水等症，如《小儿药证直诀》安虫散；或与苦楝根皮、槟榔、使君子、芜荑、胡粉、枯矾为末，酒煮面糊为丸，治肠胃诸虫，如《医方集解》化虫丸；用治蛲虫病，可用鹤虱、百部各 6g，苦楝皮 12g，研末装胶囊，每晚塞入肛门 1 粒。

有学者研究报道，用鹤虱 30g，苦参、蛇床子、野菊花各 15g，水煎过滤，先熏后洗，严重者洗时加猪胆汁 1 枚，与药汁搅匀，每日 2 次，1 个月为 1 个疗程，治疗妇女外阴白斑病多例，效果满意。

2. 用于小儿疳疾

鹤虱驱虫面广，并能消疳。可与使君子、槟榔、木香同用，治湿热蕴结之蛔疳，如《医宗金鉴》下虫丸；或与胡粉、槟榔、苦楝皮、白矾同用，治虫积所致四肢羸困、面色青黄、饮食虽进、不生肌肤等，如《太平惠民和剂局方》化虫丸。

需要注意的是，本品有小毒，北鹤虱中毒症状有恶心呕吐、食欲不振、头晕、头痛、四肢软弱无力、不能行走、说话困难，严重时能引起阵发性痉挛、抽搐。南鹤虱的毒性小，服药后数小时或第二天有轻微头晕、恶心、耳鸣、腹痛等，但症状可自行消失。中毒原因主要是用药过量，或配伍不当。中毒后可采用对症治疗，或用甘草、绿豆各 30g，煎汤当茶饮。

【使用注意】本品有小毒，服后可有头晕、恶心、耳鸣、腹痛等反应，故孕妇、腹泻者忌用；又南鹤虱有抗生育作用，孕妇忌用。

【古籍摘要】

①《新修本草》：“主蛔、蛲虫，用之为散，以肥肉臛汁服方寸匕；亦丸、散中用。”

②《本经逢原》：“善调逆气，治一身痰凝气滞，杀虫。”

【现代研究】四种鹤虱均有驱蛔作用，南鹤虱强于北鹤虱；1%天名精酊 5 滴加入生理盐水 25mL 中，保温 37℃，放入犬绦虫，结果 1～2min 即死亡。天名精内酯能使小鼠在短暂兴奋后即转入抑制，四肢肌肉松弛，并呈麻醉状态。

◀《 榧 子 》▶

榧子最早载于《名医别录》。其性平，味甘；归肺、胃、大肠经；其基本功效有杀虫消积、润肠通便、润肺止咳。

【临床应用】

1. 用于虫积腹痛

榧子杀虫消积，润肠通便，故可不与泻下药同用，又因其甘平而不伤胃，对蛔虫、钩虫、绦虫、姜片虫等多种肠道寄生虫引起的虫积腹痛有效。常与使君子、苦楝皮同用，治蛔虫病；单用或与槟榔、贯众同用，治钩虫病；与槟榔、南瓜子同用，治绦虫病；《实用现代中药》治蛔、蛲、钩、绦等肠道寄生虫病，以本品一两，使君子一两，大蒜一两，水煎去渣，一日三次，食前空腹时服。一般用量为10～15g。

2. 用于肠燥便秘

榧子甘润平和，入大肠经，有润肠通便之效。《本草衍义》单用炒熟嚼服，治痔疮便秘；亦可与大麻仁、郁李仁、瓜蒌仁等同用，治肠燥便秘。一般用量为10～15g。

3. 用于肺燥咳嗽

榧子甘润入肺，能润肺燥止咳嗽。但力弱，以轻症为宜，可与川贝母、瓜蒌仁、炙桑叶、沙参等养阴润肺止咳药同用。一般用量为10～15g。

4. 用于丝虫病

以榧子肉与血余炭调蜜为丸服，4天为1个疗程，经1～2个疗程，常使微丝蚴转阴。

【使用注意】入煎服宜生用。大便溏薄，肺热咳嗽者不宜用。服榧子时，不宜食绿豆，以免影响疗效。

【古籍摘要】

①《名医别录》："主五痔，去三虫蛊毒。"

②《日用本草》："杀腹间大、小虫，小儿黄瘦，腹中有虫积者食之即愈。又带壳细嚼食下，消痰。"

③《本草备要》："润肺，杀虫。"

【现代研究】榧子有驱除猫绦虫的有效成分；浸膏体外对猪蛔、蚯蚓、蚂蟥有毒性作用；5％煎剂 2h 可杀死血吸虫尾蚴；榧实油有驱钩虫作用；日本产榧子所含生物碱可使子宫收缩，民间用于堕胎。

苦楝皮

苦楝皮最早载于《名医别录》。其性寒，味苦，有毒；归肝、脾、胃经；其基本功效有杀虫、疗癣。

【临床应用】

1. 用于蛔虫、蛲虫、钩虫等病

苦楝皮苦寒有毒，有较强的杀虫作用，可治多种肠道寄生虫，为广谱驱虫中药。治蛔虫病，可单用水煎、煎膏或制成片剂、糖浆服用；亦可与使君子、槟榔、大黄等同用，如《全国中药成药处方集》化虫丸。与百部、乌梅同煎，取浓液于晚间作保留灌肠，连用 2～4 天，可治蛲虫病。与石榴皮同煎服之，可治钩虫病，如《湖北药物志》楝榴二皮饮。一般用量为 10～15g。

2. 用于疥癣，湿疮

苦楝皮能清热燥湿，杀虫止痒。单用本品研末，用醋或猪脂调涂患处，可治疥疮、头癣、湿疮、湿疹瘙痒等证。一般用量为10～15g。

【使用注意】本品有毒，不宜过量或持续久服。有效成分难溶于水，需文火久煎。

【古籍摘要】

①《名医别录》："疗蛔虫，利大肠。"

②《日华子本草》："治游风热毒，风疹恶疮疥癞，小儿壮热，并煎汤浸洗。"

③《滇南本草》："根皮以杀小儿寸白。"

【现代研究】本品煎剂或醇提取物均对猪蛔虫有抑制以至麻痹作用。主要成分为川楝素，能透过虫体表皮，直接作用于蛔虫肌肉，扰乱其能量代谢，导致收缩性疲劳而痉挛。本品对小鼠蛲虫有麻痹作用，并能抗血吸虫。川楝素对肉毒中毒动物有治疗作用，使兔肠肌肌张力及收缩力增加，抑制大鼠呼吸等。

雷 丸

雷丸最早载于《神农本草经》。其性寒，味微苦；归胃、大肠经；其基本功效有杀虫消积。

【临床应用】

1. 用于绦虫病，钩虫病，蛔虫病

雷丸驱虫面广，对多种肠道寄生虫均有驱杀作用，尤以驱杀绦虫为佳。治疗绦虫病，可单用研末吞服，每次 20g，日服 3 次，多数病例虫体在第 2~3 日全部或分段排出；与槟榔、牵牛子、木香、苦楝皮等同用，可治疗钩虫病、蛔虫病，如《证治准绳》追虫丸；与大黄、牵牛子共用，可用治蛲虫病；与半夏、茯苓等同用，可用治脑囊虫病。入丸、散，一般用量为 15~20g。

2. 用于小儿疳积

雷丸具杀虫消积之功，主入阳明经以开滞消疳。常配伍使君子、鹤虱、榧子肉、槟榔各等份，为末，乳食前温米饮调下，如《杨氏家藏方》雷丸散；亦可以雷丸配伍使君子、苍术，另以鸡蛋入药蒸食。入丸、散，一般用量为 15~20g。

【使用注意】不宜入煎剂。因本品含蛋白酶，加热 60℃ 左右即易被破坏而失效。有虫积而脾胃虚寒者慎服。

【古籍摘要】

①《神农本草经》："主杀三虫，逐毒气，胃中热。"

②《名医别录》："逐邪气，恶风汗出，除皮中热、结积，蛊毒，白虫、寸白自出不止。"

③《本草求真》："雷丸味苦而咸，性寒小毒，本竹余气所结，得霹雳而生，故有雷丸之号。功专入胃除热，消积化虫，故凡湿热内郁，癫痫狂走，汗出恶风，虫积殆甚，腹大气胀，虫作人声音，服之即能有效。"

【现代研究】本品驱除绦虫是通过雷丸素的作用，使虫体蛋白质分解破坏、虫头不再附于肠壁而排出；50% 雷丸乙醇提取物对猪蛔、蚯蚓及水蛭有杀灭作用；在 5% 雷丸煎剂培养液中，经 5min 可使大部分阴道毛滴虫虫体颗粒变形；雷丸多糖 S-4002 有抗炎及提高动物免疫功能的作用；雷丸素对小鼠肉瘤 S180 有一定的抑制作用。

第十二章

止 血 药

　　凡以制止体内外出血，治疗各种出血病证为主的药物，称止血药。

　　止血药均入血分，因心主血、肝藏血、脾统血，故本类药物以归心、肝、脾经为主，尤以归心、肝两经者为多。均具有止血作用。因其药性有寒、温、散、敛之异，故本章药物的功效有凉血止血、温经止血、化瘀止血、收敛止血之别。根据止血药的药性和功效不同，本章药物也相应地分为凉血止血药、化瘀止血药、收敛止血药和温经止血药。

　　止血药主要用治咯血、衄血、吐血、便血、尿血、崩漏、紫癜以及外伤出血等体内外各种出血病证。

　　出血之证，病因不同，病情有异，部位有别，因此，止血药物的应用，必须根据出血的不同原因和病情，进行相应的选择和必要的配伍，以期标本兼顾。如血热妄行而出血者，宜选用凉血止血药，并配伍清热泻火、清热凉血药；阴虚火旺、阴虚阳亢而出血者，宜配伍滋阴降火、滋阴潜阳的药物；若瘀血内阻，血不循经而出血者，宜选用化瘀止血药，并配伍行气活血药；虚寒性出血，宜选用温经止血药或收敛止血药，并配伍益气健脾、温阳药。根据前贤"下血必升举，吐衄必降气"的用药经验，对于便血、崩漏等下部出血病证，应适当配伍升举之品；而对于衄血、吐血等上部出血病证，可适当配伍降气之品。

　　"止血不留瘀"，这是运用止血药必须始终注意的问题。而凉血止血药和收敛止血药，易凉遏恋邪，有止血留瘀之弊，故出血兼有瘀滞者不宜单独使用。若出血过多，气随血脱者，当急投大补元气之药，以挽救气脱危候。

根据前人的用药经验，止血药多炒炭用。一般而言，炒炭后其性变苦、涩，可增强止血之效，但并非所有的止血药均宜炒炭用，有些止血药炒炭后，止血作用并不增强，反而降低，故仍以生品或鲜用为佳。因此，止血药是否炒炭用，应视具体药物而定，不可一概而论，总以提高疗效为原则。

现代药理研究表明，止血药的止血作用机制广泛，能促进凝血因子生成，增加凝血因子浓度和活力，抑制抗凝血酶活性；增加血小板数目，增强血小板功能；收缩局部血管或改善血管功能，增强毛细血管抵抗力，降低血管通透性；促进纤维蛋白原或纤维蛋白的生成，抑制纤溶；有的可通过广泛的物理、化学因素促进止血。其中，促进血液凝固和抑制纤溶是其主要机制。部分药物尚有抗炎、抗病原微生物、镇痛、调节心血管功能等作用。

第一节　凉血止血药

本类药物性属寒凉，味多甘苦，入血分，能清泄血分之热而止血，适用于血热妄行所致的各种出血病证。

本类药物虽有凉血之功，但清热作用不强，在治疗血热出血病证时，常需配清热凉血药物同用。若治血热夹瘀之出血，宜配化瘀止血药，或配伍少量的化瘀行气之品。急性出血较甚者，可配伍收敛止血药以加强止血之效。

本类药物均为寒凉之品，原则上不宜用于虚寒性出血。又因其寒凉易于凉遏留瘀，故不宜过量久服。

《 大 蓟 》

大蓟最早载于《名医别录》，其性凉，味甘、苦；归心、肝经；其基本功效有凉血止血、散瘀解毒消痈。

【临床应用】

1. 用于血热出血证

大蓟味甘微寒，气寒无毒，性主下行，走血分，能去血热、泄逆气、消瘀血、生新血，为凉血止血要药。凡血热妄行所致咯血、衄血、吐血，热伤血络的尿血、崩漏，皆可用之。如《太平圣惠方》治心热吐血，《普济方》治舌出血，《本草汇言》治吐衄、崩中下血，均用鲜大蓟根捣汁服。亦可配生地黄汁、姜汁、白蜜治吐血、呕血，如《济生方》大蓟散；与栀子、小蓟、大黄配伍，有泻火凉血之功，如《十药神书》十灰散治吐血、衄血、咯血。若治外伤出血，可用本品研末外敷。

对于足外伤的患者，有的无骨骼损伤，只表现为局部软组织不同程度的疼痛和肿胀，但若不及时治疗，可使病程延长。有研究者采用大蓟方治疗关节扭伤之肿胀疼痛，用大蓟粉与淀粉按 1∶1 的比例拌匀，加温水调为糊状，摊在纱布上，四周向内折叠，置于患处，每日 1～2 次。伤后立即指导进行冷敷并抬高患肢，24h 以后开始应用本方，同时注意患肢的抬高与制动，一般 3～5 天疼痛及肿胀即可消失。此方方法简单，效果良好。

2. 用于热毒痈肿

大蓟气凉略苦，能泻火解毒以消肿，导滞祛瘀而散结，其性平和，内外痈疽皆可用之。用于湿热或痰火郁结所致红肿灼痛、身热咳嗽、胸痛、腹痛者，用大蓟解毒。如《大明本草》治痈疽，《闽东本草》治肺痈，均用本品捣绒外敷，和水煎服；《本草汇言》用大蓟与地榆、牛膝、金银花，共捣取汁，和热酒服，治肠痈及内疽诸症。

用于湿热毒邪凝结肌肤所致的疔疖疮疡，用大蓟消肿散结。可单用捣绒调蜜敷，治疗疖；捣绒取汁涂患处，治烫火伤；加桐油捣烂取汁，涂擦，治漆疮。

治疗乳腺炎，取鲜大蓟根去泥土洗净，阴干，捣烂，榨取其汁液，加入 20% 凡士林搅拌，待半小时后即自然成膏，备用。遇乳房发炎期患者将药膏敷于消毒纱布上贴于患部，4～6h 换药一次，可收良好效果。

3. 用于肝经热盛之高血压

大蓟有降压作用。大蓟降压的作用虽历代没有明确的论述，但大蓟性凉，入肝经，对于高血压的早期、肝经热盛所致高血压患者，有凉肝清热之效。现代药理研究证实，大蓟具有确切的降压作用。大蓟用于治疗高血压可单用，也可配伍夏枯草等同用。一般用量为 10～15g。

大蓟用于肝阳上亢证，国医大师周仲瑛教授有较深体会。周老认为，大蓟、小蓟性味甘凉，具凉血止血、消散痈肿之功。《本草拾遗》谓："小蓟破宿血，止新血、暴下血、血痢、金创出血、呕血等。"《大明本草》谓："大蓟叶凉，治肠痈腹胀瘀血、血晕、扑损，可生研酒并小便任服。"大蓟、小蓟散瘀通脉，集凉血、止血、行瘀、通络于一身，是血热证的要药。周老临证常以大蓟治肝肾阴亏、肝阳上亢之眩晕、头痛、耳鸣、目赤诸症，认为肝阳证乃由于气火逆乱，上攻脑府，用大蓟、小蓟凉血活血，导火下行，通脉络，甚者配以牡丹皮、生地黄、泽兰、水牛角，危者更参以硝黄通下以釜底抽薪，泄其亢阳。妙在二蓟性凉而润，活血而不致动血，不同于桃红，宁血不致留瘀，有别于侧柏。泻火而不伤阴，降气而不耗气，是火盛气逆患者的治标良药。

4. 用于湿热黄疸

大蓟有利胆退黄之效，可治黄疸，因本品味苦性凉，适用于湿热蕴结肝胆所致的黄疸，可配伍茵陈、金钱草等。可见大蓟应用广泛，切勿因其平淡而忽之。一般用量为 10～15g。

【古籍摘要】

①《名医别录》："主女子赤白沃，安胎，止吐血、鼻衄，令人肥健。"

②《本草经疏》："大蓟根，陶云有毒，误也。女子赤白沃，血热所致也，胎因热则不安，血热妄行，溢出上窍则吐衄。大蓟根最能凉血，血热解，则诸证自愈矣。"

③《本草新编》："大蓟，破血止血甚奇，消肿安崩亦效，去毒亦神。但用于初起之血症大获奇功，而不能治久伤之血症也。盖性过于凉，非胃所善，可以降火，而不可以培土故耳。"

【现代研究】大蓟水煎剂能显著缩短凝血时间，其水浸剂、乙醇-水浸出液和乙醇浸出液均有降血压作用，乙醇浸剂对人型结核分枝杆菌有抑制作用，水提物对单纯疱疹病毒有明显的抑制作用。

▌小 蓟▐

小蓟最早载于《名医别录》。其性凉，味甘、苦；归心、肝经；其基本功效有凉血止血、散瘀解毒消痈。

【临床应用】

1. 用于血热出血证

小蓟性凉,善清血分之热而凉血止血,吐血、咯血、衄血、便血崩漏等出血由于血热妄行所致者皆可选用。如《卫生易简方》单用本品捣汁服,治九窍出血;《食疗本草》以本品捣烂外涂,治金疮出血;临证治疗多种出血证,常与大蓟、侧柏叶、白茅根、茜草等同用,如《十药神书》十灰散。因本品兼能利尿通淋,故尤善治尿血、血淋,可单味应用,也可配伍生地黄、滑石、栀子、淡竹叶等,如《济生方》小蓟饮子。

中医临床家孙敏教授常用一味鲜小蓟治疗血证(如咯血、呕血、便血、尿血等),每获良效。小蓟甘、苦、凉,主归心、肝经,主要功效为凉血止血、散瘀消肿解毒。《食疗本草》曰其"取菜煮食之,除风热,根主崩中,又女子月候伤过……金疮不止……夏月热,烦闷不止";《本草拾遗》云其"破宿血,止新血,暴下血、血痢……合金疮及蜘蛛蛇蝎毒";《日华子本草》又曰其:"根,治热毒风并胸膈烦闷,开胃下气,退热,补虚损。"说明小蓟无毒,主要功效是凉血止血、活血化瘀、清热解毒,尚有补虚损、开胸顺气、开胃降气的作用。因而孙师认为,小蓟对热证、实证出血及虚证出血皆可应用。《医学衷中参西录》更具体论述小蓟"最清血分热,凡咳血、吐血、衄血,二便下血之因热者,服之莫不立愈"。说明小蓟凉血止血效颇佳,而且治疗血证适宜范围广泛。小蓟单用捣汁服或干品研末服及水煎服、捣汁外敷等多种用法皆可奏效。用量一般为 30~300g,无明显毒性。

2. 热毒痈肿

小蓟能清热解毒、散瘀消肿,用治热毒疮疡初起肿痛之症。可单用鲜品捣烂敷患处,也可与乳香、没药同用,如《普济方》神效方。

3. 用于白血病

著名中医血液病专家孙一民教授善用鲜品小蓟治疗白血病等疑难杂症,常配伍鲜生地黄、鲜蒲公英、鲜白茅根。在辨证论治处方用药的基础上,孙老常选用鲜药,在治疗过程中,孙老选用四味鲜药作为治疗的主药。因为鲜药含有自然汁,其养阴清热等作用比干药好。如梨有清肺润肺的作用,鲜梨含有大量自然汁,所以吃鲜梨比梨干的作用好得多。张锡纯认为"小蓟能清血分之热,治血热之妄行。单用小蓟根数两煎汤,或榨取其自然汁开水冲服效佳。茅根善清虚热而不伤脾胃，为涵养真阴之佳品"。鲜生地黄长于清热凉血，生地黄的提取物可促进血液凝固而起止血作用，蒲公英有清热解毒的作用。可见鲜药的自然汁中所含有效成分较干药高，这可能与干燥过程中丧失某些有效成分有关。所以孙老选了鲜生地黄等四味药作为主药，临床应用取得了良好效果。

4. 用于肝经热盛之高血压

具体内容见"大蓟"。

5. 用于鼻炎

北京著名中医学家耿鉴庭先生临床体会小蓟治疗鼻炎有较好的疗效。《外台秘要》引《神妙方》治"鼻塞不通，小蓟一把，水三升，煮取一升，分服"。耿老在中草药展览会上，曾见到一个效方，是在这方的基础上，用小蓟煮鸡蛋治鼻病，取得满意的效果。耿老用其治日久肥厚性鼻炎，鼻甲肥大，血管粗张，有时出血，且经常气窒难通者，用之多效。小蓟既能破宿血，又能生新血，具有活血化瘀作用。治僵肿已久者，必须活血，乃外治之定理，用于鼻科，亦甚吻合。

【古籍摘要】

①《日华子本草》："小蓟根凉，无毒，治热毒风并胸膈烦闷，开胃下食，退热，补虚损。苗，去烦热，生研汁服。小蓟力微只可退热，不似大蓟能补养下气。"

②《本草纲目拾遗》："清火、疏风、豁痰，解一切疔疮痈疽肿毒。"

③《医学衷中参西录》："鲜小蓟根，味微辛，气微腥，性凉而润。为其气腥与血同臭，且又性凉濡润，故善入血分，最清血分之热，凡咳血、吐血、衄血、二便下血之因热者，服者莫不立愈。又善治肺病结核，无论何期，用之皆宜，即单用亦可奏效。并治一切疮疡肿疼、花柳毒淋、下血涩疼，盖其性不但能凉血止血，兼能活血解毒，是以有以上种种诸效也。其凉润之性，又善滋阴养血，治血虚发热；至女子血崩赤带，其因热者用之亦效。"

【现代研究】 本品能收缩血管，升高血小板数目，促进血小板聚集及增高凝血酶活性，抑制纤溶，从而加速止血。体外实验表明，小蓟煎剂对白喉棒状杆菌、肺炎球菌、溶血性链球菌、金黄色葡萄球菌、铜绿假单胞菌、变形杆菌、大肠埃希菌、伤寒杆菌等有一定的抑制作用。此外，本品尚能降脂、利胆、利尿、强心、升压等。

地 榆

地榆最早载于《神农本草经》，其性微寒，味苦、酸、涩；归肝、大肠经；其基本功效有凉血止血、解毒敛疮。

【临床应用】

1. 用于血热出血证

地榆味苦寒入血分，长于泄热而凉血止血；味兼酸涩，又能收敛止血，可用治多种血热出血证。又因其性下降，故尤宜于下焦之下血。用治便血因于热甚者，常配伍生地黄、白芍、黄芩、槐花等，如《景岳全书》约营煎；用治痔出血，血色鲜红者，常与槐角、防风、黄芩、枳壳等配伍，如《太平惠民和剂局方》槐角丸；用治血热甚，崩漏量多色红，兼见口燥唇焦者，可与生地黄、黄芩、牡丹皮等同用，如《女科要旨》治崩极验方。本品苦寒兼酸涩，功能清热解毒、凉血涩肠而止痢，对于血痢不止者亦有良效，常与甘草同用，如《圣济总录》地榆汤。一般用量为10～30g。

王珍珠老中医善用地榆治疗崩漏。王老认为，崩漏按常规治疗，一般均能获效，但也有少数"顽固"者，久久难愈。这些患者多数属于无明显寒热偏颇、气滞血瘀征象的功能性子宫出血，常因气虚不摄，血不循经所致。此时若将单味地榆用米醋煎服，常能获得较好效果。此方出自《太平惠民和剂局方》，后人常用于治疗下焦血热型崩漏。王老认为不论何种崩漏，只要没有明显瘀阻表现，即可遵"散者收之"之旨而用之。其中对于病程延久、气血耗散者，效果尤佳。

地榆味苦涩，性微寒，据《精校本草纲目》记载："地榆除下焦热。"可治"血证"，治"妇人漏下"。现代药理研究提示，本品能缩短出血时间，且有广谱抗菌作用。因此，对血热性出血，有清热解毒、凉血止血作用。炒炭后，非但微寒之性已趋平和，而且增强了固涩作用。合米醋之酸敛，可以收摄经血，同时米醋还略有祛瘀之力，使血止而不留瘀，诚为治崩漏之良方。

2. 用于烫伤、湿疹、疮疡痈肿

地榆苦寒能泻火解毒，味酸涩能敛疮，为治水火烫伤之要药，可单味研末用麻油调敷，或配大黄粉，或配黄连、冰片研末调敷；用治湿疹及皮肤溃烂，可以本品浓煎外洗，或用纱布浸药外敷，亦可配煅石膏、枯矾研末外敷患处；本品清热凉血，又能解毒消肿，用治疮痈痛肿，无论成脓与否均可运用。若初起未成脓者，可单用地榆煎汁浸洗，或湿敷患处；若已成脓者，可用单味鲜地榆叶，或配伍其他清热解毒药，捣烂外敷局部。一般用量为10~30g，外用适量。

地榆外用治疗水火烫伤时有预防、控制感染，消除疼痛，促进新皮生长，减少创面渗出，加速创面愈合等作用。据此，有学者将地榆用于消化性溃疡引起的胃痛和上消化道出血之呕血黑便，取其不仅长于清热凉血、收敛止血，而且对上消化道有护膜疗疮之功，不仅出血时可以服用，也可以作为溃疡病常规治疗药物。临床治溃疡病常与温中补虚或疏肝和胃之剂并用，治上消化道出血可随证加入温运脾阳、养血摄血之黄土汤中，或用单方地榆汤清泄郁热、凉血止血，屡获佳效。

地榆亦可用于尿布皮炎患儿，地榆具有凉血、止血收敛、解毒等作用，故对婴幼儿尿布皮炎具有独特疗效。临床常用生地榆浸泡于生菜油中，外涂患处，方法简便且无任何不良反应，效果良好。

3. 用于抗痨散结

痨为结核病的通称，发于肺者称肺痨，生于颈部为瘰疬。其多因体质虚弱，痨虫传染所致，皆有阴虚火旺之潮热、盗汗征象。肺痨还有咳嗽、咯血等肺失清肃，阳络灼伤之证；瘰疬则呈颈部坚块，破溃成痰等肝经郁火、痰瘀互结之证。临床可用生地榆抗痨散结治疗肺痨、瘰疬，乃取其清热解毒、疗疮除痰之功。现代药理研究也证明，本品煎剂对人型结核分枝杆菌有抑制作用。该药味苦性寒对结核潮热尤具卓效。一般用量为10~30g。

4. 用于蠲痹清热

地榆治痹，临床报道较少，但《神农本草经》即记载本品有"止痛"的作用，《本草纲目》也有浸酒"治风痹"的记载。临床对痹痛化热或湿热之痹，因瘀血内阻而见发热缠绵、关节热痛者，将生地榆配伍萆薢、知母、秦艽、虎杖等清热除蒸、蠲痹通络之品，每获佳效，主要是取其除痹止痛的作用。虽地榆性寒味涩，但其微寒而不凝，性涩而不滞，止血又能行血，敛热又可化瘀，且临床治痹多加入活血祛风、蠲痹通络之剂中，故不必多虑。一般用量为10~30g。

5. 用于淋证

淋证乃湿热毒邪，注于下焦，膀胱不利使然，依临床表现之不同，主要有热淋、血淋及劳淋之分，与现代医学的泌尿系感染相似。

国医大师朱良春教授治淋常用生地榆，并视其为常规要品，他将这味善治下焦血分湿热之药，广泛用于治疗下焦气分淋证，实为一大创举。

生地榆所以能治淋者，盖缘其能解毒抗菌消炎，一也；擅入下焦除疾，二也；性涩可缓尿频，三也。本品通中寓涩，祛邪而无伤肾耗阴之弊，诚非其他淡渗清利之品所可比拟。凡遇急性泌尿系感染或慢性泌尿系感染急性发作，皆相适宜。热淋者，可配合八正散；血淋者，可配合小蓟饮子；劳淋者，可配合知柏地黄汤等，随症活用。朱老通过长期实践，以本品为主制订的"清淋合剂"（生地榆、生槐角、半枝莲、白花蛇舌草、大青叶各 30g，白槿花、飞滑石各 15g，生甘草 6g。上为一日量，煎成合剂 100mL，一次 50mL，日服 2 次），疗效明显，具有抑制多种杆菌、球菌的广谱抗菌作用，对常用抗生素治疗无效的病例仍然有效，无任何不良反应，曾系统观察 100 例，总结成文发表。

【使用注意】本品性寒酸涩，凡虚寒性便血、下痢、崩漏及出血有瘀者慎用。对于大面积烧伤患者，不宜使用地榆制剂外涂，以防其所含鞣质被大量吸收而引起中毒性肝炎。

【古籍摘要】

①《神农本草经》："主妇人乳痓痛、七伤、带下病，止痛，除恶肉，止汗，疗金疮。"

②《本草纲目》："地榆，除下焦热，治大小便血证。止血，取上截切片炒用，其梢能行血，不可不知。杨士瀛云：诸疮痛者加地榆，痒者加黄芩。"

③《本草正》："味苦微涩，性寒而降，既消且涩，故能止吐血、衄血，清火明目，治肠风血痢及女人崩漏下血、月经不止、带浊痔漏、产后阴气散失，亦敛盗汗，疗热痞，除恶肉，止疮毒疼痛。凡血热者当用，虚寒者不相宜也。作膏可贴金疮，捣汁可涂虎、犬、蛇、虫伤毒，饮之亦可。"

【现代研究】地榆煎剂可明显缩短出血和凝血时间，生地榆的止血作用明显优于地榆炭；实验表明，地榆制剂对烧伤、烫伤及伤口有明显的愈合作用，能降低毛细血管的通透性，减少渗出，减轻组织水肿，且药物在创面形成一层保护膜，有收敛作用，可减少皮肤擦伤，防止感染，有利于防止烧伤、烫伤早期休克和减少死亡发生率。

【使用注意】脾胃虚寒及阴虚发热而无实火者慎用。

【古籍摘要】

①《日华子本草》："治五痔、心痛、眼赤，杀腹脏虫及热，治皮肤风及肠风泻血、赤白痢。"

②《本草纲目》："炒香频嚼，治失音及喉痹，又疗吐血衄血、崩中漏下。"

③《药品化义》："槐花味苦，苦能直下，且味厚而沉，主清肠红下血、痔疮肿痛、脏毒淋沥，此凉血之功能独在大肠也，大肠与肺为表里，能疏皮肤风热，是泄肺金之气也。"

【现代研究】槐花水浸剂能够明显缩短出血和凝血时间，制炭后促凝血作用更强；其煎液有减少心肌耗氧量，保护心功能的作用。另对堇色毛癣菌、许兰黄癣菌、奥杜盎小芽孢癣菌、羊毛状小芽孢癣菌、星状奴卡菌等皮肤真菌有不同程度的抑制作用。

◖ 侧柏叶 ◗

侧柏叶最早载于《名医别录》。其性寒，味苦、涩；归肺、肝、脾经；其基本功效有凉血止血、化痰止咳、生发乌发。

【临床应用】

1. 用于血热出血证

侧柏叶味苦涩性寒，善清血热，兼能收敛止血，为治各种出血病证之要药，尤以血热者为宜。若治血热妄行之吐血、衄血，常与荷叶、地黄、艾叶同用，均取鲜品捣汁服之，如《校注妇人大全良方》四生丸；治尿血、血淋，配蒲黄、小蓟、白茅根；治肠风、痔血或血痢，配槐花、地榆；治崩漏下血，多与芍药同用。本品亦可用于虚寒性出血，常配伍温里祛寒之药。若配伍干姜、艾叶等，可用治中气虚寒，吐血不止，如《金匮要略》柏叶汤；若配伍川续断、鹿茸、阿胶等，可用治下焦虚寒，便血不止，如《张氏医通》断红汤。一般用量为10～15g。

2. 用于肺热咳嗽

侧柏叶苦能泄降，寒能清热，长于清肺热、化痰止咳。适用于肺热咳喘，痰稠难咳者，可单味运用，或配伍贝母、制半夏等。

著名中医学家吴光烈教授治百日咳遵《黄帝内经》之旨："五脏之咳……此皆聚于胃关于肺。"关者宜开，聚者宜散（散非发散，乃疏通之意），以及注意生克关系，用鲜侧柏叶、大枣、冰糖治之，无不奏效。据清代黄宫绣《本草求真》载：鲜侧柏叶有养阴润肺燥土的作用，大枣补脾益气、润肺止咳，冰糖味甘、色白，补脾益肺。肺清则肃有主，肺气开宣，气不上呛，而阵咳可止，自无"关于肺"之患；补脾益气和中，则脾健运，纳食增进，湿不内聚，生痰无源，而无"聚于胃"之害。且脾健则土能生金，子得母气，母子相得益彰，关于肺、聚于胃可解，而痉咳可止。

一年春，诊一3岁小儿，咳嗽顿作，连声不绝，咳时面赤耳红，最后须咳至有回缩音及吐出痰涎，咳始渐平，近来伴有咯血和鼻衄，屡经治疗未见好转。嘱用鲜侧柏叶15g、大枣6枚、冰糖适量，水煎代茶顿服。1剂后见效，连服6剂，痉咳止，纳食增进，活泼如常。

3. 用于脱发、须发早白

侧柏叶寒凉入血而祛风，古谓能"补阴"（《本草衍义补遗》）、"黑润鬓发"（《日华子本草》），故有生发乌发之效，适用于血热脱发、须发早白。如《孙真人食忌》以本品为末，和麻油涂之，治头发不生；《备急千金要方》以生柏叶、附子研末，猪脂为丸，入汤中洗头，治脱发。

中医临床家叶坤照治疗脱发用鲜侧柏叶25～35g，切碎，浸泡于75%酒精100mL中，7天后滤出备用。用棉棒蘸药液涂毛发脱落部位，每日3～4次，治疗秃发160例，显效33例，有效91例，总有效率77.5%。

【古籍摘要】

①《名医别录》："主吐血、衄血、血痢、崩中赤白。轻身益气，令人耐寒暑，去湿痹，生肌。"

②《本草汇言》："侧柏叶，止流血，去风湿之药也。凡吐血、衄血、崩血、便血，血热流溢于经络者，捣汁服之立止。凡历节风痹周身走注，痛极不能转动者，煮汁饮之即定。惟热伤血分与风湿伤筋者，两病专可其用。但性味苦寒多燥，如血病系热极妄行者可用，如阴虚肺燥，因咳动血者勿用也。如痹病系风湿闭滞者可用，如肝肾两亏，血枯髓败者勿用也。"

③《本草求真》："服此大能伐胃。虽有止血凉血之功，而气味与

血无情，不过仗金气以制木，借炒黑以止血耳。《名医别录》称为补益，似属未是，但涂烫火伤损，生肌杀虫，灸疟冻疮，汁染须发最佳。"

【现代研究】侧柏叶煎剂能明显缩短出血时间及凝血时间，其止血有效成分为槲皮素和鞣质。此外，尚有镇咳、祛痰、平喘、镇静等作用。体外实验表明，本品对金黄色葡萄球菌、卡他球菌、志贺菌属、伤寒杆菌、白喉棒状杆菌等均有抑制作用。

白茅根

白茅根最早载于《神农本草经》，其性寒，味甘；归肺、胃、膀胱经；其基本功效有凉血止血、清热利尿。

【临床应用】

1. 用于血热出血证

白茅根味甘、性寒，入血分，能清血分之热而凉血止血，可用治多种血热出血之证，且单用有效，或配伍其他凉血止血药。若热犯肺气、血迫鼻窍而衄血者，用之泄金凉血、止血，如《妇人大全良方》治鼻衄出血；若胃有积热、气逆清窍而吐血者，用之清热凉血止血，如《千金翼方》治吐血不止，皆以白茅根煎汁或鲜品捣汁服用；若阴虚痨咳所致痰中带血者，用之清金凉血、润燥止咳，常与藕同用，均取鲜品煮汁服，如《医学衷中参西录》二鲜饮。本品不仅善治上部火热之出血，又因其性寒降，入膀胱经，能清热利尿、导热下行，故对膀胱湿热蕴结而致尿血、血淋之证，尤为适宜。若湿热蕴结膀胱、热伤阴络，小便黄赤并有血者，用其凉血散血，如《太平圣惠方》治小便出血，单用本品煎服；若血尿时发，属虚而有热者，常配人参、地黄、茯苓，如《外台秘要》茅根饮子。一般用量为 15～30g。

著名老中医石景亮善用白茅根治疗血证。石老认为，白茅根味甘性寒，有清热、凉血、止血、利水功能。用白茅根的临床指征是：热证吐血、衄血、尿血；急性肾炎、慢性肾炎小便量少；急性传染性肝炎小便不利。临床多用其治疗热病烦渴、肺热咳嗽、胃热呕血、吐血、衄血、尿血、热淋、水肿、小便不利及黄疸等病症。白茅根无毒性作用，其用量一般在 15～30g，对体壮症重者，可用至 60～100g。

其治疗血小板减少性紫癜血热型者，用自拟经验方茅根三花三草汤治疗，即以白茅根为主药。处方：鲜白茅根 60g，金银花 20g，槐花 20g，凌霄花 30g，茜草 30g，仙鹤草 30g，紫草 20g，生地黄炭 30g，桑白皮 20g，地骨皮 15g，冬瓜子 30g，麦芽 20g，大枣 30g，生姜 10g。

2. 用于胃热呕吐、肺热咳喘

白茅根甘寒，归肺、胃、膀胱经，既能清胃热而止呕，又能清肺热而止咳。用治胃热呕吐，常与芦根、竹茹等清胃热、止呕逆药同用，如《小品方》茅根汤；用治肺热咳喘，常配清肺化痰、止咳平喘之桑白皮等，如《太平圣惠方》如神汤。一般用量为 15～30g。

3. 用于水肿、热淋、黄疸

白茅根能清热利尿而达利水消肿、利尿通淋、利湿退黄之效。如《肘后备急方》治热淋，《医学衷中参西录》治水肿、小便不利，均单用本品煎服，也可与其他清热利尿药同用；治湿热黄疸，常配茵陈、栀子等。

著名中医家杜雨茂教授善用白茅根治疗肾病。慢性肾炎水肿，主要出现小便不利和尿量减少，因此利尿是消除水肿的重要治疗途径之一。杜老在此方面体会尤深，他每遇小便短少、尿中带血，或镜检发现血尿者，无论有无水肿，均在本病的辨证方药中加入白茅根 30～45g，玉米须 30g，连续服用，多可收到清热凉血、利水消肿之良好效果。由于白茅根甘淡微寒，清热而不碍胃，止血而不留瘀，利尿消肿而不伤阴，故对慢性肾炎水肿伴血尿者用之最为对症，值得推广应用。根据杜老经验，本品用量不可太轻，一般应在 30g 以上，否则收效欠佳。

石景亮老中医亦认为：白茅根，临床应用于急性肾炎，证型属于风热水肿、湿热或热毒水肿、血尿者一定要用；肾病综合征，属湿热阻塞者，放胆用之；对肾盂肾炎，无论急性肾热病或慢性肾热病均应使用白茅根。

白茅根利尿以治肾病，《补缺肘后方》治卒大腹水病，用"白茅根一大把，小豆三升，煮干，去茅根食豆，水随小便下"。张锡纯在《医学衷中参西录》所载白茅根汤中对白茅根利水消肿有更明确、更具体的说明，他说："治阳虚不能化阴，小便不利，或有湿热壅滞，以致小便不利，积成水肿，白茅根一斤，掘取鲜者，去净皮与节间小根，细切，将茅根用水四大碗，煮一沸，移其锅置炉旁，候十数分钟，视其茅根若不沉水底，再煮一沸，移其锅置炉旁，须臾视其根皆沉水底，其汤即成，去渣温服，多半杯，日服五六次，夜服二三次，使药力相继，周十二小时，小便自利。"由此可见古人用白茅根治水肿病的经验。

【古籍摘要】

①《神农本草经》："主劳伤虚羸，补中益气，除瘀血、血闭、寒热，利小便。"

②《医学衷中参西录》："中空有节，最善透发脏腑郁热，托痘疹之毒外出；又善利小便淋涩作疼，因热小便短少，腹胀身肿；又能入肺清热以宁嗽定喘；为其味甘，且鲜者嚼之多液，故能入胃滋阴以生津止渴，并治肺胃有热，咳血、吐血、衄血、小便下血，然必用鲜者其效方著。春前秋后剖用之味甘，至生苗盛茂时，味即不甘，用之亦有效验，远胜干者。"

③《本草正义》："白茅根，寒凉而味甚甘，能清血分之热而不伤于燥，又不黏腻，故凉血而不虑其积瘀，以主吐衄呕血。泄降火逆，其效甚捷。"

【现代研究】本品能显著缩短出血和凝血时间，其水煎剂和水浸剂有利尿作用，以给药5～10天时作用明显；对肺炎球菌、卡他球菌、流感嗜血杆菌、金黄色葡萄球菌及福氏志贺菌、宋氏志贺菌等有抑制作用，有一定抗HBV的能力。

苎麻根

苎麻根最早载于《名医别录》。其性寒，味甘；归心、肝经；其基本功效有凉血止血、安胎、清热解毒。

【临床应用】

1. 用于血热出血证

苎麻根性寒而入血分，功能凉血止血，凡血分有热，络损血溢之诸出血证，皆可应用。若出血量少，病情较轻者，可单用本品煎服；病情较重，出血不止，有气随血脱之象者，应配伍人参、蛤粉等同用，如《圣济总录》苎根散。一般用量为10～30g，鲜品30～60g。

2. 用于胎动不安、胎漏下血

苎麻根既能止血，又能清热安胎，历来被视为安胎之要药。凡胎热不安、胎漏下血之证，可单用取效，如《梅师集验方》治妊娠胎动下血腹痛，以单味苎麻根煎汤服用。若治劳损所致的胎动腹痛下血，常配地黄、阿胶、当归、白芍等，如《小品方》苎根汤。一般用量为10～30g，鲜品30～60g。

3. 用于热毒痈肿

苎麻根性寒能清热解毒，故可用治热毒痈肿，多以外用为主，常以鲜品捣敷患处。如《本草图经》治痈疽发背初起，未成脓者；《梅师集验方》治乳痈初起微赤，均以本品捣敷；《外台秘要》《肘后备急方》治丹毒，单用本品煮浓汁外洗。一般用量为10～30g，鲜品30～60g，外用适量。

《濒湖集简方》载："肛门肿痛，生苎根捣烂。坐之良。"临床取鲜品苎麻根50～60g，捣烂，外敷肛周，治疗肛痈初起，局部红肿热痛及炎性外痔。运用及时，可促痈消，如果肉腐脓成，运用后也可使脓肿局限，减轻痛苦。

4. 用于消渴

《大明日华本草》载："沤苎汁，主消渴。"中医临床家贾美华在临床上观察，每日取干品苎麻根10g，泡茶代饮，久服有降血糖作用。对因血糖高刺激胰岛素分泌而食欲亢进者，取苎麻根、葛根、瓜蒌根各15g，知母、黄芩、黄柏各10g，水煎服。如有鲜品苎麻根，每剂方中冲入苎麻根汁10～15mL，则疗效更佳。

5. 用于嗽喘

《医学正传》载苎麻根煅存性与生豆腐拌食治痰哮咳嗽。据此制食疗方，嘱嗽喘者，在服食豆腐时，另取苎麻根30g，煎汤去渣加入豆腐中。或在拟制咳嗽、哮喘的辨证方药时，配加苎麻根10g，均有较好的疗效。

6. 用于水肿

《太平圣惠方》载两方：一方取苎麻根、蛤粉各15g，为末，每次服5g，治水肿小便不通；一方取鲜苎麻根，捣烂，摊绢上，贴少腹连阴际，须臾小便即通。临床根据以上记载，取苎麻根、白茅根、车前草各20～30g，分别加入辨证方中煎汤内服，可治疗心源性、肾源性、肝源性、营养代谢性水肿等。对于外敷方，有利尿治标之用，但无图本之功。

7. 用于痢疾

《本草纲目》中有苎麻根治冷痢白冻的记载。临床治疗急性菌痢，取本品20～30g加入葛根芩连汤、白头翁汤中；慢性菌痢，取本品

10g加入平胃散、藿香正气散中;久痢滑脱,取本品10g加入真人养脏汤中。

8. 用于热淋小便刺痛,淋漓不畅

淋证虽有血淋、膏淋、石淋等五淋之分,然其为病多主湿热,苎麻根清热效卓。临床将本品作为主药与淋证诸方相配,疗效确能提高。

9. 用于脱肛

《太平圣惠方》载苎麻根"捣烂,煎汤熏洗之"治脱肛不收。中医临床家贾美华试用数例,其中有2例初期直肠脱垂,经鲜品苎麻根60g捣烂后煎汤熏洗坐浴1周获效。但中、晚期直肠脱垂及晚期内痔无效。

10. 用于软鱼骨

《医方大成》中载苎麻根治鸡鱼骨髓。贾美华曾以苎麻根、威灵仙各30g,煎汤后频服治疗鱼骨髓,观察其软骨促下作用颇著。

11. 用于外伤

李时珍以苎麻叶与石灰捣作团,晒干,收贮。遇有金疮折损者,研末敷之,即时血止,且易结痂。贾美华,以苎麻叶、苎麻根各200g,捣烂绞汁后,加防腐剂备用。遇小外伤不需缝合止血者,以纱布浸吸药液后外敷创面,确有止痛止血结痂作用。如果能进行剂型改革,配制成"创可贴",本药物就能推广运用。

【古籍摘要】

①《名医别录》:"主小儿赤丹,其渍苎汁治渴。安胎,贴热丹毒肿有效。沤苎汁,主消渴也。"

②《医林纂要》:"孕妇两三月后,相火日盛,血益热,胎多不安。苎根甘咸入心,能布散其光明,而不为郁热,此安胎良药也。"

③《本草纲目拾遗》:"治诸毒,活血,止血。功能发散,止渴,安胎;涂小儿丹毒,通蛊胀,崩漏,白浊,滑精,牙痛,喉闭,骨鲠,疝气,火丹,疖毒,胡蜂,毒蛇咬,发背,疔疮,跌扑损伤。"

【现代研究】 由苎麻根所含成分绿原酸生成的咖啡酸有明显止血作用。另对金黄色葡萄球菌有抑制作用。

第二节 化瘀止血药

本类药物既能止血,又能化瘀,具有止血而不留瘀的特点,适用于瘀血内阻、血不循经之出血病证。部分药物尚能消肿、止痛，还可用治跌打损伤、经闭、瘀滞心腹疼痛等病证。本类药物虽适用于出血兼有瘀滞之证，然随证配伍也可用于其他各种出血之证。

本类药物具行散之性，对于出血而无瘀者及孕妇宜慎用。

三 七

三七最早载于《本草纲目》，其性温，味甘、微苦；归肝、胃经；其基本功效有散瘀止血、消肿定痛。

【临床应用】

1. 用于吐血

三七味甘微苦性温，入肝经血分，功善止血，又能化瘀生新，有止血不留瘀、化瘀不伤正的特点，对人体内外各种出血，无论有无瘀滞，均可应用，尤以有瘀滞者为宜。用于湿热阻滞、脾胃气机失常，脘腹胀满刺痛，吐血色暗者，用三七行滞化瘀、止血和中。可单用，如《濒湖集简方》治吐血，单用本品，米汤调服；亦可与花蕊石、血余炭共末为散服，治吐血、衄血，如《医学衷中参西录》化血散。

余在贵阳实习期间，常见名老中医袁金声教授运用其父亲经验方，即全国著名中医家袁家肌教授的加乌贝及甘散治疗胃及十二指肠溃疡，该方由三七粉 30g、海螵蛸 30g、贝母 30g、白及 30g、甘草 30g、黄连 30g、砂仁 15g、延胡索 30g、川楝子 30g、佛手 30g、广木香 15g、生芍药 45g 组成，将其研为极细末，每日早、中、晚饭后吞服 3g，常服，可获满意疗效。

本方以三七粉为主药，《本草纲目》谓三七能"止血、散血、定痛……亦主吐血、衄血、下血"；海螵蛸收敛制酸、止痛、止血，贝母化痰、散结消肿，与海螵蛸配伍，有很好的制酸止痛作用；白及收敛止血，消肿生肌；芍药、甘草酸甘化阴，柔肝缓急止痛；黄连清热燥湿，善清胃热；川楝子、延胡索行气活血止痛；佛手、木香行气止痛，砂仁理气健胃。合而既能柔肝和胃、理气活血，又能制酸止痛、止血生肌。用后，症状能较快得到缓解，但溃疡未必能愈合。如不继续服药治疗以促进溃疡愈合，则多有复发，所以应连续服用本散 3 个月或半年以上，疗效才能巩固。

2. 用于咯血

三七善和营止血、化瘀生新，用于燥热伤肺、热灼肺络所致的胸痛干咳或痰稠带黑血者，用之和营止血，常与白茅根、龙骨、大黄配伍，有泻火凉血、化瘀止血之功。如《医学衷中参西录》安血饮。吞服 3～6g。

3. 用于便血

三七味甘、微苦，走血分，能止血，用于湿热下注大肠、传化受阻，热极损阴所致便血紫暗者，用此止血行滞，可单用，如《濒湖集简方》三七研末，同酒调服；治赤痢、血痢之大肠下血，同米泔水服。吞服 3～6g。

4. 用于外伤出血

三七既能止血，又能活血定痛，用于外伤出血，常与龙骨、血竭、象皮、降香相伍为末，酒调服，治刀伤出血，如《本草纲目拾遗》七宝散；亦可与人参、白蜡、五倍子、牡蛎配伍，如《回生集》军门止血方。

5. 用于跌打损伤、瘀血肿痛

三七活血化瘀而消肿定痛，为治瘀血诸证之佳品，为伤科之要药。凡跌打损伤，或筋骨折伤，瘀血肿痛等，本品皆为首选药物。可单味应用，以三七为末，黄酒或白开水送服；若皮破者，亦可用三七粉外敷。若配伍活血行气药同用，则活血定痛之功更著。本品具散瘀止痛、活血消肿之功，对痈疽肿痛有良效。如《本草纲目》治无名痈肿，疼痛不已，以本品研末，米醋调涂；治痈疽破烂，常与乳香、没药、儿茶等同用，如《医宗金鉴》腐尽生肌散。

6. 用于活血补虚

三七除有活血化瘀止痛作用外，还具有补虚强壮的作用，民间用其治虚损劳伤，常与猪肉炖服。

名老中医李玉林治疗糖尿病合并脑血栓而有偏瘫者，常用补阳还五汤加三七，重用黄芪，逐渐加量，可达120g；李老治糖尿病最常用的药是三七，三七可补虚而治本，它所含人参皂苷远比人参多，且能活血祛瘀，对防治合并症脑血栓、冠心病疗效均佳，对偏瘫亦有良效，由于三七能增强机体免疫功能，对频发感染及感冒者均有防治作用，是一味能标本兼治的良药。

甘肃中医学院周信有老中医亦善用三七。周老认为，三七除化瘀止血、活血消肿止痛功能外，又是一味补血益气的补虚强壮佳品。根据久病必虚、久病必瘀的病理特点，凡治疗一些久病不愈、虚实夹杂、气虚血瘀的慢性疾病，多使用三七，均收到满意效果。如治疗各种慢性病毒性肝炎、肝硬化腹水、胃或十二指肠溃疡出血、萎缩性胃炎、冠心病、心绞痛、高脂血症等。周老使用三七，一般是晒干研粉，每次2～3g，日服2次。根据周老临床经验，三七与有扶正培本作用的党参、白术、黄芪及有活血化瘀作用的丹参、赤芍、莪术等相伍为用，一补一散，相互制约，相互为用，补而不滞，散而不耗，共奏益气活血、通补兼施、相得益彰之效。

【使用注意】 孕妇慎用。

【古籍摘要】

①《本草新编》："三七根，止血之神药也，无论上中下之血，凡有外越者，一味独用亦效，加入补血补气药之中则更神。盖止药得补而无沸腾之患，补药得止而有安静之休也。"

②《本草求真》："三七，世人仅知功能止血住痛，殊不知痛因血瘀则痛作，血因散败则血止。三七气味苦温，能于血分化其血瘀。故凡金刃刀剪所伤及跌扑杖疮血出不止，嚼烂涂之，或为末掺，其血即止。且以吐血、衄血、下血、血痢、崩漏、经水不止、产后恶露不下，俱宜自嚼，或为末，米饮送下即愈。"

③《医学衷中参西录》："三七，善化瘀血，又善止血妄行，为吐衄要药。病愈后不致瘀血留于经络，证变虚劳（凡用药强止其血者，恒至血瘀经络成血痹虚劳）。兼治二便下血，女子血崩，痢疾下血鲜红久不愈（宜与鸦胆子并用），肠中腐烂，浸成溃疡，所下之痢色紫腥臭，杂以脂膜，此乃肠烂欲穿（三七能化腐生新，是以治之）。其善化瘀血，故又善治女子癥瘕，月事不通，化瘀血而不伤新血，允为理血妙品。外用善治金疮，以其末敷伤口，立能血止疼愈。若跌打损伤，内连脏腑经络作疼痛者，外敷内服奏效尤捷。疮疡初起肿疼者，敷之可消。三七之性，既善化血，又善止血，人多疑之，然有确实可证之处。如破伤流血者，用三七末擦之，则其血立止，是能止血也；其破处已流出之血，着三七皆化为黄水，是能化血。"

【现代研究】 本品能够缩短出血和凝血时间，具有抗血小板聚集及溶栓作用；能够促进多功能造血干细胞的增殖，具有造血作用；能够降低血压，减慢心率，对各种药物诱发的心律失常均有保护作用；能够降低心肌耗氧量和氧利用率，扩张脑血管，增强脑血管流量；能够提高机体液免疫功能，具有镇痛、抗炎、延缓衰老等作用；能够明显治疗大鼠胃黏膜萎缩性病变，并能逆转腺上皮不典型增生和肠上皮化生，具有预防肿瘤的作用。

蒲 黄

蒲黄最早载于《神农本草经》。其性平，味甘；归肝、心包经；其基本功效有止血、化瘀、利尿通淋。

【临床应用】

1. 用于出血证

蒲黄甘平，长于收敛止血，兼有活血行瘀之功，为止血行瘀之良药，有止血不留瘀的特点，对出血证无论属寒属热，有无瘀滞，均可应用，但以属实夹瘀者尤宜。用治吐血、衄血、咯血、尿血、崩漏等，可单用冲服，亦可配伍其他止血药同用。如《太平圣惠方》治鼻衄经久不止，与石榴花同用，和研为散服；若治月经过多，漏下不止，可配合龙骨、艾叶同用，如《圣济总录》蒲黄丸；治尿血不已，可与郁金同用；治外伤出血，可单用外掺伤口。

王馨斋系绍兴名中医，从事中医眼科50余年。重用蒲黄治疗眼科各种血证，尤有心得。根据《神农本草经》记载，蒲黄生用性滑，行血消肿；炒黑性涩，功专止血，王老主张生用，他认为眼内之出血不同于其他部位。血止后可遗留与出血相类似的机化物，仍会影响视力，因此用药不仅要止其出血，而且要促其尽快吸收，蒲黄既能行瘀，又善止血，故使用于眼科诸种出血最为相宜。而炒黑之后性质变燥，久服伤阴化火，导致反复出血，大是不宜。至于剂量也很重要，王老指出："蒲黄一物，除其在眼科上独特的功能之外，更应靠医师善于运用，剂量不同，则功效大殊。同盟者更赖辨证正确，配伍得当，所谓知己知彼，才能百战不殆。"对于气滞夹瘀的眼科出血证，王老常将蒲黄与理气药配伍，蒲黄的用量一般在20g左右。蒲黄不仅长于活血化瘀，而且尤善于通利血脉。临床上由于瘀血引起的眼底出血，可谓屡见不鲜。盖瘀血不去，新血断无生理，且阻于络脉，气亦不通。目失气血濡养，影响睛明，此时活血化瘀、疏通血脉是治疗关键。王老根据通因通用的原则，重用蒲黄50～60g，化瘀止血，寓通于涩。

2. 用于瘀血痛证

蒲黄体轻行滞，能行血通经，消瘀止痛，凡跌打损伤、痛经、产后疼痛、心腹疼痛等瘀血作痛者均可运用，尤为妇科所常用。如《塞上方》治跌打损伤，单用蒲黄末，温酒服；若治心腹疼痛、产后瘀痛、痛经等，常与五灵脂同用，如《太平惠民和剂局方》失笑散。

上海著名中医学家蔡小荪善用蒲黄活血化瘀调经。蔡老谓蒲黄味甘，性平，入肝、心包经，具有活血化瘀、收敛止血之功。说明蒲黄既有止血作用，又有活血化瘀之效。《大明本草》曰："破血消肿者，生用之；补血止血者，须炒用。"因此流传迄今，一般认为蒲黄生用性滑，行血消肿；炒黑性涩，功专止血。然蔡老尤推重生蒲黄。认为炭剂是治疗月经过多的常用之品，在炮制方面必须存性，若成焦炭，难免折损药效。从临床实践来看，生蒲黄的止血作用胜于蒲黄炭。据动物实验报道：生蒲黄对不同动物的离体子宫平滑肌均有使其收缩或增强其紧张的作用，因而具有较强的祛瘀止血功效。

蒲黄一药，用量宜灵活多变。处方时少则10g，多则可达60g。随症斟酌，可据病情轻重缓急，使其恰到好处，一般化瘀止痛，经量少而不畅者用10～12g；经量中而带血块者用12～15g；量多如注，块下且大者用30～60g。蔡小荪指出：蒲黄一物而能多用，除其独特功能之外，实赖医者在临床上善于掌握运用！剂量轻重不同，则功效大殊。血瘀经痛活血为治，只有辨证正确，用量、配伍得当，庶可获得预期效果。

治疗血瘀经痛，蒲黄用量不必过重，用于化瘀祛实，女子经血虽以血为主，然其盈亏行止无不由乎气。若气血失调，运行不畅，即可造成不通则痛。然痛经一症又以气滞血瘀为多见。蒲黄一药专入血分，以清香之气兼行气血，气血顺行则冲任调达，瘀去痛解。辨治要点：经行不畅，腹痛拒按，下血块后较舒。临床常见于子宫内膜异位、膜样痛经等。一般在经前3天预先服用，使瘀块不易形成而排出畅通，效果方显。过晚服用，则瘀血既成，难收预期功效。蔡师谓：此为子宫肌痉挛引及泌尿系统功能紊乱所致，以解痉搜剔治之，每获良效。

治疗血虚夹瘀之月经病，宜通涩并用，选用生蒲黄与阿胶珠配伍，蒲黄用量一般在15～20g，阿胶10g（烊冲）。如临床常见产后恶露不绝，如排出过多，或逾期不止，色淡红、质稀，夹有小血块，为子宫复旧不全。生蒲黄除能缩宫止血，祛瘀生新，促使瘀血排出外，亦能止血定痛，对宫缩不良、腹痛阵阵的瘀血性恶露不绝等，有良好治疗作用。阿胶甘平，入肺、肝、肾三经，具有补血止血之功效，对一切失血之症均可奏效。据现代医学药物分析，阿胶有加速血中红细胞及血红蛋白生长的作用。阿胶与生蒲黄相配，止血而不留瘀，补血而不滋腻，寓涩于养，动静结合，配伍巧妙，瘀去宫宁，血自归经，临床运用每能应手取效。

治血瘀之崩漏，宜通因通用，因蒲黄长于活血化瘀，尤善通利血脉，故有止血固崩之功。临床上由于瘀血引起的崩漏屡见不鲜。缘瘀滞未去，则新血不能归经，导致出血不止，或量多如注有块。本着通因通用的原则，常重用蒲黄，其用量可达 30～60g，化瘀止血，寓通于涩。

著名中医妇科专家朱南孙教授承家传、重实践，杏林 50 年，认为"血脉营卫，周流不休""血脉流通，病不得生"。妇女以血为用，尤多血行异常，故善用血分药，尤推崇蒲黄，谓只要辨证正确，配伍得当，可治妇科诸种血证，归纳为"通、涩、消、利"四方面。

其一者，化瘀通经。血贵流畅，奉养全身，在妇女则化为经乳，瘀滞则经涩、经闭、痛闭，诸经蜂起。朱师喜用蒲黄配丹参、赤芍、川牛膝、泽兰、益母草、莪术、黄药子、月季花等疗实证闭经、经行涩少，也可催经止孕。配五灵脂、丹参、刘寄奴、炙乳香、炙没药、广地龙、延胡索、血竭粉，组成验方化膜汤，治血瘀气滞之膜样痛经。对热瘀互结型子宫内膜异位症、盆腔炎、盆腔瘀血综合征引起的腹痛，则用蒲公英、大血藤、败酱草、紫花地丁、川楝子、延胡索等。生蒲黄性平，且能通便，故诸证伴便结不畅者尤为适宜。寒凝血瘀致经行腹痛者，多配小茴香、桂枝、熟附子，加强温散消瘀止痛之力。

其二者，止血涩带。《本草纲目》谓蒲黄"生则能行，熟则能止"。炒蒲黄祛瘀止血，通而涩之。朱师常以炒蒲黄配焦山楂、花蕊石、茜草、熟大黄炭、炮姜炭、牛角腮、参三七末等治癥结胞中，瘀血阻络，或经行、产后残瘀、宿瘀未净，血不归经所致崩漏，恶露不绝，赤带绵绵之症。瘀血内阻，崩漏日久必竭气血，或暴崩血脱气陷，又宜在补气养血、挽阳固脱方中加蒲黄炭、熟大黄炭、炮姜炭、仙鹤草、仙桃草，标本兼顾，澄源与塞流并举。

其三者，散结消癥。蒲黄质轻入血，善消癥结，治疗子宫肌瘤、卵巢囊肿，朱师多配石见穿、鬼箭羽、皂角刺、丹参、赤芍、生山楂，若属更年期则加紫草、生牡蛎、白花蛇舌草、夏枯草，可起到消瘤散结、断经防癌的作用。若经行量多，或腹泻便溏则用炒蒲黄，涩中兼消，通消而不损正。

其四者，通淋利尿。子宫肌瘤、盆腔炎、子宫内膜异位症、阴道炎等疾病常由于肿块压迫或炎症刺激，合并膀胱炎、尿道炎，或房事过密，肾虚火旺，热移膀胱，每次房事后即发小便淋涩疼痛。朱师用生蒲黄配金钱草、车前草、瞿麦等清热化瘀、通利膀胱。

《本草经疏》谓蒲黄"一切劳伤发热，阴虚内热、无瘀血者禁用"，恐其祛邪伤正。朱师临床经验说明，久病痼疾多虚实夹杂，只要配伍适当，运用适时，确无弊害。生蒲黄用量过大，脾胃虚弱者可致腹泻便溏，遇此减量，或配焦白术扶正救弊。

3. 用于血淋尿血

蒲黄既能止血，又能利尿通淋，故可用治血淋尿血，常配生地黄、冬葵子同用，如《证治准绳》蒲黄散。

中医临床家廖佐芹谓自己初学中医时，外祖父恒谓："生蒲黄治淋有奇效。"每不以为然，后见其每遇此类病证，无不用此，且屡收效验，遂铭记于心。1987年冬，表弟刘某突患尿淋，尿频急而痛，恶心腰痛，痛时向外生殖器放射，尿道内如针扎火燎，解尿时汗如黄豆大，尿红赤如洗肉水状。尿常规检查：红细胞（＋＋＋）。X线片示右输尿管下端有一黄豆大结石。余猛然忆起外祖父的话。辄投以生蒲黄粉30g，用金钱草30g、鲜葱一大握，煎汤分3次送服。每次10g，连用2天。第三天早晨起床后，表弟感尿意紧迫，急就便盆，随着尿道内一阵撕裂样疼痛后，须臾竟解出结石两粒，其淋痛之疾，遂猝然而愈。

【古籍摘要】

①《神农本草经》："主心腹膀胱寒热，利小便，止血，消瘀血。久服轻身益气力。"

②《本草汇言》："蒲黄，血分行止之药也，主诸家失血。至于治血之方，血之上者可清，血之下者可利，血之滞者可行，血之行者可止。凡生用则性凉，行血而兼消；炒用则味涩，调血而兼止也。""蒲黄，性凉而利，能洁膀胱之源，清小肠之气，故小便不通，前人所必用也"。

③《药品化义》："蒲黄，专入脾经。若诸失血久者，炒用之以助补脾之药，摄血归源，使不妄行。又取体轻行滞，味甘和血，上治吐血咯血，下治肠红崩漏。但为收功之药，在失血之初，用之无益。若生用亦能凉血消肿。"

【现代研究】本品水浸液、煎剂或50％乙醇浸液均有促凝血作用，且作用显著而持久；蒲黄多种制剂能够降低血压，减轻心脏负荷，增加冠脉血流量，改善微循环，提高机体耐缺氧能力，减轻心肌缺血性病变；对离体子宫有兴奋作用，可使离体肠蠕动增强；能够降低血液胆固醇和三酰甘油含量，改变血脂成分；此外，蒲黄还具有抗炎、利胆、利尿、镇痛、平喘及抗缺血再灌注损伤等作用。

茜 草

茜草最早载于《神农本草经》。其性寒，味苦；归肝经；其基本功效有凉血、祛瘀、止血、通经。

【临床应用】

1. 用于出血证

茜草味苦性寒，善走血分，既能凉血止血，又能活血行血，故可用于血热妄行或血瘀脉络之出血证，对于血热夹瘀的各种出血证，尤为适宜。如《简要济众方》治吐血不止，单用本品为末煎服；若治衄血，可与艾叶、乌梅同用，如《普济本事方》茜梅丸；治血热崩漏，常配生地黄、生蒲黄、侧柏叶等；若与黄芪、白术、山茱萸等同用，也可用于气虚不摄之崩漏下血，如《医学衷中参西录》固冲汤；治尿血，常与小蓟、白茅根等同用。一般用量为10～15g。

2. 用于血瘀经闭、跌打损伤、风湿痹痛

茜草能通经络、行瘀滞，故可用治经闭、跌打损伤、风湿痹痛等血瘀经络闭阻之证，尤为妇科调经要药。如《经验广集》治血滞经闭，单用本品酒煎服，或配桃仁、红花、当归等；治跌打损伤，可单味泡酒服，或配三七、乳香、没药等；治痹证，也可单用浸酒服，或配伍鸡血藤、海风藤、延胡索等。一般用量为10～15g。

王裕宽教授善用海螵蛸（乌贼骨）与茜草治疗闭经。《黄帝内经》早有记载，用于治疗血枯经闭，即"四乌鰂骨一蔍茹丸"。乌鰂骨今写作乌贼骨，又名海螵蛸；蔍茹即今之茜草。上两药以雀卵为丸，用鲍鱼汁送服，是《黄帝内经》所载十三方之一。

王老常言：乌贼骨配伍茜草，既能行血通经，又能止血固经，合用相得益彰。月经不调，皆冲任为病，冲为血海，任主胞胎，两脉功能正常则月经以时下，如肝肾损伤，则影响冲任而致月经不调。乌贼骨入肝、肾二经，茜草入肝经，两药配伍，共奏补肝肾、固冲任之效。

3. 用于燥咳

茜草苦、寒，归肝经，功能凉血止血、活血祛瘀。临床上本品多

用于血热所致的各种出血证。著名中医学家屠庆年除施用于上症外，对燥咳者用之，收效显著。燥咳之成多因肝火旺而灼肺金，致肺失清肃，咳嗽阵作，干咳无痰。茜草苦寒泻火，味酸柔肝，能清肝泻火、清肺降逆而消诸症。临床药理也证实茜草有抗菌、止咳祛痰作用。一般用量为 10～15g。

4. 用于皮肤疾病

中医临床家郑书全在用脱敏汤方（墨旱莲、紫草、茜草）治疗过敏性鼻炎的启示下，用其加味并重用茜草（20g）治疗过敏性荨麻疹获良效。郑老临床体会：茜草味苦寒，入肝经，有凉血止血、活血化瘀之效。通常用于治疗各种血热出血及外伤出血，还用于血滞经闭、跌打损伤、痹证关节疼痛等证。由于在治疗荨麻疹过程中，重用茜草，意外提高了疗效。受此启发，后每遇过敏性荨麻疹，属热证、实证者，均重用茜草，收到较好效果。茜草用量超过常规用量，但未发现明显不良反应。

【**古籍摘要**】

①《神农本草经》："主寒湿风痹、黄疸，补中。"

②《本草纲目》："茜根，气温行滞，味酸入肝而咸走血，手足厥阴血分之药也，专于行血活血。俗方用治女子经水不通，以一两煎酒服之，一日即通，甚效。"

③《医林纂要》："茜草，色赤入血分，泻肝则血藏不瘀，补心则血用而能行，收散则用而不费，故能剂血气之平，止妄行之血而祛瘀通经，兼治痔瘘疮疡扑损。"

【**现代研究**】茜草温浸液对家兔有明显的促血液凝固作用，表现为复钙时间、凝血酶原时间及白陶土部分凝血活酶时间缩短；茜草的粗提取物具有升高白细胞作用，其煎剂有明显的镇咳和祛痰作用，水提取液对金黄色葡萄球菌、肺炎球菌、流感嗜血杆菌和部分皮肤真菌有一定抑制作用。另对碳酸钙结石的形成也有抑制作用。

童 便

童便最早载于《本草经集注》。其性寒，味咸；归肺、胃、肾经；其基本功效有滋阴降火、凉血散瘀。

【临床应用】

1. 用于跌打损伤

《素问》称其为"溲""小便"，《本草纲目》称"轮回酒"，小便入药以 10 岁以下男童中段小便为良。其性味咸寒，无毒。治阴虚发热、劳伤咯血、吐血、衄血，血瘀，跌打损伤，瘀血作痛。《唐本草》曰其："主卒血攻心，被打内有瘀血，煎服之，一服一升，又主癥积满腹，诸药不瘥者服之，皆下血片肉块。亦主久嗽上气失声。"江苏省名老中医汤承祖用此药治疗高空作业不慎跌下，幸未骨折、肺伤，但胸痛咯血不止，每日数口。约定时间，每日服男童（健康无病者）小便，每次一小碗，随取随饮，3 日后咯血止，7 日后胸痛渐轻，1 个月后痊愈，从此胸痛未再复发。因此，一般跌伤、胸痛患者，愿服童便治疗者，皆能有效。阴虚火旺咳嗽、衄血、咯血配合汤剂治疗，单独治疗均可。

新鲜童便，每日 1～2 次，每次 1 杯。如果阳虚大便溏薄，畏冷，食少，虽有咯血亦禁服。

名老中医陈正应用童便治疗外伤亦有经验。陈老谓其童子溺者，正名"童便"，多被乡村医师用于治疗外伤急症。此药后世多以污秽看待，很少使用，实为可惜。殊不知本品能引肺火下行从膀胱排出，大凡吐血、唾血、咳嗽痰中带血等症遭之皆效。跌打损伤，血闷欲死，以热尿灌之，下咽即醒，屡有验效。产后血晕，胞胎不下，治之也佳。此品古时被武术家视为珍物，故褚澄《劳极论》说童便"降火甚速，降血甚神"。

1975 年陈老于尖扎县康扬地区适遇下乡青年被滚石砸压背部，鼻血，腹胀，神志昏昏，抬来求治。因无手术条件，即以热童子尿一碗灌下，立令送州医院手术。途中衄止，腹胀减轻，能言所苦，抵州医院经治而愈。自此方信历代药籍所述童尿药功之不谬。于田间、工区劳务者，如遇外伤，以此解燃眉之急。无童子尿，健康男人尿也可。

童子尿古书中多有记载，今人也有所应用。其治疗疾病之功效，不应怀疑。此药并非难得，既经济又实惠，既可应急，又可缓解病情，值得提倡。

童子溺，系取 12 岁以下健康男孩子的小便，去头尾，取中段。清澈如水者趁热供药用。

2. 用于出血证

北京已故著名中医蒲辅周也十分喜爱使用童便治诸血证。他说：

"童便对阴虚痨怯，吐衄咳唾诸血病，余用之皆有效，且不妨碍其虚。惜乎世人以秽浊目之，殊不知乃浊中之清，真良药也。产后服之，即产后1～3日中，日服两盏，民间一般如是也，诸恙皆息，百病不生。"蒲老回忆1934年悬壶于成都时，友人之戚妇，年30岁，患内热病两载余，服药数百剂未获一效，注射针药亦然，诸医束手，病如无闻，求治于蒲。后教以服童便3碗，早、中、晚每服1碗，服二十余日见效，六十余日痊愈。蒲老认为：童便味咸而走血，治诸血病不可缺，血逆加童便其效更速。曾治一例消化道溃疡大出血患者，蒲老即用柏叶汤，以童便代马通汁而愈。

甘肃省名老中医夏小军认为童便有较好的滋阴降火止血之功。夏老认为，童便止血，其用已久，童便咸而走血，寒能清热，对于因血热妄行，阴虚火旺，虚火上炎，或兼有瘀血的各种出血，可起到清热凉血、滋阴降火之功，且祛邪不伤正，止血不留瘀，并可防治产后或跌打损伤等原因所致的出血，既能止血，又能防止厥脱。

现代药理研究证实，正常人尿的成分复杂而多变，但其主要成分为尿素及氯化钠、钾、磷等，另外，尚有微量的维生素和多种激素。服之虽有异味，但却无毒性作用，且价廉易得。今人只知此乃人体之排泄物，认为不洁，多弃之不用，实觉憾矣！当代名医刘渡舟亦云："童便属'血肉有情之品'，易被吸收而直接为人所用，是草木滋阴之品所不能比拟的。其既不损阴，也不碍阳，实乃平和有效之药。"余在临证时也常遵是说，应用童便治疗多种血证，每获良效。

究其用法，灵活多样。单用者，如《备急千金要方》"饮人尿三升"，《新修本草》"煎服一升"，《太平圣惠方》"温热含之"，《本草纲目》"当热饮，热则真气尚存，其行最速，冷则惟有咸寒之性而已"等。合用者，如《日华子本草》"人溺姜汁和匀，服一升"；《诸证辨疑》："每用一盏，入姜汁或韭汁二三点，徐徐服之，日进二三服。寒天则重汤温服，久服有效也。"然而应用最多者，除单用外，则是以童便送服其他汤剂或丸散之剂。此外，还可用于炮制其他止血药物，以导血下行，引药归经。其为治标之法，故应中病即止，脾胃虚寒及"气血虚无热者，尤不宜多服"（《诸证辨疑》）。观其用量，古人用1～3L不等，今用鲜者1～2杯即可，同时宜取中段尿液，温服为宜。但总应因人、因病而异，辨证施用，不必拘泥。

江西中医学院名老中医龚子夫亦善用童便止血。龚老常谓：谈起"人尿"入药，似乎不卫生。其实，人尿之功，有妙不可言之处。在中医学文献中有关人尿入药的记载颇多。如李时珍《本草纲目》对人尿的应用就有详细论述："人尿释名为轮回酒、还元汤，气味咸寒无毒，主治止劳渴，润心肺，止吐血鼻衄，滋阴降火甚速……"

江西名老中医姚荷生教授患空洞型肺结核。1983年夏天，气候闷热，姚老因参加会议较久，散会后，突然鲜血从口中汹涌而出，半小时内约吐血1000mL，见者甚为惊骇，学院领导提出急送医院抢救，姚老却镇定自若，到家即命家人收集童便，连服3碗，当晚吐血即显著减少，次日黎明血已全止。学院领导亲见如此大量吐血未作其他处理，完全靠人尿一味转危为安，深以为异，叹为不传之秘，姚老直言相告曰：人尿止血之功民间传之久矣，不但自身屡试屡验，用于他人同样是立竿见影。其所以能止血者，乃使血流安静而不妄动，从而达到行血即所以止血，自然血止而无留瘀的后患，堪称血证中之圣品。《血证论》指出："童便尤能自还神化，服制火邪以滋肾水，大有功用，故世医云：'服童便者，百无一生，不服童便者，百无一死。'洵不诬也。"童便以选择7岁以内无病之童子尿为好。

最近笔者所在医院内科病房有一位72岁的高血压、冠心病、支气管扩张大量吐血患者，经用多种止血剂均未能止血。请中医急会诊，余见患者面赤如妆，形体肥胖，口吐鲜血不止，大便结如羊屎，小便短赤，咳嗽少痰，舌红少苔，满口鲜红血迹，脉沉弦间歇，烦躁不安，情绪十分紧张，静脉注射止血剂亦无效。余筹思再三，脉证合参，诊为肝火乘肺，迫血上行，决意从平肝潜阳、凉血止血着手，方选犀角地黄汤加味，但时值午夜，购药不便，征得家属同意，立取人尿1碗，冲服五倍子末2g，当晚连服3次，翌晨患者血已止，仅时有痰中带血少许，为紫红色血块，此乃离经之瘀血，鲜血已未再出，乃于原方（犀角地黄汤）中加茜草10g以行瘀止血。为巩固疗效，除服药外，仍用人尿冲五倍子末继服3天，续用六味地黄汤出入以善其后。

"人尿"止血，既不留瘀，又符合简、便、验、廉精神。似此历验良方，奈何以其形秽而弃置不用哉。

【古籍摘要】

《本草从新》："咸寒，能引肺火下行，从膀胱出，乃其旧路，降火滋阴甚速，润肺清瘀。（咸走血）治肺痿失音，吐衄损伤（凡跌打损伤、血闷欲死者，擘开口以热尿灌之，下咽即醒。一切金疮受杖并宜用之，不伤脏腑），胞胎不下（皆散瘀之功）。凡产后血晕，败血入肺，阴虚火嗽，火热如燎者，惟此可以治之。"

【现代研究】从尿中提取的尿激酶，具有溶解心、肺、眼底及颅内血栓的作用，对治疗静脉血栓性疾病有显著疗效。

《 降 香 》

降香最早载于《证类本草》。其性温，味辛；归肝、脾经；其基本功效有化瘀止血、理气止痛。

【临床应用】

1. 用于出血证

降香辛散温通，能化瘀行血止血，适用于瘀滞性出血证，尤其适用于跌打损伤所致的内外出血之证，为外科常用之品。如《名医别录》治刀伤出血，单用本品研末外敷；《百一选方》治金刃或跌扑伤损，血流不止，以本品与五倍子共研末，捣敷患处。若治内伤吐血、衄血，属血瘀或气火上逆所致者，本品能降气化瘀止血，常与丹皮、郁金等同用。一般用量为6～10g。

2. 用于胸胁疼痛，跌损瘀痛

降香味辛，能散能行，能化瘀理气止痛，可用治血瘀气滞之胸胁心腹疼痛及跌损瘀肿疼痛。如《本草经疏》治上部瘀血停滞胸膈者，以本品为末煎服；临床亦常与五灵脂、川芎、郁金等同用。治跌打损伤，瘀肿疼痛，常配乳香、没药等同用。一般用量为6～10g。

3. 用于呕吐腹痛

降香辛温芳香，其性主降，故能降气辟秽，和中止呕，可用于秽浊内阻脾胃之呕吐腹痛，常与藿香、木香等同用。一般用量为6～10g。

【古籍摘要】

①《本草纲目》："疗折伤金疮，止血定痛，消肿生肌。"

②《本草经疏》："降真香，香中之清烈者也，故能辟一切恶气……上部伤，瘀血停积胸膈骨，按之痛或并胁肋痛，此吐血候也，急以此药刮末，入煎药服之良。治内伤或怒气伤肝吐血，用此以代郁金神效。"

③《本经逢原》："降真香色赤，入血分而下降，故内服能行血破滞，外涂可止血定痛，又虚损吐红，色瘀昧不鲜者宜加服之，其功与花蕊石散不殊。"

【现代研究】降香挥发油及其芳香水有抗血栓作用，黄檀素有微弱的抗凝作用，能显著增加冠脉流量，减慢心率，轻度增加心跳振幅，不引起心律失常。降香乙醇提取物有抗惊厥、镇痛作用。

第三节 收敛止血药

本类药物大多味涩，或为炭类、或质黏，故能收敛止血。广泛用于各种出血病证。

然其收涩，有留瘀恋邪之弊，临证每多配化瘀止血药或活血祛瘀药。对于出血有瘀或出血初期邪实者，当慎用之。

白 及

白及最早载于《神农本草经》，其性微寒，味苦、甘、涩；归肝、肺、胃经；其基本功效有收敛止血，消肿生肌。

【临床应用】

1. 用于出血证

白及质黏味涩，为收敛止血之要药，可用治体内外诸出血证。因其入肺、胃经，故临床尤多用于肺胃出血之证。如验方独圣散，治诸内出血证，用单味研末，糯米汤调服；若治咯血，可配伍枇杷叶、阿胶等，如《证治准绳》白及枇杷丸；用治吐血，可与茜草、生地黄、牡丹皮、牛膝等煎服，如《古今医彻》白及汤；用治衄血，可以本品为末，童便调服，如《素问病机气宜保命集》白及散；也可以白及末冷水调，用纸花贴鼻窍中，如《朱氏集验方》白及膏。用治外伤或金创伤出血，可单味研末外敷或水调外敷，如《本草汇言》治刀斧损伤，出血不止，以之研末，外敷伤口上；《普济方》治金疮血不止，以之与白蔹、黄芩、龙骨等研细末，敷疮口上。

焦树德教授善用白及于肺胃出血，常以白及配海螵蛸、贝母、甘草，共为细末，每次3～6g，温开水送服，一日2～3次。或白及粉3g配三七0.9～1.5g同服，一日2～3次，治疗溃疡病出血，有较好的疗效。亦常用白及配伍苦杏仁、百部、紫菀、麦冬、百合、瓜蒌、生地黄、黄芩、生藕节等，用于肺结核咯血，每收良好效果。再根据前人用药经验，认为白及有补肺作用，焦老也曾用白及粉每次 3～6g，一日 3 次，饭后用紫菜（1.5～3g）煎汤送下，将紫菜也吃掉，用于肺结核有空洞者，常收到较为满意的效果（临床症状多者，可随时运用辨证论治方法配合汤药；临床症状不多者，也可配合异烟肼内服）。据现代研究报道，本品在试管内对人型结核分枝杆菌的生长有显著的抑制作用。

内蒙古名老中医肖康伯亦善用白及粉治疗胃溃疡。肖老认为，白及粉治疗胃溃疡有良效，盖白及粉遇水黏稠，能对溃疡面起保护作用，且有止血作用，即可推其有使溃疡面及早愈合之作用。肖老治一患胃溃疡胃镜检查有巨大溃疡面者，建议手术，患者拟先用中医疗法，如无效再手术，肖老给汤药黄芪建中汤，并早晚各服白及粉 9g，服数日症状见减，因坚持服用数月，无需手术而愈。

但需要注意，并非各种溃烂均可运用白及。成都名老中医李斯炽认为，治疗硅沉着病忌用白及。因为硅沉着病是肺里有了重浊尘埃，忌用白及，白及本质胶黏和沉滞，更可使肺内尘埃凝固，使肺部板硬而阻塞不通，这是发展为肺心病的主因。

2. 用于痈肿疮疡、手足皲裂、水火烫伤

白及寒凉苦泄，能消散血热之痈肿；味涩质黏，能敛疮生肌，为外疡消肿生肌的常用药。对于疮疡，无论未溃或已溃均可应用。若疮疡初起，可单用本品研末外敷，或与金银花、皂角刺、乳香等同用，如《外科正宗》内消散；疮痈已溃，久不收口者，以之与黄连、贝母、轻粉、五倍子等为末外敷，如《证治准绳》生肌干脓散。治手足皲裂，可以之研末，麻油调涂，能促进裂口愈合；治水火烫伤，可以本品研末，用油调敷，或以白及粉、煅石膏粉、凡士林调膏外用，能促进生肌结痂。

【使用注意】不宜与乌头类药材同用。

【古籍摘要】

①《神农本草经》："主痈肿恶疮败疽，伤阴死肌，胃中邪气，贼风鬼击，痱缓不收。"

②《本草汇言》："白及，敛气、渗痰、止血、消痈之药也。此药质极黏腻，性极收涩，味苦气寒，善入肺经。凡肺叶破损，因热壅血瘀而成疾者，以此研末日服，能坚敛肺脏，封填破损，痈肿可消，溃破可托，死肌可去，脓血可洁，有托旧生新之妙用也。"

③《本草求真》："白及，方书既载功能入肺止血，又载能治跌扑折骨、汤火灼伤、恶疮痈肿、败疽死肌，得非似收不收，似涩不涩，似止不止乎？不知方言功能止血者，是因性涩之谓也；书言能治痈疽损伤者，是因味辛能散之谓也。此药涩中有散，补中有破，故书又载去腐、逐瘀、生新。"

【现代研究】白及煎剂可明显缩短出血和凝血时间，其止血的作用与所含胶质有关。对胃黏膜损伤有明显保护作用，溃疡抑制率可达94.8%；白及粉对实验性犬胃及十二指肠穿孔有明显治疗作用，可迅速堵塞穿孔，阻止胃及十二指肠内容物外漏并加大网膜的遮盖；对实验性烫伤、烧伤动物模型能促进肉芽生长，促进疮面愈合；对人型结核分枝杆菌有显著抑制作用，对白念珠菌亦有抑制作用。

仙鹤草

仙鹤草最早载于《图经本草》，其性平，味苦、涩；归肝、心经；其基本功效有收敛止血、止痢、截疟、补虚、解毒。

【临床应用】

1. 用于出血证

仙鹤草味涩收敛，功能收敛止血，广泛用于全身各部的出血之证。因其药性平和，大凡出血病证，无论寒热虚实，皆可应用。如治血热妄行之出血证，可配生地黄、侧柏叶、牡丹皮等凉血止血药同用；若用于虚寒性出血证，可与党参、熟地黄、炮姜、艾叶等益气补血、温经止血药同用。

当代名老中医谢海洲教授认为，仙鹤草、连翘、何首乌三药为治疗血小板减少性紫癜必用之品。仙鹤草性平，味苦而涩，功以强壮止血为主。据现代药理学研究，其所含仙鹤草素有促进凝血的作用，可使凝血时间加快，血小板计数明显增加；连翘苦而微寒，为清热解毒之品，功可清解风热，又为疮家圣药，有凉血、散血、止血作用；何首乌乃补肝肾、益精血之品，中医认为其有养血益精生髓功用。以上三药对血小板的升高，均有促进作用，临床应用，确有效验。

焦树德老中医曾用仙鹤草60g，配合生地黄、玄参、白芍、当归、白茅根、阿胶、茜草、鬼箭羽、牡丹皮等随症加减，用于血小板减少性紫癜，确有一定帮助。

2. 用于腹泻、痢疾

仙鹤草苦涩，有收敛之性，能涩肠止泻止痢，因本品药性平和，兼能补虚，又能止血，故对于血痢及久病泻痢尤为适宜，如《岭南采药录》单用本品水煎服，治疗赤白痢，也可配伍马齿苋、白头翁、秦皮、椿根皮治下痢便血，有一定疗效；仙鹤草配藿香、山楂炭、紫草治疗肠炎水泄，有很好的止泻效果。一般用量为10～30g。

中医临床家乔士湖运用仙鹤草治疗泻痢有较深的体会，用仙鹤草配炮姜治疗寒湿久痢。乔氏认为，寒湿久痢者，或素体脾胃不充，大肠虚弱，寒湿入侵而为患，或急性痢疾久服苦寒之药，损害脾胃而然。治应以温脾化湿、益胃补肠为大法。《滇南本草》谓仙鹤草"味苦涩"，主"日久赤白血痢"。《医学入门》谓炮姜"温脾胃，治里寒水泄，下痢肠澼"。两药合用，温而不燥，既入血分又入气分，守而不滞，收中寓散，相得益彰，治疗寒湿久痢，最为合拍，辨证伍之他药，常获奇效。

用仙鹤草配黄芪治气陷久痢。诸如湿热、寒湿等痢疾，失治误治，可演变成气虚下陷，遂致缠绵不愈。肺脾为宗气生成之源，无论何种痢疾，病邪多损伤脾胃，波及于肺，影响宗气合成，进而脾不升清，胃不降浊，气虚下陷，病邪难除。治法应遵循张氏"举其阳""慎无分利"。仙鹤草收敛精气，固守中原，兼有止血排浊之功，《医学衷中参西录》谓黄芪"能补气，兼能升气，善治胸中大气（即宗气）下陷"。两药相伍，善升阳举陷、补中治痢，用于气虚下陷之久痢，最为中的。

用仙鹤草配石斛治疗湿热久痢。湿热痢疾，无论热重于湿，还是湿重于热，均有不同程度的津液损伤，此一味苦寒燥湿或分利其水，以致津亏痢不止，临床不乏其例。清热与增津相辅相成，津生热退，自然之理，对湿热久痢，其治当不拘泥于葛根芩连、芍药汤辈，应以益阴生阴、清热导滞为大法。仙鹤草味苦可清热，涩可收敛，融清热收固于一炉，收不碍邪，清不伤正；石斛甘平，乃滋养脾胃津液之佳品。两药相合，清热生津，固敛止痢，对治疗湿热久痢，药专力宏。

3. 用于疟疾寒热

仙鹤草有解毒截疟之功，治疗疟疾寒热，可单以本品研末，于疟发前2h吞服，或水煎服。一般用量为10～30g。

4. 用于疳积

《本草纲目拾遗》引葛祖方谓仙鹤草"消宿食、散中满、下气……疗食积"，用仙鹤草15g（去根茎上粗皮）、猪肝120g同煮至肝熟，饮汤食肝，可治疗小儿疳积；近代名医丁福保谓仙鹤草具有"轻补作用，疏而不滞"，临床常用于贫血虚弱、小儿疮积脾弱。

5. 用于止咳

仙鹤草性涩敛，既可宣肺祛邪，又可止血宁络，从而达到去除病根而截咳的目的。临床用麻杏石甘汤加仙鹤草、紫苏子、百部、川黄连治疗百日咳，疗效很好。仙鹤草单用或配方治疗各种原因引起的咳嗽，尤其是久咳、痉咳，效果良好。

刘莉中医师在临床中见久咳患者，常伴痰中有血丝或鼻衄，每随手佐仙鹤草入方中，复诊时见患者不但衄血止，止咳作用也明显增强。后有意于无衄咳嗽患者方中加用仙鹤草，止咳作用也明显增强，由此体会本品能治咳，特别对久咳者效佳。对成年人久咳者，可佐入止嗽散等方中。仙鹤草用量小儿以 5～10g 为宜，成人以 15～20g 为宜。

6. 用于敛津止汗

仙鹤草具收敛之性，有清热除邪、敛津止汗之效，治疗各种汗证，如顽固性盗汗、自汗、产后虚汗、局部汗出等。

郭辉雄中医师用仙鹤草治盗汗而偶获良效，悟出偶然之中必具必然之理，于是在临床上凡遇盗汗者，常以仙鹤草为主药，用量 30～50g，根据临床症候不同，随症配伍。盗汗偏阴虚者，配生地黄、麦冬、当归、白芍、五味子、山茱萸、女贞子、墨旱莲等；兼虚火旺者，加黄柏、知母、玄参、地骨皮等；偏气虚者，配黄芪、党参、白术、茯苓、甘草等；湿热内蕴者，配茵陈、黄等、黄连、栀子等；若临床症候不显，可仅以仙鹤草 30～50g、大枣 10 枚，煎水频饮即可。

7. 用于跌打损伤

《生草药性备要》载本品"理跌打损伤、止血"。如用仙鹤草加土鳖虫、王不留行等打烂外敷或水调敷患处可消肿止痛，疗效肯定。外用适量。

8. 用于活血调经

《滇南本草》谓仙鹤草"治妇人月经或前或后，赤白带下，赤白血痢"。临床用仙鹤草 40～60g 加党参、云苓、白术、当归、炮姜等治疗月经前后不定期；配伍贯众、益智等治疗带下量多、稀薄，效果亦佳。一般用量为 10～30g。

9. 用于散毒消痈

《本草纲目拾遗》引葛祖方："疗黄疸，疗肿痈疽、肺痈、乳痈、痔肿。"《生草药性备要》载本品"散疮毒",可用于治疗疖疮痈肿、痔肿等。用仙鹤草浸膏加少量蜂蜜,做成膏剂外涂,疗效较佳。外用适量。

10. 用于降糖止渴

仙鹤草可用于中医"消渴证",即现代医学的糖尿病。消渴乃肺、脾、肾诸脏阴虚燥热所致,仙鹤草有健脾、补肾之功,用治消渴,使阴虚得复,燥热得清,消渴自愈。实验进一步证实仙鹤草有显著降血糖作用,用于临床确有疗效。一般用量为10~30g。

11. 用于补虚壮体

仙鹤草益气、补虚,治脱力、神疲等,故有"脱力草"之称;又本品略具收敛之性,有补力之功,凡遇有气虚之象的各种病证皆可大量用之,功效卓著。现代研究证明,仙鹤草素对已疲劳的横纹肌有兴奋作用。干祖望教授把仙茅、淫羊藿、仙鹤草称"三仙汤",凡无外邪疾病而神疲怠惰者,都可试用,或在处方中参用此三味,效果殊佳,戏谓"中药的激素"。

本品有补虚强壮作用,可治疗脱力劳伤、疲乏无力、全身酸困、精神不振、易感冒等,也可用于气血虚弱之证,无明显阳性体征,与疲劳综合征很接近,对以劳伤体虚为因,不论何病,均可运用,效果殊佳。四川民间亦流传用仙鹤草加鸡肉或猪肉顿服治劳伤过度、产后不足等"脱力"证者。一般用量为10~30g。

【古籍摘要】

①《滇南本草》:"调治妇人月经或前或后,红崩白带,面寒背寒,腰痛,发热气胀,赤白痢疾。"

②《本草纲目拾遗》:"消宿食,散中满,下气,疗吐血各病、翻胃噎膈、疟疾、喉痹、闪挫、肠风下血、崩痢、食积、黄白疸、疔肿痈疽、肺痈、乳痈、痔肿。"

③《本草求真》:"叶蒸醋,贴烂疮,最去腐、消肿,洗风湿烂脚。"

【现代研究】 仙鹤草醇浸膏能收缩周围血管,有明显的促凝血作用;仙鹤草素能加强心肌收缩,使心率减慢;仙鹤草中的主要成分鹤草酚对猪肉绦虫、囊尾蚴、幼虫、莫氏绦虫和短壳绦虫均有确切的抑杀作用,对疟原虫和阴道滴虫有抑制和杀灭作用;尚有抗菌消炎、抗肿瘤、镇痛等作用。

血余炭

血余炭最早载于《神农本草经》。其性平，味苦；归肝、胃经；其基本功效有收敛止血、化瘀、利尿。

【临床应用】

1. 用于出血证

发乃血之余，故可入血，并以炭入药，故有收涩止血之功，且能消瘀，有止血而不留瘀的特点，可用于各种出血之证，尤多用于咯血、衄血、吐血、血淋、尿血等出血病证。既可内服，也可外用。如《梅师集验方》治鼻衄，《中藏经》治齿衄，《证治要诀》治肌衄等，皆以本品外用。若治咯血、吐血，常与花蕊石、三七同用，如《医学衷中参西录》化血丹。治血淋，《赤水玄珠》以之配蒲黄、生地黄、赤茯苓、甘草，水煎服；若治便血，可与地榆、槐花等同用，如《类证治裁》三灰散；用治崩漏，可单用本品，与酒和服。

广东省名老中医邓铁涛教授善用单味血余炭治血崩，并认为其止血固崩而不留瘀。其医案中记载一许姓妇人，48岁，患血崩。1958年11月起病，每于月经来潮的头几天，血下如崩，即头晕卧床，10多天后月经渐止，需炖服人参等补品，才能起床作轻微之劳动。服中西药近5年未愈，曾用价值200多元一副的人参、鹿茸、肉桂等峻补之品制成蜜丸，服完后不但无效，且血崩更甚。

到诊时正值月经过后，精神不振，体倦乏力，观其面色萎黄少华，舌质淡嫩，苔少，切其脉细弱，一派虚象。究其致虚之由，乃因冲任不固，月经失常，失血过多，为病之根本，血虚为病之标。故前医累用补气血以至大补气血阴阳之剂未效。若塞其流，使人体赖以濡养之血液不致崩耗，则病可愈而身体日壮矣。

止血塞流，应用何药？根据多年之经验，血余炭当属首选。血余炭性平，药力温和，为人发煅炭而成，有止血散瘀之功。且发为血之余，又为肾之荣，肾主藏精、生髓，故煅炭存性之血余炭又有补阴之效，十分适用妇科失血证。本品既能止血又不留瘀，既可活血又可补阴，寓开源于塞流之中，治失血证之妙，非他药可比。故余治妇科失血方中，每每伍入此药，多能收到满意之疗效。治此患者也不例外，单味使用，冀其药力之至专。

因考虑市上出售之血余炭杂而不纯，若能用血气旺盛的青年人之头发制成，效力最好。故为之收集广州中医学院某年级学生自己理发所积存的乱发约数斤，洗净分三次煅成血余炭120g，研为极细末。嘱每次1.5～3g，日服3次，每于月经来潮第二天开始服，连服3～5天，血来多则多服，血止则停服，每次月经来时依法服用（并嘱其停服一切补品、补药及其他药物）。第一个月患者服药后三四天血崩渐止，第二个月即无血崩现象，且月经5天干净，但经量仍多于正常。之后月经逐月减少，如是者服药半年，共用血余炭120g左右而收经，体亦日健。5年之后，年虽五十多，在干校劳动之强度为一般年轻妇女所不及。

2. 用于小便不利

血余炭苦降下行，能化瘀通窍、通利水道，故可用治小便不利，常与滑石、白鱼同用，如《金匮要略》滑石白鱼散。

【古籍摘要】

①《神农本草经》："主五癃、关格不通，利小便水道，疗小儿痫、大人痓。"

②《名医别录》："主咳嗽，五淋，大小便不通，小儿惊痫。止血，鼻衄烧之吹内立已。"

③《医学衷中参西录》："血余者，发也，不煅则其质不化，故必煅为炭然后入药。其性能化瘀血、生新血有似三七，故善治吐血、衄血。而常服之又可治劳瘵，因劳瘵之人，其血必虚而且瘀，故《金匮》谓之血痹虚劳。""其化瘀之力，又善治血痹，是以久久服之，自能奏效。血余能化瘀血、生新血，使血管流通最有斯效。其化瘀生新之力，又善治大便下血腥臭、肠中腐烂及女子月信闭塞，不以时至。"

【现代研究】本品能明显缩短出、凝血时间及血浆复钙时间，血余炭煎剂对金黄色葡萄球菌、伤寒杆菌、甲型副伤寒杆菌及福氏志贺菌有较强的抑制作用。

藕 节

藕节最早载于《药性本草》。其性平，味甘、涩；归肝、肺、胃经；其基本功效为收敛止血、化瘀。

【临床应用】

1. 用于出血证

藕节味涩收敛，既能收敛止血，又兼能化瘀，有止血而不留瘀的特点，可用于各种出血之证，对吐血、咯血等上部出血病证尤为多用。可单用，如《药性论》治吐血不止，《本草纲目》治衄血不止，均以鲜藕捣汁饮。本品药性平和，单用力薄，常入复方中使用。若治咯血，可与阿胶、白及、枇杷叶等同用，如《证治准绳》白及枇杷丸；治血淋、尿血，常配小蓟、通草、滑石等，如《重订济生方》小蓟饮子。一般用量为10～15g，大剂量可用至30g；鲜品30～60g。

2. 用于乳腺增生

乳腺增生属中医"乳癖"范畴，好发于中年妇女，多因情志内伤，思虑伤脾，郁怒伤肝，肝郁痰凝，积聚乳房经络而成。肝郁气滞是本病主要原因。藕节归肝、胃、肺经，有化癖消肿、清热解毒之功效，可使气血调和，气顺痰消，增强人体免疫功能，清除乳腺增生组织。中医临床家郭庆习用藕节60g，加水800mL，煎至600mL，去渣取汁，分3次口服，每次200mL，饭后服。一般3～5剂即可消除症状。

3. 用于小儿泄泻

著名中医儿科专家钱育寿认为藕节炭不但止血，且能涩肠止泻，常用于婴幼儿泄泻。小儿泄泻，经治不愈者，中气已损伤，脾失健运，乳食难以化生精微，湿浊内生，水谷湿浊混淆，下趋大肠。泄泻不止，更伤脾运。泄泻特点是时轻时重，或夜轻日重，食后作泻，大便稀薄，或成糊状，色黄，夹有不消化食物。脾胃虚损尚轻，治以理气和中、涩肠止泻。钱老常用紫苏梗、藿梗、白豆蔻、煨葛根、煨木香、陈皮、藕节炭、炒扁豆衣。脾胃为气之枢纽，脾以运为健，治脾不在补而在调，方以紫苏梗、藿梗、白豆蔻、陈皮、扁豆衣芳香悦脾、行气和中；以煨葛根、煨木香、藕节炭涩肠止泻。据现代药理研究，藕节含鞣质、天冬素、蛋白质、维生素C等，具有一定的营养，其止泻作用可能与其所含鞣质、淀粉有关。

【古籍摘要】

①《本草纲目》："能止咳血、唾血、血淋、溺血、下血、血痢、血崩。"

②《本草汇言》："藕节，消瘀血，止血妄行之药也。刑元璧曰：《日华子》治产后血闷腹胀，捣汁，和热童便，有效。盖止中有行散之意。又时珍方治唾血、呕血及便血、溺血、血淋、血崩等证，入四生汤、调营汤中，亦行止互通之妙用也。"

③《本草纲目拾遗》："藕节粉，开膈，补腰肾，和血脉，散一切瘀血，生一切新血，产后及吐血者食之尤佳。"

【现代研究】本品能缩短凝血时间。

棕榈炭

棕榈炭最早载于《本草拾遗》。其性平，味苦、涩；归肝、肺、大肠经；其基本功效有收敛止血。

【临床应用】

1. 用于出血证

棕榈炭药性平和，味苦而涩，为收敛止血之要药，广泛用于各种出血之证，尤多用于崩漏。因其收敛性强，故以治出血而无瘀滞者为宜。可单味应用，如《妇人大全良方》治崩漏不止，即用本品为末，空心淡酒送服；也常配血余炭、侧柏叶等同用。若属血热妄行之吐血、咯血，可与小蓟、山栀等同用，如《医方类聚》十灰散；属虚寒性出血，冲任不固之崩漏下血，常配炮姜、乌梅同用，如《证治准绳》如圣散；治便血，可与艾叶、熟鸡子、附子同用，如《圣济总录》棕艾散。一般用量为6～10g。

2. 用于止泻止带

棕榈炭苦涩收敛，且能止泻止带，尚可用于久泻久痢，妇人带下。如《近效方》治泻痢，单用本品，烧研，以水调服；治赤白带下，以本品与蒲黄各等分，用酒调服，如《普济方》棕毛散。一般用量为6～10g。

【使用注意】出血兼有瘀滞，湿热下痢初起者慎用。

【古籍摘要】

①《本草拾遗》："烧作灰，主破血止血。"

②《本草纲目》："棕皮性涩，若失血去多，瘀滞已尽者，用之切当，所谓涩可去脱也。与乱发同用更良，年久败棕入药尤妙。"

③《本草经疏》："其味苦涩，气平无毒。《本经》主诸病皆烧灰用者，凡血得热则行，得黑灰则止，故主鼻洪、吐衄；苦能泻热，涩可去脱，故主崩中带下及肠风、赤白痢也；止血固脱之性而能消瘀血，故能破症也。凡失血过多内无瘀滞者，用之切当。"

【现代研究】棕榈子粉的醇提取物能收缩子宫，并有一定的凝血作用。

第四节 | 温经止血药

本类药物性属温热，能温内脏，益脾阳，固冲脉而统摄血液，具有温经止血之效。适用于脾不统血，冲脉失固之虚寒性出血病证。

应用时，若属脾不统血者，应配益气健脾药；属肾虚冲脉失固者，宜配益肾暖宫补摄之品。

然其性温热，热盛火旺之出血证忌用。

◆◆◆ 艾 叶 ◆◆◆

艾叶最早载于《名医别录》，其性温，味苦、辛，有小毒；归肝、脾、肾经；其基本功效有温经止血、散寒调经、安胎、调经，外用祛湿止痒。

【临床应用】

1. 用于出血证

艾叶气香味辛，温可散寒，能暖气血而温经脉，为温经止血之要药，适用于虚寒性出血病证，尤宜于崩漏。主治下元虚冷，冲任不固所致崩漏下血，可单用本品，水煎服，或配阿胶、芍药、干地黄等，如《金匮要略》胶艾汤。本品温经止血，配伍生地黄、生荷叶、生柏叶等清热凉血药，可治疗血热妄行所致吐血、衄血、咯血等多种出血证，如《妇人大全良方》四生丸。艾叶之用，既可加强止血，又可防大队寒凉药物而致凉遏留瘀之弊。一般用量为5～10g。

2. 用于月经不调、痛经

艾叶能温经脉、逐寒湿、止冷痛，尤善调经，为治妇科下焦虚寒或寒客胞宫之要药。常用于下焦虚寒、月经不调、经行腹痛、宫寒不孕及带下清稀等症，每与香附、川芎、白芍、当归等同用，若虚冷较甚者，再配伍吴茱萸、肉桂等，如《仁斋直指方》艾附暖宫丸。一般

《傅青主女科》载:"妇人有经水过多,行后复行,面色萎黄,身体倦怠而困乏愈甚者……是血虚而不归经乎……"临床常用胶艾汤使血归经而自静,艾叶在此方中起着引血归经"止崩"的作用,临床上对功能失调性子宫出血、月经过多、先兆流产等,加用艾叶每取良效,故有温经止血之功效。

3. 用于胎动不安

艾叶为妇科安胎之要药。如《肘后备急方》以艾叶酒煎服,治疗妊娠猝胎动不安,临床每多与阿胶、桑寄生等同用。一般用量为5～10g。

4. 用于制作艾条

将本品捣绒,制成艾条、艾炷等,用于熏灸体表穴位,能温煦气血,透达经络,为温灸的主要原料。

5. 用于杀虫止痒

艾叶有杀虫止痒之功,可用于皮肤湿疹瘙痒、阴疮疥癣,但多外用。

6. 用于胃脘痛

艾叶辛温,能温中阳以除脾胃寒凝,行气滞而解脘腹冷痛,为温里和中、驱寒止痛要药。用于脾胃虚寒所致胃脘隐痛,喜暖喜按,用之温脾胃、逐阴寒、止疼痛。可单用,如《补缺肘后方》治猝心痛,《卫生易简方》治脾胃冷痛,均用艾叶煎服;亦可与益气温中之品合用,疗效更佳。一般用量为5～10g。

7. 用于褥疮

褥疮在长期卧床的老年患者中比较常见。长期卧床可使气血流通不畅,蓄积于局部,皮肤失去营养而容易溃破感染,治疗上比较棘手。《本草纲目》记载艾叶:"生肌肉,拓金疮。"艾叶性苦辛温,入肝脾肾经。苦可燥湿泻火,温可通络散滞,入脾可健运脾气,脾主肌肉四肢,脾健则肌肉生长旺盛,用于褥疮可收良效,常与白及、皂角刺等敛疮生肌、托毒消疮之品同用。

8. 用于盗汗

《本草纲目》中诸汗一节记载:"艾叶盗汗,同茯神,乌梅煎服。""茯神,虚汗盗汗,乌梅汤服;血虚心头出汗,艾汤调服。"可知艾叶是治疗汗证要药。《本经逢原》:"乌梅酸收,益精开胃,能敛肺涩肠,止呕敛汗。"又知艾叶温中健脾,茯神健脾安神,脾健则血源充足,心有所主,故心安神静,因此用本方可使盗汗逐渐减轻至消失,使疾病治愈。一般用量为5～10g。

【古籍摘要】

①《名医别录》："主灸百病，可作煎，止下痢、吐血、下部疮、妇人漏血，利阴气，生肌肉，辟风寒，使人有子。""生寒熟热。主下血、衄血、脓血痢，水煮及丸散任用"。

②《药性论》："止崩血，安胎，止腹痛，止赤白痢及五藏痔泻血。""长服止冷痢。又心腹恶气，取叶捣汁饮"。

③《本草纲目》："艾叶服之则走三阴而逐一切寒湿，转肃杀之气为融和；灸之则透诸经而治百种病邪，起沉疴之人为康泰，其功亦大矣。"

【现代研究】本品能明显缩短出血和凝血时间，艾叶油对多种过敏性哮喘有对抗作用，具有明显的平喘、镇咳、祛痰作用，其平喘作用与异丙肾上腺素相近。体外实验证明，艾叶油对肺炎球菌、甲型溶血性链球菌、乙型溶血性链球菌、奈瑟球菌有抑制作用，艾叶水浸剂或煎剂对炭疽杆菌、α-溶血性链球菌、β-溶血性链球菌、白喉棒状杆菌、肺炎球菌、金黄色葡萄球菌及多种致病真菌均有不同程度的抑制作用；另外，对腺病毒、鼻病毒、疱疹病毒、流感病毒、腮腺炎病毒等亦有抑制作用。对子宫平滑肌有兴奋作用。

炮 姜

炮姜最早载于《珍珠囊》。其性热，味辛；归脾、胃、肾经；其基本功效有温经止血、温中止痛。

【临床应用】

1. 用于出血证

炮姜性热，主入脾经，能温经止血，主治脾胃虚寒，脾不统血之出血病证，可单味应用，如《姚氏集验方》以本品为末，米饮下，治血痢不止；临床用于治疗虚寒性吐血、便血，常配人参、黄芪、附子等。若治冲任虚寒，崩漏下血，可与乌梅、棕榈同用，如《证治准绳》如圣散。诚如《医学入门》言："温脾胃，治里寒水泄、下痢肠澼、久疟、霍乱、心腹冷痛胀满，止鼻衄、唾血、血痢、崩漏。"一般用量为5～9g。

2. 用于腹痛、腹泻

炮姜性热，善暖脾胃，能温中止痛止泻，适用于虚寒性腹痛、腹泻。如《备急千金要方》以本品研末饮服，治中寒水泻；《世医得效方》以之与厚朴、附子同用，治脾虚冷泻不止。若治寒凝脘腹痛，常配高良姜，如《太平惠民和剂局方》二姜丸；治产后血虚寒凝，小腹疼痛者，可与当归、川芎、桃仁等同用，如《景岳全书》生化汤。《得配本草》谓："炮姜守而不走，燥脾胃之寒湿，除脐腹之寒痞，暖心气，温肝经，能去恶生新，使阳生阴长，故吐衄下血有阴无阳者宜之。"一般用量为5～9g。

生姜、干姜和炮姜本为一物，均能温中散寒，适用于脾胃寒证。由于鲜干质量不同与炮制不同，其性能亦异。生姜长于散表寒，又为呕家之圣药；干姜偏于祛里寒，为温中散寒之至药；炮姜善走血分，长于温经而止血。

需要指出的是，干姜炮制方法明确列出了炮姜和姜炭的炮制技术。炮姜是先将净河沙置炒制容器内，用武火炒热，再加入干姜片或块，不断翻动，炒至鼓起，表面棕褐色，取出，筛去沙，晾凉；而姜炭的炮制方法是取干姜块，置炒制容器内，用武火加热，炒至表面焦黑色，内部棕褐色，喷淋少许清水，灭尽火星，略炒，取出晾干，筛去碎屑。可见，炮姜和姜炭在炮制方法上是不同的。

炮姜和姜炭是干姜的不同炮制品，决不能在处方中混为一谈，这不仅仅因为炮姜和姜炭的炮制方法不同，更重要的是经过不同的炮制，炮姜和姜炭的性味功效发生了变化，炮姜辛、热，可温中散寒、温经止血。其辛燥之性较干姜弱，温里之力不如干姜迅猛，但作用缓和持久，且长于温中止痛、止泻和温经止血。可用于中气虚寒之腹痛、腹泻和虚寒性出血。如用于脾胃虚寒之腹痛、腹泻、霍乱转筋的附子理中丸，治脾胃虚寒便血的艾叶丸（《圣惠方》）。姜炭苦、涩、温，归脾、肝经。其辛味消失，守而不走，长于止血温经。其温经作用弱于炮姜，固涩止血作用强于炮姜，可用于各种虚寒性出血，且出血较急，出血量较多者。如治疗血崩的如圣散（《丹溪心法》），或用干姜烧黑存性，为末，米饮调服，治血痢不止（《姚氏集验方》）。可见临床用炮姜取其温中止痛、温经止血，温通之力较强；而姜炭温涩力强，偏于止血，而温通之力远不如炮姜，所以临床处方用药中炮姜和姜炭是不能混淆应用的。现代研究证明，炮姜中的姜酚和6-姜醇含量大于姜炭，因此其温中止痛的作用比姜炭显著；炮姜和姜炭均能缩短小鼠的出血时间，与对照组比较，差异非常显著，姜炭的作用又比炮姜强。如果以姜炭代替炮姜，由于姜炭固涩止血，没有温通之力，因此患者服用之后不但不能起到温通经脉的作用，反而会涩滞血脉，造成气血凝滞不通，适得其反。

【古籍摘要】

《本草正》："阴盛格阳，火不归原及阳虚不能摄血而为吐血、下血者，但宜炒熟留性用之，最为止血要药。"

【现代研究】炮姜能显著缩短出血和凝血时间，对应激性及幽门结扎型胃溃疡、醋酸诱发的胃溃疡均有抑制作用。

灶心土

灶心土最早载于《名医别录》。其性温，味辛；归脾、胃经；其基本功效有温中止血、止呕、止泻。

【临床应用】

1. 用于出血证

灶心土性温，能温暖中焦，收摄脾气而止血，为温经止血之要药。对脾气虚寒，不能统血之出血病证，皆可应用，尤其对吐血、便血的疗效更佳。如《广利方》治吐血、衄血，单以本品用水淘汁，和蜜服；若便血属下焦寒损者，可与干姜、阿胶、黄芩等同用，如《外台秘要》伏龙肝汤；凡脾气虚寒之大便下血、吐血、衄血、崩漏等，以之与附子、白术、地黄等同用，如《金匮要略》黄土汤。

中医临床家牛忻群认为灶心土的止血作用尤佳。《日华子本草》："治鼻洪、肠风、带下、血崩泄精、尿血。"可见历代医家对其止血作用作了较高的评价。凡脾胃虚寒，脾不统血所致的吐血、衄血、便血、尿血、崩漏，以及消化性溃疡出血等症均可选用。治疗肠风便血常与地黄、附子、阿胶等配伍应用，如黄土汤。治疗血热而致的吐血、衄血、便血、咯血，灶心土有凉血止血作用而无寒凝血闭之患。牛老常用灶心土 300g，水煎取澄清液与大黄 10g、肉桂 3g 共煎，治疗鼻衄、便血等无不应用取效。

2. 用于胃寒呕吐

灶心土性温质重，长于温中和胃而降逆止呕。主治脾胃虚寒，胃气不降所致的呕吐，与干姜、半夏、白术等同用；也可用治反胃、妊娠呕吐，如《百一选方》治反胃呕吐，用本品研细，米饮送服；《本草蒙筌》治妊娠呕吐，以本品捣细，调水服。一般用量为15～30g，或60～120g，煎汤代水。

灶心土药性温和，具有良好的和胃止呕、温脾散寒作用。临床凡因饮食不节、情志不和、脾胃虚寒，或外邪侵袭而致的呕吐均可选用。牛忻群经临床配伍后常用于急慢性胃炎、胆囊炎、幽门痉挛、肝炎、胰腺炎等多种疾病所致的呕吐，效果满意。由于本品药性温和，特别是对脾胃虚寒、中阳不振而引起的呕吐，一可以温太阴之脾土，散寒止呕，无燥热之偏；二可和阳明之胃腑，调畅气机，无痞塞滞满之患，起到了和胃止呕之效。临床治疗脾胃虚寒之呕吐，常与半夏、生姜配伍应用。妊娠恶阻，呕吐不食，常与紫苏、生姜、砂仁、茯苓配伍。阳明胃腑热盛而致的呕吐，常与黄连、紫苏叶配伍。饮食不节之呕吐，常与建神曲配伍。夏月中暑之呕吐，常与白扁豆、厚朴、竹茹、藿香、川黄连等配伍。

名老中医郑长松认为灶心土治疗脾胃虚寒有较好的疗效。胃主受纳腐熟水谷，必赖脾之阳气。中阳不足，脾胃虚寒，复因孕后冲气充盛，冲脉隶于阳明，冲气上逆犯胃，则恶心呕吐，阻隔饮食。辛温之药，以脾虚胃寒家所喜。黄宫绣云："伏龙肝久经火熬，则土味之甘已转为辛，土气之和已转为温矣。"味辛散逆以醒脾胃，性温暖胃以和中州，若配生姜、半夏、藿香等醒脾开胃、降逆止呕之品，其效益佳。

3. 用于脾虚久泻

灶心土既能温脾暖胃，又能涩肠止泻，主治脾虚久泻，常配伍附子、干姜、白术等。若治胎前下痢，产后不止者，可以山楂、黑糖为丸，用本品煎汤代水送服，如《张氏医通》伏龙肝汤丸。一般用量为15～30g，或60～120g，煎汤代水。

灶心土性温润和缓，其温中化湿、涩肠止泻功效甚佳，走中宫入足太阴脾经而温中化湿以启四运之轴，入足阳明胃经而涩肠止泻以洁后阴。临床配伍得当对脾胃虚寒，湿困脾阳而致的脾失健运、水谷不化之肠鸣、冷痢、水泻，尤其对慢性缠绵不愈的泄泻效果尤著。此外，临床只要配伍得当，不但对慢性腹泻有较好的疗效，同时对寒热互结、湿热蕴结引起的泄泻均有良好的效果。

4. 用于化饮、止嗽、消痰

灶心土世人多知其有止呕、止血效用，对其温阳化饮、止嗽消痰之作用鲜知。若脾土失于温煦，则中阳不振、健运失职，不能输布水谷精微，而酿湿生痰，上渍于肺，使痰湿内聚，失于宣展，即所谓"脾为生痰之源，肺为贮痰之器"是也，对阴土虚寒、阳土不振，湿浊内生，失于温化之寒湿凝聚，水湿泛溢引起的痰饮咳嗽、胸闷气短、头目眩晕、心悸痰喘、肢体浮肿等症有较好的疗效，特别对沉寒痼冷之顽痰、湿浊内饮，用之得当可充分展示其豁痰散结、温阳化饮、消痰止嗽之妙，可使有形之痰饮湿浊，化于水泽之乡，使无形之痰饮，消于中州之地，使清旷之地复苏，从而达到生痰之源断、贮痰之器清之目的，起到"病痰饮者，当以温药和之"之效。牛忻群临床常以灶心土 300g 煎取滤清液，与建神曲 30g、桂枝 30g、茯苓 10g、半夏 10g、干姜 10g 配伍煎服治疗寒饮咳嗽，饮聚胁下之水饮痰浊咳喘，效果尤佳。对痰热内蕴之咳嗽黄痰稠块者，与黄芩、川贝母、川黄连、枳实、前胡、竹茹等配伍，有清热化痰之效而不致苦寒败胃之弊，更无邪热内闭之患，从而更进一步发挥清热化痰药物的作用。

5. 用于燥湿止带

凡脾胃之气，喜温而恶寒，寒则中气不能运化，致湿浊内阻，流注于下而带下绵绵不止。灶心土性温而不烈，尤善温运脾土、燥湿止带，是治疗脾胃虚寒、中气不足之带下缠绵、腰膝酸软、头晕目眩、少腹痛、纳谷不香、脘腹痞满、四肢困重、头重如裹、口淡乏味、苔厚腻而白、脉象濡滑的理想药物之一。牛忻群常取灶心土 500g 煎取澄清液，与苍术、白术、黄芪各 30g，升麻、柴胡、荆芥穗各 3g，附子 10g，桂枝 20g 共同煎服，治疗带下色白清冷，质稀薄无秽臭，绵绵不断者，往往能收到良好效果。对湿热下注之带下量多，色黄或黄白黏腻有臭味者，常用灶心土 300g 水煎，取其澄清液与黄柏 20g、苦参 30g、赤芍 30g、椿根皮 20g、熟大黄 10g，水煎服。灶心土起到了温而不燥、寒而不遏之效，加强了清热燥湿止带的作用。

【古籍摘要】

①《名医别录》："主妇人漏中，吐下血，止咳逆，止血，消痈肿毒气。"

②《本草汇言》："伏龙肝，温脾渗湿，性燥而平，气温而和，味甘而敛，以藏为用者也。故善主血失所藏，如《金匮》之疗先便血；《名医别录》方之止妇人血漏，漏带赤白；《蜀本草》之治便血血痢，污秽久延；《杂病方》之定心胃卒痛，温汤调服七剂即定。

他如藏寒下泄，脾胃因寒湿而致动血络，成一切失血诸疾，无用不宜尔。"

③《本草便读》："伏龙肝即灶心土，须对釜脐下经火久炼而成形者，具土之质，得火之性，化柔为刚，味兼辛苦。其功专入脾胃，有扶阳退阴散结除邪之意。凡诸血病，由脾胃阳虚而不能统摄者，皆可用之，《金匮》黄土汤即此意。"

【现代研究】本品有缩短凝血时间、抑制纤维蛋白溶解酶及增加血小板第三因子活性等作用，能减轻洋地黄酊引起的呕吐，有止呕作用。

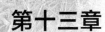

第十三章
活血化瘀药

　　凡以通利血脉，促进血行，消散瘀血为主要功效，用于治疗瘀血病证的药物，称活血化瘀药或活血祛瘀药，简称活血药或化瘀药。其中活血作用较强者，又称破血药或逐瘀药。

　　活血化瘀药，性味多为辛、苦、温，部分动物类药味咸，主入心、肝两经。味辛则能散、能行，味苦则通泄，且均入血分，故能行血活血，使血脉通畅，瘀滞消散。即《素问·阴阳应象大论》所谓"血实者宜决之"之法。活血化瘀药通过活血化瘀作用而产生多种功效，包括活血止痛、活血调经、活血消肿、活血疗伤、活血消痈、破血消癥等。

　　活血化瘀药适用于一切瘀血阻滞之证。瘀血既是病理产物，又是多种病证的致病因素，且致病病种广泛。所以活血化瘀药的主治范围很广，遍及内科、外科、妇科、儿科、伤科等各科。如内科的胸痛、腹痛、头痛，痛如针刺，痛有定处，体内的癥瘕积聚，中风不遂，肢体麻木以及关节痹痛日久；伤科的跌扑损伤，瘀肿疼痛；外科的疮疡肿痛；妇科的月经不调、经闭、痛经、产后腹痛等。

　　活血化瘀药，依据其作用强弱的不同，有和血行血、活血散瘀、破血逐瘀之分。因本章药物数量较多，按其作用特点和临床应用的不同，分为活血止痛药、活血调经药、活血疗伤药、破血消癥药四类。

　　临床上在应用活血化瘀药时，除根据各类药物的不同效用特点而随证选用外，尚需针对引起瘀血的原因进行配伍，以标本兼治。如寒凝血脉者，当配温里散寒、温通经脉药；热灼营血，瘀热互结者，宜配清热凉血、泻火解毒药；痰湿阻滞，血行不畅者，当配化痰除湿药；风湿痹阻，经脉不通者，应伍祛风除湿通络药；久瘀体虚或因虚致瘀者，则配补益药；癥瘕积聚，配伍软坚散结药。由于气血之间的密切关系，在使用活血祛瘀药时，常配伍行气药，以增强和提高活血散瘀的功效。

本类药物行散力强，易耗血动血，不宜用于妇女月经过多以及其他出血证无瘀血现象者；对于孕妇尤当慎用或忌用。

现代药理研究表明，活血化瘀药具有改善血液循环，特别是微循环，以促进病理变化恢复的作用；具有抗凝血功能，以防止血栓及动脉硬化斑块的形成；能改善机体的代谢功能，促使组织修复及创伤、骨折的愈合；能改善毛细血管的通透性，减轻炎症反应，促进炎症病灶的消退和吸收；能改善结缔组织代谢，既促进增生病变的转化吸收，又使萎缩的结缔组织康复；又能调整机体免疫，有抗菌消炎作用。

第一节　活血止痛药

本类药物多具辛味，辛散善行，既入血分，又入气分，活血每兼行气，有良好的止痛效果，主治气血瘀滞所致的各种痛证，如头痛、胸胁痛、心腹痛、痛经、产后腹痛、肢体痹痛、跌打损伤之瘀痛等。也可用于其他瘀血病证。

活血止痛药各有不同的特点，临床应用时，应根据疼痛的不同部位、病因和病情，选择相应的药物，并作适当配伍。如肝郁血瘀者，选兼理气疏肝之品，并配疏肝理气药；跌打损伤，瘀肿疼痛者，则选兼消肿生肌药，并配活血疗伤之品；妇女经产诸痛者，选兼活血调经药，并配养血活血调经之品；外科疮疡痈肿，选兼活血消肿之品，并配清热消痈解毒药。

▌川　芎 ▌

川芎最早载于《神农本草经》，其性温，味辛；归肝、胆、心包经；其基本功效有活血行气、祛风止痛。

【临床应用】

1. 用于血瘀气滞痛证

川芎辛散温通，既能活血化瘀，又能行气止痛，为"血中之气药"，具通达气血功效，故治气滞血瘀之胸胁、腹部诸痛。若治心脉瘀阻之胸痹心痛，常与丹参、桂枝、檀香等同用；若治肝郁气滞之胁痛，常配柴胡、白芍、香附，如《景岳全书》柴胡疏肝散；如肝血瘀阻，积聚痞块、胸胁刺痛，多与桃仁、红花等同用，如《医林改错》血府逐瘀汤。若治跌扑损伤，瘀肿疼痛，可配乳香、没药、三七等药。

川芎善"下调经水，中开郁结"，为妇科要药，能活血调经，可用治多种妇产科疾病。如治血瘀经闭、痛经，常与赤芍、桃仁等同用，如《医林改错》血府逐瘀汤；若属寒凝血瘀者，可配桂心、当归等，如《妇人大全良方》温经汤；若治产后恶露不下，瘀阻腹痛，可配当归、桃仁、炮姜等，如《傅青主女科》生化汤；若治月经不调，经期超前或错后，可配益母草、当归等，如《医学心悟》益母胜金丹。一般用量为6～15g。

焦树德教授认为，川芎可开郁调肝。肝主藏血，以气为用，血瘀、气郁都可影响肝经气血的调畅而致胸闷、胁痛、偏头胀痛、月经失调等症，可用川芎辛散（肝以辛散为顺）解郁，常配合香附、柴胡、白芍、川楝子、当归、紫苏梗、枳壳等。川芎加入补血剂中，能行血滞，并能行血中湿气。如四物汤（熟地黄、白芍、当归、川芎）即利用川芎的行血散湿气作用以防止熟地黄、白芍的黏腻滞碍，而促使补血药物能更好地发挥补血作用。

2. 用于头痛

川芎辛温升散，能"上行头目"，祛风止痛，为治头痛要药，无论风寒、风热、风湿、血虚、血瘀头痛均可随证配伍用之，故李东垣言"头痛须用川芎"。治风寒头痛，配羌活、细辛、白芷，如《太平惠民和剂局方》川芎茶调散；若配菊花、石膏、僵蚕，可治风热头痛，如《卫生保健》川芎散；若治风湿头痛，可配羌活、独活、防风，如《内外伤辨惑论》羌活胜湿汤；配当归、白芍，取本品祛风止痛之功，可治血虚头痛，如《金匮翼》加味四物汤；若治血瘀头痛，可配赤芍、麝香，如《医林改错》通窍活血汤。一般用量为6～15g。

名老中医于己百谓：川芎，一名"芎"，李时珍《本草纲目》谓："人头穹隆穷高，天之象也。此药上行，专治头脑诸疾，故有'芎'之名称，可载药上行，直达头脑。"因此于老治疗头脑诸疾，均在辨证方剂中或对证组方中加入川芎以增强疗效。治疗头痛，合入对药菊花、蔓荆子中以疏风活血、止痛；治疗眩晕，合入组药菊花、茺蔚子、磁石中以祛风、平肝、定眩；治疗梅尼埃病合入经验方"柴苓二陈汤"中以疏肝解郁、渗湿利尿、定眩止眩。

焦树德亦善用川芎治疗头痛。焦老认为，头部受风寒而致血滞气阻产生头痛或偏头痛，川芎能上行头目，散风疏表，常配白芷、羌活、防风、细辛、薄荷（川芎茶调散）等；如兼风热者，可配菊花、蔓荆子、荆芥、薄荷、黄芩、金银花等。本品能入肝、胆经，故又为治偏头痛的引经药。

3. 用于风湿痹痛

血中风寒湿凝阻，血滞而运行失畅引致肢体关节疼痛，或麻木不仁、手足拘挛等症，川芎可入血行气，气行则血活，血行则风寒可散，并且能燥血中湿邪，故风寒湿所致的痹证均可应用，如三痹汤（党参、黄芪、川芎、当归、白芍、生地黄、杜仲、牛膝、桂心、细辛、秦艽、独活、防风）；亦可配独活、秦艽、防风、桂枝等药，如《备急千金要方》独活寄生汤。一般用量为6～15g。

4. 用于五更泻

五更泻，多为肾阳虚衰，命火不足所致。若病程日久，而用温补脾肾之剂治之无效时，或是因寒湿食滞，蕴结胃肠，病久入络，瘀阻络伤所致。治疗当从化瘀通络入手。《本草纲目》认为川芎"止泻利、行气开郁"，大剂应用，不仅能治血理气，更能升阳化滞，故而用于五更泻可收捷效。一般用量为6～15g。

【**使用注意**】阴虚火旺、多汗、热盛者及无瘀之出血证者和孕妇慎用。

【**古籍摘要**】

①《神农本草经》："主中风入脑头痛、寒痹，筋脉缓急，金疮，妇人血闭无子。"

②《本草汇言》："上行头目，下调经水，中开郁结，血中气药。尝为当归所使，非第治血有功，而治气亦神验也……味辛性阳，气善走窜而无阴凝黏滞之态，虽入血分，又能去一切风，调一切气。"

③《本草新编》："川芎……血闭者能通，外感者能散，疗头风其

神，止金疮疼痛。此药可君可臣，又可为佐使，但不可单用……倘单用一味以补血，则血动，反有散失之忧。若单用一味以止痛，则痛止，转有暴亡之虑。"

【现代研究】 川芎嗪能扩张冠状动脉，增加冠状动脉血流量，改善心肌的血氧供应，并降低心肌的耗氧量；川芎嗪可扩张脑血管，降低血管阻力，显著增加脑及肢体血流量，改善微循环；能降低血小板表面活性，抑制血小板凝集，预防血栓的形成；所含阿魏酸的中性成分小剂量促进子宫平滑肌收缩，大剂量抑制子宫平滑肌收缩；水煎剂对动物中枢神经系统有镇静作用，并有明显而持久的降压作用；可加速骨折局部血肿的吸收，促进骨痂形成；有抗维生素 E 缺乏作用；能抑制多种杆菌；有抗组织和利胆作用。

▌◀ 郁 金 ▶▌

郁金最早载于《药性论》，其性寒，味辛、苦，归肝、心、肺、胆经；其基本功效有活血止痛、行气解郁、清心凉血、利胆退黄。

【临床应用】

1. 用于气滞血瘀之胸痛、胁痛、腹痛

郁金味辛能行能散，既能活血，又能行气，故治气血瘀滞之痛证。常与木香配伍，气郁倍木香，血瘀倍郁金，如《医宗金鉴》颠倒木金散；若治肝郁气滞之胸胁刺痛，可配柴胡、白芍、香附等药。若治心血瘀阻之胸痹心痛，可配瓜蒌、薤白、丹参等药；若治肝郁有热、气滞血瘀之痛经、乳房作胀，常配柴胡、栀子、当归、川芎等药，如《傅青主女科》宣郁通经汤；若治癥瘕痞块，可配鳖甲、莪术、丹参、青皮等。一般用量为 6～15g。

2. 用于血热神昏、癫狂惊痫

郁金辛散苦泄，能解郁开窍，且性寒入心经，能清心热，故可用于邪热入心，血热痰浊蒙心而致神志不清以及惊狂、癫痫等症，可用本品清心热而开心窍，活瘀血而化痰浊。常配合朱砂、黄连、天竺黄、牛黄、远志、石菖蒲等。《摄生众妙方》中用本品配白矾，名"白金丸"，可用治癫痫、惊狂。亦常以郁金配生香附、生白芍、生赭石、珍珠母、天竺黄、胆南星、远志、石菖蒲、半夏、茯苓、黄连、生铁落、生大黄等，随症加减，用治精神分裂症之狂躁不眠、笑骂无常等。一般用量为6～15g。

贵阳市名老中医冯先波先生即善用"白金丸"治疗癫痫，经过一段时间治疗后，逐渐可控制发病频率和减轻发病症状，每获良效。

3. 用于吐血、衄血、倒经、尿血、血淋

郁金性寒清热，味苦能降泄，入肝经血分而能凉血降气止血，用于气火上逆之吐血、衄血、倒经，可配生地黄、牡丹皮、栀子等以清热凉血、解郁降火，如《医学心悟》生地黄汤；用于热结下焦，伤及血络之尿血、血淋，可与生地黄、小蓟等药同用，如《普济方》郁金散。一般用量为6～15g。

4. 用于肝胆湿热黄疸、胆石症

郁金性寒，入肝经，能清利肝胆湿热而退黄排石，可治湿热黄疸，配茵陈蒿、栀子等清热利湿退黄；治湿热煎熬成石的胆石症，可配伍金钱草、鸡内金以利胆排石。

郁金用于肝硬化腹水亦有佳效，唯需重量使用方可取效，常用30～60g，腹水能很快消退，认为郁金为气中血药，疏肝解郁，有逐水消积之功，祛邪而不伤正。

5. 用于外感咳嗽

外感咳嗽系肺卫受邪，肺气遏制不宣，清肃之令失常所致，治宜疏散外邪，宜肺化痰。郁金为调理气血之剂，临床极少用于外感之病，然郁金辛苦、寒，能入肺经。《本草汇言》言："清气化痰……其性轻扬，能散郁滞，顺逆气。"能"开肺金之郁"，与外感发热咳嗽病机颇合；《本草述》即言能"治发热，郁，咳嗽"，故每遇外感咳嗽，尤其是兼有发热之症，必用郁金，为其化痰止咳方之主药常取得较好疗效。一般用量为6～15g。

6. 用于血虚不寐

《景岳全书·不寐》曰："无邪而不寐者，必营气之不足也，营主血，血虚则无以养心，心失所养则神不守舍。"失眠的治疗，多从养血安神论治，常用郁金配合茯神、首乌藤、远志、合欢花、煅龙骨、煅牡蛎、丝瓜络等，临床效果显著。盖《本草从新》谓郁金能"上行入心及包络，兼入肺经，凉心热，散肝郁"，而营血不足，多兼有阴虚火旺，且失眠者多与情志密切相关，故用郁金可取一举两得之功。一般用量为6～15g。

7. 用于通便

龚士澄老中医善用郁金通便。龚老言：黄郁金，味辛微苦。治血积，生肌定痛，能下气而解肺金之郁，故名郁金。古方白金丸，治疗因惊扰而痰血郁聚所发之癫狂，是取郁金入心去恶血，配明矾化顽痰也。

吾遇食积便闭、热病便闭而热不退，腹胀满之夹瘀者，惯用黄郁金8～9g。冷开水磨汁和入煎成去渣之汤药中服，4～6h，即解溏软大便而不稀泻，屡用未见流弊。郁金通大便，有泄热涤痰之功，最宜虚人与小儿，此药纵用之不当，亦不致伤正陷邪。

郁金之所以能通便，全在下气去积之力，唯须磨汁（连渣）内服方效，煎汤即无通便功能。

【使用注意】 畏丁香。

【古籍摘要】

①《本草纲目》："治血气心腹痛，产后败血冲心欲死，失心颠狂。"

②《本草汇言》："郁金清气化痰散瘀血之药也，其性轻扬，能散郁滞，顺逆气，上达高巅，善行下焦，为心肺肝胃，气血火痰郁遏不行者最验。故治胸胃膈痛，两胁胀满，肚腹攻疼，饮食不思等证；又治经脉逆行，吐血衄血，唾血血腥。此药能降气，气降则火降，而痰与血亦各循其安所之处而归原矣。"

③《本草备要》："行气，解郁，泄血，破瘀，凉心热，散肝郁，治妇人经脉逆行。"

【现代研究】 郁金有保护肝细胞、促进肝细胞再生、去脂和抑制肝细胞纤维化的作用。姜黄素和挥发油能促进胆汁分泌和排泄，减少尿内尿胆原；煎剂能刺激胃酸及十二指肠液分泌，能降低全血黏度，抑制血小板聚集，醇提物能降低血浆纤维蛋白含量。水煎剂、挥发油对多种皮肤真菌有抑制作用，对多种细菌有抑制作用，尤其对革兰氏阴性菌的作用强于对革兰氏阳性菌的作用。郁金也有一定的抗炎镇痛作用。此外，郁金还有抗早孕作用。

延胡索

延胡索最早载于《雷公炮炙论》。其性温，味辛、苦；归肝、脾经；其基本功效有活血、行气、止痛。

【临床应用】

1. 用于气血瘀滞之痛证

延胡索辛散温通，为活血行气止痛之良药，前人谓其能"行血中之气滞，气中血滞，故能专治一身上下诸痛"，为常用的止痛药，无论何种痛证，均可配伍应用。若治心血瘀阻之胸痹心痛，常与丹参、桂枝、薤白、瓜蒌等药同用；若配川楝子，可治热证胃痛，如《素问病机气宜保命集》金铃子散；治寒证胃痛，可配桂枝（或肉桂）、高良姜，如《太平惠民和剂局方》安中散；治气滞胃痛，可配香附、木香、砂仁；若治瘀血胃痛，可配丹参、五灵脂等药；若配党参、白术、白芍等，可治中虚胃痛；若治肝郁气滞之胸胁痛，可配伍柴胡、郁金；治肝郁化火之胸胁痛，配伍川楝子、栀子；治寒疝腹痛，可配伍小茴香、吴茱萸等药；治气滞血瘀之痛经、月经不调、产后瘀滞腹痛，常配伍当归、红花、香附等药；治跌打损伤、瘀肿疼痛，常与乳香、没药同用；治风湿痹痛，可配伍秦艽、桂枝等药。一般用量为5～10g。

2. 用于戒毒

湖北中医药大学李成年教授善于用大剂量延胡索治疗戒毒综合征。李老认为，延胡索有活血、行气、止痛的作用，《中药学》第5版教材中明确规定其使用剂量为5～10g。而在江明性主编的第三版《药理学》教材中又将其纳入了镇痛药的范畴，并较详尽阐述了其镇痛的作用原理。在治疗药物依赖患者的过程中，此药作为中药戒毒的常用药物大量使用，一般常用剂量在30～60g，临床疗效明显，没有任何不良反应。用中药戒毒，李老曾多次在临床中重用延胡索，配合辨证论治治疗戒断症状和稽延性症状，均获良好效果。

【古籍摘要】

①《雷公炮炙论》："心痛欲死，速觅延胡。"

②《本草纲目》："延胡索，能行血中气滞，气中血滞，故专治一身上下诸痛，用之中的，妙不可言。盖延胡索活血化气，第一品药也。"

③《本草经疏》："产后血虚，或经血枯少不利，气虚作痛者，皆大非所宜。"

【现代研究】 延胡索乙素有显著的镇痛、催眠、镇静与安定作用，延胡素甲素和延胡索丑素的镇痛作用也较为明显，并有一定的催眠、镇静与安定作用；醇提物能扩张冠脉，降低冠脉阻力，增加冠脉血流量，提高耐缺氧能力；所含总碱能对抗心律失常，抗心肌缺血，扩张外周血管，降低血压，减慢心率。

乳香

乳香最早载于《名医别录》，其性温，味辛、苦；归肝、心、脾经；其基本功效有活血定痛、消肿生肌。

【临床应用】

1. 用于癥瘕

乳香香烈走窜，能消瘀血，用于气血凝滞而致的疝癖癥瘕、积聚腹痛硬满拒按等，用之化癥、消癥止痛，可与没药、丹参、当归尾相须为用，如《医学衷中参西录》活络效灵丹；若痼结坚硬者，可与三棱、莪术、桃仁、红花等破血逐瘀、消癥磨积之品同用。一般用量为6～10g。

2. 用于胃脘痛

乳香辛苦而温，能消瘀血、通经络，能宣通脏腑气血；气血凝滞所致脘腹疼痛、拒按、痛有定处者，用之活血止痛。如《瑞竹堂经验方》同儿茶为丸服，治心气疼痛不可忍；《摄生众妙方》抽刀散，合胡椒为末服，治急心痛。一般用量为6～10g。

3. 用于产后瘀血腹痛

乳香辛散走窜，味苦通泄，既入血分，又入气分，能行血中气滞、化瘀止痛。用于产后恶血不下，攻刺心腹作痛者，用之活血化瘀、行滞止痛，可与没药、延胡索、五灵脂、牡丹皮、桂枝等同用，如《李念先手集》治产后瘀滞不清，攻刺心腹作痛方。一般用量为6～10g。

4. 用于跌打疼痛

乳香可通经络、舒筋骨、疗伤损、止疼痛，用于外伤而致胸胁疼痛，或筋骨损伤，痛不可忍者，用之活血止痛、续筋疗损，常与没药、当归尾、桃仁、红花伍用，如《本草汇言》治跌扑伤筋骨方。适量外用。

5. 用于风寒湿痹

乳香辛苦而温，能通经止痛，用于风寒湿邪痹阻经脉，屈伸不利者，常与羌活、防风、秦艽、海风藤同用，如《医学心悟》蠲痹汤；

若血虚兼瘀而致关节疼痛者，可与当归、牛膝、桃仁、五灵脂等同用，如《证治准绳》趁痛散。一般用量为 6～15g。

6. 用于中风

乳香可通经络、舒筋骨，用于风痰郁阻经脉而致经脉拘挛疼痛，屈伸不利，麻木不仁，或半身不遂者，用之化瘀行滞、舒筋活络，可与地龙、天南星、制川乌、制草乌合用，如《太平惠民和剂局方》小活络丹。一般用量为 6～10g。

7. 用于痈疮

乳香味苦通泄入血，既能散瘀止痛，又能活血消痈、祛腐生肌，为外科要药。用于热毒内郁、气血壅盛而致痈肿疮疡初起，红肿疼痛不可忍者，用之散结消肿止痛。内服可配没药、天花粉、金银花、皂角刺、穿山甲、白芷等，如《外科发挥》仙方活命饮；外用可与没药、寒水石、冰片为末外擦，如《外科发挥》乳香定痛散。适量外用。

8. 用于乳岩、乳核

乳香辛香走窜，解毒止痛，用于情志郁结，气滞血瘀而致乳房起块、坚硬不平，推之不移，或块软可移者，用之活血解毒，可与牛黄、麝香、没药同用，如《外科全生集》犀黄丸。一般用量为 6～15g。

9. 用于疮痈不敛

乳香辛香走窜，能解毒消痈、消肿止痛，用于疮疡溃烂，年深不愈，久不生肌，脓水淋漓者，用其祛腐生肌、敛疮止痛，常与没药、血竭、儿茶、冰片、麝香研末，用膏药外贴，如《女科要旨》化腐生肌散；亦可与雄黄、没药、麝香为丸内服，如《外科全生集》醒消丸。适量外用。

名老中医陈耀堂治疗溃疡性结肠炎之腹泻善用乳香、没药。考乳香、没药，名海浮散，常用作调气活血、化瘀止痛，今用于腹泻为何？盖陈藏器《本草拾遗》有"止大肠泄澼"之记载，它既能使皮肤溃疡收口，对内部胃肠道溃疡也应有效。先前曾用精制乳香、没药研成粉末，装入胶囊，每次服 5 粒（约 1.5g），每日 2～3 次，对消化性溃疡引起的胃脘痛有很好的疗效，继而试之于溃疡性结肠炎，效果也好。

【使用注意】 胃弱者慎用，孕妇及无瘀滞者忌用。

【古籍摘要】

①《名医别录》："疗风水毒肿，去恶气。""疗风瘾疹痒毒。"

②《本草纲目》：“消痈疽诸毒，托里护心，活血定痛，治妇人难产，折伤。”“乳香香窜，能入心经，活血定痛，故为痈疽疮疡、心腹痛要药……产科诸方多用之，亦取其活血之功耳”。

③《本草汇言》：“乳香，活血祛风，舒筋止痛之药也……又跌仆斗打，折伤筋骨，又产后气血攻刺，心腹疼痛，恒用此，咸取其香辛走散，散血排脓，通气化滞为专功也。”

【现代研究】乳香有镇痛、消炎、升高白细胞的作用，并能加速炎症渗出排泄，促进伤口愈合；所含蒎烯有祛痰作用；乳香能明显减轻阿司匹林、保泰松、利血平所致胃黏膜损伤及应激性黏膜损伤，减低幽门结扎性溃疡指数及胃液游离酸度。

姜 黄

姜黄最早载于《新修本草》。其性温，味辛、苦；归肝、脾经；其基本功效有活血行气、通经止痛。

【临床应用】

1. 用于气滞血瘀所致的心、胸、胁、腹诸痛

姜黄辛散温通，苦泄，既入血分又入气分，能活血行气而止痛。治胸阳不振，心脉闭阻之心胸痛，可配当归、木香、乌药等药，如《圣济总录》姜黄散；治肝胃气滞寒凝之胸胁痛，可配枳壳、桂心、炙甘草，如《丹溪心法》推气散；治气滞血瘀之痛经、经闭、产后腹痛，常与当归、川芎、红花同用，如《圣济总录》姜黄散；治跌打损伤，瘀肿疼痛，可配苏木、乳香、没药，如《伤科方书》姜黄汤。一般用量为5～10g。

中医临床家张存凤善用姜黄治疗胆囊炎。姜黄味辛、苦，性温，入脾、肝两经，有活血行气、通经止痛的功效。《圣济总录》姜黄散、《杨氏家藏方》姜黄散，可“治各症痛不可忍”“九种心痛”。近代药理报告指出，姜黄煎剂及浸剂能增加犬的胆汁分泌，使胆汁成分恢复正常，以及姜黄可靠的镇痛、抗菌作用，都证实姜黄治疗胆囊炎有充分根据。临床与乌梅、柴胡等疏肝利胆药物配伍，有较好的疗效。

2. 用于风湿痹痛

姜黄辛散苦燥温通，外散风寒湿邪，内行气血，通经止痛，尤长于行肢臂而除痹痛，常配羌活、防风、当归等药，如《妇人大全良方》五痹汤。一般用量为 6~15g。

3. 用于散结通瘀

姜黄苦辛温，归脾、肝经，以破血行气、温经止痛而著称。北京著名中医男科专家王琦教授临证时取其"清热通淋"之功效以治疗慢性前列腺疾病。王老详曰：早在明代缪希雍《本草疏经》就有言：姜黄得火气多，金气少，故其味苦胜辛烈，辛香燥烈，性不应寒，宜其无毒，阳中阴也，降也，入足太阴，亦入足厥阴，苦能泄热，辛能散结。故主心腹结积之属血分者，兼能治气，故又云下气，总其辛苦之力，破血除风热，诸痛肿，其能事也。《本草求原》亦载："姜黄，辛温达火化气，气生化则津液行于三阴三阳。清气注于肺，浊者注于经，溜于海，而血自行，是理气散结而兼泄血也。"充分说明姜黄不仅可下行清热，还可以行气以活血，更有化气行水排浊之效。正如陈藏器所云："此药辛少苦多，性气过于郁金。破血立通，下气最速。凡一切结气、积气、癥瘕瘀血、血闭痈疽，并皆有效，以其气血兼理耳。"而现代药理研究证实，姜黄有抗血凝和抑制血小板积聚作用，并有明显的抗炎、抗病原微生物及原虫的作用。王老认为慢性前列腺炎多属于"瘀浊阻滞"为患，前列腺管受炎症刺激，出现充血、水肿，进而纤维变性，致使管腔狭窄，内容物、分泌物排不出或排出不畅而为病。诸多药物甚难达其病所，故称为临床难治性疾病之一。而姜黄以卓越的功效，用之于临床每收奇效。

临床应用：临床常以姜黄配当归、苦参、浙贝母等或与薏苡附子败酱散同用，以清热解毒、祛瘀排浊、通络散结，治疗慢性前列腺炎、前列腺增生等疾病。常用量 9~12g。

4. 外科应用

姜黄外用有较好的止痛散结功效，临床以本品配白芷、细辛为末外用，可治牙痛、牙龈肿胀疼痛，如《百一选方》姜黄散；配大黄、白芷、天花粉等外敷，可用于疮疡痈肿，如《外科正宗》如意金黄散；单用本品外敷可用于皮癣瘙痒。外用适量。

【使用注意】血虚无气滞血瘀者慎用，孕妇忌用。

【古籍摘要】

①《新修本草》："主心腹结积，疰忤，下气，破血，除风热，消痈肿，功力烈于郁金。"

②《日华子本草》："治癥瘕血块、痈肿，通月经，治跌仆瘀血，

消肿毒，止暴风痛，冷气，下食。"

③《本草纲目》："治风痹臂痛。""姜黄、郁金、述药（莪术）三物，形状功用皆相近。但郁金入心治血，而姜黄兼入脾，兼治气；述药则入肝，兼治气中之血，为不同耳。"

【现代研究】姜黄素能抑制血小板聚集，降低血浆黏度和全血黏度；水煎剂、姜黄粉石油醚、乙醇和水提物有抗早孕作用；姜黄素、水提物有抗肿瘤作用；姜黄素、醇或醚提取物和挥发油能降血脂；姜黄素又有抗炎作用；姜黄提取物、姜黄素、挥发油、姜黄酮以及姜烯、龙脑和倍半萜烯等都能利胆；姜黄素有短而强烈的降压作用，对离体豚鼠心脏有抑制作用；姜黄素能保护胃黏膜，保护肝细胞。

五灵脂

五灵脂最早载于《开宝本草》。其性温，味苦、咸、甘；归肝经；其基本功效有活血止痛、化瘀止血。

【临床应用】

1. 用于瘀血阻滞之痛证

五灵脂苦泄温通，专入肝经血分，善于活血化瘀止痛，为治疗瘀滞疼痛之要药，常与蒲黄相须为用，即《太平惠民和剂局方》失笑散。如治胸痹心痛，常与川芎、丹参、乳香、没药同用；若治脘腹胁痛，配伍延胡索、香附、没药等；若治痛经、经闭、产后瘀滞腹痛，则与当归、益母草等同用；治骨折肿痛，可配白及、乳香、没药，研末外敷。

2. 用于瘀滞出血证

五灵脂炒用，既能活血散瘀，又能止血。故可用于瘀血内阻、血不归经之出血，如妇女崩漏经多，色紫多块，少腹刺痛，既可单味炒研末，温酒送服，如《永类钤方》五灵脂散；又可配伍其他药同用，如《玉机微义》五灵脂丸，以本品与神曲同用；临床常配伍三七、蒲黄、生地黄等药。

3. 用于活血降脂

名老中医郝现军善用五灵脂，认为五灵脂分糖灵脂和灵脂米。糖灵脂以粒小色黑油亮，凝结成块，质地坚硬，无杂质者为佳。糖灵脂以活血逐瘀、通经止痛见长。临床发现糖灵脂善除"脂浊"而具有良好的活血降脂作用。郝老治疗高脂血症、高血压时常用糖灵脂配水蛭、三七、大黄，治疗冠心病用糖灵脂配人参、水蛭、三七、黑附子、肉桂。糖灵脂还具有良好的软坚散结作用，用于治疗肝硬化，常用糖灵脂配三甲散（炮穿山甲、制鳖甲、土鳖虫、三七、鸡内金）而取效。

著名老中医朱良春教授对五灵脂的运用颇有心得。五灵脂首见于《开宝本草》，记载了它的主要功用："主疗心腹冷气，小儿五疳，辟疫，治肠风，通利气脉，女子月闭。"嗣后《本草纲目》在功效上有所补充，在理论上有所阐发，颇多启迪。

五灵脂善入血分以行营气，能降浊气而和阴阳，它的多种效能，均据此引申。故凡一切心腹胁肋血气凝滞作痛，妇女经闭实证，产后瘀血腹痛，痛经，滞下腹痛，痰瘀兼夹，小儿五疳，重舌喉痹，骨折肿痛诸症均可用之。多种慢性杂病，只要见到痰瘀交阻，宿食不消，浊气塞，而致腹痛撑胀者，悉可参用。炒用则有止血固崩之功，适用于妇女血崩、月经过多、赤带不绝、肠风血痢。研末外敷，善治火风疮癞、蛇、蝎、蜈蚣咬伤等症。

由于本品长于活血化瘀，善于通利血脉，故今人用之治疗冠心病心绞痛，亦获佳效。又以其具有化痰散瘀之功，引申之而用于肺气肿，亦甚切当。

本品畏人参，但张石顽说："人参与五灵脂并用，最能浚血，为血蛊之方也。"又在《本经逢原》中指出："治月闭用四物加人参、五灵脂，是畏而不畏也。"先师章次公昔日亦经常选用五灵脂，如治胃溃疡，则与理气和胃之品同用；治痢疾或消化不良之腹胀痛者，则与黑丑组成"灵丑散"，颇具佳效；治肠痉挛、肠狭窄，则与行气药同用；治经闭或月经愆期而腹痛者，则与活血通经药同用；治痛经，则与行瘀理气之品同用；治产后腹有硬块者，选用失笑散等；又治胃痛大吐血后，与朝鲜参等同用。是则张、章二公可谓善用五灵脂者，值得学习。

《本事方》以本品配合乳香、没药组成"铁弹圆"，伍以草乌组成"黑神圆"，治一切瘫痪风；《济生方》以其配合延胡索、莪术、高良姜、当归组成"愈痛散"，治急心痛、胃痛；《重订广温热论》"宽膨散"，以五灵脂、砂仁填入活蟾蜍腹中，泥裹煅研内服，专治气胀气臌、小儿疳积腹大、妇人胸痞脘痛等症，均有较好疗效。尤其是《太平惠民和剂局方》用本品与蒲黄组成的失笑散，更是一张治疗血瘀内阻，脘腹疼痛的著名成方。五灵脂有活血行瘀、散结止痛之功，凡心气痛、胃气痛、月经不调、小腹急痛、产后腹痛、恶露不行均可用之。

验方"五香丸"系由五灵脂、香附子（去净毛，水浸一日）各1斤，黑丑、白丑各2两组成，共研细末，以一半微火炒熟，一半生用，和匀，醋糊丸，如萝卜子，每次3g，生姜汤送下，临卧服1次，凡痰、食、水、湿积聚，气郁血瘀以及痰迷心窍诸证，均可用之，能奏化痰散瘀、利水消胀、行滞止痛之功，使诸症消弥于无形，可广泛应用于新恙宿疾，是一种具有佳效的通治方。早年曾制备施用于慢性支气管炎、消化不良、肝胃气痛、水肿、脚气、痢疾、痛经、月经不调等症，颇多应手。

本品入药时，需拣净杂质，筛去灰屑，作止血用时，喷醋炒之，称为"醋灵脂"；作行血用时，喷酒炒之，称为"酒灵脂"，既制腥味，又可提高疗效。凡孕妇及无瘀滞者，均应慎用。汤剂每日用6～10g，入丸、散剂则应减小剂量。

朱老临床应用五灵脂甚为广泛。

① 用于儿枕痛：产后子宫收缩而引起的腹痛，称为儿枕痛，亦称宫缩痛，也就是产后子宫复旧不全，一般3～5日即可恢复，如恢复缓慢，或腹痛剧烈者，则需施治。在辨证上如为寒邪侵袭，与血相搏，或产后瘀血留于胞宫而致腹痛者，多伴见四肢欠温，腹痛拒按，得温则减，苔白滑，脉沉迟或细涩，则需活血化瘀、温经散寒，常选生化汤加失笑散，奏效较速。或径用五灵脂炒热，加火醋拌匀再炒，待嗅到药味后取出，研细末，每次6g，黄酒送下，一日3次，1～2日可以痊愈。

② 用于痛经：痛经为妇女常见的一种病症，以经期或行经前后出现小腹疼痛为特征，有寒、热、虚、实之分。寒者宜温经散寒；气血虚弱者应调补气血；唯气滞血瘀者，必须活血行气、祛瘀止痛，失笑散为应手得效之方。湖北中医药大学附属医院拟订"痛经汤"，具有活血化瘀、行气止痛之功，即由失笑散加当归、川芎、丹参、香附、白芍、桃仁、九香虫组成，奏效更佳。

③ 用于冠心病心绞痛：冠心病心绞痛与真心痛、胸痹心痛相似，多表现为气滞血瘀，故活血化瘀为其主要治疗法则。但病情缠绵，反复发作，常呈气虚血瘀或本虚标实之证，故又应加入益气之品，始奏完善。山西医学院第一附属医院用"失笑散加味治疗冠心病心绞痛"46例，取得显效，总有效率达88.6%。朱老在临床上常于上方中加入生黄芪、太子参各15g，收效更好。

④ 用于肺胀（肺气肿）：肺气肿多继发于慢性支气管炎、哮喘等症。由于肺脏膨胀，古代虽无 X 线片，但先贤根据症状推理而定名为"肺胀"，是十分确切的，同时在治疗上有"皱肺法"，创订"皱肺丸"，治疗本病，亦具良效。《百一选方》《圣济总录》《世医得效方》《普济方》均载有皱肺丸，治久嗽、喘咳、痰红，其中《普济方》之皱肺丸，明确指出："治咳嗽肺胀，动则短气。"是完全符合肺气肿症状的。该丸由五灵脂 2 两、柏子仁半两、胡桃 8 枚（去壳）组成，菜研成膏，制成水丸，如小豆大，甘草汤送下，每次 15 粒，一日 2 次。有和瘀化痰、皱肺纳肾之功，对肺气肿之轻者有较好的疗效。

⑤ 用于宫外孕：宫外孕属于少腹血瘀之实，除休克型是因阴血暴脱而导致阳气欲竭的危重症候，需中西医结合，积极抢救外，其余不论未破损型或已破损类型中之不稳型或块型，均可采用活血化瘀之品，如用失笑散合活络效灵丹，或用失笑散合胶艾汤去甘草治疗。据报道，以失笑散合胶艾汤去甘草为主，治疗宫外孕 18 例，其中陈旧性 16 例，未破损型 2 例，经服药 10～20 剂后，均获治愈。

⑥ 用于毒蛇咬伤：五灵脂有化瘀、止痛、解痛之功，如配伍以善解毒蛇、虫蜇伤之雄黄，对毒蛇咬伤中毒，具有较好疗效。据报道以本方治疗蛇伤 10 例，皆愈。少数蛇毒内陷，而出现高热谵妄，狂躁者，加重本方服量，并随症加减。

【使用注意】血虚无瘀及孕妇慎用。"十九畏"认为人参畏五灵脂，一般不宜同用。

【古籍摘要】

① 《开宝本草》："主疗心腹冷气，小儿五疳，辟疫，治肠风，通利气脉，女子月闭。"

② 《本草纲目》："止妇人经水过多，赤带不绝，胎前产后血气诸痛，男女一切心腹、胁肋、少腹诸痛，疝痛，血痢，肠风腹痛，身体血痹刺痛。"

③ 《本草经疏》："五灵脂，其功长于破血行血，故凡瘀血停滞作痛，产后血晕，恶血冲心，少腹儿枕痛，留血经闭，瘀血心胃间作痛，血滞经脉，气不得行，攻刺疼痛等证，在所必用。"

【现代研究】五灵脂可抑制血小板聚集，降低全血黏度、血浆黏度；降低心肌细胞耗氧量；提高耐缺氧、耐寒和耐高温能力；能缓解平滑肌痉挛；增强正常机体免疫功能，改善实验性微循环；对多种皮肤真菌有不同程度的抑制作用，并能抑制结核分枝杆菌。

第二节　活血调经药

凡以调畅血脉、通经止痛为主要功效的药物，称活血调经药。本类药物性能大多辛散苦泄，主归肝经血分，具有活血散瘀之功，尤善通畅血脉而调经水。主治血行不畅所致的月经不调、痛经、经闭及产后瘀滞腹痛；亦常用于瘀血痛证、癥瘕、跌打损伤、疮痈肿毒。

妇女瘀滞经产之证，多与肝之疏泄失常有关。故在使用活血调经药时，常配伍疏肝理气之品。同时须根据引起瘀滞的原因而选用不同的活血调经药，并进行适当的配伍。

丹　参

丹参最早载于《神农本草经》，其性微寒，味苦；归肝、心经；其基本功效有活血调经、祛瘀止痛、凉血消痈、清心除烦。

【临床应用】

1. 用于月经不调、闭经痛经、产后瘀滞腹痛

丹参功善活血祛瘀，性微寒而缓，能祛瘀生新而不伤正，善调经水，为妇科调经常用药。《本草纲目》谓其"能破宿血，补新血"。《妇科明理论》有"一味丹参散，功同四物汤"之说。临床常用于月经不调、经闭痛经及产后瘀滞腹痛。因其性偏寒凉，对血热瘀滞之证尤为相宜。可单用研末酒调服，如《妇人大全良方》丹参散；亦常配川芎、当归、益母草等药，如《卫生鸿宝》宁坤至宝丹。若配吴茱萸、肉桂等用，可治寒凝血滞者。

2. 用于血瘀心痛、脘腹疼痛、癥瘕积聚、跌打损伤及风湿痹证

丹参善能通行血脉，祛瘀止痛，广泛应用于各种瘀血病证。如治血脉瘀阻之胸痹心痛、脘腹疼痛，可配伍砂仁、檀香，如《医学金针》丹参饮；治癥瘕积聚（包括肝脾大、腹部囊肿、包块等），可配伍三棱、莪术、鳖甲等药，前人有单用丹参久服，治疗腹中癥块者，如《沈氏尊生书》丹参散；治跌打损伤，肢体瘀血作痛，常与当归、乳香、没药等同用，如《医学衷中参西录》活络效灵丹；治风湿痹证，可配伍防风、秦艽等祛风除湿药。

3. 用于疮痈肿毒

丹参性寒，既能凉血活血，又能清热消痈，可用于热毒瘀阻引起的疮痈肿毒，常配伍清热解毒药。如治乳痈初起，可与金银花、连翘等同用，如《医学衷中参西录》消乳汤。

4. 用于热病烦躁神昏及心悸失眠

丹参入心经，既可清热凉血，又能除烦安神，既能活血又能养血以安神定志。用于热病邪入心营之烦躁不寐，甚或神昏，可配伍生地黄、玄参、黄连、竹叶等；用于血不养心之失眠、心悸，常与生地黄、酸枣仁、柏子仁等同用，如《摄生秘剖》天王补心丹。

国医大师张学文教授善用丹参，现引用张老应用丹参的临床经验以兹说明。

（1）化瘀活血疗诸疾，上下虚实皆可用

① 治疗上部疾病：对突发性耳聋，因肝肾不足者，血行不畅，耳窍失聪，经中西药物久治难瘥者，治用知柏地黄汤加丹参、磁石（先煎半小时）、蝉蜕、川牛膝，临证屡验。治肝热上犯耳热怪症，则以丹参、磁石加菊花、夏枯草、生地黄、龙胆、川牛膝等为伍（依证加味），清肝火、化瘀滞、通窍络，临证用之，其效著。若治疗高血压，多在辨证论治的基础上选配丹参、磁石，效果显著。因为丹参有扩张外周血管，降低血压的功能，对肺气不宣，血行不畅的咳嗽，常用丹参配苦杏仁、桔梗、川贝母等活血宣肺，降气止咳。

② 治疗下部疾病：丹参通血脉，活血通痹，苦降下行，故对下部经脉久病瘀滞用之尤验。如治下肢关节风湿痹痛，常以丹参配川续断、独活、川牛膝、桑寄生之属；若风湿热痹，关节红肿热痛者，则以丹参配银花藤、苍术、川牛膝、黄柏、赤芍、松节等；若治脉管炎，常以丹参配当归、鸡血藤、玄参、生甘草、金银花、桂枝、穿山甲等；若治月经不调、经闭或产后血瘀腹痛，丹参配当归、香附、益母草之类，或丹参一味研末白酒送服皆有效。若治疗肝肾（瘀滞）郁热之阳痿、早泄，则以丹参配生地黄、熟地黄、知母、川牛膝、黄柏、莲须、阳起石、山茱萸、郁金、羌活、白芍等，疗效明显。

③ 治疗虚证：久病正虚，血行无力，久虚多瘀，丹参祛瘀生新，行而不破，前人有"丹参一药，功同四物"之说，《本草纲目》谓之"养血"。用于虚证眩晕，以杞菊地黄汤之意创建益肾定眩汤，即以杞菊地黄汤加丹参、磁石、川芎、天麻，对头晕、腰脊酸软、舌暗淡、

脉沉细而涩等肾虚夹瘀者甚效。对血虚之心悸失眠者，常以丹参配炒酸枣仁、当归、生地黄、五味子等治之，疗效甚佳，此即所谓"养神定志"之意也。治气血大虚，肾气亏耗，瘀血不行之虚劳证，又惯以丹参配炙黄芪、当归、何首乌、巴戟天之属甚效。

④ 治疗实证：无论六淫还是七情，伤及机体日久，终可以导致气血不畅，从而发生气滞血瘀之证。丹参活血行瘀，化滞消积，临床用于实证的治疗确多有效验。如肝胃气痛者，常以丹参配檀香、砂仁、郁金而取效，此乃气机郁滞，血行不畅，故理气活血，相得益彰。又以丹参配茜草根、鸡血藤、紫草、大枣为伍，治疗过敏性紫癜屡屡生效，此即丹参能"破宿血，生新血"，使离经之血归经是也。

（2）养心安神除虚热，止忡定悸保安康 丹参味苦性寒，入血归心，能清心火、除血热、安神志、定悸烦，故临证用之得当无不奏效，病瘥迅捷。如对于血虚之心悸失眠者，常用丹参配柏子仁、当归、生地黄、五味子、炒酸枣仁等。对心悸怔忡，属心气不足，气虚血瘀者，也可以补阳还五汤加丹参、炙甘草、麦冬之类治之。对胸阳不振者，可以用瓜蒌薤白汤或宽胸通痹汤（丹参、瓜蒌、薤白、檀香、降香、桂枝、鹿衔草、山楂、川芎、麦冬、三七、赤芍）。对于气阴两虚者，可用生脉散、益脉通痹汤（丹参、太子参、麦冬、五味子、全瓜蒌、炙甘草、炒酸枣仁、降香、山楂、鹿衔草）。治胸痹胸痛、失眠惊悸、心律失常等症，用炙甘草汤意义创建丹参安心汤（丹参、西洋参、苦参、玄参、炒酸枣仁、麦冬、炙甘草、桂枝、山楂、鹿衔草），临床运用皆可获良效。

（3）祛瘀生新通百脉，危笃痼疾显奇功 丹参活血化瘀，通利窍络，调和气血，故治疗危笃痼疾时合理用之，则功效倍增，如治中风，宗王清任补阳还五汤之意创通脉舒络注射液（主要成分：黄芪、丹参、川芎等）；治中风、脑肿瘤、脑积水等属颅脑水瘀证者，宗王清任通窍活血汤之意创脑窍通口服液（主要成分丹参、桃仁、麝香、白茅根）；治中风先兆、预防中风发作，创清脑通络片（主要成分：丹参、桃仁），其动物实验和临床治疗疗效卓著，目前为止均未发现其不良反应。治疗昏迷闭证患者，属热闭者，可用安宫牛黄丸与丹参同煎灌服或鼻饲，对寒闭者，用苏合香丸与丹参同煎灌服或鼻饲；而无论寒热闭证皆常以丹参注射液兑入葡萄糖中静脉滴注。治脱证，常以参附汤加丹参之属煎服或将丹参注射液兑入葡萄糖液中静脉滴注，而昏迷凡属痰湿郁闭者皆配以蒲金丹注射液（石菖蒲、郁金、丹参）肌内注射，每日 2～4mL。同时可用丹参注射液 4～20mL 兑入

500mL葡萄糖中静脉滴注，常可使患者症状减轻或转危为安。实践证明，丹参之功，在于借其活血通络达四末，祛瘀生新，利窍闭也。对出血性脑卒中和缺血性脑卒中（中风）常常配伍丹参以活血化瘀而均能获效，其理何在？药理研究证明，丹参可抑制凝血功能和增强纤溶活力，又据中医理论"宜行血，不宜止血"和"消瘀止血"，从丹参改善微循环血流和增加毛细血管网，致使出血部位血管压力下降，可解释其止血作用。因此，活血化瘀对出血性脑卒中有其特殊的作用机制和治疗效果，此乃知常达变，用药之妙也。对癫痫的治疗，则常用丹参配石菖蒲、远志、白茯苓、僵蚕、天南星之属治之。治肝肾阴虚阳亢，痰瘀深伏血络之惊叫证，又以丹参配龙齿、川牛膝、琥珀、女贞子、牡丹皮、羚羊角粉等。且对此等疑难怪症又常用辨证口服汤药另配丹参注射液4mL肌内注射，常使长期治疗无效者病情转轻。总之，怪病多瘀，久病夹痰，此乃治疑难杂病之要也。正如《本草求真》所言："丹参……总皆由其瘀去，以见病无不除。"

（4）清肝利胆畅郁滞，癥瘕积聚效堪赏　气滞、血瘀、水停积于腹中日久，形成癥结积聚之证。以丹参归肝经入血分，善行血分气滞，活络消肿，瘀去而水行，故可常用之。如乙型肝炎属肝肾阴虚者，予以一贯煎加味必配丹参；黄疸各期，辨证选药也常配丹参；对臌胀水湿瘀滞者，也常以丹参、柴胡、当归、鳖甲、牡蛎、鸡内金、大腹皮、茯苓、三棱、莪术等相伍；治胆结石，则配大黄、鸡内金、金钱草、柴胡、枳实等。如此的处方，可改善肝功能、软化肝脾、缩小肿块、化瘀排石等，疗效较可靠。

（5）化瘀利湿达三焦，阴水阳水皆可消　丹参通血脉，利水道，消水肿，故可治水停血瘀之水肿。丹参有改善肾功能、降低氮质血症和消肿、增加尿量等作用。下肢水肿及全身水肿，腰酸乏力，属肾虚血瘀水肿者（如慢性肾小球炎、慢性肾盂肾炎、肾病综合征等），用益肾化瘀利水汤（五苓散加丹参、黄芪、桑寄生、益母草、川牛膝、山楂、白茅根、白通草）。治下肢浮肿，困倦乏力，脘腹胀闷疼痛，舌瘀暗，脉结代，系心阳虚弱，水湿血瘀所致者，常以真武汤加丹参、桃仁、黄芪、白茅根治之，肾阳不足者以金匮肾气汤加丹参、白茅根、杜仲等治之，气滞水停者以柴胡疏肝散合五苓散加丹参等治之；阳水面目浮肿（急性肾小球肾炎等）属风邪遏肺，三焦气机不利者，用越婢加术汤加丹参、茯苓、车前子、连翘等，属肺气虚寒，水道不利者，用苓甘五味姜辛汤加丹参等，皆可增强疗效。

（6）凉血解毒消肿毒，痈毒疮疥皆可用　丹参尚有消肿止痛、凉血解毒、排脓生肌之功。如丹参配连翘、天花粉、蒲公英、全瓜蒌等可消乳痈；配金银花、连翘、乳香、没药治痈肿疮毒；急性腹痛（急性阑尾炎等）以大黄牡丹汤加丹参、大血藤等治之；慢性阑尾炎常以丹参配柴胡、茯苓、黄连、木香、延胡索、香附、蒲公英、神曲等治之。由于丹参还有凉血解毒之性，用绿豆甘草解毒汤（绿豆、甘草、连翘、石斛、丹参、大黄、白茅根）临证治疗多种中毒可获效。对湿热毒瘀阴痒带下者（尖锐湿疣、宫颈糜烂等）常以丹参配黄柏、苦参、生甘草、白术、山药、土茯苓、地肤子、野菊花、白果等内服兼外洗，疗效明显；对湿热瘀毒热痢者，又常以白头翁汤加丹参治之，兼高热神昏者另用参配安宫牛黄丸煎服，皆可使疗效提高，疗程缩短；对湿热疥疮，以丹参、苦参、蛇床子等煎水熏洗患处。《大明本草》有丹参治"恶疮疥癣、瘿赘肿毒、丹毒，排脓止痛，生肌长肉"之说。而现代药理学研究证明：丹参对葡萄球菌、大肠埃希菌、变形杆菌有强有力的抑制作用，对伤寒杆菌、志贺菌属有一定抑制作用。

综上所述，药无贵贱尊卑之分，而皆贵在应用之法。丹参性寒味苦，活血祛瘀，活络通痹，推陈生新，行而不破，达脏腑百骸，安神除烦，解毒凉血，消肿止痛，排脓生肌，治痈疮疥痢。辨证施方，灵活多变，妙用丹参，每获效验。但需注意凡脾虚便溏者、妊娠者均宜慎用。另外，丹参之用量，古今差别很大，据我们应用体会，一般成年人常用量为 10～30g，个别者可用至 60g，且先从较小剂量开始，逐渐加量。

【使用注意】 反藜芦。孕妇慎用。

【古籍摘要】

①《日华子本草》："养血定志，通理关节，治冷热劳，骨节烦痛，四肢不遂；排脓止痛，生肌长肉；破宿血，补新生血；安生胎，落死胎；止血崩带下，调妇人经脉不匀，血邪心烦；恶疮疥癣，瘿赘肿毒，丹毒；头痛、赤眼；热病犯闷。"

②《滇南本草》："补心定志，安神宁心。治健忘怔忡，惊悸不寐。"

③《本草便读》："丹参，功同四物，能祛瘀以生新，善疗风而散结，性平和而走血……味甘苦以调经，不过专通营分。丹参虽有参名，但补血之力不足，活血之力有余，为调理血分之首药。其所以疗风痹去结积者，亦血行风自灭，血行则积自行耳。"

【现代研究】 丹参能扩张冠脉，增加冠脉血流量，改善心肌缺血，促进心肌缺血或损伤的恢复，缩小心肌梗死范围；能提高耐缺氧能力，对缺氧心肌有保护作用；能改善微循环，促进血液流速；能扩张血管，降低血压；能改善血液流变性，降低血液黏度，抑制血小板和凝血功能，激活纤溶，对抗血栓形成；能保护红细胞膜；能调节血脂，抑制动脉粥样硬化斑块的形成；能保护肝细胞，促进肝细胞再生，有抗肝纤维化作用；能促进骨折和皮肤切口的愈合；能保护胃黏膜抗胃溃疡；对中枢神经有镇静和镇痛作用；具有改善肾功能、保护缺血性肾损伤作用；具有抗炎、抗过敏作用；对金黄色葡萄球菌、多种杆菌、某些癣菌以及钩端螺旋体等有不同程度的抑制作用。

红 花

红花最早载于《新修本草》，其性温，味辛；归肝、心经；其基本功效有活血祛瘀、调经止痛。

【临床应用】

1. 用于血滞经闭

红花辛散温通，为活血祛瘀、通经闭的常用药，用于气滞、瘀血内停所致月经数月未行，胸胁胀满，少腹疼痛拒按者，用之活血调经，可与柴胡、牛膝、川芎、当归相伍，如《医林改错》血府逐瘀汤；亦可配伍当归、赤芍、桃仁等，如《医宗金鉴》桃红四物汤。一般用量为 6～10g。

2. 用于痛经、产后瘀滞腹痛

红花善入血分，能散瘀血、活死血，是活血止痛之要药。用于瘀血内停，气血不畅所致的月经难排量少，色紫暗有血块，少腹疼痛者，用之活血调经，常与当归、川芎、桃仁等相须为用，如《医宗金鉴》桃红四物汤；亦可单用奏效，如《金匮要略》红蓝花酒，以本品一味与酒煎服；治产后瘀滞腹痛，可与荷叶、蒲黄、牡丹皮等配伍，如《活法机要》红花散。一般用量为 6～10g。

3. 用于癥瘕积聚、胎死腹中

红花能活血通经、祛瘀消癥，可治疗癥瘕积聚。用于瘀血内结所致癥积疼痛，按之坚硬者，用红花活血化瘀散癥，可配当归、穿山甲、牡蛎、青皮等以活血祛瘀、软坚散结，如《经验方》化瘀汤；亦可配伍三棱、莪术、香附等药，用于胎死腹中；也可用本品配当归、川芎、牛膝、肉桂、车前子、生大黄、芒硝、桂枝、桃仁等。一般用量为6～10g。

4. 用于产后血晕

红花辛散温通，能活血通经脉，用于产后瘀血停留，败血上冲而致头晕眼花，胸闷气短，恶心呕吐，少腹疼痛拒按者，用之活血通经化瘀，可与牡丹皮、当归、蒲黄、干荷叶等合用，如《素问病机气宜保命集》红花散。一般用量为6～10g。

5. 用于胸痹心痛

红花能活血通经、祛瘀止痛，善治瘀阻心腹疼痛。用于血瘀气滞，心脉受阻所致的心胸痞闷疼痛者，用红花通心脉、止疼痛，可与桂枝、枳壳、瓜蒌、薤白、五灵脂、丹参等同用。

焦树德教授认为，本品能入心经，对于血瘀气滞或气血不畅而致的胸痹心痛，可以本品配合瓜蒌、薤白、桂枝、五灵脂、枳壳、紫苏梗、檀香等。焦老常用瓜蒌30g、薤白9g、桂枝3～6g、檀香6g（后下）、制乳香3g、红花9g、五灵脂9～12g、蒲黄9g、槟榔6～9g、远志6～9g、半夏9g、茯神木15g，随症加减，用于冠心病、心绞痛有较好的疗效。

6. 用于胃脘痛

红花温通血脉，有散瘀止痛之功，用于寒冷血瘀而致胃脘疼痛，痛有定处，遇寒痛甚者，用之活血止痛，可与丁香、木香、枳壳、五灵脂同用，如《中国医学大辞典》胃痛散。一般用量为6～10g。

7. 用于胁痛

红花活血止痛而兼入肝经，用于肝失调达、血瘀气滞所致的胁肋疼痛、腹胀食少者，用之调肝血、止疼痛。可与柴胡、栀子、白芍、瓜蒌、焦山楂同用，如《经验方》健肝汤。

对于传染性肝炎（肝大或不大）表现有胁痛、腹胀闷，病程久，或舌质暗，或舌有瘀斑，中医认为有血瘀气滞证候者，焦树德教授常用红花配合柴胡、皂角刺、白蒺藜、茜草、川楝子、苏木、泽兰、泽泻、焦三仙、槟榔等，每周服6剂，连用4～10周，对恢复肝功能及使肿大的肝变软、变小有一定帮助；肝大而较硬者，可随症加减，如加入莪术3～6g或穿山甲6g、片姜黄6～9g、生牡蛎30g、炒莱菔子9g等，并应服用较长时间。

8. 用于跌打损伤、瘀滞肿痛

红花善能通利血脉、消肿止痛，为治跌打损伤，瘀滞肿痛之要药，用于瘀血不行而致烦闷胁痛，或伤处瘀肿疼痛者，用红花活血消瘀止痛，常与柴胡、桃仁、当归、大黄同用，如《医学发明》复元活血汤。若瘀血肿胀疼痛者，可用生栀子研末酒调外敷，或与肉桂、川乌、草乌研末外敷，如《疡医大全》神效散。外用适量。

9. 用于瘀滞斑疹色暗

红花能活血通脉以化滞消斑，可用于瘀热郁滞之斑疹色暗，常配伍清热凉血透疹之紫草、大青叶等，如《麻科活人书》当归红花饮。一般用量为 3～6g。

【使用注意】孕妇忌用。有出血倾向者慎用。

【古籍摘要】

①《新修本草》："治口噤不语，血结，产后诸疾。"

②《本草衍义补遗》："红花，破留血，养血。多用则破血，少用则养血。"

③《本草汇言》："红花，破血、行血、和血、调血之药也。"

【现代研究】红花有轻度兴奋心脏、降低冠脉阻力、增加冠脉流量和心肌营养性血流量的作用；保护和改善心肌缺血，缩小心肌梗死范围；红黄色素分离物能对抗心律失常；其煎剂、水提液、红花黄色素等能扩张周围血管、降低血压；其注射液、醇提物、红花苷能显著提高耐缺氧能力，对缺血乏氧性脑病有保护作用；其煎剂对子宫和肠道平滑肌有兴奋作用；红花黄色素对中枢神经系统有镇痛、镇静和抗惊厥作用。此外，红花醇提物和水提物有抗炎作用；红花黄色素有免疫抑制作用。

益母草

益母草最早载于《神农本草经》。其性微寒，味辛、苦；归心包、肝、膀胱经；其基本功效有活血调经、利水消肿、清热解毒。

【临床应用】

1. 用于血滞经闭、痛经、经行不畅、产后恶露不尽、瘀滞腹痛

益母草苦泄辛散，主入血分，善活血调经、祛瘀通经，为妇产科要药，故名益母。治血滞经闭、痛经、月经不调，可单用熬膏服，如《上海市药品标准》益母草流浸膏、益母草膏；亦可配当归、丹参、

川芎、赤芍等药，如《集验良方》益母丸；治产后恶露不尽、瘀滞腹痛，或难产、胎死腹中，既可单味煎汤或熬膏服用，亦可配当归、川芎、乳香等药，如《傅青主女科》送胞汤。

2. 用于水肿、小便不利

益母草既能利水消肿，又能活血化瘀，尤宜用于水瘀互阻之水肿。可单用，亦可与白茅根、泽兰等同用。用于血热及瘀滞之血淋尿血，可与车前子、石韦、木通同用。

朱良春教授善用益母草利水消肿。朱老认为，用益母草利水消肿，必须用大剂量。曾验证：若每日用 30～45g 时，利尿作用尚不明显，用至 60～120g 时（儿童酌减），始见佳效。鉴于其具有活血、利水之双重作用，故对于水、血同病，或血瘀水阻所致之肿胀，堪称佳品。

① 用于肝硬化腹水：肝硬化腹水与肝、脾、肾关系最为密切，乃气血水相因为患，其病位在肝，恒多"瘀积化水"之候。朱老治疗腹大如鼓、腹壁青筋显露之臌胀，在辨证论治的前提下，恒以益母草 120g（煎汤代水煎药）加入辨证方药中，常可减缓胀势，消退腹水。

② 用于急、慢性肾炎：急性肾炎多系外感风邪水湿，或疮疡湿毒内攻等，致使肺、脾、肾三脏功能失调，水湿泛溢肌肤而成。益母草除能利水外，尚可清热解毒，《新修本草》载其："能消恶毒疔肿、乳痈丹游等毒。"不失为治疗急性肾炎之要药。常用处方：益母草 90g，泽兰叶、白槿花各 15g，生甘草 5g。风邪未罢，肺气不宣加生麻黄 5g；内热较甚加生大黄 5g，生黄柏 10g；气血虚弱加当归 10g，生黄芪 15g。至于慢性肾炎，则要从久病肾气亏虚，络脉瘀滞，以致气化不行，水湿潴留着眼，补肾、活血兼进，借以扩张肾脏血管，提高肾脏血流量和增强肾小管排泄功能。常在组方时选加益母草。

③ 用于其他原因之水肿：临床可见一种水肿，尿常规检查无异常发现，一般肿势不剧，以面部和下肢较为明显，常伴见面色少华、头晕乏力等症状。朱老认为，此种水肿基于气血亏虚，肝脾失和。盖气虚则鼓荡无力，血涩运迟，络脉瘀滞，以致水湿留着。故此类浮肿，乃虚中夹瘀之候也。朱老习用生黄芪（30g）与益母草（60g）相伍，以扶正气、化瘀滞、行水湿，配合茯苓、白术健脾，当归、白芍养肝，天仙藤、木瓜舒筋化湿，收效较显著。

3. 用于跌打损伤、疮痈肿毒、皮肤瘾疹

益母草既能活血散瘀以止痛，又能清热解毒以消肿。用于跌打损伤瘀痛，可与川芎、当归同用；治疮痈肿毒、皮肤瘾疹，可单用外洗或外敷，亦可配黄柏、蒲公英、苦参等煎汤内服。

朱良春教授认为益母草有很好的消风止痒功效。朱老谓：《神农本草经》早有"瘾疹痒，可作浴汤"的记载，内服之功亦相近似。朱老认为："益母草的消风止痒作用，全在其能入血行血。盖血活风自散也。"风疹之疾，初起当侧重宣肺，盖肺主皮毛，肺气开，风气去，痒遂止耳。若久发营虚，风热相搏，郁结不解，则痒疹此起彼伏。顽固者瘰病硬结难消，令人奇痒难忍，甚或心烦不寐。此时当宗"久病多虚""久病多瘀"之旨，以营虚为本，以瘀热不散、风气不去为标，采用养营、活血、清风之品，方可奏功。朱老恒以四物汤为主方（重用生地黄至30g），伍入益母草、紫草、红花、白鲜皮、白蒺藜、徐长卿等，奏效较捷。

4. 用于平肝降压

朱良春教授认为，益母草之降压作用，已为现代药理实验所证实，但决非泛泛使用，它主要适用于肝阳偏亢之高血压。《杂病证治新义》之"天麻钩藤饮"（天麻、钩藤、生石决明、栀子、黄芩、川牛膝、杜仲、益母草、桑寄生、首乌藤、朱茯神）有平肝阳、降血压之作用。分析此方，除用潜阳、泻火、平肝诸品外，尤妙用牛膝、益母草之活血和血、降逆下行，使肝木柔顺，妄动之风阳得以戢敛，其新意在于斯。朱老指出："益母草有显著的清肝降逆作用，对产后高血压尤验，但用量必须增至60g，药效始宏。"当肝阳肆虐，化风上扬，出现血压增高、头晕肢麻时，或久病夹有痰湿、瘀血，伴见面浮肢肿、身痛拘急者，均可适用。朱老曾制"益母降压汤"，药用益母草60g、杜仲12g、桑寄生20g、甘草5g。头痛甚者加夏枯草、生白芍各12g，钩藤20g，生牡蛎30g；阴伤较著者加女贞子12g，川石斛、大生地黄各15g。

国医大师张学文教授善用益母草，张老根据其所具有的活血利水双重作用，治疗脑水肿、小儿解颅，取得比较理想的效果。

苏恭曾曰益母草捣汁服，主浮肿，下水，消恶毒疔肿、乳痈丹游等毒。李时珍认为其"活血破血，调经解毒，治胎漏产难，胎衣不下，血运风痛，崩中漏下，尿血泻血，疳痢痔疾，扑打内损瘀血，大便小便不通"。故可知益母草具有活血、利尿、解毒等多种功能，一药而兼化瘀利水，水瘀互结可用也。

《本草汇言》载："益母草行血养血，行血而不伤新血，养血而不滞瘀血，诚为血家之圣药也。"《本草求真》也认为益母草"消水行血，去瘀生新，调经解毒，为胎前胎后要剂……味辛则于风可散，血可活，味苦则瘀可消，结可除，加以气寒，则热可疗，并能临证酌施，则与母自有益耳"。从以上这些论述，可知益母草的作用甚为平和，虽有活血利水解毒之能，而久用、重用不伤正气，无论体虚、体弱，对年幼、年老之水瘀互结之证，甚为合适。

据此，张老临床常用于以下诸症。

① 治痛经：治气滞血瘀引起的痛经，常与延胡索、当归、白芍、香附、川牛膝等补血养血、行气止痛药物组合成方，益母草剂量要大一些，一般常用30g左右，大多有明显效果。

② 治产后病：如产后出血或恶露不绝，腹部胀痛，出血量少，或夹杂血块，由子宫收缩无力引起者，常配合当归、酒芍、艾叶、川芎、焦山楂，偏寒者再加炮姜、台乌药等，效果较为理想。现在已经证实益母草具有收缩子宫，显著增加子宫肌肉收缩力和紧张性等作用。对折伤内有瘀血者也可用，如《外台秘要》记载的益母草膏。

③ 治急性肾炎水肿、血尿：用益母草30～60g，生品可以用量更大一些，单用或加入辨证方剂中，甚为有效。常配伍猪苓、茯苓、连翘、白茅根、丹参、浮萍、桑白皮之类，现已为临床所常用。治肾结石，也可配伍冬葵子、石韦、鸡内金、海金沙等。

④ 治解颅：解颅多为西医之脑积水，病机多为水瘀互结证。益母草既可活血又可利水，甚合其病机。常配伍当归、赤芍、红花、川芎、葛根、丹参、白茅根、泽泻、琥珀、茯苓、麝香、车前子、山楂等，用后效果明显，已有多例治验病案。

⑤ 治高血压：据报道，益母草水浸剂等对麻醉动物静脉注射有降压作用，其乙醇制剂对在位兔心有轻度兴奋作用，还有抗血栓形成和促进血栓溶解的作用，故用于高血压，既可以因其利尿作用而降低血容量，又可因其活血、溶栓、强心作用，改善外周血循环。凡高血压头目眩晕、心慌心悸或有轻度浮肿者，用之有较好效果。常配伍平肝清肝之菊花、天麻、钩藤、石决明、白芍、牛膝、磁石等。

⑥ 治癥瘕积聚（如慢性附件炎、盆腔炎等）：取本品有活血祛瘀而性平可久服以缓化慢消之特点，常配伍当归、丹参、三棱、赤芍、红花、牛膝、小茴香、台乌药等组方。但要久服方有效。

总之，益母草虽曰"益母"，但不止用于妇科，实则对内科水瘀互结之证疗效亦好。中医认为"血不利则为水"，而益母草既可活血消癥，又可利水消肿，两擅其长，对凡瘀血久留，水瘀互结之脑水肿、颅内压增高、急性肾炎、高血压等，均可以治疗。但此药作用平和而力弱，用量一般需大，30～90g为成人常用量，治肾炎时干品可用至90～120g，鲜品180～240g，方有显效。

【使用注意】 无瘀滞及阴虚血少者忌用。

【古籍摘要】

①《本草拾遗》："主浮肿下水，兼恶毒肿。"

②《本草正》："益母草，性滑而利，善调女人胎产诸证，故有益母之号。然惟血热血滞及胎产艰涩者宜之。若血气素虚兼寒及滑陷不固者皆非所宜，不得以益母之名，谓夫人所必用也。盖用其滑利之性则可，求其补益之功则未也。"

【现代研究】 益母草煎剂、乙醇浸膏及所含益母草碱对多种动物的子宫有兴奋作用；对小鼠有一定的抗着床和抗早孕作用。益母草碱小剂量使离体肠管紧张性弛缓，振幅扩大，大剂量则振幅变小，而频率增加。益母草有强心、增加冠脉流量和心肌营养性血流量的作用，能减慢心率，对抗实验性心肌缺血和心律失常，缩小心肌梗死范围。粗提物能扩张血管，有短暂的降压作用。对血小板聚集、血栓形成以及红细胞的聚集性有抑制作用。益母草能改善肾功能，益母草碱有明显的利尿作用。

桃仁

桃仁最早载于《神农本草经》。其性平，味苦、甘；归心、肝、大肠经；其基本功效有活血祛瘀、润肠通便、止咳平喘。

【临床应用】

1. 用于瘀血阻滞病证

桃仁味苦，入心、肝血分，善泄血滞，祛瘀力强，又称破血药，为治疗多种瘀血阻滞病证的常用药。治瘀血经闭、痛经，常与红花相须为用，并配当归、川芎、赤芍等，如《医宗金鉴》桃红四物汤；治产后瘀滞腹痛，常配伍炮姜、川芎等，如《傅青主女科》生化汤；治瘀血蓄积之癥瘕痞块，常配桂枝、牡丹皮、赤芍等药，如《金匮要略》桂枝茯苓丸，或配三棱、莪术等药；若瘀滞较重，须破血逐瘀，可配伍大黄、芒硝、桂枝等药，如《伤寒论》桃核承气汤；治跌打损伤，瘀肿疼痛，常配当归、红花、大黄等药，如《医学发明》复元活血汤。

已故天津市著名老中医王松年之经验，以桃仁为主加入1～2味药治疗外科疾病，效果满意，疗程短，见效快。桃仁与生栀子配伍治疗跌打损伤及经久不愈的新、旧软组织挫伤，以及红肿热痛等炎性包块疗效显著。

治疗方法及用量：取生桃仁、生栀子各等份，砸碎为末，一般各50～100g，可随局部改变用量，然后再用适量鸡蛋清调成泥状，敷患处约1cm厚，用无菌蜡纸及纱布包好，每日换药1次，一般换药2～5次即愈（局部皮肤呈黑色为正常现象，停敷后逐渐恢复肤色）。

2. 用于肺痈、肠痈

桃仁活血祛瘀以消痈，配清热解毒药，常用治肺痈、肠痈等。治肺痈可配苇茎、冬瓜仁等药，如《备急千金要方》苇茎汤；治肠痈配大黄、牡丹皮等药，如《金匮要略》大黄牡丹皮汤。

3. 用于肠燥便秘

桃仁富含油脂，能润燥滑肠，故可用于肠燥便秘证。常配伍当归、火麻仁、瓜蒌仁等，如《脾胃论》润肠丸。

习惯性便秘，虽临床上以津液不足、肠道失润居多，但由于患者体质因素（多属于阳热偏盛），病程冗长，糟粕内蓄，因而多有瘀热内生或气滞血瘀之变。因此，治法既要增液润肠，又要注意理气、清热、化瘀，配伍恰当，才有良效。福建名医俞宜年教授临床喜用桃仁配合苦杏仁为主治疗习惯性便秘。桃仁既能润肠通便，又善于活血化瘀。《医学启源》记载桃仁"治大便血结"，《世医得效方》用五仁丸（桃仁、苦杏仁等组成）及民间治便秘验方（由桃仁、苦杏仁组成）治津枯便秘。俞老认为，桃仁具有通滞开结功效，适宜于瘀热内结或气滞血瘀之便秘，且其性质平和，实为习惯性便秘之良药；苦杏仁辛开苦泄，宣肺肃气，且两药均甘润多脂，这一对药，气血并调，上宣下泄，且其性质平和，无论寒热虚实均可选用。如属肠热便结者，配合瓜蒌仁、蒲公英、决明子等；津亏肠燥，配合玄参、麦冬、火麻仁等；气血不足，配合何首乌、当归、白术等；肺失清肃，配合枇杷叶、紫菀、瓜蒌等；腹部胀满，配合荷叶、柴胡、枳壳等；冷秘，配合肉苁蓉、当归、锁阳等；实热内蕴，配合大黄、芒硝、虎杖。桃仁常用量为6～10g，偏实者，用量多些，偏虚者，用量少些。桃皮中含较多的苦杏仁苷，去皮应用既有利于有效成分煎出，又可减轻其不良反应。

4. 用于咳嗽气喘

桃仁味苦，能降肺气，有止咳平喘之功，治咳嗽气喘，既可单用煮粥食用，又常与苦杏仁同用，如《圣济总录》双仁丸。

中医临床家林恒认为，咳喘病机总为肺之宣发肃降功能失司，气机升降出入失常所致，根据"气""血"相互关系，若咳喘治疗不及时，病情迁延，必然因"气"滞而"瘀"，血瘀证的出现又势必影响肺气之宣肃而使咳喘加重。而桃仁功能活血化瘀，能改善肺部血液循环，因此能提高临床疗效，正所谓"气通血和，何患不除"。必须提出的是：桃仁因具有活血化瘀之功，故孕妇、妇女经期、各种脏器出血，以及各种虚损患者应禁用或慎用，并且剂量应掌握在 10g 以内。

【使用注意】 孕妇忌用。便溏者慎用。本品有毒，不可过量。

【古籍摘要】

①《神农本草经》："主瘀血、血闭癥瘕、邪气，杀小虫。"

②《珍珠囊》："治血结、血秘、血燥，通润大便，破蓄血。"

③《本草经疏》："桃仁，性善破血，散而不收，泻而无补。过用之及用之不得其当，能使血下行不止，损伤真阴。"

【现代研究】 桃仁提取液能明显增加脑血流量，增加犬股动脉血流量，降低血管阻力，改善血流动力学状况。其提取物能改善动物肝脏表面微循环，并促进胆汁分泌。桃仁可使小鼠出血及凝血时间明显延长，其煎剂对体外血栓有抑制作用，水煎液有纤维促进作用。桃仁中含 45% 的脂肪油，可润滑肠道，利于排便。桃仁能促进初产妇子宫收缩及出血。水煎剂及提取物有镇痛、抗炎、抗菌、抗过敏作用。桃仁中的苦杏仁苷有镇咳平喘及抗肝纤维化作用。

牛 膝

牛膝最早载于《神农本草经》。其性平，味苦、甘、酸；归肝、肾经；其基本功效有逐瘀通经、补肝肾、强筋骨、利水通淋、引火（血）下行。

【临床应用】

1. 用于瘀血阻滞之经闭、痛经、经行腹痛、胞衣不下及跌扑伤痛

牛膝活血祛瘀力较强，性善下行，长于活血通经，其活血祛瘀作用有疏利降泄之特点，尤多用于妇科经产诸疾及跌打伤痛。治瘀阻经闭、痛经、月经不调、产后腹痛，常配当归、桃仁、红花，如《医林改错》血府逐瘀汤；治胞衣不下，可与当归、瞿麦、冬葵子等同用，如《备急千金要方》牛膝汤；治跌打损伤、腰膝瘀痛，与续断、当归、乳香、没药等同用，如《伤科补要》舒筋活血汤。一般用量为10～15g。

著名中医学家张学文教授善用牛膝治疗妇科疾病。张老认为，牛膝可活血化瘀、引血下行，对肝肾、冲任、胞宫等下部瘀阻之证也甚为常用，具有引血下行、引药直达病所、化瘀止痛等多种作用。

① 治经闭、痛经：牛膝配伍当归、丹参、桃仁、红花、延胡索等，可治妇女经闭、痛经属瘀血阻滞者，有很好的化瘀止痛调经作用。

② 治产后恶露不行，瘀阻疼痛或倒经、吐衄：李时珍曰："牛膝所主之病，大抵得酒则能补肝肾，生用则能去恶血。"其"祛恶血"之语，即包括牛膝可治产后恶露不行，瘀阻腹痛在内。张锡纯亦谓："重用牛膝，佐以凉泻之品，化血室之瘀血以下应月事，此一举两得之法也。"临床若以牛膝配伍生地黄、当归、白芍、栀子、白茅根之属，治经行吐衄属血热妄行者，用后多有显效。

③ 治癥瘕积聚：牛膝药性较平和，虽化瘀而不太伤正气，故可久服。《日华子本草》及《本草备要》皆记载其"破癥"。临床常以牛膝配丹参、三棱、莪术等品，可治癥瘕积聚，有缓化慢消之功。

2. 用于腰膝酸痛、下肢痿软

牛膝既能活血祛瘀，又能补益肝肾、强筋健骨，兼能祛除风湿，故既可用于肝肾亏虚之腰痛、腰膝酸软，可配伍杜仲、续断、补骨脂等药，如《扶寿精方》续断丸；又可用于痹痛日久，腰膝酸痛，常配伍独活、桑寄生等，如《备急千金要方》独活寄生汤。若与苍术、黄柏同用，可治湿热成痿，足膝痿软，如《医学正传》三妙丸。一般用量为10～20g。

著名中医学家邹孟城在其著作中记载：一病家出诊，正值该处房屋大修，有一年过半百而身材魁梧之建筑工人进屋与余坐谈。言语之间，余觉其颇谙医药，于是谈兴渐浓。彼则健谈而直率，曾谓余曰：

其原籍在安徽，其母于当地最大之中药铺做保姆数十载，因此略知药理。该工因职业故，患腰肌劳损，腰痛常作，时感牵强不适，俯仰维艰。虽时常服药扎针，而终乏效机。及至中年，病渐加重，不仅影响工作，生活起居亦受限制，颇以为苦。由是寻索家中备药，唯得怀牛膝一包，重约半斤许，倾入锅内，加水煎熬后，于晚间连饮四大碗，随即就寝。睡中渐觉腰部重着，疼痛阵阵加剧，直至剧痛难忍。因而内心极感惶恐而不知所措，但事已至此，不得已只能咬牙隐忍，听天由命。痛极则人倦，倦极则熟寐。及至酣睡初醒，天已大明，不但疼痛全消，且腰间倍觉轻松舒适。从此以后，无论天阴下雨，或是重力劳苦，从不再觉腰有病痛，多年宿恙消于一旦，真可谓其效若神矣。然如此过量进服，虽然复杯即安，而终非稳妥之法，宜师其意，慎始而谨终之可也。彼虽粗工而颇有慈悲济世之心。愿将家中秘守之治梅毒方公诸于余，以拯失足之人。其胞兄曾于孤岛时期涉足花柳身染梅毒。经其母之店主用秘方治之得愈。新中国成立之后曾一度复发，其母又往求药。店主曰："我已退休，子孙不业药，祖传秘方当行诸于世矣。"遂告之曰："采鲜怀牛膝全草一大捆，洗净后揩去水，打取自然汁，每日饮服一大碗，直至痊愈而止。"其兄如法服之，加以善自珍摄，竟得根治焉。

李时珍于《本草纲目》"牛膝"条下云："牛膝乃是厥阴、少阴之药，所主之病，大抵得酒则能补肝肾，生用则能去恶血，二者而已。其治腰膝骨痛，足痿，阴消，失溺，久疟，伤中少气诸病，非取其补肝肾之功欤？其治癥瘕，心腹诸痛，痈肿，恶疮，金疮，折伤，喉齿，淋痛，尿血，经候，胎产诸病，非取其去恶血之功欤？"用牛膝治腰肌劳损，既取其去恶血之力，又取其补肝肾、强筋骨之功，未越出中医传统理论之范畴。而新鲜怀牛膝取汁饮服，以治梅毒，为诸书所不载，固是独具心得之经验秘法。若此法确实有效，则可推测鲜牛膝尚具解毒杀菌之能。记之聊备一格，以待有缘者之验证。

3. 用于淋证、水肿、小便不利

牛膝性善下行，既能利水通淋，又能活血祛瘀。治热淋、血淋、砂淋，常配冬葵子、瞿麦、车前子、滑石，如《备急千金要方》牛膝汤；治水肿、小便不利，常配地黄、泽泻、车前子，如《济生方》加味肾气丸。一般用量为10～15g。

著名中医学家陈玉峰教授善用牛膝治疗血尿。陈老认为，牛膝有补肝益肾、活血化瘀之功效，临床习用牛膝治疗尿血。陈老认为尿血多责之于肾，因为肾开阖于前后二阴。肾阴不足，阴虚火旺，热伤血络可致尿血，肾虚封藏失职亦可导致尿血。牛膝能补肝肾、活血，并能引药入肾，是治尿血之良药。临证属阴虚火旺者可配白茅根、生地黄、知母、黄柏、小蓟、藕节，属肾虚者可配熟地黄、山药、菟丝子、枸杞子、地榆、小蓟。

4. 用于火热上炎，阴虚火旺之头痛、眩晕、齿痛、口舌生疮、吐血、衄血

牛膝味苦善泄降，能导热下泄，引血下行，以降上炎之火。治肝阳上亢之头痛眩晕，可与赭石、生牡蛎、生龟甲等配伍，如《医学衷中参西录》镇肝息风汤；治胃火上炎之齿龈肿痛、口舌生疮，可配地黄、石膏、知母等同用，如《景岳全书》玉女煎；治气火上逆，迫血妄行之吐血、衄血，可配白茅根、栀子、赭石以引血下行，降火止血。一般用量为6～12g。

张学文教授认为，考"引血下行"之语，自《本草衍义补遗》提出以后，遂为后世所重视。《本草经疏》曰其"走而能补，性善下行"。尤其张锡纯《医学衷中参西录》说："牛膝善引上部之血下行，为治脑充血证之好品。"所以其镇肝息风汤、建瓴汤中均重用此品至30g，临床收效颇佳。查《名医别录》有牛膝"填骨髓，除脑中痛及腰脊痛"之语，根据多年临床体会，认识到牛膝之活血祛瘀、引血下行，尤善治脑部诸疾。比如临床可用治肝阳上亢，患者常有血压高，或不稳定头痛、头麻木、四肢困乏等症，以川牛膝为主，配合菊花、磁石、天麻、川芎、豨莶草、地龙等，取其既可补益肝肾，又可引血下行，常用川牛膝15g左右，疗效较好；治中风证属风中经络者，常表现为肢体麻木、偏瘫、语言謇涩、手足痿废不用等，可用川牛膝配合丹参、赤芍、地龙、川芎、桃仁、红花，兼气虚者可加炙黄芪等，具有较好的活血化瘀止痛及引瘀血下行之功；治梅尼埃病：此证以眩晕、不能站立，甚则呕恶等症为主，用川牛膝配合二陈汤，加磁石、丹参、桑寄生、钩藤、天麻等治疗多例，甚为效验；治阿尔茨海默病（老年痴呆）：此病多表现为反应迟钝、记忆力明显减退等，若属肾虚血瘀者，可用怀牛膝配合熟地黄、山茱萸、菟丝子、巴戟天、石菖蒲、川芎等品；治头痛：牛膝性平微苦，凡实火或虚火上冲之头痛、瘀血头痛均可以此作主药，引瘀热下行，而头痛可愈。实火头痛用川牛膝配黄连、石膏、龙胆、栀子、菊花、川芎等；虚火头痛配生地黄、玄参、知母、黄柏、蔓荆子等；瘀血头痛可配川芎、白芷、丹参、桃仁、当归、赤芍等。治心绞痛、心肌炎、牙痛、龈肿、口舌生疮、吐衄、咽肿者，亦可在辨证方中酌加牛膝以引血引热下行。总之，牛膝之活血化瘀、引血下行之功，在头部及胸部等瘀热所致疑难病证中应用甚广，其证以实证或虚实夹杂证较多，故均以川牛膝为主。

5. 用于回乳

中医临床家姜寅光在治疗哺乳期疾病时，发现有的患者病虽愈但乳汁减少，经仔细分析疑为牛膝所致。遂对乳汁过多需回乳者予以单味牛膝15g，每日2次，水煎服，服药第2天乳汁即减少。我们在临床上常用牛膝30g、每日2次水煎服以回乳，当天乳汁即可明显减少，但尚不能完全断乳。

用牛膝回乳的机制，可能为牛膝引血下行作用的延伸。牛膝有活血祛瘀作用，易使人认为牛膝引血下行仅限于引瘀血下行，其实引血下行也包括引正常气血下行。由妊娠到开始哺乳皆伴有停经，其实质是气血的重新分布。乳汁为气血所化生，用牛膝回乳可能是牛膝改变了化生乳汁的气血的分布，当然也不能排除尚未发现的作用，有待进一步研究其机制。故在治疗哺乳期疾病时，慎用牛膝以免使乳汁减少；对乳汁过多者单用牛膝即可使乳汁回到适当的量，此法简便有效。

【使用注意】本品为动血之品，性专下行，孕妇及月经过多者忌服。中气下陷，脾虚泄泻，下元不固，多梦遗精者慎用。

【古籍摘要】

①《神农本草经》："主寒湿痿痹，四肢拘挛，膝痛不可屈伸，逐血气，伤热火烂，堕胎。"

②《本草纲目》："治久疟寒热，五淋尿血，茎中痛，下痢，喉痹，口疮，齿痛，痈肿恶疮，伤折。""牛膝乃足厥阴、少阴之药，大抵得酒则能补肝肾，生用则能去恶血。"

③《医学衷中参西录》："（牛膝）原为补益之品，而善引气血下注，是以用药欲其下行者，恒以之为引经。故善治肾虚腰疼腿疼，或膝疼不能屈伸，或腿痿不能任地。兼治女子月经闭枯，催生下胎。又善治淋疼，通利小便，此皆其力善下行之效也。"

【现代研究】牛膝总皂苷对子宫平滑肌有明显的兴奋作用，怀牛膝苯提取物有明显的抗生育、抗着床及抗早孕作用，抗生育的有效成分为蜕皮甾酮。牛膝醇提取物对实验小动物心脏有抑制作用，煎剂对麻醉犬心肌亦有抑制作用。煎剂和醇提液有短暂的降压和轻度利尿作用，并伴有呼吸兴奋作用。怀牛膝能降低大鼠全血黏度、红细胞压积、红细胞聚集指数，并有抗凝作用。蜕皮甾酮有降脂作用，并能明显降低血糖。牛膝具有抗炎、镇痛作用，能提高机体免疫功能。其煎剂对小鼠离体肠管呈抑制作用，对豚鼠肠管有加强收缩的作用。

鸡血藤

鸡血藤最早载于《本草纲目拾遗》。其性温，味微甘、苦；归肝、肾经；其基本功效有活血补血、调经止痛、舒筋活络。

【临床应用】

1. 用于月经不调、痛经、闭经

鸡血藤苦而不燥，温而不烈，行血散瘀，调经止痛，性质和缓，同时又兼补血作用，凡妇人血瘀及血虚之月经病证均可应用。治血瘀之月经不调、痛经、闭经，可配伍当归、川芎、香附等；治血虚月经不调、痛经、闭经，则配当归、熟地黄、白芍等药。

经行身痛分为血虚、血瘀两型。血虚以素体血虚或大病久病后，以致经行时阴血下注胞中，气随血泄，气血愈显不足，筋脉失养，遂致身痛。拟用养血益气汤，以大剂量鸡血藤30~60g为主药，配以黄芪30g、当归20g、白芍30g、山药10g。血瘀以素有寒湿稽留经络、关节，血为寒湿凝滞，经潮时气血下注冲任，因寒凝血瘀运行不畅，以致经行身痛，拟用养血祛风汤，以鸡血藤30~60g为主药，配以黄芪30g、当归20g、白术15g、炙甘草10g、桂枝9g、独活9g、川牛膝10g、桑寄生15g、薤白10g、生姜3片。

鸡血藤亦用于治疗不孕症。《饮片新参》谓鸡血藤："去瘀血，生新血，流利经脉。"《现代实用中药》谓其："为强壮性补血药……又用于妇女月经不调、月经闭止，有活血镇痛之效。"对以痛经、不孕为主症的子宫内膜异位症有良效。现代药理研究认为，鸡血藤具有改善循环，增强子宫能量代谢及合成代谢作用，经适当配伍可以治疗抗子宫内膜抗体（EMAb）阳性不孕症。

2. 用于风湿痹痛、手足麻木、肢体瘫痪及血虚萎黄

鸡血藤行血养血、舒筋活络，为治疗经脉不畅，络脉不和病证的常用药。如治风湿痹痛，肢体麻木，可配伍祛风湿药，如独活、威灵仙、桑寄生等；治中风手足麻木，肢体瘫痪，常配伍益气活血通络

药，如黄芪、丹参、地龙等；治血虚不养筋之肢体麻木及血虚萎黄，多配益气补血药，如黄芪、当归等。

湖南名老中医刘炳凡常将鸡血藤用于经络不通、血瘀气滞之疼痛，亦常用于妇科经血亏虚者，常用量10～12g。与鸡矢藤、常春藤合用，即刘老有名的三藤汤，习用于类风湿关节炎、癌性疼痛，临床效果明显。

临床报道，大剂量鸡血藤治疗重症肌无力有较好的疗效。重症肌无力属中医"痿证"范畴，各种病因致气血虚损，筋骨肌肉失养均可导致此病，以鸡血藤400～600g水煎代茶饮治疗"痿证"，多在3个月可收明显疗效。《中药大辞典》言其："活血舒筋，治腰膝酸软、麻木瘫痪，为强壮性之补血药。"且价廉而无不良反应。

3. 用于便秘

用单味大剂量鸡血藤，治疗因阴血脾虚所致的肠燥便秘，收效颇佳。鸡血藤多叶温润，行补兼备，对便秘兼有筋骨麻木、风湿痹痛者及老人、妇女尤为适宜。其无泻下药苦寒伤胃、养血通便药甘润腻滞之弊，唯其用量需大，必用60g以上，方可收效。

4. 用于脱皮、银屑病、鱼鳞病等皮肤疾病

中医学认为，脱皮一症，其成因多由肝血亏虚，气血不和，风盛血燥，瘀阻血络，发失所养，或禀赋虚弱，阴血不足，不能营养发肤所致。在辨证用药的基础上，加入鸡血藤一味，内服可养血、补血舒筋，外用可祛风、活血、通络，而收到较好的疗效。

银屑病多与虚、瘀、风、湿、热密切相关。急性期多为湿热标实，静止期及消退期多为虚、瘀本虚虚证。所以临证以鸡血藤为药，行血补血，治疗静止期、消退期银屑病效果良好。

小儿鱼鳞病由先天禀赋不足和后天脾胃失调，营血方虚、血虚生风所致。鸡血藤具有祛瘀生新、容肌润肤、养血通络的作用，用于临床疗效显著。

5. 用于顽固性失眠

现代医学认为，黄芪具有增强免疫功能的功效，鸡血藤能促进白细胞、红细胞、血红蛋白升高，有镇静催眠等作用。采用益气生血法，用黄芪补气，鸡血藤补血行血、通脉安神，可达到治愈失眠的目的。

6. 用于面神经麻痹

面神经麻痹属于中医"面瘫"范畴，因外感风邪，内夹痰瘀，经络痹阻使然，治疗虽应以祛风为主，但"治风先治血，血行风自灭"。用行血补血、舒筋活络之鸡血藤配以气味雄烈、善动走上、祛风通络

之品，佐入祛风化痰、通络之牵正散，取效甚捷。

7. 用于下肢不宁综合征

中医认为，下肢不宁综合征多是由于阳气不足，脉络瘀阻，气血不畅所致，治疗宜益气温阳、活血通络，方选黄芪桂枝五物汤加味。对阳虚脉络瘀滞之不宁腿综合征患者，在辨证的基础上重用鸡血藤可收到事半功倍之效。

8. 用于局限性硬皮病

硬皮病是一种以皮肤水肿、硬化、萎缩为特征的结缔组织疾病，属中医"痹证"范畴。其发病机制多因素体气血不足，内外不固，腠理不密，风寒湿邪乘虚而入，阻于肌肤、经络、血脉之间，以致营卫不和，气血凝滞，痹阻不通而成。用鸡血藤再配以益气活血、温阳散寒之品，收效甚佳。

9. 用于血液系统疾病

湖南中医药大学胡天雄教授善用鸡血藤提升白细胞数量。胡老认为，临床上鸡血藤作为活血舒筋药，凡腰膝酸痛、麻木瘫痪、月经闭止等均用之，或誉为血分之圣药。《现代实用中药》谓其"为强壮性补血药，适用于贫血性之神经麻痹症"，《江西中草药学》载其"用治放射线引起的白血病"。友人邓睿杰告，彼在精神病院工作时，使用氯坦平治疗某些精神病，常因粒细胞减少而无法继续进行，后用鸡血藤配合治疗，至疗程终结亦无此不良反应出现，足证鸡血藤有防止骨髓抑制、保护白细胞作用。

恶性肿瘤患者，常见虚实夹杂之证。化疗药物当属"以毒攻毒"之品，易损及人体气血肝肾，用后患者常出现恶心、纳差、呕吐、体倦、乏力等症，辨为气亏血虚（瘀），肝肾不足。化验见白细胞、红细胞、血小板降低，重者合并感染、出血。中医本草著作谓鸡血藤"大补气血""统治百病，能生血、和血、补血、破血，又能通鼻孔，走五脏，宜筋络""补中燥胃"。有鉴于此，故用于化疗药物致血小板减少症属气亏血虚（瘀）、肝肾不足者，疗效良好。

另外，有学者重用鸡血藤治疗血友病收良效。现代药理研究证明，鸡血藤有补血作用，能使血细胞增加，血红蛋白升高，能兴奋子宫，增强子宫的节律收缩性，有降低血压作用，体外抑制金黄色葡萄球菌。故重用鸡血藤治疗血友病时，有桴鼓之功。

【古籍摘要】

①《本草纲目拾遗》："其藤最活血，暖腰膝，已风瘫。""壮筋

骨，已酸痛，和酒服……治老人气血虚弱，手足麻木，瘫痪等证；男子虚损，不能生育及遗精白浊……妇人经血不调，赤白带下；妇人干血劳及子宫虚冷不受胎。"

②《饮片新参》："去瘀血，生新血，流利经脉。治暑痧，风血痹症。"

③《现代实用中药》："为强壮性之补血药，适用于贫血性之神经麻痹症，如肢体及腰膝疼痛、麻木不仁等。又用于妇女月经不调、月经闭止等。有活血镇痛之效。"

【现代研究】鸡血藤水提醇沉制剂能增加实验动物股动脉血流量，降低血管阻力，对血小板聚集有明显抑制作用；水煎剂可降低动物胆固醇水平，明显对抗动脉粥样硬化病变；水提物及酊剂有明显的抗炎作用，并对免疫系统有双向调节功能；酊剂有一定的镇静催眠作用；其注射液注射或灌胃对小鼠有明显的抗早孕作用；鸡血藤尚能促进小鼠肾总磷代谢，促进小鼠子宫 24h 总磷代谢。

泽兰

泽兰最早载于《神农本草经》。其性微温，味辛、苦；归肝、脾经；其基本功效有活血调经、祛瘀消痈、利水消肿。

【临床应用】

1. 用于血瘀经闭、痛经、产后瘀滞腹痛

泽兰辛散苦泄温通，行而不峻，善活血调经，为妇科经产瘀血病证的常用药，常配伍当归、川芎、香附等药，如《医学心悟》泽兰汤。若血瘀而兼血虚者，则与当归、白芍等同用以活血补血，如《济阴纲目》泽兰汤。

著名中医学家张梦农教授治妇女瘀血闭经，以重用活血通经药见长。当归、川牛膝常用 30g，泽兰竟有用至 90g 者，其意取当归补而不滞、行而不损之优；川牛膝则取通经下血之长；泽兰为破瘀通经要药，重用之，其效尤显。

名老中医朱莘臣常用胶艾四物汤加香附、芜蔚子、泽兰调经，谓胶艾四物汤为妇科调经要方，香附、芜蔚子直入胞宫，善调冲任，为种子良方。妙在泽兰叶味苦微温，苦可坚阴，温可散寒，养气血，破宿血，芳香透达，分疏通利，无所滞凝。活血而不损血，行气而不耗气，乃为调经之佳品，故收良效。

中医临床家禹建春谓泽兰活血化瘀，行而不峻，为瘀血阻滞之产后腹痛、痛经、闭经的常用药。禹老用泽兰 30～60g，水煎，加入红糖适量冲服，治疗产后腹痛 30 例，其中痊愈 29 例，无效 1 例。一般服 2～3 剂，最多服 4 剂即愈。治疗月经不调、痛经、闭经，用泽兰、当归、生地黄、白芍、生姜各 10g，甘草 5g，大枣 6 枚，水煎服，效果显著。

2. 用于跌打损伤、瘀肿疼痛及疮痈肿毒

泽兰能活血祛瘀以消肿止痛。治跌打损伤，瘀肿疼痛，可单用捣碎，亦可配伍当归、红花、桃仁等药，如《医学心悟》泽兰汤；治胸胁损伤疼痛，常配丹参、郁金、延胡索等；治疮痈肿毒，可单用捣碎，亦可配伍金银花、黄连、赤芍等，如《外科全生集》夺命丹。

治疗蛇咬伤，用泽兰全草 60～120g，水煎服，另取泽兰叶 50g，捣烂贴敷伤口，每天换药 1～2 次，疗效堪佳。

3. 用于水肿、腹水

泽兰既能活血祛瘀，又能利水消肿，对瘀血阻滞、水瘀互结之水肿尤为适宜。《随身备急方》以本品与防己等份为末，醋汤调服，治疗产后水肿。治腹水身肿，配伍白术、茯苓、防己、车前子等。

中医临床家禹建春认为，泽兰具有活血化瘀、行水消肿、解毒消痈的作用，常用于治疗水肿、腹水。泽兰既能活血，又能行水，对于气滞血瘀而又水肿者尤为适宜。泽兰入足太阴脾经和足厥阴肝经，其气香而温，味辛而散，是阴中之阳药。与其他活血化瘀药不同，泽兰既能活血通络，又能够行气利水，具有独特的活血利水作用。而通过泽兰的活血利水作用，使水道通调，全身水液运行通畅，脾气得健，脾胃运化水谷精微的功能也得以完成。泽兰配伍白术，是健脾和胃、理气消胀的良药。

4. 用于血证

脾主统血，具有统摄血液的功能，使血液循行于脉道之中。泽兰具有活血化瘀、通络散结的功能，可以使血液有规律地运行于血脉之中，从而使脾主统血的功能得到保证。泽兰配伍丹参、赤芍是活血通脉利水的常用药对。

【使用注意】血虚及无瘀滞者慎用。

【古籍摘要】

①《神农本草经》："主乳妇内衄，中风余疾，大腹水肿，身面四

肢浮肿，骨节中水，金疮，痈肿疮脓。"

②《日华子本草》："通九窍，利关脉，养血气，破宿血，消癥痕，产前产后百病，通小肠，长肉生肌，消扑损瘀血，治鼻洪、吐血，头风目痛，妇人劳瘦，丈夫面黄。"

③《本草纲目》："泽兰走血分，故能治水肿，除痈毒，破瘀血，消癥痕，而为妇人要药。"

【现代研究】泽兰水煎剂能对抗体外血栓形成，有轻度抑制凝血系统与增强纤溶活性的作用。全草制剂有强心作用。

《 王不留行 》

王不留行最早载于《神农本草经》，其性平，味苦；归肝、胃经；其基本功效有活血通经、下乳消痈、利尿通淋。

【临床应用】

1. 用于血瘀经闭、痛经、难产

王不留行善于通利血脉，活血通经，走而不守，用于经行不畅、痛经及经闭，常配当归、川芎、香附、红花等药。治妇人难产，或胎死腹中，可配酸浆草、五灵脂、刘寄奴等药，如《普济方》胜金散。一般用量为 5～10g。

2. 用于产后乳汁不下、乳痈肿痛

王不留行归肝、胃经，走血分，苦泄宣通，行而不留，能行血脉、通乳汁，为治疗产后乳汁不下常用之品，常与穿山甲等同用，如《卫生宝鉴》涌泉散；若与黄芪、当归或当归、猪蹄同用治产后气血亏虚，乳汁稀少。取本品活血消痈、消肿止痛之功，亦常用治乳痈肿痛，可配蒲公英、夏枯草、瓜蒌等，如《本草汇言》治乳痈初起方。一般用量为 5～10g。

王不留行能活血通经、下乳消肿。据《本草纲目》记载："王不留行能走血分，乃阳明冲任之药。俗有'穿山甲，王不留，妇人服了乳长流'之语，可见其性行而不住也。"本品为妇科常用药，主治经闭、痛经、乳汁不通、乳痈等症。

3. 用于热淋、血淋、石淋

王不留行性善下行，能活血利尿通淋，善治多种淋证，常与石韦、瞿麦、冬葵子等同用。一般用量为 10～20g。

中医临床家钟晓兰善用益母草配合王不留行治疗以上疾病。钟氏认为，益母草具有活血化瘀、利尿消肿、清热解毒之功，王不留行活血化瘀。两药和用，对炎症引起的输卵管水肿阻塞和陶氏腔积液疗效极佳；对泌尿系结石，其利尿作用可助排尿，活血化瘀作用可助祛瘀止血；而治血尿，两药对结石引起的疼痛有明显的止痛作用，对慢性前列腺炎伴增生者，两药活血有穿透前列腺屏障的作用，所以对慢性前列腺炎伴有增生者疗效尤佳。

4. 用于外科疾病

王不留行活血通经，故临床常用于外科疾病。中医临床家谭闽英治疗带状疱疹常取王不留行适量文火炒爆研粉，用鸡蛋清调为糊状，外敷于患处，每日 2 次（重症每日 3～4 次），药糊涂布的厚度为 0.5cm，其上盖一纱布块固定（若水疱已破溃，可将药粉直接撒于创面，包好固定），临床收效明显。

重庆中医临床家胡吉元善用王不留行治疗急性腰扭伤。胡氏认为，急性腰扭伤为过度负重、用力不当、牵拉或过度扭转等引起局部气血壅滞、筋脉损伤、脉络受阻所致。王不留行通经活络，李时珍谓"此物性走而不住，虽有王命不能留其行，故而得名"。其主要功效是通利血脉，走而不守，活血通经。急性腰扭伤早期局部主要以充血、水肿为主，王不留行可消散瘀血，畅通气机，改善血液循环，促进局部水肿、血肿的吸收，使瘀去气行，经脉通畅而痛止。外用适量。

【使用注意】 孕妇慎用。

【古籍摘要】

①《神农本草经》："主金疮，止血逐痛，出刺，除风痹内寒。"

②《本草纲目》："利小便。""王不留行能走血分，乃阳明冲任之药，俗有'穿山甲、王不留，妇人服了乳长流'之语，可见其性行而不住也。"

③《本草新编》："王不留行，乃利药也，其性甚急，下行而不上行者也。凡病逆而上冲者，用之可降……但其性过速，宜暂而不宜久，又不可不知也。"

【现代研究】 王不留行水煎剂对小鼠有抗着床、抗早孕作用，对子宫有兴奋作用，并能促进乳汁分泌。王不留行的水提液和乙醚萃取液具有抗肿瘤作用。

凌霄花

凌霄花最早载于《神农本草经》。其性寒，味甘、酸；归肝、心包经；其基本功效有活血通经、凉血祛风。

【临床应用】

1. 用于血瘀经闭，癥瘕积聚及跌打损伤

凌霄花辛散行血，能破瘀血，通经脉，散癥瘕，消肿痛。治血瘀经闭，可与当归、红花、赤芍等同用，如《妇科玉尺》紫葳散；治瘀血癥瘕积聚，可配鳖甲、牡丹皮等用，如《金匮要略》鳖甲煎丸；治跌打损伤，可单用捣敷，亦可配乳香、没药等药用。一般用量为6～10g。

2. 用于风疹，皮癣，皮肤瘙痒，痤疮

凌霄花性寒泻热，凉血祛风，宜用于血分有热者。治周身瘙痒，《医学正传》单以本品为末，酒调服，亦可与生地黄、牡丹皮、刺蒺藜等同用；治风疹、皮癣，配雄黄、黄连、天南星等为末外搽，如《证治准绳》凌霄花散。一般用量为6～10g。

3. 用于便血，崩漏

凌霄花性寒清热，凉血止血，对于血热便血、崩漏，可单用研末冲服，亦可与地榆、槐花、生地黄等同用。一般用量为6～10g。

【使用注意】孕妇忌用。

【古籍摘要】

①《神农本草经》："主妇人产乳余疾，崩中，癥瘕，血闭，寒热羸瘦。"

②《本草纲目》："行血分，能去血中伏火，故主产乳崩漏诸疾及血热生风之证也。"

③《本经逢源》："凌霄花，癥瘕血闭，血气刺痛，疠风恶疮多用之，皆取其散恶血之功也。"

【现代研究】凌霄花煎剂对福氏志贺菌、伤寒杆菌有不同程度的抑制作用；芹菜素对平滑肌有中度解痉作用，并能抗溃疡；β-谷甾醇有降血胆固醇、止咳、抗癌、抗炎等作用。

月季花

月季花最早载于《本草纲目》。其性温，味甘；归肝经；其基本功效有活血调经、疏肝解郁，消肿解毒。

【临床应用】

1. 用于肝血郁滞之月经不调、痛经、闭经及胸胁胀痛

月季花质轻升散，独入肝经，既能活血调经，又能疏肝解郁，理气止痛，常用于肝气郁结，气滞血瘀之月经不调、痛经、闭经、胸胁胀痛。可单用开水泡服，亦可与玫瑰花、当归、香附等同用。一般用量为6～10g。

2. 用于跌打损伤，瘀肿疼痛，痈疽肿毒，瘰疬

月季花功能活血通经，消肿解毒。治跌打损伤，瘀肿疼痛，痈疽肿毒，可单用捣碎外敷或研末冲服；治瘰疬肿痛未溃，可与夏枯草、贝母、牡蛎等同用。一般用量为6～10g。

【使用注意】 用量不宜过大，多服久服可引起腹痛及便溏腹泻。孕妇慎用。

【古籍摘要】

①《本草纲目》："活血，消肿，敷毒。"

②《泉州本草》："通经活血化瘀，清肠胃湿热，泻肺火，止咳，止血止痛，消疮毒。治肺虚咳嗽咯血，痢疾，瘰疬溃烂，痈疽肿毒，妇女月经不调。"

【现代研究】 月季花所含没食子酸有很强的抗真菌作用。

第三节 活血疗伤药

凡以活血疗伤，治疗伤科疾患为主的药物，称为活血疗伤药。

本类药物性味多辛、苦、咸，主归肝、肾经，功善活血化瘀、消肿止痛、续筋接骨、止血生肌敛疮，主要适用于跌打损伤、瘀肿疼痛、骨折筋损、金疮出血等伤科疾患，也可用于其他一般血瘀病证。

骨折筋伤病证，多与肝肾有关，故使用本类药物时，当配伍补肝肾强筋骨药以促进骨折伤损的愈合恢复。

土鳖虫

土鳖虫最早载于《神农本草经》，其性寒，味咸，有小毒；归肝经；其基本功效有破血逐瘀、续筋接骨。

【临床应用】

1. 用于跌打损伤、筋伤骨折、瘀肿疼痛

土鳖虫咸寒入血，主入肝经，性善走窜，能活血消肿止痛、续筋接骨疗伤，为伤科常用药，尤多用于骨折筋伤，瘀血肿痛。可单用研末调敷，或研末黄酒冲服；临床常与自然铜、骨碎补、乳香等同用，如《杂病源流犀烛》接骨紫金丹；骨折筋伤后期，筋骨软弱，常配续断、杜仲等药，如《伤科大成》壮筋续骨丸。

骨伤科患者常系外伤致病，气血两伤而致气滞血瘀，骨断筋伤，故活血祛瘀、续筋接骨之方药是骨科常用药剂。土鳖虫为血肉之品，具钻透之性，咸者入血，具有通经活血、化瘀散结的特点。因其疗效确切，在伤科各期治疗乃至重伤、险证治疗中被广泛遣用。

《本草纲目》记载："用土鳖焙存性，为末，每服二三钱，接骨神效。"有研究表明：以土鳖虫等祛瘀接骨药为主的组方能改善局部血液循环，为骨折修复提供能源和营养物质，也为清除代谢废物和坏死组织提供了条件；其能促进骨折局部的血肿吸收与机化，同时，能促进胶原的合成，改善胶原的排列，从而促进骨折愈合。常用量为吞服3～5g，外用适量。

国医大师周仲瑛教授治疗腰痛时，常加土鳖虫 6～10g，对劳损性疼痛效佳。如腰肌劳损、腰椎骨质增生、腰椎间盘突出等，效果明显。

2. 用于血瘀经闭、产后瘀滞腹痛、积聚痞块

土鳖虫入肝经血分，能破血逐瘀而消积通经，常用于经产瘀滞之证及积聚痞块。治血瘀经闭，产后瘀滞腹痛，常与大黄、桃仁等同用，如下瘀血汤；治干血成劳，经闭腹满，肌肤甲错者，则配伍大黄、水蛭、虻虫等，如《金匮要略》大黄䗪虫丸；治癥积痞块，常配伍柴胡、桃仁、鳖甲等以化瘀消癥，如《金匮要略》鳖甲煎丸。

名老中医李兆秀善用土鳖虫治疗妇科疾病。李老认为，土鳖虫一

药，性味咸、寒，有小毒。其功用逐瘀、破积、通络、理伤等，是活血化瘀药方专效速的常用药之一。其用量各书记载，汤剂多为3～10g，散剂多为1.5g。有毒，不宜多用。李老临床用量经常在30～45g，从未发现一例患者有不良反应。因本品为活血化瘀破积之药，自当中病即止，勿过量常用，以免损伤正气。

李老治疗产后胎盘残留而致大出血，属产后血崩。其由于瘀血阻滞经脉，血不循经，故淋漓不断或骤然下血。胎盘残留固着难下，非一般活血化瘀所能奏效，故可重用土鳖虫至45g破积祛瘀，常配以桃仁、红花、益母草、炮姜等药活血温经止痛，促进子宫收缩，以增祛瘀之力。又常因产后气血大伤，冲任不固，胞宫收缩无力，瘀血无力排出，血流更甚，新血不生，故面色淡黄无华，精神倦怠，面目微肿，乳汁少，脉细涩。在大量用土鳖虫及桃仁之辈的同时，常佐以益气扶正之黄芪、党参、白术及调补冲任之杜仲等。

大剂量土鳖虫不仅用于治疗产后血崩，尚可配以桃仁、红花等活血化瘀药堕胎。李老治疗数例堕胎者，前医用活血化瘀药未效者，李老在方中重用土鳖虫，3～7剂即完全流产，并无任何毒性作用。

3. 用于瘀阻癃闭

前列腺肥大所致的癃闭为老年男性多发病。肾气不足，气化不利，痰瘀互结，腺体退行性增大形成"异物"，压迫尿道而致排尿不畅是其主因。化瘀散结，通利水道是治疗原则，方中以土鳖虫为主导，配合软坚化痰利水之品，辅之以壮腰健肾药，标本兼治。一般用量为6～10g。

4. 用于猩红热、丹毒

焦树德教授经验，土鳖虫用于猩红热、丹毒等急性热病中，或其他热毒瘀血壅滞于舌部，而致舌头的一部分或全部肿大、发硬，疼痛剧烈，口流唾涎，咀嚼、咽下均感困难，前人称为"木舌"，可用土鳖虫6g、食盐3g，研末服，每日2次，或煎汤服。也可同时用土鳖虫煎汤含漱。

5. 用于肝病

著名中医学家刘炳凡教授善用土鳖虫治疗肝硬化，每获良效。国医大师朱良春教授对慢性肝炎或早期肝硬化，肝肿久而不消，胁隐痛时作时休、时轻时剧者，根据"久痛多瘀，久痛多虚"及肝郁气滞，血瘀痹积的机制，拟订了以土鳖虫为主的"复肝散"。一般连续用1个月以上，可获效机。本方不仅能缓解胁痛，并可缩小肝肿，促使肝功能恢复正常，升高血浆蛋白总量，调整白蛋白、球蛋白倒置。处方：炙土鳖虫、太子参各 30g，紫河车 24g，广姜黄、广郁金、参三七、鸡内金各 18g，共研细末。每次 3g，一日 2 次，食前服。或另用虎杖、石见穿、糯稻根各 120g 煎取浓汁，与上药粉泛丸如绿豆大分服。本方寓攻于补，攻不伤正，补不壅中，可使虚弱、胁痛、癥瘕等证，逐渐减轻或消失，自 1963 年报道后，各地采用其治疗慢性肝炎及早期肝硬化，均称收效满意。

【使用注意】孕妇忌服。

【古籍摘要】

①《神农本草经》："主心腹寒热洗洗，血积癥瘕，破坚，下血闭。"

②《本草纲目》："行产后血积、折伤瘀血。治重舌，木舌，口疮，小儿腹痛夜啼。"

③《本草经疏》："治跌打扑损，续筋骨有奇效。乃厥阴经药也。咸能入血，故主心腹血积癥瘕血闭诸证，和血而营已通畅，寒热自除，经脉调匀……又治疟母为必用之药。"

【现代研究】土鳖虫提取液及水提醇沉液分别有抗血栓形成和溶解血栓的作用；其提取物可抑制血小板聚集，减少聚集数；总生物碱可提高心肌和脑对缺血的耐受力，并降低心、脑组织的耗氧量；其水煎液具有调脂作用，能延缓动脉粥样硬化的形成；其提取物可抑制 D-半乳糖所致的肝损害，有保肝作用。

马钱子

马钱子最早载于《本草纲目》。其性温，味苦，有大毒；归肝、脾经；其基本功效有通络止痛、散结消肿。

【临床应用】

1. 用于跌打损伤、骨折肿痛

马钱子善散结消肿止痛，为伤科疗伤止痛之佳品。治跌打损伤、骨折肿痛，可配麻黄、乳香、没药等份为丸，如《急救应验良方》九分散；亦可与穿山甲等同用，如《救生苦海》马前散、《外科方奇方》青龙丸。

2. 用于痈疽疮毒、咽喉肿痛

马钱子苦泄有毒，能散结消肿、攻毒止痛。治痈疽疮毒，多作外用，单用即效。治喉痹肿痛，可配青木香、山豆根等份为末吹喉，如《医方摘要》番木鳖散。

3. 用于风湿顽痹、麻木瘫痪

马钱子善能搜筋骨间风湿，开通经络，透达关节，止痛，是治疗风湿顽痹、拘挛疼痛、麻木瘫痪之常用药，单用有效，亦可配麻黄、乳香、全蝎等为丸服；或配甘草用，如《现代实用中药》用本品与甘草等份为末，炼蜜为丸服，以治手足麻木、半身不遂。

北京中医药大学终身教授、著名中医儿科专家刘弼臣教授常在辨证方中加用马钱子治疗肌无力。马钱子又名番木鳖，属剧毒药物，《本草纲目》言其性寒，可用于伤寒热病，咽喉痹痛，消癥块。近世则认为马钱子长于通络，如《医学衷中参西录》称其"开通经络透达关节之力，远胜于他药"，故多用于治疗风湿痹痛，筋脉拘挛或肢体麻木瘫痪等症。此外，近年也有应用单味马钱子治疗重症肌无力的报道。刘老运用马钱子，意在疏通经络，然据刘老临床观察，除有通络止痛生肌的功能以外，尚有疏邪清热之功，也未发现一例有不良反应，还起到避免重症肌无力发生危象的作用。但是本品不良反应大，小儿难于耐受，必须炮制后方可入药，而且要严格掌握用量。根据《中华人民共和国药典》规定，小儿不能超过 0.6g，成年人不超过1g。同时我们应用马钱子与大剂补益之品同伍，益气健脾，疏通经络，可以相得益彰，因为单用补益药，收效远不如加入马钱子快捷，而单用马钱子的效果，亦不如同伍为优。现代药理研究证明，党参、黄芪类药物能增强人体抵抗力，调节多脏器功能，而马钱子所含的生物碱，主要为士的宁，具有兴奋脊髓与中枢的功效，两者协同作用，达到提高疗效的目的。

刘老治疗重症肌无力，深有体会。小儿重症肌无力，迄今为止既乏特殊疗法，也无理想药物，以致临床上感到非常棘手。西医多采用抗胆碱酯酶药物，如新斯的明、美斯的明等治疗，对部分病例有效，但维持时间短暂，且有一定的不良反应。免疫抑制剂不仅不良反应大，效果也不满意。胸腺切除使用范围窄，疗效尚不能肯定，更不被人接受。

刘老研究 89 例在临床上明显处于重症肌无力发作期患者，全部采用中药治疗，并经西医院做过抗胆酯酶药效试验和感应电刺激治疗后，不仅未能缓解，而且部分病例病情仍在继续发展，出现全身型 4

例，延髓型 2 例，肌无力危象 1 例。在运用中药治疗时，则停其他药物，使其成为自身对照组，以客观鉴定疗效。通过观察分析，中药治疗不仅疗效较为明显（有效率 97%），作用维持时间较长，而且很少有毒性作用，显示了一定的优势。

根据重症肌无力具有"病在肌肉，症在无力"的特点，其病机主要应责于脾虚，故以升陷汤加减为主方益气升提，运脾通络。因脾主肌肉，为后天之本，气血生化之源，脾旺则诸脏得养，功能自强，肌肉受益，从而健壮有力。通过临床实践充分证明此方不仅对眼肌型有效，对延髓型、肌无力危象，只要处方加减得当，亦常奏效神速。如本组 89 例中属全身型 4 例，临床治疗 3 例，显效 1 例；延髓型 2 例，临床治愈 1 例，好转 1 例；肌无力危象 1 例，临床治愈。

马钱子除有通络生肌作用外，尚有清热疏邪功能，用之可防重症肌无力危象的发生。唯本品有大毒，必须炮制后方可入药，并要注意用量，小儿一般用量 $0.15\sim0.3g$，分次冲服，收效较好。故近年亦有单味马钱子治疗重症肌无力的报道，然据个人体会，马钱子不良反应很大，不仅患儿难于耐受，且疗效不巩固，必须与大剂补益之品同伍，可以补偏救弊，相得益彰。因为单用补益中气药物疗效不入加入马钱子快捷；而单用马钱子，效果亦不如两类药物同伍为优。可见，补脾益气与疏通经络相结合，为当时治疗本病有效办法，另外，其疗效往往随疗程的延长而提高，本组 89 例服药最少 26 天，最多 200 天，平均为 85 天，因此 1 个疗程不应少于 3 个月。如果疗程太短不易巩固，更不可间断用药而影响疗效。因此欲想治愈本病，必须做到两个坚持、一个加强，即坚持治疗和坚持服药，加强护理，预防感染，以冀及早治愈。

余在贵阳中医学院跟随况时祥教授学习时，目睹况老运用马钱子治疗神经系统疾病，屡起沉疴。况教授提出其功用：补脾益气、健脑益智、涤痰开窍、通络止痛、活血化瘀等。适用于无明显热象之气虚血瘀证及痰瘀互结证者，阴虚风动者慎用，热盛风动者忌用。药理研究表明，马钱子主要成分为士的宁，能选择性地提高脊髓、大脑皮质及延髓的兴奋性。临床可用于神经系统疾病，如肌肉疾病、脊髓疾病、脑血管病、周围神经病变等。本品有大毒，炮制得当则减其毒，以沙炒为佳，将其与细沙放置于锅内同炒，武火加热炮制，至药材发泡鼓起，表面棕褐色，内部焦褐色，刮去毛，研粉，过 100 目筛，即成散剂。为避其苦，再按 $0.25g$/粒规格，装胶囊备用。为防服用过量，首次 $0.25g$，观察药后反应而渐增药量，最小剂量每次 $0.25g$，最大剂量每次 1g，一般每次 0.5～0.75g 较安全。早晚各服 1 次，两次服药间隔 12h。治疗 10 天为 1 个疗程，1 个疗程结束后休息 2～4 天，可连用 3 个月。如患者出现头痛、头晕、耳聋、舌麻、口唇发紧、牙关紧闭、抽搐、精神异常等，为过量中毒反应，可予肉桂 9～12g 水煎服，或用甘草、绿豆各 60～80g 水煎服，或戊巴比妥钠 0.13～0.15g、地西泮（安定）10～20mg 静脉滴注，洗胃或补液等治疗。

4. 用于男科疾病

北京著名中医学家王琦教授善用马钱子壮阳、通精窍治疗男科疾病。王老认为，马钱子用于男科有较强的"壮阳、通精窍"作用。他认为，马钱子壮阳，主要是因其有效成分士的宁对脊髓、延髓及大脑皮质等中枢神经系统有强兴奋作用，因而对脊髓勃起中枢兴奋性减退致阳痿者，有很好的疗效。认为其能通精窍，还可治疗不射精症。现代医学认为，不射精症与大脑皮质抑制过度，低极性中枢功能不能正常发挥作用有关。他常用麻黄、细辛、王不留行等通窍之品治之，若效果不显者，非"虎狼之品"不能愈，即加用马钱子。

临床应用：王琦教授用马钱子，主张以沙烫或脱脂酸牛奶煮制者为好，一般用量每日控制在 0.4g 以内。治疗阳痿，亦可用士的宁注射液，每日 0.001～0.002g，肌内注射。治疗不射精症，可用马钱通关散，即马钱子 0.3g，蜈蚣 0.5g，冰片 0.1g，共研末，用麻黄、石菖蒲、虎杖、甘草各 6g，煎汤，每晚睡前 1h 送服，每日 1 次，30 天为 1 个疗程。应该注意的是马钱子过量可引起强直性肌痉挛，导致窒息缺氧或延髓麻痹致死，使用时应告之患者用量、服法，以防过量中毒。

5. 用于健胃增食

张锡纯认为马钱子为健胃妙药。张锡纯先生说："以马钱子为健胃之药，吾医界闻之莫不讶为异事。不知胃之所以能化食者，因赖其生有酸汁，又实因其能自响动也。"并说："马钱子性虽有毒，若制至无毒，服之可使全身响动，以治肢体麻痹；若少少服之，但令胃腑润动有力，则胃中之食必速消""此非但凭理想，实为所见而云然也。"并举曾治一朱姓患者，年过六旬，"素有痫风证，医治数十年"，不断服用中、西药物。"必日日服之始能强制不发。因诸药性皆咸寒，久服伤胃，渐至食量减少，身体羸弱""后有人授以王勋臣龙马自来丹方，其方原为马钱子为主药，如法制好，服之数日，食量顿增。旬余身体渐壮，痫病虽未即除根，而已大轻减矣"。张氏感慨"由斯知马钱子健胃之功效迥异乎他药也"。张锡纯先生根据胃病的特点，专门拟定方药：炒白术 4 两，制马钱子 1 两，两味如法配丸，按量服用，"旬余自见功效"。

【使用注意】内服不宜生用及多服久服。本品所含有毒成分能被皮肤吸收，故外用亦不宜大面积涂敷。孕妇禁用，体虚者忌用。

【古籍摘要】

①《本草纲目》："治伤寒热病，咽喉肿痛，消痞块，并含之咽汁，或磨水噙咽。"

②《得配本草》："散乳痈，治喉痹，除丹毒。"

③《医学衷中参西录》："开通经络，透达关节，远胜于它药也。"

【现代研究】马钱子所含的士的宁首先兴奋脊髓的反射功能，其次兴奋延髓的呼吸中枢及血管运动中枢，并能提高大脑皮质的感觉中枢功能。马钱子碱有明显的镇痛作用和镇咳祛痰作用，其镇咳祛痰的作用强度超过可待因，但平喘作用较弱。士的宁具强烈苦味，可刺激味觉感受器，反射性增加胃液分泌，促进消化功能和食欲。水煎剂对流感嗜血杆菌、肺炎球菌、甲型链球菌、卡他球菌以及许兰黄癣菌等有不同程度的抑制作用。

◀◀ 骨碎补 ▶▶

骨碎补最早载于《药性论》，其性温，味苦；归肝、肾经；其基本功效有活血疗伤止痛、补肾强骨，外用消风祛斑。

【临床应用】

1. 用于跌打损伤或创伤、筋骨损伤、瘀滞肿痛

骨碎补苦温，性主走泄，能活血止血、接骨续筋、散瘀消肿止痛。以其入肾治骨，能治骨伤碎而得名，为伤科要药。治跌扑损伤，可单用本品浸酒服，并外敷，亦可水煎服；或配伍没药、自然铜等，如《太平圣惠方》骨碎补散。外用适量。

骨碎补用于筋骨折伤（如肌肉韧带拉伤、闭合性骨折等），亦可单用或配血竭、硼砂、乳香、没药、土鳖虫、自然铜等研末外敷（如接骨散）。明·《本草蒙筌》曰："入药采根，刮去毛用，其味苦气温，无毒，补骨节伤碎，疗风血积疼，破血有功，止血亦效。"

2. 用于肾虚腰痛脚弱

骨碎补苦温入肾，能温补肾阳、强筋健骨，可治肾虚腰痛。治风湿痹着、肝肾虚亏之腰腿疼痛，步履乏力者，用骨碎补祛风除湿、补益肝肾，可与桂心、补骨脂、核桃仁、牛膝同用，如《太平圣惠方》治腰脚疼痛不止方。一般用量为 10～30g。

3. 用于肾虚头痛

肾虚头痛，以老年人多见。《难经》曰："损其肾者，益其精""血得温则畅行，畅行则循环无阻"。故临床上可重用骨碎补，取其补肾活血之功治疗肾虚头痛，确有显著效果。一般用量为 10～30g。

4. 用于补肾固齿

骨碎补用于肾虚牙痛、齿龈出血，可配入济生肾气丸中同服；若齿松摇动，亦可单用炒黑，研末擦齿；如齿龈红肿疼痛，可与地骨皮、石斛、甘草同用；如齿槽脓肿形成，甚至溢脓，可配玄参、露蜂房煎服。清·《本草述》曰："虚气攻牙，齿痛血出或痒痛，骨碎补二两，铜刀细锉，瓦锅慢火炒黑，为末，如常揩齿，良久吐之，咽下亦可。刘松石云：此方不独治牙痛，极能坚骨固牙、益精髓，去骨中毒气疼痛，牙动将落者，数擦应住再不复动，经用有神。"一般用量为 10～30g。

5. 用于肾虚久泻

骨碎补味苦性温，善入肝肾，用于肾虚不固，久泻久痢者，用此补肾止泻，可单用为末，与猪肾煨熟食之，或配复方应用，如与补骨脂、益智、吴茱萸等同用，以加强温肾暖脾止泻之效。一般用量为 10～30g。

6. 用于耳鸣耳聋

骨碎补有补肝肾之功，而肝肾亏虚则易导致耳鸣耳聋，故用于肝肾亏虚之耳鸣耳聋最为合拍，诚如《雷公炮炙论》所说："用蜜拌蒸，捣末用，炮猪肾，空心吃，能治耳鸣，亦能止诸杂痛。"一般用量为 10～30g。

【使用注意】阴虚火旺，血虚风燥者慎用。

【古籍摘要】

① 《药性论》："主骨中疼痛，风血毒气，五劳六极，口手不收，上热下冷，悉能主之。"
② 《开宝本草》："主破血，止血，补伤折。"
③ 《本草纲目》："治耳鸣及肾虚久泻，牙痛。"

【现代研究】 水煎醇沉液有预防血清胆固醇、三酰甘油升高并防止主动脉粥样硬化斑块形成的作用；骨碎补多糖和骨碎补双氢黄酮苷具有降血脂和抗动脉硬化作用。骨碎补能促进骨对钙的吸收，提高血钙和血磷水平，有利于骨折的愈合；改善软骨细胞，推迟骨细胞的退行性病变。此外，骨碎补双氢黄酮苷还有明显的镇静、镇痛作用。

《 刘寄奴 》

刘寄奴最早载于《新修本草》。其性温，味苦；归心、肝、脾经；其基本功效有散瘀止痛、疗伤止血、破血通经、消食化积。

【临床应用】

1. 用于跌打损伤，肿痛出血

刘寄奴温散善走，能活血散瘀，止痛止血而疗伤。治疗跌打损伤，瘀滞肿痛，可单用研末以酒调服；亦可配伍骨碎补、延胡索等，如《伤科秘方》流伤饮；治创伤出血，可单用鲜品捣烂外敷；或配茜草、五倍子等，如《伤科补要》止血黑绒絮。

2. 用于血瘀经闭、产后瘀滞腹痛

刘寄奴性温苦泄，善于行散，能破血通经、散瘀止痛。治血瘀经闭，可配桃仁、当归、川芎等；治产后瘀滞腹痛，配甘草等份为末，水、酒调服。

中医临床家邬秀凤认为：经行后期属于瘀者，临床上不多见，倘若一见经期延后，便使攻瘀药以催经，往往无效。邬老以为"经行后期"的各种证型表面上似乎不存在典型之瘀证，而实际上经脉不通，经血不行本身就是瘀存于内所致之证。正是基于此理而在辨证施治的基础上有目的地选用具有活血通经之功的药物，而又能止血止痛之刘寄奴加味，取得了快捷催经之功效，且无不良反应，此疗效正合《本草求真》中所述"破而即通，而通者破而即收也"之意。

刘寄奴亦可治疗月经过多。常用刘寄奴配墨旱莲、女贞子、海螵蛸、茜草等，治疗月经过多收效显著。实践中发现酌增刘寄奴量为50g，疗效尤为突出，尤其月经过多兼有瘀滞，临床表现血色紫黑有块，腹痛拒按者效尤佳，每每迅速止血、止痛。本品融止血、止痛、消瘀于一炉，消瘀之中寓有止血，止血而不留瘀，实为妙品。

3. 用于食积腹痛、赤白痢疾

刘寄奴气味芳香，既能醒脾开胃，又能消食化积，适用于食积不

化、腹痛泻痢，可单用煎服，亦可配伍山楂、麦芽、鸡内金、白术等。

《大明本草》谓刘寄奴"止霍乱水泄"。李林在临床中发现本品止泻作用甚强，故每以之为主，酌配川黄连、诃子或党参、肉豆蔻、附子片等治疗慢性肠炎，疗效满意。至于《新修本草》所谓"寄奴多服令人下痢"云云，其见似不够确切。

4. 用于黄疸

著名中医学家李俊林老中医善用刘寄奴治疗小儿黄疸。古人所谓初生儿"胎黄"似现代医学所称的新生儿生理性黄疸，无须治疗。但小儿若感受瘟疫时邪，直中肝胆，发为阳黄，则需认真治疗。自东汉张仲景创茵陈蒿汤治疗，医家无不选用。李老先父常以此方加刘寄奴、厚朴花两味，师古而不泥古，更取效快捷。考所用刘寄奴，当为玄参科阴行草属植物阴行草，与茵陈合用，确可收协同之功。复加厚朴花健运脾胃，何有不效之虞！此又深得"见肝之病，知肝传脾，当先实脾"之大理者也。

5. 用于通淋利尿

刘寄奴通淋作用，古今文献未见记载。中医临床家李林在一民间验方的启迪下，在临床上将本品广泛应用于泌尿系感染，尤其对反复发作的慢性肾盂肾炎疗效卓著，对于血尿较多者效尤佳。

国医大师任继学教授善用刘寄奴治疗肾风尿潜血。任老认为，刘寄奴辛温通利，可透络逐瘀，而瘀散血止，故可治疗肾络瘀滞之尿潜血，常用量为 15g。临床运用权变灵活，如气虚血瘀，加白参补气，破经络之瘀；阳虚者，加附子回阳补火而行药势；瘀阻明显，合用地龙、当归尾以助破血，疗效显著，但孕妇慎用。

另外，刘寄奴配伍用萹蓄、虎杖、败酱草、萆薢、黄柏、车前子、茯苓等，对前列腺炎疗效显著，能迅速减轻症状，消除浊尿。《本草新编》载其"性走，迅入膀胱专能逐水，凡白浊之症用数钱同车前、茯苓利水之药服用之，立时痛快"。刘寄奴配伍黄芪、牛膝、桃仁、昆布、三棱、莪术、桂枝、萹蓄等，对前列腺增生之排尿困难亦甚有佳效，这可能与刘寄奴化瘀消癥利水的作用有关。

著名中医学家朱良春教授善用刘寄奴。朱老认为，刘寄奴味苦性温，入心、脾经，为活血祛瘀之良药。凡经闭不通、产后瘀阻、跌扑创伤等症，投之皆宜。而外伤后血尿腹胀，用之尤有捷效。《本草从新》载其能"除癥下胀"。所谓"下胀"者，因其味苦能泄，性温能行也。而"除癥"之说，殊堪玩味，经验证明，此物对"血癥""食癥"等症均可应用。所谓"血癥"，盖因将息失宜，脏腑气虚，风冷内乘，血气相搏，日久坚结不移者也。在妇女则经水不通，形体日渐羸瘦，可予四物汤加刘寄奴、牛膝、红花、山楂之属。引申之，肝硬化腹水用之亦有佳效。而"食癥"，则因饮食不节，脾胃亏损，邪正相搏，积于腹中而成。此物民间用于治疗食积不消。凡食癥已成，或食积长期不消，以致腹中胀满，两胁刺痛者，以此物配合白术、枳壳、青皮等，见功甚速，大可消食化积、开胃进食。其"消癥"之说，确属信而可证。

刘寄奴亦可治痢，《圣济总录》载"用刘寄奴草煎汁服"治"霍乱成痢"。历代医家沿用之，《如宜方》即以其与乌梅、白姜相伍，治"赤白下痢"。今人用其治疗菌痢颇验，想亦赖其化瘀消积之能也。此外，还以之治疗黄疸型肝炎，不仅可以退黄疸、消肝肿，并能降低转氨酶及麝浊。

朱老对刘寄奴的应用，不仅如上所说，且常告我辈曰："刘寄奴的活血祛瘀作用，可谓尽人皆知，而其利水之功则易为人所忽略，良药被弃，惜哉！"《大明本草》虽有其主"水胀、血气"之记载，但后世沿用不广，以此品直接作利水之用者，当推《辨证奇闻》"返汗化水汤"，此汤"治热极，止在心头一块出汗，不啻如雨，四肢他处，又复无汗"，药用：茯苓30g，猪苓、刘寄奴各10g。并云"加入刘寄奴，则能止汗，而又善利水，而其性又甚速，用茯苓、猪苓，从心而直趋膀胱"。这是对刘寄奴功用的另一领悟。朱老认为，刘寄奴由于有良好的化瘀利水作用，因此可用于治疗瘀阻溺癃证，尤适用于前列腺肥大症引起之溺癃或尿闭。所谓溺癃，指小便屡出而短少也，久延可致闭而不通。而前列腺肥大则与瘀阻相关，凡瘀阻而小便不通者，非化瘀小便不能畅行。李中梓治"血瘀小便闭"，推"牛膝、桃仁为要药"。而朱老则用刘寄奴，其药虽殊，其揆一也。

前列腺肥大引起之溺癃，常见于老年患者，其时阴阳俱损，肾气亏虚，气化不行，瘀浊逗留，呈现本虚标实之证。若一见小便不利，即予大剂淡渗利尿药，不仅治不中的，抑且伤阴伤阳，诚为智者所不取。朱老治此症，抓住肾气不足、气虚瘀阻这一主要病机，采用黄芪与刘寄奴相伍，以益气化瘀，配合熟地黄、山药、山茱萸补肾益精，琥珀化瘀通淋，沉香行下焦气滞，王不留行速开膀胱气闭，组成基本方剂，灵活化裁。如瘀阻甚者，加肉桂、牡丹皮和营祛瘀；阳虚者加淫羊藿、鹿角霜温补肾阳；下焦湿热者加败酱草、赤芍泄化瘀浊，收效较著。

【使用注意】孕妇慎用。

【古籍摘要】

①《新修本草》："破血下胀。多服令人下痢。"

②《日华子本草》："治心腹痛，下气水胀、血气，通妇人癥结，止霍乱水泻。"

③《本草经疏》："刘寄奴，苦能降下，辛温通行，血得热则行，故能主破血下胀。昔人谓为金疮要药，又治产后余疾，下血止痛者，正以其行血迅速故也。"

【现代研究】刘寄奴有加速血液循环，解除平滑肌痉挛，促进血凝的作用；其煎液能增加豚鼠灌脉流量，对小鼠缺氧模型有明显的抗缺氧作用。水煎液对宋内志贺菌、福氏志贺菌等有抑制作用。

苏 木

苏木最早载于《新修本草》。其性平，味甘、咸；归心、肝、脾经；其基本功效有活血祛瘀、消肿止痛。

【临床应用】

1. 用于跌打损伤，骨折筋伤，瘀滞肿痛

苏木味辛能散，咸入血分，能活血散瘀、消肿止痛，《日华子本草》谓其治"扑损瘀血"。常配乳香、没药、自然铜等药用，如《医宗金鉴》八厘散。一般用量为6～10g。

2. 用于血滞经闭，产后瘀阻腹痛，痛经，心腹疼痛，痈肿疮毒

苏木功能活血祛瘀，通经止痛，为妇科瘀滞经产诸证及其他瘀滞病证的常用药。用于血瘀经闭、痛经、产后瘀滞腹痛，常配川芎、当归、红花等药用，如《类证治裁》通经丸；治心腹瘀痛，常配丹参、川芎、延胡索等；若配金银花、连翘、白芷等，可治痈肿疮毒。一般用量为6～10g。

【使用注意】月经过多和孕妇忌用。

【古籍摘要】

①《新修本草》："主破血，产后血胀闷欲死者。"

②《日华子本草》："治妇人血气心腹痛，月候不调及褥劳，排脓

止痛，消痈肿扑损瘀血。"

③《本草纲目》："苏方木乃三阴经血分药，少用则和血，多用则破血。"

【现代研究】苏木煎剂能使离体蛙心收缩增强，水煎醇提液可增加冠脉流量，促进微循环；巴西苏木素和苏木精可抑制 ADP 诱发的血小板聚集。煎剂有镇静、催眠作用，并能对抗士的宁和可卡因的中枢兴奋作用。苏木煎液和浸煎剂对白喉棒状杆菌、金黄色葡萄球菌、伤寒杆菌等有抑制作用。此外，苏木还有消炎、抗癌等作用。

血 竭

血竭最早载于《雷公炮炙论》。其性平，味甘、咸；归心、肝经。其基本功效有活血定痛、化瘀止血、敛疮生肌。

【临床应用】

1. 用于跌打损伤，瘀滞心腹疼痛

血竭入血分而散瘀止痛，为伤科及其他瘀滞痛证要药。治跌打损伤，筋骨疼痛，常配乳香、没药、儿茶等药用，如《良方集腋》七厘散；治产后瘀滞腹痛、痛经、经闭及其他瘀血心腹刺痛，配伍当归、莪术、三棱等。内服多入丸、散，研末服，每次 1~2g。外用适量，研末外敷。

2. 用于外伤出血

血竭既能散瘀，又能止血，止血不留瘀，适用于瘀血阻滞，血不归经的出血病证，如外伤出血，血痔肠风等。既可单用研末外敷患处，亦可配伍儿茶、乳香、没药等，如《良方集腋》七厘散。内服多入丸、散，研末服，每次 1~2g。外用适量，研末外敷。

3. 用于疮疡不敛

血竭外用，有敛疮生肌之功，可用治疮疡久溃不敛之证，可单用本品研末外敷，亦可配伍乳香、没药等，如《圣济总录》血竭散。内服多入丸、散，研末服，每次 1~2g。外用适量，研末外敷。

【使用注意】无瘀血者不宜用，孕妇及月经期忌用。

【古籍摘要】

①《新修本草》："主五脏邪气，带下，心痛，破积血，金疮

生肉。"

②《海药本草》："主打伤折损，一切疼痛，补虚及血气搅刺，内伤血聚，并宜酒服。"

③《日华子本草》："治一切恶疮疥癣，久不合者，敷。此药性急，亦不可多使，却引脓。"

【现代研究】血竭水煎醇沉液能明显降低血细胞比容，缩短血浆再钙化时间，抑制血小板聚集，防止血栓形成；水提液对金黄色葡萄球菌、白色葡萄球菌及多种致病真菌有不同程度的抑制作用。此外，血竭还有一定的抗炎作用。

第四节 破血消癥药

凡药性峻猛，以破血逐瘀为主要功效的药物称破血逐瘀药。

本类药物味多辛苦，虫类药居多，兼有咸味，均主归肝经血分。药性峻猛，走而不守，能破血逐瘀、消癥散积，主治瘀血时间长、程度重的癥瘕积聚，亦可用于血瘀经闭、瘀肿疼痛、偏瘫等症。

应用本类药物时，常配伍行气药以加强其破血消癥之效；或配伍攻下药以增强其攻逐瘀血之力。

本类药物药性峻猛，大都有毒，易耗气、动血、伤阴，所以凡出血证，阴血亏虚，气虚体弱者及孕妇当忌用或慎用。

三 棱

三棱最早载于《本草拾遗》。其性平，味辛、苦；归肝、脾经；其基本功效有破血行气、消积止痛。

【临床应用】

1. 用于癥瘕积聚、经闭及心腹瘀痛

三棱苦泄辛散，既入血分，又入气分，能破血散瘀、消癥化积、行气止痛，适用于气滞血瘀、食积日久而成的癥瘕积聚以及气滞、血瘀、食停、寒凝所致的诸般痛证，常与莪术相须为用。治癥瘕痞块，常与莪术、当归、香附等同用，如《寿世保元》莪术散，并可治经闭腹痛；治胁下痞块，可配丹参、莪术、鳖甲、柴胡等药；治血瘀经闭、痛经，常配当归、红花、牡丹皮等；治胸痹心痛，可配伍丹参、川芎等；治体虚而瘀血久留不去，配伍黄芪、党参等以消补兼施。

2. 用于食积脘腹胀痛

三棱能行气止痛、消食化积，用于食积不化之脘腹胀痛，可配伍青皮、槟榔；若配伍党参、茯苓、白术等补气健脾药，可治脾虚食积之脘腹胀痛。

陕西名老中医张学文教授善用三棱治疗胃脘瘀阻疼痛。张老认为，历代本草记载其能破血行气、消积止痛，可治癥瘕积聚、气血凝滞、心腹疼痛、胁下胀痛、经闭、产后瘀血腹痛、跌打损伤、疮肿坚硬等。习惯看法认为其为破血之品，或认为其攻破之力甚强，久服易伤正气，故临床多畏其力而少用。

张老临床治疗一些疑难重症或久病属瘀血所致者，如萎缩性胃炎、肝硬化、经闭日久等，用一般活血化瘀药而力嫌不足者，用三棱后往往收到较好疗效。如一李某，65岁，因口干口苦、胃脘部疼痛半余年而就诊，口中无味，脉弦缓，苔薄黄，曾在许多大医院求治无效，胃镜示"萎缩性胃炎"，并有"气管炎""尿路感染""增生性脊柱炎"等病史。先以肝胃不和论治，继服六君子汤加白芍、乌梅、山楂、石斛、丹参而诸症减，久服则力不足，效力差。于是上两方不变，均加三棱10g，服后胃脘疼痛锐减。此后则以柴胡疏肝散与香砂六君子汤两方为基础，交替加减，但每次均用三棱，调治3个月而愈。于是，以后每遇顽固之胃脘痛，时间经久不愈，有瘀血形成，用一般化瘀止痛药香附、丹参、延胡索作用不佳者，均加三棱，收效较为理想，且未见不良反应，于是对此药的化瘀止痛之力印象颇深。

查《医学切问》载其"破一切血，下一切气"，王好古认为其"破血中之气"，《本草纲目》认为其能"破气散结，故能治诸病，其功可近于香附而力峻，故难久服"，则知古今医家皆言其"破气破血，久服损真"的认识是一致的。然其力究竟峻焉缓焉？损伤正气强焉弱焉？主要还需临床验证。从李时珍所论，其功近香附而力峻之语可知其力并非十分峻猛，而近人多畏其破血破气，害怕一个"破"字，而不敢用。近览张锡纯《医学衷中参西录》三棱条下，谓其"气味俱淡，微有辛意，性微温，为化瘀之要药。以治男子痃癖、女子癥瘕、月经不通，性非猛烈而建功甚速，其行气之力，又能治心腹疼痛，胁下胀痛，一切血瘀气滞之证"。我们认为前人所谓"破气破血"之说，无非说明力强而已，而临床一些疑难久病，气滞血瘀顽固不化者，三棱又为其首选之品。张老体会，凡临证如萎缩性胃炎迁延日久，症见痛处不移，痛时拒按，夜晚较甚，舌下络脉迂曲或怒张，舌质淡紫等，常以香砂六君子汤加焦三仙、丹参、三棱等，收效甚捷。尤其对一般化瘀止痛药不效或初用有效、久用无效者，加用三棱或莪术后，每见止痛之效甚显。观朱良春治此病，每用黄芪30～60g、莪术6～15g之论，张老想法与朱老不谋而合。

3. 用于跌打损伤

三棱既破血祛瘀，又消肿止痛，可用于跌打损伤、瘀肿疼痛，常与其他祛瘀疗伤药同用。

【使用注意】孕妇及月经过多者忌用。

【古籍摘要】

①《日华子本草》："治妇人血脉不调，心腹痛，落胎，消恶血，补劳，通月经，治气胀，消扑损瘀血，产后腹痛，血晕并宿血不下。"

②《本草经疏》："三棱，从血药则治血，从气药则治气，老癖癥瘕积聚结块，未有不由血瘀、气结、食停所致，苦能泄而辛能散，甘能和而入脾，血属阴而有形，此所以能治一切凝结停滞有形之坚积也。"

③《医学衷中参西录》："三棱气味俱淡，微有辛意；莪术味微苦，亦微有辛意，性皆微温，为化瘀血之要药。若细核二药之区别，化血之力三棱优于莪术，理气之力莪术优于三棱。"

【现代研究】三棱水提物能显著延长凝血酶对人纤维蛋白的凝聚时间；其水煎剂能显著抑制血小板聚集，降低全血黏度；能明显延长血浆凝血酶时间和白陶土部分凝血时间；能抗体外血栓形成，并使血栓时间延长，血栓长度缩短，血栓重量减轻，能使优球蛋白溶解时间缩短。其水煎剂对离体家兔子宫有兴奋作用。

莪 术

莪术最早载于《药性论》，其性温，味辛、苦；归肝、脾经；其基本功效有破血行气、消积止痛。

【临床应用】

1. 用于癥瘕积聚、经闭及心腹瘀痛

莪术苦泄辛散温通，既入血分，又入气分，能破血散瘀、消癥化

积、行气止痛，适用于气滞血瘀、食积日久而成的癥瘕积聚以及气滞、血瘀、食停、寒凝所致的诸般痛证，常与三棱相须为用。治癥瘕痞块，常与三棱、当归、香附等同用，如《寿世保元》莪术散，并可治经闭腹痛；治胁下痞块，可配丹参、三棱、鳖甲、柴胡等药；治血瘀经闭、痛经，常配当归、红花、牡丹皮等；治胸痹心痛，可配伍丹参、川芎等；治体虚而瘀血久留不去，配伍黄芪、党参等以消补兼施。

甘肃名中医周信有教授认为莪术有行气破血、消积止痛的作用，一般用于治疗肝病出现肝脾大，肝硬化腹水，冠心病心绞痛，萎缩性胃炎镜检胃黏膜结节隆起、肠上皮化生，血瘀痛经、经闭，肿瘤疼痛等病症。按医书记载，莪术为行气破血之品，仅适用于气滞血瘀所致之实证。根据周老的临床经验，实际莪术性味平和，既有攻坚破积之功，又有保肝、护心和增强人体免疫之能力。故临床上不仅适用于气滞血瘀引起的实证，也适用于气虚血瘀、癥瘕积聚所表现的虚实夹杂病证。

名老中医刘绍勋认为，治疗肝胃之病，如果经过准确辨证，因人、因病而异，方中适量加入莪术，无论是缓解症状，还是调节脏腑功能，疗效甚佳。一般应用莪术的基本剂量是 7.5g，中等剂量是 10g，有时也用到 15g 或 20g，或者剂量更大一些，这要根据病情的轻重缓急和患者的体质强弱来决定。刘老用莪术治疗肝炎、溃疡病，也用于治疗癌症。莪术的一个主要特点是通畅经聚血，解毒止痛。通过临床实践，认为莪术治疗胃癌疗效较好。胃癌早期用莪术，会增进食欲，增强体质，促使病情稳定，胃癌晚期用莪术，能够明显减轻疼痛，改善机体"中毒"症状。

2. 用于食积脘腹胀痛

莪术性温，味辛、苦，能破血祛瘀、行气止痛，临床常用于癥瘕积聚、经闭腹痛诸症，也可用于饮食不节、脾运失常的积滞不化、脘腹胀满疼痛，但目前后一类应用并不多见。《本草纲目》称其"治一切气，开胃消食"；《医学衷中参西录》更记载了张锡纯的临床经验："若与参、术、芪诸药并用，大能开胃进食、调血和血。"有鉴于斯，将其加入四君子汤中应用，果获良效。

厌食为小儿常见病证，多因喂养不当，饮食不节，伤及脾运，导致积滞，积滞不去，厌食不已。习惯上对于厌食恒用健脾助运之法，但一味健脾，积滞不能自去，即使稍加消导，也多无济于事。从临床实践中观察到，莪术温胃下气、祛积导滞的作用较一般消导药更胜一筹，因此用其配四君子汤，攻补兼施，标本同治，而临床疗效也证明一药一方具有良好的协同作用。

至于剂量，小儿以 3～5g 为宜。因为莪术毕竟是一味温通峻药，应用时应当中病即止，避免太过伤害中和之气，尤其是体弱病久的小儿，在使用莪术的同时，更应固护正气，加大健脾扶正的力度，务使攻不伤正。况小儿脏气清灵，随拨随应，贵在用药合度，而不恃药多剂重，切忌孟浪从事。

朱良春教授亦善用莪术治疗慢性胃病。朱老认为：慢性胃病和癥瘕积聚有其共性，张锡纯《医学衷中参西录》指出："参、芪能补气，得三棱、莪术以流通之，则补而不滞，而元气愈旺。元气既旺，愈能鼓舞三棱、莪术之力以消癥瘕，此其所以效也。"朱老对此颇为赞赏，并加发挥，尝用生黄芪 20～30g，莪术 6～10g 为主，治疗慢性萎缩性胃炎、消化性溃疡、肝脾大、肝或胰脏癌肿患者，颇能改善病灶的血液循环和新陈代谢，以使某些溃疡、炎性病灶消失，肝脾缩小，甚至使癌症患者病情好转，延长存活期。朱老临床具体运用这两味药物时，根据辨证施治原则，灵活掌握其剂量、配伍。如以益气为主，黄芪可用 30～60g，再佐以潞党参或太子参；如以化瘀为主，莪术可用至 15g，亦可加入当归、桃仁、红花、土鳖虫等；解毒消癥常伍参三七、虎杖、白花蛇舌草、蜈蚣。临床实践证实，凡胃气虚衰，瘀阻作痛者，以黄芪、莪术为主，随症制宜。胃痛多趋缓解或消失，食欲显著增进，病理变化亦随之改善或恢复正常，可见其大有健脾开胃、扶正祛邪之功。

【使用注意】孕妇及月经过多者忌用。

【古籍摘要】

①《日华子本草》："治一切血气，开胃消食，通月经，消瘀血，止扑损痛，下血及内损恶血等。"

②《本草经疏》："蓬莪术行气破血散结，是其功能之所长，若夫妇人小儿，气血两虚，脾胃素弱而无积滞者，用之反能损其真气，使食愈不消而脾胃益弱，即有血气凝结、饮食积滞，亦当与健脾开胃、补益元气药同用，乃无损耳。"

③《药品化义》："蓬术味辛性烈，专攻气中之血，主破积消坚，去积聚癖块、经闭血瘀、扑损疼痛。与三棱功用颇同，亦勿过服。"

【现代研究】莪术挥发油制剂对多种癌细胞既有直接破坏作用，

又能通过免疫系统使特异性免疫增强而获得明显的免疫保护效应，从而具有抗癌作用。温莪术挥发油能抑制多种致病菌的生长；1％莪术油对动物醋酸性腹膜炎有抑制作用，对小鼠局部水肿、炎症有抑制作用。莪术油有明显的抗胃溃疡作用。其水提液可抑制血小板聚集，促进微动脉血流恢复，完全阻止微动脉收缩，明显促进局部微循环恢复；莪术水提醇沉液对体内血栓形成有抑制作用。此外，莪术对呼吸道合胞病毒有直接灭活作用，莪术油有明显的保肝和抗早孕作用。

《 水 蛭 》

水蛭最早载于《神农本草经》，其性平，味咸、苦，有小毒；归肝经；其基本功效有破血逐瘀、逐瘀消癥。

【临床应用】

1. 用于血瘀经闭、癥瘕积聚

水蛭咸苦入血，破血逐瘀力强，主要用于血滞经闭、癥瘕积聚等证。常与虻虫相须为用，也常配三棱、莪术、桃仁、红花等药，如《伤寒论》抵当汤；若兼体虚者，可配人参、当归等补益气血药，如《温病条辨》化癥回生丹。

水蛭的用法，一般方书皆认为水蛭当焙焦后使用，近代著名医家张锡纯先生认为水蛭最宜生用，甚忌火炙，认为水蛭原得水之精气而生，炙后则伤水之精气，破血消瘤的作用则会减少。张氏以自己在临床治疗一妇人少腹瘤瘕，不产育，先用炙水蛭，未见效，后改用生水蛭很快见效，瘤痛尽消，逾年即生一男验案为例，说明水蛭生用效果明显优于炙用。

凡腹部癥瘕积聚，久而不消，诸药乏效者，参用水蛭，多获殊功。有人用水蛭粉（早晚用3g，黄酒送下）治输卵管、卵巢肿块有效，但用药时间较长，需2～6个月始可奏效。国医大师朱良春采用张锡纯之"理冲丸"治疗脏腑癥瘕积聚及妇女血瘀经闭不行，或产后恶露不尽而结为癥瘕者，有比较显著的疗效。《卫生宝鉴》的"见睨丹"，气血兼行，通涩并举，亦擅治"石瘕"（即血癥）。吴鞠通的"化瘕回生丹"，诚如吴氏所说："无微不入，无坚不破……久病瘀结不散者，非此不可。"此方攻补兼施，药后无不良反应，虚人亦可用之。两方均有水蛭，可以印证。此处所谓"腹部癥瘕积聚"，主要包括子宫肌瘤、卵巢囊肿等疾病。

中医家吴天强认为水蛭破血逐瘀，《神农本草经》云其："逐恶血、瘀血、月闭，破血瘕积聚，无子，利水道。"张锡纯云："破瘀血而不伤新血，专入血分而不损气分。"吴老根据这些贤达之慧，对血管瘤患者用水蛭暴晒研成粉末装入0号胶囊，每次4粒，日服2次，结合患者体质，伍以补气养血之剂，每收全功。水蛭破血消癥，力猛有毒，为临证医家所忌，但一些药物的专门独效却不能尽致发挥，水蛭一味吴老临床20余载运用，并未发现其有毒性作用。

2. 用于跌打损伤、心腹疼痛

取本品的破血逐瘀之功，亦常用于跌打损伤，可配苏木、自然铜等药，如《普济方》接骨火龙丹。治瘀血内阻，心腹疼痛，大便不通，则配伍大黄、牵牛子，如《济生方》夺命散。

甘肃名老中医周信有运用水蛭于瘀水互结病证，如肝硬化腹水、心力衰竭水肿、肾功能不全引起的水肿等。另外，也用于血脉瘀滞引起的一些病证，如肝病出现的肝脾大，冠心病心绞痛，缺血性脑卒中，萎缩性胃炎等。周老使用水蛭，一般是晒干研粉，装入胶囊吞服，每次2~3g，日3次。根据周老临床经验，水蛭与有扶正固本作用的淫羊藿、党参、白术、黄芪等合用，则可在增强机体自身免疫功能的同时，也有利于水蛭破血消癥利水功能的发挥。如周老治疗冠心病表现为胸闷、心痛、疲乏、脉结代者，常用口服水蛭粉（装胶囊），一日2次，每次2g，30天为1个疗程。配伍药物：黄芪20g，淫羊藿20g，瓜蒌9g，川芎5g，赤芍15g，牡丹参20g，延胡索20g，地龙20g，生山楂20g，桂枝9g，细辛4g，降香6g。水煎服。

3. 用于慢性咳喘

慢性咳喘多见于慢性气管炎、慢性阻塞性肺疾病、肺源性心脏病等，多因急性期反复发作，日久迁延而成。外邪入侵，肺失宣发肃降，久则伤肺、损脾胃，痰饮积蓄，气机受阻，气滞血瘀，致痰瘀互结。治疗采用清热化痰或温化痰饮等法，疗效却未如人意，而在治疗中加破瘀力宏且性缓善入之水蛭，则效佳。临床实践证明，活血化瘀法是防治慢性咳喘疾病一种行之有效的疗法。

江西洪广祥教授善用水蛭治哮喘。其认为哮喘反复发作的"宿根"是"痰瘀伏肺"，组方涤痰祛瘀，调畅气机，预防复发。药用葶苈子、牡荆子、青皮、陈皮配水蛭胶囊，临床疗效显著。治肺源性心脏病用水蛭胶囊配以附子片、红参、牡荆子、青皮、陈皮等以温阳利水、涤痰除瘀，每取良效。

余在临床每遇慢性肺部疾病者，见短气、口唇紫暗、舌质紫暗、双下肢水肿、咳痰等痰瘀互结者，常以炙麻黄 10g、桑白皮 10g、白果 10g、蝉蜕 10g、地龙 10g、浙贝母 10g、磁石 10g、苦杏仁 10g、法半夏 10g、葶苈子 10g、水蛭 3g 为基础方随症加减，服药后患者小便量增加，水肿消退，呼吸困难情况得到较好改善，在此基础上我们研究成"复方葶苈子胶囊"，用于治疗慢性呼吸系统类疾病，临床研究证明其有较好的疗效。

【使用注意】 孕妇及月经过多者忌用。

【古籍摘要】

①《名医别录》："堕胎。"

②《本草衍义》："治折伤。"

【现代研究】 水蛭水煎剂有强抗凝血作用，能显著延长纤维蛋白的凝聚时间，水蛭提取物、水蛭素对血小板聚集有明显的抑制作用，抑制大鼠体内血栓形成，对弥散性血管内凝血有很好的治疗作用。水蛭煎剂能改善血液流变学；能降血脂，消退动脉粥样硬化斑块，增加心肌营养性血流量，对抗垂体后叶素引起的心律失常或明显的 T 波、ST 段的变化；促进脑血肿吸收，减轻周围脑组织炎症反应及水肿，缓解颅内压升高，改善局部血循环，保护脑组织；对皮下血肿也有明显抑制作用。水蛭水煎剂对肾缺血有明显保护作用，能降低血清尿素氮、肌酐水平，对升高的血清肿瘤坏死因子有明显的降低作用。水蛭素对肿瘤细胞也有抑制作用。此外，水蛭水煎剂尚有终止妊娠的作用。

《 穿山甲 》

穿山甲最早载于《名医别录》。其性微寒，味咸；归肝、胃经；其基本功效有活血消癥、通经下乳、消肿排脓、搜风通络。

【临床应用】

1. 用于癥瘕、经闭

穿山甲善于走窜，性专行散，既能活血祛瘀，又能消癥通经。治疗癥瘕，可配伍鳖甲、大黄、赤芍等药，如《妇科大全良方》穿山甲散；治疗血瘀经闭，可配伍当归、红花、桃仁，如《经验方》化瘀汤。一般用量为 5~10g。

2. 用于风湿痹痛、中风瘫痪

穿山甲性善走窜，内达脏腑，外通经络，活血祛瘀力强，能通利经络、透达关节。治风湿痹痛，关节不利，麻木拘挛，常配川芎、羌活、白花蛇等药；治中风瘫痪，手足不举，可配大川乌等研末调敷，如《三因极一病证方论》趁风膏。一般用量为5～10g。

3. 用于产后乳汁不下

穿山甲活血走窜，擅长通经下乳，为治疗产后乳汁不下之要药。可单用研末，以酒冲服，谓之涌泉散（《本草纲目》）；临床常与王不留行、木通、黄芪同用，如山甲下乳汤（中山医学院《中药临床应用》）；若配黄芪、党参、当归、白芍等补益气血之品，可治气血虚，乳汁稀少；若配伍当归、柴胡、川芎等，可治因肝气郁滞而致乳汁不下、乳房胀痛，如《清太医院配方》下乳涌泉散。一般用量为5～10g。

4. 用于痈肿疮毒、瘰疬

穿山甲能活血消痈，消肿排脓，可使脓未成者消散，已成脓者速溃，为治疗疮疡肿痛之要药。疮痈初起，常配金银花、天花粉、皂角刺等以清热解毒、活血消痈，如《校注妇人大全良方》仙方活命饮；治疮痈脓成未溃则配黄芪、当归、皂角刺以托毒排脓，如《外科正宗》透脓散；治瘰疬，可配夏枯草、贝母、玄参以散结消瘰。

安徽名中医李静善用穿山甲治疗扁桃体炎。李老谓，近代医师治感冒，习俗用速效伤风胶囊等感冒制剂，用抗生素，发热重者加用输液疗法，效者固然很多，不效者亦不少，这即是不详加辨证。有的医师一测体温有发热，即开处方用药，造成药物大量浪费，为患者增加了经济负担，看感冒花费一百多元数百元的大有人在。李老在看此类病时必要先察舌脉，辨为何证，再议何方对证方可处方用药。笔者经验是现代人风热感冒比较多，多以发热、咽痛为主症，兼症为咳嗽、头痛头晕、周身不适者多见，常以银翘散、桑菊饮加减合用之，咳嗽重加苦杏仁、贝母、瓜蒌、天花粉等药屡用有效。如有外寒需宣肺者必用麻杏草加味治之。喜用《医学衷中参西录》中治寒温诸方。临证见有感冒引起扁桃体发炎及咽喉发炎者，往往难以速效，李老常在此处方基础上加用炮穿山甲，往往取得很好的效果。

2005年春治李洪波之子，4岁，从小感冒则扁桃体炎症发作，发热、咳嗽咽痛，轻则数日，重则十余日，屡次输液、打针、服药约需一周方可退热，不久又发作，稍不注意受凉则发作。察其舌光剥无苔，呈地图舌，舌质紫红，多汗，食少，咳嗽，辨证为阴虚火盛，复受风热外感，幼子苦于服中药，先处以克林霉素磷酸钠、病毒唑输液，中药处以桑叶30g、桑椹30g、炮穿山甲5g，研粉装胶囊，一日分3次吞服，一日热退，停用西药，告知其阴虚内燥之体非短期所能改变，服用单方桑叶水并炮穿山甲至月余，其孩子调皮不愿服桑叶水，乃断续服用。后察其扁桃体炎症消失，半年未再发作。偶然有受凉发热，服用小儿感冒退热类冲剂即可。面色转红润，多汗早止，地图舌则于感冒时仍有出现，但没有原来严重而已。嘱仍服用中药单方，后说桑叶水服了月余再不愿服。只得嘱其间断用炮穿山甲胶囊，并用生山药、鸡内金作散剂常服以巩固之。一年多仍未发作扁桃体炎。感冒发作亦大为减少，即使感冒服一般感冒药即可治愈。

穿山甲性味咸寒，其功用为消肿溃痈疗疮肿，通经下乳，解热败毒。《医学衷中参西录》中论："穿山甲，味淡性平，气腥而窜，其走窜之性，无微不至，故能宣通脏腑，贯彻经络，透达关窍，血凝血聚为病者，皆能开之。以治疗痈，放胆用之，立见功效。"并能治癥瘕积聚，周身麻痹，二便闭塞，心腹疼痛。苦但知其长于治疮，而忘其他长，犹浅之乎视山甲也。疗疮初起未成脓者，李老恒用穿山甲、皂角刺各四钱，天花粉、知母各六钱，乳香、没药各三钱，全蜈蚣3条，以治横痃，亦极效验。其已有脓而红肿者，服之红肿即消，脓亦易出，至癥瘕积聚，疼痛麻痹，二便闭塞诸症，用药治之不效者，皆可加穿山甲作向导。

张锡纯论说穿山甲治疗疮有良效，然则扁桃体炎实即是疮也，故张锡纯前辈论诚为可贵，前人对于扁桃体炎不是叫扁桃体炎症，中医叫做"乳蛾"。以喉核部出现肿胀，或红或不红，形如乳头，状如蚕蛾，故称为乳蛾，又叫喉蛾。其急性者，尚宜消之，慢性者则难消，因其是实实在在地长成肉状增生物了。李老曾治过一例鼻息肉，服中药1个月鼻息肉消之无形，触类旁通，则扁桃体炎亦当在能消之例也。李老在临床上凡此证均加用穿山甲作向导，确有立竿见影之功效，不用穿山甲则其效不佳。以前有人报道皂角刺15g水煎服，治疗扁桃体炎，李老曾试过多次，有效、有不效。究其不效原因可能为皂角刺性温，入气分而不能入血分，故对此病之偏热症状明显者其效不佳，在辨证用药的基础上改用穿山甲后效果很好。穿山甲之功用真有不可思议之效果。而西医对于此顽证，一般均用手术摘除之。

5. 用于健脾消食

中医临床家黄文喜善用穿山甲舒脾化食治积，"疳积"属儿科常见消化道疾病，常因小儿饮食不节或恣食生冷、肥甘损伤脾胃，症见厌食、少食，日久则形体瘦弱，少动寡欢，肚大有青筋，或手足心热，或肝脾轻度大。对于这类疾病若施以汤剂，大多数患儿畏药不肯服用。黄老每遇此证常用穿山甲配鳖甲、鸡内金制成细粉和鸡蛋烙饼，令患儿作食品，不消数日，即可痊愈，临证以来，验例颇多。

【使用注意】孕妇慎用。痈肿已溃者忌用。

【古籍摘要】

①《本草纲目》："除痰疟寒热，风痹强直疼痛，通经脉，下乳汁，消痈肿，排脓血，通窍杀虫。""穿山甲，古方鲜用，近世风疟、疮科、通经下乳，用为要药……谚云：'穿山甲，王不留，妇人食了乳长流。'"

②《本草经疏》："性走，能行瘀血，通经络，故又有消痈毒，排脓血，下乳，和伤，发痘等用。"

③《医学衷中参西录》："穿山甲，味淡性平，气腥而窜，其走窜之性，无微不至，故能宣通脏腑，贯彻经络，透达关窍，凡血凝血聚为病，皆能开之。"

【现代研究】穿山甲水煎液能明显延长小鼠和大鼠凝血时间，降低血液黏度；水提醇沉剂有直接扩张血管壁降低外周阻力，显著增加股动脉血流量的作用；水提液和醇提液有抗炎作用，水提液尚有抗心肌缺氧、升高白细胞的作用。

鬼箭羽

鬼箭羽最早载于《神农本草经》。其性寒，味苦；归肝经；其基本功效有破血痛经、除痹止痛、解毒杀虫。

【临床应用】

1. 用于活血通络

鬼箭羽味苦、性寒，入肝经，功能破血通经、散瘀止痛、解毒杀虫，临床用于治疗跌打损伤、月经不调、产后腹痛、风湿痹痛等。著名老中医孙伟教授善用鬼箭羽活血通络治慢性肾脏病。

《黄帝内经》曰："夫精者，身之本也。"肾精能化气生血，若肾精匮乏，则元气亏虚，气虚鼓动乏力，血的运行迟涩而致瘀，阴血不足，血脉不充，亦可使脉道滞涩，血行不畅而致血瘀。如《医林改错》云："元气既虚，必不能达于血管，血管无气，必停留而瘀。"慢性肾脏病病久，肾元虚损，肾精气不足，水精代谢失常，水精是万物之源，从而造成肾脏浮络、孙络、经络瘀滞。瘀血滞固用补益清利药，难以取效，故以活血生新为要务。《读医随笔》云："加行血药于补剂中，其功倍捷。"鬼箭羽活血通络，推陈致新，恢复水精平衡，可使补益药物补而不滞，鬼箭羽活血亦有行水之意。在慢性肾脏病肺脾肾功能失调的情况下，水湿内停，气机不畅，形成血液瘀滞，而瘀血内阻，又可促使气机阻滞，加重水湿潴留。因此，肾虚则血瘀，血瘀则水停，互为因果，缠绵不已，是一切慢性肾脏病迁延难愈的重要因素。现代研究证明，凝血机制障碍，对慢性肾脏病的发生、发展及转归、预后均起着决定性作用，高凝状态即属血瘀范畴。孙师治疗慢性肾脏病只要见有瘀血，或瘀血夹热，特别是瘀热的病理因素，均应用鬼箭羽。但有出血或有出血倾向的患者，需慎用。

2. 用于消渴

著名中医学家朱良春善用鬼箭羽，以其破瘀行血、活络通经之功，验于临床。清·杨时泰在《本草述钩元》中谓本品"大抵其功精专于血分"，朱师探其理致，发其余蕴，在长期实践中，引而申之，认为鬼箭羽味苦善于坚阴，性寒入血，又擅清解阴分之燥热，对糖尿病之阴虚燥热者，每于辨治方中加用本品 30g，能止渴清火，降低血糖、尿糖，屡收佳效。

因其具活血化瘀之功，对糖尿病并发心血管、脑血管、肾脏、眼底及神经系统等病变，有改善血液循环，增强机体代谢功能，实为糖尿病之上选药品。药理分析亦证实，其所含之草酰乙酸钠能刺激胰岛细胞，调整不正常的代谢过程，加强胰岛素的分泌，从而降低血糖。对中虚气弱型，可配合大剂量人参、黄芪、白术使用。

凡湿热夹瘀之痹证，将鬼箭羽 20～30g 加于辨治方中，能提高活血化瘀、蠲痹通络之功。寒湿痹或体虚气弱者忌用。

鬼箭羽性专破血活血，对妇女经闭腹痛，配合五灵脂、红花、延胡索、当归、川芎等有良效。用量一般为 10～15g，消渴、痹证可用至 20～30g，孕妇禁用。

3. 用于淋证

著名中医学家畅达通过长期临床观察，发现鬼箭羽除治疗瘀阻腹痛及虫积腹痛之外，又善清热、利尿、通淋。主治热淋涩痛、小便不利及前列腺肥大等，不论单用抑或组方应用，均可收到满意效果。本品分布广泛，药源丰富，是临床值得推广的药物。

畅老近年所治疗的 115 例泌尿系感染病例中，有急性膀胱炎 75 例，急性尿道炎 40 例。分别以大柴胡汤、八正散或导赤散与本品 30～60g 化裁成方治疗，疗效满意。临床观察发现，加和不加鬼箭羽，在症状改善出现的时间、程度及疗程上均有明显差异，前者明显优于后者。

4. 用于痹证

鬼箭羽通经止痛，用于痹证有较好的疗效。著名中医学家张志远善用鬼箭羽治疗类风湿关节炎。本病属中医学"痹证"范畴，认为是风寒湿热等外邪侵袭人体，闭阻经络，气血运行不畅，而出现肌肉、筋骨、关节酸痛麻木、屈伸不利，甚或关节肿大灼热等症状。治当搜风通络，舒经活血，消肿止痛。张老方用鬼箭羽 20g、昆明山海棠 15g、全蝎 9g、蜈蚣 2 条、白花蛇 12g、大血藤 20g、豨莶草 20g、虎杖 20g、佛手 10g。方中鬼箭羽为卫矛科植物卫矛的具有翅状物的枝条，或翅状附属物，性味苦寒，功能破血通经、杀虫。张老认为鬼箭羽苦而不燥，寒而不凉，性峻而不猛、猛而不烈，善于活血通经、消肿止痛，配昆明山海棠有良好的抑制免疫、抗炎止痛作用，对类风湿关节炎晨僵、疼痛、肿胀、积液和压痛，以及功能状态、临床表现、化验指标（血红蛋白、血沉、抗链球菌溶血素"O"、类风湿因子等），都有很好的改善作用。如偏于上部者加片姜黄、桂枝尖；偏于下部者加木瓜、川牛膝；乏力明显者加黄芪、刺五加、白术；血虚者加当归、川芎；烦热者加牡丹皮、生地黄、忍冬藤；阴寒者甚加附子、川乌、草乌；痛甚者加乳香、没药、白芍；瘀阻经络者加丹参、苏木、红花、桃仁、蚂蚁等。

【使用注意】孕妇慎用。

【古籍摘要】

《雷公炮炙论》："采得（鬼箭）后，只使箭头用。拭上赤毛，用酥缓炒过用之。每修事一两，用酥一分炒，酥尽力度。"

【现代研究】卫矛煎剂中提得的草酰乙酸钠对正常或四氧嘧啶性糖尿病家兔有降低血糖、尿糖及增加体重之作用。对正常麻醉犬，静脉滴入能引起显著的血糖下降。

同属植物欧卫矛种子中含强心苷，作用类似于毒毛旋花素，但还有中度的降低血压的作用，此外还能增加冠状动脉流量，并能收缩豚鼠肠管。

◀ 虻 虫 ▶

虻虫最早载于《神农本草经》。其性微寒，味苦；有小毒；归肝经；其基本功效有破血逐瘀、散积消癥。

【临床应用】

1. 用于血瘀经闭，癥瘕积聚

虻虫苦泄性烈，独入肝经血分，能破血逐瘀，通利血脉。治血瘀经闭、产后恶露不下，脐腹作痛，可配熟地黄、水蛭、桃仁，如《妇人大全良方》地黄通经丸；治干血成劳，血瘀经闭，瘀结成块，配伍水蛭、䗪虫、大黄等，如《金匮要略》大黄䗪虫丸。一般用量煎服，1~1.5g；研末服，0.3g。

2. 用于跌打损伤，瘀滞肿痛

虻虫有散瘀疗伤，消肿止痛之功，治疗跌打损伤，瘀滞肿痛，《千金方》以本品配牡丹皮为末酒送服，亦可配乳香、没药等。一般用量煎服，1~1.5g；研末服，0.3g。

【使用注意】孕妇及体虚无瘀、腹泻者忌用。

【古籍摘要】

①《神农本草经》："逐瘀血，破下血积，坚痞，癥瘕，寒热，通利血脉及九窍。"

②《别录》："女子月水不通，积聚，除贼血在胸腹五脏者，及喉痹结塞。"

③《日华子本草》："堕胎。"

【现代研究】虻虫水提物在体外有较弱的抗凝血酶作用，体外和体内均有活化纤溶系统的作用，能显著延长出血时间，减少血浆纤维蛋白原含量，明显抑制血小板聚集率，降低全血黏度比和血浆黏度比，降低血细胞比容，改善血液流变学。提取物具有抗炎镇痛作用。虻虫对家兔离体子宫有兴奋作用，对内毒素所致肝出血坏死病灶的形成有显著抑制作用。虻虫醇提物有明显溶血作用。

第十四章
化痰止咳平喘药

  凡能祛痰或消痰，治疗"痰证"为主的药物，称化痰药；以制止或减轻咳嗽和喘息为主要作用的药物，称止咳平喘药，因化痰药每兼止咳、平喘作用；而止咳平喘药又每兼化痰作用，且病证上痰、咳、喘三者相互兼杂，故将化痰药与止咳平喘药合并一章介绍。

  化痰药主治痰证。痰者，既是病理产物，又是致病因素，它"随气升降，无处不到"，所以痰的病证甚多：如痰阻于肺之咳喘痰多；痰蒙心窍之昏厥、癫痫；痰蒙清阳之眩晕；痰扰心神之睡眠不安；肝风夹痰之中风、惊厥；痰阻经络之肢体麻木、半身不遂、口眼歪斜；痰火互结之瘰疬、瘿瘤；痰凝肌肉，流注骨节之阴疽流注等，皆可用化痰药治之。止咳平喘药用于外感、内伤所致的各种咳嗽和喘息。

  应用本章药物，除应根据病证不同，针对性地选择不同的化痰药及止咳平喘药外，因咳喘每多夹痰，痰多易发咳嗽，故化痰、止咳、平喘三者常配伍同用。再则应根据痰、咳、喘的不同病因病机而配伍，以治病求本，标本兼顾。如外感而致者，当配解表散邪药；火热而致者，应配清热泻火药；里寒者，配温里散寒药；虚劳者，配补虚药。此外，如癫痫、惊厥、眩晕、昏迷者，则当配平肝息风、开窍、安神药；痰核、瘰疬、瘿瘤者，配软坚散结之品；阴疽流注者，配温阳通滞散结之品。治痰证，除分清不同痰证而选用不同的化痰药外，应据成痰之因，审因论治。"脾为生痰之源"，脾虚则津液不归正化而聚湿生痰，故常配健脾燥湿药同用，以标本兼顾。又因痰易阻滞气机，"气滞则痰凝，气行则痰消"，故常配理气药同用，以加强化痰之功。

某些温燥之性强烈的刺激性化痰药，凡痰中带血等有出血倾向者，宜慎用；麻疹初起有表邪之咳嗽，不宜单投止咳药，当以疏解清宣为主，以免恋邪而致久喘不已及影响麻疹之透发，对收敛性及温燥之药尤为所忌。

根据药性、功能及临床应用的不同，化痰止咳平喘药可分为温化寒痰药、清化热痰药及止咳平喘药三类。

现代药理研究证明，化痰止咳平喘药一般具有祛痰、镇咳、平喘、抑菌、抗病毒、消炎利尿等作用，部分药物还有镇静、镇痛、抗惊厥、改善血液循环、调节免疫作用。

第一节　温化寒痰药

本节药物，味多辛、苦，性多温燥，主归肺、脾、肝经，有温肺祛寒、燥湿化痰之功，部分药物外用有消肿止痛作用。温化寒痰药，主治寒痰、湿痰证，如咳嗽气喘、痰多色白、苔腻之症；以及由寒痰、湿痰所致的眩晕、肢体麻木、阴疽流注，以及疮痈肿毒。临床运用时，常与温散寒邪、燥湿健脾的药物配伍，以期达到温化寒痰、湿痰的目的。

温燥之性的温化寒痰药，不宜用于热痰、燥痰之证。

▌半　夏▐

半夏最早载于《神农本草经》，其性温，味辛，有毒；归肺、胃、脾经；其基本功效有燥湿化痰、降逆止呕、消痞散结，外用消肿止痛。

【临床应用】

1. 用于痰饮证

半夏味辛性温而燥，为燥湿化痰、温化寒痰之要药。用于寒湿困脾，湿痰犯肺而致咳嗽痰多，清稀白黏，胸脘痞闷者，用此燥湿运脾、温化痰饮，常与陈皮、茯苓、甘草同用，如《太平惠民和剂局方》二陈汤、《袖珍方》辰砂半夏丸。

半夏燥湿化痰、降逆止呕、消痞散结，是历代医家治疗喘咳痰多、呕吐反胃、痰厥头晕、眩晕必用之药。然古今本草，皆认为半夏有毒，用量偏大，易发生不良反应，致使临床剂量多局限于5～10g，名老中医蔡贵生认为，半夏治痰适用证广，只要用法适宜，经恰当配伍，用大量常可获得意外之效，蔡老应用半夏时常用量在30g以上。

2. 用于哮证

半夏运脾化湿，温化寒痰，用于寒痰伏肺而致呼吸急促，喉中哮鸣者，用半夏温肺降逆，燥湿豁痰，常与麻黄、细辛、紫菀、款冬花配伍，如《金匮要略》射干麻黄汤；亦可与紫苏子、陈皮、厚朴、肉桂配伍，如《太平惠民和剂局方》苏子降气汤。一般用量为6～10g。

3. 用于咳嗽

半夏辛温而燥，能燥湿化痰止咳，用于表寒外束，肺失宣降而致恶寒无汗、咳嗽痰多、胸脘痞闷者，用半夏化痰止咳，多与紫苏叶、苦杏仁、枳壳、桔梗等同用，如《温病条辨》杏苏散；若外寒里热，咳喘痰多、黄稠者，则与麻黄、黄芩、苦杏仁、桑白皮配伍，如《摄生众妙方》定喘汤。一般用量为6～10g。

4. 用于眩晕

半夏燥湿化痰，用于痰湿中阻，清阳不升而致眩晕，头重如蒙、胸闷呕恶者，用半夏祛痰降浊、燥湿运脾，常与茯苓、白术、天麻、枳实同伍，如《医学心悟》半夏白术天麻汤。一般用量为6～10g。

5. 用于呕吐

半夏味苦降逆和胃，为止呕要药。各种原因所致呕吐，皆可随证配伍用之，对痰饮或胃寒所致的胃气上逆呕吐尤宜，常配生姜，如《金匮要略》小半夏汤；配黄连，则治胃热呕吐；配石斛、麦冬，则治胃阴虚呕吐；配人参、白蜜，则治胃气虚呕吐，如《金匮要略》大半夏汤。近代以本品制成注射液肌内注射，用治各种呕吐。一般用量为6～10g。

对于妊娠恶阻呕吐甚者，亦可运用半夏治疗。对于妇女妊娠，中药中有不少禁忌用药，如水蛭、土鳖虫、附子、半夏、赤石脂等，但药物之性，各有所偏，无药不可以安胎，无药不可以伤胎，贵在用之得当，无需拘泥。只要用之得宜，不但无损伤胎儿之虞，其治疗效果反而出其意料之外。如半夏一味，《妇人大全良方》谓："半夏有动胎之性，盖胎初结虑其易散，此不可不谨也。"临床上斟酌投之，却效如桴鼓，亦未见有动胎之弊。此即《素问·六元正纪大论》"有故无殒，亦无殒也"之意。

6. 用于心下痞、结胸、梅核气

半夏辛开散结，化痰消痞。治痰热阻滞致心下痞满者，常配干姜、黄连、黄芩以苦辛通降、开痞散结，如《伤寒论》半夏泻心汤；若配瓜蒌、黄连，可治痰热结胸，如《伤寒论》小陷胸汤；治梅核气，气郁痰凝者，配紫苏、厚朴、茯苓等，以行气解郁、化痰散结，如《金匮要略》半夏厚朴汤。一般用量为6～10g。

7. 用于瘿瘤、痰核、痈疽肿毒及毒蛇咬伤

半夏内服能消痰散结，外用能消肿止痛。治瘿瘤痰核，常配昆布、海藻、贝母等；治痈疽发背、无名肿毒初起或毒蛇咬伤，可生品研末调敷或鲜品捣敷。

临床医家赵绍强认为：半夏味辛，性偏温，有毒。其功用为燥湿化痰、降逆止呕、消痞散结。半夏生用，辛散之力强，临床常用生半夏为主治疗一些有形痰结或瘀结，如肿瘤、囊肿、炎性包块之类，收效甚卓。临床治疗疑难杂病时，有时用姜半夏、法半夏无效时，改用生半夏却收显效。可见其虽有毒性，但能发挥药效。生半夏用于散结，药量宜大，辨证时要认准痰瘀结滞之象，与生地黄同用，一燥一润，一温一凉，有相得益彰之妙。半夏生食确有毒性，但伍药入水煎，或单味水煎，时间在1h以上，分次服用，则其毒性大减，即使用量较大（30g），也未发现中毒现象。

朱良春中医家亦认为半夏长于化痰破坚、消肿散结，故为治疗痰核之要药。朱老经验，凡痰核证之顽缠者，恒非生半夏不为功。盖生者性味浑全，药效始宏。至于生用之毒性问题，先生认为，生者固然有毒，但一经煎煮，则生者已熟，毒性大减，何害之有！多年来，朱老治疗痰核，以生半夏为主药，因证制方，奏效迅捷。如软坚消核选加海藻、昆布、生牡蛎、夏枯草等；化痰通络选加白芥子、大贝母、僵蚕等；活血消肿选加当归、丹参、紫背天葵等；补益气阴选加太子参、川百合、十大功劳叶等。

8. 用于失眠

半夏应用临床，除化痰、消痞、止呕之外，安眠之用更为古今医家所重，且半夏剂量对临床疗效举足轻重。吴鞠通有半夏一两降逆、二两安眠之说，吴鞠通医案治李氏阳微、饮聚、呕恶、六脉弦细而紧，用姜半夏一两（合今之37.5g）合温阳通气药奏效。后因饮邪上逆，昼夜不寐，处《灵枢》半夏汤，半夏每剂二两（合今之75g）得寐而瘥，乃属胃不和则卧不安症。

朱良春教授认为，慢性迁延性肝炎或早期肝硬化患者因久病或误

治，临床见肝血肝阴两虚，或肝胃不和，或土壅木郁，胃失和降等，导致心失所养，气机逆乱，肝阳偏亢，上扰神明，发为顽固失眠者屡见不鲜。朱老取《黄帝内经》半夏秫米汤降其气，即所以敛其阳之理，自拟半夏枯草煎［以姜半夏12g、夏枯草12g、薏苡仁60g（代秫米）、珍珠母30g为基本方］，随症化裁，治疗顽固失眠疗效满意，历年使用临床，尤对慢性肝炎久治不愈，或误治，或久服西药致长期失眠者疗效颇著。

【使用注意】不宜与乌头类药材同用。其性温燥，阴虚燥咳、血证、热痰、燥痰患者应慎用。

【古籍摘要】

①《名医别录》："消心腹胸膈痰热满结，咳嗽上气，心下急痛，坚痞，时气呕逆，消痈肿，堕胎。"

②《医学启源》："治寒痰及形寒饮冷伤肺而咳，大和胃气，除胃寒，进饮食。治太阴痰厥头痛，非此不能除。《主治秘要》云：燥胃湿，化痰，益脾胃气，消肿散结，除胸中痰涎。"

③《本经逢原》："半夏同甘苍术、茯苓治湿痰；同瓜蒌、黄芩治热痰；同南星、前胡治风痰；同芥子、姜汁治寒痰。惟燥痰宜瓜蒌、贝母，非半夏所能治也。"

【现代研究】半夏可抑制呕吐中枢而止呕，各种炮制品对实验动物均有明显的止咳作用。半夏的稀醇和水浸液或其多糖组分、生物碱具有较广泛的抗肿瘤作用。水浸剂对实验性室性心律失常和室性早搏有明显的对抗作用；半夏有显著抑制胃液分泌作用，水煎醇沉液对多原因所致的胃溃疡有显著的预防和治疗作用。此外，其煎剂可降低兔眼内压，半夏蛋白有明显的抗早孕活性。

天南星

天南星最早载于《神农本草经》。其性温，味苦、辛，有毒；归肺、肝、脾经；其基本功效有燥湿化痰、祛风解痉、散结消肿。

【临床应用】

1. 用于湿痰、寒痰证

天南星性温而燥，有较强的燥湿化痰之功。治湿痰阻肺，咳喘痰多，胸膈胀闷，常与半夏相须为用，并配枳实、橘红，如《传信适用方》导痰汤；若配黄芩等，可用于热痰咳嗽，如《素问病机气宜保命集》小黄丸。

著名中医学家胡建华教授认为，生天南星有较好的化痰、镇咳、平喘作用，对各种咳喘痰多均适用。如治老年慢性支气管炎气急，咳痰不爽，本品可与小青龙汤相配，如治感冒咳嗽，久而不愈，可与止嗽散同用，均能提高疗效。胡老在 20 世纪 60 年代初曾以麻黄、射干、生半夏、生天南星、炙紫菀、炙百部六味药配制成"麻干片"，治疗哮喘咳嗽，收效颇佳。

2. 用于风痰眩晕、中风、癫痫、破伤风

天南星归肝经，走经络，善祛风痰而止惊厥。治风痰眩晕，配半夏、天麻等；治风痰留滞经络，半身不遂，手足顽麻，口眼㖞斜等，则配半夏、川乌、白附子等，如《太平惠民和剂局方》青州白丸子；治破伤风角弓反张，痰涎壅盛，则配白附子、天麻、防风等，如《外科正宗》玉真散。治癫痫，可与半夏、全蝎、僵蚕等同用，如《杨氏家藏方》五痫丸。

胡建华教授认为，生天南星的息风解痉作用颇佳。凡动风抽搐、晕厥之症，均可结合辨证处方使用。胡老长期用生天南星配合全蝎、蜈蚣（二虫均以研粉或制片吞服为宜）、钩藤、地龙、白芍、丹参、石菖蒲、远志等治疗癫痫，取得较好的效果。此外，用于治疗震颤麻痹而见肢体震颤，与全蝎、蜈蚣、僵蚕、钩藤等同用；治疗耳源性眩晕而见视物旋转，且眼球震颤，与菊花、枸杞子、墨旱莲、石菖蒲等同用；治疗面神经麻痹而见口眼歪斜，并抽动，与全蝎、僵蚕、白附子等同用；治疗半身不遂，肢体麻木疼痛，与补阳还五汤同用，均有一定效果。

3. 用于痈疽肿痛、蛇虫咬伤

天南星外用能消肿散结止痛。治痈疽肿痛、痰核，可研末醋调敷；治毒蛇咬伤，可配雄黄外敷。

名老中医李俊林善用生天南星治疗乳痈。李老认为，乳痈初发多是气滞肝郁，热邪壅聚，外寒袭胃，乳汁积滞，脉络瘀塞不通所为。盖因乳房乃足阳明胃经所隶属，乳头为足厥阴肝经所络属故也。宋·《开宝本草》谓天南星有除痰下气、攻坚积、消痈肿、利胸膈、散血堕胎之功，配以全蝎解毒散结、通络止痛，两者皆为治疗痈疽痰核肿痛的要药，因此李老先父用治乳痈初发，均可收效。曾治邱某，女，26 岁。产后 3 周，突发右乳房红肿胀痛，触及 3cm×2.5cm 大小包块，压痛明显，伴往来寒热，西医诊断为乳腺炎，中医辨证属肝郁气结、乳络凝滞。投生天南星2g，全蝎1只，研末冲服。分2次一日用完，2剂而告愈。

胡建华教授认为生天南星兼能散结消肿。常与莪术相配，治疗腹腔肿块；与海藻、昆布相配，治疗甲状腺肿大、颈部淋巴结结核，使患者胀痛逐步减轻，肿块缩小，有的还渐渐消散而愈。

4. 用于疼痛症

胡建华教授认为生天南星还能镇静止痛。凡狂躁、失眠、头痛等症，均可适当使用生天南星。胡老常用本品配合炙甘草、淮小麦、大枣、生铁落、大黄、知母、百合等治疗精神分裂症之狂躁不宁者，确有良效。此外，治疗三叉神经痛、血管神经性头痛，可与全蝎、蜈蚣、川芎、丹参、红花等同用，用于息风解痉、化瘀止痛，亦常能获效。

河南中医学院李现林善用、重用制天南星治骨关节疼痛。李老认为，目前临床上内服多用制天南星，其常用量为10g。李老借鉴著名老中医王士福教授治痹之秘在于重剂的经验，重用制天南星治疗多种骨关节疼痛，取得良好的效果，临床主要用于以下几种疾病。

① 用于治疗类风湿关节炎：类风湿关节炎是一种常见病、疑难病，在其急性发作期多表现为关节肿胀疼痛、积液、关节活动受限、皮温增高等急性滑膜炎表现，常可导致关节破坏而留下残疾。李老采用加减木防己汤加制天南星治疗类风湿关节炎，多获良效。处方：防己25g，薏苡仁、生石膏各30g，木通、黄柏各10g，制天南星60g，桂枝6g，独活15g。水煎服，每天1剂，3周为1个疗程。

② 用于治疗腰背筋膜炎：腰背筋膜炎多见于中年女性，表现为夜间腰背部酸困疼痛，辗转反侧难于入寐，早晨起床活动后症状缓解，舌暗红，脉弦细。李老据证辨为寒湿痹阻，气血不通。治当祛寒燥湿，活血通络。方用小活络丹加减重用制天南星，药用制川乌、制草乌、乳香、地龙、没药各10g，当归15g，丹参30g，制天南星60g。水煎服，每天1剂。一般患者半个月内症状即可解除。

③ 用于治疗腰椎间盘突出症：腰椎间盘突出症是一种常见病、多发病。劳累、扭伤、受寒、负重等为其诱发因素。临床以腰痛伴放射性下肢疼痛麻木为其特征，下肢发凉，行走不利，舌多暗红，脉弦细。证属肝肾不足，气血瘀阻。治以温补肝肾，通络止痛。药用独活、续断各20g，杜仲、川牛膝、制川乌、制草乌各10g，当归、白芍各15g，桑寄生30g，制天南星60g。水煎服，每天1剂，每获

奇效。

④ 用于治疗骨性关节炎：骨性关节炎多发于中老年人，女性发病率高于男性，发病部位以膝关节最多，病变部位疼痛肿胀，活动受限，X线片可见关节间隙狭窄、增生等退行性改变。证属肝肾不足，气血不通。治当补肝肾，壮筋骨，活血止痛。药用熟地黄、川牛膝各10g，骨碎补、当归、淫羊藿各15g，续断20g，桑寄生30g，制天南星60g。水煎服，每天1剂，常获良效。

李老认为，天南星是一种善治多种疑难疾病的奇特良药，由于其苦辛温，有毒，具辛烈开泄之性，遂使众多医家慎用或弃用。然而胡建华认为川天南星、生天南星直接口含对口腔黏膜确有一定的刺激作用，但一经煎煮，则无任何不良反应。白矾炮制后（制天南星）也可去其毒性。《本草纲目》云："南星得防风则不麻，得牛胆则不燥，得火炮则不毒。"近年来有许多学者对此均有论述，如刘嘉湘教授治疗癌肿每剂生天南星内服用量达30～60g，经万余人使用，均无不良反应。徐伯平通过临床观察发现天南星用于治疗肿瘤，其疗效与剂量、持续时间有关，每剂用量宜大于60g，若经久煎（持续煎沸超过2h），并在餐后服，每剂生天南星用量不超过100g服用是安全的。天南星经白矾炮制后（制天南星）可去其毒性，再入汤剂煎煮后则毒性殆尽。因此，制天南星煎汤内服，虽大剂量使用也是安全的。

现代许多名医善用天南星。如张士觐老中医擅长用天南星治疗疑难杂症，认为天南星入汤剂可荡涤经络之血癣痰阻，从而起到通痹止痛之效。王士福老中医常用60g以上的大剂量制天南星治疗湿痰流注关节之痹证，每每收效显著。王老云："观诸伤科书治骨折诸方，多有重用南星者，深思其理，始悟古人以南星专止骨之痛。"李老临证体验，在辨证用药的基础上，配合使用大剂量天南星，具有明显的镇痛作用，对各类骨关节疼痛者，多收捷效而无不良反应。

关于天南星的炮制，胡建华教授认为，生天南星的药效比制天南星好，胡老谓天南星是一味治疗多种疾病、应用范围颇广的良药。它的息风解痉等作用，不仅考据于文献，亦可验证于临床。

《神农本草经》称本品为"虎掌"，并指出可治疗"心痛，寒热，结气，积聚，伏梁，伤筋痰拘缓"。由于其苦辛温、有毒，故认为具有辛烈开泄之性，以致临床使用范围日益狭窄，诚属可惜。为减轻其毒性，在炮制时用清水浸漂，加生姜、明矾腌拌后淘洗，直至入口无麻涩味为止，但经这样处理后，有效成分丧失殆尽，药效亦随之而降低。胡老长期以生天南星广泛应用于临床，通过数以万计的人次实践，从未发生过中毒现象和其他不良反应。

【使用注意】阴虚燥痰及孕妇忌用。

【古籍摘要】

①《开宝本草》："主中风，麻痹，除痰，下气，破坚积，消痈肿，利胸膈，散血堕胎。"

②《本草纲目》："治惊痫，口眼㖞斜，喉痹，口舌疮糜，结核，解颅。"

③《本经逢原》："南星、半夏皆治痰药也。然南星专走经络，故中风、麻痹以之为向导；半夏专走肠胃，故呕吐、泄泻以之为向导。"

【现代研究】天南星煎剂具有祛痰及抗惊厥、镇静、镇痛作用；水提取液对肉瘤 S180、HCA（肝癌）实体型、子宫瘤 U14 有明显抑制作用。

▌▌ 皂荚（皂角刺）▐▐

皂荚最早载于《神农本草经》。其性温，味辛、咸，有小毒；归肺、大肠经；其基本功效有祛痰开窍、散结消肿。

【临床应用】

1. 用于顽痰阻肺、咳喘痰多

本品辛能通利气道，咸能软化胶结之痰，故顽痰胶阻于肺见咳逆上气，时吐稠痰，难以平卧者宜用之，可单味研末，以蜜为丸，枣汤送服，即《金匮要略》皂荚丸。近代有以本品配麻黄、猪胆汁制成片剂，治咳喘痰多者。

2. 用于中风、痰厥、癫痫、喉痹痰盛

本品味辛而性窜，入鼻则嚏，入喉则吐，能开噤通窍，故如中风、痰厥、癫痫、喉痹等痰涎壅盛，关窍阻闭者可用之。若配细辛共研为散，吹鼻取嚏，即《丹溪心法附余》通关散；或配明矾为散，温水调服，涌吐痰涎，而达豁痰开窍醒神之效，即《传家秘宝》稀涎散。

3. 用于外科疾病

皂荚熬膏外敷可治疮肿未溃者，有散结消肿之效；以陈醋浸泡后研末调涂，可治皮癣，有祛风杀虫止痒之功。又本品味辛，能"通肺及大肠气"，而有通便作用，治便秘，可单用，也可配细辛研末，加蜂蜜调匀,制成栓剂用。

华中科技大学同济医学院附属协和医院李幼安教授善用皂角刺治疗痈肿。李老临床上将皂荚用治于痈肿、历风等疾收到良效,其用量较大,视病者之体质和病情之轻重而定,最大可达120g,量少则杯水车薪,发不见效,药录病例三则如后。

① 用于乳腺炎:丰某,女,28岁。产后9天,双侧乳房肿痛,伴畏寒发热,精神疲惫,纳差,便秘,尿短赤。经局部穿刺检查而确诊为"急性乳腺炎",注射青霉素和链霉素7天及服中药2剂罔效,遂来我处就诊。诊见左侧乳房有肿大,右侧乳房皮肤焮红,触痛明显,脉弦大,舌边尖略红,苔黄微腻。体温38.8℃,白细胞计数15×10^9/L,中性粒细胞80%,淋巴细胞19%,嗜酸性粒细胞1%。综观脉症,证属气滞夹热毒所致,治宜理气消瘀解毒。

处方:皂荚(天丁)90g,鹿角片15g,赤芍10g,丝瓜络12g,荔枝核15g。水煎服。服上药3剂后,肿块缩小而能活动,热退痛减,精神及食纳好转,二便正常,脉和缓,苔薄黄,舌质红。续进3剂而诸症消失痊愈。笔者几十年来以天丁为主(大剂量)治疗早期脓未成之乳腺炎近千例,均获满意效果。

② 用于痈肿:李某,男,30岁,工人。患者右侧髂窝处包块如鸡蛋大十余天,动辄疼痛,行走困难,经中西药治疗未见明显效果,后由友人介绍求诊于余。诊见脉弦数,舌红苔薄黄,诊断为"腹股沟肿块",此乃热壅血瘀,治宜清热破瘀消肿,方用天丁90g,穿山甲6g,水煎服,连服5剂肿块消失,行走如常而痊愈。

③ 用于静脉炎:彭某,男,40岁,患者右侧腿部肿硬作痛半年余,痛时腰不能直立,行动不便,经多方面检查,诊断为"静脉炎",服用中医药而罔效,后由常听我谈及天丁之作用的友人告诉患者,用天丁120g煎水代茶频饮,每日1剂,连服20余天,腿痛消失而痊愈,甚为佩服。

天丁乃皂荚树之刺,又名"皂角刺",为落叶乔木,其树枝干高大,叶似槐叶,瘦长而尖,夏由叶间抽茎开花,花呈穗状,色黄绿,枝间多刺,且刺上生刺,故其攻坚破瘀之力尤甚。采荚时,因其刺多而难上树,只需以篾箍其树,一夜荚自落,此其异也,又皂树不结实时,只需将树凿一孔,孔内灌生铁3~5斤,外用泥封固,第二年皂树即开花结实。

杨士瀛曰:"皂荚刺能引诸药性上行,治上焦病。"朱丹溪曰其"能引至痈疽溃处,甚验"。李时珍云:"皂角刺治风杀虫功与皂角同,

腹满极速，因其味厚气轻，故开导虽速，而不甚耗气"。王老在治疗老年肺气肿、支气管哮喘、肺源性心脏病等，凡见喘咳胸闷，痰多气促，难以平卧，苔腻，脉弦滑，均以三子汤为首选方，并加沙参15g以缓其势锐。喘甚合三拗汤；咳吐痰涎不爽者加桔梗15g、葶苈子9g；微渴尿黄者加黄芩9g，瓜蒌15g；体虚者加太子参30g，黄芪15g。每获满意疗效。

2. 用于阴疽流注、肢体麻木、关节肿痛

白芥子温通经络，善散"皮里膜外之痰"，又能消肿散结止痛。治痰湿流注所致的阴疽肿毒，常配鹿角胶、肉桂、熟地黄等药，以温阳化滞、消痰散结，如《外科全生集》阳和汤；若治痰湿阻滞经络之肢体麻木或关节肿痛，可配马钱子、没药等，如《妇人大全良方》白芥子散，亦可单用研末，醋调敷患处。

痰之为病，变幻甚多，故有"怪病责之瘀痰"之说。倘留著于皮里膜外，则结为痰核，其状如粟，皮色不变，多无疼痛之感，或仅微觉酸麻。痰气搏结，滞阻经络，留于颈旁而为瘰疬，血虚痰滞寒凝，阻于筋骨血脉肌肉之中，可成阴疽与流注、疮疡肿毒。朱丹溪指出："痰之为物，随气升降，无处不到。"白芥子长于化痰破坚、消肿散结，故为治疗痰核瘰疬之要药。王明华老中医将白芥子生用9～15g，用于甲状腺炎、淋巴结炎、慢性深部脓肿、阑尾周围脓肿、甲状腺肿等病的治疗，发现白芥子有较好的驱除邪毒、消肿散结之功效。伴发热毒邪盛者，则合消疮饮加减，病势缠绵，痰火郁结，邪衰正虚者则合消瘰丸加减。因证制方，收效颇捷。

朱良春教授善用白芥子治疗结节病。朱老认为，结节病是一种原因不明、可累及全身多个器官的非干酪性上皮样慢性肉芽病变，可发生在淋巴结、肺、肝、脾、眼、皮肤等处。朱老经实践认为，此当属"痰核""痰注"范畴，如朱丹溪说："人身中有结核，不痛不红，不作脓，痰注也。"故其治疗当以化痰软坚散结为主，常用白芥子、生半夏、紫背天葵、僵蚕、薏苡仁、海藻、昆布、夏枯草、生牡蛎、藋草等。夹瘀者加赤芍、炮穿山甲、当归、土鳖虫、蜂房；夹气滞者加青皮、陈皮、姜黄；阴虚者加麦冬、天冬、百合、十大功劳叶；肾阳虚者加鹿角、淫羊藿、熟地黄、巴戟天。因此病程较长，非短期内所能见功，故医患均须识"坚持"两字。

朱老亦常将白芥子用于治疗痹证。《开宝本草》谓白芥子主"湿痹不仁、骨节疼痛"，《本草纲目》亦谓白芥子可治"痹木脚气，筋骨腰节诸痛"。朱老认为：久痹疼痛，未有不因停痰留瘀阻于经隧者，因此所谓治"骨节疼痛""不仁"云云，皆指其辛散温通，入经络，搜剔痰结之功。故常在痹证方中加白芥子。如与姜黄、制天南星、桂枝、蜂房、赤芍、海桐皮、淫羊藿、鹿角、制附片、当归相伍，治疗肩周炎；与生地黄、熟地黄、淫羊藿、鹿角、麻黄、桂枝、制川乌、制草乌、乌梢蛇、炮穿山甲、骨碎补、续断、威灵仙、木瓜等相伍，配服益肾蠲痹丸，治疗类风湿关节炎、骨质增生、慢性腰腿痛，疗效均较为满意。朱老用白芥子，一般为 10～15g（汤剂），最大量用至 18g，无任何不良反应。阴虚火旺或无痰湿水饮者忌用。

3. 用于中风

白芥子祛风通络，治疗中风失语有较好的疗效，因中风失语主要病机为风痰上阻，经络失和。白芥子味辛性温，善走经络，有祛风除痰、宣窍通络之功，故而能作解语之用。临床对于气虚血滞者，合用补阳还五汤；肝阳上亢者，合用天麻钩藤饮；肾虚精亏者，合用地黄饮子；大便稀时，改用熟大黄，以保持大便通畅，使清升浊降。

对于风痰侵袭，络脉痹阻之面瘫，可用生白芥子研末，醋调成稠糊状，敷于患侧地仓及颊车穴。涂药面积为每处直径 1.5cm，用伤湿膏覆盖固定，待局部皮肤出现潮红、刺痒、发疱即可将药物取下。水疱可待其自然吸收。1 次不愈者，1 周后可敷第 2 次，也可同时配合针灸、药物等治疗，临床使用有较好的疗效。

4. 用于胃脘痞满

明·朱棣将白芥子晒干为末，酒送服治疗"翻胃，吐食上气，羸弱不欲动"。王明华受其启发，将白芥子用于肠胃系统疾病，如胃窦炎、十二指肠炎、十二指肠壅积症、老年性厌食症之寒凝胃脘、中焦虚弱、痰饮留滞，常见胃脘痞满、呕吐痰涎或胶状白色物而无酸臭味，周身困倦，头昏纳呆，大便清稀不爽，舌苔腻，脉滑而久治乏效者，在辨证处方中加入白芥子 6～9g。胃气不和，寒凝痰滞者，予以白芥子合半夏泻心汤加减；中焦虚弱，痰饮留而不去者，予以白芥子与参苓白术散加减。用上法治疗上述各类病者 89 例，大部分呕吐、厌食、苔腻在 1 周内消失或改善，继而根据临床症状予以善后调治，往往起到事半功倍之效。此外，还将白芥子合化瘀解毒、涤痰蠲饮剂治以湿浊痰凝为之消化道肿瘤。通过对食管癌及部分胃癌的临床观察，发现加入白芥子，比单纯辨证用药效果要好。尤其在控制食物反流、减轻或消除食管堵塞、保持大便通畅、增加食欲等方面更为明显。

【使用注意】本品辛温走散，耗气伤阴，久咳肺虚及阴虚火旺者忌用；消化道溃疡、出血者及皮肤过敏者忌用。用量不宜过大。

【古籍摘要】

①《本草纲目》："利气豁痰，除寒暖中，散肿止痛。治喘嗽反胃，痹木脚气，筋骨腰节诸痛。"

②《本草经疏》："白芥子味极辛，气温。能搜剔内外痰结及胸膈寒痰，冷涎壅塞者殊效。"

③《药品化义》："白芥子……横行甚捷……通行甚锐，专开结痰，痰属热者能解，属寒者能散。痰在皮里膜外，非此不达，在四肢两胁，非此不通。若结胸证，痰涎邪热固结胸中及咳嗽失音，以此同苏子、枳实、瓜蒌、杏仁、芩连为解热下痰汤，诚利气宽胸神剂。"

【现代研究】小剂量能引起反射性气管分泌增加，而有恶心性祛痰作用；白芥子苷水解后的产物白芥油有较强的刺激作用，可致皮肤充血、发疱。白芥子粉能使唾液分泌，淀粉酶活性增加，小量可刺激胃黏膜，增加胃液、胰液的分泌，大剂量具催吐效果；水浸剂对皮肤真菌有抑制作用。

旋覆花

旋覆花最早载于《神农本草经》，其性微温，味辛、苦、咸；归肺、脾、胃、大肠经；其基本功效有降气、消痰、止咳、行水。

【临床应用】

1. 用于痰饮证

旋覆花辛散温通，软坚散结，能降气消痰、逐饮平喘，用于饮邪内停、浊阴上犯而致气促，胸膈痞实者，常与泻肺止咳、消痰软坚之桑白皮、鳖甲、槟榔、大黄配伍，如《圣济总录》旋覆花汤；若咳喘胸胁疼痛者，则与疏肝理气、利湿祛痰之香附、陈皮、半夏、薏苡仁同用，如《温病条辨》香附旋覆花汤；若久患喘咳，痰壅气逆者，则与豁痰泻下的皂角刺、大黄同用，如《圣济总录》旋覆花丸。一般用量为9～15g。

目前临床上旋覆花多用于咽源性咳嗽，此病病因有二。一是因外感失治或误治所致，此类患者较多，临床上往往见于外感治疗中应用大量抗生素或过多寒凉药后，咳嗽从无到有，由轻变重，且咽痒较甚，往往有气冲胸膈、咽喉之感，咽无充血，恰如朱丹溪在《脉因证治》中所云："咳者，无痰有声，喉中如痒，习习如梗，甚者续续不止，连连不已，冲膈击胸……肺咳上逆。"二是慢性咽炎，此类患者多伴咽干涩不适，有异物感，咽痒不甚，咽部检查见咽峡部轻度充血或有淋巴滤泡增生，类似《黄帝内经》所述："心咳之状，咳则心痛，喉中介介如梗状，甚则咽肿喉痹。"总体上说其病机不离咳逆上气，故临证施治，除利咽外，必用降逆下气之法。所谓"诸花皆升，唯旋覆独降"，旋覆花降气消痰而止咳，当为降气止咳药之首选。临床常以旋覆花为君，配合蝉蜕、射干、诃子、云母、桔梗、甘草等药利咽敛咳，因而在治疗咽源性咳嗽中能切中病因病机，从而屡获良效。

旋覆花全草名金沸草，除有除痰之功外，还可用于外感风寒咳嗽，对外感风寒而致的咳嗽痰多，常与荆芥、前胡、半夏、细辛、茯苓、紫苏叶、桔梗、陈皮等同用，如金沸草散。

2. 用于臌胀

旋覆花辛咸温通，能通利水道、消除肿满，用于脾阳不运、水湿内停而致腹大水肿、小便不利者，如《滇南本草》之单腹胀，用旋覆花同鲤鱼煎服。一般用量为9～15g。

3. 用于乳岩、乳痈

旋覆花软坚散结，用于痰湿郁结、气血凝滞而致乳岩、乳痈者，可与行气散瘀、清热解毒之白芷、青皮、蒲公英、甘草合用，如《滇南本草》治乳岩、乳痈方。一般用量为9～15g。

4. 用于降气止呕

旋覆花咸润苦降，能软坚破结、下气消痞、和肝调脾、祛痰止呕。饮停胸膈、胃气上逆而致呕吐，心下痞硬者，用旋覆花降气消痞、和中止呕，常与青皮、茯苓、半夏同用，如《产科发蒙》旋覆半夏汤；若肝郁气滞而致嗳气呕逆，胸胁疼痛，饮食不下者，可与川芎、生姜、细辛、前胡配伍，如《妇人大全良方》旋覆花汤；若胃气虚弱，痰饮内停而致嗳气不止者，可与人参、麦冬、半夏、赭石配伍，如《伤寒论》旋覆代赭汤。一般用量为9～15g。

焦树德教授用旋覆花配公丁香、柿蒂、半夏、生赭石、人参、生姜水煎服，用于脑出血患者之呕逆，取得效果。如用于脑、胸手术后患者呃逆不止者，可再加桃仁、红花，此方取得了良好效果。

【使用注意】阴虚劳嗽，津伤燥咳者忌用；又因本品有绒毛，易刺激咽喉作痒而致呛咳呕吐，故须布包入煎。

①《神农本草经》:"主结气,胁下满,惊悸。除水,去五脏间寒热,补中,下气。"

②《药性论》:"主肋胁气,下寒热水肿,主治膀胱宿水,去逐大腹,开胃,止呕逆不下食。"

③《本草汇言》:"旋覆花,消痰逐水,利气下行之药也。主心肺结气,胁下虚满,胸中结痰,呕吐,痞坚噫气,或心脾伏饮,膀胱留饮,宿水等证。大抵此剂微成以软坚散痞,性利下气行痰水,实消伐之药也。"

【现代研究】旋覆花有明显的镇咳、祛痰作用,旋覆花黄酮类对组胺引起的豚鼠支气管痉挛性哮喘有明显的保护作用,对离体支气管痉挛亦有对抗作用,并有较弱的利尿作用。其煎剂对金黄色葡萄球菌、炭疽杆菌和福氏志贺菌Ⅱa株有明显的抑制作用,欧亚旋覆花内酯对阴道滴虫和溶组织内阿米巴均有强大的杀原虫作用。此外,旋覆花对免疫性肝损伤有保护作用。

白 前

白前最早载于《名医别录》。其性微温,味辛、苦;归肺经;其基本功效有降气、祛痰、止咳。

【临床应用】

用于咳嗽痰多,气喘

白前性微温而不燥烈,长于祛痰,降肺气以平咳喘。无论属寒属热,外感内伤,新嗽久咳均可用之,尤以痰湿或寒痰阻肺,肺气失降者为宜。治外感风寒咳嗽,咳痰不爽者,配荆芥、桔梗等宣肺解表之品,如《医学心悟》止嗽散;若咳喘浮肿,喉中痰鸣,不能平卧,则配紫菀、半夏、大戟等以逐饮平喘,如《深师方》白前汤;配清泻肺热之桑白皮、葶苈子等同用,可治内伤肺热咳喘,如《圣济总录》白前丸;若与益气润肺之黄芪、沙参等配伍,可治疗久咳肺气阴两虚者。一般用量为6～10g。

【古籍摘要】

①《名医别录》:"主治胸胁逆气,咳嗽上气。"

②《本草纲目》："手太阴药也。长于降气，肺气壅实而有痰者宜之。"

③《本草汇言》："白前泄肺气，定喘嗽之药也，疗喉间喘呼，为治咳之首剂；宽膈之满闷，为降气之上品。前人又主奔豚及肾气，然则性味功力，三因并施，脏腑咸入，腠里皮毛，靡不前至，盖以功力为名也。"

【现代研究】芫花叶白前各种提取物均有明显的镇咳作用，水、醇提取物又具有明显的祛痰作用。水提取物对乙酰胆碱和组胺混合液诱发的豚鼠哮喘有明显的预防作用。此外，水提取物还具有非常显著的抗炎作用。柳叶白前醇、醚提取物有较明显的镇咳作用和祛痰作用；水提取物有一定的祛痰作用和抗炎作用，还具有镇痛及抗血栓形成作用。

第二节　清化热痰药

本节药物药性多寒凉，有清化热痰之功，部分药物质润，兼能润燥，部分药物味咸，兼能软坚散结。清化热痰药主治热痰证，如咳嗽气喘，痰黄质稠者；若痰稠难咳，唇舌干燥之燥痰证，宜选质润之润燥化痰药；痰热癫痫、中风惊厥、瘿瘤、痰火瘰疬等，均可以清化热痰药治之。临床应用时，常与清热泻火、养阴润肺药配伍，以期达到清化热痰、清润燥痰的目的。

药性寒凉的清化热痰药、润燥化痰药，则寒痰与湿痰证不宜应用。

贝　母

贝母最早载于《神农本草经》，其性寒，味苦、甘；归肺、心经；其基本功效有清化热痰、润肺止咳、散结消痛。

【临床应用】

1. 用于内伤咳嗽

贝母苦甘而寒，能解热润肺、定喘止嗽、化痰止咳，用于阴虚肺热而致咳嗽喘息，咽干舌燥者，常与知母、苦杏仁、瓜蒌配伍，如《太平惠民和剂局方》二母丸、《圣济总录》贝母散、《医学心悟》贝母瓜蒌散；若痰浊蕴结化热，咳痰黄稠，咳嗽不畅者，则与黄芩、栀子、青黛、茯苓等清热化痰药配伍，如《统旨方》清金化痰丸；若肺阴亏虚，久咳痰少，咳振胸痛者，可与养阴润肺、止咳祛痰之麦冬、紫菀、桔梗配伍，如《太平圣惠方》贝母丸、《证治准绳》贝母散；若肺肾阴虚而干咳无痰、音哑喉燥，久不愈者，可与生地黄、玄参、麦冬、百合等滋养肺肾药配伍，如《医方集解》百合固金汤。一般用量为6～15g。

2. 用于外感咳嗽

贝母化痰止咳，用于风燥伤肺而致燥热咳嗽，干咳无痰者，常与疏风清热、宣肺祛痰的桑叶、苦杏仁、栀子、前胡配伍，如《温病条辨》桑杏汤；若风热痰壅而致咳嗽气逆、失音者，则与桔梗、前胡、桑白皮、黄芩合用，如《统旨方》清咽宁肺汤；若风寒犯肺而致暴咳喘息者，可与发表散寒、止咳平喘之麻黄、苦杏仁、款冬花、生姜同用，如《圣济总录》贝母汤。此外，治疗顿咳也常配入复方中运用。一般用量为6～15g。

3. 用于咯血

贝母性寒，味微苦，能清泄肺热化痰，用于热伤阳络，咯血、吐血、衄血者，用贝母清热凉血、止咳止血，如《太平圣惠方》单用为散服，治吐血衄血，或发或止。吞服1～5g。

4. 用于气郁痰凝而致瘰疬、瘿瘤

贝母苦寒，能开郁结、行滞气、消痰核、破痰结，用于开郁行滞、消痰散结，常与青皮、枳壳、牡蛎、海藻等配伍，如《疡医大全》内消瘰疬丸、《医学心悟》消瘤丸。一般用量为10～15g。

王琦教授善用浙贝母解郁散结通淋。王老认为，贝母苦寒，有清热化痰、消肿散结之功，用于风热咳嗽、痈肿瘰疬之证。男科之用浙贝母，多取其"解郁散结，利水通淋"之功。他说，贝母之于明代以前尚无浙、川之分，而其应用亦非今日之比。如《神农本草经》曰："主淋沥邪气"，《金匮要略》治妊娠小便难用当归贝母苦参丸，李时珍曰："治心中气郁不快"，清代医家傅青主用贝母于保产无忧散中以治漏胎或难产，说明古人用贝母范围较广。现代研究证明，浙贝母对腺体分泌有抑制作用。因而王老常用浙贝母治疗前列腺炎、前列腺肥大等。前列腺疾病常出现前列腺导管阻塞或不畅，其病因与瘀、湿、虫、毒郁结有关，而浙贝母能散郁结、通淋沥，用之尤当。临床常与苦参等配伍使用，治前列腺肥大，常见效于 3～5 剂。

张炳秀老中医治疗肺癌喜用川贝母，张老从《日华子本草》和《本草汇言》有关川贝母"破癥结""敷恶疮"之记载，以及其长于治疗阴虚肺燥之特点，常于治疗肺癌方剂中加入此药，收效满意。

5. 用于肺痈、肺痿、乳痈

贝母性寒，清热解毒，消肿散结，用于热毒灼肺而致咳嗽胸痛，吐腥臭脓痰，或浊痰涎沫者，用于清热解毒、润肺祛痰，可与天竺黄、硼砂、文蛤、枇杷叶同用，如《医级》贝母搜痰丸、《景岳全书》桔梗杏仁煎；若肝胃郁热、气血瘀阻而致乳房红肿胀痛，用贝母清热解毒、消肿止痛，如《仁斋直指方》单用为末服，治乳痈初发。一般用量为 10～15g。

著名中医学家章次公认为，象贝母本为化痰药，用在溃疡病中，实为罕见。《本草纲目》谓其"消瘰疬、结核、疝气，下气，清疮肿"。章老经过多年探索，用象贝母治疗溃疡病胃痛吞酸，常获奇效。

6. 用于郁证

贝母能开郁行气，用于痰气郁结而致精神忧郁，胸膈胀闷，食滞不消者，用贝母开郁行滞散结，如《集效方》单用为末，姜汁糊丸，治忧郁不伸，胸膈不宽；《卫生杂兴》则同厚朴为丸服，以化痰降气、止咳解郁、消食除胀。

【使用注意】不宜与乌头类药材同用。脾胃虚寒及有湿痰者不宜用。

【古籍摘要】

①《神农本草经》："主伤寒烦热，淋沥邪气，疝瘕，喉痹，乳难，金疮，风痉。"

②《本草会编》"治虚劳咳嗽，吐血咯血，肺痿肺痈，妇人乳痈，痈疽及诸郁之证。"

③《本草汇言》："贝母，开郁，下气，化痰之药也，润肺消痰，止咳定喘，则虚劳火结之证，贝母专司首剂。"

【现代研究】贝母总生物碱及非生物碱部分，均有镇咳作用；川贝流浸膏、川贝母碱均有不同程度的祛痰作用。此外，西贝母碱还有解痉作用；川贝母碱、西贝母碱有降压作用；贝母碱能增加子宫张力；贝母总碱有抗溃疡作用。

《 瓜蒌 》

瓜蒌最早载于《神农本草经》，其性寒，味微苦、甘；归肺、胃、大肠经；其基本功效有清热涤痰、宽胸散结、润燥滑肠。

【临床应用】

1. 用于痰热咳喘

瓜蒌甘寒而润，善清肺热、润肺燥而化热痰、燥痰。用治痰热阻肺，咳嗽痰黄，质稠难咳，胸膈痞满者，可配黄芩、胆南星、枳实等，如《医方考》清气化痰丸。若治燥热伤肺，干咳无痰或痰少质黏，咳吐不利者，大便干燥，则配川贝母、天花粉、桔梗、麦冬等。一般用量为10～15g。

2. 用于胸痹、结胸

瓜蒌能利气开郁，导痰浊下行而奏宽胸散结之效。治痰气互结，胸阳不通之胸痹疼痛，不得卧者，常配薤白、半夏，如《金匮要略》栝蒌薤白白酒汤、栝蒌薤白半夏汤。治痰热结胸，胸膈痞满，按之则痛，则配黄连、半夏，如《伤寒论》小陷胸汤。

根据仲景以瓜蒌为主，治疗心下痞满、按之痛的经验，以及张锡纯推测瓜蒌"能开胸间及胃口热痰"，刘渡舟认为"寒润能下痰热之滞，又有活血消炎的功能"等论述，临床医家蔡柳洲常用瓜蒌治疗痰热蕴结，痰瘀化热所致的胃脘痞满疼痛，且病情缠绵、反复发作者，每有显效。其量需在60g以上，才能尽其开散之力，并常配射干、黄芩、法半夏、茯苓、檀香、郁金等，以加强清热化痰活血之功；同时佐以党参、白术、炙甘草等，以补益胃气。若属中阳亏损，寒痰凝聚，瓜蒌量可略减，并配伍附子片、干姜、吴茱萸等，以振奋阳气。据临床观察，少数患者服药后大便夹杂黏液，乃痰浊外出之兆，部分患者矢气、排便量增多，亦为腑气畅通之征。依法治疗慢性浅表性胃炎、慢性萎缩性胃炎几十例，均获满意疗效。

3. 用于肺痈、肠痈、乳痈

瓜蒌能清热散结消肿，常配清热解毒药以治痈证，如治肺痈咳吐脓血，配鱼腥草、芦根等；治肠痈，可配败酱草、大血藤等；若火毒瘀结而致乳痈、痈疽肿毒者，用瓜蒌清热破结、解毒散痈，多与当归、乳香、没药、甘草同用，如《妇人大全良方》神效瓜蒌散。一般用量为15～30g。

4. 用于肠燥便秘

瓜蒌不但能润肺化痰,而且能润大肠而通利大便,对肺与大肠有热、伤耗津液或久病伤津,或老年津亏等而导致大便干结者,可用瓜蒌仁或全瓜蒌润肠通便。焦树德教授常用瓜蒌30g,配桃仁泥、苦杏仁泥各9g及槟榔9g,加入应证的方药中治疗上述便秘。如老年或体虚而大便干结、数日不行,又不适用大黄攻下者,可用瓜蒌30g、玄明粉1.5~4.5g,同捣(捣至瓜蒌碎开为度),水煎服,或加入应证汤药中使用,通便的效果可靠而性质稳妥,证情需要时也可以与大黄同用。

名老中医柴松岩认为,阴道出血患者一定要注意询问其大便情况。对于出血同时便秘的患者,柴老喜用瓜蒌,瓜蒌入肺、胃、大肠经,甘寒润降,导浊下行,能上清肺胃之热而涤痰导滞,下润大肠以通便,且能利气宽胸,散结消肿,因其既可通便,又不伤及阴血,用于出血又有便秘的患者最为适宜,临床用量最少20g,最多30g。

5. 用于噎膈

瓜蒌治疗噎膈首见于《太平惠民和剂局方》,但其用量偏小,故疗效常常不尽如人意。据《本草正》记载:"瓜蒌仁,性降而润,能降实热痰涎,开郁结气闭。"《药品化义》又谓:"瓜蒌仁,体润能去燥,性滑能利窍""若郁痰浊,老痰胶……借其滑润之力,以涤膈间垢腻,则痰消气降。"据此,蔡柳洲对噎膈初起以气郁痰阻为主者,以及久治无效、反复迁延、郁热伤津、痰气未散者,常首选瓜蒌,每每应手。其量需在60~120g,才能发挥其凉润通降之力,同时佐以沙参、麦冬、射干、茯苓、桔梗、川贝母等协助其润燥化痰。用其治疗食管炎、食管神经官能症、贲门痉挛多例,疗效满意。

6. 用于黄疸

瓜蒌性寒通便,用于湿热蕴结而致目黄、身黄、烦热、腹胀者,借其清热通便之功以除黄疸,如《普济方》逐黄散,治小儿黄疸,单用为末;《海上集验方》用之同蜂蜜、朴硝浸服,治时疾发黄,心狂烦闷不认人者。一般用量为10~15g。

7. 用于久泻

《张伯臾医案》云:"慢性泄泻而夹白冻或泻而不爽者,为脾胃虚寒而肠有垢满。"对此证的治疗,除选用补骨脂温肾涩肠外,还常配瓜蒌荡涤痰垢。《本草正义》谓瓜蒌仁"善涤痰垢黏腻",实属经验之谈。同时补骨脂得瓜蒌之滑降而不致恋邪,瓜蒌得补骨脂之温涩则无需虑其滑利之弊,两药相配,相反相成。瓜蒌用量可在30g上下,偏滞重者，其量尚可略增，补骨脂用量可在 $10\sim20g$。根据病机，灵活调整两药的用量比例，是取效之关键所在。服药后部分患者排便量及黏液暂时性增多，便次反而减少，为积滞痰垢外排之征。蔡柳洲对几十例慢性结肠炎、结肠激惹综合征患者进行治疗观察，屡获佳效，且均未发现不良反应。

8. 用于吐血、便血

瓜蒌性苦而寒，体滑而润，用于内热结毒而致吐血、便血者，借其清热润燥之功以疗之，如《圣济总录》黑神散，单用煅存性，为末服，治吐血，又与赤小豆为末服，治肠风下血。

9. 用于消渴

瓜蒌可润燥清热，用于热伤肺津，口渴引饮，大便干结者，用以清热润肺、生津止渴，如《本草衍义》以瓜蒌同干葛为末服，治肺热燥渴、大便秘结。一般用量为 $10\sim15g$。

【使用注意】本品甘寒而滑，脾虚便溏者及寒痰、湿痰证患者忌用。不宜与乌头类药材同用。

【古籍摘要】

①《名医别录》："主胸痹，悦泽人面。"

②《本草纲目》："润肺燥，降火，治咳嗽，涤痰结，利咽喉，止消渴，利大肠消痈肿疮毒。"

③《本草述》："栝楼实，阴厚而脂润，故热燥之痰为对待的剂。若用寒痰、湿痰、气虚所结之痰，饮食积聚之痰，皆无益而有害者也。"

【现代研究】瓜蒌所含皂苷及皮中所含氨基酸有祛痰作用；瓜蒌注射液对豚鼠离体心脏有扩张冠脉作用；对垂体后叶引起的大鼠急性心肌缺血有明显的保护作用；并有降血脂作用。对金黄色葡萄球菌、肺炎球菌、铜绿假单胞菌、溶血性链球菌及流感嗜血杆菌等有抑制作用。瓜蒌仁有致泻作用。

‖《 桔 梗 》‖

桔梗最早载于《神农本草经》，其性平，味苦、辛；归肺经；其基本功效有宣肺、祛痰、利咽、排脓。

【临床应用】

1. 用于宣通肺气、疏风解表

肺主皮毛，若外感风寒，邪束皮毛，就可造成肺气不宣，因而发生外感咳嗽，症见恶寒、发热、头痛、鼻塞、咳嗽、胸闷吐白痰等，可用桔梗宣通肺气、疏散风寒，常配苦杏仁、紫苏叶、前胡、陈皮、荆芥、防风、炙甘草等。若风热从皮毛、口鼻犯肺，而导致风热咳嗽（发热多、恶寒少或不恶寒、头痛、口渴、脉数、咳嗽、吐黄白痰或黄痰），可用本品宣肺疏表以散风热，常配桑叶、菊花、苦杏仁、牛蒡子、芦根、荆芥、薄荷等。因肝气郁滞、气机不畅影响到肺气失宣（胸闷、胁胀、喜长吁、性急躁、生气则咳嗽加重等）者，也可用本品宣散肺郁，常配合厚朴、苦杏仁、枳壳、紫苏梗、香附等。一般用量为 5～10g。

2. 用于祛痰、排脓

对肺失宣畅，气机不利而肺中痰阻，咳嗽、多痰，或痰多不易咳出等症，本品能宣畅肺气、祛痰止咳，常配合半夏、橘红、茯苓、紫苏子、瓜蒌、苦杏仁等同用。若风寒束肺，兼有内热未能及时宣发疏散，邪郁化热，壅滞不散，蕴而成痈，发生肺痈（咳嗽声重、胸胁部隐痛，或中府穴处疼痛，咳吐脓、血状痰，或脓痰如米粥，其味腥臭），可用本品祛痰排脓，促使痰浊脓汁排出体外。常配合生甘草、薏苡仁、冬瓜子、金银花、贝母、桃仁、芦根等。一般用量为 10～20g。

3. 用于宣肺利咽

桔梗味苦而辛，辛散苦泄，故能开宣肺气，善于止咳，又能清利咽喉，为治疗邪滞咽喉，气血不得宣通而咽喉疼痛之佳品，此首推《伤寒论》之桔梗汤。若风热上犯，则宜辛凉清解，配以金银花、连翘、牛蒡子、薄荷之属，则为辛凉平剂银翘散。桔梗开宣肺气，又善治咳，伍以桑叶、菊花、苦杏仁、连翘等，便是辛凉轻剂桑菊饮，为风热犯肺作咳首选之剂。若属风寒郁遏，咽喉作痛，则首推六味汤（桔梗、甘草、荆芥、防风、薄荷、蝉蜕）。百合固金汤则于养阴润肺药中，加入桔梗以宣肺利咽，以治肺肾阴亏，肝血不足之肺伤咽痛、喘嗽痰血，是知桔梗善开肺气而利咽止咳，配伍得当，寒热虚实皆其所宜。一般用量为 5～10g。

4. 用于癃闭、水肿

正常小便的通畅，有赖于三焦气化的正常，而三焦气化主要依靠肺、脾、肾三脏。故由肺气膹郁致水道不通之癃闭者，用桔梗配伍五苓散、八正散之类能更好地发挥其通利小便作用。若全身气化功能障碍而致水肿者，其本在肾，以肺为标，以脾为制水之脏，桔梗辛开苦泄，能宣肺气，肺气开宣，则下焦得以通利，故桔梗配伍五皮饮、五苓散等方剂中，更能发挥其利水消肿作用。一般用量为5～10g。

5. 用于升提

桔梗有引药上浮入肺的作用，故常用本药作为引经药，本药又有升提肺气的作用。肺主通调水道，如因肺气不得宣通而气化失利导致全身水肿、尿少者，可用本品加入应证汤药及利水药（桑皮、冬瓜皮、陈皮、大腹皮、茯苓等）中，可起升提肺气而利尿作用，常配合桑皮、紫苏叶、苦杏仁、枳壳等。此外，本品配炙黄芪、柴胡、升麻等，可升阳气，常配合应证汤药用于中气下陷之胃下垂、子宫脱垂、脱肛等症。一般用量为3～6g。

6. 用于湿注脚气

治湿首重化气，气化湿亦化，气化则湿行。肺主一身之气，故开宣肺气，便有助气化湿之力。如湿邪浸淫，客于皮肉筋脉，壅注经络，以致足胫肿大重着，腿足软弱无力，麻木酸痛，名曰脚气，主以鸡鸣散。方中桔梗开宣上焦肺气，而理三焦之气化，配紫苏叶、陈皮、生姜更能宣通气机、开宣行滞，合诸药开上、导下、疏中、降浊，共成行气降浊、宣化寒湿之功。《医方概要》云桔梗"开肺快气"，《实用方剂学》谓其"通利三焦以开其毛窍"，故宜于湿阻气机之病证。一般用量为5～10g。

7. 用于气机不畅诸证

气以升降为用，以疏达为和；气之主在肺，升降之机在脾。桔梗开宣肺气，合枳壳之苦降下气，又能调理气机之升降。《类证活人书》桔梗枳壳汤（桔梗、枳壳）治伤寒痞气胸满；《沈氏尊生书》桔梗半夏汤（桔梗、陈皮、半夏、生姜）治产后胃气不和，诸药配伍，苦辛并用，长于疏利气机之壅塞；《重订通俗伤寒论》柴胡枳桔汤治疗邪传少阳兼痞满不通，或痛或呕哕，主以柴胡、黄芩和解，臣以"宣气药，如枳、桔、橘、半之类，开达其上中二焦之壅塞"。《名医别录》记载桔梗"利五脏肠胃"、《伤寒集注》记载桔梗"能开胸胁之痹闭而宣通宗气肺窍者也"，此桔梗调畅气机之理所在。

桔梗调畅气机，又可用于通乳。《妇人良方校注补遗》薛氏附方"玉露散"治乳脉不行、身体壮热、头目昏痛、大便涩滞等症，药用人参、茯苓、桔梗（炒）、芍药、炙甘草。《清太医院配方》之下乳涌泉散亦配用桔梗，取其调气之力，合诸药疏郁而通乳。

桔梗调畅气机，又能助脾胃清气上升，而利于浊气下达。如参苓白术散、资生丸、妙香丸之用桔梗，旨在疏利肠胃气机，使清气上达，而浊气自能下泄，故可用于治疗脾胃气虚之泄泻、遗精等。《冯氏锦囊秘录》谓参苓白术散"桔梗入肺，能升能降，所以通天气于地道，而无痞塞之忧也"，《本草崇原》云"桔梗为气分药，上中下皆可治也"。

桔梗亦可用于郁证，中医认为郁证是由于情志不畅，气机郁滞所引起的一类病证。《临证指南医案·郁证》说："郁则气滞，气滞久则必化热，热郁则津液耗而不流，升降之机失度……故先生用药大旨，每以苦辛凉润宣通，不投燥热敛涩呆补，此其治疗之大法也。"桔梗苦辛，能开提肺气，升降气机，以解诸气腆郁。且肺主气，气行则郁解，故桔梗治郁证很合适。一般用量为5～10g。

8. 用于便秘

便秘属大肠传导功能失常，虽与脾胃和肾的关系甚为密切，但是大肠与肺相表里，肺的功能正常，则大肠传导功能正常。因此可用桔梗开提肃降肺气，以推动大肠的传导功能，从而达到治疗便秘的目的。如明代陶华著的《伤寒六书》中"黄龙汤"治阳明腑实未去而气血已虚的大便秘结不通症，方用桔梗一撮，效好。一般用量为5～10g。

9. 用于痢疾

用桔梗治痢疾，见于《本草备要》，《本草思辨录》说："桔梗治下痢腹痛，是治肺气之郁于大肠。"朱良春教授用自拟的"仙桔汤"治慢性痢疾、阿米巴痢疾等，一般5～7剂，即可见效。仙桔汤的药物组成为仙鹤草、桔梗、炒白术、木香、白芍等药物，此桔梗不是取其开提之力，而是取其排脓治痢之效，凡泻痢大便夹杂冻者，取桔梗建功。一般用量为10～20g。

10. 用于血瘀

桔梗用治血瘀，一般是配伍活血化瘀药，起到协同作用。《神农本草经》记载："桔梗主治胸胁痛如刀刺。"《药性论》记载桔梗"破血"等。桔梗之所以治瘀血，主要是肺能助心行血，以及"气为血之帅，气行而血行"理论的运用。如王清任的"血府逐瘀汤"，用桔梗开提肺气，从而更好地发挥其活血祛瘀、行气止痛作用。

11. 用于胃痛

胃痛主病在胃，但与肝脾关系密切。邪气扰之，胃气不降，或正虚失养，胃脘不能润降，皆可发生胃痛。桔梗治胃痛，长于治疗气血失和，或瘀血内阻之证。《太平惠民和剂局方》治"胃气不和，心腹疼痛……妇人血气刺痛"，方用铁刷汤（香附、桔梗、甘草、干姜、肉桂、小茴香、高良姜、陈皮），全方桔梗用量独重，配香附、陈皮以开郁利气和中；干姜、肉桂、小茴香、高良姜温胃散寒，寒去气血得行，气畅胃脘得降，故收和胃利气止痛之功。又如《太平圣惠方》沉香散（沉香、赤芍、石榴皮、桔梗、槟榔、紫雪、大腹皮）治9种心痛，以沉香、桔梗、槟榔、大腹皮开郁降逆、顺气导滞，赤芍活血，佐石榴皮使散中寓收、散不伤正，9种心痛包括虫积疼痛，方中石榴皮、槟榔又能杀虫，也是治疗9种心痛的重要药物。此外，桔梗治胃痛，亦可用于寒凝气滞证，则需与温里散寒之高良姜、干姜、吴茱萸、小茴香、草豆蔻、肉桂、胡椒及善治胃痛的白芷、砂仁、香附为伍。一般用量为5～10g。

12. 用于止惊悸、安心神

惊悸之作，或为邪扰，或因正虚失养，以致心神不宁。天王补心丹功善滋阴清热、养血安神，主治阴血不足，虚热内扰之心悸、失眠诸症。对方中所用桔梗，《医方考》《医方集解》云其"利膈"；而《古今名医方论》视其为"舟楫"，《医略六书·杂病证治》谓其"载药上行"；《成方便读》曰其"引诸药上行而入心"，令人莫衷一是。考《神农本草经》有桔梗主"惊恐悸气"一语，是知本品有止惊定悸安神之效，此为天王补心丹用桔梗之奥秘所在。

历代用桔梗以定悸安神者不乏其例，如《圣济总录·心藏门》"治心虚，头项热痛，狂走言语无度，小腹气壅"之石膏汤，即以桔梗与石膏、麦冬、升麻、甘菊花、黄芪、人参为伍，有清热补虚、养心安神之效。《温疫论》安神养血汤药用茯苓、酸枣仁、当归、远志、桔梗、芍药、地黄、陈皮、甘草、龙眼肉，以养血安神为方名，桔梗无养血之功，当是用以安神。《妇人大全良方》桔梗饮子（桔梗、甘草、黄芪、人参、麦冬、青皮）治心气不足，解劳倦益血，亦取桔梗安神定惊之效。《本草崇原》"桔梗得少阴之火化，故治惊恐悸气"。《本草正》曰桔梗"亦治惊痛恇忡"，《中药药理与应用》载"粗桔梗皂苷具有镇静、镇痛和解热作用，能抑制小鼠自发性活动，延长环己巴比妥钠的睡眠时间"。基于上述，则桔梗止惊悸、安心神当无疑问。一般用量为5～10g。

【使用注意】本品性升散，凡气机上逆，呕吐、呛咳、眩晕、阴虚火旺咯血等患者不宜用，胃、十二指肠溃疡患者慎服。用量过大易致恶心呕吐。

【古籍摘要】

①《神农本草经》："主胸胁痛如刀刺，腹满肠鸣幽幽，惊恐悸气。"

②《珍珠囊药性赋》："其用有四，止咽痛，兼除鼻塞；利膈气，仍治肺痈；一为诸药之舟楫；一为肺部之引经。"

③《本草蒙筌》："开胸膈，除上气壅，清头目，散表寒邪，驱胁下刺痛，通鼻中窒塞，咽喉肿痛急觅，逐肺热，住咳，下痰，治肺痈排脓，养血，仍消恚怒，尤却怔忡。"

【现代研究】

桔梗所含的桔梗皂苷对口腔、咽喉部位、胃黏膜的直接刺激，反射性地增加支气管黏膜分泌，从而使痰液稀释，易于排出；桔梗有镇咳作用，有抗炎和增强免疫作用，其抗炎强度与阿司匹林相似；水提物能增强巨噬细胞的吞噬功能，增强中性粒细胞的杀菌力，提高溶菌酶活性；对应激性溃疡有预防作用。桔梗粗皂苷有镇静、镇痛、解热作用，又能降血糖、降胆固醇，松弛平滑肌。桔梗皂苷有很强的溶血作用，但口服能在消化道中被分解破坏而失去溶血作用。

竹 茹

竹茹最早载于《本草经集注》。其性微寒，味甘；归肺、胃、心、胆经；其基本功效有清热化痰、除烦止呕。

【临床应用】

1. 用于痰热、肺热咳嗽，痰热心烦不寐

竹茹甘寒性润，善清化热痰。治肺热咳嗽，痰黄稠者，常配瓜蒌、桑白皮等；治痰火内扰，胸闷痰多，心烦不寐者，常配枳实、半夏、茯苓，如《备急千金要方》温胆汤。一般用量为 6～10g。

2. 用于胃热呕吐、妊娠恶阻

竹茹能清热降逆止呕，为治热性呕逆之要药。常配黄连、黄芩、生姜等药，如《延年秘录》竹茹饮；若配人参、陈皮、生姜等，可治胃虚有热之呕吐，如《金匮要略》橘皮竹茹汤。治胎热之恶阻呕逆，

常配枇杷叶、陈皮等。一般用量为 6～10g。

中医临床家吴东伟善用竹茹治疗呕吐。吴氏认为，呕吐一症尤其是久病、重病患者，汤食不欲进，更拒药石，用方须避恶臭、芳香、味重之品，且需少量呷服，不拘时拘量，但进一匙药便取一分效，使胃气渐复，痰浊腐食渐去，无碍中激惹之虞。竹茹炮制多用姜汁，可缓其性且助止呕，《本草经疏》："胃寒呕吐及感寒夹食作吐忌用。"皆说明竹茹有很好的止呕作用，临床用于胃热呕吐、呃逆多能奏效。

著名中医儿科专家钱育寿教授认为，竹茹清肺而化痰热，清胃热能止热呕，清肠热以治泄泻，性寒而无凉遏之弊。治肺热无论热在表，还是热在里，有痰无痰均可用。有痰化痰，无痰清热。风热犯卫，邪在肺卫，皮毛疏泄失常，发热、微恶风、有汗、咽痛、舌边尖红，治宜疏风清热、辛凉解表，常用竹茹配伍豆豉、薄荷、金银花、连翘、射干、竹叶；邪入里，肺热盛，咳嗽痰稠，壮热气喘，口渴脉滑，常用竹茹配伍桑白皮、苦杏仁、葶苈子、石膏、栀子、瓜蒌清肺化痰；胃有积热，或感受暑湿、温热，蕴于中焦，胃热气逆，呕吐频作，食入即吐者，常用竹茹配伍黄连、半夏辛开苦降，清热止呕；厌食或泄泻，脾不健运，肠热未清者，每于七味白术散、香砂六君子汤中加入竹茹，以清肠中余热。

此外，本品还有凉血止血作用，可用于吐血、衄血、崩漏等。

【古籍摘要】

①《名医别录》："治呕吐，温气寒热，吐血，崩中，溢筋。"

②《医学入门》："治虚烦不眠，伤寒劳复，阴筋肿缩腹痛，妊娠因惊心痛，小儿痫口噤，体热。"

③《本草汇言》："竹茹，清热化痰，下气止呃之药也。如前古治肺热热甚，咳逆上气，呕哕寒热及血溢崩中诸证。此药甘寒而降，善除阳明一切火热痰气为疾，用之立安，如诸病非因胃热者勿用。"

【现代研究】竹茹粉体外对白色葡萄球菌、枯草杆菌、大肠埃希菌、伤寒杆菌均有较强的抑制作用。

前 胡

前胡最早载于《雷公炮炙论》。其性微寒，味辛、苦；归肺经；

其基本功效有降气化痰、疏散风热。

【临床应用】

1. 用于痰热咳喘

前胡辛散苦降，性寒清热，宜于痰热壅肺，肺失宣降之咳喘胸满，咳痰黄稠量多，常配苦杏仁、桑白皮、贝母等药，如《太平圣惠方》前胡散；因本品寒性不大，亦可用于湿痰、寒痰证，常与白前相须为用。一般用量为5～10g。

已故名老中医王新午认为，前胡可以代替昂贵之贝母治疗痰嗽等。《本草纲目》云其"主疗痰满，胸胁中痞，心腹结气……推陈致新"，其效能与贝母相似。王老治痰嗽结气，每以之代贝母，取其廉也。30余年前上海报纸载，当时贝母缺货，经名中医师会商发表，用前胡代替。

2. 用于风热咳嗽

前胡味辛，性微寒，又能疏散风热，宣发肺气，化痰止咳。治外感风热，身热头痛，咳嗽痰多，常配桑叶、牛蒡子、桔梗等；配辛温发散、宣肺之品如荆芥、紫苏等，也可治风寒咳嗽，如《温病条辨》杏苏散。一般用量为5～10g。

【古籍摘要】

①《名医别录》："主疗痰满，胸胁中痞，心腹结气，风头痛，去痰实，下气。治伤寒寒热，推陈致新，明目益精。"

②《本草纲目》："清肺热，化痰热，散风邪。"

③《药义明辨》："其功先在散结，结散则气下，而痰亦降，所以为痰气要药。"

【现代研究】紫花前胡有较好的祛痰作用，作用时间长，其效力与桔梗相当；甲醇总提取物能抑制炎症初期血管通透性，对溃疡有明显抑制作用，还有解痉作用；能延长巴比妥钠的睡眠时间，有镇静作用。

竹 沥

竹沥最早载于《名医别录》。其性寒，味甘；归心、肺、肝经；其基本功效有清热豁痰、定惊利窍。

【临床应用】

1. 用于痰热咳喘

竹沥性寒滑利，祛痰力强。治痰热咳喘，痰稠难咳，顽痰胶结者最宜。常配半夏、黄芩等，如《沈氏尊生书》竹沥达痰丸。

四川名老中医江尔逊善用竹沥治疗痰热，《血证论》所载豁痰丸原方，竹沥仅3钱，约合今之9g，而江老临证多重用300mL，是否非用这么多不可？

竹沥一味，非重用不可！这是江老的独家经验，也是他在患病自疗中的亲身体验。江老40年前，向有痰饮宿疾，初则咳嗽、胁痛、寒热如疟，服香附旋覆花汤而愈。不久，又受外感复发，外证不彰，唯咳嗽痰多，胸部牵掣作痛，用六安煎不效，改用香附旋覆花汤亦不效。又数次更医，皆不中窾。

病益剧，呼吸、转侧均牵掣胸部作痛，仰卧于床，稍动气喘痰鸣，痰浊稠黏，有如饴糖成筋丝状，咳至口边而不出，须用手捞之，7日之间，饮食不进，口干欲饮，入水则呛，势近垂危。

他的老师陈鼎三先生说："使用豁痰丸。"因夜深无竹沥，权用莱菔汁代之，连服2煎，病无进退，其师亦束手。恰外地来人延请初诊，其师匆匆而去。天明，江老的师兄师弟多人会诊，忧心如焚，连拟数方，江老皆不首肯，且曰："本是豁痰丸证，毋事更张。"

乃嘱人急砍竹子，多备竹沥，仍煎豁痰丸，兑入竹沥3碗（约500mL）。下午3时服头煎，黄昏服二煎。至半夜，感觉痰浊已减少，气喘胸痛亦减轻，竟可翻身；又服三煎，次晨诸症大减。其痰浊既未吐出，亦未泻下，于不知不觉中逐渐消失，且知饥纳食。守方再服1剂，便可扶床走动，2日后即可出门。改用气阴两补方药调理半月，身体康复如初。

这一次出入于生死存亡之间的亲身经历，用江老的话说，叫做"如鱼饮水，冷暖自知"。从此以后，江老用本方抢救痰热壅肺伤津危证时，便推己及人而重用竹沥，屡用不爽。

竹沥何以有此卓效呢？《本草衍义》说："竹沥行痰，通达上下百骸毛窍诸处，如痰在颠顶可降，痰在皮里膜外可行；又如癫痫狂乱，风热发痉者可定；痰厥失音，人事昏迷者可省，为痰家之圣剂也。"

实践证明，竹沥重用之，其清热豁痰与润燥生津两擅其长，无出其右者，据江老体验，每剂最少不能少于60mL。又豁痰丸原方用的是荆竹沥。江老临证时就地取材，曾用过淡竹沥、苦竹沥等，疗效均不可靠，而以苦竹沥为优。最后再强调一次：豁痰丸取得卓效的关键是重用竹沥。

2. 用于中风痰迷、惊痫癫狂

竹沥入心、肝经，善涤痰泄热而开窍定惊。治中风口噤，《备急千金要方》以本品配姜汁饮之；治小儿惊风，常配胆南星、牛黄等药。

北京著名中医学家焦树德教授认为，竹沥味甘，性寒，为祛痰的重要药物，能祛经络四肢、皮里膜外之痰浊，是其特点。对于肝风内动，风痰上扰而发生中风，症见仆倒，不省人事，牙关紧闭，痰声辘辘，半身不遂，言语失利等，可用竹沥9～13mL（兑入生姜汁2～3滴），随应证的汤药冲服（不会吞咽者可用鼻饲法）。

对于小儿痰热壅盛上扰清窍，痰热生风而致惊风抽搐，咬牙吊眼，口吐痰涎泡沫，可用本品清心胃痰热，化痰以息风，常用3～6mL灌服。或随汤药冲服。

对于肝气郁滞化热，痰热蒙蔽心窍而神明失常，或骂人打人，爬屋上墙，或独自哭笑，自言自语等症，竹沥能清热化痰、滑肠通便，以清心胃痰热。常与郁金、天竺黄、石菖蒲、远志、香附、生赭石、青礞石、胆南星、生铁落、黄连、黄芩、大黄等同用。

对于高热性疾病在高热阶段突然出现神志昏迷、痰声辘辘、谵语烦躁等，可用本品清化胸间及心经热痰，常配合牛黄、广犀角（现用水牛角替代）、生地黄、玄参、郁金、黄连、连翘心、天竺黄、远志、石菖蒲等。在治疗流行性乙型脑炎及流行性脑脊髓膜炎等病出现上述证候时，常用竹沥汁送服抗热牛黄散（安宫牛黄散）0.6～1.2g（常用鼻饲法），对祛痰、清热、醒神都有帮助。

白芥子、天竺黄、竹沥皆能祛痰，然白芥子能除皮里膜外之痰，且性温，而竹沥偏于除经络之痰，且性寒。至于天竺黄则清心经热痰，其性滑利。由于竹沥性寒滑，对肠胃虚寒之人，不宜多用。所以临床上使用竹沥时，须加入生姜汁二三滴（注意：加入生姜汁须在服用前将鲜姜切碎绞汁滴入，不可在服前1～2天即预先加入，这样常变酸而失效），调匀后服用。这样既能免除其寒滑之性，又能助其宣行通畅而更好地祛除经络之痰。

著名中医学家谢海洲教授善用竹沥化痰开窍治疗失语。谢老认为，中风失语属于痰阻舌本，痰阻于舌本，脉络、窍机即不通，经络不通就需开窍，开窍就需涤痰，因此，化痰开窍为主要治法。前人有记载，今人用之有效。清代喻嘉言有一名方为资寿解语汤（羌活、竹沥、生姜、防风、桔梗、附子、羚羊角、酸枣仁、天麻、甘草）。方中竹沥是涤痰的主药，性寒，对患者不一定合适，但若加几滴生姜汁，则转温，对久痰、老痰、顽痰可以取效。生姜汁的制法，就是将生姜切成碎末，加几滴水，然后用纱布压榨，挤出汁液，按滴计算，15～16滴相当于1mL。一般30mL竹沥加5滴生姜汁即可。

3. 竹沥雾化吸入治疗呼吸道感染性疾病

鲜竹沥目前临床上常用于口服，对咳嗽、多痰等有效，且口味较好，患者易于接受，应用广泛。而用作雾化吸入是其一种新用法的尝试，一些临床医家认为此种新法有如下特点。其一，具有速效和定位作用，雾化吸入通过肺部和呼吸道黏膜吸收，直接作用于病发部位，雾滴极细且分散，药物分布均匀，面积大，吸收速度快，奏效快。其二，药物不经过胃肠道而从黏膜直接吸收，可避免因胃肠道影响而减少吸收量。其三，原来用于雾化吸入的药物如庆大霉素、肾上腺素、地塞米松等作用广泛，一种作用成为治疗作用而其他作用就成为了不良反应，而有些不良反应对于一些特殊患者如老年人来说需要特别注意，而鲜竹沥相对来说不良反应较少，使用较安全。其四，鲜竹沥本身对于呼吸系统疾病具有较好的疗效，改用雾化吸入后能加强其作用。

【**使用注意**】本品性寒滑，对寒痰及便溏者忌用。

【**古籍摘要**】

①《名医别录》："治暴中风风痹，胸中大热。止烦闷，消渴，劳复。"

②《本草衍义》："竹沥行痰，通达上下百骸毛窍诸处，如痰在巅顶可降，痰在胸膈可开，皮在四肢可散，痰在脏腑经络可利。痰在皮里膜外可行。又如癫痫狂乱，风热发痉者可定；痰厥失音，人事昏迷者可省，为痰家之圣剂也。"

③《本草纲目》："竹沥性寒而滑，大抵因风火燥热而有痰者宜之；若寒湿胃虚肠滑之人服之，则反伤肠胃。"

【**现代研究**】竹沥具有明显的镇咳、祛痰作用。但无平喘解热作用，其止咳的主要成分为氨基酸。竹沥有增加尿中氯化物的作用，还有升高血糖作用。

海 藻

海藻最早载于《神农本草经》，其性寒，味苦、咸；归肝、胃、肾经；其基本功效有消痰软坚散结、利水消肿。

【临床应用】

1. 用于瘿瘤

海藻咸寒而苦，善走善破，能走血脉、通经络、破坚结，用于痰湿凝滞、气血瘀阻，项下结块，渐大不痛者，常与行气活血、燥湿祛痰之青皮、当归、半夏、昆布配伍，如《医宗金鉴》海藻玉壶汤、《外台秘要》崔氏海藻散；若情志抑郁、气血瘀阻而致石瘿、气瘿、劳瘿、忧瘿者，可与龙胆、海蛤壳、昆布、通草、矾石等配伍，如《三因极一病证方论》破结散。一般用量为10～30g。

由于国家含碘食盐的普及，"大脖子病"已少见，很多医家用海藻治疗甲状腺功能亢进症，但两者病因病机不同，特别是从西医来说，前者为缺碘导致，故可用海藻治疗，而后者是应该减少碘的摄入的，如果一味用大剂量海藻治疗，恐加重病情。

名老中医王士相根据临床体会，用海藻、昆布等含碘药物治疗甲状腺功能亢进症，并不能取得稳定的效果。并据现代医学证实，含碘药物不能根治甲状腺功能亢进症，只是在甲状腺危象时，暂时用于控制病情。常见甲状腺功能亢进症患者，长期、大量服用海藻、昆布等药，非但无效，反而甲状腺变硬。因此，王老在重症甲状腺功能亢进症患者开始治疗时，于上述辨证论治诸法中，酌加海藻、昆布各6～9g，可提高疗效，服药10日左右，即应停用昆布、海藻。

2. 用于瘰疬

海藻通经络、破坚结，为清热软坚、消痰散结之要药。用于痰火郁结而致瘰疬结核者，常与贝母、牡蛎、玄参配伍，如《疡医大全》内消瘰疬丸；亦可单用，如《肘后备急方》单用酒渍之，治颌下瘰疬如梅李。一般用量为10～30g。

3. 用于疝气、睾丸肿痛

海藻咸能软坚，清热通络，用于气滞寒凝而致阴囊肿硬疼痛者，借其软坚散结之功以散结消肿，常与橘红、桂心、台乌药、桃仁等行气活血药同用，如《济生方》结核丸；治睾丸肿胀疼痛，配橘核、昆布、川楝子等，如《济生方》橘核丸。一般用量为10～30g。

4. 用于痰饮水肿

海藻有利水消肿之功，但单用力薄，多与茯苓、猪苓、泽泻等利湿药同用。一般用量为 10～30g。

【使用注意】传统认为海藻反甘草。但临床也每有配伍同用者。

【古籍摘要】

①《神农本草经》；"主瘿瘤气，颈下核，破散结气，痈肿癥瘕坚气，腹中上下鸣，下十二水肿。"

②《本草蒙筌》："治项间瘰疬，消颈下瘿囊；利水道，通癃闭成淋，泻水气，除胀满作肿。"

③《本草纲目》；"海藻，咸能润下，寒能泄热引水，故能消瘿瘤、结核、阴癀之坚聚，而除浮肿、脚气、留饮、痰气之湿热，使邪气自小便出也。"

【现代研究】海藻因含碘化物，对缺碘引起的地方性甲状腺肿大有治疗作用，并对甲状腺功能亢进、基础代谢率增高有暂时抑制作用。水浸剂有降压作用。海藻中所含褐藻酸有类似肝素样作用，表现为抗凝血、抗血栓、降血黏度及改善微循环作用。

附：海藻反甘草论

海藻反甘草属中药十八反范畴，医界将其视为配伍禁忌，《中华人民共和国药典》规定："海藻不宜与甘草同用。"但古今对此均存异议，并大胆用海藻伍甘草治病，古人方书及医案多有记载，近年来应用更是广泛，几乎涉及临床各科，诸如治疗乳癖、瘰疬、瘿瘤等均获满意疗效，笔者就近年来对海藻与甘草配伍的研究及临床应用综述如下。

海藻反甘草属中药"十八反"的范畴，历来一直被视为用药配伍禁忌，从文献资料来看，两种意见并存。

"相反"的概念，早在《神农本草经》中就有记载，后世本草多有补充，但各书记载并不一致，其中李东垣在《珍珠囊补遗药性赋》中将相反药编为歌诀，对后世影响甚大，即"本草明言十八反，半蒌贝蔹及攻乌，藻戟遂芫俱战草，诸参辛芍叛藜芦"，自此，海藻反甘草之说在后世广为传诵，似成定论。但从《金匮要略》《圣济总录》等著作中可以看出，将海藻与甘草等相反药伍用于临床者也不乏其人，如传统方剂海藻玉壶汤、内消瘰疬丸、昆布散等便是例证。李时珍曾云："东垣治瘰疬马刀疮用散肿溃坚汤，海藻甘草两用之，盖坚积之病非平和之药所能取捷，必令反夺以成其功。"可见，海藻伍甘草虽属禁忌，但并非绝对不能配伍应用，正确使用相反之药，可获得一般药物所难以达到的治疗效。

从目前临床资料来看，海藻与甘草合理配伍疗效显著。有关海藻伍用甘草而获显效的报道甚多，认为海藻与甘草同用，可发挥软坚散结的协同作用，未发现不良反应。从目前临床资料来看，海藻与甘草合理配伍，在治疗乳腺病、甲状腺病、结核疾病方面确能获得显著药效，不会产生明显不良反应，证明海藻与甘草伍用后可以增强软坚散结之功效。

古人之所以将海藻与甘草列入十八反中而在医界广泛流传，很有可能在古代临床上对此有过沉痛的教训，近代也有海藻与甘草配伍后产生不良反应的报道。因此，笔者的观点是，海藻与甘草可以伍用以发挥软坚散结的协同作用，但不可盲目滥用，关键要合理应用。如何做到合理应用呢？有学者认为，起码应考虑以下两方面问题。第一，应严格两者的配伍剂量比例。一般认为，海藻用药剂量大于甘草剂量时，不会有不良反应发生。有医家发现，海藻与甘草配伍剂量为2∶1或3∶1时，无任何不良反应，当比例为1∶1时，药后即有欲吐和不适感。因此，临床尚需要海藻与甘草配伍应用时，第一，应注意使海藻用药剂量明显大于甘草剂量；第二，应注意药材的净制及炮制加工。有人通过广泛的实地调查，认为藻类本身无毒，与甘草伍用也不致相反，但发现海里有几种鱼的血液、内脏、卵巢有剧毒，其毒性物质是河豚毒素和河豚酸等，每年春夏之季产卵期，这些有毒鱼便成群结队到盛产海藻的海域产卵，其卵黏附或堆积于海藻内，如果服用这种被有毒鱼卵污染的海藻很容易中毒，若此种被污染的海藻再与甘草伍用，很自然地将产生毒性作用归咎于"海藻反甘草"，这种对"海藻反甘草"实质的揭示，说明了一个问题，即洁净药材并合理炮制是防止海藻伍甘草产生毒性反应的重要措施。一方面，不宜在春夏之间采收海藻，另一方面，对采收的海藻药材应合理炮制。

综上所述，海藻与甘草并非绝对的配伍禁忌，合理运用这对传统的反药，不会产生毒性反应。合理运用的关键，一方面要注重两者的配伍剂量比例，另一方面要注意对海藻进行净制与炮制，避免带来不良反应。

❰ 海蛤壳 ❱

海蛤壳最早载于《神农本草经》。其性寒，味苦咸；归肺、胃、肾经；其基本功效有清肺化痰、软坚散结、制酸止痛，外用收湿敛疮。

【临床应用】

1. 用于肺热，痰热咳喘

海蛤壳能清肺热而化痰清火，用治热痰咳喘，痰稠色黄，常与瓜蒌仁、海浮石等同用；治痰火内郁，灼伤肺络之胸胁疼痛咳吐痰血，常配青黛，即《卫生鸿宝》黛蛤散。

已故著名中医学家张梦侬先生读书善于从博学中求一得，用他自己的话来说，就是"广种薄收"。如以海蛤粉为主药治哮喘的经验，即是从《本草备要》"蛤粉"条下所载李防御为宋徽宗宠妃治咳嗽的轶闻中得到启发而总结出来的。

张老根据《素问·至真要大论篇》"诸逆冲上，皆属于火"的论述，认为哮喘一证，是"火热痰饮为本，风寒水气为标。由于痰饮与火热内伏于中上二焦，再经外感风寒水湿，使热邪火气不得外散，火性炎上，转夹痰饮上冲，故哮喘气逆而声如曳锯。在治法上如徒用降逆，不加升散，或徒用升散，不加泄热，则病必不除"。故参用《金匮要略》治"咳而上气，喉中水鸡声"之射干麻黄汤方，去苦平有毒之射干，易以咸平无毒之海蛤粉，重用至15g以上。其谓该药清热利湿、化痰下气，有降逆平喘之功，故用为主药。方用炒枳壳、炙麻黄、炙甘草、苦杏仁泥、桔梗、前胡、款冬花、紫菀、法半夏各10g，海蛤粉15g，细辛、五味子各2.5g，鲜生姜3片，大枣3枚。水煎1h，分3次温服。上方加桔梗助麻黄、细辛、生姜之辛散宣通、升提开发；加苦杏仁、前胡、枳壳，增强降逆敛肺、化痰下气之力，甘草合大枣之甘温，补脾益胃、润肺和中。其义升中有降，散中有收，温中有清，泻中有补，功能降气化痰、止咳定喘、散寒清热、利湿行水、敛肺安胃，故用之多验。

2. 用于瘿瘤、痰核

海蛤壳味咸，能软坚散结，常与海藻、昆布等同用，如《证治准绳》含化丸。

北京著名中医男科名家王琦教授认为，海蛤壳咸寒，功能清热化痰、软坚散结、制酸止痛。其化痰逐湿之功甚著，为治疗顽痰、久咳之要药。王老临证见痰湿瘀阻之前列腺增生症、阳痿，多投于海蛤壳一味。王老谓，今之城市人，生活安逸，甚少劳力，而多膏粱厚味，更有甚者，烟酒无度，故临证痰湿患者并非少见。海蛤壳咸寒，功擅化痰利水、软坚散结，质重味厚，性善下趋，能导痰湿从下窍泄，故用治痰湿瘀阻之前列腺增生症、阳痿，甚为相合。临证常合桂枝茯苓丸或苍莎导痰丸加减治疗。常用量为 20g 左右。

此外，海蛤壳有利尿、制酸之功，可用于水气浮肿，小便不利及胃痛泛酸之证。研末外用，可收涩敛疮，治湿疮、烫伤。

【古籍摘要】

①《神农本草经》："主咳逆上气，喘息，烦满，胸痛寒热。"
②《药性论》："治水气浮肿，下小便，治嗽逆上气，项下瘤瘿。"
③《本草纲目》："清热利湿，化痰饮，消积聚，除血痢、妇人血结胸。"

【现代研究】

海蛤壳有抗衰老作用，能明显降低动物过氧化脂质，歧超氧化物能明显提高化酶活性。另有抗炎作用，其与昆布、海藻、牡蛎组方能抑制大鼠肉芽组织增生，对小鼠冰醋酸致急性腹膜炎有显著抑制效果。

白附子

白附子最早载于《中药志》。其性温，味辛，有毒；归胃、肝经；其基本功效有燥湿化痰、祛风止痉、止痛、解毒散结。

【临床应用】

1. 用于中风痰壅，口眼㖞斜、惊风癫痫、破伤风

白附子辛温，善祛风痰而解痉止痛，故适用于上述诸证。治中风口眼㖞斜，常配全蝎、僵蚕；治风痰壅盛之惊风、癫痫，常配半夏、天南星；治破伤风，配防风、天麻、天南星等药。

黔中名医陈慈煦教授认为，白附子治面神经麻痹，需仔细查看患者舌苔，若舌淡紫胖润，苔腻，是为对证，可冀其祛风化瘀涤痰之功。如无此舌象，应防白附子辛温有毒伤正。

浙江叶益丰老中医临证善用白附子，独具特色。治头面诸疾，常

用制白附子10g；治破伤风，用生白附子10～20g，效果很好，未见毒性作用。叶老认为：白附子通过白矾、生姜炮制后，称为制白附子，则毒性大减，毒性作用很小，故用治头面疾病，祛风化痰止痉，疗效可靠。治破伤风重用生白附子，乃取其"以毒攻毒之意"，故病情轻用量宜轻，病重用量宜重。正如《素问·六元正纪大论篇》所云："有故无殒，亦无殒也。"即有如此之病，用如此毒药，则病自当之，不会产生毒性作用。因此，用之得当，效果很好，若怕有毒，不予重用，病重药轻，杯水车薪，病必不治而殆。同时也要遵照《素问·五常政大论篇》："大毒治病，十去之六；常毒治病，十去之七；小毒治病，十去之八……无使过之，伤之正也。"因此用药后，随着病情的减轻，剂量也要逐渐减少。散剂宜用酒调服，汤剂则用酒冲服，以增强药效。但要视患者平素酒量而定，以防出现不良反应，如出现头昏、口麻等症则应减量，或散剂改用开水调服，汤剂不用酒冲服。

2. 用于痰厥头痛、眩晕

白附子既祛风痰，又能止痛，其性上行，尤擅治头面部诸疾，治痰厥头痛、眩晕，常配半夏、天南星；治偏头风痛，可与白芷配伍。

3. 用于瘰疬痰核、毒蛇咬伤

白附子治瘰疬痰核，可鲜品捣烂外敷；治毒蛇咬伤可磨汁内服并外敷，亦可配其他解毒药同用。

中医临床家陈元临床使用大剂量白附子治疗脑胶质瘤，疗效满意，且未出现中毒症状。陈老认为，脑胶质瘤大多是由于髓海空虚，邪毒乘虚入脑，邪滞于脑，痰癖凝聚，闭阻脉络，痰瘀毒胶结成块。《黄帝内经》云："大积大聚乃可攻之""必齐毒药，攻其中。"故其治疗应以补精填髓、解毒散结、祛痰通络、豁痰开窍为主。临床上，陈老采用30～100g大剂量白附子，配以地龙、姜黄、天竺黄、白芥子、薏苡仁、三棱、川芎、皂角刺以豁痰散结、祛瘀通络，再加入白花蛇舌草以解毒，用龟鹿二仙汤补精填髓。全方攻补兼施，故能起到一定疗效。

【**使用注意**】本品辛温燥烈，阴虚血虚动风或热盛动风者、孕妇均不宜用。生品一般不内服。

【**现代研究**】附子有明显的镇静、抗惊厥及镇痛作用，其注射液对结核分枝杆菌有一定抑制作用，煎剂或混悬液对实验动物关节肿均表现较强的抗炎作用。

《 黄药子 》

黄药子最早载于《滇南本草》。其性寒，味苦，有毒；归肺、肝、心经；其基本功效有化痰散结消瘿、清热凉血解毒。

【临床应用】

1. 用于瘿瘤

黄药子能化痰软坚、散结消瘿，《斗门方》治项下气瘿结肿，单以本品浸酒饮；亦可与海藻、牡蛎等配伍，如《证治准绳》海药散。

我国著名的中医外科名家凌云鹏教授善用黄药子攻坚散结治肿瘤。凌老认为，黄药子为凉血解毒消肿之品，并有抗癌作用，汪机的《外科理例》中气颈一节曾用本品作为气颈除根要药，凌老临床上将其用于坚结肿块病例每多内消，所治患者经用黄药子后症状改善，可能与黄药子的投服有关。忆在 1975 年夏，曾有一妇在左大腿部患黑色素瘤已经破溃转移，在上海某医院就诊时确诊预后不良，嘱回家休养，其后来我处求治，嘱其购服黄药子、夏枯草、怀牛膝各 12g，每日煎 3 次食后服，10 余日后大腿部肿退痛止，要求给予外用药，因向其家属说明症状预后，嘱长期服黄药子煎剂以达延年之望，后悉其共服约半年，于 1978 年再次复发，于当年秋季死亡，说明黄药子的抗癌作用在于消肿软坚并可能有理气通络之力，足供进一步研究。

黔中名医陈慈煦教授认为，瘿瘤、瘰疬、乳癖的治疗，用消瘰丸加味，其中常用黄药子，其清热解毒力强，可谓治这一类疾病的专药。但患者白细胞低于 $4 \times 10^9/L$ 时不宜再用，用之常使白细胞继续下降，证之临床确为经验之言。

2. 用于疮疡肿毒、咽喉肿痛、毒蛇咬伤

黄药子能清热解毒，可单用或配其他清热解毒药同用。

此外，本品还有凉血止血作用，可用于血热引起的吐血、衄血、咯血等；并兼有止咳平喘作用，亦可治咳嗽、气喘、百日咳等。

【使用注意】本品有毒，不宜过量。如多服、久服可引起吐泻腹痛等消化道反应，并对肝肾有一定损害，故脾胃虚弱及肝肾功能损害者慎用。

【古籍摘要】

①《开宝本草》："主恶肿疮瘘，喉痹，蛇犬咬毒。"

②《本草纲目》："凉血，降火，消瘿，解毒。"

③《萃金裘本草述录》："治肺热咳嗽，唾血，鼻衄，舌衄，舌肿，咽喉肿痛。"

【现代研究】 黄药子对缺碘所致的动物甲状腺肿有一定的治疗作用。水煎剂或醇浸物水液对离体肠管有抑制作用，而对未孕子宫则有兴奋作用，此外还有止血作用。水浸剂体外对多种致病真菌有不同程度的抑制作用。

海浮石

海浮石最早载于《本草拾遗》。其性寒，味咸；归肺、肾经；其基本功效有清肺化痰、软坚散结、利尿通淋。

【临床应用】

1. 用于痰热咳喘

海浮石寒能清肺降火，咸能软坚化痰。治痰热壅肺，咳喘咳痰黄稠者，常配瓜蒌、贝母、胆星等同用，如《景岳全书》清膈煎；若肝火灼肺，久咳痰中带血者，可配青黛、山栀、瓜蒌等药用，以泻肝清肺，化痰止血，如《丹溪心法》咳血方。一般用量为 10～15g。

2. 用于瘰疬、瘿瘤

海浮石能软坚散结，清化痰火。常配牡蛎、贝母、海藻等同用。一般用量为 10～15g。

3. 用于血淋、石淋

海浮石可单味研末或配小蓟、蒲黄、木通等用。一般用量为 10～15g。

【古籍摘要】

①《本草纲目》引朱震亨："海石，治老痰结块，咸能软坚也。"

②《本草纲目》："消瘤瘿结核疝气，下气，消疮肿。""浮石，入肺除上焦痰热，止咳嗽而软坚，清其上源，故又治诸淋。"

③《本草正》："消食，消热痰，解热渴，热淋，止痰嗽喘急，软

坚癥，利水湿。"

【现代研究】本品有促进尿液分泌及去除支气管分泌物的作用。

⟪ 礞石 ⟫

礞石最早载于《嘉祐本草》。其性平，味咸；归肺、肝、心经；其基本功效有坠痰下气、平肝镇惊。

【临床应用】

1. 用于气逆喘咳

礞石质重性烈，功专坠降，味咸软坚，善消痰化气，以治顽痰、老痰胶固之证，症见咳喘痰壅难咯，大便秘结，常配沉香、黄芩、大黄同用，如《景岳全书》礞石滚痰丸。一般用量为6～10g。

2. 用于癫狂，惊痫

礞石既能攻消痰积，又能平肝镇惊，为治惊痫之良药。如《婴孩宝鉴》夺命散。治热痰壅塞引起的惊风抽搐，以煅礞石为末，用薄荷汁和白蜜调服。若痰积惊痫，大便秘结者，可用礞石滚痰丸以逐痰降火定惊。一般用量为6～10g。

【使用注意】本品重坠性猛，非痰热内结不化之实证不宜使用。脾虚胃弱，小儿慢惊及孕妇忌用。

【古籍摘要】

①《嘉祐本草》："治食积不消，留滞在脏腑，食积癥块久不差。"

②《本草纲目》："治积痰惊闲，咳嗽喘急。""治惊利痰……然止可用之救急，气弱脾虚者不宜久服。"

③《本草备要》："能平肝下气，为治惊利痰之圣药。"

【现代研究】青礞石能促进阳离子交换，产生吸附作用，这是其化痰利水作用机制之一。

⟪ 胖大海 ⟫

胖大海最早载于《本草纲目拾遗》。其性寒，味甘；归肺、大肠经；其基本功效有清热润肺、利咽开音、润肠通便。

【临床应用】

1. 用于肺热声哑，咽喉疼痛，咳嗽

胖大海甘寒质轻能清宣肺气，化痰利咽开音。常单味泡服，亦可配桔梗、甘草等同用。一般用量为 6～10g。

2. 用于燥热便秘，头痛目赤

胖大海能润肠通便，清泄火热，可单味泡服，或配清热泻下药以增强药效。一般用量为 6～10g。

【古籍摘要】

①《本草纲目拾遗》："治火闭痘，服之立起，并治一切热证劳伤，吐衄下血，消毒去暑，时行赤眼，风火牙疼……干咳无痰，骨蒸内热，三焦火证，诸疮皆效。"

②《本草正义》："善于开宣肺气，并能通泄皮毛，风邪外闭，不问为寒为热，并皆主之。抑能开音治瘖，爽嗽豁痰。"

【现代研究】胖大海素对血管平滑肌有收缩作用，能改善黏膜炎症，减轻痉挛性疼痛。水浸液可促进肠蠕动，有缓泻作用，以种仁作用最强。种仁溶液（去脂干粉制成），对猫有降压作用。

天竺黄

天竺黄最早载于《蜀本草》。其性寒，味甘；归心、肝经；其基本功效有清热豁痰、清心定惊。

【临床应用】

1. 用于小儿惊风，中风癫痫，热病神昏

天竺黄清热豁痰，清心定惊之功与竹沥相似而无寒滑之弊。治小儿痰热惊风，常配麝香、胆南星、朱砂等，如《小儿药证直诀》抱龙丸；治中风痰壅、痰热癫痫等，常配黄连、菖蒲、郁金等；治热病神昏谵语，可配牛黄、连翘、竹叶卷心等。一般用量为 6～10g。

2. 用于痰热咳喘

天竺黄清热豁痰，常配瓜蒌、贝母、桑白皮等药用。一般用量为 6～10g。

【古籍摘要】

①《开宝本草》："治小儿惊风天吊，镇心明目，去诸风热。疗金疮。止血，滋养五脏。"

②《本草汇言》："竹黄性缓，清空解热，而更有定惊安神之妙，故前古治个儿惊风天吊，夜啼不眠，客忤痫疟及伤风痰闭，发热气促，入抱龙丸，治婴科惊痰要剂。加大人中风，失音不语，入风痰药中，亦屡见奏效。"

③《本草正》："善开风痰，降热痰。治痰滞胸膈，烦闷，癫痫。清心火，镇心气，醒脾疏肝。明眼目，安惊悸。疗小儿风痰急惊客忤。亦治金疮，并内热药毒。"

【现代研究】 竹红菌乙素具有明显的镇痛抗炎作用，提高痛阈强度要优于吲哚美辛。竹红菌甲素对革兰氏阳性菌有很好的抑制作用，对培养的人癌细胞和小鼠移植性实体肿瘤有显著的光动力治疗作用。

第三节　止咳平喘药

本类药物主归肺经，其味或辛或苦或甘，其性或温或寒，由于药物性味不同，质地润、燥有异，止咳平喘之理也就有所不同，有宣肺、清肺、润肺、降肺、敛肺及化痰之别。其中有的药物偏于止咳，有的偏于平喘，有的则兼而有之。

本节药物主治咳喘，而咳喘之证，病情复杂，有外感内伤之别，寒热虚实之异。临床应用时应审证求因，随证选用不同的止咳、平喘药，并配伍相应的有关药物，总之不可见咳治咳，见喘治喘。

表证、麻疹初起，不能单投止咳药，当以疏解宣发为主，少佐止咳药物，更不能过早使用敛肺止咳药。个别麻醉镇咳定喘药，因易成瘾、易恋邪，用之宜慎。

苦杏仁

苦杏仁最早载于《神农本草经》。其性微温，味苦，有小毒；归肺、大肠经；其基本功效有降气止咳平喘、润肠通便。

【临床应用】

1. 用于咳嗽气喘

苦杏仁主入肺经，味苦降泄，肃降兼宣发肺气而能止咳平喘，为治咳喘之要药，随证配伍可治多种咳喘病证。如风寒咳喘，胸闷气逆，配麻黄、甘草，以散风寒宣肺平喘，如《伤寒论》三拗汤；若风热咳嗽，发热汗出，配桑叶、菊花，以散风热宣肺止咳，如《温病条辨》桑菊饮；若燥热咳嗽，痰少难咳，配桑叶、贝母、沙参，以清肺润燥止咳，如《温病条辨》桑杏汤、《医门法律》清燥救肺汤；肺热咳喘，配石膏等以清肺泄热、宣肺平喘，如《伤寒论》麻杏石甘汤。

2. 用于肠燥便秘

苦杏仁质润多脂，味苦而下气，故能润肠通便，常配柏子仁、郁李仁等同用，如《世医得效方》五仁丸。

湖北名老中医彭景星教授每遇见肠梗阻，处方时常于"承气汤"中加苦杏仁，取其富含油脂，润肠通便。认为肺与大肠相表里，主一身之气，肺气治则一身之气皆治。苦杏仁苦降，可宣降肺气，能使肠腑气机通降下行，有利于梗阻的解除。

3. 用于皮肤疾病

名老中医吕会文善用苦杏仁治疗脓疱疮。吕老多年来应用苦杏仁炭治愈小儿脓疱疮 40 余例，具体用法是苦杏仁（用量应根据脓疱疮部位大小而定）用火灸成炭，存性，研成细末，把香油或豆油熬开，调末成稀糊状备用。用时首先用淡盐水将污物洗净，然后将上药涂薄薄一层于患处，可用净纱布或软布覆盖，以防药物脱落和污染衣被。一般每日或隔日涂抹 1 次。1～2 次脱痂，3～4 次次痊愈。

苦杏仁具有"杀虫，治诸疮疥、消肿、去头面诸风气鼓疱"（《本草纲目》）的作用，炒炭应用，既可燥湿，又可化腐生肌，故用治脓疱疮有效。

名老中医王其玉运用苦杏仁治疗白疕甚有效验。王老曾治一周岁患者，发热 1 天后胸腹发瘾疹、瘙痒，邀余会诊，前医用消风散、继施五福化毒丹，又服防风通圣散不但丝毫无功，且病势加重，蔓延周身，色白奇痒，皮肤皮样脱屑，触之如飞絮。无奈间，猛想起《医宗金鉴》有用苦杏仁、猪脂外用治痒一法，决定试之，遂开方：苦杏仁 60g（捣），猪板油 15g。两味调匀绢包外擦。然患者家长治病心切，不及备齐猪板油，即自用一味苦杏仁捣烂布包外擦。是夜患儿安然入睡，上法连用2日痒止，4日后无脱屑，疹消退而病愈。

考白疕一证，俗名"蛇虱"，《医宗金鉴·外科》载有其证。其生于皮肤，形如疹疥，可发遍身，色白脱屑，瘙痒异常，乃由风邪客于皮肤，血燥不能荣养所致。苦杏仁治风燥，润皮肤，且可杀虫，治诸疮疥。王老余用之治白疕瘙痒，屡试皆效。

4. 用于胃部疾病

苦杏仁具有通降肺胃、畅达气机之功。肺与胃经脉相连，肺气郁闭，胃失和降，聚而为痞，散而为满，故痞满之胸膈痞塞壅满责之肺胃，以味苦之苦杏仁为宜。如临床用苦杏仁与瓜蒌、桔梗等相伍，求浊降而清升，升降调和，则痞满自归消散。对苦杏仁消食化滞应用由来已久。《金匮要略·禽兽鱼虫禁忌篇》记载用苦杏仁治疗食肉食不消致病者两条。治食滞气满腹胀患者，尤以食肉食而致病者，每以苦杏仁加消积导滞之品而获显效。诚如张元素所言："杏仁气薄味厚……其用有三：润肺也，消食也，散滞也。"消食为其三大功效之一，可见一斑。

著名老中医章次公先生亦善用苦杏仁治疗胃部疾病。次公敢于打破常规，在胃、十二指肠溃疡中，常重用苦杏仁配当归、桃仁，治疗因溃疡病引起的胃脘疼痛，疗效极佳。这是次公经过多年临床实践，获得的独特经验。用苦杏仁治疗溃疡病引起的胃脘痛，似乎令人大惑不解。据《神农本草经》记载，苦杏仁具有"主咳逆上气，雷鸣，喉痹，下气，产乳，金疮，寒心奔豚"。次公认为苦杏仁具有润肠胃、消食积、开滞气之功，能疏利开通，破壅降逆而缓胃痛。加之久痛必瘀，故配当归、桃仁。

5. 用于利咽开音

苦杏仁功能宣肺，咽喉为肺之门户，故能启动声门。《备急千金要方》载杏仁丸治疗风寒束肺，闭结咽喉，失音不语，所谓"金实不鸣"。方以苦杏仁宣开肺气，以散风寒为主，佐桂心辛温宣通，以助苦杏仁散邪之力，风寒去而肺气通，咽喉不为邪扰，是以病可愈。临床还常用苦杏仁与蝉蜕伍用，治疗"金实不鸣"。

6. 用于通痹止痛

苦杏仁开宣肺气之功，可奏气化痹通之用，通则不痛。如《温病条辨》治疗湿聚热蒸、蕴于经络湿痹之宣痹汤，治疗暑湿痹痛之加减木防己汤皆用苦杏仁。如朱彬所说："痹证总以宣气为先，郁则痹，宣则通也。"《圣济总录》载山杏煎治疗心气痛、闷乱，用炒杏仁二两、吴茱萸十二钱，为末，丸如弹子大，发时每服1丸，温酒化下。

方中苦杏仁理心气、止心痛，即《药性论》谓杏仁"治心下急满痛，除心腹满闷"，辅以吴茱萸温散心气以助苦杏仁止痛。

7. 用于水肿

《金匮要略·痰饮咳嗽病脉证篇》指出：苓甘五味加姜辛半夏杏仁汤，因"其人形肿"。故"加杏仁主之"。苦杏仁对形肿而言，足以窥见仲景用药之精妙。《金匮要略论注》在评论此方时说："形肿谓身肿也，肺气已衰，不能遍布，则滞而肿，故以杏仁利之，气不滞则肿自消也。"柯韵伯强调仲景以大陷胸丸治结胸而施苦杏仁，乃"用杏仁之苦温，以开胸中之气，气降则水自下矣"。临证时，对于心肺疾病而气机郁闭，水犯高原者，每每借助于苦杏仁，取其宣降肺气。与葶苈子同伍，肺气畅达，上焦宣通，下窍自利，水湿自有出路。

8. 用于泻痢

泄泻痢疾初起骤发，或因湿浊，或因积滞，邪实者十居八九。病变责在大肠，而肺与大肠表里相连。苦杏仁能入大肠，以开通降气，有滑利肠腑、清涤垢滞的功能。《得配本草》谓苦杏仁能"消食积，通大便"，李时珍亦称苦杏仁可"降气""消食"。治泻痢用苦杏仁，乃以通之法，治通之疾，求止之效，有通因通用之功，无闭门留寇之弊，较之施用大黄更为稳妥。《镜花缘》中的泻痢丹，一直为近代医家所推崇，方中用苦杏仁，证之临床，效果非常。

9. 用于血瘀

气为血帅，血为气母，气不滞则血不止，气滞则血瘀。如妇人胞中瘀血不去，湿邪阻滞，化生带下。仲景用矾石丸，方中苦杏仁功在活血祛瘀。尤在泾说得好，矾石丸中用苦杏仁，皆在"破结润干血也"。仲景大黄䗪虫丸方中也用苦杏仁，取意仍不出行气活血祛瘀。张石顽谓此方苦杏仁乃"行去其血"。足见苦杏仁入于气分而走于血分，对于气滞而致血瘀，最为合拍。临床以苦杏仁祛瘀，常与桃仁相伍，用于久咳肺胀，一者开肺行气治瘀，一者活血行血治瘀，相辅相成，共奏行气活血之效。

需要注意的是，杏仁又分苦、甜：中药常因气候和生长的地理环境差异而呈现出不同的性能，杏仁因产地不同而有苦、甜之分，凡栽培所产者甜的较多，野生一般为苦杏。从原生植物来看，西伯利亚杏、辽杏及野生杏仁为苦杏仁，而杏及山杏的栽培杏仁有些为苦杏仁，有些为甜杏仁。苦杏仁含苦杏仁苷，以镇咳定喘为著，甜杏仁含蛋白质，以补虚润肠见长。

【使用注意】阴虚咳喘及大便溏泻者忌用。本品有小毒，用量不宜过大；婴儿慎用。

【古籍摘要】

①《本草拾遗》："杀虫。以利喉咽，去喉痹、痰唾、咳嗽、喉中热结生疮。"

②《珍珠囊药性赋》："除肺热，治上焦风燥，利胸膈气逆，润大肠气秘。"

③《本草便读》："功专降气，气降则痰消嗽止。能润大肠，故大肠气秘者可用之。"

【现代研究】苦杏仁所含苦杏仁苷口服后，在下消化道分解后产生少量氢氰酸，能抑制咳嗽中枢而起镇咳平喘作用。在生成氢氰酸的同时，也产生苯甲醛，后者可抑制胃蛋白酶的活性，从而影响消化功能。苦杏仁苷及其水解生成的氢氰酸和苯甲酸体外试验均证明有微弱抗癌作用。苦杏仁油对蛔虫、钩虫及伤寒杆菌、副伤寒杆菌有抑制作用，且有润滑性通便作用。此外，苦杏仁苷有抗突变作用，所含蛋白质成分还有明显的抗炎及镇痛作用。

百部

百部最早载于《名医别录》。其性微温，味苦、甘；归肺经；其基本功效有润肺下气止咳、杀虫灭虱。

【临床应用】

1. 用于新久咳嗽、百日咳、肺痨咳嗽

百部甘润苦降，微温不燥，功专润肺止咳，无论外感、内伤、暴咳、久嗽，皆可用之，可单用或配伍应用。治风寒咳嗽，配荆芥、桔梗、紫菀等，如《医学心悟》止嗽散；久咳不已，气阴两虚者，则配黄芪、沙参、麦冬等，如《本草汇言》百部汤；治肺痨咳嗽，阴虚者，常配沙参、麦冬、川贝母等。一般用量为5～10g。

著名已故名老中医于己百教授治疗结核病时，在辨证基础上加用百部、白头翁往往取得良好效果。于老体会：百部性味甘苦、微温、有小毒，入肺经，有润肺止咳、灭虱杀虫之功。实验证明该药有镇咳作用，能降低呼吸中枢的兴奋性，对结核分枝杆菌有抑制作用。白头翁性味苦寒,入大肠经,有清热解毒、凉血止痢之功,与有关药物配伍,可治疗瘰疬结核,其煎剂对多种杆菌有抑制作用。故在治疗结核病时,在辨证用药的基础上加用此两味药,往往收到更好的疗效。

中医临床家陈平平在治疗喉源性咳嗽时恒加百部,陈氏认为,百部可治新咳、旧咳、百日咳,对各种咳嗽均有良效。故而在临床上凡遇喉痒、呛咳、咳痰不畅的喉源性咳嗽,在各种证型的处方中,均加用百部以止咳化痰,其效果佳,能明显缩短病程。

2. 用于蛲虫、阴道滴虫、头虱及疥癣等

百部有杀虫灭虱之功,以治蛲虫病多用,以本品浓煎,睡前保留灌肠;治阴道滴虫,可单用,或配蛇床子、苦参等煎汤坐浴外洗;治头虱、体虱及疥癣,可制成20%乙醇液,或50%水煎剂外搽。

脚气为真菌感染,该菌易复发,喜潮湿、温暖的环境,夏季多生活在皮肤表层,因此夏季是治疗脚气的最佳时机。取晾晒好的百部20g浸泡于2000mL温水中3~4h,使其充分浸润,泡脚时水温27~29℃,泡30min为宜,一天2~3次,5~8天可治愈。百部外用有杀虫止痒的功效。其取材方便,使用方法简单,经济实惠,疗效显著。

【古籍摘要】

①《名医别录》:"主咳嗽上气。"

②《药性论》:"治肺家热、上气咳逆,主润益肺。"

③《日华子本草》:"治疳蛔及传尸骨蒸,杀蛔虫、寸白、蛲虫。"

【现代研究】百部所含生物碱能降低呼吸中枢兴奋性,抑制咳嗽反射,而奏止咳之效。对支气管痉挛有松弛作用,强度与氨茶碱相似。体外试验证明其对人型结核分枝杆菌、肺炎球菌、葡萄球菌、链球菌、白喉棒状杆菌、志贺菌属、铜绿假单胞菌、伤寒杆菌、鼠疫杆菌、炭疽杆菌,霍乱弧菌均有抑制作用,对流行性感冒病毒、皮肤真菌也有抑制作用。水浸液和醇浸液对体虱、阴虱皆有杀灭作用。此外,尚有一定的镇静、镇痛作用。

紫菀

紫菀最早载于《神农本草经》。其性温,味苦、辛;归肺经;其基本功效有润肺下气、化痰止咳。

【临床应用】

1. 用于咳嗽有痰

紫菀苦泄，性温而不热，质润而不燥，长于润肺下气，开肺郁，化痰浊而止咳。对咳嗽之证，无论外感、内伤，病程长短，寒热虚实，皆可用之。如风寒犯肺，咳嗽咽痒，咳痰不爽，配荆芥、桔梗、百部等，如《医学心悟》止嗽散；若治阴虚劳嗽，痰中带血，则配阿胶、贝母等以养阴润肺、化痰止嗽，如王海藏紫菀汤。一般用量为5～10g。

2. 用于利尿

《备急千金要方》中载有："治妇人卒不得小便，紫菀末，井华水服三指撮。"《本草从新》谓其："又能通利小肠。"《本草备要》记载："《本草汇》云：苦能达下，辛可益金，故吐血保肺，收为上剂。虽人至高善于达下，使气化及于州都，小便自利，人所不知。李士材曰：辛而不燥，润而不寒，补而不滞，诚金玉君子，非多用独用，不能速效。州都，膀胱也。"《续名医类案》载："李士材治王郡守，痰火喘盛，咳正甚时，忽然小便不通，自服车前、木通、茯苓、泽泻等药，小腹胀闷，点滴不出。李曰：右寸数大，是金燥不能生水之故，惟用紫菀五钱，麦冬三钱，五味十粒，人参二钱，一剂而小便涌出如泉。"

另外，不少治疗小便不通的复方中都含有紫菀，如《圣济总录·虚劳门》中的鹿茸丸；《卫生宝鉴·胞痹门》中治胸痹，脐腹痛，小便不行的茯苓丸；《张氏医通·大小府门》中治疗小便不通（癃闭）的生脉散去五味子，易大剂紫菀；《顾松园医镜·数集》中治肺金燥热，气化不行，小便癃闭的二冬二母散等。

3. 用于便秘

叶天士《临证指南医案·肠痹门》列医案凡八则十三诊。其中八诊使用苦杏仁、枇杷叶、瓜蒌皮、紫菀诸味。先生曰："丹溪每治肠痹必开肺气，谓表里相应治法。"又曰："《黄帝内经》谓肺主一身气化，天气降，斯云雾清而诸窍皆为通利。"肺与大肠相表里，肺气主降，大肠主传导亦赖气机之通降；肺又主一身之气，故降肺气亦通肠痹之证。《书录题解》曾记史堪医案一则：蔡元长苦大便秘，医不能通。堪诊已曰：请求20钱。元长曰：何为？曰：欲市紫菀。末紫菀以进，须臾遂通。无长大惊，堪曰：大肠，肺之传送。今之秘，无他、紫菀清肺气，此所以通也。

史堪，字载之，北宋蜀人。因治愈蔡云长便秘而名噪一时。天士治肠痹私淑丹溪，实史堪之有降肺通便之法于前。经言："肺合大肠，大肠者，传导之腑。"然善用者寡。如史堪、丹溪、天士皆可谓灵机活泼、聪明善思之士。前人曾曰：人苟读古人之书，通古人之意，以洞究乎今人之病；无一不可读之书，无不可治之病。诚哉斯言。

现代苏州名医黄一峰亦善用宣肺气以振脾胃之法。黄老认为，诸气膹郁，皆属于肺。故宣泄肺气，伸其治节，是调升降、运枢机的一个方面。人身气贵流行，百病皆由愆滞，设明此义，则平易之药、清淡之方亦可每愈重病，故其治疗脾胃病常用紫菀、桔梗等宣泄肺气之品。天士治肠痹，取降肺通肠之法，故所用药如紫菀、苦杏仁、枇杷叶、瓜蒌皮之辈皆有降无升。

黄老治脾胃则重在调理气机。脾胃为气机升降之枢机，升降息则气立孤危。故以桔梗之升开提肺气以助脾气之升，紫菀之通降肺气以助胃气之降，脾胃升降得宜，诸证皆可因之而愈。脾、胃、大肠间为仓廪之本，营之居。调理太阴肺气，既助大肠传化，又助脾升胃降。先贤后哲，其揆一者，以理本同一，触类引申故也。

名老中医施奠邦教授认为，紫菀润肺下气，治便秘属虚者有效，盖肺与大肠相表里，肺气不降，则大便不利，便秘而治肺，即所谓腑病取脏，下病取上之意，叶天士善用此，常用紫菀配苦杏仁、瓜蒌皮，以肃降肺气、润肠通便。有一老医师，凡遇消化性溃疡伴便秘不通者，常以四逆散为上，加紫菀 15g，每收捷效。但不能用于胃肠实热之承气汤证，以病重药轻，失之以缓。

对于紫菀的通利作用，近年来也有记载。朱良春在《朱良春用药经验集》有这样的描述："紫菀所以能通利二便，是因其体润而微辛微苦，观其药材，须根皆可编成辫状，故紫菀又有'女辫'之名，其性润可知，润则能通，辛则能行，苦可泻火，故于二便之滞塞皆有效。"说明紫菀为辛润之品，可行气滞而运津液，达二肠以通利二便，有开上通下之功。吴金明通过临床观察，发现紫菀确有通利之功，且认为紫菀治疗便秘、小便不通不可只拘于见有肺系症状的便秘患者，对无肺系症状出现此症者亦同样适用。

4. 用于止血

《千金翼方·本草上》记载其："（其）疗咳唾脓血，止喘悸，五劳体虚，补不足，小儿惊痫。"《本草纲目》记载："吐血咳嗽，用紫菀、五味子炒过，共研为末，加蜜做成丸子，如芡子大，每次含化一丸……产后下血，用紫菀末五撮，水冲服。"《雷公炮制药性解》："紫菀苦能入心，而泄上炎之火；辛能入肺，而散结滞之气。行气养血，专治血痰，为血痨要药。"《增广和剂局方药性总论》记载其："日华子云，调中及肺痿吐血，消痰，止渴，润肌肤，填骨髓。"《本草从新》记载紫菀："专治血痰，为血痨圣药。"说明紫菀尚能止血。《本草通玄》谓："紫菀，辛而不燥，润而不寒，补而不滞。然非独用、多用不能速效，小便不通及溺血者服一两立效。"说明紫菀利尿止血时宜用大剂量。《药品化义》谓："紫菀，味甘而带苦，性凉而体润，恰合肺部血分……便血溺血，肝之妄下也；无不奏效……同生地、麦冬入心，宁神养血。同丹皮、赤芍入胃，清热凉血。其桑皮为肺中气药，紫菀为肺中血药，宜分别用。"说明紫菀可根据不同配伍治疗多种血证。以上文献提示，大剂量紫菀具有止血功效，如配伍不同的药物可以治疗多种血证。一般用量为 10～20g。

5. 用于补虚

《增广和剂局方药性总论·草部》将其列为中品之上，谓其："味苦辛，温，无毒。"《药性论》云其："能治尸疰，补虚下气及胸胁逆气，治百邪、鬼魅、劳气、虚热。"《本草备要》云其："润肺，泻火，辛温润肺，苦温下气。补虚调中，消痰止渴。治寒热结气，咳逆上气，咳吐脓血（专治血痰，为血痨圣药），肺经虚热，小儿惊痫（亦虚而有热）。"说明紫菀能润肺止咳。

【古籍摘要】

① 《神农本草经》："主咳逆上气，胸中寒热结气。"
② 《本草从新》："专治血痰，为血痨圣药，又能通利小肠。"
③ 《本草正义》："紫菀柔润有余，虽曰苦辛而温，非燥烈可比。专能开泄肺郁，定咳降逆，宣通窒滞，兼疏肺家气血。凡风寒外束，肺气壅塞，咳呛不爽，喘促哮吼及气火潘灼，郁为肺痈，咳吐脓血，痰臭腥秽诸证，无不治之；而寒饮蟠踞，浊涎胶固，喉中如水鸡声者，尤为相宜。"

【现代研究】紫菀水煎剂及苯、甲醇提取物均有显著的祛痰作用，目前，初步认为祛痰的有效成分为丁基-D-核酮糖苷；根与根茎的提取物中分离出的结晶之一有止咳作用。体外试验证明，紫菀对大肠埃希菌、志贺菌属、伤寒杆菌、副伤寒杆菌、铜绿假单胞菌有一定抑制作用；所含的表无羁萜醇对小鼠艾氏腹水癌有抗癌作用；槲皮素有利尿作用。

葶苈子

葶苈子最早载于《神农本草经》，其性大寒，味苦、辛；归肺、膀胱经；其基本功效有泻肺平喘、利水消肿。

【临床应用】

1. 用于痰涎壅盛，喘息不得平卧

葶苈子苦降辛散，性寒清热，专泻肺中水饮及痰火而平喘咳。用于痰湿壅肺而致咳嗽痰多，上气喘急者，用葶苈子泻肺消痰、降气平喘，常佐大枣以缓其性，如《金匮要略》葶苈大枣泻肺汤。还常配紫苏子、桑白皮、苦杏仁等共用。

四川名老中医余国俊先生治疗肺胀善用葶苈子。《金匮要略》论肺胀，即以咳喘胸满为主症的肺气胀满，类似现代医学的"肺气肿合并感染"，查《金匮要略》越婢加半夏汤、小青龙加石膏汤均为肺胀实证，故皆通过祛逐内外之合邪以泻肺除胀。然临床虚证并不少见，虚者以"胸闷气短"为主症，可伴有语声低微、自汗、浮肿、心悸、舌质淡、脉弱等症。其病机为肺肾气虚，肺气虚则肃降乏力，肾气虚则摄纳无权，致令清气难入，浊气难出，逆于胸中而成肺胀，类似现代医学的"肺气肿缓解期"，宜补肺益肾，可用参蛤散合右归丸加减，若上实下虚者，可用苏子降气汤。笔者临床治疗肺胀，无论虚证、实证，均在当用方药中加葶苈子一味，重用至30g以上，有提高泻肺除胀之效。查古籍均言葶苈子猛峻，虚证不宜用之，即使实证用之，亦不过9g上下。但笔者重用此药，有时一剂竟达60g以上，每每取效，从未偾事。近年来药理研究证实，葶苈子有较好的强心作用，值得引起重视。

2. 用于小便不利

葶苈子归膀胱经，可利水通淋，用于小便不利者最为适宜。名老中医郭汉章曾治疗一骨盆骨折，伤后小便不解，患者腹胀难忍。因导尿管多次插而不进，无奈每天行膀胱穿刺，以解尿闭之急。曾内服萹蓄、瞿麦等利水之剂而不效。郭老会诊，见患者小腹胀满，腹痛拒按，舌红脉滑。证系外伤瘀血、瘀滞化热、三焦不畅。服用清热利水之药效果不著，是因药物力缓量轻。因思家祖有"葶苈子，利小肠，强似大黄利大肠"之教诲，随处以葶苈子、白茅根，令其煎汤饮服。服药次日即可解小便，3剂后小便自如。郭老认为，葶苈子上可泻

肺，下可利水，通利三焦，效猛力峻，尿闭病急、体壮属实证者，皆可选用。属寒证者，可加肉桂；有瘀者，可配活血之剂；体虚者，可与补中益气汤配服。又遇几位患者，如同上法施用，每每见效。

3. 用于水肿、悬饮、胸腹积水

葶苈子泄肺气之壅闭而通调水道，用于肺失宣降、水气不行而致咳嗽、水肿胀满者，用葶苈子宣肺行水，如《外台秘要》用甜葶苈子、汉防己为丸服，治阳水暴肿；《补缺肘后方》用葶苈子与杏仁捣服，治卒大腹水病；若腹水肿满属湿热蕴阻者，配防己、椒目、大黄，即《金匮要略》己椒苈黄丸；治结胸、胸腔积液，腹水肿满，配苦杏仁、大黄、芒硝，即《伤寒论》大陷胸丸。

名老中医李文瑞认为葶苈子具有泻肺排热痰、消心胸之水之功效，部分与强心的现代药理作用基本相合。重剂用于心胸之水、痰热壅盛等病证，方可获效。常在葶苈大枣泻肺汤、小陷胸汤、千金苇茎汤、麻杏石甘汤等方中重用。临床主要用于肺炎、感冒所致之痰多色黄，以及心包积液、胸腔积液等。服药期间未见耗气、心率减慢等不良反应。李老应用葶苈子时一般用量3～10g，重用15～25g，最大用至30g。

中医临床家陈汝兴教授善用葶苈子治疗心力衰竭。心力衰竭者往往表现为水钠潴留水肿，陈师根据《素问》"平治于权衡，去宛陈莝，开鬼门，洁净府"的理论，主张治心力衰竭宜佐开鬼门、洁净府、去宛陈莝治水三法。开鬼门原指宣肺发汗，陈师灵活变通，在心力衰竭的治疗上，理解为调整肺的布散宣肃，以通调水道，其常用紫苏子、桔梗、胡颓叶，尤为喜用葶苈子以泻肺利水，且量大，常用30g之多。现代药理研究表明，葶苈子对衰竭的心脏可增加其输出量，降低静脉压均需较大剂量才能起强心苷样作用。洁净府，意在行水利尿，其作用在肾，常和五加皮、泽泻、大腹皮等利水消肿药合同。去宛陈莝，作用于脉，旨在散瘀通络、活血化瘀，常用川芎、丹参，尤善用益母草，此药不仅活血化瘀，且具利水之功，用之于临床确有较好的强心利水消肿之功效。

4. 用于中风

葶苈子用于治疗中风，配伍组方共有三类：其一是化痰通络以息风，如地龙、僵蚕、天竺黄、白芥子等；其二是清热泻火以息风，如大黄、地龙、栀子等；其三是祛湿以息风，湿邪易与痰、热、湿、水胶着固塞，互结为患，易阻遏气机，蒙蔽心神，故常配伍土茯苓、黄连、金钱草等。鉴于葶苈子味辛而能温通辛散，性寒而具清热泻下之功能，故用于治疗中风痰、热、湿急性期之实证，以出现腹泻为度，以使痰、热、湿等实邪从二便分消而去。当病情不减或加重时，一旦得泻，则临床表现随即缓解或改善，说明葶苈子的治疗作用主要体现在腹泻之后，此亦为通腑泻热法治疗中风的具体运用。葶苈子用量15～20g，病症较重者可用至 30g，恢复期及后遗症期用量为 6g。现代药理研究表明，葶苈子治疗中风，可降低颅内压，减轻脑水肿，还可降低血液黏稠度，改善微循环。

5. 用于气胸

中医学认为气胸为胸部阳气不足，客邪乘于阳位，犯及清旷之区，致肺失宣降、气机逆乱所成。葶苈子有泻肺下气之功效，配大黄能通腑降浊，两药相伍，共引气血下行，使胸中阳气充足，而气胸自愈。因此用葶苈子与大黄相配伍，根据辨证加味治疗自发性气胸，随症加减后具有荡邪复阳、通便下气、宽利胸膈、消痞除胀的作用。葶苈子用量 15～30g，生大黄用量 10～15g。

【古籍摘要】

①《神农本草经》："主癥瘕积聚结气、饮食寒热，破坚逐邪，通利水道。"

②《名医别录》："下膀胱水，伏留热气，皮间邪水上出，面目浮肿。身暴中风热痱痒，利小腹。"

③《开宝本草》："疗肺痈上气咳嗽，定喘促，除胸中痰饮。"

【现代研究】两种葶苈子提取物，均有强心作用，能使心肌收缩力增强，心率减慢，对衰弱的心脏可增加输出量，降低静脉压。尚有利尿作用。葶苈子的苄基芥子油具有广谱抗菌作用，对酵母菌等20 种真菌及数十种其他菌株均有抗菌作用。葶苈子在很低剂量，即可发挥显著的抗癌效果。

马兜铃

马兜铃最早载于《药性论》。其性微寒，味苦；归肺、大肠经；其基本功效有清肺降气、止咳平喘、清肠消痔。

【临床应用】

1. 用于肺热咳喘

马兜铃性寒质轻，主入肺经，味苦泄降，善清肺热、降肺气，又能化痰。故热郁于肺，肺失肃降，发为咳嗽痰喘者最宜，常配桑白皮、黄芩、枇杷叶等；治肺虚火盛，喘咳咽干，或痰中带血者，则配阿胶等，以养阴清肺、止咳平喘。一般用量为5～10g。

《药性论》述其"主肺气上急，坐息不得，咳逆连连不可"，钱乙《小儿药证直诀》推崇其用，书中补肺阿胶散，即由阿胶、马兜铃、苦杏仁、甘草组成，为治疗小儿肺虚喘促之名方。临床组方以马兜铃为主药，配杏仁苦泄降气，紫菀、贝母清肺化痰，甘草调和诸药，使本方不仅可用治实热咳喘，而且可以用来治疗肺虚咳喘。

名老中医郗需龄在治疗重症肺脓疡时，曾遇一例患者经清热解毒、活血透托之剂，体温已基本正常，白细胞接近正常，但是咳嗽吐痰量多。肺部X线片示，右上肺有液平空洞持续不消，苦思冥想之余，突然灵机一动，肺中之空洞颇似"铃"，痰液者湿热凝结所致，从而联想到洁古善用马兜铃清肺气，去肺中湿热，取其除热散结之力也。《本草正义》中也称其"能疏通壅滞，止嗽化痰"，而且认为"决壅疏通，皆有捷效"，说明马兜铃除痰散结、决壅疏浚之功显著，于是在原方中加用马兜铃15g，果然不负所望，服5剂药后患者肺部空洞缩小，1周后即消失。

2. 用于痔肿痛或出血

马兜铃又入大肠经，能清除大肠积热而治痔肿痛或出血，常配生地黄、白术等药内服，也可配地榆、槐角煎汤熏洗患处。一般用量为5～10g，外用适量。

3. 用于高血压

马兜铃又能清热平肝降压而治高血压属肝阳上亢者。受唐代《备急千金要方·头眩头风类》犀角汤方内用青木香（即马兜铃）的启发，试用于治疗高血压每获良效。一般用量为5～10g。

【**使用注意**】用量不宜过大，以免引起呕吐。虚寒喘咳及脾虚便溏者禁服，胃弱者慎服。

【**古籍摘要**】

①《本草经疏》："马兜铃，入肺除热，而使气下降。咳嗽者，气升之病，气降热除，嗽自平矣。痰结喘促，亦肺热病也，宜并主之。血痔瘘疮，无非血热。况痔病属大肠，大肠与肺为表里，清脏热则腑热亦清矣，故亦主之。"

②《本草正义》："宣肺之药，紫菀微温，兜铃微清，皆能疏通壅

滞，止嗽化痰，此二者，有一温一清之分，宜辨寒嗽热嗽、寒喘热喘主治。"

【现代研究】马兜铃有明显止咳作用，其煎剂有微弱祛痰作用；可舒张支气管，缓解支气管痉挛；对多种致病真菌有抑制作用。

❮❮ 枇杷叶 ❯❯

枇杷叶最早载于《名医别录》。其性微寒，味苦；归肺、胃经；其基本功效有清肺止咳、降逆止呕。

【临床应用】

1. 用于肺热咳嗽、气逆喘急

枇杷叶味苦能降，性寒能清，具有清降肺气之功。可单用制膏服用，或与黄芩、桑白皮、栀子等同用，如《医宗金鉴》枇杷清肺饮；治燥热咳喘，咳痰不爽，口干舌红者，宜与宣燥润肺之品桑叶、麦冬、阿胶等同用，如《医门法律》清燥救肺汤。

2. 用于胃热呕吐、哕逆

枇杷叶能清胃热、降胃气而止呕吐、呃逆，常配陈皮、竹茹等。

名老中医郑长松善用枇杷叶清中州之痰滞而治疗妊娠呕吐。郑老认为，脾为生痰之源，中州土虚，运化失职，则痰湿内停。孕后血壅气盛，冲脉之气上逆，碍脾之健运，故痰滞中州，颇为常见。枇杷叶和胃下气，气下则逆降痰消，胃和则呕定哕止。《本草用法研究》云："枇杷叶，其性善降，气降则痰下，痰下则逆者不逆，呕者不呕。"临床常配半夏、竹茹、生姜等味以助祛痰止呕之力，并伍枳壳、陈皮等理气之品，盖气顺则一身之津液亦随之而顺矣。

3. 用于过敏性紫癜

过敏性紫癜属中医的"葡萄疫""发斑""肌衄"等范畴，为邪热伤于手太阴肺经所致，因而在治疗上着眼于热、血，以清热凉血为主。其皮损分散，不融合成片者宜从"肺"治；以"斑"为主，融合成片者宜从"胃"治。

中医临床家黄金丁用鲜枇杷叶 50g（刷去毛），或干枇杷叶 30g，水煎酌加单晶糖少许，分 2 次服，每日 1 剂，儿童剂量酌减。7 日为 1 个疗程。若服用 1 个疗程未痊愈者，可继服第 2 个疗程，获得很好的疗效，且所治患者均是在未服用西药的情况下。

枇杷叶入肺、胃经，具有清肺化痰、降气和胃之功，可用于治疗肺热咳嗽气喘、咯血、衄血，胃热呕吐、呕逆之证。查阅有关中草药资料，均未载其有治疗紫癜的记载。黄老将本品用于治疗紫癜是根据中医肺主皮毛，肺与大肠相表里的认识，而从治疗肺热入手。经临床观察验证，该药确有治疗过敏性紫癜的良好作用，未发现有明显的不良反应。且该药资源丰富，价格便宜，服用方便，口感较好，值得临床广泛推广。

【古籍摘要】

①《本草纲目》："和胃降气，清热解暑毒；疗脚气。""枇杷叶，治肺胃之病，大都取其下气之功耳。气下则火降痰顺，而逆者不逆，呕者不呕，渴者不渴，咳者不咳矣。""治胃病以姜汁涂炙，治肺病以蜜水涂炙。"

②《重庆堂随笔》："凡风温、温热、暑、燥诸邪在肺者，皆可用以保柔金而肃治节，香而不燥，凡湿温、疫疠、秽毒之邪在胃者，皆可用以澄浊而廓中州。本草但云其下气治嗽，则伟绩未彰，故发明之。"

【现代研究】本品有镇咳、平喘作用，祛痰作用较差；其煎剂在体外对金黄色葡萄球菌有抑制作用，对白色葡萄球菌、肺炎球菌及志贺菌属亦有抑制作用。乙醚冷浸提取物及所含熊果酸有抗炎作用。

桑白皮

桑白皮最早载于《神农本草经》。其性寒，味甘；归肺经；其基本功效有泻肺平喘、利水消肿。

【临床应用】

1. 用于肺热咳喘

桑白皮性味甘寒，性降，主入肺经，能清泻肺火兼泻肺中水气而平喘。治肺热咳喘，常配地骨皮，如《小儿药证直诀》泻白散；若水饮停肺，胀满喘急，可配麻黄、苦杏仁、葶苈子等宣肺逐饮之药；治肺虚有热而咳喘气短、潮热、盗汗者，也可与人参、五味子、熟地黄等补益药配伍，如《永类钤方》补肺汤。

中医临床家陈汉跃善用桑白皮配地骨皮治疗肺源性心脏病。陈老认为，地骨皮、桑白皮入肺经，善走肺中气分，能清肺热，泻肺火散瘀血，化痰止咳，下气平喘。地骨皮入肺、肾经，李东垣说："地为阴，骨为里，皮为表，服此既治内热不生，而于表里浮游之邪，无有不愈。"故地骨皮既走里又走表，实为表里上下皆治之药。本药入肺，以清肺火，达于肾而凉血。两药伍用，一气一血，气血双清，清肺热、泻肺火、散瘀血、祛瘀咳、平喘咳的力量增强，治痰热壅盛之肺源性心脏病，颇为相合。

2. 用于水肿

桑白皮能泻降肺气，通调水道而利水消肿，尤宜用于风水、皮水等阳水实证。全身水肿，面目肌肤浮肿，胀满喘急，小便不利者，常配茯苓皮、大腹皮、陈皮等，如《中藏经》五皮散。

中医学家贾斌善重用桑白皮（60g）治疗泄泻。贾老认为，湿盛则濡泄，泄泻是脾失健运，升降失职所致。脾虚泄泻以健脾化湿或温中健脾为治；外湿困脾引起泄泻，则以芳香化湿为治。这是治泄泻常法，但是临床不尽然。贾老认为，肺与大肠相表里，泻大肠能治肺热咳嗽，而大肠病变亦可以用泻肺的方法治疗，故取桑白皮泻肺利水之功，以消大肠水肿，临床配伍槐角、大枣，增强利水消肿的作用而不伤脾胃，共奏泻肺利水之效。

3. 用于倒经

桑白皮治疗倒经乃中医妇科李春华教授经验。倒经指每逢经期或经期前后有规律呈周期性地发生吐血、衄血或耳眼出血，临床以衄血较为多见。《女科百问》曰："诸吐血、衄血，系阳气胜，阴之气被伤，血失常道，或从口出，或从鼻出，皆谓之妄行。"李春华教授认为，肺为娇脏，开窍于鼻，气机以宣降为顺，血热气逆上扰于肺，肺经郁热，灼伤肺络所致。治疗以清热宣肺凉血为主，选用泻白散，重用桑白皮治之。桑白皮功善泻肺火，其性主降，肺气降则逆气亦平。桑白皮又能凉血止血，与滋肾清肝泻肺之地骨皮配用，使郁热得清，逆气得降，倒经自愈。此即《石室秘录》所云"从肾经以润之，从肺经以清之，气即下行"之意。

此外，本品还有清肝降压止血之功，可治衄血、咯血及肝阳、肝火偏旺之高血压。

【古籍摘要】

①《名医别录》："去肺中水气、唾血、热渴、水肿腹胪胀，利水道。"

②《药性论》："治肺气喘满，水气浮肿，主伤绝，利水道，消水气、虚劳客热、头痛，内补不足。"

③《本草纲目》："桑白皮，长于利小水及实则泻其子也。故肺中有水气及肺火有余者宜之。"

【现代研究】本品有轻度止咳作用，并能利尿，尿量及钠、钾、氯化物排出量均增加；其煎剂及其乙醇、乙醚、甲醇的提取物，有不同程度的降压作用；对神经系统有镇静、安定、抗惊厥、镇痛、降温作用；对肠和子宫有兴奋作用。其煎剂对金黄色葡萄球菌、伤寒杆菌、志贺菌属有抑制作用。本品对子宫颈癌 JTC_{28}、肺癌细胞有抑制作用，近年研究还表明，其还能抗人类免疫缺陷病毒。

白 果

白果最早载于《日用本草》。其性平，味甘、苦、涩，有毒；归肺、肾经；其基本功效有敛肺定喘、收涩止带、缩尿。

【临床应用】

1. 用于哮喘痰嗽

白果性涩而收，能敛肺定喘，且兼有一定化痰之功，为治喘咳痰多所常用。治寒喘由风寒之邪引发者，配麻黄，敛肺而不留邪，开肺而不耗气，如《摄生众妙方》鸭掌散。一般用量为5～10g。

中医临床家宋淑华认为，白果作为中医常用的临床用药，用于治疗哮喘痰嗽有很好的疗效。如肺肾两虚之虚喘，配五味子、核桃仁等以补气、纳气、敛肺、平喘；哮喘兼风寒引发者，配麻黄同用，两者一散一敛，开肺散邪而不致耗伤肺气，敛肺、平喘而无留邪之弊；若外感风寒而内有蕴热而喘者，则配麻黄、黄芩同用，如定喘汤，既消炎症又有化痰之效；若肺热、燥咳、哮喘无痰者，配天冬、麦冬、款冬花以润肺止咳。近代有以本品配地龙、黄芩等治慢性气管炎属肺热型者，效果好。临床上要合理把握辨证用药，才能充分发挥白果的药效。

余在贵阳读书期间跟随国家级名老中医徐学义教授临证。徐老治疗小儿哮喘每用白果30g，随证配伍，有满意的疗效，很多患者经过一段时间调理后，哮喘未再发作，且未见明显不良反应。

2. 用于带下、白浊、尿频、遗尿

白果收涩而固下焦，治妇女带下，属脾肾亏虚，色清质稀者最

宜，常配山药、莲子等健脾益肾之品；若属湿热带下，色黄腥臭者，也可配黄柏、车前子等，以化湿清热止带，如《傅青主女科》易黄汤。治小便白浊，可单用或与萆薢、益智等同用，遗精、尿频、遗尿，常配熟地黄、山茱萸、覆盆子等，以补肾固涩。

著名中医学家欧阳勋善用白果治白带及梦遗。方用白果1个（研末），另取鸡蛋1个，打个小孔，将白果末投入蛋内，煮熟吃，治白带。用白果3个，酒蒸吃，每日1次，连服4～5天，治梦遗。白果不宜多食，以防中毒。白果中毒时会出现头痛、发热、抽搐、烦躁不安、呕吐、呼吸困难等现象，急用甘草60g，或白果壳30g，煎服解之。

北京名医祝谌予用白果适量，炒熟透（未炒有毒）。每晚服7粒，治7岁左右小儿夜尿床。白果形似膀胱，入肺经，中医认为形似而相通，如核桃仁似脑即补脑，白果似膀胱即补膀胱。肺为水之上源，主通调水道，下输膀胱，入肺经即能调节膀胱气化功能，故可治遗尿，尚可治妇女带下。祝老在临床中，单用或在方中配伍应用，皆获满意效果。

关于食用白果中毒问题早在古代就有记载，近年来也屡有报道，大多因炒食或煮食白果过量所致，以10岁以下小儿为多，成年人偶有之。中毒服用量为小儿150粒，成年人300粒不等，中毒出现在食后1～12h不等，症状以中枢神经系统为主，表现为呕吐、昏迷、嗜睡、恐惧、惊厥，或神志呆钝或体温升高、呼吸困难、对光反射迟钝、腹痛腹泻等。多数患者经救治可恢复，但也有少数因中毒而死亡。一般认为引起中毒及中毒的轻重与年龄大小、体质强弱及服食量的多少有密切关系。年龄愈小中毒可能性愈大，中毒程度也愈重，服食量愈多，体质愈弱，则死亡率愈高。因此，为避免中毒，煮至熟透后才可食用，且用量不宜过大。一旦中毒可用甘草60～100g或白果壳30～50g水煎服。另外，可用麝香0.3g温水服。

现代药理研究表明，白果的肉质外种皮含有引起皮炎的银杏毒，直接接触此种物质可发生皮炎。从皮肤吸收，通过肠与肾排泄，引起肠胃炎与肾炎，有溶血作用，故皮肤有伤口者应避免接触白果外种皮。

【使用注意】本品有毒，不可多用，小儿尤当注意。过食白果可致中毒，出现腹痛、吐泻、发热、发绀以及昏迷、抽搐，严重者可因呼吸麻痹而死亡。

【古籍摘要】

①《医学入门》:"清肺胃浊气,化痰定喘,止咳。"

②《本草纲目》:"熟食温肺益气,定喘嗽,缩小便,止白浊;生食降痰,消毒杀虫;嚼浆涂鼻面手足,去皶疱、皱皱及疥癣、疳积、阴虱。""《三元延寿书》言昔有饥者,同以白果代饭食饱,次日皆死也"。

③《本草便读》:"上敛肺金除咳逆,下行湿浊化痰涎。"

【现代研究】白果能抑制结核分枝杆菌的生长,体外对多种细菌及皮肤真菌有不同程度的抑制作用。乙醇提取物有一定的祛痰作用,对气管平滑肌有微弱的松弛作用。白果二酚有短暂降压作用,并引起血管通透性增加。银杏外种皮水溶性成分能清除机体超氧自由基,具有抗衰老作用,还具有免疫抑制及抗过敏作用。

矮地茶

矮地茶最早载于《本草图经》。其性平,味微苦、辛;归肺、肝经;其基本功效有化痰止咳、清利湿热、活血化瘀。

【临床应用】

1. 用于咳喘

矮地茶有显著的止咳祛痰作用,少兼平喘之功。其性平,证情无问寒热,均可配伍应用。治肺热咳喘痰多,可单用,亦可配枇杷叶、金银花、猪胆汁等药用;若属寒痰咳喘,则配麻黄、细辛、干姜等温肺化痰止咳平喘药同用。一般用量为10～30g。

2. 用于湿热黄疸,水肿

矮地茶治急、慢性黄疸,常配茵陈、虎杖等药用;治水肿尿少,配泽泻、茯苓等;治热淋,常配车前草、萹蓄等药;与白扁豆、山药、椿白皮还可用治脾虚带下。一般用量为10～30g。

3. 用于血瘀经闭,风湿痹痛,跌打损伤

矮地茶有活血化瘀,通经止痛作用,治上述诸证可分别配活血调经、祛风湿通络及祛瘀疗伤药同用。一般用量为10～30g。

【古籍摘要】

①《李氏草秘》:"捣汁冲酒服,治偏坠疝气。"

②《植物名实图考》："治肿毒、血痢，解蛇毒，救中暑。""又治跌打损伤，风痛。"

③《草木便方》："治风湿顽痹，肺痿久嗽，涂寒毒肿痛。"

【现代研究】煎剂及所含岩白菜素均有明显止咳作用；煎剂对小白鼠有明显祛痰作用，其作用强度与等剂量的桔梗相当，祛痰的有效成分可能是杨梅苷及槲皮素。挥发油及紫金牛酚有抑制结核分枝杆菌作用。水煎剂对金黄色葡萄球菌、肺炎球菌有抑制作用，并对流感病毒有一定的抑制作用。

》《 胡颓子叶 》《

胡颓子叶最早载于《本草拾遗》。其性微温，味酸；归肺经；其基本功效有平喘止咳、止血、解毒。

【临床应用】

1. 用于咳喘

胡颓子叶味酸性温，可温肺敛肺，下气，长于平喘，临床多用治慢性喘息及哮喘虚寒型。单味煎汤或研末服有效，或配其他化痰止咳平喘药同用，也制成片剂及注射液使用。一般用量为9～15g。

2. 用于咯血，吐血及外伤出血

胡颓子叶具良好的收敛止血作用，内服可治咯血及吐血。鲜品外用又可治外伤出血。一般用量为9～15g。

3. 用于痈疽发背，痔疮

胡颓子叶能解毒消肿，治痈疽发背，可鲜品外敷，治痔疮肿痛则可煎汤熏洗。一般用量为9～15g。

【古籍摘要】

①《中藏经》："治喘嗽上气。"

②《本草纲目》："主治肺虚短气喘咳。""大抵取其酸涩，收敛肺气耗散之功耳。"

【现代研究】本品有扩张支气管、改善实验性支气管炎的病理变化、奏平喘之效，且能使大多数上皮细胞修复。煎剂体外对金黄色葡萄球菌、肺炎球菌、大肠埃希菌有抑制作用。

紫苏子

紫苏子最早载于《本草经集注》。其性温，味辛；归肺，大肠经；其基本功效有降气化痰、止咳平喘、润肠通便。

【临床应用】

1. 用于咳喘痰多

紫苏子性主降，长于降肺气，化痰涎，气降痰消则咳喘自平。用治痰壅气逆，咳嗽气喘，痰多胸痞，甚则不能平卧之证，常配白芥子、莱菔子，如《韩氏医通》三子养亲汤。若上盛下虚之久咳痰喘，则配肉桂、当归、厚朴等温肾化痰下气之品，如《和剂局方》苏子降气汤。一般用量为 6～10g。

2. 用于肠燥便秘

紫苏子富含油脂，能润燥滑肠，又能降泄肺气以助大肠传导。常配苦杏仁、火麻仁、瓜蒌仁等，如《济生方》紫苏麻仁粥。一般用量为 6～10g。

【使用注意】阴虚喘咳及脾虚便溏者慎用。

【古籍摘要】

①《名医别录》："主下气，除寒温中。"

②《药品化义》："苏子主降，味辛气香主散，降而且散，故专利郁痰。咳逆则气升，喘急则肺胀，以此下气定喘。膈热则痰壅，痰结则闷痛，以此豁痰散结。如气郁不舒，乃风寒客犯肺经，久遏不散，则邪气与真气相持，致饮食不进，痰嗽发热，似弱非弱，以此清气开郁，大为有效。"

③《本经逢原》："性能下气，故胸膈不利者宜之……为除喘定嗽，消痰顺气之良剂。但性主疏泄，气虚久嗽，阴虚喘逆，脾虚便溏者皆不可用。"

【现代研究】紫苏油有明显的降血脂作用，给易于卒中的自发性高血压大鼠喂紫苏油可延长其存活率，使生存时间延长。紫苏油还可提高实验动物的学习能力。实验证实其有抗癌作用。

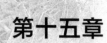

第十五章

安 神 药

　　凡以安定神志、治疗心神不宁病证为主的药物，称安神药。

　　心藏神、肝藏魂，所以人体神志的变化与心、肝两脏的功能活动有密切关系。本类药主入心、肝经，具有镇惊安神或养心安神之效，即体现了《素问·至真要大论》所谓"惊者平之"及《素问·阴阳应象大论》所谓"虚者补之，损者益之"的治疗法则。安神药除具有重镇安神、养心安神作用外，某些药物还兼有清热解毒、平肝潜阳、纳气平喘、敛汗、润肠、祛痰等作用。

　　安神药主要用治心神不宁之心悸怔忡、失眠多梦；亦可作为惊风、癫狂等病证的辅助药物。部分安神药又可用治热毒疮肿、肝阳眩晕、自汗盗汗、肠燥便秘、痰多咳喘等证。

　　使用安神药时，应针对导致神志不宁的病因、病机，选用适宜的安神药治疗，并进行相应的配伍。如实证的心神不安，应选用重镇安神药物，若因火热所致者，则与清泻心火、疏肝解郁、清肝泻火药物配伍；因痰所致者，则与祛痰、开窍药物配伍；因血瘀所致者，则与活血化瘀药配伍；肝阳上扰者则与平肝潜阳药配伍；癫狂、惊风等证，应以化痰开窍或平肝息风药为主，本类药物多作为辅药应用。虚证心神不安，应选用养心安神药物，若血虚阴亏者，须与补血、养阴药物配伍；心脾两虚者，则与补益心脾药配伍；心肾不交者，又与滋阴降火、交通心肾之品配伍。

　　本类药物多属对症治标之品，特别是矿石类重镇安神药及有毒药物，只宜暂用，不可久服，应中病即止。矿石类安神药，如作丸散剂服时，须配伍养胃健脾之品，以免伤胃耗气。

根据安神药临床应用不同，可分为重镇安神药及养心安神药两类。

现代药理研究证明，安神药对中枢神经系统有抑制作用，具有镇静、催眠、抗惊厥等作用。部分药物还有祛痰止咳、抑菌防腐、强心、改善冠状动脉血循环及提高机体免疫功能等作用。

第一节　重镇安神药

本类药物多为矿石、化石、介壳类药物，具有质重沉降之性。重则能镇，重可祛怯，故有镇安心神、平惊定志、平肝潜阳等作用。主要用于心火炽盛、痰火扰心、肝郁化火及惊吓等引起的心神不宁、心悸失眠及惊痫、肝阳眩晕等证。

朱 砂

朱砂最早载于《名医别录》。其性微寒，味甘，有毒；归心经；其基本功效有清心镇惊、安神、解毒、明目。

【临床应用】

1. 用于心神不宁、心悸、失眠

朱砂甘寒质重，寒能降火，重可镇怯，专入心经，既可重镇安神，又能清心安神，为镇心、清火、安神定志之药。可治心火亢盛，内扰神明之心神不宁、惊悸怔忡、烦躁不眠者，宜与黄连、栀子、磁石、麦冬等合用，以增强清心安神之效；若与当归、生地黄、炙甘草等同用，可治心火亢盛，阴血不足之失眠多梦、惊悸怔忡、心中烦热，如《内外伤辨惑论》朱砂安神丸；阴血虚者，还可与酸枣仁、柏子仁、当归等配伍。只宜入丸、散服，每次 0.1～0.5g。

2. 用于惊风、癫痫

朱砂质重而镇，略有镇惊止痉之功，故可用治温热病，热入心包或痰热内闭所致的高热烦躁，神昏谵语，惊厥抽搐者，常与牛黄、麝香等开窍、息风药同用，如《温病条辨》安宫牛黄丸；如治小儿惊风，又常与牛黄、全蝎、钩藤配伍，如《证治准绳》牛黄散；用治癫痫卒昏抽搐，常与磁石同用，如《备急千金要方》磁朱丸；若治小儿癫痫，可与雄黄、珍珠等药研细末为丸服，如《小儿药证直诀》五色丸。只宜入丸、散服，每次 0.1～0.5g。

3. 用于疮疡肿毒、咽喉肿痛、口舌生疮

朱砂性微寒，不论内服、外用，均有清热解毒作用，用治疮疡肿毒，常与雄黄、山慈菇、大戟等同用，如《外科正宗》太乙紫金锭；若咽喉肿痛，口舌生疮，可配冰片、硼砂外用，如《外科正宗》冰硼散。只宜入丸、散服，每次 0.1～0.5g。

朱砂为无机汞化合物，汞与人体蛋白质中的巯基有特别的亲和力，高浓度时，可抑制多种酶的活性，使代谢发生障碍，直接损害中枢神经系统。急性中毒的症状表现为尿少或尿闭、水肿，甚至昏迷抽搐、血压下降或因肾功能衰竭而死亡。慢性中毒者口有金属味、流涎增多、口腔黏膜充血、溃疡、牙龈肿痛、出血、恶心、呕吐、腹痛腹泻、手指或全身肌肉震颤，肾脏损害可表现为血尿、蛋白尿、管型尿等。朱砂中毒的主要原因：一是长期大剂量口服引起蓄积中毒；二是挂衣入煎剂时，因其不溶于水而沉附于煎器底部，经长时间受热发生化学反应，可析出汞及其他有毒物质，增加毒性。所以必须控制剂量，中病即止。服药期间，应避免与含甲基结构的药物（如茶碱、普萘洛尔等）以及含溴、碘的物质（如溴化物、碘化物、巴氏合剂、三溴合剂、海藻、海带等）同服。并避免高脂饮食或饮酒，合理用药，以保证用药安全。朱砂中毒的早期可催吐，并给予解毒剂。严重者，可对症处理。

【使用注意】本品有毒，内服不可过量或持续服用，孕妇及肝功能不全者禁服。入药只宜生用，忌火煅。

【古籍摘要】

① 《神农本草经》："养精神，安魂魄，益气明目。"
② 《本草纲目》："治惊痫，解胎毒痘毒，驱邪疟。"
③ 《本草从新》："泻心经邪热，镇心定惊……解毒，定癫狂。"

【现代研究】朱砂能降低大脑中枢神经的兴奋性，有镇静催眠、抗惊厥、抗心律失常作用，外用有抑制和杀灭细菌、寄生虫作用。

磁石

磁石最早载于《神农本草经》，其性寒，味咸；归肝、心、肾经；

其基本功效有镇惊安神、平肝潜阳、聪耳明目、纳气平喘。

【临床应用】

1. 用于心神不宁、惊悸、失眠、癫痫

磁石质重沉降，入心经，能镇惊安神；味咸入肾，又有益肾之功；性寒清热，清泻心肝之火。故能顾护真阴，镇摄浮阳，安定神志。主治肾虚肝旺，肝火上炎，扰动心神或惊恐气乱，神不守舍所致心神不宁、惊悸、失眠及癫痫，常与朱砂、神曲同用，如《备急千金要方》磁朱丸。治小儿惊痫，《圣济总录》以磁石炼水饮之。

磁石治疗失眠，临床无论是阴虚火旺、心肾不交，还是心虚胆怯等证引起心烦失眠、头晕耳鸣、心烦口苦等，均可在所拟方剂中酌加磁石，取其镇静、安神之效。因磁石具有良好镇静安神作用，质重性寒，兼可清热，能清热安神。一般用量为 10～30g。

2. 用于头晕目眩

磁石入肝、肾经，既能平肝潜阳，又能益肾补阴，故可用治肝阳上亢之头晕目眩、急躁易怒等症，常与石决明、珍珠、牡蛎等平肝潜阳药同用。若阴虚甚者可配伍生地黄、白芍、龟甲等滋阴潜阳药；若热甚者又可与钩藤、菊花、夏枯草等清热平肝药同用。

国医大师张学文教授治疗阴虚阳亢之动脉硬化、高血压属肝肾阴虚、肝阳上亢、肝热血瘀证者，症见头昏目眩、头胀头痛、烦躁不宁、腰膝酸软，兼高血脂、动脉硬化、血压升高，舌质红、舌下静脉瘀紫而胀，脉弦，认为常用方杞菊地黄丸虽为良方，但清肝活血之力不足，而天麻钩藤饮清肝平肝虽效优，但补肾之力不足。张老综合两方之义拟新加杞菊地黄汤，即在原杞菊地黄汤基础上，加磁石（重用先煎）30g，取其质重入肾，既滋肾水而明目，又潜降肝阳而安神，酌加川牛膝、川芎以祛脑中瘀阻，又引血下行，草决明降脂通大便，生山楂兼顾心脑血管。对于阴虚阳亢型高血压，用磁石功效胜于龙骨、牡蛎，肝阳上亢甚时则配伍生龙骨、生牡蛎。

3. 用于耳鸣耳聋、视物昏花

磁石入肝、肾经，补益肝肾，有聪耳明目之功。用治肾虚耳鸣、耳聋，多配伍熟地黄、山茱萸、山药等滋肾之品，如《全国中药成药处方集》耳聋左慈丸。用治肝肾不足，目暗不明，视物昏花者，多配伍枸杞子、女贞子、菊花等补肝肾、明目之品。近年用磁朱丸治疗白内障，可使视力改善。

现代将磁石用于治疗梅尼埃病。梅尼埃病往往病情复杂，病因多端，常兼风痰、肝阳、肾亏、血瘀及偏寒偏热、夹虚夹食等多种病机。临床可重用磁石（先煎）30g，取其镇潜平肝止眩功效；配伍橘红、茯苓、姜半夏燥湿化痰，兼行气止呕；天麻、钩藤、菊花清肝平肝；川牛膝、桑寄生、女贞子滋补肝肾之阴以潜阳；丹参、川牛膝祛瘀引虚热下行。诸药化痰息风以治标，益肾活血以治本，润燥相济，滋潜结合，治疗风痰眩晕耳鸣疗效甚佳。

4. 用于肾虚气喘

磁石入肾经，质重沉降，纳气归肾，有益肾纳气平喘之功。用治肾气不足，摄纳无权之虚喘，常与五味子、核桃仁、蛤蚧等同用，共奏纳气平喘之功。

现代多用于肺气肿、支气管哮喘等病，患者表现为呼多吸少、气短心慌、腰膝酸软等，此时，重用磁石（先煎）30g，配伍五味子、核桃仁、沉香、紫苏子、肉桂、赭石、半夏等，可收良好纳气定喘之功效。

5. 用于益精兴阳

磁石用于男科，有"养肾脏，益精兴阳"之功。王琦认为，古人善用矿石兴阳，多受炼丹术影响，明代以后常用磁石以重镇潜阳，而磁石之用本有益精兴阳之效。如《名医别录》云其："养肾脏，强骨气，益精除烦。"李时珍亦称："磁石入肾，镇养真精。"《备急千金要方》用"磁石5斤，清酒渍二七日"，治"阳事不起"。现代研究证明，磁石主要含四氧化三铁及其他二十多种元素，其药理作用为强壮补血和镇静作用。王老认为，铁是人体所必需的元素，古人称磁石益精，盖因对精亏亏损确有补益作用，加之镇静，男科用于治疗阳痿、早泄、遗精诸症，亦能调节性神经功能。

临床应用磁石治阳痿、早泄、遗精等，常用磁石配丁香，以磁石镇益真精能守，丁香纯阳走窜善行，两者配伍，则精充气畅，阳兴神秘。但临床之得效即可，不宜久服，因其碍胃，脾胃素虚者慎用。一般用量为10～30g。

【使用注意】因吞服后不易消化，如入丸、散，不可多服，脾胃虚弱者慎用。

【古籍摘要】

①《神农本草经》："磁石，味辛寒，主周痹风湿，肢节中痛，不可持物，洗洗酸消，除大热烦满及耳聋。"

②《本草纲目》："色黑入肾，故治肾家诸病而通耳明目。"

③《本草从新》："色黑入水，能引肺金之气入肾，补肾益精，除烦祛热。"

【现代研究】磁石具有抑制中枢神经系统、镇惊、抗惊厥作用。炮制后的磁石与异戊巴比妥钠有协同作用，能延长小鼠的睡眠时间，对士的宁引起的小鼠惊厥有对抗作用，使惊厥的潜伏期明显延长。

龙骨（龙齿）

龙骨最早载于《神农本草经》。其性平，味甘、涩；归心、肝、肾经；其基本功效有镇惊安神、平肝潜阳、收敛固涩。

【临床应用】

1. 用于心神不宁、心悸失眠、惊痫癫狂

龙骨质重，入心、肝经，能镇静安神，为重镇安神的常用药。用治心神不宁、心悸失眠、健忘多梦等症，可与石菖蒲、远志等同用，如《备急千金要方》孔圣枕中丹；也常与酸枣仁、柏子仁、朱砂、琥珀等安神之品配伍；治疗痰热内盛，惊痫抽搐，癫狂发作者，需与牛黄、胆南星、羚羊角、钩藤等化痰及息风止痉之品配伍。

绝经前后诸恙，即围绝经期综合征。《黄帝内经》曰："妇人七七任脉虚，太冲脉衰少，天癸竭，地道不通，故形坏而无子也。"绝经前后肾气虚衰，阴精亏损，或气虚影响下焦气化，元阳无所系而浮越，火不归原，出现滑脱，或水不涵木，肝阳上亢，或水火不济，心肾不交，出现怔忡失眠，惊悸健忘，或烦躁易怒，烘热汗出，或神不内守，情志异常等症，均可用生龙骨、生牡蛎敛阴潜阳。即"壮水之主，以制阳光"。《神农本草经》载龙骨、牡蛎主治"惊痫""惊恚"，即镇心安神之功。张锡纯谓："龙骨入肝以安魂，牡蛎入肝以安魄"，则心气之耗散得以固敛，魂魄之不宁得以安宁，所谓"阴平阳秘，精神乃治"。

辽宁省名老中医田维柱教授认为，癫痫其病理因素总以痰为主，发作多由风痰气逆走窜经脉，蒙闭清窍所致。田老以清肝泻热、涤痰息风、重镇安神为原则，临床用定痫丸合六君子汤加减，其组方如下：天麻20g，胆南星15g，姜半夏15g，陈皮15g，砂仁15g，党参15g，麦冬15g，石菖蒲15g，远志15g，蜈蚣1条，全蝎15g，僵蚕

15g，琥珀（冲服）1.5g，茯苓15g，竹茹15g，白芍15g，生麦芽10g，生龙骨50g，生牡蛎50g。从肝入手，调脾柔肝治其本，化痰息风通络治其标。龙骨、牡蛎是摄纳浮阳之药，龙骨、牡蛎得半夏及所加之茯苓，能矞肝胆之惊痫，蜈蚣、全蝎、天麻息风定痫，龙骨、牡蛎重镇安神，六君子汤健脾理气和胃，以杜生痰之源。守法守方，因势导之，疗效显著。

名老中医符友丰教授认为龙齿安魂，量小亦效。前贤谓人卧则魂归于肝，魄藏于肺，魂魄归宅，则眠自安。宋·许叔微《本事方》倡用珍珠母丸、独活汤即是其义。方以珍珠母为君，龙齿佐之，称"珍珠母入肝经为第一，龙齿与肝同类"，云"龙齿安魂，虎睛定魄……东方苍龙，木一也，属肝而藏魂……龙能变化，故魂游而不定……治魂飞扬者，宜以龙齿"。后世治不寐多相沿用。清·吴仪洛《本草从新》谓"龙齿涩平，镇心安魂。治大人惊痫癫疾，小儿五惊十二病"。按虎睛已属罕有之物，龙齿亦生于古代化石，资源日少，久必枯竭，不若珍珠母之易得。故符老用龙齿常小其量而功效不减。忆昔从师之时，曾治肝虚不寐病例，以养肝之经合安神之品如柏子仁、合欢皮、炒酸枣仁、首乌藤之类，似效不效，师加龙齿二钱（6g许）。初窃怪质重之物，量小如此，颇不惬意。然患者竟得安然入眠。始知用药对证，不在量大。如同用兵，兵不在众而在精，将不在勇而在谋。自此凡用龙齿及拟方投剂，均不专事以量取胜。顾近时一初学医家，用之动辄两许、数两（以数十克计）。恒念物力维艰，故录之以供参考。

2. 用于肝阳眩晕

龙骨入肝经，质重沉降，有较强的平肝潜阳作用，故常用治肝阴不足，肝阳上亢所致头晕目眩、烦躁易怒等症，多与赭石、生牡蛎、生白芍等滋阴潜阳药同用，如《医学衷中参西录》镇肝息风汤。

3. 用于滑脱诸证

龙骨味涩能敛，有收敛固涩功效，通过不同配伍可治疗遗精、滑精、尿频、遗尿、崩漏、带下、自汗、盗汗等多种正虚滑脱之证。阳虚，营卫不和多汗者，属自汗。其人动则汗出，易感冒，脉浮缓无力，用桂枝汤加龙骨、牡蛎治之。气虚不固，体常汗出，心悸、惊惕，气短，倦怠无力者，用玉屏风散合牡蛎散加煅龙骨治之。若大汗不止，脉微欲绝的亡阳证，可与牡蛎、人参、附子同用，以回阳救逆固脱。肾阴不足，虚火上炎所致的盗汗或自汗，遗精，梦泄，舌嫩红少苔，脉细数者，用六味地黄汤加龙骨牡蛎以滋阴补肾、敛汗止遗。

肾虚，精关不固而遗精滑泄，四肢无力者，用金锁固精丸以补肾固精，或金匮肾气汤加龙骨、牡蛎治之。心肾不足，水火不济而致小便频数、遗尿、小便白浊、健忘恍惚者，此病小儿为多。用桑螵蛸散加煅牡蛎、金樱子、覆盆子以调补心肾、固涩止遗。下元虚冷，小便频数，夜间尤甚，脉沉细者，此症老人多见，用缩泉丸加煅龙骨、煅牡蛎、金樱子、覆盆子以温肾祛寒、固涩小便。亦可用金匮肾气汤加煅龙骨、煅牡蛎治之。脾虚，湿气下陷，带下色白或淡黄，舌苔白，脉缓而弱。用《医学衷中参西录》清带汤合完带汤以益气健脾、除湿止带。肾虚带下者，白带清冷而量多，淋漓不断，腰酸如折，少腹有冷感，舌质淡，脉沉迟，用《女科切要》内补丸加煅龙骨、煅牡蛎以温肾培元、收涩止带。湿热或湿毒带下者，带下如米泔，或黄绿如脓而腥臭，舌红苔黄，脉数，用自拟清热止带汤治之。方药：土茯苓30g，苦参、黄柏、栀子、车前子各10g，鸡冠花、煅龙骨、煅牡蛎各15g以其清热利湿、解毒、固涩止带。

崩漏一证，临床常见而难治，其发病或因气虚统摄无权，或因瘀滞冲任胞脉，血不归经，或热伤冲任，而致冲任失调，月经非时而下，或暴崩而下，或崩中漏下等。不论病因如何，病证缓急不同，止血即"塞流"乃贯穿其病证之中的关键。龙骨、牡蛎具有收敛固脱、止血化滞而不留瘀之功。因而大凡崩漏血流不止，或月经过多，经期延长，均配伍以龙骨、牡蛎，皆得捷效。张锡纯谓龙骨、牡蛎有"补其破裂之处"，为止血要药。至于治疗肝气上冲而致吐衄之证，龙骨、牡蛎兼有镇肝敛冲之效，乃一箭双雕。

4. 用于湿疮痒疹、疮疡久溃不敛

龙骨性收涩，外用有收湿、敛疮、生肌之效，可用治湿疮流水，阴汗瘙痒，常配伍牡蛎研粉外敷；若疮疡溃久不敛，常与枯矾等份，共研细末，掺敷患处。

5. 用于偏头痛

名老中医田维柱教授认为，偏头痛的病因虽多，但与气机失调，气血逆乱，郁而化火，上扰清窍关系最为密切。治以平肝清热，息风通络。方用柴胡加龙骨牡蛎汤加减：柴胡15g，党参20g，法半夏12g，黄芩10g，茯苓12g，桂枝10g，大黄（后下）6g，龙骨50g，牡蛎50g，钩藤15g，夏枯草15g，菊花12g，浙贝母10g，白芍15g。龙骨、牡蛎镇潜浮阳，田老认为龙骨能引上逆之火、泛滥之水下归其宅，且其与牡蛎同用为治痰之神品；半夏、茯苓化痰宣窍安神，半夏治痰之标，茯苓治痰之本。综观本方，寒热并用，攻补兼施，故临床

收效良好。

龙骨虽在临床上广泛应用，对很多疾病有较好的疗效，但是如果应用不当，亦会有不良反应。名老中医陈家骅曾遇一遗精患者，自服汤药后疗效甚好，遂以原方配蜜丸缓图之，不料服蜜丸后脘腹胀满，十分不适。观其方，乃桂枝加龙骨牡蛎汤加味，方中煅龙骨、煅牡蛎各用 30g。龙骨、牡蛎乃化石、贝壳类，煅后收涩力极强。煎汤服是弃其质而取其用；做蜜丸服则是食其质，其质坚硬难化而碍胃，故食后不舒。方药对证，用汤剂则效，改蜜丸则不效，所以辨证用药必须注意剂型的选择，以便取得更好的疗效。

山东名老中医陈伯咸认为，冠心病患者忌用龙骨、牡蛎。陈老根据冠心病的临床表现，多数有心悸怔忡、心前区闷痛、膺背肩胛间痛、两臂内痛、失眠健忘、神志不宁等症状。心悸怔忡、神志不宁或属心血虚或属心气虚，均属虚证。心前区闷痛、膺背肩臂痛等症即《圣济总录》所说"宜通而塞，故为痛也"，则又是"痛则不通"之实证。综上所述，冠心病总的病机一则以虚损为本，一则以郁滞为标，虚实夹杂理路清楚，这就明确了治疗的方向。在这原则指导下治疗冠心病或补心气，或养心血安心神，必配伍宽胸解郁之品方为正治。如有心神恍惚、怔忡不宁之症，可选用炒酸枣仁、焦远志、柏子仁、琥珀等药，效果最佳且稳妥。切忌涩敛之品如龙骨、牡蛎之属，以免塞气恋邪，痞而不散，涩滞脉道而加重病情。

龙骨、牡蛎既属涩敛固脱之品，岂可施之于夹郁之病机。陈老通过多年的临床观察认为，凡冠心病之有心前区疼痛者，用龙骨、牡蛎后，病情非但无效反而加重。更何况冠心病者常合并高血压，亦不可随意使用龙骨、牡蛎以平潜肝阳，以致使冠心病病情加重。

【使用注意】湿热积滞者不宜使用。

【古籍摘要】

①《神农本草经》："龙骨味甘平，主……咳逆，泻痢脓血，女子漏下，癥瘕坚结，小儿热气惊痫。齿主小儿大人惊痫癫疾狂走。"

②《本草纲目》："益肾镇惊，止阴疟，收湿气、脱肛，生肌敛疮。"

③《本草从新》："龙骨，甘涩平……能收敛浮越之正气，涩肠，益肾，安魂镇惊，辟邪解毒，治多梦纷纭、惊痫、疟、痢、吐衄崩带、滑精、脱肛、大小肠利。固精、止汗、定喘、敛疮，皆涩以止脱

之义。"

【现代研究】龙骨水煎剂对小鼠的自主活动有明显抑制作用，能明显增加巴比妥钠小鼠的入睡率；具有抗惊厥作用，其抗惊厥作用与铜、锰元素含量有关；所含钙离子，能促进血液凝固，降低血管壁通透性；并可减轻骨骼肌的兴奋性。

琥 珀

琥珀最早载于《名医别录》。其性平，味甘；归心、肝、膀胱经；其基本功效有镇惊安神、活血散瘀、利尿通淋。

【临床应用】

1. 用于心神不宁、心悸失眠、惊风、癫痫

琥珀入心、肝经，质重而镇，具有镇惊安神功效。主治心神不宁、心悸失眠、健忘等症，常与石菖蒲、远志、茯神等同用，如《杂病源流犀烛》琥珀定志丸；治心血亏虚，惊悸怔忡，夜卧不安，常与酸枣仁、人参、当归等同用，如《证治准绳》琥珀养心丸；若治小儿惊风，可与天竺黄、茯苓、胆南星等同用，如《幼科发挥》琥珀抱龙丸；《仁斋直指方》以本品与朱砂等合用，治小儿胎惊；与朱砂、全蝎、麦冬配伍治疗小儿胎痫。研末冲服，或入丸、散，每次 1.5～3g。

2. 用于痛经经闭、心腹刺痛、癥瘕积聚

琥珀入心、肝血分，有活血通经、散瘀消癥作用，治血瘀气阻之痛经经闭，可与当归、莪术、乌药等活血行气药同用，如《灵苑方》琥珀散；用治血瘀经闭，与水蛭、虻虫、大黄等活血通经之品配伍，如《太平圣惠方》琥珀煎丸；若治心血瘀阻，胸痹心痛，常与三七同用，研末内服；治癥瘕积聚，可与三棱、鳖甲、大黄等活血消癥、软坚散结药同用。研末冲服，或入丸、散，每次 1.5～3g。

3. 用于淋证、癃闭

琥珀有利尿通淋作用，故可用治淋证、尿频、尿痛及癃闭小便不利，单用有效，如《仁斋直指方》单用琥珀为散，灯心汤送服。治石淋、热淋，可与金钱草、海金沙、木通等利尿通淋药同用。因琥珀能散瘀止血，故尤宜于血淋。近年用琥珀末吞服，治石淋伴血尿者，有一定疗效。研末冲服，或入丸、散，每次 1.5～3g。

睡，炒熟。"究竟是不是这样？

以往，笔者用酸枣仁治不寐，一向遵照惯例用炒制品，或入汤剂，或单用粉剂睡前吞服，均有效果。后来亲自到药房参加配方工作，才发现药房屡次所配酸枣仁，皆是生品，因而悟出生酸枣仁亦能安眠。笔者素来夜寐欠安，于是自用生酸枣仁粉 6g 睡前吞服，果然奏效。继而在编著《医方新解》的过程中，又见《中华医学杂志》和《药学通报》所载动物实验报告，证明炒酸枣仁和生酸枣仁均有镇静作用。于是对生酸枣仁也能安眠更加深信不疑。

那么，用酸枣仁安眠究竟生品与炒制品何者为优？古今许多医家的经验都提示熟者为优。例如，李时珍说："熟用疗胆虚不得眠。近人焦树德也说："我治失眠是用炒酸枣仁，最好是新炒的。"于是笔者又自用新炒酸枣仁粉 6g 睡前吞服，安神效果确较生品为优。且动物实验也证明，炒酸枣仁的镇静作用优于生品。说明古人用炒酸枣仁配入归脾丸、天王补心丹等传统名方，确有道理。但仲景的酸枣仁汤中却未注明用炒制品，又是何道理？原来在煮法上颇有讲究："以水八升，煮酸枣仁得六升，内诸药，煮取三升。"酸枣仁先煎，久煮亦熟矣。现代使用酸枣仁汤，一般均以炒酸枣仁入药，当然也就不必先煎了。倘若生品，仍当遵照仲景先煎之旨，或捣碎入煎，方能奏效。

【古籍摘要】

①《神农本草经》："主心腹寒热，邪结气聚，四肢酸痛湿痹，久服安五脏，轻身延年。"

②《名医别录》："主心烦不得眠……虚汗，烦渴，补中，益肝气，坚筋骨，助阴气。"

③《本草纲目》："其仁甘而润，故熟用疗胆虚不得眠，烦渴虚汗之证；生用疗胆热好眠，皆足厥阴、少阳药也。"

【现代研究】酸枣仁皂苷、黄酮苷、水及醇提取物分别具有镇静催眠及抗心律失常作用，并能协同巴比妥类药物的中枢抑制作用；其水煎液及醇提取液还有抗惊厥、镇痛、降体温、降压作用；此外，酸枣仁还有降血脂、抗缺氧、抗肿瘤、抑制血小板聚集、增强免疫功能及兴奋子宫作用。

柏子仁

柏子仁最早载于《神农本草经》。其性平，味甘；归心、肾、大肠经；其基本功效有养心安神、润肠通便、止汗。

【临床应用】

1. 用于心悸失眠

柏子仁味甘质润，药性平和，主入心经，具有养心安神之功效，多用于心阴不足，心血亏虚以致心神失养之心悸怔忡、虚烦不眠、头晕健忘等，常与人参、五味子、白术等配伍，如《普济本事方》柏子仁丸；也可与酸枣仁、当归、茯神等同用，如《校注妇人大全良方》养心汤；若治心肾不交之心悸不宁、心烦少寐、梦遗健忘，常以本品配伍麦冬、熟地黄、石菖蒲等以补肾养心、交通心肾，如《体仁汇编》柏子养心丸。一般用量为10～20g。

著名中医学家吴少怀治疗癫狂善在辨证方中配用柏子仁，谓其既能养心安神，又能益脾不碍肝，据现代药理研究证实，柏子仁含龙脑酯成分，有开窍提神的作用，对癫狂有特效。

2. 用于肠燥便秘

柏子仁质润，富含油脂，有润肠通便之功。用于阴虚血亏，老年、产后等肠燥便秘证，常与郁李仁、松子仁、苦杏仁等同用，如《世医得效方》五仁丸。

中医临床家李金梅善用柏子仁治疗老年性便秘。其治疗方法为柏子仁10～15g，去杂质，研碎煎之，待煮沸后，加入适量蜂蜜。每日1剂，分次饮用，一般1～2天即可排便，并对心悸、失眠、健忘之老年人也有治疗作用，可达到通便健体的目的。

李氏认为，老年人多系功能性便秘，往往由于胃肠蠕动功能减退、消化液分泌不足且活动量少，食物中粗纤维摄入量缺少等因素引起。柏子仁煎剂口服，既可润肠通便，又能治疗体虚津亏。柏子仁气味清香，质润多脂，性味甘、平，不寒不燥，甘能滋补，主入心经，有滋养心血及安神功效。其有效成分脂肪油及少量挥发油、皂苷等，有良好润肠作用。蜂蜜味甘质润，含糖70%～80%及蛋白质、多种维生素、有机酸、氨基酸等营养物质，滋肠补虚效果均好，善治肠燥津亏所致便秘，兼有强身健体作用，对于老年患者有多重治疗作用。

著名老中医张子琳认为，用药要知其药性，如柏子仁补心安神，治疗心慌、悸动有良效，但便溏者不宜用，否则便溏更甚，心悸不安反有增无减；焦三仙消导开胃，增进食欲，乃平和之药，但只宜施于素体壮实者，脾虚者慎用，用之则因克伐脾气，必然导致食欲更减，犯"虚虚之戒"的后果。张老治疗干部李某，心慌、失眠、食少、便溏，前医用归脾汤3剂后，腹泻更甚，心悸不安。查原方，柏子仁用至15g。张老仍用原方，但减柏子仁至6g，服之遂安。

【使用注意】便溏及多痰者慎用。

【古籍摘要】

①《神农本草经》："柏实，味甘平，主惊悸，安五脏，益气，除风湿痹，久服令人润泽，美色，耳目聪明。"

②《本草纲目》："养心气，润肾燥，安魂定魄，益智宁神。""柏子仁性平而不寒不燥，味甘而补，辛而能润，其气清香，能透心肾，益脾胃"。

【现代研究】柏子仁单方注射液可使猫的慢波睡眠深睡期明显延长，并具有显著的体力恢复作用。

首乌藤

首乌藤最早载于《何首乌传》一书。其性平，味甘；归心、肝经。其基本功效为养血安神、祛风通络。

【临床应用】

1. 用于心神不宁、失眠多梦

首乌藤味甘，入心、肝两经，能补养阴血、养心安神，适用于阴虚血少之失眠多梦、心神不宁、头目眩晕等症，常与合欢皮、酸枣仁、柏子仁等养心安神药同用；若失眠而阴虚阳亢者，可与珍珠母、龙骨、牡蛎等潜阳安神药配伍。

已故贵阳中医学院名老中医陈慈煦教授善用首乌藤治疗失眠。陈老认为首乌藤镇静安神，本为藤类药物，兼可以通络。其味淡质轻，需重用30g以上才可以建功。对胃痛呕酸兼失眠患者，酸枣仁味酸不宜用，用首乌藤配合欢皮可宁心安神解郁。对于失眠又兼关节炎者重用首乌藤最为合拍。合欢皮安神宁心，兼可解郁，为一物两用之品。费伯雄《医醇賸义》有"合欢解郁汤"，以合欢皮开郁为主。因情志不遂、思虑过度而引起的失眠用之最佳。

冯先波先生亦善用首乌藤治疗失眠，常在辨证论治处方上加用首乌藤、龙齿、珍珠母、合欢皮等药。首乌藤养心安神，《饮片新参》

谓其"养肝肾、止虚汗、安神催眠"，唯剂量宜大方有效，冯师常重用30g；合欢皮取其解郁安神之功，现代患者失眠多因工作压力大、思虑过度所致，合欢皮可使心肝安和，情志喜悦而收安神之效。龙齿、珍珠母为重镇安神之品。冯师认为此四药虚实皆可应用，对于虚证，在补虚为主的基础上少佐重镇安神之品，收标本兼治之功；实证则重用此四味，临床可收速效。

国医大师朱良春教授用首乌藤治疗失眠经验丰富。首乌藤即何首乌之藤茎或带叶的藤茎，味甘，性平。朱老认为：在诸多安神药中，以首乌藤催眠作用最佳。盖阳入阴则寐，首乌藤入心、肝两经血分，功擅引阳入阴故也。此品善于养血，故用于血虚所致的失眠，最为适宜。因其性平和，其他各种原因所致的失眠，亦可作为佐使药用之。唯其用量宜大，少则不效。朱老处方一般恒用30g，重症失眠则用至60g，每每应手。

2. 用于血虚身痛、风湿痹痛

首乌藤养血祛风，通经活络止痛，用治血虚身痛，常与鸡血藤、当归、川芎等配伍；用治风湿痹痛，常与羌活、独活、桑寄生、秦艽等祛风湿、止痹痛药同用；用于湿热阻滞所致关节肿痛、屈伸不利者，用之除湿消肿，常与银花藤、黄柏、川牛膝、豨莶草、鸡血藤合用，如《经验方》三藤煎。一般用量为10~30g。

3. 用于皮肤瘙疹

首乌藤有祛风湿止痒之功，治疗风疹疥癣等皮肤瘙痒症，常与蝉蜕、浮萍、地肤子、蛇床子等同用，煎汤外洗，共收祛风止痒之效。

朱良春教授认为首乌藤又有活血、通经、止痒之功。《本草从新》谓其"行经络，通血脉"，《本草纲目》谓其主治"风疮疥癣作痒，煎汤洗浴"。临床上常以首乌藤治疗老人身痒，盖高年阴血多虚，血虚生风故痒，首乌藤有养血活血之功，为当选之佳品。内服常配生地黄、红花、徐长卿、银花藤、牡丹皮等。沐浴时用首乌藤200g煎汤擦身，其效尤佳。

4. 用于滑胎

滑胎多因冲任损伤，不能摄血养胎所致，治疗方法是在未孕之先，宿有慢性疾病致气血虚弱者，宜先治疗宿疾，以恢复健康，即孕之后，宜调补冲任，以益肾气，安定胎元，同时注意节房事，以收全功。临床医家王凯在保胎方中习惯重用首乌藤（常用30g），此药为何首乌的藤茎，性味甘平，不寒不燥，长于入肝养血，入肾益精。功能：养心安神，养血通络。用于虚烦失眠，多梦易惊，周身酸痛。引《本草纲目》："久服令人有子，治腹脏一切宿疾，冷气肠风。"现在孕妇摄取营养一般足够，但是害怕怀孕时再次流产，心理负担很重，故重用首乌藤，起到事半功倍的效果。

【古籍摘要】

①《本草纲目》："风疮疥癣作痒，煎汤洗浴，甚效。"
②《本草从新》："补中气，行经络，通血脉，治劳伤。"
③《本草正义》："治夜少安寐。"

【现代研究】首乌藤有镇静催眠作用，与戊巴比妥钠合用有明显的协同作用；首乌藤醇提取物能抑制实验性大鼠高脂血症；对实验性动脉粥样硬化有一定防治作用；并能促进免疫功能。

合欢皮（合欢花）

合欢皮最早载于《神农本草经》。其性平，味甘；归心、肝、肺经；其基本功效有解郁安神、活血消肿。

【临床应用】

1. 用于心神不宁、忿怒忧郁、烦躁失眠

合欢皮性味甘平，入心、肝经，善解肝郁，为悦心安神要药。适用于情志不遂，忿怒忧郁，烦躁失眠，心神不宁等症，能使五脏安和，心志欢悦，以收安神解郁之效。可单用或与柏子仁、酸枣仁、首乌藤、郁金等安神解郁药配伍应用。

黔中名医陈慈煦教授认为，合欢皮安神宁心，兼可解郁，为一物两用之品。费伯雄《医醇賸义》有"合欢解郁汤"，以合欢皮开郁为主。因情志不遂、思虑过度而引起的失眠用之最佳。

福建中医药大学名老中医俞慎初教授治疗失眠常用首乌藤和合欢皮。俞老认为，两药均入心、肝经，同具养心、安神、解郁之功效，两药相伍，功效益彰。故临床对兼有虚烦失眠者，俞师每在治方中加入首乌藤、合欢皮，疗效颇好。

名老中医张塾院善用合欢皮配合欢花宁心安神。张老经验，对由于精神创伤，情志波动，失其常度，致肝气郁结，郁则气滞，气失疏泄，上犯心神，引起诸症，初伤气分，久延血分，变生多端，而为郁劳沉疴。治疗本病，张老以开郁、养心、安神为主，酌兼涤痰、利湿、行血为辅，自拟一方，名合欢汤，于临床试用，每获良效，其方为：合欢花 30g，合欢皮 30g，郁金 12g，百合 30g，天竺黄 12g。方中重用合欢，有补益怡悦心志之效，若症见烦躁易怒，则与栀子为伍，少寐多疑善惑与石菖蒲相配，嗳气、呵欠频作辅以紫菀，噩梦纷纭加琥珀，妇女月经不调加漏芦，精神恍惚、乍寒乍热、汗出口干加柴胡，痰气交结、咽喉如物梗阻加厚朴，气逆恶心加旋覆花，胁痛加牡蛎，守方随症加减。如某女子患"脏躁"，彻夜不寐，烦躁欲死，呵欠流泪，苔白，脉细弦，用合欢汤加减治疗，3 剂病减，6 剂病大减，9 剂豁然而愈，继给合欢皮、合欢花各 30g，泡饮代茶，断不再发。几年来张老用此方治疗 10 余例，每获良效。

2. 用于跌打骨折、血瘀肿痛

合欢皮入心、肝血分，能活血祛瘀、续筋接骨，故可用于跌打损伤、筋断骨折、血瘀肿痛之症，如《续本事方》用合欢皮配麝香、乳香研末，温酒调服治跌打仆伤、损筋折骨。亦可与桃仁、红花、乳香、没药、骨碎补等活血疗伤、续筋接骨药配伍同用。

中医临床家吴丽霞采用民间秘方合欢皮治疗骨折。使用大剂量的合欢皮为主药外敷并以"合欢皮"为君组方内服治疗骨折肿痛 33 例，均获显效。治疗方法：内服中药合欢皮 25g，骨碎补 20g，桃仁 10g，红花 6g，每日 1 剂，水煎服。外用中药：将合欢皮 50g、骨碎补 30g、栀子 10g，捣烂成泥，加 95％酒精调匀，外敷于骨折处，蕉叶覆盖以保持湿润，外用弹力绷带包扎。一天更换 1 次。可在 24h 内明显消肿。合欢皮、骨碎补、栀子合用有补肾接骨、行血止血、和调心脾、消肿生肌、强筋壮骨、修复创伤作用，兼能清热解毒，具有促进骨折愈合和抗感染之功，故用之有良效。

3. 用于肺痈、疮痈肿毒

合欢皮有活血消肿之功，能消散内外痈肿。用治肺痈，胸痛，咳吐脓血，单用有效，如《备急千金要方》黄昏汤。亦可与鱼腥草、冬瓜仁、桃仁、芦根等清热消痈排脓药同用；治疮痈肿毒，常与蒲公英、紫花地丁、连翘、野菊花等清热解毒药同用。

名老中医欧阳勋教授认为，合欢皮有养心安神作用，合欢皮 15g，煎服，能治心神不宁、忧郁失眠。单用合欢皮 20g 煎服，治肺痈咳血吐脓。用合欢皮 15g，芥菜子 15g，研末，酒冲服，并用渣外敷，治骨折、碰伤、摔伤及伤处作痛。

【使用注意】孕妇慎用。

【古籍摘要】

① 《神农本草经》：“主安五脏，和心志，令人欢乐无忧。”
② 《日华子本草》：“煎膏，消痈肿，续筋骨。”
③ 《本草纲目》：“和血，消肿，止痛。”

【现代研究】合欢皮水煎液及醇提取物均能延长小鼠戊巴比妥钠所致睡眠时间；对妊娠子宫能增强其节律性收缩，并有终止妊娠、抗早孕效应；其水、醇提取物分别具有增强小鼠免疫功能及抗肿瘤作用。

远 志

远志最早载于《神农本草经》。其性温，味苦、辛；归心、肾、肺经；其基本功效有安神益智、祛痰开窍、消散痈肿、交通心肾。

【临床应用】

1. 用于失眠多梦、心悸怔忡、健忘

远志味苦辛性温，性善宣泄通达，既能开心气而宁心安神，又能通肾气而强志不忘，为交通心肾、安定神志、益智强识之佳品。主治心肾不交之心神不宁、失眠、惊悸等症，常与茯神、龙齿、朱砂等镇静安神药同用，如《张氏医通》远志丸；治健忘，常与人参、茯苓、石菖蒲同用，如《备急千金要方》开心散，若方中再加茯神，即《证治准绳》不忘散。一般用量为 5～10g。

2. 用于癫痫惊狂

远志味辛通利，能利心窍、逐痰涎，故可用治痰阻心窍所致之癫痫抽搐、惊风发狂等症。用于癫痫昏仆、痉挛抽搐者，可与半夏、天麻、全蝎等化痰、息风药配伍；治疗惊风狂证发作，常与石菖蒲、郁金、白矾等祛痰、开窍药同用。一般用量为 5～10g。

3. 用于咳嗽痰多

远志苦温性燥，入肺经，能祛痰止咳，故可用治痰多黏稠、咳吐不爽或外感风寒、咳嗽痰多者，常与苦杏仁、贝母、瓜蒌、桔梗等同用。一般用量为 5～10g。

4. 用于痈疽疮毒、乳房肿痛、喉痹

远志辛行苦泄，功擅疏通气血之壅滞而消散痈肿，用于痈疽疮毒、乳房肿痛，内服、外用均有疗效，内服可单用为末，黄酒送服。外用可隔水蒸软，加少量黄酒捣烂敷患处。远志味辛入肺，开宣肺气，以利咽喉，如《仁斋直指方》治喉痹作痛，用"远志肉为末，吹之，涎出为度"。

中医临床家刘晓虹治急性乳腺炎善用远志。急性乳腺炎为哺乳期妇女常见病，临床对本病的治疗多采用抗生素，治疗期间和治愈后患者体内没有完全代谢的药物可随着乳汁进入婴儿体内，影响婴儿健康。采用中药治疗本病，疗效好且无不良反应。近年来，刘氏运用单味中药远志治疗急性乳腺炎 56 例，均获良效。

具体方法：取远志 10g，放入适当的容器中加食用白酒 10mL，浸泡 20min 后，将容器中的酒点燃，烧至火灭。取容器中液体一次服下。

病情轻者，一般于服药 4h 后即感症状减轻，体温下降；病情重者 6h 后亦可见症状减轻。56 例患者中，52 例均服药 1 剂而治愈，另有 4 例服 2 剂而愈。

5. 用于阳痿

北京名老中医王琦教授善用远志安神定志治疗阳痿。古人治疗阳痿虽多从补肾入手，但亦未丢弃安神定志、从心论治之法。王老曾统计《男科病实用方》阳痿病方 118 首，发现兼用安神之药者，超越半数，远志更是众中之选，多达 80%。又现代医学认为阳痿多为精神心理性疾病，故认识到安神定志实乃阳痿一大治法，远志更是安神定志、兴阳起痿之要品。《伤寒瘟疫条辨·木草类辨》谓："远志，镇心安神、壮阳益精、强志助力。"《雷公炮制药性解》直言其："定惊悸、壮阳道、益精气。"所以远志安神定志、兴阳起痿之功不容忽视。临床常与蛇床子、肉苁蓉、五味子、菟丝子配伍，组成秃鸡散（洞玄子方）合四逆散用治功能性阳痿，常用量 10g。

【使用注意】凡实热或痰火内盛者，以及有胃溃疡或胃炎者慎用。

【古籍摘要】

①《神农本草经》："主咳逆伤中，补不足，除邪气，利九窍，益智慧，耳目聪明，不忘，强志，倍力。"

②《名医别录》："定心气，止惊悸，益精，去心下膈气、皮肤中热、面目黄。"

③《药品化义》:"远志,味辛重大雄,入心开窍,宣散之药。凡痰涎伏心,壅塞心窍,致心气实热,为昏聩神呆、语言謇涩,为睡卧不宁,为恍惚惊怖,为健忘,为梦魇,为小儿客忤,暂以豁痰利窍,使心气开通,则神昏自宁也。"

【现代研究】全远志有镇静、催眠及抗惊厥作用。远志皂苷有祛痰、镇咳、降压作用;其煎剂对大鼠和小鼠离体之未孕及已孕子宫均有兴奋作用;乙醇浸液在体外对革兰氏阳性菌及志贺菌属、伤寒杆菌、人型结核分枝杆菌均有明显抑制作用;其煎剂及水溶性提取物分别具有抗衰老、抗突变、抗癌等作用;远志皂苷有溶血作用。

缬 草

缬草最早载于《科学的民间药草》。其性温,味辛、甘;归心、肝经;其基本功效有安神、理气、活血止痛。

【临床应用】

1. 用于心神不宁、失眠少寐

缬草味甘,主入心经,具有养心安神功效。用治心神不宁、失眠少寐、心悸怔忡等症,可与酸枣仁、合欢皮、首乌藤等养心安神药同用;若心脾两虚,气血双亏,心神失养者,可配伍当归、黄芪、党参、龙眼肉等补养气血之药。一般用量为3~6g。

2. 用于惊风、癫痫

《陕西中草药》云本品"安神镇静,驱风解痉",故常可治惊风、癫痫等四肢抽搐、神志失常之疾病,常用缬草酊,每次2~5mL,每日2~3次。

3. 用于血瘀经闭、痛经、腰腿痛、跌打损伤

缬草味辛行散,具有活血止痛功效,用治血瘀经闭、痛经,常与丹参、益母草、泽兰、红花等配伍;若治痹证,腰腿疼痛,日久不愈者,可与桑寄生、独活,川芎等同用;治跌打伤痛,又常与骨碎补、桃仁、红花、乳香等活血疗伤,祛瘀止痛药配伍应用。

4. 用于脘腹疼痛

缬草味辛,行气活血,故可治疗气滞血瘀引起的脘腹疼痛。若气滞脘腹胀痛甚者,常与木香、枳壳、延胡索等理气药同用;血瘀脘腹刺痛甚者,可与五灵脂、蒲黄、赤芍等活血化瘀药配伍。

此外，治外伤出血，可用本品研末外敷。

【现代研究】缬草有镇静安神作用，其醇提取物可增强巴比妥所致睡眠时间，并有明显扩张冠脉血管、改善心肌缺血、降低心肌耗氧量、抗心律失常作用；缬草总生物碱有抗菌作用；宽叶缬草挥发油对离体肠道平滑肌有明显的松弛和解痉作用，并有显著调节血脂作用；缬草提取物有胆道解痉和增加胆汁流速、溶石、抑制胆囊炎症作用。

灵 芝

灵芝最早载于《神农本草经》。其性平，味甘；归心、肺、肝、肾经；其基本功效有补气安神、止咳平喘。

【临床应用】

1. 用于心神不宁、失眠、惊悸

灵芝味甘性平，入心经，能补心血、益心气、安心神，故可用治气血不足、心神失养所致的心神不宁、失眠、惊悸、多梦、健忘、体倦神疲、食少等症。可单用研末吞服，或与当归、白芍、酸枣仁、柏子仁、龙眼肉等同用。

2. 用于咳喘痰多

灵芝味甘能补，性平偏温，入肺经，补益肺气，温肺化痰，止咳平喘，常可治痰饮证，见形寒咳嗽、痰多气喘者，尤其对痰湿型或虚寒型疗效较好。可单用或与党参、五味子、干姜、半夏等益气敛肺、温阳化饮药同用。

名老中医林毓文治一哮喘患者，诉说以前素体健康，无哮喘病史及家族史。后因车祸受伤，体质虚弱，一直未能康复。此后，每遇气候突变则感气短、喘促，且逐日加重。冬季有甚，发作前先感胸膈满闷，咳呛阵发，继之呼吸急促，张口抬肩，喉中有水鸡声，咳痰白而量多，稀而多沫。某日用冷水洗头后上症大作，每晚不能平卧。诊其面色晦暗，唇色紫暗，皮肤苍白而干燥，舌质淡红。语声低微无力，痰多难咳，脉弦而滑，多方治疗喘未止。林老得民间单方：用灵芝炖母鸡，疗效良好。灵芝止咳平喘、安神定志，鸡肉性平味甘，益五脏、补虚劳，适用于老年体弱、久病者。则给该患者灵芝 50g，鸡肉 90～120g，放少量盐、油调味，加水适量，隔水炖 1h，吃鸡肉及汤。

当晚病情即感明显好转。后连服 7 剂，哮喘之症缓解，为巩固疗效，继服灵芝炖鸡，同时另予生脉散加减治疗，7 剂后诸症悉除。1 年未见复发。

哮喘之病，宿根深固，病因复杂，且易反复，日久累及脾、肺、肾三脏使其皆虚。临床往往表现为本虚标实。医者只注意治其标，多投以平喘止咳之药，忽视对根本的培补。认为培补应待缓解期进行调理，这观点其实是片面的。灵芝炖鸡就是一个攻补兼施能用于发作期又可用于缓解期，既平喘止咳又补虚的药方。对于一些体虚哮喘发作者在治法上独具一格，可见散在民间之中的饮食疗法中有许多是卓有成效的好经验。

3. 用于虚劳证

灵芝有补养气血作用，故常用治虚劳短气、不思饮食、手足逆冷，或烦躁口干等症，常与山茱萸、人参、地黄等补虚药配伍，如《圣济总录》紫芝丸。

灵芝的扶正作用能用于癌症及其他各种肿瘤，灵芝对肺癌、食管癌、胃癌、鼻咽癌身体虚弱者有益，对白细胞减少症或放化疗以后的不良反应有作用。常与猪苓、茯苓、瓜蒌仁、半夏、天冬等配伍。

笔者的一位老师讲述他用灵芝治疗毒菌中毒的经验，该患者为这位老师的朋友，因误食毒菌而头晕腹痛，随即上吐下泻，在西医院经过洗胃等处理后头晕不能缓解，住院十余天亦未见缓解，这位老师去看望，患者家属随即要求服用中药，老师思索良久，谓灵芝为"百菌之王"，应该能解毒菌之毒，嘱患者服用灵芝，不料未出 3 日，患者症状随即缓解而出院。将这一听闻经验录于此，供读者参考。

【古籍摘要】

①《神农本草经》："紫芝味甘温，主耳聋，利关节，保神益精，坚筋骨，好颜色，久服轻身不老延年。"

②《药性论》："保神益寿。"

③《本草纲目》："疗虚劳。"

【现代研究】灵芝多糖具有免疫调节、降血糖、降血脂、抗氧化、延缓衰老及抗肿瘤作用；三萜类化合物能净化血液，保护肝功能；灵芝多种制剂分别具有镇静、抗惊厥、强心、抗心律失常、降压、镇咳平喘作用；此外，灵芝还有抗凝血、抑制血小板聚集及抗过敏作用。

第十六章

平肝息风药

凡以平肝潜阳或息风止痉为主，治疗肝阳上亢或肝风内动病证的药物，称平肝息风药。

《素问·至真要大论》言："诸风掉眩，皆属于肝。"故本类药物皆入肝经，多为介类、昆虫等动物药物及矿石类药物，具有平肝潜阳、息风止痉之主要功效。部分平肝息风药以其质重、性寒沉降之性，兼有镇惊安神、清肝明目、降逆、凉血等作用，某些息风止痉药物兼有祛风通络之功。

平肝息风药主要用治肝阳上亢、肝风内动病证。部分药物又可用治心神不宁、目赤肿痛、呕吐、呃逆、喘息、血热出血，以及风中经络之口眼㖞斜、痹痛等证。使用平肝息风药时，应根据引起肝阳上亢和肝风内动的病因、病机及兼证的不同，进行相应的配伍。如属阴虚阳亢者，多配伍滋养肾阴药物，益阴以制阳；肝火上炎者，多配伍清泻肝火药物；兼心神不安、失眠多梦者，当配伍安神药物；肝阳化风之肝风内动，应将息风止痉药与平肝潜阳药物并用；热极生风之肝风内动，当配伍清热泻火解毒之品；阴血亏虚之肝风内动，当配伍补养阴血药物；脾虚慢惊风，当配伍补气健脾药物；兼窍闭神昏者，当与开窍药配伍；兼痰邪者，应与祛痰药配伍。

本类药物有性偏寒凉或性偏温燥之不同，故当注意使用。脾虚慢惊者，不宜用寒凉之品；阴虚血亏者，当忌温燥之品。

平肝息风药可分为以平肝阳为主要作用的平抑肝阳药和以息肝风、止痉抽为主要作用的息风止痉药两类。

现代药理研究证明，平肝息风药多具有降压、镇静、抗惊厥作用。能抑制实验性癫痫的发生，可使实验动物自主活动减少，部分药物还有解热、镇痛作用。

第一节　平抑肝阳药

凡能平抑或潜镇肝阳，主要用治肝阳上亢病证的药物，称平抑肝阳药，又称平肝潜阳药。

本类药物多为质重之介类或矿石类药物，具有平抑肝阳或平肝潜阳之功效。主要用治肝阳上亢之头晕目眩、头痛、耳鸣和肝火上攻之面红、口苦、目赤肿痛、烦躁易怒、头痛头昏等症。亦用治肝阳化风之痉挛抽搐及肝阳上扰之烦躁不眠者，当分别配伍息风止痉药与安神药。

石决明

石决明最早载于《名医别录》一书。其性寒，味咸；归肝经。其基本功效为平肝潜阳、清肝明目。

【临床应用】

1. 用于肝阳上亢、头晕目眩

石决明咸寒清热，质重潜阳，专入肝经，而有清泄肝热、镇潜肝阳、利头目之效，为凉肝、镇肝之要药，本品又兼有滋养肝阴之功，故对肝肾阴虚、肝阳眩晕，尤为适宜。用治邪热灼阴，筋脉拘急，手足蠕动，头目眩晕之症，常与白芍、生地黄、牡蛎等养阴、平肝药配伍应用，如《通俗伤寒论》阿胶鸡子黄汤；若肝阳独亢而有热象，头晕头痛，烦躁易怒者，可与夏枯草、黄芩、菊花等清热、平肝药同用，如《常见病中医治疗研究》平肝潜阳汤。

中日友好医院名老中医焦树德教授善用石决明治疗头晕目眩。焦老认为，肝肾阴虚，肝阳亢旺所致的头痛、头晕、急躁易怒、失眠健忘、心悸不宁、阵阵烘热、心烦汗出、情绪不稳、精神不振、悒悒不乐、遗精滑精、腰酸腿软、不耐作劳、舌苔薄白、脉象细弦等症，包括西医学的神经衰弱、癔病、更年期综合征、忧郁症等出现上述证候者，本品可平抑肝阳、潜镇肝阳。对于神经衰弱出现上述症状者，焦老常用生石决明（先煎）20～45g，生赭石25～45g，生地黄12g，生白芍12g，炒黄芩9g，香附9g，远志9g，白蒺藜12g，菊花9g，首乌藤15～30g，生白芍12g。水煎服。以此为基础随症加减，曾统计观察55例（痊愈者8例，基本痊愈者8例，有显著疗效者18例，有效者19例，无效者3例），有一定疗效。

2. 用于目赤、翳障、视物昏花

石决明清肝火而明目退翳，治疗肝火上炎之目赤肿痛，可与黄连、龙胆、夜明砂等同用，如《全国中药成药处方集》黄连羊肝丸；亦常配伍夏枯草、决明子、菊花等清肝明目之品。治疗风热目赤，翳膜遮睛，常与蝉蜕、菊花、木贼等配伍；治目生翳障，本品常配伍木贼、荆芥、桑叶、白菊花、谷精草、苍术等，如《证治准绳》石决明散；若肝虚血少，目涩昏暗，雀盲眼花属虚证者，每与熟地黄、枸杞子、菟丝子等配伍；治青盲雀目，可与苍术、猪肝配伍。一般用量为15～30g。

此外，煅石决明还有收敛、制酸、止痛、止血等作用，可用于胃酸过多之胃脘痛；如研末外敷，可用于外伤出血。外用适量。

【使用注意】 本品咸寒易伤脾胃，故脾胃虚寒，食少便溏者慎用。

【古籍摘要】

①《名医别录》："主目障翳痛，青盲。"

②《医学衷中参西录》："石决明味微咸，性微凉，为凉肝镇肝之要药。肝开窍于目，是以其性善明目。研细水飞作敷药，能治目外障；作丸、散内服，能消目内障。为其能凉肝，兼能镇肝，故善治脑中充血作疼作眩晕，因此证多系肝气，肝火挟血上冲也。"

【现代研究】 九孔鲍提取液有抑菌作用，其贝壳内层水解液经小鼠抗四氯化碳急性中毒实验表明，有保肝作用；其酸性提取液对家兔体内外的凝血实验表明，有显著的抗凝作用。

牡 蛎

牡蛎最早载于《神农本草经》。其性微寒，味咸；归肝、胆、肾经；其基本功效有重镇安神、潜阳补阴、软坚散结收敛固涩、制酸止痛。

【临床应用】

1. 用于心神不安、惊悸失眠

牡蛎质重能镇，有安神之功效，用治心神不安、惊悸怔忡、失眠多梦等症，常与龙骨相须为用，如《伤寒论》桂枝甘草龙骨牡蛎汤。亦可配伍朱砂、琥珀、酸枣仁等安神之品。

在《伤寒论》中，仲景以桂枝甘草龙骨牡蛎汤治疗心阳虚之心悸、烦躁，以桂枝去芍药加蜀漆牡蛎龙骨救逆汤治疗心阳虚痰浊上扰之惊狂，以柴胡龙骨牡蛎汤治疗少阳不和兼表里三焦俱病之胸闷烦惊、谵语。故邹澍的《本经疏证》云："龙骨、牡蛎联用之证，曰烦狂，曰烦惊，曰烦躁，似二物多为惊与烦设。"其作用机制，张锡纯在《医学衷中参西录》中说得很清楚："人身阳之精为魂，阴之精为魄。龙骨能安魂，牡蛎能强魄。魂魄安强，精神自足，虚弱自愈也。是龙骨、牡蛎，固为补魂魄精神之妙药也。"聂惠民老中医尊仲景意，治疗烦躁惊狂、心悸失眠时，常将牡蛎与龙骨相伍使用，疗效颇佳。一般用量为 9～30g，宜打碎先煎。

2. 用于肝阳上亢之头晕目眩

牡蛎咸寒质重，入肝经，有平肝潜阳、益阴之功。用治水不涵木，阴虚阳亢，头目眩晕，烦躁不安，耳鸣者，常与龙骨、龟甲、白芍等同用，如《医学衷中参西录》镇肝息风汤；亦治热病日久，灼烁真阴，虚风内动，四肢抽搐之症，常与生地黄、龟甲、鳖甲等养阴、息风止痉药配伍，如《温病条辨》大定风珠。

3. 用于痰核、瘰疬、瘿瘤、癥瘕积聚

牡蛎味咸，软坚散结。用治痰火郁结之痰核、瘰疬、瘿瘤等，常与浙贝母、玄参等配伍，如《医学心悟》消瘰丸；用治气滞血瘀之癥瘕积聚，常与鳖甲、丹参、莪术等同用。

《本草纲目》谓牡蛎"消疝瘕积块"；《名医别录》云其能"除老血"；《汤液本草》亦谓"牡蛎入足少阴，咸为软坚之剂，以柴胡引经，故能去胁下硬"。临床用生牡蛎配鳖甲治疗肝脾大，配伍瓜蒌而治乳腺增生，合牛膝、琥珀而治前列腺增生，常获良效。

《灵枢·邪气脏腑病形》云："鼠瘘，在颈肢腋之间。"《灵枢·寒热》云："寒热瘰疬在于颈腋者……此皆鼠瘘寒热之毒气也，留于脉而不去者也。"颈部、腋下淋巴结肿大即《黄帝内经》所说的"鼠瘘"。《神农本草经》谓牡蛎具有除"鼠瘘"的功效，历代医家多遵从之，如《医学心悟》消瘰丸中就含有牡蛎。聂惠民老中医在治疗颈

部、腋下淋巴结肿大及乳腺增生等疾病时，也常常加入牡蛎以软坚散结，疗效甚佳。

4. 用于滑脱诸证

牡蛎煅后有与煅龙骨相似的收敛固涩作用，通过不同配伍可治疗自汗、盗汗、遗精、滑精、尿频、遗尿、崩漏、带下等滑脱之证。用治自汗、盗汗，常与麻黄根、浮小麦等同用，如《太平惠民和剂局方》牡蛎散；亦可用牡蛎粉扑撒汗处，有止汗作用；治肾虚遗精、滑精，常与沙苑子、龙骨、芡实等配伍，如《医方集解》金锁固精丸；治尿频、遗尿可与桑螵蛸、金樱子、益智、龙骨等同用；治疗崩漏、带下，又常与海螵蛸、山茱萸、山药、龙骨等配伍。

《神农本草经》谓牡蛎除"女子带下赤白"。昔张锡纯治疗带下常将生龙骨、生牡蛎并用以固脱，如清带汤。聂惠民老中医治疗带下病，既有单用牡蛎时，亦有两药并用时，若患者兼有心中烦乱、眠差者，多两药并用，既能镇静安神，又可止带。

5. 用于外感咳嗽

聂惠民老中医认为牡蛎第一个功效就是"主伤寒寒热"，故可以应用于外感表证。然而，牡蛎这一"主伤寒寒热""疗咳嗽"之功效，却鲜有人注意。聂老认为，牡蛎虽味涩却不敛邪，不会造成关门留寇之弊，外感咳嗽可以放胆用之。外感咳嗽的病位主要在肺与咽。外邪袭表，肺失宣降，可以致咳；咽为肺胃之门户，又为三阴经所过，外邪侵袭，致其红肿，或痛或痒，也是致咳的原因。《名医别录》谓牡蛎"疗咳嗽"，《本草备要》谓其能"软坚化痰"，故与川贝母等相伍，可以增加其止咳化痰之功。另外，《汤液本草》言牡蛎"以柴胡为引能去胁下之硬；以茶引之能消结核；以大黄引之能除股间肿；以地黄引之能益精收涩，止小便"。《伤寒论》第311条曰："少阴病，二三日，咽痛者，可与甘草汤。不差，与桔梗汤。"聂老认为若以桔梗、甘草等引之，可以散咽喉之肿疗咽痛，可以消除因咽痛咽痒所致的咳嗽。故在治疗外感咳嗽时常常加入牡蛎。

6. 用于止泻

《名医别录》谓牡蛎"涩大小肠，止大小便"。吴鞠通在《温病条辨》云："下利后大便溏甚，周十二时三四行，脉仍数者，未可与复脉汤，一甲煎主之。"一甲煎即是牡蛎单味药，"既能存阴，又涩大便，且清在里之热，一物而三用之"（吴鞠通自注）。聂惠民老中医对于热在肠中的下利，也常常仿吴鞠通之意，在清热止利方中加牡蛎，以增强疗效，缩短病程。

中医临床家周子权认为，生牡蛎味咸而有泻下之功，临床常伍大黄等药灌肠治疗慢性肾衰竭。临床药理研究表明，牡蛎能吸附肠壁血中之毒素，可使大便溏而不泻；富含钙类等电解质，能使药物富高渗状态而达到结肠透析作用，且有纠正低钙血症及良好的降压作用。对于基层医院可推广中药结肠透析以延长慢性肾衰竭患者的生命。煅牡蛎能收敛固涩而止泻。《名医别录》谓其能"涩大小肠"；《本草纲目》谓其可"止痢下赤白浊"。周老据此常用理中丸加煅牡蛎治脾胃虚寒性久泻久痢以涩肠止痛，每获良效。但本药煅后性收敛，不可用于实证泻痢。

此外，煅牡蛎有制酸止痛作用，可治胃痛泛酸，与海螵蛸、浙贝母共为细末，内服取效。

【古籍摘要】

①《神农本草经》："主伤寒寒热，温疟洒洒，惊恚怒气，除拘缓、鼠瘘、女子带下赤白。"

②《海药本草》："主男子遗精，虚劳乏损，补肾正气，止盗汗，去烦热，治伤寒热痰，能补养安神，治孩子惊痫。"

③《本草备要》："咸以软坚化痰，消瘰疬结核，老血疝瘕。涩以收脱，治遗精崩带，止嗽敛汗，固大小肠。"

【现代研究】动物实验证明牡蛎粉末有镇静、抗惊厥作用，并有明显的镇痛作用；牡蛎多糖具有降血脂、抗凝血、抗血栓等作用。

◀ 赭 石 ▶

赭石最早载于《神农本草经》一书。其性寒，味苦；归肝、心、肺、胃经。其基本功效为平肝潜阳、重镇降逆、凉血止血。

【临床应用】

1. 用于肝阳上亢之头晕目眩

赭石为矿石类药物，质重沉降，长于镇潜肝阳，又性味苦寒，善清肝火，故为重镇潜阳常用之品。用于肝阳上亢所致的头目眩晕、目胀耳鸣等症，常与怀牛膝、生龙骨、生牡蛎、生白芍等滋阴潜阳药同用，如《医学衷中参西录》镇肝息风汤、建瓴汤；若治肝阳上亢，肝火上升所致头晕头痛、心烦难寐，可配珍珠母、磁石、猪胆膏、冰片、半夏等，如《上海市药品标准》脑立清。借其重镇、清肝之效，亦可用治小儿急慢惊风、吊眼撮口、搐搦不定，如《仁斋直指方》单用本品醋煅，细研水飞白汤调下。一般用量为 10～30g。

2. 用于中风

中风相当于现代医学的脑血管病，为临床常见病、疑难病。对于中风之征兆，首列"其脉必弦硬而长"，即西医所谓的血压过高者，而血之上注于脑，致充塞血管而累及神经，甚至神经失其所司致昏厥不省人事，其脉弦长有力，治宜平冲、降胃、平肝、引气血下行。在选药上以重镇下行为主，而忌用升散之品。赭石质重坠，善镇逆气、降痰涎、止呕吐、通燥结。张锡纯用赭石治中风，认为其"下达之力速，上逆之气血即可随之而下"，且能"降胃平肝，镇安冲气"，为"救颠扶危之大药"。大凡中风患者，多有大便燥结不通之证，而赭石正具通燥结之功，病情危重者，常重用之而奏奇功。一般用量为 10～30g。

3. 用于降胃气

胃气以降为顺，胃气不降则必上逆为病。赭石善降胃气，常用于胃气上逆之呕吐、呃逆、嗳气等症。引起胃气上逆的病种很多，如胃神经官能症、膈肌痉挛，急、慢性胃炎，胃下垂，胃扩张，胃及十二指肠壶腹溃疡，消化道肿瘤以及幽门不完全性梗阻等，只要有胃气上逆的表现，均可以本品为主药，配伍旋覆花、半夏、生姜，胃气虚者加党参等，方如《伤寒论》旋覆代赭汤加减治疗皆能获得较好的疗效。对于食管癌手术后因吻合口狭窄、反流性食管炎、胃肠功能紊乱等并发症出现的嗳气、呃逆、呕吐，用旋覆代赭汤加减，同样能够改善症状；对于肿瘤因化疗引起的消化道反应，在化疗前及化疗期间服用旋覆代赭汤，亦能起到防治作用。

近代医家张锡纯尊古而不泥古，在精心研究赭石及旋覆代赭汤的基础上，创制了不少行之有效的方剂。如以赭石配伍龙胆、青黛、白芍等，名镇逆汤，治疗胆火犯胃之呕吐；以赭石配伍党参、当归、肉苁蓉等，名参赭培气汤，治疗噎膈不能食。大便燥结，以赭石配伍芒硝、石膏、党参，名镇逆承气汤；治疗阳明腑实证，当用承气下之，而呕吐不能服药者，以赭石配伍甘遂、朴硝等，名赭遂攻结汤，治疗宿食内停、大便燥结、胃气上逆等。此皆取其重坠沉降之性，以降胃逆，以通燥结，可谓是善用赭石的典范。

名老中医俞尚德以赭石治疗胃气上逆之呕吐、呃逆、嗳气等症，亦受张锡纯的影响。值得一提的是，赭石的通便作用颇佳，与瓜蒌等配伍，对于屡用各种泻药而不下者仍有作用。俞老认为，赭石"降逆气而不伤正气，通燥结而毫无开破"，在症状消除之后即可停用。药理研究证实，赭石有促进胃肠蠕动的作用，但尚无剂量与疗效关系的研究。据临床观察，曾有数例排便困难的患者在治疗呃逆与嗳气时，加用赭石后大便偏溏、次数增多，减则正常。一般用量为30g。

4. 用于妊娠恶阻

妊娠恶阻乃冲气上逆犯胃所致。妊娠之后胎元初凝，阴血聚胞宫以养胎元，冲脉气血不得外泄。血壅而冲脉之气较盛，胎火逐旺，随冲脉之气上逆，逆而犯胃，胃失和降。胃在上逆之气的作用下，失其常态，从而导致恶心呕吐之症。

可见，妊娠恶阻的主要病理是胃气不降，冲气上逆。赭石性味苦寒，质重，具有平肝降逆之功。临床上选用赭石为君药治疗妊娠恶阻重症效果显著。《长沙药解》云其能"驱浊下降，降摄肺胃之逆气，除哕噫而泄郁烦，止反胃呕吐"。《本草汇言》言其"味苦涩，气温，无毒"。历代医籍均在其项下注有孕妇忌服或慎服。然亦有临床医家用药数十年，未见不良反应。现代研究认为，赭石主要含三氧化二铁，另有镁、硅等微量元素，并无别的有害成分，故临床应用并无毒性作用。现代药理研究表明，赭石除清热平肝镇逆、凉血止血功能外，内服还具有收敛胃肠壁，保护胃黏膜面及补血的作用。但此药质重，具有较强的降逆作用，应根据妊娠期用药原则及病情需要，灵活掌握运用，中病即止，即"有故无殒，亦无殒也"。一般用量为10～30g。

5. 用于气逆喘证

喘证之作，病位在肺，其本在肾，又与风、寒、热、痰诸邪有关。肾不纳气，则气逆而喘。历代医家治疗喘证，多以宣肺、肃肺、化痰、纳气为基本大法。然治喘之药很少有用赭石者。近代名家张锡纯独辟蹊径，"生赭石压力最胜，能镇胃气冲气上逆，开胸膈，坠痰涎，止呕吐，通燥结，用之得当，诚有捷效"。鲁兆麟临床用赭石以治喘，并获佳效。用治哮喘有声，卧睡不得者，《普济方》单用本品研末，米醋调服取效；用治肺肾不足，阴阳两虚之虚喘，每与党参、山茱萸、核桃仁、山药等补肺肾纳气药同用，如《医学衷中参西录》参赭镇气汤；若治肺热咳喘者，可与桑白皮、紫苏子、旋覆花等同用。一般用量为10～30g。

6. 用于血热吐衄、崩漏

赭石苦寒，入心、肝血分，有凉血止血之效，又本品善于降气、降火，尤适宜于气火上逆，迫血妄行之出血证。可单用，如《头门方》以本品煅烧醋淬，研细调服，治吐血、衄血；《普济方》用赭石研为细末，醋汤调服，治崩中淋沥不止；如因热而胃气上逆所致吐血、衄血、胸中烦热者，可与白芍、竹茹、牛蒡子、清半夏等配伍，如《医学衷中参西录》寒降汤；用治血热崩漏下血，可配伍禹余粮、赤石脂、五灵脂等，如《太平惠民和剂局方》震灵丹。一般用量为10～30g。

7. 用于脱发

发为血之余，脱发大多由于先天禀赋不足，或后天营养不良、生活不节，或房劳过度、情志不畅等所致精血不足、脉络空虚，内热由生，虚风上扰而致，其病因复杂，病程缠绵，疗效不佳。治疗以养血、生精、祛风为主。

近代名医张锡纯重视脾胃调治，一生善用赭石，其所著《医学衷中参西录》中有20余首方剂用到了赭石，不仅医理精深，遣方用药巧妙，而且有着独到的见解，其治疗呕逆、便结、喘咳、中风、癫痫等病症已为医界瞩目，但未述及可治疗脱发。然《医学衷中参西录》载其"色赤，性微凉，能生血兼能凉血"。受此启发，用其治疗脱发，每能收到满意的效果。常与何首乌、当归、生地黄、白芍等同用。盖赭石其原质系铁氧化合物，更能引浮越之相火下行，能生血兼能凉血，现代药理研究证明，赭石具有镇静作用，并能促进红细胞及血红蛋白的新生，有益于毛发的生长，故为脱发的治疗提供了理论根据。一般用量为10～30g。

8. 用于脑震荡

名老中医邹孟城善用赭石治疗脑震荡。脑震荡与脑挫裂伤为头部直接受暴力所致，或由外物击伤，或与硬物相撞，亦有因于臀、足受力，外力由脊传头而震伤颅脑者。脑震荡为病较轻，其症每于伤后短暂失却知觉，伴呕吐、头痛及近事遗忘。脑挫裂伤为病较重，患者常可昏迷数小时至数周。症见明显头痛、呕吐、烦躁不安，严重者可见瞳孔散大、呼吸不匀，甚至持续高热而呈危象。

脑震荡与脑挫伤之治疗，素无特效疗法，中医多平肝化痰、潜阳息风，笔者以钩藤、石决明、姜半夏、茯神、天麻、龙骨、牡蛎、磁石、竹茹、白蒺藜等治疗数例，鲜获速效。后读曹惕寅先生之《诊暇录稿》，得以单味赭石重投缓服，以治脑震荡之法，用于临床，其效应若桴鼓。先后四五例，投剂辄应。

夫赭石一物，《医学衷中参西录》谓"其质重坠，又善镇逆气，降痰涎，止呕吐，通燥结，用之得当，能建奇效"。观此两案，可知其于脑震荡、脑挫伤之眩晕、呕吐卓具殊效，无疑是治疗脑震荡、脑挫伤之首选特效中药。此症之病机，曹氏谓为"浊气在上，清气在下"，而治疗大法取"镇胃降浊"，与通常所用之平肝潜阳、化痰息风之法不同，迥出意表，可谓匠心独运，实为脑震荡、脑挫伤病机之研究开一门径。

又古人治病每以小方，简药重投，取其纯而力专也，故取效既宏且速。《旧唐书》第 191 卷载"唐初许胤宗谓：'夫病之于药，有正相当者，惟须单用一味，直攻彼病，药力既纯，病即立愈。今人不能别脉，莫识病源，以情臆度，多安药味。譬之于猎，未知兔所，多发人马，空地遮围，或冀一人偶然逢也。如此疗疾，不亦疏乎？'许氏乃唐初名医，言虽寥寥，意则至深。余二复斯语，铭诸座右。

【使用注意】孕妇慎用。因含微量砷，故不宜长期服用。

【古籍摘要】

①《神农本草经》："主治……腹中毒邪气，女子赤沃漏下。"

②《别录》："主带下百病、难产、胞衣不出、堕胎，养血气，除五脏血脉中热。"

③《医学衷中参西录》："能生血兼能凉血，而其质重坠，又善镇逆气，降痰涎，止呕吐，通燥结。"又"治吐衄之证，当以降胃为主，而降胃之药，实以赭石为最效。"

【现代研究】本品对肠管有兴奋作用，可使肠蠕动亢进；所含铁质能促进红细胞及血红蛋白的新生；对中枢神经系统有镇静作用。

珍珠母

珍珠母最早载于《本草图经》。其性寒，味咸；归肝、心经；其基本功效有平肝潜阳、安神定惊、明目退翳。

【临床应用】

1. 用于肝阳上亢之头晕目眩

珍珠母咸寒入肝，与石决明相似，有平肝潜阳、清泻肝火作用，适用于肝阴不足，肝阳上亢所致头痛眩晕、耳鸣、心悸失眠等症，常与白芍、生地黄、龙齿等同用，如《医醇賸义》甲乙归藏汤；治疗肝阳眩晕、头痛者，又常与石决明、牡蛎、磁石等平肝药同用，以增强平肝潜阳之功。若肝阳上亢并有肝热烦躁易怒者，可与钩藤、菊花、夏枯草等清肝火药物配伍。一般用量为10～25g，宜打碎先煎。

2. 用于惊悸失眠、心神不宁

珍珠母质重入心经，有镇惊安神之功。治疗心悸失眠、心神不宁，可与朱砂、龙骨、琥珀等安神药配伍，如《普济本事方》珍珠母丸；若配伍天麻、钩藤、天南星等息风止痉药，可用治癫痫、惊风抽搐等。一般用量为10～25g，宜打碎先煎。

3. 用于目赤翳障、视物昏花

珍珠母性寒清热，有清肝明目之效，用治肝热目赤、羞明怕光、翳障，常与石决明、菊花、车前子配伍，能清肝明目退翳；用治肝虚目暗、视物昏花，则与枸杞子、女贞子、黑芝麻等配伍，可养肝明目；若属肝虚目昏或夜盲者，可与苍术、猪肝或鸡肝同煮服用。现用珍珠层粉制成眼膏外用，治疗白内障、角膜炎及结膜炎等，均有一定疗效。一般用量为10～25g，宜打碎先煎。

此外，本品研细末外用，能燥湿收敛，用治湿疮瘙痒、溃疡久不收口、口疮等症。用珍珠层粉内服，治疗胃、十二指肠球部溃疡，有一定疗效。

【**使用注意**】本品属镇降之品，故脾胃虚寒者、孕妇慎用。

【**古籍摘要**】

①《本草纲目》："安魂魄，止遗精白浊，解痘疗毒。"
②《饮片新参》："平肝潜阳，安神魂，定惊痫，消热痞、眼翳。"

【**现代研究**】用珍珠粉给小鼠灌胃，可明显减少其自主活动，并对戊巴比妥钠的中枢抑制有明显的协同作用；珍珠母的硫酸盐水解产物，能增大离体心脏的心跳幅度；珍珠母注射液对四氯化碳引起的肝损伤有保护作用；用珍珠层粉灌胃，对大鼠应激性胃溃疡有明显的抑制作用。

蒺 藜

蒺藜最早载于《神农本草经》。其性微温，味辛、苦，有小毒；归肝经；其基本功效有平肝解郁、活血祛风、明目、止痒。

【临床应用】

1. 用于肝阳上亢之头晕目眩

蒺藜味苦降泄，主入肝经，有平抑肝阳之功。用于肝阳上亢，头晕目眩等症，常与钩藤、珍珠母、菊花等平肝潜阳药同用。

安徽芜湖名医李佛基治脑梗死以"利窍通络"为治则，肾水不能上涵、肝火失制者，以"一贯煎""左归饮"化裁；肝阳上亢、风痰袭扰清宫者以"温胆汤""一贯煎"合参，如此随证施治，都必用、重用白蒺藜为主药。

李老之所以倚重白蒺藜，是因其有利窍通络之功。已故安徽芜湖地区名中医承忠委先生善用白蒺藜，曾云："白蒺藜、路路通一身带刺，四通八达。"李老在治疗脑梗死时，尤其注意了解患者肝肾功能状况，对肝肾功能不良者，禁忌使用虫类药，尤其是蜈蚣、全蝎等有毒昆虫，以免增加肝肾负担。当此之时，白蒺藜、路路通等可担当利窍通络之大任，而以白蒺藜为主将，用量多在30g左右。

2. 用于胸胁胀痛、乳闭胀痛

蒺藜苦泄辛散，功能疏肝而散郁结，尚入血分而活血。用治肝郁气滞，胸胁胀痛，可与柴胡、香附、青皮等疏肝理气药同用。若治肝郁乳汁不通，乳房作痛，可单用本品研末服，或与穿山甲、王不留行等通经下乳药配伍应用。

南京名医孟景春教授认为，白蒺藜能疏肝解郁治疗肝郁阳痿。孟老谓蒺藜入肝经，能平肝疏肝。至于用治阳痿，始见《慎斋遗书》，其曰："阳痿，少年贫贱人犯之，多属于郁。宜逍遥散以通之，再用白蒺藜炒，去刺成末，水法丸，服。以其通阳也。"并附有验案。一人，年二十七八，奇贫，郁郁不乐。遂成痿证，终年不举。温补之药不绝而病日甚，火升于头不可俯。清之、降之皆不效，服建中汤稍安。一日读本草，见蒺藜，一名旱草，得火气而生，能通人身真阳，解心经之火郁。因用斤余，炒香去刺为末，五日效，月余诸证皆愈。

阳痿的原因颇多，非仅肾阳虚，命门火衰一端。故治疗阳痿，必须审因并证，切不可一见阳痿，即投温补兴阳之品。白蒺藜所治之阳痿，乃系肝郁而致者，以肝主筋，前阴为宗筋所聚，肝气郁，则气滞血瘀，血不养筋而致痿。白蒺藜既能疏肝，又能泄降，以之治阳痿，实为肝郁致痿的治本之品。

《慎斋遗书》以蒺藜治阳痿，只云炒香为末，但未说明用量、服法。现从其治验案云用斤余，月余诸证皆愈语推之，当为每次9g，一日 2 次。若痿证由情绪抑郁而致，则除服药外，尚宜给予思想开导，使情绪怡悦，当可加强疗效。

又按《植物名实图考》云："蒺藜，近时《临症指南》一书，用于开郁，凡胁上、乳间横间滞气，痛胀难忍者，炒香，入气药，服之极效。盖其气香，可以通郁而能横行排荡，非他药直达不留者可比。"

3. 用于风热上攻之目赤翳障

蒺藜味辛，又疏散肝经风热而明目退翳，为祛风明目要药。用治风热目赤肿痛，多泪多眵或翳膜遮睛等症，多与菊花、蔓荆子、决明子、青葙子等同用，如《张氏医通》白蒺藜散。

4. 用于风疹瘙痒、白癜风

蒺藜辛散苦泄，轻扬疏散，又有祛风止痒之功。治疗风疹瘙痒，常与防风、荆芥、地肤子等祛风止痒药配伍；若治血虚风盛，瘙痒难忍者，应与当归、何首乌、防风等养血祛风药同用。《备急千金要方》单用本品研末冲服，治白癜风。

皮肤病多因情志内伤、风邪侵扰，以致营血失和，经脉失疏所致。肝藏血，主疏泄，肝之功能失常则肌肤失养，气血不合，情志内伤，从而引起诸多皮肤疾病。风性轻扬开泄，为百病之长，风邪侵袭人体，易致肌肤腠理开泄，引发风团、丘疹、瘙痒等症状。临床上使用蒺藜治疗皮肤科的各种疾病，特别是疑难杂症的治疗体现出蒺藜具有较高的临床应用价值。常应用于肝之疏泄功能失常而导致的肌肤失养、气血不合等诸多皮肤疾病，如寻常疣、痤疮、白癜风、疥疮、尖锐湿疣、手足皲裂、接触性皮炎、急（慢）性荨麻疹、皮肤瘙痒、神经性皮炎、银屑病、玫瑰糠疹等。其具有平肝解郁、活血祛风、止痒之功效。

5. 用于清疏通降治胃炎

胃为水谷之海，喜润恶燥，宜和宜降。李佛基善用蒺藜治疗各型胃炎，包括浅表性胃炎、糜烂性胃炎和萎缩性胃炎，往往加用白蒺藜，有清疏上下、开贲通幽之功。自拟经验方为"清胃一贯煎"，方剂组成：白蒺藜、蒲公英、炒黄芩、南沙参、全当归、川楝子、炒白术、姜半夏、生麦芽、生谷芽、炒神曲、炮鸡内金、瓦楞子（先煎）。是方以"一贯煎""半夏泻心汤"加减组方，重用白蒺藜、蒲公英，均在 30g 以上，用炒白术一般不超过 12g，炒黄芩不超过 15g。腹胀明显先加佛手，不应再换用枳壳。常收良效。

【使用注意】孕妇慎用。

【古籍摘要】

①《神农本草经》："主恶血，破癥结积聚，喉痹，乳难。久服，长肌肉，明目。"

②《本草求真》："宣散肝经风邪，凡因风盛而见目赤肿翳，并通身白癜瘙痒难当者，服此治无不效。"

【现代研究】 蒺藜水浸液及乙醇浸出液对麻醉动物有降压作用；其水溶性部分有利尿作用；蒺藜总皂苷有显著的强心作用，有提高机体免疫功能、强壮、抗衰老等作用；蒺藜水煎液有降血糖作用；水提取物有抗过敏作用。

玳 瑁

玳瑁最早载于《开宝本草》。其性寒，味甘、咸；归心、肝经；其基本功效有平肝息风、镇心定痉、清热解毒。

【临床应用】

1. 用于平肝降压

近代名医孙朝宗善用玳瑁平肝、降血压。孙老认为，玳瑁药性味甘咸而寒，入心、肝经，功可清热解毒、镇惊平肝。经多年临床观察研究发现，该药还是平肝潜阳之佳品，最能降压、稳压。孙师认为：若使阳潜不复升，非介类不能胜之，药如玳瑁、龟甲、鳖甲、珍珠类，用之有"蓄鱼置介""池有龟鳖，鱼不飞腾"之妙。临床常用其药粉，每日2～4g口服，连用5～7天。又常与补肾药合用，更使阴生阳潜，标本同治，疗效持久。明代医家缪希雍亦曰："介虫三百六十，而龟为之长。"

2. 用于替代犀角

甘肃名老中医夏小军认为，玳瑁为代替犀角的良药。作为清热凉血要药的犀角，在我国应用已有数千年的历史。犀角总以清心、肝、胃三经大热，又凉血解毒，特别是清心凉营为其主要特点，且畏川乌、草乌。其又属稀有的珍贵药材，主产于国外，故多锉为细末冲服或磨汁服用，用量一般为5～6g。近200年来，由于世界上人口不断增加，自然环境改变，犀牛的生息繁衍受到一定的限制，加之人类不断猎取，从而使犀牛更为稀有，犀角越来越短缺。20世纪80年代，根据联合国《濒危野生动植物种国际贸易公约》第五次成员国大会的决定，禁止国际间做商业性质的贸易，我国为保护野生动物，维护国际信誉，已不再进口。因此，寻找和研究犀角的代用品十分必要。在犀角的代用品上明代李时珍推荐玳瑁。

玳瑁，性味甘咸、寒，归心、肝经，具有清热解毒、平肝定惊之功效。玳瑁代犀角，最早见于《本草纲目》，其言："玳瑁解毒清热之功，同于犀角，古方不用，至宋时至宝丹始用之也。"今人亦有以玳瑁代犀角者，如广东名医何炎燊在用犀角地黄汤加减治疗肌衄时，常以玳瑁代之，取其清热解毒之功。可见，只有在治疗温病热扰心营引起的神昏谵语、斑色紫黑、痘疮黑陷或衄血、尿血时，可以玳瑁代之，使用时多入煎剂，宜先煎，用量一般以 3～6g 为宜。

【古籍摘要】

①《食性本草》："疗心风邪，解烦热。"

②《日华子本草》："破癥结，消痈毒，止惊痫。"

③《本草纲目》："解痘毒，镇心神，急惊客忤，伤寒热结，狂言。"

【现代研究】玳瑁的乙醇提取液，在体外对鼻咽癌患者 T 调节细胞亚群的 T4 和 T8 阳性细胞，仅有微弱诱导作用。

生铁落

生铁落最早载于《神农本草经》。其性凉，味辛；归肝、心经；其基本功效有平肝镇惊。

【临床应用】

1. 用于癫狂

生铁落辛凉质重，善于平肝，木平则火降，故曰下气疾速，气即火也。本品平肝镇惊之功常用于肝郁火盛之怒狂阳厥之证，可用生铁落一味煎饮，即《素问》生铁落饮；若治痰火上扰之狂证，可与远志、菖蒲、胆南星、朱砂等同用，如《医学心悟》生铁落饮。一般用量为 30～60g。

2. 用于易惊善怒，失眠

生铁落质重性降又入肝心二经，能镇潜浮躁之神气，使心有所主，故有镇惊安神之功效。用于暴怒发狂，《方脉正宗》中用生铁落与甘草同用。一般用量为 30~60g。

3. 用于疮疡肿毒

生铁落辛凉能除肝心二经之火热，用于小儿赤丹斑驳，《千金方》中用生铁落，以猪脂和敷之；亦可以铁落研末，猪油调外敷。一般用量为 30~60g。

4. 用于关节酸痛，扭伤疼痛

《本草汇言》方，治贼风流通关节不能转动，以铁落炒热，投酒中饮之取止痛之效。铁落疗法，即本品加醋后产生热量，外敷烫患处，有活血祛瘀止痛之效，治疗扭伤疼痛。外用适量。

【使用注意】 肝虚及中气虚寒者忌服。

【古籍摘要】

①《神农本草经》："主风热，恶疮，疡，疽疮，痂疥，气在皮肤中。"

②《日华子本草》："治惊邪癫痫，小儿客忤，消食及冷气，并煎汁服之。"

③《本草纲目》："平肝去怯，治善怒发狂。"

【现代研究】 铁落经火煅醋淬后，变成醋酸铁，易于吸收，且能促进红细胞的新生和增加血红素的数值，有补血作用；并有一定的镇静作用。

《 紫贝齿 》

紫贝齿最早载于《新修本草》。其性平，味咸；归肝经；其基本功效有平肝潜阳、镇惊安神、清肝明目。

【临床应用】

1. 用于肝阳上亢，头晕目眩

紫贝齿味咸性平，主入肝经，具有显著的平肝潜阳作用，多与石决明、牡蛎、磁石等镇潜肝阳药同用，以增强平肝潜阳之力。一般用量为 10~15g。

2. 用于惊悸失眠

紫贝齿质重，具有镇惊安神之效。适用于肝阳上扰，心阳躁动之惊悸心烦，失眠，多梦者，每与龙骨、磁石、酸枣仁等安神药同用，共收安神、平肝之效。亦可用于小儿惊风，高热，抽搐者，可与羚羊角、珍珠母、钩藤等清热、息风止痉药物配伍。一般用量为 10～15g。

3. 用于目赤翳障，目昏眼花

紫贝齿有清肝明目作用，用治肝热目赤肿痛，目生翳膜，视物昏花等症，可与菊花、蝉蜕、夏枯草等清肝明目药物配伍。一般用量为 10～15g。

【使用注意】脾胃虚弱者慎用。

【古籍摘要】

① 《新修本草》："明目，去热毒。"
② 《本草纲目》："治小儿斑疹，目翳。"
③ 《饮片新参》："清心，平肝安神，治惊惕不眠。"

【现代研究】紫贝齿的系统药理研究未见报道。

第二节　息风止痉药

凡以平息肝风为主要作用，主治肝风内动之惊厥抽搐病证的药物，称息风止痉药。

"外风宜疏散，内风宜平息"，本类药物主入肝经，以息肝风、止痉抽为主要功效。适用于温热病热极动风、肝阳化风、血虚生风等所致眩晕欲仆、项强肢颤、痉挛抽搐等症，以及风阳夹痰、痰热上扰之癫痫、惊风抽搐，或风毒侵袭引动内风之破伤风、痉挛抽搐、角弓反张等症。部分兼有平肝潜阳、清泻肝火作用的息风止痉药，亦可用治肝阳眩晕和肝火上攻之目赤、头痛等。

此外，某些息风止痉药，尚兼祛外风之功，还可用治风邪中经络之口眼㖞斜、肢麻痉挛、头痛、痹证等。

◀ 羚羊角 ▶

羚羊角最早载于《神农本草经》。其性寒，味咸；归肝、心经；其基本功效有平肝息风、清肝明目、清热解毒。

【临床应用】

1. 用于肝风内动之惊痫抽搐

羚羊角主入肝经，咸寒质重，善能清泄肝热、平肝息风、镇惊解痉，故为治惊痫抽搐之要药，尤宜于热极生风所致者。用治温热病热邪炽盛之高热、神昏、惊厥抽搐者，常与钩藤、白芍、菊花、桑叶、生地黄同用，如《通俗伤寒论》羚角钩藤汤；治妇女子痫，可与防风、独活、茯神、酸枣仁等配伍，如《济生方》羚羊角散；用治癫痫、惊悸等，可与钩藤、天竺黄、郁金、朱砂等同用。煎服，1~3g；宜单煎2h以上。磨汁或研粉服，每次0.3~0.6g。

《本草纲目》言："入厥阴肝经甚捷……肝主木，开窍于目，其发病也，目暗障翳，而羚羊角能平之。肝主风，在合为筋，其发病也，小儿惊痫，妇人子痫，大人中风搐搦及筋脉挛急，历节掣痛，而羚羊角能舒之。"

2. 用于肝阳上亢之头晕目眩

羚羊角味咸质重主降，有平肝潜阳之功。治肝阳上亢所致头晕目眩、烦躁失眠、头痛如劈等症，常与石决明、龟甲、生地黄、菊花等同用，如《医醇賸义》羚羊角汤。

3. 用于肝火上炎之目赤头痛

羚羊角善清泻肝火而明目，故用治肝火上炎之头痛、目赤肿痛、羞明流泪等症，常与决明子、黄芩、龙胆、车前子等同用，如《太平惠民和剂局方》羚羊角散。

4. 用于温热病壮热神昏、热毒发斑

羚羊角入心、肝两经，寒以胜热，故能气血两清，清热凉血散血，泻火解毒，用于温热病壮热神昏，谵语躁狂，甚或抽搐，热毒斑疹等症，常与石膏、寒水石、麝香等配伍，如《备急千金要方》紫雪丹；又王孟英以羚羊角、犀角加入白虎汤中，称羚犀石膏知母汤，治温热病壮热、谵语、发斑等。

著名中医学家张志远教授对犀角和羚羊角进行了详细对比。张老认为，羚羊角以去木胎之顶尖为胜，善清心、肝之热，凡温邪侵入营血、神昏谵语、身发斑疹、抽搐不已，皆可遣用。犀角主要治心，对躁狂不宁、火扰神明、意识昏乱，和牛黄、黄连、冰片、猴枣、竹叶心、栀子、朱砂、紫贝齿共用；热毒发斑、吐衄不已，与牡丹皮、鲜生地黄、赤芍、紫草、大青叶、玄参、白薇组方。羚羊角侧重平肝舒筋，肝风内动，如惊厥、抽搐，常配天麻、僵蚕、全蝎、白芍、珍珠

母、石决明、蜈蚣、钩藤；头痛眼胀、绿风内障，则同菊花、柴胡、玉竹、黄芩、桑叶、夏枯草、茺蔚子、龙胆、大黄合用。两者相比，其临床功效的差异是，犀角善于凉血解毒，宜于实证，有上行作用，俗名"倒大黄"，近来多以水牛角代之；羚羊角可疗虚热，功专定惊风、止痉挛，在儿科最为常用，被称作治高热引起抽搐的第一良品。因药源不足，价格昂贵，目前都以山羊角10倍量代替，实验证明，口服后尚能增加动物对缺氧的耐受能力。

此外，本品有解热、镇痛之效，可用于风湿热痹、肺热咳喘、百日咳等。

【使用注意】本品性寒，脾虚慢惊者忌用。

【古籍摘要】《神农本草经》："主明目，益气起阴，去恶血注下……安心气。"

【现代研究】羚羊角外皮浸出液对中枢神经系统有抑制作用，有镇痛作用，并能增强动物耐缺氧能力；煎剂有抗惊厥、解热作用；煎剂或醇提取液有降压作用，其小剂量可使离体蟾蜍心脏收缩加强，中等剂量或大剂量可抑制心脏。

牛 黄

牛黄最早载于《神农本草经》。其性凉，味苦；归心、肝经；其基本功效有开窍醒神、凉肝息风、清热解毒、清心豁痰。

【临床应用】

1. 用于热病神昏

本品性凉，其气芳香，入心经，能清心、祛痰、开窍醒神。故用治温热病热入心包及中风、惊风、癫痫等痰热阻闭心窍所致神昏谵语、高热烦躁、口噤、舌謇、痰涎壅塞等症，常与麝香、冰片、朱砂、黄连、栀子等开窍醒神、清热解毒之品配伍，如《温病条辨》安宫牛黄丸。入丸、散剂，每次 $0.15 \sim 0.35$g。外用适量，研末敷患处。

2. 用于小儿惊风、癫痫

本品入心、肝两经，有清心、凉肝、息风止痉之功。常用治小儿急惊风之壮热、神昏、惊厥抽搐等症，每与朱砂、全蝎、钩藤等清热息风止痉药配伍，如《证治准绳》牛黄散；若治痰蒙清窍之癫痫发作，症见突然仆倒，昏不知人，口吐涎沫，四肢抽搐者，可与珍珠、远志、胆南星等豁痰、开窍醒神、止痉药配伍，如《中医内科学讲义》痫证镇心丹。

3. 用于口舌生疮、咽喉肿痛、牙痛、痈疽疔毒

本品性凉，为清热解毒之良药，用治火毒郁结之口舌生疮、咽喉肿痛、牙痛，常与黄芩、雄黄、大黄等同用，如《全国中药成药处方集》牛黄解毒丸；若咽喉肿痛、溃烂，可与珍珠为末吹喉，如《绛囊撮要》珠黄散；治疗痈疽、疔毒、疖肿等，以牛黄与金银花、草河车、甘草同用，如《保婴撮要》牛黄解毒丸；亦可用治乳岩、横痃、痰核、流注、瘰疬、恶疮等，每与麝香、乳香、没药同用，如《外科证治全生集》犀黄丸。

【使用注意】非实热证不宜用，孕妇慎用。

【古籍摘要】

①《神农本草经》："主惊痫寒热，热盛狂痉。"

②《名医别录》："疗小儿百病，诸痫热，口不开；大人狂癫。又堕胎。"

③《日用本草》："治惊痫搐搦烦热之疾，清心化热，利痰凉惊。"

【现代研究】牛黄有镇静抗惊厥及解热作用，可增强离体蛙心心肌收缩力；牛黄主要成分胆红素有降压及抑制心跳作用；牛黄水溶液成分 SMC 具有胆囊收缩作用，所含胆酸，尤其是脱氧胆酸，能松弛胆道口括约肌，促进胆汁分泌而有利胆作用；牛磺酸对四氯化碳引起的急性及慢性大鼠肝损害有显著保护作用；家兔静脉点滴牛黄，可使红细胞显著增加；牛黄还有抗炎、止血、降血脂等作用。

钩 藤

钩藤最早载于《名医别录》。其性凉，味甘；归肝、心包经；其基本功效为清热平肝、息风定惊。

【临床应用】

1. 用于头痛、眩晕

钩藤性凉，主入肝经，既能清肝热，又能平肝阳，故可用治

肝火上攻或肝阳上亢之头胀头痛、眩晕等症；属肝火上攻者，常与夏枯草、龙胆、栀子、黄芩等配伍，属肝阳上亢者，常与天麻、石决明、怀牛膝、杜仲、茯神等同用，如《杂病证治新义》天麻钩藤饮。

2. 用于肝风内动之惊痫抽搐

钩藤入肝、心包两经，有和缓的息风止痉作用，又能清泄肝热，故用于热极生风，四肢抽搐及小儿高热惊风症，尤为相宜。如治小儿急惊风，壮热神昏、牙关紧闭、手足抽搐者，可与天麻、全蝎、僵蚕、蝉蜕等同用，如《小儿药证直诀》钩藤饮子；用治温热病热极生风，痉挛抽搐，多与羚羊角、白芍、菊花、生地黄等同用，如《通俗伤寒论》羚角钩藤汤；用治诸痫啼叫，痉挛抽搐，可与天竺黄、蝉蜕、黄连、大黄等同用，如《普济方》钩藤饮子。

3. 用于小儿惊啼、夜啼

钩藤具有轻清疏泄之性，具清热透邪，凉肝止惊之效。故又可用于小儿惊啼、夜啼，常与蝉蜕、薄荷同用。

北京名老中医王鹏飞善用钩藤治疗小儿夜啼。王老认为，小儿夜啼多为日间精神如常，入夜则惊哭啼闹不安，食欲欠佳，大便偏干。素有脾寒、心热、惊骇等致病之说，治疗有别。王老在诊疗时，不论为寒、为热、为惊、为滞，概从肝、胃、肠入手，用药治疗，总可见效。应用钩藤10g，清热平肝；蝉蜕3g，散风解痉，治小儿夜啼，取昼鸣夜息之意；木香3g，温中和胃，下气宽中；槟榔3g，开泄行气破滞；乌药6g，顺气降逆，散寒止痛；益元散10g（包煎），清热降火，镇惊除烦。以上诸药相伍，既有甘寒清热平肝之功，又具辛苦温调胃肠之效，使三焦安宁，则啼哭烦闹自止。

4. 用于经行发热

李时珍《本草纲目》记载："钩藤通心包于肝木，风静火熄，则诸证自除。"上海著名妇科名家朱小南对肝热型经行发热患者，先用柴胡疏肝散疏肝清热，再加青蒿、黄芩，奏效不显，且热势燔盛，头晕目眩，口鼻燥热，犹如喷火之状，遂于上方中加钩藤18g（大于常用量）。朱老认为钩藤平肝息风、解除心热，适于此病，果然2剂后热平身清，效如桴鼓。

【古籍摘要】

① 《名医别录》："主小儿寒热，惊痫。"
② 《药性论》："主小儿惊啼，瘈疭热壅。"

③《本草纲目》："大人头旋目眩，平肝风，除心热，小儿内钓腹痛，发斑疹。"

【现代研究】钩藤、钩藤总碱及钩藤碱，对各种动物的正常血压和高血压都具有降压作用；水煎剂对小鼠有明显的镇静作用；钩藤乙醇浸液能制止豚鼠实验性癫痫的发作，并有一定的抗戊四氮惊厥作用；麻醉大鼠静脉注射钩藤可对抗乌头碱、氯化钡、氯化钙诱导的心律失常；此外，钩藤还有抑制血小板聚集及抗血栓、降血脂等作用。

天 麻

天麻最早载于《神农本草经》。其性平，味甘；归肝经；其基本功效有息风止痉、平抑肝阳、祛风通络。

【临床应用】

1. 用于肝风内动之惊痫抽搐

天麻主入肝经，功能息风止痉，且味甘质润，药性平和。故可用治各种病因之肝风内动、惊痫抽搐，不论寒热虚实，皆可配伍应用。如治小儿急惊风，常与羚羊角、钩藤、全蝎等息风止痉药同用，如《医宗金鉴》钩藤饮；用治小儿脾虚慢惊，则与人参、白术、僵蚕等药配伍，如《普济本事方》醒脾丸；用治小儿诸惊，可与全蝎、制天南星、僵蚕同用，如《魏氏家藏方》天麻丸；若用治破伤风痉挛抽搐、角弓反张，又与天南星、白附子、防风等药配伍，如《外科正宗》玉真散。一般用量为5～15g。

2. 用于眩晕、头痛

天麻既息肝风，又平肝阳，为治眩晕、头痛之要药。不论虚证、实证，随不同配伍皆可应用。一般用量为5～15g。

用治外感头痛用天麻可祛风止痛。外感头痛，首当祛风。天麻有祛风散邪之力，从而可收止痛之功。风寒外感头痛以头痛为主症，因感受外邪而发病，治当祛风为先，兼以散寒、清热、除湿，如兼见恶风、畏寒、项强等症状，为风寒证，常配伍川芎、白芷、防风、羌活、荆芥、藁本、细辛之属；若头痛剧烈，遇寒加重，伴呕吐涎沫、喜暖畏冷，则为风寒凝滞之头痛，天麻在与辛温药为伍的同时，又常配伍辛热之品，如川乌、草乌、附子、干姜、吴茱萸。此类方剂治法以辛温散寒祛邪为主，天麻仅用为佐使，其配伍意义有四：一是天麻祛风湿、止痛止痉，能加强辛温、辛热之品散寒止痛的作用；二是天麻甘润沉降之力，又可平抑辛温辛热药过于飞扬走窜之弊；三是天麻质润沉降之性与辛散宣发之品相辅相成，能调节人体气机升降，因为肺主宣发肃降，外合皮毛，调其升降有助于卫外散寒，与麻黄汤中麻黄配苦杏仁异曲同工；四是升降并用，更有益于条畅气血，使温热辛散药直达巅顶通络止痛，而天麻质润补益之力又可防止升散太过而伤正气。

天麻用于外感风寒证，最典型的方剂是《朱氏集验方》天麻散，药用天麻配伍防风、甘草、川芎、羌活、白芷、麻黄，主治小儿伤风、鼻塞、流清涕、咳嗽、身热。《普济方》天麻散药用天麻配荆芥穗、甘草、麻黄、全蝎、薄荷，主治小儿伤寒。小儿脑髓不足，每易传变惊风，天麻祛风止痛、息风止惊，又能健脑益智，古人于方中用天麻寓治未病之意，可谓精细入微。

天麻与辛凉药、寒凉药配伍亦可治疗风热头痛。若头痛而胀，面红目赤，溲黄，口渴，舌红，则为风热证。天麻配伍菊花、蔓荆子、薄荷，或配石膏、黄芩、黄连、生地黄，这是古代医家治风热头痛的经典配伍方法。凉散风热药芬芳透达，清凉泄降，肺热可散之，木郁可达之，火郁可发之，既泻其内炽之热，又遂其炎上之性，天麻与之配伍，用以治疗风热头痛，此时天麻仅为佐使。其配伍有如下意义：一是天麻祛风止痛之功加强辛凉药的止痛之力；二是风热两邪相搏，易耗阴津，天麻甘补与辛凉化合，可预防伤阴耗津。

天麻亦为治疗内伤头痛要药，天麻"长阴肥健"，息风止痉，平抑肝阳，用于肝肾阴虚，水不涵木，肝阳上亢之头痛，体用兼顾，标本兼治，可作君药。《本草经疏》认为："凡头风眩晕，与夫痰热上壅，以致头痛及眩……所必须之药。"《本经逢原》谓："诸风掉眩，眼黑头旋，风虚内作，非天麻不治。""故肝虚不足，风从内生者，天麻、川芎以补之。"张山雷《本草正义》谓："盖天麻之质，厚重坚实，而明净光润，富于脂液，故能平静镇定，养液以息内风。古有定风草之名，能治虚风，岂同狂语。"天麻钩藤饮为最常用代表方，以钩藤、生决明子加强天麻平肝降逆之功，用牛膝、桑寄生、杜仲加强天麻滋补肝肾之功。

天麻可为佐使药，通过配伍，用于肝郁、肝火、肝经瘀滞头痛。肝气郁结者以柴胡、薄荷、香附等为要药，肝火上炎者以白头翁、栀子、龙胆等为要药，瘀血头痛者以通窍活血汤等为要方。但天麻平抑肝阳，兼祛风止痛，甘润补益，治肝郁头痛、肝火头痛、瘀血头痛可用为佐使。

天麻治疗虚证头痛可为臣药或佐使药。天麻味甘而具有补益之性，经过配伍可用于头痛之属虚证者。天麻配伍滋阴药可以治疗肝肾阴虚头痛，如李用粹《证治汇补》曰："肝虚头痛用生熟地黄丸：生地黄、熟地黄、天麻、川芎、茯苓、当归、白芍、黑豆、石斛、玄参、地骨皮。"全方能滋肾养肝、息风止痛，为肝肾阴虚头痛之专方。天麻配伍补血药可治疗血虚头痛，《得配本草》谓："宜于补血之剂加此为使。"如《怡堂散记》说："天麻不独能治风，亦补肝肾之药也，血虚生风者宜之，妇人肝热生风，头眩眼黑者，四物汤中加用多效。"《轩岐救正论》指出："余每用以疗产后诸虚剧症及遗精失血，与挟虚伤寒头痛，往往奏奇。"

另外，天麻善化痰浊，为痰厥头痛必用之药。《医学心悟》之半夏白术天麻汤最为典型。用天麻治疗痰厥头痛，天麻调气机以助白术健脾运化痰浊，又善浊中生清，促进脾脏升清而降浊。天麻虽非君药，但能牵挽肝脾，运化中焦，为痰厥头痛必用之品。

3．用于肢体麻木、手足不遂、风湿痹痛

天麻又能祛外风、通经络、止痛。用治中风手足不遂、筋骨疼痛等，可与没药、制乌头、麝香等药配伍，如《圣济总录》天麻丸；用治妇人风痹、手足不遂，可与牛膝、杜仲、附子浸酒服，如《十便良方》天麻酒；若治风湿痹痛，关节屈伸不利者，多与秦艽、羌活、桑枝等祛风湿药同用，如《医学心悟》秦艽天麻汤。一般用量为10～15g。

【古籍摘要】

①《开宝本草》："主诸风湿痹，四肢拘挛，小儿风痫、惊气，利腰膝，强筋力。"

②《用药法象》："疗大人风热头痛，小儿风痫惊悸，诸风麻痹不仁，风热语言不遂。"

③《本草汇言》："主头风，头痛，头晕虚旋，癫痫强痉，四肢挛急，语言不顺，一切中风，风痰。"

【现代研究】 天麻水、醇提取物及不同制剂，均能使小鼠自发性活动明显减少，且能延长巴比妥钠、环己烯巴比妥钠引起的小鼠睡眠时间，可抑制或缩短实验性癫痫的发作时间，天麻还有降低外周血管、脑血管和冠状血管阻力，并有降压、减慢心率及镇痛抗炎作用，天麻多糖有免疫活性。

《 地 龙 》

地龙最早载于《神农本草经》一书。其性寒，味咸；归肝、脾、膀胱经。其基本功效为清热定惊、通络、平喘、利尿。

【临床应用】

1. 用于高热惊痫、癫狂

地龙性寒，既能息风止痉，又善于清热定惊，故适用于热极生风所致的神昏谵语、痉挛抽搐及小儿惊风，或癫痫、癫狂等症。如《本草拾遗》治狂热癫痫，即以本品同盐化为水，饮服；《摄生众妙方》治小儿急、慢惊风，则用本品研烂，同朱砂作丸服。治高热抽搐惊痫之症，多与钩藤、牛黄、僵蚕、全蝎等息风止痉药同用。

地龙的清热作用，古代文献有较多记载，如《名医别录》中指出地龙有"疗伤寒伏热狂谬"；《本草拾遗》认为地龙"疗温病大热"；《本草纲目》认为地龙"性寒而下行，性寒故能解诸热疾"。因为地龙性味咸寒，咸能降泄，寒可清热，故可用治各种热性病证，如温热病高热及其谵妄烦躁、邪热内陷所致的斑疹痘疮色呈紫黑者。一般用量为6～15g。

2. 用于气虚血滞之半身不遂

地龙性走窜，善于通行经络，常与黄芪、当归、川芎等补气活血药配伍，治疗中风后气虚血滞，经络不利，半身不遂，口眼㖞斜等症，如《医林改错》补阳还五汤。

陕西名老中医杨培君善用地龙治疗中风。中风久病入络，其深而重者，病理本质或为络瘀久滞，或为痰瘀交阻，已不是草木类药物攻涤可以获效，这是杨老用虫类药的认识观。杨老无论是治疗缺血性脑卒中还是出血性脑卒中，尤善用地龙组合配方治疗，每次用量6～15g，并配伍祛风、化瘀活血、通络等药，均取得一定疗效。其学术观点如下。一者，化瘀作用：地龙活血而不破血，化瘀而不生瘀，对中风有化瘀通络的作用。二者，通腑作用：地龙有导致腹泻的不良反应，此不良反应又是治疗中风的一种方法。因为许多中风患者有大便秘结、神志恍惚、舌苔厚、口气臭等症，重用地龙，大便得以泻下，腑气畅通，则神志转清，通腑抽薪而不伤正。三者，清热作用：地龙性寒，寒以清热，中风患者多有肝阳上亢、热极生风等主证或兼证，故能清热除之。四者，化痰作用：地龙有化痰功能，对中风之喉中痰鸣，痰蒙清窍有效。五者，息风作用：地龙入肝经，善于平肝息风，对肝风内动、痰热腑实之中风有平肝息风作用。六者，通络作用：地龙能通络活络，行窜而不燥热，通络而不峻猛，不会引起脑部渗血。七者，降压作用：现代药理证实，地龙有显著的降压作用，且降压平稳，疗效持续时间长，对中风高血压疗效更确切。八者，利尿作用：中风多伴脑水肿，地龙的利尿作用可有效降低颅内压，减轻脑水肿。

3. 用于痹证

地龙长于通络止痛，适用于多种原因导致的经络阻滞、血脉不畅，肢节不利之症。关于地龙之祛风通络作用，历代文献早有记载。《本草纲目》用其治"历节风痛，手脚肿痛"。中医学认为，地龙性善走窜，长于通络，且又有利湿清热之功，为治痹常用药，可用于热痹之关节红肿热痛，配忍冬藤、络石藤、海桐皮等，如用治风寒湿痹，肢体关节麻木，疼痛尤甚，屈伸不利等症，则应与川乌、草乌、天南星、乳香等祛风散寒、通络止痛药配伍，如《太平惠民和剂局方》小活络丹。痰湿瘀阻经络之肢节疼痛，可伍天南星、桃仁、红花等。临床对疼痛剧烈的风湿性关节炎，更作为专用之品。一般用量为6～15g。

4. 用于肺热哮喘

地龙性寒降泄，长于清肺平喘。用治邪热壅肺，肺失肃降之喘息不止，喉中哮鸣有声者，单用研末内服即效；亦可用鲜地龙水煎，加白糖收膏用。或与麻黄、苦杏仁、黄芩、葶苈子等同用，以加强清肺化痰、止咳平喘之功。

据报道，地龙中可提取一种有效成分，对实验动物有显著的舒张支气管作用，有化痰平喘功能。另外，其水提取物具有明显的镇静作用；其所含成分有抗组胺作用，皆对支气管哮喘的治疗有益。地龙的平喘作用，用于临床有很好的效果。一般用量为6～15g。

5. 用于小便不利、尿闭不通

地龙咸寒走下入肾，能清热结而利水道。用于热结膀胱，小便不通，可单用，或配伍车前子、木通、冬葵子等同用。《本草纲目》中记载地龙可以治疗"大人、小儿小便不通"。治疗尿路结石时，亦可用地龙、牛膝配以适量利水通淋药取效。一般用量为6～15g。

6. 用于黄疸

《名医别录》用地龙治疗"大腹黄疸"。地龙既能清热解毒且具利尿渗湿之功，还可以治湿热黄疸，用于病毒性肝炎证属湿热黄疸者，加用地龙能取显效。一般用量为 6～15g。

7. 用于生肌

地龙无论内服或外用，对黏膜与皮肤溃疡均有促进愈合的作用。临床用于治疗消化性溃疡，对溃疡愈合具有良好效果，可用鲜地龙 1000g 洗净，白糖 500g 拌和，所得的渗出液经过滤，滤渣再用清水冲滤得 700～1000mL，经高压消毒后，放冰箱中，每服 30～40mL，每日 3 次，饭后服用，连服 1～2 个月，效果显著。

8. 用于癫狂证

"癫狂皆由痰作祟"，痰或由经络迷塞于心窍，或郁于经络化火攻心使狂证发矣。而其病位多在心、肝、脾、肺，重在经络。考《本草图经》所知，地龙入肝、脾经，善搜刮经络之痰、解经络之痉，有镇静解毒、涤痰开窍之功。师其意，用地龙配枯矾、郁金、石菖蒲化经络之痰，治其痰迷心窍之癫证；配大黄、芒硝、龙骨、牡蛎降其痰火从大便而出，治其痰化扰心之狂证；配磁石治癫狂中之幻听；此取其逐瘀通络化痰之功。临床经验证明，重用地龙治疗癫狂既可通络涤痰，又可养阴安神，效果满意，且无明显不良反应。可重用 30g 以上。

9. 用于天行赤眼

名老中医齐强在《燕山医话》中介绍地龙用于治疗天行赤眼的经验。1975 年夏秋之季，故里有红眼病流行。一同仁荐用已故名中医蒲老之验方，用新鲜蚯蚓化水点眼，而取捷效。方法是，取鲜蚯蚓数条，洗净泥土，放在碗中，加糖少许，上盖一碗，待 24h 后，蚯蚓化为水液，用其水点眼，每小时点一次。

曾遇一张姓，一家四口，3 天之内先后发红眼病，故将该法介绍用之，分别先后各点 2～3 天均获愈。据患者称，用蚯蚓水点眼，自觉清爽舒适，且有止痛退红的效果。

考红眼病，即天行赤眼症，是由于感受时气邪毒而造成的一种白睛疾病。蚯蚓又称地龙，性寒，体滑，善清肺经风热，走肝经，其性下行降泄，而善走窜。古籍载蚯蚓有很多疗效。本方用于治疗红眼病，既取其寒凉抑火之性，又取其屈伸活络之用，达同气相求之功。

10. 用于外用

地龙既清热又能生肌，可促进溃疡愈合，所以临床上可供外用。《本草纲目》就有用其治"龙缠疮毒""病风瘙痒、脱肛"等的记载，现代用治烫伤、湿疹、下肢溃疡、带状疱疹、脱肛等，多用其白糖浸出液或糊或渣外敷患处。外用适量。

【古籍摘要】

①《本草拾遗》："疗温病大热、狂言，主天行诸热、小儿热病癫痫。"

②《本草纲目》："性寒而下行，性寒故能解诸热疾，下行故能利小便，治足疾而通经络也。""主伤寒疟疾，大热狂烦及大人小儿小便不通，急慢惊风，历节风痛。"

【现代研究】蚯蚓水煎液及蚯蚓解热碱有良好的解热作用；热浸液、醇提取物对小鼠和家兔均有镇静、抗惊厥作用；广地龙次黄嘌呤具有显著舒张支气管作用；并能拮抗组胺及毛果芸香碱对支气管的收缩作用；广地龙酊剂、干粉混悬液、热浸液、煎剂等，均有缓慢而持久的降压作用；地龙提取物具有纤溶和抗凝作用。此外，地龙还具有增强免疫、抗肿瘤、抗菌、利尿、兴奋子宫及肠平滑肌作用。

全 蝎

全蝎最早载于《蜀本草》一书。其性平，味辛，有毒；归肝经。其基本功效为息风镇痉、攻毒散结、通络止痛。

【临床应用】

1. 用于痉挛抽搐

全蝎主入肝经，性善走窜，既平息肝风，又搜风通络，有良好的息风止痉之效，为治痉挛抽搐之要药。用治各种原因之惊风、痉挛抽搐，常与蜈蚣同用，即《经验方》止痉散；如用治小儿急惊风高热、神昏、抽搐，常与羚羊角、钩藤、天麻等清热、息风药配伍；用治小儿慢惊风抽搐，常与党参、白术、天麻等益气健脾药同用；用治痰迷癫痫抽搐，可与郁金、白矾等份，研细末服；若治破伤风痉挛抽搐、角弓反张，又与蜈蚣、天南星、蝉蜕等配伍，如广州中医学院《方剂学》五虎追风散，或与蜈蚣、钩藤、朱砂等配伍，如《证治准绳》摄风散；治疗风中经络，口眼㖞斜，可与僵蚕、白附子等同用，如《杨氏家藏方》牵正散。一般煎服为3～6g。研末吞服为0.5～3g。

2. 用于疮疡肿毒、瘰疬结核

全蝎味辛，有毒，故有散结、攻毒之功，多作外敷用。如《本草纲目》引《澹寮方》用全蝎、栀子，麻油煎黑去渣，入黄蜡为膏外敷，治疗诸疮肿毒；《医学衷中参西录》以本品焙焦，黄酒下，消颌下肿硬；《经验方》小金散，以本品配马钱子、半夏、五灵脂等，共为细末，制成片剂用，治流痰、瘰疬、瘿瘤等。近代用本品配伍蜈蚣、地龙、土鳖虫各等份，研末或水泛为丸服，以治淋巴结结核、骨与关节结核等。亦有单用全蝎，香油炸黄内服，治疗流行性腮腺炎。

北京名老中医齐强善用全蝎疗疮疡肿毒。齐老认为全蝎辛平有毒，为息风镇痉之药，同时有化瘀解毒、解毒医疮之功效，尾功尤捷。如治痔发痒，以全蝎烧烟熏之；还有治诸疮肿痛，用麻油煎之加黄蜡为膏，敷于患部，一般多外用。而少有人单独用全蝎治疗疮毒。

余得已故中医外科好友马氏所传，用全蝎在瓦上焙干，细研为末，每次3g，治疗各种疮疖肿毒，每收效应。尤其对西医所称的毛囊炎或多发性麦粒肿等病，疗效亦佳。一位年方20岁的男患，双眼反复生针眼（麦粒肿），久治不愈，经服全蝎粉，每次3g，每日2次，共治4天，服药24g，痊愈且未再复发。

3. 用于风湿顽痹

全蝎善于通络止痛，对风寒湿痹久治不愈，筋脉拘挛，甚则关节变形之顽痹，作用颇佳。可用全蝎配麝香少许，共为细末，温酒送服，对减轻疼痛有效，如《仁斋直指方》全蝎末方；临床亦常与川乌、白花蛇、没药等祛风、活血、舒筋活络之品同用。

中医临床家王常绮善用全蝎配蜈蚣治疗风湿痹痛。全蝎味辛性平，蜈蚣辛温燥烈，走窜性猛。两药行表达里，窜筋透骨，逐湿祛风，无所不至，能搜剔隧道之邪，起到解痉止痛之功，可称之为活络祛风止痛之要药。临床可用于各类型之痹证，然以寒凝之痹证效佳，可配伍乌头汤，对痹痛能较快地起到散寒、通络止痛之效。全蝎和蜈蚣虽均有毒性，但王老在多年临床应用中未发现一例中毒现象，其用量全蝎9～15g，小儿酌减；蜈蚣3～6条，均研末冲服，其效更佳。

4. 用于顽固性偏正头痛

全蝎搜风通络止痛之效较强，用治偏正头痛，单味研末吞服即有效；配合天麻、蜈蚣、川芎、僵蚕等同用，则其效更佳。

国医大师朱良春教授善用全蝎治疗偏头痛。朱老认为，偏头痛之原因甚多，但均与肝阳偏亢，肝风上扰有关，每于气交之变或辛劳、情志波动之际发作；患者头眩呕吐，畏光怕烦，疲不能支，不仅发时不能工作，久延屡发，亦且影响脑力及视力。某些病症极为顽固，用一般药物殊无效，而经用自订之"钩蝎散"则获得了较好的疗效。因为全蝎长于祛风平肝、解痉定痛，故取为主药；钩藤善于清心热、平肝风以为佐；"久痛多虚"，又伍以补气血、益肝肾的紫河车，以标本兼顾。方用炙全蝎、钩藤、地龙、紫河车各9g，共研细末，分作10包，每次1包，日2次。一般1~2日可以奏效。痛定后，每日或间日服1包，以巩固疗效；亦可取全蝎末少许置于"太阳"，以胶布封固，每2日一换。此法对肿瘤脑转移患者之头痛，用之亦能缓解。

5. 用于通窍明目

全蝎通窍明目之功，为诸家本草所未载。近代文献报道亦很少，刘河间言目昧不明有因"玄府闭塞而致气液血脉、营卫精神不能升降出入"所致者。全蝎具走窜钻透之性，可开通目中玄府以畅达精气，发越神光，故有明目增视作用。正如《眼科阐微》在论治久治不愈眼病时指出："是以开窍为先，盖窍通而补养流行之药始能入也。"临床观察，治疗视神经萎缩、视疲劳等，单用全蝎有恢复视力之功，或将全蝎加入补益剂中，能增强补益药的疗效。一般煎服用量为3~6g。研末吞服为0.5~3g。

6. 用于瘰疬

全蝎不仅长于息风定痉，而且又有化痰开瘀、解毒，医治顽疽恶疮之功。无锡已故外科名医章治康，对阴疽流痰证（多为寒性脓疡、骨结核及淋巴结结核）应用"虚痰丸"，屡起沉疴，该丸即为本品与蜈蚣、斑蝥、炮穿山甲制成，足证其医疮之功。考方书以全蝎为主药治瘰疬之验方、秘方甚多，配合蜈蚣并用，其解毒消坚之功更著。朱良春教授常用的是以下两方。

一者消疬散：炙全蝎20只，炙蜈蚣10条，穿山甲20片（壁土炒），火硝1g，核桃10枚（去壳），共研细末。每晚服4.5g（年幼、体弱者酌减），陈酒送下。不论瘰疬已溃、未溃，一般连服半月即可见效，以后可改为间日服一次，直至痊愈。

据《中草药临床方剂选编》介绍，高邮县人民医院治疗颈淋巴结结核之处方，即上方去核桃，再加僵蚕、守宫、白附子，研细末，装胶囊，每次 2～3 粒，每日 3 次，连服 11～15 天为一疗程。儿童及体弱者酌减，孕妇忌服。如病灶已溃破者，亦可用此药外敷患处，以促使早日收口。临床治疗颈淋巴结结核 40 余例，治愈率达 90%，且未见复发，后试用于两例骨结核，药后见血沉明显下降，病灶缩小（经X 线片证实）。

二者用淡全蝎 7.5g、麝香 0.7g，共研细末。取鸡蛋 5 枚，于蛋头上开一孔，将药末分装入 5 个蛋内，棉纸或胶布封好，于火灰中煨熟。每晚食后服 1 枚，陈酒送下。同时以艾绒在每个病核上灸 3 壮，间 5 日 1 次，连灸 3 次。此对瘰疬、痰核之初起未溃者，多能获效。

7. 用于顽固性湿疹

北京中医医院赵炳南教授介绍，"全虫方"能息风止痒、除湿解毒，善治慢性顽固性湿疹、皮肤瘙痒症、神经性皮炎、阴囊湿疹。处方：全蝎、猪牙皂、苦参各 6g，皂角刺、威灵仙各 12g。刺蒺藜、炒槐花各 15g，炒枳壳、荆芥各 9g，蝉蜕 3g。此方配伍周到，对于顽固性湿疹有较好的疗效。

8. 用于风中经络、口眼㖞斜

全蝎既祛外邪，又善通络，故适用于风中经络，口眼㖞斜，麻木偏瘫等症。若治风中经络，口眼㖞斜，则可与僵蚕、白附子等祛风止痉药物同用，如《杨氏家藏方》牵正散。一般煎服用量为 3～6g。研末吞服为 0.5～3g。

【使用注意】 本品有毒，用量不宜过大。孕妇慎用。

【古籍摘要】

①《开宝本草》："疗诸风瘾疹及中风半身不遂，口眼㖞斜，语涩，手足抽掣。"

②《本草从新》："治诸风掉眩，惊痫抽掣，口眼㖞斜……厥阴风木之病。"

③《本草求真》："全蝎，专入肝祛风，凡小儿胎风发搐，大人半身不遂，口眼㖞斜，语言謇涩，手足抽掣，疟疾寒热，耳聋，带下，皆因外风内客，无不用之。"

【现代研究】 东亚钳蝎毒和从粗毒中纯化得到的抗癫痫肽（AEP）有明显的抗癫痫作用；全蝎对士的宁、烟碱、戊四氮等引起的惊厥有对抗作用；全蝎提取液有抑制动物血栓形成和抗凝作用；蝎身及蝎尾制剂对动物躯体痛或内脏痛均有明显镇痛作用；蝎尾镇痛作用比蝎身强约 5 倍；全蝎水、醇提取物分别对人肝癌和结肠癌细胞有抑制作用。

蜈 蚣

蜈蚣最早载于《神农本草经》。其性温，味辛，有毒；归肝经；其基本功效有息风镇痉、攻毒散结、通络止痛。

【临床应用】

1. 用于痉挛抽搐

蜈蚣性温，性善走窜，通达内外，搜风定搐力强，与全蝎均为息风要药，两药常同用，治疗各种原因引起的痉挛抽搐，如《经验方》止痉散；若治小儿口撮，手足抽搐，以本品配全蝎、钩藤、僵蚕等，如《证治准绳》撮风散，又《太平圣惠方》万金散；治小儿急惊，以本品配朱砂、轻粉等份研末，用乳汁服下；若治破伤风，角弓反张，即以本品为主药，配伍天南星、防风等。如《医宗金鉴》蜈蚣星风散。经适当配伍，本品亦可用于癫痫、风中经络、口眼㖞斜等症。

黔中名医陈慈煦认为，蜈蚣祛风通络，为搜剔络邪佳品，治类中风之偏瘫、口僻等。但单用之常使人咽部及口腔黏膜干燥，甚至发麻发紧，如佐一味生地黄，既可滋阴养血，又监制上述之弊。

著名老中医周济安先生多年经验认为，蜈蚣为治疗破伤风的要药，任何情况都可选用。蜈蚣辛温，有毒，能止痉挛、解疮毒，用于破伤风有镇痉息风、解毒等作用，故适用于破伤风之牙关紧闭、抽搐挛急阶段，且须大剂量使用，方能取效，否则疗效较差。周老常用 20 余条，未见不良反应。自古以来，蜈蚣就被列为有毒之虫，而对其用量加以限制，一般只用 1～3 条，以防中毒，但据云南中医学院和中科院动物所研究发现，原来蜈蚣的毒性存在于头部腭齿中。这种毒在活体蜈蚣内有较强的毒性，用于自卫和捕食时麻痹猎物。但蜈蚣死后，它腭齿中的毒素会被迅速氧化，变性为无毒成分。因为蜈蚣毒是一种蛋白质，在一定的空气、温度、湿度下易变性而失去活性。特别是药用蜈蚣，均是先将蜈蚣处死，加热干燥，这个加工过程已使蜈蚣毒完全被破坏，因此重用时不会中毒。过去，临床使用本品，往往要去头足、尾足，以减少其毒性，现在看来，完全没有必要。实验表明，成年人每次服用蜈蚣数量最多可达 25 条，长期服用无不良反应。

周老体会，破伤风来势急，症情重，传变快，非大剂量运用解毒药是难以奏效的，诚如张景岳所说："若安危在举动之间，即用药虽善，若无胆量勇敢，而药不及病，亦犹杯水车薪。"故凡辨证准确而病重者，必须大胆施以重剂，方能力起沉疴。此外，配合针刺治疗，对退热解痉有很好疗效，值得重视。

2. 用于疮疡肿毒、瘰疬结核

蜈蚣以毒攻毒，味辛散结，同雄黄、猪胆汁配伍制膏，外敷恶疮肿毒，效果颇佳，如《拔萃方》不二散；本品与茶叶共为细末，敷治瘰疬溃烂，如《本草纲目》引《枕中方》验方；新方结核散，配合全蝎、土鳖虫，共研细末内服，治骨结核；若以本品焙黄，研细末，开水送服，或与黄连、大黄、生甘草等同用，又可治毒蛇咬伤。

名老中医孔繁学善用蜈蚣治疗缠腰火丹。本病俗名蛇串疮。因皮肤有红斑水疱，累累如串珠，又多缠腰而发，故名缠腰火丹，现称带状疱疹。此证多因肝火内盛，外受湿热之邪所伤。孔老应用祛毒散治疗数百例患者，均有良好的效果，无任何不良反应。治疗方法：取大蜈蚣1条，雄黄10g，枯矾3g。以上三味药物混合研为细末，装瓶备用。用时将药粉与食醋调如糊状涂敷于患处。每天涂2～4次为宜。如果疱疹大，可以先用细针刺破后再敷药。一般轻者涂敷2～4次可愈，重者涂敷4～6次可愈。

云南名老中医刘复兴教授认为蜈蚣"凡疮疡诸毒皆能消之"，因蜈蚣有消炎解毒之效，对疮疡痈毒、肿瘤、久治不愈之皮肤病，刘老都善用之，小至三月幼童，大至九旬老人，用之未见不良反应，故刘老提出"皮疾起沉病，必用蜈蚣"。刘老用蜈蚣粉配乌梅外敷胬肉、腐肉、皮赘，疗效切实。此外，在治疗感染性皮肤病，如毛囊炎、体癣、疣、带状疱疹等时，刘老常在内服或外洗方中加入蜈蚣2～3条，取其杀虫生肌之效。

广东名老中医刘伟胜教授善用蜈蚣治疗恶性肿瘤。刘老谓，中医历来认为气滞血瘀是恶性肿瘤发生的一个主要病机，气机不畅，则津、液、血运行代谢障碍，积而成块以生肿瘤。因而凡肿瘤患者见血瘀证均可用理气活血法。全蝎能消肿散结、息风止痉、镇静止痛；蜈蚣能息风止痉、祛风通络、解毒散结。刘老根据恶性肿瘤的病机，辨证使用全蝎、蜈蚣。因寒致瘀，与温阳祛寒药同用，寒得温则散；气滞血瘀，应理气活血，加强活血化瘀药对血液循环系统的作用；气虚血瘀，则配合补气益气药，有助于正气的恢复和瘀血的祛除，减少活血化瘀药伤正之弊；血瘀与痰凝互结，则宜配合祛痰散结药，以增强消散肿块的作用。

刘老认为，由于肿瘤患者正气多已受损，其治疗不耐一味猛烈攻伐，使用全蝎、蜈蚣之品时，应衰其大半而止矣。根据患者的体质状况和耐攻承受能力，把握用量、用法及用药时间，方能收到预期的效果。同时，全蝎、蜈蚣之品较少单独全程用于肿瘤的治疗，多在扶正培本的基础上佐用，或在肿瘤发展的某一阶段慎而用之。

贵阳名医况时祥教授善用蜈蚣治疗前列腺肥大。况老谓，本病是常见老年性疾病，由本病导致的尿潴留临床治疗颇为棘手。用蜈蚣3条、浙贝母、鸡内金各15～20g研粉吞服，同时配合辨证用药，能迅速促使排尿通畅，解除尿潴留症状。

3. 用于风湿顽痹

蜈蚣有良好的通络止痛功效，而与全蝎相似，故两药常与防风、独活、威灵仙等祛风、除湿、通络药物同用，以治风湿痹痛、游走不定、痛势剧烈者。

痹证初病在经，久病入络，可用活血祛瘀加虫类药物治之，此乃对实证而言，是常。名老中医盛国荣认为，虚证只要用之得法，配伍得宜，同样可以收到如期效果。在当归、白芍养血，黄芪益气基础上加川芎、乳香、没药活血祛瘀，配蜈蚣等祛风通络，这是变。一般以虫类药物治疗痹证有中毒之虑，不敢重用、多用，而盛老掌握"常"与"变"，常同时并用二三味，量重效著。他认为，蜈蚣辛温入肝经，性善走窜，有搜风定搐、治痛疗惊、消散肿毒等作用，敷治一切外证。他的经验，蜈蚣不去头足，以毒攻毒，须药病相当，权衡轻重。若发生中毒，可用蚯蚓、桑皮煎汤服而解。由于他擅长运用虫类药物，经验丰富，常出奇制胜，妙手回春。

4. 用于顽固性头痛

蜈蚣搜风，通络止痛，可用治久治不愈之顽固性头痛或偏正头痛，多与天麻、川芎、僵蚕等同用。

中医临床家周世明常重用全蝎10g、蜈蚣3条治疗难治性疼痛。周老认为，疼痛不单是局部原因，还与全身脏腑经络的病理变化密切相关。例如顽固性偏头痛，多因肝风夹痰火，循经上炎而致。癌性疼痛多因气血亏虚，寒热错杂，瘀阻气滞而致肿毒疼痛。骨质增生疼痛多由骨质增生，继发关节肿胀，积液渗出，刺激椎动脉，直接压迫血管使之狭窄，致动脉供血不足。中医学认为，该病乃因经络空虚，风寒湿邪乘虚侵袭，致经络痹阻，气血凝滞，血脉不通，而致颈项强痛，腰部胀痛。所以医治疼痛必须根据脏腑经络理论，利用脏腑经络相连、功能相应、病理变化相关等特点，以中医辨证施治。全蝎、蜈蚣具有息风止痉、解毒散结、通络止痛之功效，可激发经气，疏通经络，促进气血运行，使药力直达病所，缓解疼痛，再针对病因病机，配合其他行气活血、清热除痰、解毒散结等药物，故能取得满意的疗效。

况时祥教授善用蜈蚣治疗脑出血。况老认为，蜈蚣息风通络，又善化瘀，用于脑出血急症期，有促进血肿消散、通畅血管的良好作用，用于后遗症期，又能活血通络，促进偏瘫等症的恢复。一般急症期宜重用，后遗症期剂量宜小。况老临证时，急症期常以蜈蚣6条，配水蛭15~30g、地龙20g；后遗症期以蜈蚣2~3条，水蛭、地龙、僵蚕各6~9g，白花蛇、壁虎各5g作为常规用药配入辨证方药中，以此治疗10余例脑出血患者，均获满意效果。

【使用注意】本品有毒，用量不宜过大。孕妇忌用。

【古籍摘要】

①《神农本草经》："啖诸蛇、虫、鱼毒……去三虫。"
②《本草纲目》："治小儿惊痫风搐，脐风口噤、丹毒、秃疮、瘰疬、便毒、痔漏、蛇瘕、蛇瘴、蛇伤。"

【现代研究】蜈蚣水提液对士的宁引起的惊厥有明显的对抗作用；其水浸剂对结核分枝杆菌及多种皮肤真菌有不同程度的抑制作用；蜈蚣煎剂能改善小鼠微循环，延长凝血时间，降低血黏度，并有明显的镇痛、抗炎作用。

僵 蚕

僵蚕最早载于《神农本草经》。其性平，味辛、咸；归肝、肺、胃经；其基本功效有祛风止痛、化痰散结、息风止痉。

【临床应用】

1. 用于惊痫抽搐

僵蚕咸辛平，入肝、肺经，既能息风止痉，又能化痰定惊，故对惊风、癫痫而夹痰热者尤为适宜。治高热抽搐者，可与蝉蜕、钩藤、菊花同用。治急惊风，痰喘发痉者，以本品同全蝎、天麻、朱砂、牛黄、胆南星等配伍，如《寿世保元》千金散；若用治小儿脾虚久泻，慢惊搐搦者，又当与党参、白术、天麻、全蝎等益气健脾、息风定惊药配伍，如《古今医统》醒脾散；用治破伤风角弓反张者，则与全蝎、蜈蚣、钩藤等配伍，如《证治准绳》撮风散。

山东名老中医李燕宁善用僵蚕配蝉蜕治疗小儿多发性抽搐症。多发性抽搐症又称抽动-秽语综合征，其临床特征为慢性、波动性、多发性运动肌快速抽搐，并伴有不自主发声和语言障碍。其病因是多方面的，与先天禀赋不足、产伤、窒息、感受外邪、情志失调等因素有关，多由五志过极，风痰内蕴而引发。病位主要在肝，与心、脾、肾密切相关。因肝体阴而用阳，为风木之脏，主藏血，喜条达而主疏泄，此病的发生多是风痰内蕴，外感风邪，外风引动内风而成。李老善用柴胡桂枝汤加减以祛风止痉、镇静安神，僵蚕、蝉蜕入肝经可加强其祛风止痉之功。

2. 用于风中经络、口眼㖞斜

僵蚕味辛行散，能祛风、化痰、通络，常与全蝎、白附子等同用，如《杨氏家藏方》牵正散。

陕西中医药大学杨培君教授认为，蜈蚣、全蝎、僵蚕同为平肝息风之药，但应用有一定的区别。三者均有祛风通络、凉血解毒功能，但性能有异，各具专功需辨证应用。杨老认为：僵蚕在祛风通络方面最著，用于搜风逐风以蜈蚣、全蝎为先；全蝎单用也有搜风逐风之功，用于治疗中风之口眼㖞斜及周身痹痛均可收到较为明显的效果。

3. 用于风热头痛、目赤、咽痛、风疹瘙痒

僵蚕辛散，入肝、肺经，有祛外风、散风热、止痛、止痒之功。用治肝经风热上攻之头痛、目赤肿痛、迎风流泪等症，常与桑叶、木贼、荆芥等疏风清热之品配伍，如《证治准绳》白僵蚕散；用治风热上攻，咽喉肿痛、声音嘶哑者，可与桔梗、薄荷、荆芥、防风、甘草等同用，如《咽喉秘集》六味汤；治疗风疹瘙痒，如《太平圣惠方》用本品为末，内服，治风疮瘾疹，可单味研末服，或与蝉蜕、薄荷等疏风止痒药同用。

名老中医李燕宁善用僵蚕配蝉蜕治疗小儿喉痒频咳。李老认为，风为百病之长，善袭阳位，小儿感受风邪，风邪上受而出现咽干、喉痒、频频作咳。李老善用两味药恰当配伍治疗病位在咽喉部的痉挛性咳嗽或者慢性咽炎咳嗽。若咳嗽时间短，伴见咽痒及鼻塞、流涕、打喷嚏等表证时选用麻杏僵蝉汤加减，方中麻黄解表宣肺，苦杏仁止咳平喘，僵蚕、蝉蜕疏风祛邪，配伍柴胡、前胡、百部等药共奏疏风解表、宣肺止咳之功。李老分析：僵蚕、蝉蜕不仅入肝经，而且入肺经，因此可以解除肺系所属气管、支气管之痉挛，达到镇咳目的。僵蚕、蝉蜕不仅能疏散外感之邪，又可解痉止咳，加上其体轻浮，善于开宣肺气，又因其可息风平肝制木，杜绝木火刑金之弊。若咳嗽时间长，病位在咽部，且咽部时有异物感，舌红少苔则用养阴清肺汤加减以养阴润肺、止咳利咽，方中重用生地黄、麦冬、玄参、知母以养肺阴，赤芍、牡丹皮凉血，贝母清热化痰、开郁散结，加用僵蚕、蝉蜕以解痉化痰散结。

李老认为：慢性咽炎是由于长期炎症反应出现咽痒不适，而引起刺激性干咳，其临床表现多为干咳、咳声嘶哑、咽痒、疼痛，甚则如物梗阻，可由多种原因引起，检查可见咽部充血、后壁黏膜毛细血管扩张及少量淋巴滤泡增生，中医辨证应为阴虚痰热郁结。在辨证治疗咳嗽的同时，加用甘寒之蝉蜕、咸辛之僵蚕起到疏风止痒、清热化痰、开郁散结的功效，使邪去、痰化、郁解而达到治疗目的。

4. 用于痰核、瘰疬

僵蚕味咸，能软坚散结，又兼可化痰，故可用治痰核、瘰疬，可单用为末，或与浙贝母、夏枯草、连翘等化痰散结药同用。亦可用治乳腺炎、流行性腮腺炎、疔疮痈肿等症，可与金银花、连翘、板蓝根、黄芩等清热解毒药同用。

5. 用于小儿湿疹

湿疹，中医又称湿癣、湿疮、浸淫疮。皮损往往呈对称性分布，有剧烈瘙痒、反复发作和顽固难愈的特点。中医认为，小儿湿疹为胎毒熏蒸、风湿热毒蕴结肌肤而成，治当祛风除湿、清热解毒。名老中医李燕宁善用消风散加减治疗湿疹。方中重用僵蚕、蝉蜕，这两味药轻清灵透，为治血病圣药，有祛风胜湿、涤热解毒之功，加用白鲜皮、地肤子除湿止痒，蒲公英、紫草、紫花地丁清热解毒，生地黄清热凉血，祛血分之热毒。诸药合用，共奏祛风除湿、清热解毒之功效。

6. 用于阳痿

阳痿之疾，其病机乃是肾阳虚衰，阴精亏损，肝血失调，气滞血瘀。但在治疗中应辨孰轻孰重，肾虚又应当辨阳虚、阴虚，治疗时要使肾宅之水火得以滋生，又当考虑肝主疏泄，调节血量，绕阴器之理，且"乙癸同源"，肾病及肝，常致疏泄失常，气滞血瘀，阴器失养而成疾。

中医临床家李春贵在临床实践中发现：治疗阳痿时，很多患者初诊未用僵蚕，其效不显，再诊用僵蚕收效显著，而同样是息风解痉类药物，李氏曾试用不同剂量的蝉蜕、全蝎，其效果均不如僵蚕（僵蚕的用量常在 20g 以上）。考虑僵蚕主要是以化痰、软坚、散结为主，其化痰本身加强了体内代谢产物的顺利排出，疏通微循环，也可能是疏通了经络——具有运行气血、联络脏腑肢节、沟通上下内外的"通路"，在某种程度上是疏通了兴奋反应发生的反射系统，而僵蚕正是这一过程最为合适的药物。现代医学认为，阳痿的发生，无论何种原因，均导致阴茎海绵窦供血不足。软坚散结本身亦可改善阴茎内血液循环，使阴器得养，血供充足，故获良效。

【古籍摘要】

①《神农本草经》："主小儿惊痫、夜啼，去三虫，灭黑鼾，令人面色好，男子阴疡病。"

②《本草纲目》："散风痰结核、瘰疬、头风、风虫齿痛、皮肤风疮、丹毒作痒……一切金疮、疔肿风痔。"

【现代研究】

僵蚕醇水浸出液对小鼠、家兔均有催眠、抗惊厥作用；其提取液在体内、外均有较强的抗凝作用；僵蚕粉有较好的降血糖作用；体外试验证明其对金黄色葡萄球菌、铜绿假单胞菌有轻度的抑菌作用，其醇提取物体外可抑制人体肝癌细胞的呼吸，可用于直肠瘤型息肉的治疗。

珍 珠

珍珠最早载于《日华子本草》。其性寒，味甘、咸；归心、肝经；其基本功效有安神定惊、明目消翳、解毒生肌、润肤消斑。

【临床应用】

1. 用于心神不宁、心悸失眠

本品甘寒，质重沉降，入心、肝经，重可镇怯，故有安神定惊之效。主治心神不宁、心悸失眠等症，单用即效，如《肘后备急方》用本品研末与蜜和服。本品性寒清热，甘寒益阴，故更适用于心虚有热之心烦不眠、多梦健忘、心神不宁等症，每与酸枣仁、柏子仁、五味子等养心安神药同用。

2. 用于惊风、癫痫

本品性寒质重，清心、肝之热而定惊止痉。治疗小儿痰热之急惊风、高热神昏、痉挛抽搐者，可与牛黄、胆南星、天竺黄等清热化痰药配伍，如《杂病源流犀烛》金箔镇心丸；用治小儿惊痫、惊惕不安、吐舌抽搐等症，可与朱砂、牛黄、黄连等配伍，如《医宗金鉴》镇惊丸；本品与朱砂、麝香、伏龙肝同用，可治小儿惊啼及夜啼不止，如《太平圣惠方》真珠丸。

3. 用于目赤翳障、视物不清

本品性寒清热，入肝经，善于清肝明目、消翳，故可用治多种眼疾。用治肝经风热或肝火上攻之目赤涩痛、眼生翳膜，常与青葙子、菊花、石决明等清肝明目之品配伍，如《证治准绳》真珠散；若治眼目翳障初起，可与琥珀、熊胆、麝香、黄连等配伍，研极细，点眼，如《医学心悟》珍珠散。

4. 用于口内诸疮、疮疡肿毒、溃久不敛

本品有清热解毒、生肌敛疮之功，用治口舌生疮、牙龈肿痛、咽喉溃烂等症，多与硼砂、青黛、冰片、黄连、人中白合用，共为细末，吹入患处，如《丹台玉案》珍宝散；亦可用珍珠与牛黄共为末，如《全国中药成药处方集》珠黄散；若治疮疡溃烂，久不收口者，可用本品配炉甘石、黄连、血竭、钟乳石等，令极细，调匀，外敷，如《张氏医通》珍珠散。

此外，本品亦可用治皮肤色斑。现多将本品用于化妆品中，以防治皮肤色素沉着，有润肤养颜之效。

【古籍摘要】

①《日华子本草》："安心、明目。"

②《本草衍义》："除小儿惊热。"

③《本草汇言》："镇心，定志，安魂，解结毒，化恶疮，收内溃破烂。"

【现代研究】 珍珠水解液可抑制小鼠自主活动，并有抑制脂褐素和清除自由基作用；珍珠粉提取物对小鼠肉瘤细胞、肺癌细胞均有显著的抑制作用；珍珠膏有促进创面愈合作用；珍珠粉有延缓衰老、抗心律失常及抗辐射等作用。

第十七章

开窍药

　　凡具辛香走窜之性，以开窍醒神为主要作用，治疗闭证神昏的药物，称为开窍药，又名芳香开窍药。

　　心藏神，主神明，心窍开通则神明有主，神志清醒，思维敏捷。若心窍被阻、清窍被蒙，则神明内闭，神识昏迷，人事不省，治疗则须用辛香开通心窍之品。本类药味辛，其气芳香，善于走窜，皆入心经，具有通关开窍、启闭回苏、醒脑复神的作用。部分开窍药以其辛香行散之性，尚兼活血、行气、止痛、辟秽、解毒等功效。

　　开窍药主要用治温病热陷心包、痰浊蒙蔽清窍之神昏谵语，以及惊风、癫痫、中风等卒然昏厥、痉挛抽搐等症。又可用治湿浊中阻，胸脘冷痛满闷；血瘀、气滞疼痛，经闭癥瘕；湿阻中焦，食少腹胀及目赤咽肿、痈疽疔疮等症。

　　神志昏迷有虚实之别，虚证即脱证，实证即闭证。脱证治当补虚固脱，非本章药物所宜；闭证治当通关开窍、醒神回苏，宜用本类药物治疗。然而闭证从寒热属性分，又有寒闭、热闭之不同。面青、身凉、苔白、脉迟之寒闭，须施"温开"之法，宜选用辛温的开窍药，配伍温里祛寒之品；面红、身热、苔黄、脉数之热闭，当用"凉开"之法，宜选用辛凉的开窍药，并与清热泻火解毒之品配伍应用。若闭证神昏兼惊厥抽搐者，还须配伍平肝息风止痉药物；见烦躁不安者，须配伍安神定惊药物；如以疼痛为主症者，可配伍行气药或活血化瘀药物；痰浊壅盛者，须配伍化湿、祛痰药物。

　　开窍药辛香走窜，为救急、治标之品，且能耗伤正气，故只宜暂服，不可久用；因本类药物性质辛香，其有效成分易于挥发，内服多不宜入煎剂，只入丸剂、散剂服用。

近年来研究证实，本类药物对中枢神经系统有兴奋作用，有镇痛、兴奋心脏与呼吸、升高血压的作用，某些药物尚有抗菌、抗炎作用。现已将部分开窍方剂进行了剂型改革，制成针剂注射给药，能更迅速地发挥药效，如清开灵注射液等，临床用于急症昏迷的抢救，效果更好。现代临床多用于治疗各种原因出现的急性昏迷、多种急性脑病、癫痫发作、脑震荡后遗症、阿尔茨海默病、冠心病、心绞痛等病症。

《 麝 香 》

麝香最早载于《神农本草经》一书。其性温，味辛；归心、脾经。其基本功效为开窍醒神、活血通经、消肿止痛。

【临床应用】

1. 用于闭证神昏

麝香辛温，气极香，走窜之性甚烈，有很强的开窍通闭、辟秽化浊作用，为醒神回苏之要药。可用于各种原因所致之闭证神昏，无论寒闭、热闭，用之皆效。用治温病热陷心包，痰热蒙蔽心窍，小儿惊风及中风痰厥等热闭神昏，常配伍牛黄、冰片、朱砂等，组成凉开之剂，如《温病条辨》安宫牛黄丸、《太平惠民和剂局方》至宝丹等；因其性温，故寒闭证尤宜，治中风卒昏、中恶胸腹满痛等寒浊或痰湿阻闭气机，蒙蔽神明之寒闭神昏，常配伍苏合香、檀香、安息香等药，组成温开之剂，如《太平惠民和剂局方》苏合香丸。一般入散剂，每次 0.03～0.1g。

2. 用于疮疡肿毒、瘰疬痰核、咽喉肿痛

麝香辛香行散，有良好的活血散结、消肿止痛作用，用治上述诸症，内服、外用均有良效。用治疮疡肿毒，常与雄黄、乳香、没药同用，如《外科全生集》醒消丸，也可与牛黄、乳香、没药同用，如《外科全生集》牛黄醒消丸；用治咽喉肿痛，可与牛黄、蟾酥、珍珠等配伍，如《中药制剂手册》六神丸。一般入散剂，每次用量为 0.03～0.1g。

3. 用于血瘀经闭、癥瘕、心腹暴痛、头痛、跌打损伤、风寒湿痹

麝香辛香，开通走窜，可行血中之瘀滞，开经络之壅遏，而具活血通经、止痛之效。用治血瘀经闭证，常与丹参、桃仁、红花、川芎等药同用；若癥瘕痞块等血瘀重证，可与水蛭、虻虫、三棱等配伍，

如《温病条辨》化癥回生丹；本品开心脉、祛瘀滞，为治心腹暴痛之佳品，常配伍木香、桃仁等，如《圣济总录》麝香汤；治疗顽固性偏正头痛，头痛时间较长，反复发作，经久不愈，痛甚则恶心欲吐，必有瘀阻，需用麝香开路，用清代医家王清任的通窍活血汤治疗，屡治屡效。王清任甚赞其方谓："全凭一味好麝香。"麝香又为伤科要药，善于活血祛瘀、消肿止痛，治跌扑肿痛、骨折扭挫，不论内服、外用均有良效，常与乳香、没药、红花等配伍，如《良方集腋》七厘散、《医宗金鉴》八厘散；用治风寒湿痹证疼痛，顽固不愈者，可与独活、威灵仙、桑寄生等同用。一般入散剂，每次用量为 0.03～0.1g。

4. 用于难产、死胎、胞衣不下

本品活血通经，辛香走窜，力达胞宫，有催生下胎之效。治难产、死胎等，常与肉桂配伍，如《张氏医通》香桂散；亦有以本品与猪牙皂、天花粉同用，葱汁为丸，外用取效，如《河北医药集锦》堕胎丸。一般入散剂，每次用量为 0.03～0.1g。

5. 用于治夏伤暑热、高热、头目昏眩、恶心呕吐、腹痛腹泻等暑热证候

治暑热证候常用行军散治之，有立竿见影之效。其方组成：麝香配以姜粉、冰片、硼砂、硝石、雄黄、珍珠、牛黄，其麝香用量仅次于雄黄。中暑病急，首先用麝香以开关夺路，其功更在他药之先。

6. 外用麝香治疗鼻炎

治疗鼻炎嗅觉不灵，鼻流脓涕，有时干燥流鼻血，检查鼻腔黏膜糜烂，嘱其用棉花包裹麝香仁少许，卷成条状，塞于鼻腔内，3 日后取出，鼻疾多能痊愈，能闻及香臭。外用适量。

【**使用注意**】孕妇禁用。

【**古籍摘要**】

①《神农本草经》："主辟恶气……温疟，蛊毒、痫痓，去三虫。"

②《名医别录》："中恶，心腹暴痛胀急，痞满，风毒，妇人产难，堕胎，去面䵟，目中肤翳。"

③《本草纲目》："通诸窍，开经络，透肌骨，解酒毒，消瓜果食积，治中风、中气、中恶、痰厥、积聚癥瘕。""盖麝走窜，能通诸窍之不利，开经络之壅遏，若诸风、诸气、诸血、诸痛，惊痫、癥瘕诸病，经络壅闭，孔窍不利者，安得不用为引导以开之通之耶？非不可用也，但不可过耳。"

【现代研究】麝香对中枢神经系统的作用是双向性的，小剂量呈兴奋作用，大剂量则抑制；麝香具有明显的强心作用，能兴奋心脏，增加心脏收缩振幅，增强心肌功能；麝香对血栓引起的缺血性心脏疾病有预防和治疗作用；麝香有一定的抗炎作用，其抗炎作用与氢化可的松相似；麝香有明显兴奋子宫、增强宫缩作用，尤对在体妊娠子宫更为敏感，对非妊娠子宫的兴奋发生较慢，但作用持久，麝香酮能明显增加子宫收缩频率和强度，并有抗着床和抗早孕作用，且随孕期延长，抗孕作用更趋显著；本品对人体肿瘤细胞有抑制作用，浓度大则作用强，对小鼠艾氏腹水癌细胞和肉瘤 S180 细胞有杀灭作用。

石菖蒲

石菖蒲最早载于《神农本草经》一书。其性温，味辛、苦；归心、胃经。其基本功效为开窍豁痰、化湿和胃、醒神益智。

【临床应用】

1. 用于痰蒙清窍之神志昏迷

石菖蒲辛开苦燥温通，芳香走窜，不但有开窍醒神之功，且兼具化湿、豁痰、辟秽之效。故善治痰湿秽浊之邪蒙蔽清窍所致之神志昏乱。治中风痰迷心窍，神志昏乱、舌强不能语，常与半夏、天南星、橘红等燥湿化痰药合用，如《济生方》涤痰汤；若治痰热蒙蔽，高热、神昏谵语者，常与郁金、半夏、竹沥等配伍，如《温病全书》菖蒲郁金汤；治痰热癫痫抽搐，可与枳实、竹茹、黄连等配伍，如《古今医鉴》清心温胆汤；治癫狂痰热内盛者，可与远志、朱砂、生铁落同用，如《医学心悟》生铁落饮；用治湿浊蒙蔽，头晕、嗜睡、健忘、耳鸣、耳聋等症，又常与茯苓、远志、龙骨等配伍，如《医学心悟》安神定志丸。

名老中医汤宗明认为语言謇涩，甚不能言，用石菖蒲、竹茹、天竺黄宣窍豁痰；若因肾虚精不上承者，加巴戟天、仙茅补肾填精。尤石菖蒲最需重用，用量 25～30g，鲜者更妙。《神农本草经》谓石菖蒲有"开心孔、通九窍、明耳目、出声音"之功，足见用之治失语，恰当不过。

2. 用于湿阻中焦之脘腹痞满、胀闷疼痛

石菖蒲辛温芳香，善化湿浊、醒脾胃、行气滞、消胀满。用治湿浊中阻，脘闷腹胀、痞塞疼痛，常与砂仁、苍术、厚朴同用；若湿从

热化，湿热蕴伏，身热吐利、胸脘痞闷、舌苔黄腻者，可与黄连、厚朴等配伍，如《霍乱论》连朴饮。

国医大师、著名中医消化病专家徐景藩教授善用石菖蒲治疗胃脘不适。《本草纲目》云石菖蒲能"润五脏，裨六腑，开胃口"。《本草备要》谓其"辛苦而温，芳香而散""除痰消积，开胃宽中"。《药性考》称其能"除烦止吐，舒脾开胃"，一般用于脾胃湿浊壅盛而致纳呆不思饮食，徐老认为本品化湿醒脾开胃作用甚好，常配以佩兰、陈皮，对药物性胃炎而脘痞纳差属湿浊中阻者投此药尤宜。此外，有些患者湿邪不著，胃脘也无明显胀痛，唯诉食欲不振，持续日久，不知饥，饮食甚少，胃纳呈呆滞状态，因而体重减轻，神倦无力，运用石菖蒲大有"醒胃"之功，若配佩兰、谷芽、麦芽、鸡内金、石见穿等药，其效尤佳。一般用量为10g。

3. 用于噤口痢

石菖蒲芳香化湿、燥湿，又行胃肠之气。治疗湿浊、热毒蕴结肠中所致之水谷不纳、痢疾后重等，可与黄连、茯苓、石莲子等配伍，如《医学心悟》开噤散。一般用量为10g。

对于泻痢、腹痛者，《日华子本草》谓石菖蒲"除风下气……止心腹痛，霍乱转筋"。《本草备要》云其能"疗噤口毒痢"。徐景藩教授认为石菖蒲治疗久泻腹鸣，尤为适用，可选参苓白术散、升阳除湿汤、痛泻要方，配用石菖蒲；久痢则与仙鹤草配用；久泻久痢，大便有赤白黏冻，腹痛隐隐，如慢性结肠炎、慢性细菌性痢疾、溃疡性结肠炎等疾病，宜用本品配伍治疗，也可用石菖蒲20～30g加仙鹤草、地榆浓煎保留灌肠。肠功能紊乱，每遇进餐后辄欲大便，大便易溏者，石菖蒲亦有效。

4. 用于宣通诸窍

① 治耳闭耳聋：徐景藩治耳鸣重听，闭气不适，耳窍不通，随症配加石菖蒲、通草，其效尤良；对气闭耳鸣耳聋，用通气散加石菖蒲，颇有效验。张赞臣用自拟聪耳汤治耳聋，方内用石菖蒲3～4.5g，认为石菖蒲性燥，用之过多易致口干，可配枸杞子、女贞子；耳内有发胀感者则与郁金同用。赵金铎治疗链霉素中毒所致耳鸣耳聋、神经性耳聋，则重用骨碎补配石菖蒲，取两药相伍有坚肾开窍聪耳之功。

② 治鼻塞流浊涕：慢性鼻炎、副鼻窦炎、变应性鼻炎流涕量多或流浊涕，鼻塞不闻香臭者，随症配伍石菖蒲有化浊通窍复嗅之功；蔡福养治疗慢性鼻炎善用石菖蒲配白芷，既能化浊醒神，又能通窍复

嗅，对嗅觉减退者尤宜。

③治小儿青盲：石菖蒲亦入目，能宣目内壅滞而明目，但对阴虚火旺者又当慎用。张子述用四物汤配石菖蒲、远志以养血定志通窍治小儿青盲颇有效。陈达夫用本品配僵蚕、全蝎、麝香以通络、开窍而通玄府，有助明目。

④治尿浊膏淋：石菖蒲化浊通窍，用治尿浊、膏淋颇宜，配萆薢以利湿分清化浊，治疗乳糜尿颇效。

5. 用于癫痫

治疗癫痫，石菖蒲与麝香配伍，为化痰开窍药之首选。临床常与其他中药配伍治疗中风昏迷、癫痫、多寐、健忘、耳鸣等。石菖蒲芳香走窜、开窍醒神，广泛用于闭证、神昏的治疗，临床疗效十分确切。有临床医家曾广泛用以石菖蒲为主的汤剂治疗癫痫 41 例，结果 17 例完全控制，11 例发作次数明显减少，13 例有明显改善。由此可见，石菖蒲镇静抗惊疗效确切，临床应用也十分广泛。一般用量为 10g。

6. 用于焦虑症、抑郁症

焦虑症、抑郁症之病机均属"七情"所致的痰火扰心、痰蒙清窍、脑窍闭塞。焦虑症与抑郁症初起均为情志所伤、肝气郁结，伤在气分，多属实证。《神农本草经》称石菖蒲可"开心孔，补五脏，通九窍，明耳目"。贵阳名医冯先波教授用石菖蒲 15g 为主药，配以柴胡、丹参、百合、酸枣仁、麦冬、五味子、炙远志、青龙齿、炙甘草，能开窍醒脑、定志宁神、升清降浊、化痰解郁。随证化裁，可获较好疗效。一般用量为 10g。

7. 用于益智

《神农本草》云石菖蒲"久服轻身，不忘，不迷惑，延年"。《名医别录》谓其"聪耳目，益心智"。《本草新编》云其"能开心窍，善通气……除烦闷，能治善忘"。《本草正义》云："菖蒲味辛气温……且清芬之气，能助人振奋精神，故使耳目聪明，九窍通利。"《医学入门》则用菖蒲丸治小儿口软语迟。徐景藩教授认为小儿智力低下、发育迟缓及老年记忆力减退，甚则老年痴呆，一般以脾肾两虚者为主，在辨证用药的基础上，配伍石菖蒲可提高开窍益智的作用，若兼痰湿蒙蔽清窍者，则其效尤著。一般用量为 10g。

【古籍摘要】

①《神农本草经》："主风寒湿痹，咳逆上气，开心孔，补五脏，

通九窍，明耳目，出音声。久服轻身，不忘，不迷惑，延年。"

②《本草纲目》："治中恶卒死，客忤癫痫，下血崩中，安胎漏，散痈肿。"

③《本草从新》："辛苦而温，芳香而散，开心孔，利九窍，明耳目，发声音，去湿除风，逐痰消积，开胃宽中，疗噤口毒痢。"

【现代研究】石菖蒲水煎剂、挥发油或细辛醚、β-细辛醚均有镇静作用和抗惊厥作用；对豚鼠离体气管和回肠有很强的解痉作用；石菖蒲挥发油静脉注射有肯定的平喘作用，与舒喘灵吸入后的即时疗效相似；石菖蒲挥发油对乌头碱诱发的大鼠心律失常有一定治疗作用，并能对抗肾上腺素或氯化钡诱发的心律失常，挥发油治疗量时还有减慢心率作用；煎剂可促进消化液分泌，制止肠的异常发酵；高浓度浸出液对常见致病性皮肤真菌有抑制作用。

蟾酥（蟾蜍）

蟾酥最早载于《药性本草》。其性温，味辛，有毒；归心经；其基本功效有解毒、止痛、开窍醒神。

【临床应用】

1. 用于痈疽疔疮、瘰疬、咽喉肿痛、牙痛

蟾酥有良好的解毒消肿、麻醉止痛作用，可外用及内服。治痈疽及恶疮，常配伍麝香、朱砂等，用葱白汤送服取汗，如《外科正宗》蟾酥丸。治咽喉肿痛及痈疖，与牛黄、冰片等配用，如雷氏六神丸。治牙痛，单用本品研细少许点患处（《本草正》）。本品亦用于五官科手术的黏膜麻醉，配川乌、生天南星、生半夏为末，烧酒调敷患处，如《医宗金鉴》外敷麻药方。

2. 用于痧胀腹痛、神昏吐泻

蟾酥辛温走窜，有辟秽化浊、开窍醒神之功，嗅之亦能催嚏。用治伤于暑湿秽浊或饮食不洁而致痧胀腹痛，吐泻不止，甚至昏厥，常与麝香、丁香、雄黄等药配伍，用时研末吹入鼻中取嚏收效，如《集验简易良方》蟾酥丸。

华中科技大学同济医学院附属协和医院李幼安教授善用蟾蜍治疗顽疾。李老认为，蟾蜍的药用价值是值得称道的。据《中药大辞典》记载，蟾蜍有"破癥结、行水湿、化毒、杀虫、定痛"等功用。近代

临床报道，其可以治疗恶性肿瘤及肝硬化腹水等病症。药用有蟾头、蟾皮、蟾舌、蟾酥、干蟾、蟾蜍胆等品种。李老临证之余，就其妙用拾零于后。

① 用于治疗肝癌：取活蟾蜍一只，稍大者较好，麻油 500mL，煎枯去渣，以此油炒菜食用，每月可服麻油 1500mL 左右。笔者曾遇 5 例肝癌患者早期配合治疗，均有不同程度的缓解作用。其中 1 例已存活 10 年，1 例已存活 3 年，均健在。虽然这些病例都同时用过解毒抗癌的中草药，但觉未服此油者疗效较差。

② 用于治疗肾病综合征：取活蟾蜍一只，稍小者较好，杀死，去内脏，用馒头包裹蒸熟后去蟾蜍，将馒头一日服完，分 2～3 次均可，如无反应，间隔旬日可以再服一次。笔者最初耳闻患者服用此方有效，继而视察 2 例，其中 1 例连续服用 2 次，病情缓解，3 年未发。1 例初服调补脾肾、清利湿热之品半年尚无显效，后加用此法两次而缓解，至今历时 8 年，未见病情反复，此例服第一只蟾蜍馒头时无任何反应，服第二只时有恶心呕吐现象，3 日后即恢复正常。

③ 用于治疗臌胀（肝硬化腹水）：取干蟾 15g（烤酥），制香附 5g，大枣肉 10g。前 2 味研为极细末，大枣肉蒸熟捣烂，加米糊为小丸，如绿豆大，米粉与药物量为 1∶3。每日服 1 次，每次 2～6g。如有头晕、恶心、呕吐、腹痛腹泻时，则即时停药，此为先祖遗方，以后沿用尚觉有效。

以上拾零，反映蟾蜍的药用价值还是比较大的，使用方法的多样化也是可取的。近代报道华蟾素（提取物）对动物移植性肿瘤有抑制作用，尤其对小鼠肝癌有较明显的抑制作用，还具有镇痛、消炎、保护细胞免疫等作用。本药为有毒之品，但根据药性及病情适当选择应用，还是可取的。

【使用注意】 孕妇禁用。

【古籍摘要】

① 《本草汇言》："蟾酥，通行十二经络、脏腑府、膜原、溪谷、关节诸处。蟾酥，疗疳积，消臌胀，解疔毒之药也。能化解一切瘀郁壅滞诸疾，如积毒、积块、积胀、内疗痈肿之证，有攻毒拔毒之功也。"

② 《药性论》："脑疳，以奶汁调滴鼻中。"

③ 《本草便读》："蟾酥，善开窍辟恶搜邪，惟诸闭证救急方中用

之，以开其闭。然服食总宜谨慎，试以少许置肌肤，顿时起泡蚀烂；其性可知。研末时鼻闻之，即嚏不止，故取嚏药中用之。此药止可外用，散痈疽，消疔毒，杀虫疮，却有功效耳。"

【现代研究】蟾毒灵、华蟾毒配基、脂蟾毒配基均可引起多种动物血压上升，蟾毒配基的升压作用与肾上腺素相似，也可被 α-受体阻断剂阻断；蟾蜍色胺能引起肾上腺素释放，并使动物对肾上腺素的敏感性增加；脂蟾毒配基灌胃，对低血压猫具有明显长时间升压效应和兴奋呼吸作用；鼻腔喷射给药，对低血压兔具有一定升压作用；蟾酥强心甾体对于血管平滑肌与心脏一样，也具有增强收缩力的作用，伴随着强心作用而引起血压上升。

冰 片

冰片最早载于《新修本草》。其性微寒，味辛、苦；归心、脾、肺经；其基本功效有开窍醒神、清热止痛。

【临床应用】

1. 用于闭证神昏

冰片味辛气香，有开窍醒神之功效，功似麝香但力较弱，二者常相须为用。冰片性偏寒凉，为凉开之品，更宜用于热病神昏。治疗痰热内闭、暑热卒厥、小儿惊风等热闭证，常与牛黄、麝香、黄连等配伍，如《温病条辨》安宫牛黄丸；若闭证属寒，常与苏合香、安息香、丁香等温开药配伍，如《和剂局方》苏合香丸。一般用量：入丸、散，每次 0.15～0.3g。

2. 用于目赤肿痛，喉痹口疮

冰片苦寒，有清热止痛、泻火解毒、明目退翳、消肿之功，为五官科常用药。治疗目赤肿痛，单用点眼即效，也可与炉甘石、硼砂、熊胆等制成点眼药水，如《全国中药成药处方集》八宝眼药水；治疗咽喉肿痛、口舌生疮，常与硼砂、朱砂、玄明粉共研细末，吹敷患处，如《外科正宗》冰硼散；治疗风热喉痹，以冰片与灯心草、黄柏、白矾共为末，吹患处取效（《濒湖集简方》）。一般用量：入丸、散，每次 0.15～0.3g。

3. 用于疮疡肿痛，疮溃不敛，水火烫伤

冰片有清热解毒、防腐生肌作用，故外用清热消肿、生肌敛疮方

中均用冰片。治疮疡溃后日久不敛，可配伍牛黄、珍珠、炉甘石等，如《疡医大全》八宝丹，或与象皮、血竭、乳香等同用，如《经验方》生肌散；治水火烫伤，可用本品与银朱、香油制成药膏外用（《中草药新医疗法资料选编》）；治疗急、慢性化脓性中耳炎，可以本品搅溶于核桃油中滴耳。一般用量：入丸、散，每次 0.15～0.3g。

【使用注意】 孕妇慎用。

【古籍摘要】

①《新修本草》："主心腹邪气，风湿积聚，耳聋，明目，去目赤肤翳。"

②《本草纲目》："疗喉痹、脑痛、鼻瘜、齿痛、伤寒舌出、小儿痘陷。通诸窍，散郁火。"

③《医林纂要》："冰片主散郁火，能透骨热，治惊痫、痰迷、喉痹、舌胀、牙痛、耳聋、鼻息、目赤浮翳、痘毒内陷、杀虫、痔疮、催生，性走而不守，亦能生肌止痛。然散而易竭，是终归阴寒也。"

【现代研究】冰片中的主要成分龙脑、异龙脑均有耐缺氧的作用；龙脑、异龙脑还有镇静作用。冰片局部应用对感觉神经有轻微刺激，有一定的止痛及温和的防腐作用；经肠系膜吸收迅速，给药 5min 即可通过血脑屏障，且在脑蓄积时间长，量也相当高，此为冰片的芳香开窍作用提供了初步实验依据；较高浓度（0.5%）对葡萄球菌、链球菌、肺炎球菌、大肠埃希菌及部分致病性皮肤真菌等有抑制作用；对中、晚期妊娠小鼠有引产作用。

苏合香

苏合香最早载于《名医别录》。其性温，味辛；归心、脾经；其基本功效有开窍醒神、辟秽、止痛。

【临床应用】

1. 用于寒闭神昏

苏合香辛香气烈，有开窍醒神之效，作用与麝香相似而力稍逊，且长于温通、辟秽，故为治面青、身凉、苔白、脉迟之寒闭神昏之要药。治疗中风痰厥、惊痫等属于寒邪、痰浊内闭者，常与麝香、安息香、檀香等同用，如《和剂局方》苏合香丸。一般用量：入丸、散，0.3～1g。

2. 用于胸腹冷痛，满闷

苏合香温通、走窜，可收化浊开郁，祛寒止痛之效。用治痰浊、血瘀或寒凝气滞之胸脘痞满、冷痛等症，常与冰片等同用，如《和剂局方》苏合丸。一般用量：入丸、散，0.3～1g。

3. 用于冻疮

苏合香能温通散寒，为治疗冻疮的良药，可用苏合香溶于乙醇中涂敷冻疮患处。外用适量。

【古籍摘要】

①《名医别录》："主辟恶，……温疟，蛊毒，痫痓，去三虫，除邪。"

②《本草纲目》："气香窜，能通诸窍脏腑，故其功能辟一切不正之气。"

③《本经逢原》："能透诸窍藏，辟一切不正之气。凡痰积气厥，必先以此开导，治痰以理气为本也。凡山岚瘴湿之气袭于经络，拘急弛缓不均者，非此不能除。但性燥气窜，阴虚多火人禁用。"

【现代研究】苏合香为刺激性祛痰药，并有较弱的抗菌作用，可用于各种呼吸道感染；又有温和的刺激作用，可缓解局部炎症，并能促进溃疡与创伤的愈合；有增强耐缺氧能力的作用，对狗实验性心肌梗死有减慢心率、改善冠脉流量和降低心肌耗氧的作用；对兔、大鼠血小板聚集有显著抑制作用。

第十八章

补 虚 药

凡能补虚扶弱，纠正人体气血阴阳虚衰的病理偏向，以治疗虚证为主的药物，称为补虚药。

本类药物能够扶助正气，补益精微，根据"甘能补"的理论，故大多具有甘味。各类补虚药的药性和归经等性能，互有差异，其具体内容将分别在各节概述中介绍。

补虚药具有补虚作用，可以主治人体正气虚弱、精微物质亏耗引起的精神萎靡、体倦乏力、面色淡白或萎黄、心悸气短、脉象虚弱等。具体来讲，补虚药的补虚作用又有补气、补阳、补血与补阴的不同，分别主治气虚证、阳虚证、血虚证和阴虚证。此外，有的补虚药还分别兼有祛寒、润燥、生津、清热、收涩等功效，还有其相应的主治病证。

使用补虚药，首先应因证选药，必须根据气虚、阳虚、血虚与阴虚的证候不同，选择相应的对证药物。一般来说，气虚证主要选用补气药，阳虚证主要选用补阳药，血虚证主要选用补血药，阴虚证主要选用补阴药。其次，应考虑到人体气血阴阳之间，在生理上相互联系、相互依存，在病理上也常常相互影响，临床上单一的虚证并不多见。因此，需将两类或两类以上的补虚药配伍使用。如气虚可发展为阳虚，阳虚者其气必虚，故补气药常与补阳药同用。有形之血生于无形之气，气虚生化无力，可致血虚；血为气之宅，血虚则气无所依，血虚亦可导致气虚，故补气药常与补血药同用。气属阳，津液属阴。气能生津，津能载气。气虚可影响津液的生成，而致津液不足；津液大量亏耗，亦可导致气随津脱。热病不仅容易伤阴，而且壮火亦会食气，以致气阴两虚，故补气药亦常与补阴药同用。津血同源，津液是血液的重要组成部分，血亦属于阴的范畴；失血血虚可导致阴虚，阴津大量耗损又可导致津枯血燥，血虚与阴亏并呈之证颇为常见，故补血药常与补阴药同用。阴阳互根，无阴则阳无由生，无阳则阴无由长，故阴或阳虚损到一定程度，可出现阴损及阳或阳损及阴的情况，以致最后形成阴阳两虚的证候，则需要滋阴药与补阳药同用。

补虚药除用于虚证以补虚扶弱外，还常常与其他药物配伍以扶正祛邪，或与容易损伤正气的药物配伍应用以保护正气，预护其虚。

使用补虚药还应注意：一要防止不当补而误补。邪实而正不虚者，误用补虚药有"误补益疾"之弊。补虚药是以补虚扶弱为主要作用的，其作用在于以其性之偏纠正人体气血阴阳虚衰的病理偏向。不正当地依赖补虚药强身健体，可能破坏机体阴阳之间的相对平衡，导致新的病理变化。二应避免当补而补之不当。如不分气血，不别阴阳，不辨脏腑，不明寒热，盲目使用补虚药，不仅不能收到预期的疗效，而且还可能导致不良后果。如阴虚有热者误用温热的补阳药，会助热伤阴；阳虚有寒者误用寒凉的补阴药，会助寒伤阳。三是补虚药用于扶正祛邪，不仅要分清主次，处理好祛邪与扶正的关系，而且应避免使用可能妨碍祛邪的补虚药，使祛邪而不伤正，补虚而不留邪。四应注意补而兼行，使补而不滞。部分补虚药药性滋腻，不容易消化，过用或用于脾运不健者可能妨碍脾胃运化，应掌握好用药分寸，或适当配伍健脾消食药顾护脾胃，同时，补气还应辅以行气或除湿、化痰，补血还应辅以行血。此外，补虚药如作汤剂，一般宜适当久煎，使药味尽出。虚弱证一般病程较长，补虚药宜采用蜜丸、煎膏（膏滋）、口服液等便于保存、服用，并可增效的剂型。

根据补虚药的性能、功效及适应证的不同，本章分为补气药、补阳药、补血药、补阴药四节。

现代药理研究表明，补虚药可增强机体免疫功能，产生扶正祛邪的作用。在物质代谢方面，补虚药对肝脏、脾脏和骨髓等器官组织的蛋白质合成有促进作用，或改善脂质代谢、降低高脂血症。对神经系统的作用，主要是提高学习记忆功能。并可调节内分泌功能，改善虚证患者内分泌功能减退症状。本类药还有延缓衰老、抗氧化、增强心肌收缩力、抗心肌缺血、抗心律失常、促进造血功能、改善消化功能、抗应激及抗肿瘤等多方面的作用。

第一节 补气药

本类药物均具有补气的功效，能补益脏气以纠正人体脏气虚衰的病理偏向。补气又包括补脾气、补肺气、补心气、补元气等，因此，补气药主治：脾气虚，症见食欲不振，脘腹虚胀，大便溏薄，体倦神疲，面色萎黄，消瘦或一身虚浮，甚或脏器下垂，血失统摄等；肺气虚，症见气少不足以息，动则益甚，咳嗽无力，声音低怯，甚或喘促，体倦神疲，易出虚汗等；心气虚，症见心悸怔忡，胸闷气短，活动后加剧等。元气虽藏于肾，但元气依赖三焦可通达全身。周身脏腑器官组织得到元气的激发和推动，才能发挥各自的功能。脏腑之气的产生有赖元气的资助，故元气虚之轻者，常表现为某些脏气虚；元气虚极欲脱，可见气息短促，脉微欲绝。本节各药物分别兼有养阴、生津、养血等不同功效，还可用治阴虚津亏证或血虚证，尤宜于气阴（津）两伤或气血俱虚之证。

本类药的性味以甘温或甘平为主。其中，少数兼能清火或燥湿者，可有苦味。能清火者，药性偏寒。大多数药能补益脾肺之气，主要归脾、肺经。少数药兼能补心气者，可归心经。

使用本类药物治疗各种气虚证时，除应结合其兼有功效综合考虑外，补益脾气之品用于脾虚食滞证，还常与消食药同用，以消除消化功能减弱而停滞的宿食；用于脾虚湿滞证，多配伍化湿、燥湿或利水渗湿的药物，以消除脾虚不运而停滞的水湿；用于脾虚中气下陷证，多配伍能升阳的药物，以升举下陷的清阳之气；用于脾虚久泻证，还常与涩肠止泻药同用；用于脾不统血证，则常与止血药同用；补肺气之品用于肺虚喘咳有痰之证，多配伍化痰、止咳、平喘的药物，以利痰咳痰喘的消除；用于脾肺气虚自汗证，多配伍能固表止汗的药物；用于心气不足，心神不安证，多配伍宁心安神的药物；若气虚兼见阳虚里寒、血虚或阴虚证者，又需分别与补阳药、温里药、补血药或补阴药同用。补气药用于扶正祛邪时，还需分别与解表药、清热药或泻下药等同用。本类药中部分味甘壅中、碍气助湿之品，对湿盛中满者应慎用，必要时应辅以理气除湿之药。

人 参

人参最早载于《神农本草经》一书。其性微温，味甘、微苦；归肺、心、脾、肾经。其基本功效为大补元气、补脾益肺、生津止渴、安神益智、复脉固脱。

【临床应用】

1. 用于气虚欲脱证

人参味甘性微温，大补元气，为治疗虚劳内伤第一要药，故凡大失血、大汗、大吐泻，以及一切疾病导致的元气虚极欲脱之证，单用本品即效，如《景岳全书·古方八阵》独参汤，即以大剂浓煎服，治卒然虚脱。若兼汗出肢冷等亡阳征象者，当与回阳救逆的附子同用，即《续济生方》参附汤，有补气固脱、回阳救逆之效。若为热伤气阴之虚脱，又常与五味子、麦冬同用，即《内外伤辨惑论》生脉散，有益气敛阴救脱之效。若失血气脱者，可与补血滋阴之熟地黄同用，即《景岳全书·古方八阵》两仪膏，有养血益气固脱之效。一般用量为15～30g。

天津名老中医杨达夫善用独参汤治疗急症。杨老认为古人治失血过多证，一切血药置而不用，独用人参数两，浓煎顿服，能挽救阴阳离决性命于顷刻之证，名独参汤。以有形之血不能速生，无形之气所当急固，所以有见血无之血，必先调其气，方成阳生阴长之功。世人恐恋住邪气，或少量以试之，或加消耗之药以监制之，权不重，力不专，则不能尽其功矣。独参汤非不可加味，总要相得相须，而相兴有成。如古法独参汤中加童便，或加姜汁，或加附子，或加黄连。若薛新甫治中风加人参两许于三生饮中，以驾驭之，是真善用独参汤者。余治子宫颈癌出血过多，用人参、鹿茸、三七；治高血压吐血症，血压陡降，而人参、三七临床多效，此等危急重症，用药当精专有力。

名老中医王振熹善用人参。在小儿暴泻久泻、久痢，或温病后期，常并发腹胀（麻痹性鼓肠），严重者可危及生命。王老初参加临床医疗时，对这种腹胀的小儿多用行气降气的方法治疗，有治愈的，也有不愈，甚至死亡的。为什么病因相同，证候表现相同，而疗效不一样呢？开始百思不得其解。后来请教一位老师，他建议：大凡久病热病后期，正虚腹胀者宜加用人参。以后遇到凡是因热暴泻，或温病热盛伤阴耗气引起的腹胀便用厚朴三物汤加人参：人参6～9g，厚朴、甘草、绛香各 6g，枳实 9g。因湿热痢疾耗伤气津，湿热未清，正虚邪留引起的虚实夹杂之腹胀，用人参小承气汤加味：人参 6～9g，大黄 9g，厚朴 4～6g，甘草、木香各 3～6g。所治 8 例均效，都在 2～3 天告愈。

为何加用人参后疗效更显呢？王老认为，泄泻、痢疾、温病后期出现腹胀，不仅是由于伤阴，更重要的是耗气，气不足，脾胃的运化、升降功能失常，大肠失司，清气不升，浊气不降，充斥肠间所致。厚朴三物汤、小承气汤虽有行气降浊之功，但气不足，推动之力不足，浊气难于外泄，加用人参大补其虚，扶其正气，一补一行，一升一降，大肠传导得司，浊气得降，腹胀自消，故效果更加显著。

2. 用于肺、脾、心、肾气虚证

人参为补肺要药，可改善短气喘促、懒言声微等肺气虚衰症状。治肺气咳喘、痰多者，常与五味子、紫苏子、苦杏仁等药同用，如《备急千金要方》补肺汤。

人参亦为补脾要药，可改善倦怠乏力、食少便溏等脾气虚衰症状。因脾虚不运常兼湿滞，故常与白术、茯苓等健脾利湿药配伍，如《太平惠民和剂局方》四君子汤。若脾气虚弱，不能统血，导致长期失血者，本品又能补气以摄血，常与黄芪、白术等补中益气之品配伍，如《济生方》归脾汤。若脾气虚衰，气虚不能生血，以致气血两虚者，本品还能补气以生血，可与当归、熟地黄等药配伍，如《正体类要》八珍汤。

人参又能补益心气，可改善心悸怔忡、胸闷气短、脉虚等心气虚衰症状，并能安神益智，治疗失眠多梦、健忘。常与酸枣仁、柏子仁等药配伍，如《摄生秘剖》天王补心丹。

人参还有补益肾气作用，不仅可用于肾不纳气之短气虚喘，还可用于肾虚阳痿。治虚喘，常与蛤蚧、五味子、胡桃等药同用。治肾阳虚衰、肾精亏虚之阳痿，则常与鹿茸等补肾阳、益肾精之品配伍。一般用量为 6～15g。

3. 用于热病气虚，津伤口渴及消渴证

热邪不仅容易伤津，而且亦会耗气，对于热病气津两伤，口渴，脉大无力者，本品既能补气，又能生津。治热伤气津者，常与知母、石膏同用，如《伤寒论》白虎加人参汤。消渴一病，虽有在肺、在脾（胃）、在肾的不同，但常常相互影响。其病理变化主要是阴虚与燥热，往往气阴两伤，人参既能补益肺、脾、肾之气，又能生津止渴，故治消渴的方剂中亦较常用。一般用量为 6～15g。

4. 用于失眠健忘

人参大补元气，元气充沛，营血必盛，血养心神，则神安智聪。故治疗失眠多梦、惊悸健忘，单用即效。如以单味人参制成3％人参酊剂服，对不同类型的神经衰弱者，能使患者体重增加，消除全身无力、头痛、失眠等症；又常与黄芪、龙眼肉、酸枣仁等同用，以增强补气养血安神之效，如《济生方》归脾汤；证属阴亏血少者，则宜与生地黄、麦冬、丹参、柏子仁等同用，以滋阴养血安神，如《摄生秘剖》天王补心丹。一般用量为6～15g。

5. 用于血虚证

气血互生，人参通过补气而化生阴血，可治血虚或气血双亏之证，常与当归同用，如《景岳全书·古方八阵》独参汤；在此基础上再加熟地黄、白芍、白术、茯苓等养血益气之品，即《正体类要》八珍汤，补气养血之效更佳。一般用量为6～15g。

6. 用于阳痿

人参味甘微温，通过大补元气而益肾壮阳，治肾虚阳痿，可单用泡酒服，若与鹿茸、熟地黄、附子、补骨脂等补肾壮阳、滋阴填精药同用，则药力更强，如《全国中药成方处方集》人参鹿茸丸、参茸卫生丸。一般用量为6～15g。

尽管人参有起死回生之功效，但凡药物总是有利有弊，人参也不例外。用之得当，固然效功不浅，用之不当，适得其反。近些年来，有人把人参当作滋补佳品，甚至认为"有病治病，无病强身，益寿延年"。殊不知用之不当，其过非浅，也有长期或过量服用人参，而出现头晕、心悸、烦躁、失眠等症状。古人说"人参杀人无过"，应引以为戒。可见，药善用则益，盲用则害。

【使用注意】不宜与藜芦同用。

【古籍摘要】

①《神农本草经》："补五脏，安精神，定魂魄，止惊悸，除邪气，明目，开心益智。"

②《医学启源·药类法象》引《主治秘要》："补元气，止渴，生津液。"

③《本草汇言》："补气生血，助精养神之药也。"

【现代研究】人参具有抗休克作用，人参注射液对失血性休克和急性中毒性休克效果尤为显著；可使心搏振幅及心率显著增加，在心功能衰竭时，强心作用更为显著；能兴奋垂体-肾上腺皮质系统，提高应激反应能力；对高级神经活动的兴奋和抑制过程均有增强作用；能增强神经活动过程的灵活性，提高脑力劳动功能；有抗疲劳、促进蛋白质、RNA、DNA 的合成，促进造血系统功能，调节胆固醇代谢等作用；能增强机体免疫功能；能增强性腺功能，有促性腺激素样作用；能降低血糖。此外，尚有抗炎、抗过敏、抗利尿及抗肿瘤等多种作用。人参的药理活性常因机体功能状态不同而呈双向作用。

西洋参

西洋参最早载于《增订本草备要》。其性凉，味甘、微苦；归肺、心、肾经；其基本功效有补气养阴、清热生津。

【临床应用】

1. 用于气阴两伤证

西洋参亦能补益元气，但作用弱于人参；其药性偏凉，兼能清火养阴生津。适用于热病或大汗、大泻、大失血，耗伤元气及阴津所致神疲乏力、气短息促、自汗热黏、心烦口渴、尿短赤涩、大便干结、舌燥、脉细数无力等症。常与麦冬、五味子等养阴生津、敛汗之品同用。

2. 用于肺气虚及肺阴虚证

西洋参能补肺气，兼能养肺阴、清肺火，适用于火热耗伤肺脏气阴所致的短气喘促、咳嗽痰少，或痰中带血等症。可与养阴润肺的玉竹、麦冬及清热化痰止咳之川贝母等品同用。

此外，本品还能补心气、益脾气，并兼能养心阴、滋脾阴。治疗气阴两虚之心悸心痛、失眠多梦，可与补心气之甘草，养心阴、清心热之麦冬、生地黄等品同用。治疗脾气阴两虚之纳呆食滞、口渴思饮，可与健脾消食之太子参、山药、神曲、谷芽等品同用。肾阴不足之证亦可选用。

著名老中医李俊林认为肺癌为患，乃正虚邪犯，肺气膹郁，宣降失司，气机不利，血运受阻，津液失于输布，津聚为痰，痰凝气滞，瘀血阻络，进而出现痰气瘀毒胶结，日久而成肺部积块。治疗上除辨证立法进方外，尚须结合现代药理研究选用抗癌中药，如重楼、山慈菇、夏枯草、龙葵、八月札等，尤其要抓住肺癌一个"阴虚"的病理变化，故常选用西洋参一味。长期小量咀嚼，其既益气养阴、补肺健脾，又具利咽散结之功，能抗癌延寿，提高机体免疫功能。李俊林于1985年不幸身罹患肺癌，胸痛、气促、咳痰咯血、低热，常苦不堪言，然多次拒绝手术。每用沙参麦冬汤、导痰汤等化裁治疗。并同时咀嚼西洋参，每日5g，未服用其他抗癌西药，后5年竟能胜任诊务。

豫章名医杨季衡善用团参汁治疗骨蒸劳瘵。杨老认为，骨蒸劳瘵症见咳嗽痰血，气逆头汗，五心蒸热，肌消骨立，胃不思食，大便秘结，小便不多，着床难起，动辄咳喘不已，神衰肤槁，六脉细数，夜烦不寐，睡则盗汗，面容惨淡，两颧发红。究其病因，不外骨蒸劳损，延至末期，上损其肺，下损其肾，中及其脾，肝木则横行无制。治若补则不受，克则难当。药草无情之物，难回血液之精。厚味滋补，易滞而难消，处以清润而碍脾，施以温燥又伤肺。兹取鳖鱼，乃肝经血分之物，能益阴除热；西洋参乃太阴肺经气分之药，能清肺生津，两物相成，厥功至伟，只饮其汁，却有血肉相亲、滋补之妙。不食其肉者，无碍脾胃消化之弊。处方：团鱼（即鳖鱼）1只（250g），西洋参6～9g。将团鱼洗净抹干，去肠杂，西洋参切片，共置大瓷器内（不另加水），放于锅内隔水蒸取自然汁饮之（可入酱油少许）。

3. 用于热病气虚，津伤口渴及消渴

西洋参不仅能补气、养阴生津，还能清热，适用于热伤气津所致身热汗多、口渴心烦、体倦少气、脉虚数者。常与西瓜翠衣、竹叶、麦冬等品同用，如《温热经纬》清暑益气汤。临床亦常配伍养阴、生津之品用于消渴病气阴两伤之证。

根据老中医应用西洋参的经验，若与地骨皮、粉丹皮等配伍，适宜于原因不明的长期低热；亦可将绿豆衣30g、西洋参3g，分别煎煮，两药汁合饮，每日1剂，对于那些经使用止汗或玉屏风散等无效的顽固性盗汗，具有良效。

4. 用于吐衄、血崩

西洋参味甘、微苦性凉。其功能为补气生津、滋阴降火止血。名老中医常学义认为，西洋参对于阴虚火旺、劳伤咳嗽、肺胃出血、妇女血崩有很好的效果，实治肺胃出血之佳品，妇女血崩之良药。常老治疗胃出血时，用西洋参60g为一料，研细末分12包，早晚各服1包，用温开水送服，随即服童便约60mL为引，轻则一料，重则两料多可收功。胃肠道出血散剂优于汤剂，因服散剂后可直接附着于局部，药物停留时间长，故止血效果好而持久。对妇人血崩可用西洋参15～30g，水煎服，童便为引。曾治一妇人，突然下腹剧烈疼痛，阴道流血不止，患者面色苍白，脉细如线，经妇科检查诊为"宫外孕破

裂出血"。遂用西洋参30g，轧碎水煎服，因时服童便60mL，服后血止痛减，继予对症处理而愈。为什么要用童便为引呢？因童便咸寒，入血分，有滋阴降火、引血归经之效。对于西洋参止血之机制，常老认为，该药甘能补气，"有形之血不能速生，无形之气所当急"。固气旺则能统血而循行于脉道，不滋出脉外，味苦性凉能滋阴降火，火降则血不安行，虽不止血而血自止，佐以童便更助降火之力，实止血治本之法也。

【使用注意】据《中华人民共和国药典》记载，本品不宜与藜芦同用。

【古籍摘要】

①《本草从新》："补肺降火，生津液，除烦倦。虚而有火者相宜。"

②《医学衷中参西录》："能补助气分，兼能补益血分，为其性凉而补，凡欲用人参而不受人参之温补者，皆可以此代之。"

【现代研究】西洋参有抗休克作用，能明显提高失血性休克大鼠存活率；对大脑有镇静作用，对生命中枢则有中度兴奋作用；还具抗缺氧、抗心肌缺血、抗心肌氧化、增加心肌收缩力、抗心律失常、抗疲劳、抗应激、抗惊厥、降血糖、止血和抗利尿作用。

党 参

党参最早载于《增订本草备要》。其性平，味甘；归脾、肺经；其基本功效有补脾益肺、养血生津。

【临床应用】

1. 用于脾肺气虚证

党参性味甘平，主归脾、肺二经，以补脾肺之气为主要作用。用于中气不足之体虚倦怠、食少便溏等症，常与补气健脾除湿的白术、茯苓等同用；对肺气亏虚之咳嗽气促、语声低弱等症，可与黄芪、蛤蚧等品同用，以补益肺气、止咳定喘。其补益脾肺之功与人参相似而力较弱，临床常用以代替古方中的人参，用以治疗脾肺气虚轻证。

著名老中医顾丕荣教授治疗肝硬化腹水善用参类，认为本病"补不嫌早"。以党参为基础，轻则15～20g，重则30～40g。肝脾型脾虚湿盛，时以人参叶代党参，顾老认为人参叶"补而不腻，其效神速"，不避邪恋，可以早早投入。肝肾型阴亏明显，时以沙参代党参，重症也间以西洋参代之，养阴滋肝更显神功。肝脾肾型阳衰最显，重症也可以人参代党参，则补虚壮阳之力更佳。参类在增强体质、激越肾气、促进肝细胞恢复、修复肝脏损害方面有显著疗效。在肝硬化腹水治疗中常作主药使用，而且药量较重。

2. 用于气血两虚证

党参既能补气，又能补血，常用于气虚不能生血，或血虚无以化气，而见面色苍白或萎黄、乏力、头晕、心悸等症的气血两虚证。常配伍黄芪、白术、当归、熟地黄等品，以增强其补气补血效果。

中医临床家李允新善用党参治疗难愈性伤口。李老认为，本病虽然病因各有不同，但其共同特点是患者久病气虚，体质虚弱，抵抗力低下。褥疮患者由于长期卧床，局部组织受压发生血液循环障碍，组织缺血变性坏死，一旦形成褥疮则很难愈合；乳腺炎患者为产后妇女，本身气血两亏，当乳腺炎切开引流出脓液后，很容易形成乳漏，脓腔内新生组织形成不良，导致伤口长期不能愈合。党参的功效是补益中气、健脾生津、滋阴养血，其可贵之处在于，健脾运而不燥，养血而不偏滋腻，尤其适于久病体弱、气血两虚者。现代研究发现，党参对神经系统有兴奋作用，还可促进网状内皮细胞的吞噬功能，增强机体抵抗力，能使血红蛋白和红细胞增加，扩张周围血管，增加局部血液循环，有利于褥疮和伴乳漏的乳腺炎伤口愈合，因而临床应用取得满意的治疗效果。

3. 用于气津两伤证

党参对热伤气津之气短口渴，亦有补气生津作用，适用于气津两伤轻证，宜与麦冬、五味子等养阴生津之品同用。

中医临床家高志海善用互根对药。临床具有相互资生、促进和增强疗效的不同阴阳属性的两味药称为互根对药。互根对药主要适用于气血两虚、精气两亏和气阴两虚的阴阳互损病证。

党参与玉竹就是一对主要作用于脾胃气阴两虚的互根对药。党参甘平微温，偏于益气；玉竹甘平微寒，偏于滋阴。党参主要入脾，玉竹主要入胃，故此两药为补益脾胃阴阳表里对药。这一对药还是历来养生家求长寿的妙药。

党参甘平微温，玉竹甘平微寒，一阳一阴相互生化，性能皆平和，阴阳双补，可久服。

党参可补脾胃之气而生血，又具有促进血红蛋白和红细胞增长，增强造血功能的作用。热病后期，气虚伤津者，用党参有益气生津的作用。高老常以党参 10g、玉竹 10g、白术 10g、山药 10g，主治各种慢性胃炎。

此外，本品亦常与解表药、攻下药等祛邪药配伍，用于气虚外感或里实热结而气血亏虚等邪实正虚之证，以扶正祛邪，使攻邪而正气不伤。

【使用注意】据《中华人民共和国药典》记载，本品不宜与藜芦同用。

【古籍摘要】

①《本草从新》记载："甘平补中，益气，和脾胃，除烦渴。中气微虚，用以调补，甚为平妥。"

②《本草正义》曰："力能补脾养胃，润肺生津，健运中气，本与人参不甚相远，其尤可贵者，则健脾运而不燥，滋胃阴而不湿，润肺而不犯寒凉，养血而不偏滋腻，鼓舞清阳，振动中气，而无刚燥之弊。"

【现代研究】党参能调节胃肠运动、抗溃疡、增强免疫功能；对兴奋和抑制两种神经过程都有影响；党参皂苷还能兴奋呼吸中枢；对动物有短暂的降压作用，但又能使晚期失血性休克家兔的血压回升；能显著升高兔血糖，其升血糖作用与所含糖分有关；能升高动物红细胞、血红蛋白、网织红细胞；还有延缓衰老、抗缺氧、抗辐射等作用。

《 太子参 》

太子参最早载于《中国药用植物志》。其性平，味甘、微苦；归脾、肺经；其基本功效有补气健脾、生津润肺。

【临床应用】

1. 用于脾肺气阴两虚证

太子参能补脾肺之气，兼能养阴生津，属补气药中的清补之品，宜用于热病之后，气阴两亏，倦怠自汗，饮食减少，口干少津，而不宜温补者。因其作用平和，多入复方作病后调补之药。治疗脾气虚弱、胃阴不足所致食少倦怠、口干舌燥，宜与山药、石斛等益脾气、养胃阴之品同用；本品亦可用于心气与心阴两虚所致心悸不眠、虚热汗多，宜与五味子、酸枣仁等养心安神敛汗之品同用。

名中医杨家林教授善用太子参治疗肿瘤放射性损害。杨老认为放射线为热毒之邪，对人体的气阴损害较重。放射治疗在杀灭肿瘤细胞的同时也损伤了人体的正常组织细胞。放射治疗配用益气养阴、清热解毒的中药可以有效减轻放疗的急性放疗反应。化疗药物耗伤人体气血、津液，配用益气养阴、健脾和胃、清热解毒的中药治疗，不仅可以提高患者抗癌能力和维护人体内环境的稳定，还可以抑制向肿瘤提供营养的血管。在放化疗期间以益气养阴、生津扶正之生脉散配增液汤加减，重用太子参益气养阴、培护正气，配以有抗癌功效的药物如白花蛇舌草、半枝莲、猪苓等，可明显减轻放化疗的不良反应。同时，能有效增强放化疗作用，提高患者生存质量。

名老中医朱灊溪喜用太子参补气升提。朱老认为，气虚证临床上常常表现为少气懒言、神疲乏力、头晕目眩、脉虚无力，甚或虚热自汗、脱肛、子宫下垂等，医师往往投以四君子汤、参苓白术散、补中益气汤、生脉散等以健脾和胃升提，原方中的人参因其价格昂贵，多改用党参替代。朱老谓：党参虽为补益升提之品，但过于腻气，常常会影响脾胃的升降功能，另外，党参与太子参相比，显得升补有余而滋养不足，太子参较之党参，补而不燥，滋而不腻，既能补气，又能填阴，可谓阴阳俱生，特别适合病后瘦弱无力、体虚自汗者。在临床运用中，朱老常把太子参与淮山药、玉竹合用以治脾气虚弱，胃阴不足；与沙参、麦冬合用以治肺燥，咳嗽痰少；与黄芪、五味子合用以治气阴不足，自汗口渴等。

2. 用于调畅心脉、益气和阴

著名中医学家朱良春教授善用太子参配合欢皮，调畅心脉、益气和阴。朱老认为，合欢皮性味平甘，功善宁心悦志、解郁安神。《神农本草经》谓其能"安五脏，和心志，令人欢乐无忧"。盖心为君主之官，心安则五脏自趋安和。太子参，其用介于党参之补、沙参之润之间，其性不温不凉，不壅不滑，确系补气生津之妙品。两味相伍，治疗心气不足、肝郁不达的情志病，确有调肝解郁、两和气阴之功，而无"四逆""四七"辛香升散、耗气劫阴之弊，疏补两济，平正中庸，实有相须相使、相辅相成之妙。

情志、血脉同受心、肝两脏所主宰和调节，而心脏疾病之心悸心痛、胸闷乏力等见症，除本脏致病外，恒与木失疏泄攸关。盖气滞则血瘀，心脉失畅，怔忡、惊悸作矣。因此，在治疗心脏疾病时，朱老指出：须注重心肝同治，特别是气机郁结、气阴两耗之冠心病、心肌炎、心律失常等病症，心肝同治尤多，用药首选太子参、合欢皮，随症施方，每每应手取效。用此两味，意在益气和阴、舒畅心脉，令心气旷达，木气疏和，则胸痹心痛即可蠲除。一般用量为10～15g。

【古籍摘要】

①《中国药用植物志》："治小儿出虚汗为佳。"

②《江苏药材志》："补肺阴、健脾胃，治肺虚咳嗽、心悸、精神疲乏等症。"

【现代研究】太子参对淋巴细胞有明显的刺激作用。

黄 芪

黄芪始见于汉墓马王堆出土的帛书《五十二病方》，在《神农本草经》中列为上品。其性微温，味甘；归肺、脾经；其基本功效有补脾升阳、益肺固表、利尿消肿、生津养血、行滞通痹、抗毒排脓、敛疮生肌。

【临床应用】

1. 用于脾气虚证

黄芪有很好的补脾益气作用，常用于脾虚之精神倦怠、四肢乏力、食少便溏等，如《太平惠民和剂局方》的十全大补汤，重用黄芪补益脾气。一般用量10～30g。

2. 用于中气下陷

历代医家将黄芪作为补脾举陷之要药，尤擅长治疗中气下陷，《本草正义》说："黄芪补益中土，温养脾胃，凡中气不振，脾土虚弱，清气下陷者最宜。"用于治疗中气下陷之脱肛、胃下垂、子宫脱垂，常与党参、白术、升麻、柴胡、枳壳等配伍；如中气不足，清阳不升所致视物不清及耳鸣耳聋者，常与党参、升麻、蔓荆子等同用，诚如吴仪洛认为："十二经脉清阳之气，皆上于头面而走空窍，参芪甘温以补脾胃，中气既足，清阳上升，则九窍通利，耳聪而目明矣。"一般用量10～30g。

3. 用于固表止汗

黄芪可用于肺气虚弱及表虚自汗、气虚外感等证。肺气虚弱，卫外不固，营阴不守，阴液外泄，易为风寒之邪所袭而患感冒诸证。黄芪功能补肺气、益卫气、固表止汗。治表虚卫阳不固之自汗、易患感冒者，可配白术、防风同用，王晋三《古方选注》曰："黄芪性钝，防风性利，钝者受利者之制耳，唯受其制，乃随防风周卫于身，而固护表气耳。"三药配伍，既可固表止汗，又能实卫气而御外邪。一般用量 10～30g。

4. 用于水肿

黄芪有较好的利水消肿功效，常用于气虚水液失运之浮肿、小便不利等症。人体的水液代谢与肺、脾、肾三脏的关系最为密切。脾运化水液，肺宣发、通调水道，肾气化功能正常，水液才能正常排泄。反之，则水液停聚体内，而致水肿等症。黄芪功能益气健脾，运阳而利水，故用于水肿而兼有气虚者最宜。

近年来，黄芪由于利水消肿功效而常用于肾病、肝硬化腹水的治疗。黄芪用治不同类型、不同阶段的肾病，根据不同证型，与诸药配伍得当，既能保元补虚、扶正祛邪，还能治标治本、标本同治，又可治气、活血、治水。黄芪治疗重症肾病水肿、蛋白尿，常用量为30g，大剂量可用 60～90g，也可再酌以加量。黄芪能利水消肿，同时又能紧腠理，固摄尿蛋白之渗漏，然量不足则难于奏效。1920 年胡适先生患慢性肾炎，当时的西医对之束手无策，后来请沪上名中医陆仲安诊治，陆先生用黄芪达到十两，竟把胡适的病给治好了，一时名重上海。胡适 1921 年 3 月著文《题陆仲安秋室研经图》记述了这件事。

5. 用于托毒生肌

黄芪补脾而生肌，补气而托疮，故有疮疡要药之称。《本草汇言》云："痈疡之脓血肉溃，阳气虚而不愈者，黄芪可以生肌肉；又阴疮不能起发，阳气虚而不溃者，黄芪可以托脓毒。"对于脓成不溃者，可与当归、金银花、白芷、穿山甲、皂角刺等合用，以托毒排脓。久溃不敛则与党参、当归、肉桂同用，以生肌敛疮。现在多用于慢性骨髓炎久治不愈合者，名中医冯先波常常重用黄芪 200g，配合阳和汤治疗本病收良效。

6. 用于中风、半身不遂

若素体气虚，不能行血、脉络瘀阻，筋脉肌肉失去濡养，则致中风、半身不遂。黄芪有益气、活血、生血、通络之功效，故对气虚血滞之中风、半身不遂等，能补气以行滞。重用黄芪，配伍桂枝、当归、红花、地龙等活血化瘀、通络药物，使气旺血行，瘀去络通，活血而不伤正。《医林改错》补阳还五汤重用黄芪四两配伍当归、川芎、赤芍、红花、桃仁、地龙等活血通络药,治疗中风气虚血滞,络脉瘀阻之半身不遂,至今仍为临床所喜用。方中重用黄芪,在于大补元气使气旺以促血行。一般用量可先从30g开始使用,若无明显不适,则可逐渐增至120g。

7. 用于气虚便秘

便秘有属于实证的阳明腑实便秘,也有脾胃气虚推动无力的气虚便秘。对于气虚便秘,用生黄芪、生白术等为君药,益气以利气化,通过补气以化生阴津,化气回津,少佐以生地黄等以助濡养肠道,同时以枳壳、苦杏仁等理气开秘,以开上窍、通下窍,促进大肠传导。一般用量10~30g。

8. 用于甘温除热

黄芪味甘性微温,益气补中,甘温除热。治疗气虚发热证,可与人参、白术、甘草等配伍。正如李东垣所说:"又黄芪、人参、甘草三味,为除燥热、肌热之圣药。"《脾胃论》补中益气汤就是主要代表方剂,而该方的君药就是黄芪。由此可知,黄芪是甘温除热的要药。一般用量30g。

9. 用于补气生津

气与津液的关系非常密切,气能生津,气能摄津,津能载气,气虚则津亏。《名医别录》载黄芪"补丈夫虚损,五劳羸瘦。止渴、腹痛、泻痢,益气,利阴气"。黄芪能补气生津以止渴,与山药、地黄、麦冬、天花粉、知母等配伍应用,治疗气虚津亏所致糖尿病之消瘦烦渴,有很好的疗效,如张锡纯的玉液汤等。一般用量30g。

10. 用于血虚证

黄芪能补气以生血,有一定补血之功效,可用于治血虚证或者气血两虚证。对于血虚急证,《黄帝内经》云:"有形之血不能速生,无形之气所当急固。"临床常常以重用黄芪为君,如《内外伤辨惑论》的当归补血汤,乃遵"有形之血生于无形之气",故用黄芪大补脾肺之气,以资化源,使气旺血生。一般用量30~60g。

11. 用于胸痹

大凡胸痹以虚证居多,实证较少,常见心痛、心慌、心悸、胸闷、气促等症,亦即心阳和心阴失养之候。以扶正益气为主治方法,改变了片面强调活血化瘀的常法,采用补气药黄芪与血药如丹参、三棱、三七等配对,治疗胸痹心痛等,效果良好,比单纯使用活血化瘀法效果为佳。盖气为血帅,气行血行,血与百脉相通,若机体无气之斡旋鼓动，血行受阻，又何以濡养全身，活血之品与黄芪相伍，气血双调，一补一通，从而使阳微得更，胸痹复常。一般用量 10～30g。

【古籍摘要】

①《神农本草经》："主治痈疽，久败疮，排脓止痛……补虚。"

②《本草汇言》："补肺健脾，实卫敛汗，驱风运毒之药也。"

③《医学衷中参西录》："能补气，兼能升气，善治胸中大气（即宗气……）下陷。"

【现代研究】 黄芪能促进机体代谢，抗疲劳，促进血清和肝脏蛋白质的更新；有明显的利尿作用，能消除实验性肾炎尿蛋白；能改善贫血；能升高低血糖，降低高血糖；能兴奋呼吸；能增强和调节机体免疫功能，对干扰素系统有促进作用；对流感病毒等多种病毒所致细胞病变有轻度抑制作用，对流感病毒感染小鼠有保护作用；有较广泛的抗菌作用；黄芪在细胞培养中，可使细胞数明显增多，细胞生长旺盛，寿命延长；能增强心肌收缩力，保护心血管系统，抗心律失常，扩张冠状动脉和外周血管，降低血压；能降低血小板黏附力，减少血栓形成；还有降血脂、抗衰老、抗缺氧、抗辐射、保肝等作用。

白 术

白术最早载于《神农本草经》一书。其性温，味甘、苦；归脾、胃经。其基本功效为健脾益气、燥湿利水、止汗、安胎。

【临床应用】

1. 用于脾气虚证

白术味甘苦性温，主归脾胃经，以健脾、燥湿为主要作用，被前人誉之为"脾脏补气健脾第一要药"。脾主运化，因脾气不足，运化失健，往往水湿内生，引起食少、便溏或泄泻、痰饮、水肿、带下诸证。本品既长于补气以复脾之健运，又能燥湿、利尿以除湿邪。治脾虚有湿，食少便溏或泄泻，常与人参、茯苓等品同用，如《太平惠民和剂局方》四君子汤。脾虚中阳不振，痰饮内停者，宜与温阳化气、利水渗湿之品配伍，如《金匮要略》苓桂术甘汤。对脾虚水肿，本品可与茯苓、桂枝等药同用。脾虚湿浊下注，带下清稀者，可与健脾燥湿之品同用。一般用量为 10～15g。

2. 用于气虚自汗

白术对于脾气虚弱，卫气不固，表虚自汗者，其作用与黄芪相似而力稍逊，亦能补脾益气、固表止汗。《备急千金要方》单用本品治汗出不止。脾肺气虚，卫气不固，表虚自汗，易感风邪者，宜与黄芪、防风等补益脾肺、祛风之品配伍，以固表御邪，如《丹溪心法》玉屏风散。一般用量为10～15g。

3. 用于脾虚胎动不安

白术还能益气安胎。治疗脾虚胎儿失养者，本品可补气健脾，促进水谷运化以养胎，宜与人参、阿胶等补益气血之品配伍；治疗脾虚失运，湿浊中阻之妊娠恶阻、呕恶不食、四肢沉重者，本品可补气健脾燥湿，宜与人参、茯苓、陈皮等补气健脾除湿之品配伍；治疗脾虚妊娠水肿，本品既能补气健脾，又能利水消肿，亦常与健脾利水之品配伍使用。一般用量为10～15g。

名老中医单志群善用白术安胎，认为古代医家称白术为安胎圣药，有言过其实之嫌。白术味甘苦性温，甘以健脾益气，苦以燥湿，脾健自无湿邪，气旺胎可固摄。傅青主善用白术安胎，认为此药有利腰脐之气的作用。脾所主带脉环腰一周，运用白术健脾益气，使腰脐间气血通畅，而无湿邪留滞之患，故有安胎之作用。但白术毕竟是温燥之品，若兼有阴虚者，可用山药、白扁豆、石莲代之。若气虚所致腹痛下坠、大便干结者，重用生白术，有益气通便之效。

4. 用于通便

白术为健脾利湿之要药，为脾胃虚弱或脾虚泄泻之首选药物。《伤寒论》第174条云："……若其人大便硬，小便自利者，去桂加白术汤主之。"（即桂枝附子汤去桂枝四两加白术四两）对便硬加白术令人费解，历代医家也说法不一。名老中医吕同杰在临床中，遵张仲景便硬加白术之训，用白术30～60g，加生地黄、当归等养血润燥之品，治疗脾失健运、胃肠功能失调的大便硬结患者，每多取效，进一步证实了白术不但可以用于脾虚泄泻患者，而且也适用于大便硬结患者。这种作用一般称之为"双相"作用。大量临床和实验证实，不但白术如此，而且很多中药都有"双相"作用。白术所以能止泻又能通便，其主要原因是通过白术的健脾作用，使肠胃的运化、升降传导功能得到了调节和恢复。人是一个有机的整体，机体内部经常处于一种动态平衡状态（现代医学称之为"内稳态"），一旦这种平衡遭到破坏，就会产生疾病，所以治疗疾病就是通过抑盛扶衰，达到"调节阴阳，以平为期"的目的，使机体达到正常的动态平衡。

北京魏龙骧教授善用大剂生白术治疗便秘。魏老认为：便秘者，非如常人之每日应时而下也。此症恒 3～5 日、6～7 日难得一便，大便干结坚如羊屎者，窘困肛门，支撑不下，甚则非假手导之不能出，亦有便不干结，间有状如笔管之细者，虽有便意，然临厕便不出。

便秘一症，医书所载，治方不少。然有效亦有不效者，轻则有效，重则无效，暂用有效，久则失效。孟浪者，但求一时之快，猛剂以攻之，以致洞泄不止，不但无益，反而有害。东垣所谓"治病必求其源，不可一概用牵牛、巴豆之类下之"。源者何在？在脾胃。脾胃之药，首推白术，尤需重用，始克有济。然后，分辨阴阳，佐之他药可也。或曰："便秘一症，理应以通幽润燥为正途，今重用燥脾止泻之白术，岂非背道而驰，愈燥愈秘乎！"余解之曰："叶氏有言，脾宜升则健，胃主降则和。又云，太阴湿土得阳始运，阳明阳土得阴自安，以脾喜刚燥，胃喜柔润也，仲景急下存津，其治在胃，东垣大升阳气，其治在脾。"便干结者，阴不足以濡之。然从事滋润，而脾不运化，脾亦不能为胃行其津液，终属治标。重用白术，运化脾阳，实为治本之图。故余治便秘，概以生白术为主，少则 30～60g，重则 120～150g，便干结者加生地黄以滋之，时或少佐升麻，乃升清降浊之意。若便难下而不干结，或稀软者，其苔多呈黑灰而质滑，脉亦多细弱，则属阴结脾约，又当增加肉桂、附子、厚朴、干姜等温化之味，不必通便而便自爽。

5. 用于肝硬化腹水

著名中医学家顾丕荣善重用白术治疗肝硬化腹水。顾老认为：肝硬化腹水治疗中最宜重用白术，轻则 20～30g，重则 50～60g。白术不仅具有益气健脾燥湿之功，更兼利小便、退水肿、化血结作用。白术擅利水散血，却无刚燥劫阴之弊。水臌属脾虚者宜用，属肝肾虚者亦可用。大剂投用，以补药之体，奏攻药之用，培中伐邪，两恰其宜。顾老使用白术讲究炮制，以便发挥一药多用的作用。生则刚燥化湿，炒用健脾利水，炙可滋润生津。如苔腻湿盛者用生白术，舌淡苔薄边有齿痕脾虚者用土炒白术，舌红苔少或剥阴虚者宜用蜜炙白术。用量宜大，配地骷髅即《绛囊撮要方》之水臌方，临证屡试不爽。

现代药理研究证明，白术具有较好的升高白蛋白，纠正白蛋白/球蛋白比例倒置的功能，并具有明显而持久的利尿作用，且能促进电解质，特别是钠的排泄，又有抗凝血作用，因而肝硬化腹水的形成机制与白术的药理作用不谋而合，故为要药。

6. 用于眩晕

《名医别录》白术"主……风眩头痛"。此为白术治眩晕的最早记载，而《伤寒论》《金匮要略》仲景于其所制之治眩名方，诸如苓桂术甘汤、泽泻汤、近效术附汤等亦均重用白术。而且两书中凡治疗范围中有眩晕症状的方剂，诸如五苓散、真武汤、桂枝芍药知母汤及后世之《备急千金要方》《外台秘要》《严氏济生方》《证治准绳》《慎斋遗书》《医学心悟》《中医诊疗要览》等医籍所载之治眩名方亦均有白术。其中《医学心悟》之半夏白术天麻汤，原书载白术之量倍于半夏、二倍于治眩名药天麻；而《严氏济生方》之芍术汤、《证治准绳》之白术饮，不唯用白术，且均以之为君药，此岂偶然乎？中医临床家李华多年来每每以白术为主治疗各种眩晕，如以《中医诊疗要览》之联珠饮（即苓桂术甘合四物汤）治疗排尿性晕厥、低血压，以之加葛根、川芎、鹿衔草等治疗椎基底动脉供血不足之眩晕，加半夏、泽泻等治疗内耳性眩晕等症，收效均甚为满意。

李氏体会：①应用白术治眩晕，不必拘于痰饮与火的临床见证，除肝阳上亢及舌红无苔，或舌苔黄燥外，其余诸型眩晕均可选用；②应用白术治眩晕用量宜大，成年人不宜少于 25g，内耳眩晕可用至 50g；③白术质润气香，一经炒炙，香损质枯大失其性。近人研究证实，炙白术其挥发油损失约 15% 以上。而挥发油很可能是白术治疗眩晕的主要成分，所以白术治疗眩晕，最好用生品。

【**使用注意**】本品性偏温燥，热病伤津及阴虚燥渴者不宜。

【**古籍摘要**】

《本草通玄》："补脾胃之药，更无出其右者。土旺则能健运，故不能食者，食停滞者，有痞积者，皆用之也。土旺则能胜湿，故患痰饮者，肿满者，湿痹者，皆赖之也。土旺则清气善升，而精微上奉，浊气善除，而糟粕下输，故吐泻者，不可阙也。"

【**现代研究**】白术对肠管活动有双向调节作用，当肠管兴奋时呈抑制作用，而肠管抑制时则呈兴奋作用；有防治实验性胃溃疡的作用；有强壮作用；能促进小鼠体重增加；能明显促进小肠蛋白质的合成；能促进细胞免疫功能；有一定提升白细胞作用；还能保肝、利胆、利尿、降血糖、抗凝血、抗菌、抗肿瘤。白术挥发油有镇静作用。

蜂 蜜

蜂蜜最早载于《神农本草经》。其性平，味甘；归肺、脾、大肠经；其基本功效有补中、润燥、止痛、解毒，外用生肌敛疮。

【临床应用】

1. 用于脾气虚弱及中虚脘腹挛急疼痛

蜂蜜亦为富含营养成分的补脾益气药，宜用于脾气虚弱，营养不良者，可作食品服用。尤多作为补脾益气丸剂、膏剂的赋形剂，或作为炮制补脾益气药的辅料。对中虚脘腹疼痛，腹痛喜按，空腹痛甚，食后稍安者，本品既可补中，又可缓急止痛，标本兼顾。单用有效。更常与白芍、甘草等补中缓急止痛之品配伍。

2. 用于肺虚久咳及燥咳

蜂蜜既能补气益肺，又能润肺止咳，还可补土以生金。治虚劳咳嗽日久，气阴耗伤，气短乏力，咽燥痰少者，单用有效。亦可与人参、生地黄等品同用，如《洪氏集验方》琼玉膏。燥邪伤肺，干咳无痰或痰少而黏者，亦可用本品润肺止咳。可与阿胶、桑叶、川贝母等养阴润燥、清肺止咳之品配伍。本品用于润肺止咳，尤多作为炮制止咳药的辅料，或作为润肺止咳类丸剂或膏剂的赋形剂。

3. 用于便秘

蜂蜜有润肠通便之效，治疗肠燥便秘者，可单用冲服，或随证与生地黄、当归、火麻仁等滋阴、生津、养血、润肠通便之品配伍。亦可将本品制成栓剂，纳入肛内，以通导大便，如《伤寒论》蜜煎导。

4. 用于解乌头类药毒

蜂蜜与乌头类药物同煎，可降低其毒性。服乌头类药物中毒者，大剂量服用本品，有一定解毒作用。

从《伤寒论》《金匮要略》上记载可以看出：仲景凡用乌头之方，均配伍应用蜂蜜。历代方书和现代研究都记载乌头有大毒。在临证应用时，为缓解其毒性，仲景也采用了先煎、久煎、炮制等方法，但值得注意的是，方有乌头必用蜂蜜，诸医家多有蜂蜜能解乌头之毒说。现代也进行了蜂蜜解乌头毒的实验研究，结果表明：蜂蜜确能以多种形式解乌头的毒性，并且以对水煎剂的解毒效果最佳。

5. 用于疮痈

蜂蜜外用，对疮疡肿毒有解毒消疮之效，对溃疡、烧烫伤有解毒防腐、生肌敛疮之效。

现代研究证明，蜂蜜中含有酸性物质和高浓度糖类物质，涂于创伤部位则细菌难以生存，同时所含的生物素等对机体代谢起着促进作用，使创伤部位能够迅速长出肉芽组织，故具消炎、解毒和抑菌等功效，能治疗感染性创伤，如下肢溃疡、小儿鹅口疮、冻疮、烫伤、褥疮，或皮肤创伤、各种烧伤烫伤等。

6. 用作中药饮片炮制的辅料

蜂蜜是药材饮片炮制中常用的辅料之一，其炮制用蜂蜜的目的是使蜂蜜渗入药材饮片组织内部，以改变药性，增加疗效或减少不良反应等。其归纳为以下五个方面。其一，协同作用：如蜜炙黄芪能增强黄芪的补益作用，白前、百部、桔梗、马兜铃、款冬花等经蜜炙后其润肺止咳作用得到加强，起到协同作用。其二，扩大治疗范围：黄柏善清下焦湿热，临床用治腰以下炎症所致的"湿热证有良效"。当黄柏蜜炙即可借蜂蜜之甘缓，以调和黄柏苦寒之性，又能借蜂蜜之甘补以顾护脾胃。同时蜂蜜之甘可引黄柏入中焦脾胃，蜂蜜之润能加强黄柏泻火坚阴之功，使之达到清热燥湿不伤脾胃，泻火坚阴又能养阴之目的。因此，黄柏不仅具有通常认为的"治下焦"作用，蜜炙后对中、上二焦的热证也有较好的疗效。其三，减少不良反应：麻黄是具有发散作用的药材，性辛温，发汗力强，年老体弱、表虚自汗、肺虚咳嗽者不宜生用，以免损伤正气。所以年老体弱患者使用蜜炙麻黄，既可加强宣肺平喘之功，也可避免多汗亡阴的不良反应。其机制是麻黄平喘作用与所含生物碱有关，其发汗作用与所含挥发油有关。蜜制可使挥发油散失约 $1/2$，从而降低了发汗力，但止咳平喘的生物碱并无改变，蜜本身又具润肺止咳功效，更能增加其止咳平喘作用。其四，解毒作用：临床上为使某些带有毒性的药物变得缓和，大都蜜炙，使毒性减低，现代中医药学亦证实了在乌头、附子中毒时，可用蜂蜜适量加温开水兑服而解毒。其五，防止变质：蜂蜜在炮制药材和配制药丸中，不仅是很好的辅料和黏合剂，发挥"蜜制甘缓益元"的作用，还由于蜂蜜中含有的大量转化糖具有还原性，能防止或减少药材中有效成分氧化变质，从而保证药品质量。

需要注意的是，蜂蜜比较难以贮藏，因为其具有发酵性，不成熟的蜂蜜水分含量较高，在温度较高等适宜的条件下，耐糖性酵母菌和其他一些细菌就在其中生长和大量繁殖，把蜂蜜中的糖分解转化为二氧化碳和酒精，在氧气不足的条件下，醋酸菌把酒精分解为醋酸和水。发酵的蜂蜜失去了原有的芳香，气味变成酒味和酸味。对轻度发酵的蜂蜜，可以隔水加热到60℃左右，保持半小时，就可杀死酵母菌，并去掉上面的泡沫，然后密封贮存。发酵严重的蜂蜜，质量已经发生变化，不可食用。高浓度成熟蜂蜜，在贮存条件下不会出现发酵现象。

正确贮存蜂蜜，是确保其质量的一个重要环节。在贮存过程中应注意：蜂蜜是一种酸性黏稠液体，对金属及塑料桶有腐蚀作用，为避免蜂蜜遭受污染，应用玻璃瓶、瓷缸等容器贮存；蜂蜜具吸水性强和吸异味特性，若蜂蜜暴露在相对湿度较高的空气中，就会吸收空气中的水分而发酵。因此要密封贮存，避免吸水发酵，以及串味难以食用。装蜂蜜的器皿，在装蜜前要用流水洗刷干净，然后晾干再装蜂蜜。贮存蜂蜜要保持贮藏室干燥、通风、阴凉，无直射阳光，有条件的话可低温贮存，有效防止发酵和贮存引起的一些变化。不要与带挥发性气体的物质如肥皂、汽油等放在一起，以免串味。

【使用注意】本品助湿壅中，又能润肠，故湿阻中满及便溏泄泻者慎用。

【古籍摘要】

①《神农本草经》："益气补中，止痛，解毒……和百药。"

②《本草纲目》："……清热也，补中也，解毒也，润燥也，止痛也。生则性凉，故能清热；熟则性温，故能补中。甘而和平，故能解毒；柔而濡泽，故能润燥。缓可以去急，故能止心腹、肌肉、疮疡之痛……张仲景治阳明结燥，大便不通，蜜煎导法，诚千古神方也。"

【现代研究】蜂蜜有促进实验动物小肠推进运动的作用，能显著缩短排便时间；能增强体液免疫功能；对多种细菌有抑杀作用；有解毒作用，以多种形式使用均可减弱乌头毒性，以加水同煎解毒效果最佳；能减轻化疗药物的毒副作用；有加速肉芽组织生长，促进创伤组织愈合的作用；还有保肝、抗肿瘤等作用。

大枣

大枣最早载于《神农本草经》。其性温，味甘；归脾、胃、心经；其基本功效有补中益气、养血安神。

【临床应用】

1. 用于脾虚证

大枣甘温，能补脾益气，适用于消瘦、倦怠乏力、便溏等脾气虚弱证，单用有效。若气虚乏力较甚，宜与人参、白术等补脾益气药配伍。

大枣能健脾补中，《金匮要略》中脾胃病及中虚证多用大枣以健脾补中，本品甘温质润，常与人参配伍以治疗和预防脾胃虚弱。如用于治疗奔豚气阳虚饮动的茯苓桂枝甘草大枣汤中甘草与大枣配伍即补益脾胃，寓培土制水从中焦论治，以防逆气上冲。治疗溢饮的大青龙汤中大枣、甘草配伍和中实脾，以资汗源。

2. 用于脏躁及失眠

大枣能养心安神，为治疗心失充养，心神无主而脏躁的要药。单用有效，如《证治准绳》治脏躁自悲自哭自笑，以大枣烧存性，米饮调下。因其证多与心阴不足、心火浮亢有关，且往往心气亦不足，故常与小麦、甘草配伍，如《金匮要略》甘麦大枣汤。《备急千金要方》还用本品治疗虚劳烦闷不得眠者。

上海中医药大学任宏丽教授善用大枣治疗经前期综合征。任氏认为，经前期综合征的临床表现与中医脏躁病异曲同工，其中医病机为肝肾不足，脾虚肺燥，五脏失于濡润。任氏在临床选用大枣治疗经前期综合征，取得较好效果。大枣通常可以用到 7 枚。大枣属于郁李科植物的果实，味甘，性温，归心、脾、胃经。临床研究表明，大枣具有催眠和镇静作用，其所含大枣糖苷可减少大脑皮质自发活动及对刺激的反射作用。《医学衷中参西录》记载：大枣其津液浓厚滑润，最能滋养血脉。《长沙药解》称大枣补太阴之精，化阳明之气，生津润肺而除燥，养血滋肝而息风。凡内伤肝脾之病，土虚木燥，风动血耗者，非此不可。但是大枣的性味比较滋腻，如果患者脾胃虚弱，或服药后感觉口腔黏腻，可以选用酸枣仁代替，用量为 9～12g，也可以收到较好的效果。

3. 用于调和营卫

在《金匮要略》用大枣的 37 首方剂中，有 16 首方剂中用生姜、大枣配伍来调和营卫。清·周岩曰："生姜味辛色黄，由阳明入卫。大枣味干色赤，由太阴入营。其能入营，由于甘中有辛，惟甘守之用多，得生姜乃不至过守。生姜辛通之用多，得大枣乃不至过通。二物并用，所以为和营卫之主剂。"对于营卫不和者，仲景必配以生姜、大枣调和营卫。大枣既能益气补中，又能滋脾生津，生姜辛温，大枣得生姜，可防气壅胀闷之弊，生姜得大枣，可缓刺激之性，合而用之，健脾而行脾胃之阳。生姜、大枣合用可以和营卫，生发脾胃升腾之气。以营卫不和为病机的各科疾病均可用之，如瓜蒌桂枝汤用于柔痉，黄芪桂枝五物汤用于血痹，乌头桂枝汤用于寒病兼表证者，桂枝救逆汤用于惊悸，排脓汤用于金疮，竹叶汤用于产后血虚中风等。

此外，本品与部分药性峻烈或有毒的药物同用，有保护胃气，缓和其毒烈药性之效，如《伤寒论》十枣汤，即用大枣以缓和甘遂、大戟、芫花的烈性与毒性。

【古籍摘要】

①《神农本草经》："安中养脾。"
②《名医别录》："补中益气，强力，除烦闷。"

【现代研究】

大枣能增强肌力，增加体重；能增加胃肠黏液，纠正胃肠病损，保护肝脏；有增加白细胞内 cAMP 含量，抗变态反应作用；有镇静催眠作用；还有抑制癌细胞增殖、抗突变、镇痛及镇咳、祛痰等作用。

山 药

山药最早载于《神农本草经》。其性平，味甘；归脾、肺、肾经；其基本功效有补脾养胃、生津益肺、补肾涩精。

【临床应用】

1. 用于脾虚证

山药性味甘平，能补脾益气、滋养脾阴。多用于脾气虚弱或气阴两虚，消瘦乏力，食少，便溏，或脾虚不运，湿浊下注之妇女带下。唯其亦食亦药，"气轻性缓，非堪专任"，对气虚重证，常嫌力量不足。如治脾虚食少便溏的参苓白术散（《太平惠民和剂局方》）、治带下的完带汤（《傅青主女科》），本品皆用作人参、白术等药的辅助药。因其含有较多营养成分，又容易消化，可作成食品长期服用，对慢性久病或病后虚弱羸瘦，需营养调补而脾运不健者，则是佳品。

名老中医邵文杰认为，山药味甘性平，作用缓和，为一味平补脾胃之药，既能补气，又能养阴，不寒不燥，补而不滞，养阴不腻，功专平补三焦。所以治脾胃虚弱之食少倦怠、体弱无力、久泻带下及小儿营养不良之参苓白术散即用之；如以淮山药配鸡内金、砂仁、白术共研细末，常服效亦佳。再如张锡纯治一中年妇女，泄泻数月不止，病势垂危，屡治百药无效，遂授以山药煮粥方，每次3g，日服3次，2日痊愈，继服数日，身体康健。

治小儿脾胃虚弱，消化不良，形体消瘦，大便不实，或肚大青筋，肝脾大等症，可用小儿调脾散：炒山药、建曲各18g，清半夏15g，藿香、枳壳各12g，炒谷芽、炒麦芽、陈皮各9g，木香6g。共研细末，3～6岁每次1.5g，3岁以下每次1g，日服2～3次，加白糖水调服，久服乃效。

单味煮汁、代茶常饮可治肺虚劳咳气口喘。张锡纯治烦热消渴引饮之玉液汤、滋膵饮均以生淮山药为君，能获捷效。肾虚遗精尿频者每多选用，效果较佳。淮山药味甘主补，生用质润偏凉，偏补肺肾之阴，炒用性变微温，甘温入脾，偏补脾胃之气。故能上补肺气，中健脾胃，下滋肾阴。因其药性和平，用量宜大，少则不易见功。唯脾虚湿盛，胸腹满闷者，不宜应用。

名老中医张志远教授善用山药理脾止泻。张老称，山药为四大补益药之一，性味甘平，搓圆打光而后入药，主要补益脾、肺、肾三脏。张锡纯根据《黄帝内经》理论重点掌握了"内伤脾胃百病由生""太阴不收肺气焦满"、谷气下流可"中央绝灭"，善用山药调治脾、肺、肾亏虚性疾病。"色白入肺，味甘归脾，液沉益肾，能滋润血脉、固摄气化、宁嗽定喘、强志育神，性平可以长服、多服，宜用生者煮汁饮之，不可炒用"。陈某大便不实，两年来时发时止，屡治不愈，从7月中旬次数增多，先硬后溏，略感下坠，医家按休息痢治疗，用通利药症状转重，增加低热症状，又以为元气下陷、阴火上升，取甘温除热，用补中益气汤，服药4剂，不仅病情未减，反而口渴耳鸣、头面如同火燎，由此不敢再吃药物。张老根据张锡纯理脾治泻的经验，用大剂一味薯蓣饮，即山药250g，打碎，水煮成粥状，空腹服，以愈为度，2个月后痊愈。

2. 用于肺虚证

山药又能补肺气，兼能滋肺阴。其补肺之力虽较和缓，但对肺脾气阴俱虚者，补土亦有助于生金。适用于肺虚咳喘，可与脾肺双补之太子参、南沙参等品同用，共奏补肺定喘之效。

3. 用于肾虚证

山药还能补肾气，兼能滋养肾阴，对脾肾俱虚者，其补后天亦有助于充养先天。适用于肾气虚之腰膝酸软、夜尿频多或遗尿、滑精早泄、女子带下清稀及肾阴虚之形体消瘦、腰膝酸软、遗精等症。不少补肾名方，如《金匮要略》肾气丸、《小儿药证直诀》六味地黄丸中，都配有本品。

4. 用于消渴气阴两虚证

消渴一病，与脾、肺、肾有关，气阴两虚为其主要病机。本品既补脾、肺、肾之气，又补脾、肺、肾之阴，常与黄芪、天花粉、知母等品同用，如《医学衷中参西录》玉液汤。

国医大师邓铁涛教授对于糖尿病患者，重用淮山药 60～90g，加上玉米须 30g，往往收到很好的降糖效果。

5. 用于闭经

名老中医刘时尹善用山药治疗闭经。刘老认为，闭经原因不外虚实两端。虚者，或因肝肾不足，精血亏虚，或因素体气血虚弱。实者，或因气滞血瘀，或痰湿内阻，冲任不通之故。刘老曾治一闭经患者，用益气扶脾、养血调经，滋补肝肾、养血调经，理气行滞、活血化瘀诸法未效。沉思，久羔之疾，非急于求成者可为，遂以毛山药每日 30g，加食糖煮食，1 个月为 1 个疗程，拟服 3 个疗程后，再以山楂 30g 加红糖蒸服，患者仅服 2 个疗程，月经即来潮，续服 2 个月，月经通调，体健神旺。

本草诸书记载山药具有"益肾气，健脾胃，止泻利，化皮涎，润皮毛"等功效，"主伤中，补虚羸……长肌肉，久服耳目聪明"。张锡纯推崇山药液多汁浓，强志育神，补脾土之功最捷，健脾补中气而不滞气，养肺肾之阴血不碍渗湿，温养中兼有收涩，用之虽功缓而效捷。《黄帝内经》云"脾主思""脾藏意"，闭经多因思虑劳苦，积郁日久而伤脾。今取山药补脾胃，功力专达，精充血旺，气郁可解。再使好言慰之，神情畅悦，共奏水到渠成、经调体健之功。闭经治法虽多，未见以此药为主的临床报道，书此供同道教正。

在以山药为主治疗闭经的过程中，若患者气滞血瘀征象明显，可酌配赤芍、红花、香附等药；若肝肾亏虚显著，可酌加阿胶、龟甲、鸡血藤之属；若痰湿重者可配苍术、茯苓、半夏诸药，不可守株待兔。

江苏省南通名老中医汤承祖认为，山药生用、熟用功效不同。汤老认为山药功效主治颇广，可以内服、外用。大凡汤剂为煎煮后服药汁，则山药已成煮熟之汁液，发挥疗效。生用则不同，如系散剂，则为干山药研粉，用开水送服。如用于捣烂如泥治肿毒，则以新鲜者去皮捣烂，其性味与煮熟者不同，所以能涂肿硬赤块者，以其具甘平、甘凉之性，有消肿功效。患有经常头痛而不过剧者，取鲜山药切成薄片贴于额部及两太阳穴，干则易，反复贴而有效也。近代所称"胃炎"，如其临床表现为非虚寒性脉证者，用新鲜山药 50g 捣烂，和麦芽糖 10g 调匀，温开水和服，每日 2 次，上、下午食前服。非新鲜山药季节，干山药研粉，每次 50g，用麦芽糖温开水调服，疗效相同。如此服法，能保持其药性而疗效好。熟者有所不同。肿块之属于阳证者，病在初起即敷之，一日数次是可消肿也。本品对虚寒之体不适用。金匮肾气、崔氏八味、济生八味皆有本品，由于配伍不同而用于温肾阳则又当别论；六味、杞菊、归芍、知柏诸地黄丸汤皆适用于阴虚之疾。

【古籍摘要】

①《神农本草经》："补中，益气力，长肌肉。"

②《本草纲目》："益肾气，健脾胃。"

③《本草正》："第其气轻性缓，非堪专任，故补脾肺必主参、术，补肾水必君茱、地，涩带浊须破故同研，固遗泄仗菟丝相济。"

【现代研究】山药对实验大鼠脾虚模型有预防和治疗作用，对离体肠管运动有双向调节作用，有助消化作用，对小鼠细胞免疫功能和体液免疫有较强的促进作用，并有降血糖、抗氧化等作用。

◀ 甘 草 ▶

甘草最早载于《神农本草经》。其性平，味甘；归心、肺、脾、胃经；其基本功效有补脾益气、祛痰止咳、缓急止痛、清热解毒、调和诸药。

【临床应用】

1. 用于心气不足，脉结代、心动悸

甘草能补益心气，益气复脉，主要用于心气不足而致脉结代、心动悸者，如《伤寒类要》单用本品，主治伤寒耗伤心气之心悸、脉结代。若属气血两虚，宜与补气养血之品配伍，如《伤寒论》炙甘草汤以之与人参、阿胶、生地黄等品同用。

著名名老中医孙朝宗教授治心悸不用炙甘草。孙老谓："伤寒，

脉结代，心动悸，炙甘草汤主之。"后世用之，多以炙甘草入药。而孙老认为，此炙甘草乃生甘草也。在师著《经方方法论》论甘草的"炙"一文中述之甚详。总之，今人所以认为用炙甘草，原为炙法的古今炮制差异。古人所用炙甘草，实际上是经过烘烤而干燥的生甘草，其性味甘平冲和，故有"热药用之以缓其热，寒药用之以缓其寒"之说。所以，仲景甘草之用，解表用炙，清热也用炙，温中用炙，散风湿也用炙。然而现时的炙甘草，是把甘草一药炒成老黄色，然后再加蜜炒，如此炮制，甘草便失去它的甘平冲和之性，故今有"生则泻火，熟则温中"之论。由此可知，炙甘草汤中当为生甘草。正如丹波元曰："案名医别录，甘草通经脉，利血气。证类本草，伤寒类要，治伤寒心悸，脉结代者，甘草二两，水三升，煮一半，服七合，日一服，由是观之心悸脉结代专主甘草，乃是取乎通血脉，利血气，此所以命方曰炙甘草汤也，诸家厝而不释者何。"

孙老还认为，甘草能存药力，甘草味甘性平，除缓急止痛及缓和药性之峻烈外，其甘缓之性，还可使药力逗留，久久作用于人体脏腑。孙师常谓："若欲使药专力宏，直取其效，或意在猛进直追者，万不可加之，方如参附汤、大承气汤、十枣汤、舟车丸、疏凿饮子等辈。若欲使药力延长缓久，则又必加之。与附子配用，可使附子温热之力持续久长；与芒硝、大黄配用，可使攻下之力缓久；与石膏配用，可使凉宣透表之力悠悠。方如四逆汤、调胃承气汤、白虎汤等辈，既可使邪渐去，又可使正缓复；有攻下驱邪而不伤正，温里救阳而不伤阴之奥妙。"总之，甘草的这一特性，孙师曾形象比喻为炉灶中炉盖的作用，用之，能使炉中之火持久燃烧又不致太烈。

名老中医李伯临床喜欢用炙甘草汤治疗心律失常，效果确实不错，但用之不当会产生一定的不良反应，最主要的不良反应是引起浮肿和血压升高。这种不良反应的产生与炙甘草的用量有直接关系。临床经验证明，其治疗心律失常的疗效也与炙甘草的用量有关，一般用15～30g，有时可用到30～60g。李老在临床中发现，上述用量服2周以上就可能出现水肿或血压升高，有的人可能出现的时间更晚一点。炙甘草的不良反应早已引起了人们的重视。现代药理研究证明，其造成水肿和血压升高的原因与水钠潴留有关。《中药大辞典》记载："甘草制剂能使多种实验动物的尿量及钠的排出减少，钾排出增加，血钠上升。"李老在临床应用中，曾有3例患者出现了上述不良反应，经配合应用车前草、钩藤后，不良反应逐步消失，后来一直是炙甘草与车前草、钩藤同用，未出现过上述不良反应，车前草、钩藤每剂一般各用 30g。

炙甘草不良反应的出现与个人体质有关。有的人炙甘草每日服40g，连服月余也无任何不良反应出现；另有人每日仅服 15g，1 周就出现头痛、血压升高。这仅是个人的一孔之见，目的是提醒大家超量应用炙甘草治病时，要时刻警惕其不良反应，最好能合理配伍，防患于未然。

2. 用于脾气虚证

甘草味甘，善入中焦，具有补益脾气之力。因其作用缓和，宜作为辅助药用，能"助参芪成气虚之功"（《本草正》），故常与人参、白术、黄芪等补脾益气药配伍用于脾气虚弱之证。

3. 用于咳喘

甘草能止咳，兼能祛痰，还略具平喘作用。单用有效。可随证配伍用于寒热虚实多种咳喘，有痰、无痰均宜。

4. 用于脘腹、四肢挛急疼痛

甘草味甘能缓急，善于缓急止痛。对脾虚肝旺的脘腹挛急作痛或阴血不足之四肢挛急作痛，均常与白芍同用，即《伤寒论》芍药甘草汤。临床常以芍药甘草汤为基础，随证配伍用于血虚、血瘀、寒凝等多种原因所致的脘腹、四肢挛急作痛。

5. 用于热毒疮疡、咽喉肿痛及药物、食物中毒

甘草还长于解毒，应用十分广泛。生品药性微寒，可清解热毒。用治热毒疮疡，可单用煎汤浸渍，或熬膏内服。更常与紫花地丁、连翘等清热解毒、消肿散结之品配伍。用治热毒咽喉肿痛，宜与板蓝根、桔梗、牛蒡子等清热解毒利咽之品配伍。本品对附子等多种药物所致的中毒，或多种食物所致的中毒，有一定解毒作用。对于药物或食物中毒患者，在积极送医院抢救的同时，可用本品辅助解毒救急。

著名老中医李文瑞教授善于重用甘草清热解毒。李老应用甘草时一般用量 3～10g，重用 15～25g，最大用至 45g。李老认为，甘草之清热利咽、解毒消肿的功效，与抗炎、解毒等现代药理作用相合。重剂用于咽喉肿痛，疗效颇佳。常在桔梗甘草汤中重用。临床主要用于咽炎、喉炎、扁桃体炎等。服药期间，未出现水肿、腹胀、低钾等不良反应。

名老中医赵长立对甘草解斑蝥毒深有体会。斑蝥有两种：一种是黄斑蝥，黄脊背上有黑斑点，可入药用；另一种是黑斑蝥，红头大肚体长，毒性最烈，不能入药。其遗下粪便，如落于人之皮肤，立起燎泡。1951 年，赵老家所种马铃薯，正值秧叶肥茂期间，上面忽然出现黑斑蝥。某日，赵老与爱人正在消灭斑蝥之际，斑蝥肠垢溅入爱人眼内，其睑即肿起水疱，疼痛难忍。赵老心急如焚，忽然想到甘草能解百药之毒。家乡甘草，随手可得，立刻顺手拔下一棵甘草苗，带有三四寸（0.1～0.13m）长的一条根茎，把外皮剥去，取甘草汁少许，涂在眼里，令她闭目片刻，肿痛很快消失，此后再未用他药而愈。甘草解毒之效，竟如此神速。若非体验，自不能真知也。

6. 用于调和药性

甘草在许多方剂中都可发挥调和药性的作用：通过解毒，可降低方中某些药（如附子、大黄）的毒烈之性；通过缓急止痛，可缓解方中某些药（如大黄）刺激胃肠引起的腹痛；其甜味浓郁，可矫正方中药物滋味。

名老中医马云枝教授善用甘草以矫正酸苦咸味。马老谓，甘草味甘，性平，归心、肺、脾、胃经，功用补益脾胃、润肺止咳、缓急止痛、缓和药性。《用药法象》云："协和诸药，使之不争，故热药得之缓其热，寒药得之缓其寒，寒热相杂者，用之得其平。"冯先波在临床遣方用药中，体会到甘草不仅能缓和药性，而且对于苦酸咸味药加重其用量至10g，往往能改善方中酸苦咸味药不良之味，且不影响疗效。

7. 用于培肾

先天之本在肾，肾亏则五脏悉虚，况久病之后，肾藏之精已不断四布充补五脏，则本脏必有所亏耗，复因病情有增无已，故于补肾固本之药中加入重量之甘草，则诸证立见好转，此乃振肾兼予温脾之效。根据这种认识，就与一般单予归脾药物疗效有明显的不同。况甘草的类皮质激素作用也属于温养肾阳者。故于各种疾病之依靠使用激素者，无论是暂用或常用，重用甘草于对证方药中，颇能代激素而获安。尤其慢性气管炎患者，已长期服用大量激素不能或离者，将方药中之甘草用量予以加大至60～90g，服后症状即能减轻，若服后出现浮肿，只需加入泽泻18g即可消除。

名老中医贺老绪认为海藻反甘草之说不成立。贺老当年学药时，曾反复品尝过百余种药，对海藻反甘草之说颇多疑义。1940年贺老在部队当医生，夏季敌人扫荡，贺老正患伤寒，随伤员隐藏于山林中，忽遭大风雨，此后每年夏秋间腹泻。1943年的一天，贺老想试试海藻甘草是怎样反，第一天两药各服1钱（3g），无感觉。第2天各服2钱（6g）亦无反应。第3天各服3钱（9g），服后觉胃中转动，很舒适，无不良反应。后来贺老的腹泻病再未发作。这是偶然的发现，从此就有意于腹泻病用之，无论虚寒或热毒积滞，随证伍以海藻、甘草，都得到良好效验。从而领悟到海藻散瘀破气（阴凝气结）之理是可信的，合甘草甘咸相伍，气味和谐，同入阴经，何反之有？

通过上述海藻、甘草能散阴气、解凝结的经验，于是便大胆扩大了其使用范围：如治疗再生障碍性贫血、血小板减少性紫癜及各种失血证、各种结石等，效果都很理想。对癌症也有所试用，如乳腺癌、子宫癌、食管癌、胃癌等，在方中伍以海藻、甘草，也收到一定效果。40年来海藻、甘草同用，没发生过任何问题。

【使用注意】 不宜与京大戟、芫花、甘遂同用。本品有助湿壅气之弊，湿盛胀满、水肿者不宜用。大剂量久服可导致水钠潴留，引起浮肿。

【古籍摘要】

①《名医别录》："主温中下气，烦满短气，伤脏咳嗽。"

②《本草汇言》："和中益气，补虚解毒之药也。"

③《本草正》："味至甘，得中和之性，有调补之功，故毒药得之解其毒，刚药得之和其性……助参芪成气虚之功。"

【现代研究】 甘草有抗心律失常作用；有抗溃疡、抑制胃酸分泌、缓解胃肠平滑肌痉挛及镇痛作用，并与芍药的有效成分芍药苷有协同作用；能促进胰液分泌；有明显的镇咳作用，祛痰作用也较显著，还有一定平喘作用；有抗菌、抗病毒、抗炎、抗过敏作用；能保护发炎的咽喉和气管黏膜；对某些毒物有类似葡萄糖醛酸的解毒作用；有类似肾上腺皮质激素样作用；还有抗利尿、降脂、保肝等作用。

白扁豆

白扁豆最早载于《名医别录》。其性微温，味甘；归脾、胃经；其基本功效有健脾化湿、和中消暑。

【临床应用】

1. 用于脾气虚证

白扁豆能补气以健脾，兼能化湿，药性温和，补而不滞，适用于脾虚湿滞，食少、便溏或泄泻。唯其"味轻气薄，单用无功，必须同补气之药共用为佳"，如《和剂局方》参苓白术散，以本品作为人参、白术等药物的辅助。本品还可用于脾虚湿浊下注之白带过多，宜与白术、苍术、芡实等补气健脾除湿之品配伍。一般用量为 10～15g。

2. 用于暑湿吐泻

夏日暑湿伤中，脾胃不和，易致吐泻。白扁豆能健脾化湿以和中，性虽偏温，但无温燥助热伤津之弊，故可用于暑湿吐泻。如《千金方》单用本品水煎服。偏于暑热夹湿者，宜与荷叶、滑石等清暑、渗湿之品配伍。若属暑月乘凉饮冷，外感于寒，内伤于湿之"阴暑"，宜配伍散寒解表，化湿和中之品，如《和剂局方》香薷散以之与香薷、厚朴同用。一般用量为 10～15g。

【古籍摘要】

①《本草纲目》："止泄痢，消暑，暖脾胃……。"

②《本草新编》："味轻气薄，单用无功，必须同补气之药共用为佳。"

【现代研究】 白扁豆水煎剂对志贺菌属有抑制作用；其水提物有抗病毒作用，而且对食物中毒引起的呕吐、急性胃炎等有解毒作用；尚有解酒毒、河豚中毒的作用；细胞凝集素 B 可溶于水，有抗胰蛋白酶活性；细胞凝集素 A 不溶于水，可抑制实验动物生长，甚至引起肝区域性坏死，加热可使其毒性大减。

刺五加

刺五加最早载于《全国中草药汇编》。其性温，味甘、微苦；归脾、肺、心、肾经；其基本功效有益气健脾、补肾安神。

【临床应用】

1. 用于脾肺气虚证

刺五加能补脾气，益肺气，并略有祛痰平喘之力。治疗脾肺气虚，体倦乏力，食欲不振，久咳虚喘者，单用有效；亦常配伍太子参、五味子、白果等补气药和敛肺平喘止咳药。单纯的脾气虚证和肺气虚证亦宜选用。一般用量为 10～20g。

2. 用于肾虚腰膝酸痛

刺五加甘温，能温助阳气，强健筋骨。治疗肾中阳气不足，筋骨失于温养而见腰膝酸痛者，可单用，或与杜仲、桑寄生等药同用。亦可用于阳痿，小儿行迟及风湿痹证而兼肝肾不足者。一般用量为 10～20g。

3. 用于心脾不足之失眠、健忘

刺五加能补心脾之气，并益气以养血，安神益志。治心脾两虚、心神失养之失眠、健忘，可与制首乌、酸枣仁、远志、石菖蒲等养心、安神之品配伍。一般用量为 10～20g。

【现代研究】刺五加及苷类提取物，具有明显的抗疲劳、抗辐射、抗应激、耐缺氧等作用；能提高机体对温度变化的适应力；能降低细胞脂质过氧化，对动物实验性移植瘤、药物诱发瘤、癌的转移和小鼠自发白血病都有一定的抑制作用，还能减轻抗癌药物的毒性；能增加特异性和非特异性免疫功能；能改善大脑皮质的兴奋、抑制过程，提高脑力劳动效能；还有抗心律失常、改善大脑供血量、升高低血压、降低高血压、止咳、祛痰、扩张支气管、调节内分泌功能紊乱、抗炎、抗菌和抗病毒等作用。

◖◗ 饴 糖 ◖◗

饴糖最早载于《名医别录》。其性温，味甘；归脾、胃、肺经；其基本功效有补益中气、缓急止痛、润肺止咳。

【临床应用】

1. 用于中虚脘腹疼痛

饴糖性味甘温，为具营养作用的补脾益气药，可改善脾气虚弱及营养不良症状。以其兼能缓急止痛，故尤宜于脾胃虚寒之脘腹疼痛喜按，空腹时痛甚，食后稍安者。单用有效。如脾胃虚寒，肝木乘土，里急腹痛者，宜与白芍、甘草、大枣等品同用，如《伤寒论》小建中汤。若气虚甚者，宜与黄芪、大枣、炙甘草等补中益气之品配伍。若中虚寒盛而脘腹痛甚者，宜与干姜、花椒等温中散寒止痛之品配伍。入汤剂须烊化冲服，每次 15～20g。

2. 用于肺燥咳嗽

饴糖能润燥止咳，治疗咽喉干燥，喉痒咳嗽者，单用本品噙咽，亦可收润燥止咳之效。对肺虚久咳，干咳痰少，少气乏力者，本品既能润燥止咳，兼能补益肺气，宜与人参、阿胶、苦杏仁等补肺润肺止咳之品配伍。入汤剂须烊化冲服，每次 15～20g。

【使用注意】 本品有助湿壅中之弊，湿阻中满者不宜服。

【古籍摘要】

①《千金·食治》："补虚冷，益气力，止肠鸣、咽痛，除唾血，却咳嗽。"

②《日华子本草》："消痰止嗽，并润五脏。"

③《长沙药解》："补脾精，化胃气，生津，养血，缓里急，止腹痛。"

【现代研究】目前无饴糖相关现代研究报道。

第二节 补阳药

凡能补助人体阳气，以治疗各种阳虚病证为主的药物，称为补阳药。

本类药物味多甘辛咸，药性多温热，主入肾经。咸以补肾，辛甘化阳，能补助一身之元阳，肾阳之虚得补，其他脏腑得以温煦，从而消除或改善全身阳虚诸证。主要适用于肾阳不足，畏寒肢冷，腰膝酸软，性欲淡漠，阳痿早泄，精寒不育或宫冷不孕，尿频遗尿；脾肾阳虚，脘腹冷痛或阳虚水泛之水肿；肝肾不足，精血亏虚之眩晕耳鸣，须发早白，筋骨痿软或小儿发育不良，囟门不合，齿迟行迟；肺肾两虚，肾不纳气之虚喘以及肾阳亏虚，下元虚冷，崩漏带下等。

使用本类药物，若以其助心阳、温脾阳，多配伍温里药；若兼见气虚，多配伍补脾益肺之品；精血亏虚者，多与养阴补血益精药配伍，使"阳得阴助，生化无穷"。

补阳药性多燥烈，易助火伤阴，故阴虚火旺者忌用。

鹿茸（鹿角、鹿角霜）

鹿茸最早载于《神农本草经》。其性温，味甘、咸；归肾、肝经；其基本功效有补肾阳、益精血、强筋骨、调冲任、托疮毒。

【临床应用】

1. 用于肾阳虚衰，精血不足证

鹿茸甘温补阳，甘咸滋肾，禀纯阳之性，具生发之气，故能壮肾阳、益精血。若肾阳虚，精血不足，而见畏寒肢冷、阳痿早泄、宫冷不孕、小便频数、腰膝酸痛、头晕耳鸣、精神疲乏等，均可以本品单用或配入复方。如鹿茸酒，与山药浸酒服，治阳痿不举、小便频数；或与当归、乌梅膏为丸，治精血耗竭，面色黧黑，耳聋目昏等（《济生方》）；亦常与人参、黄芪、当归同用治疗诸虚百损，五劳七伤，元气不足，畏寒肢冷、阳痿早泄、宫冷不孕、小便频数等症，如《中国医学大辞典》参茸固本丸。

著名中医学家杜雨茂教授认为，"外行看热闹，内行看门道"，学习别人的医疗经验亦是如此。仔细揣摩一些名家巨匠的处方，常可发现不同凡响、"画龙点睛"的神来之笔。西安一名老中医对肝肾虚亏较甚的患者予六味地黄丸时加鹿茸而收捷效，即此之例也。其立意在于鹿茸为血肉有情之品，性温而不燥，助阳以生阴，且峻补精血，使六味地黄丸三补之力倍增，又不至影响三泻之能。用心之巧妙，非初工所能企及。

鹿茸为冬季补品，世人喜服之，但不知服食方法。著名中医外科专家文琢之常用鹿茸粉30g和醪糟汁120g调匀，盛碗内，在饭上蒸熟后，待冷则成冻胶样，每日用竹片切取一片约6g，以冰糖开水冲服。较服药末或入其他药内效果更强。

吉林名老中医张继有认为，鹿茸亦为补血佳品，且属吉林省特产，但价格昂贵，故临床少用。而其效果确实，若经济条件允许者，对症用之，远胜一般草木之品。其性略偏温，功能补元阳、填精髓、益气血。余用治血虚头痛，与川芎合用，效果甚好，但实证、热证之头痛则绝对禁用，故须辨证准确。男子阳痿，属肾虚而非相火旺或湿热盛者，研粉配汤剂同服，或配成药丸亦可，但独用之治阳痿则效不显。

2. 用于肾虚骨弱、腰膝无力或小儿五迟

常以本品补肾阳、益精血、强筋骨，多与五加皮、熟地黄、山茱萸等同用，如《医宗金鉴》加味地黄丸；亦可与骨碎补、川断、自然铜等同用，治骨折后期，愈合不良。

福建名老中医俞慎初认为，鹿角霜有补肾助阳、温通督脉之功。俞老每用本品配合桂枝、附子、羌活、独活、桑寄生、续断、杜仲等温经通阳、蠲痹止痛、补肾强筋的药物，治疗腰背冷痛、四肢乏力之症，近年来曾治疗数例，疗效颇佳。

3. 用于妇女冲任虚寒，崩漏带下

鹿茸补肾阳、益精血而兼能固冲任、止带下。与海螵蛸、龙骨、川续断等同用，可治崩漏不止，虚损羸瘦，如《证治准绳》鹿茸散。若配狗脊、白蔹，可治白带过多，如《济生方》白蔹丸。

4. 用于疮疡久溃不敛、阴疽疮肿内陷不起

鹿茸补阳气、益精血而达到温补内托的目的。治疗疮疡久溃不敛、阴疽疮肿内陷不起，常与当归、肉桂等配伍，如《外科全生集》阳和汤。

鹿角补肾阳、强筋骨，并具有催乳作用。洛阳民间治疗产后无乳及早期急性乳腺炎，常取鹿角研末冲服，每次 4g，每日 2 次，效果明显。

中医外科专家文琢之认为，鹿角霜软坚散结而不伤正气，鹿角霜为炼取鹿角胶所余残渣，其性温而不燥，有推陈除积之效，常用于乳痈，配伍全瓜蒌、丝瓜络、蒲公英等药，消积软坚之力最强，并能通督脉，且攻散之中有温补作用，用于软坚消瘰，量大亦无妨。嫌其温者，则伍以轻清之品即能克制，诚为软坚中之佳品。

【**使用注意**】服用本品宜从小量开始，缓缓增加，不可骤用大量，以免阳升风动，头晕目赤，或伤阴动血。凡发热者均当忌服。

【**古籍摘要**】

①《神农本草经》："主漏下恶血、寒热惊痫，益气强志，生齿不老。"

②《名医别录》："疗虚劳洒洒如疟，羸瘦，四肢酸痛，腰脊痛，小便利，泄精溺血。"

③《本草纲目》："生精补髓，养血益阳，强筋健骨。治一切虚损，耳聋目暗，眩晕虚痢。"

【**现代研究**】大剂量鹿茸精使心缩幅度缩小，心率减慢，并使外周血管扩张，血压降低。中等剂量鹿茸精使离体心脏活动明显增强，心缩幅度增大，心率加快，结果使心脏每搏输出量增加。鹿茸具有明显的抗脂质过氧化作用及抗应激作用。

肉苁蓉

肉苁蓉最早载于《神农本草经》。其性温，味甘、咸；归肾、大肠经；其基本功效有补肾阳、益精血、润肠通便。

【临床应用】

1. 用于肾阳亏虚、精血不足之阳痿早泄、宫冷不孕、腰膝酸痛、痿软无力

肉苁蓉味甘能补，甘温助阳，质润滋养，咸以入肾，为补肾阳、益精血之良药。常配伍菟丝子、川续断、杜仲，治男子五劳七伤、阳痿不起、小便余沥，如《医心方》肉苁蓉丸；亦可与杜仲、巴戟肉、紫河车等同用，治肾虚骨痿，不能起动，如《张氏医通》金刚丸。

肉苁蓉具有补益肾阳的功效，毋庸细说，但若仅仅视之为"补阳"，则又未免有失偏颇。本草学的经典著作《神农本草经》指出："（肉苁蓉）主五劳七伤，补中，除茎中寒热，养五脏，强阴益精气，多子。"强调肉苁蓉具有强阴、益精气的功效，其说对后世中医学者有着相当大的影响。如李时珍在《本草纲目》中记载本品"峻补精血"，主治"男子绝阳不兴，女子绝阴不产，润五脏……男子泄精，女子阴痛"。明·张景岳说本品"味重阴也……补阴阳"。清·张秉成说本品"壮阳滋肾"，黄宫绣说本品"滋肾润燥"。近人叶橘泉先生也称许本品"为强壮补精药，治遗精、阳痿，暖腰膝，催情欲"。全国名老中医颜德馨教授认为本品"既能温通肾阳，又能滋养精血"。阴精是阳气功能活动的必要物质基础，阳气依靠阴精的资助得以生生不息，肉苁蓉即善于滋补阴精，则正如黄宫绣所说"阳随阴附而阴自见兴耳"。

基于以上认识，无论肾阳亏虚、肾阴亏虚引起的性功能障碍，均可应用肉苁蓉，而关键在于配伍应用，以扬其长避其短，充分发挥其滋阴补阳的作用。如：同鳝鱼为末，黄精汁为丸服之，力增十倍……合菟丝子，治尿血泄精，佐精羊肉，治情败（《得配本草》）。属肾阴亏证，常与熟地黄、龟甲等配伍应用；肾阳虚证，常与鹿茸、淫羊藿等配伍应用。选方方面，在辨证施治的基础上，针对阳痿、性欲低下、高潮缺乏，可参考《医心方》肉苁蓉丸、《备急千金要方》苁蓉散、陈士铎扶命生火丹和壮火丹、名老中医陈树森经验方，还有些古方如全鹿丸、赞育丸、铁钩丸等（以上各方均含肉苁蓉）也很有临床参考价值；若针对早泄、不射精症，可参考《普济方》四精丸、张子琳先生内补鹿茸丸（鹿茸、肉苁蓉等）；若是精子减少、精子活力低下，可参考赵锡武先生经验方（天雄、肉苁蓉、淫羊藿、枸杞子）以及刘沈秋先生之生精五子汤（补骨脂、肉苁蓉、枸杞子等）、生精赞育丸（仙茅、淫羊藿、肉苁蓉、枸杞子）等。妇女性高潮缺失，可参考罗元恺先生临床经验，选用龟鹿二仙胶加肉苁蓉。

2. 用于肠燥津枯便秘

肉苁蓉甘咸质润入大肠经，可润肠通便，常与沉香、麻子仁同用，治发汗、津液耗伤而致大便秘结，如《济生方》润肠丸；或与当归、牛膝、泽泻等同用，治肾气虚弱，大便不通，小便清长，腰酸背冷，如《景岳全书》济川煎。

3. 用于癥瘕

中医临床家杨德明善用肉苁蓉治疗癥瘕。杨老认为，其病有形，在血分者为多。肉苁蓉治疗癥瘕在《神农本草经》有记载，如"除茎中寒热……妇人癥瘕"。现今少有报道，但民间常用之。杨老认为，肉苁蓉为补精血之要药，血盛则行，行则消癥瘕，又入血分，咸能软坚，其性滑利，亦可消癥瘕，况本品又善温养阳气，气壮则血流畅，气血流利则瘀塞通，癥瘕消。

4. 用于肾虚带下

名老中医赵国岑在《黄河医话》中记载，1973 年一位青年医师写信说："去年随您进修学习返乡后，我们山区妇女患白带证者甚多，我在这方面没有经验，即翻开学习笔记本查找，见您用一味肉苁蓉治疗白带的经验，仿用甚效。此事在我乡传开后，有的翻山越岭求我诊治。绝大多数疗效显著，但也有些患者疗效不太理想，请指教。"

赵老复信。肉苁蓉又名人芸、寸芸、金笋、淡苁蓉、甜苁蓉，入盐水中浸渍后为咸苁蓉。味甘，性温，入肾和大肠两经，具有补肾阳、益精血、润肠通便之功能。通常用于肾虚阳痿、遗精早泄、女子不孕，以及肝肾不足所致筋骨软弱、腰膝冷痛诸症。对老年虚弱及久病体虚者也是较理想的药物。根据《大明本草》"治女子带下阴痛"的记载，赵老用肉苁蓉治疗肾虚型白带确获疗效。但引起白带的原因有脾虚、肾虚、湿毒之分，辨证也有脾虚、肾虚、湿毒之别，临床慎勿混淆。肉苁蓉是专治肾虚型白带的有效单方。至于脾虚、湿毒型白带需分别以健脾利湿、清热解毒之法治之。

5. 用于慢性咽炎

中医临床家许泽典善用肉苁蓉治疗慢性咽炎。许氏认为，慢性咽炎为咽部黏膜及淋巴组织的慢性炎症，往往迁延日久，反复发作。治疗以滋阴降火、清利咽喉为大法。肉苁蓉味甘咸，《本草正义》记载："肉苁蓉，《神农本草经》主治，皆以藏阴言之，主劳伤补中，养五脏、强阴，皆补之功也。"正因为肉苁蓉长于补阴，所以对慢性咽炎属阴虚者，疗效显著。现代教科书将肉苁蓉归在补阳药中，许氏认为实为补阴之品。

【使用注意】本品能助阳、滑肠，故阴虚火旺及大便泄泻者不宜服。肠胃实热、大便秘结者亦不宜服。

【古籍摘要】

①《神农本草经》："主五劳七伤，补中，除茎中寒热痛，养五脏，强阴，益精气，多子，妇人，久服轻身。"

②《日华子本草》："治男绝阳不兴，女绝阴不产，润五脏，长肌肉，暖腰膝，男子泄精，尿血，遗沥，带下阴痛。"

③《本草经疏》："白酒煮烂顿食，治老人便燥闭结。"

【现代研究】肉苁蓉水提液小鼠灌胃，能显著增加脾脏和胸腺重量，增强腹腔巨噬细胞吞噬能力，提高淋巴细胞转化率和迟发性超敏反应指数。肉苁蓉对阳虚和阴虚动物的肝脾核酸含量下降和升高有调整作用。有激活肾上腺、释放皮质激素的作用，可增强下丘脑-垂体-卵巢的促黄体功能，提高垂体对 LRH 的反应性及卵巢对 LH 的反应性，而不影响自然生殖周期的内分泌平衡。肉苁蓉乙醇提取物在体外温育体系中能显著抑制大鼠脑、肝、心、肾、睾丸组织匀浆过氧化脂质的生成，并呈良好的量效关系。

巴戟天

巴戟天最早载于《神农本草经》。其性微温，味辛、甘；归肾、肝经；其基本功效有补肾阳、强筋骨、祛风湿。

【临床应用】

1. 用于肾阳虚阳痿、宫冷不孕、小便频数

巴戟天补肾助阳，甘润不燥。治虚羸阳道不举，以巴戟天、牛膝浸酒服（《备急千金要方》）；也可配淫羊藿、仙茅、枸杞子，用治肾阳虚弱，命门火衰所致阳痿不育，如《景岳全书》赞育丸；若配肉桂、吴茱萸、高良姜，可用治下元虚冷，宫冷不孕，月经不调，少腹冷痛，如《太平惠民和剂局方》巴戟丸；又常与桑螵蛸、益智、菟丝子等同用，治疗小便不禁（《奇效良方》）。一般用量为 5~15g。

2. 用于风湿腰膝疼痛及肾虚腰膝酸软无力

巴戟天补肾阳、强筋骨、祛风湿，对肾阳虚兼风湿之证适宜，多与补肝肾、祛风湿药同用。常与肉苁蓉、杜仲、菟丝子等同用，治肾虚骨痿，腰膝酸软，如《张氏医通》金刚丸；或配羌活、杜仲、五加皮等同用治风冷腰胯疼痛、行步不利，如《太平圣惠方》巴戟丸。一般用量为 10～15g。

3. 用于肺癌咳嗽

广东省名老中医陈庆强教授认为，中晚期肺癌患者多有肺、脾、肾三脏阳气不足，继而出现寒凝毒结表现，肺癌晚期患者还多合并胸腔积液。胸腔积液属于中医痰饮范畴。中医认为痰饮的产生究其根本在于阳虚，阳虚则寒凝痰滞血瘀，导致病情缠绵难已。肺、肾为母子关系，肾阳虚衰无以温养肺阳，蒸化无权，水湿内停，上泛为痰，阳失气化，又可加重寒、痰、瘀的内裹。所以陈老在晚期肺癌的治疗中，抓住"阳虚寒凝，痰滞血瘀"之病机，秉承"病痰饮者，当以温药和之"，又"瘀血为阴邪，非温不散"之古训，以温阳散寒为法，使阳气盛，阴寒消。强调"治肺不远温"和"用药不避温"的理论，采用温阳补肾、助肺益阳之法。巴戟天为"补肾阳之要药"，补而不燥，对于临床上出现咳嗽痰多、胸闷气憋，或胸痛有定处、少气懒言、声低畏寒、舌淡苔白、脉虚沉缓等症的患者，陈老在辨证施药中多要加用巴戟天，且往往重用 30g。另外，陈老认为临床补肾阳不必拘于是否有热象，如果在病情变化中出现热象，甚至热伤气阴之象时，须知此"热"是因阳气虚衰致痰浊、瘀血内生，痰瘀阻塞，壅遏日久而成。因阳气不振者，痰瘀难散，郁热则定难退，此时只须在治本的基础上兼顾治标，方中稍佐清热药即可，绝不能单行大剂苦寒清热之品，以免阳气更伤，病邪难除。

4. 用于肝癌水肿

陈庆强教授认为，肝癌水肿的发生多与肺、脾、肾气虚有关。肺气虚则不能通调水道，脾气虚则不能运化水湿，肾气虚则水无所主。肾为先天之本，系水火之源，命门火衰，真阳不足，以致化气无能，不能资助脾阳。脾阳虚不能散津，上承于肺，通调水道，下输膀胱，继而出现水邪泛滥、停滞而肿。陈老认为肝癌水肿"阴水多而阳水少"，水肿的起因主要是脾肾阳衰，三焦瘀闭，故确定治则为"温补脾肾，行气制水"八个字。陈老认为，水肿病者水邪虽甚，体质多虚，治疗不宜泻水过猛。"肾为先天之本，脾为后天之本"，治疗上若一味攻逐利水，肾藏真阴反受其害。水不涵木，母病及子，肝受其害，势必病变横生。临床上症见腹部胀满、入夜尤甚、小便涩少、纳差乏力、肢冷浮肿、大便溏薄、腰痛头晕、面色萎黄或苍白、舌肿色淡、苔少、脉沉细无力的患者，要健脾温肾、利湿消肿。肾之阴阳并补，水火共济，阳蒸阴化，水肿自消。陈师认为，在辨证中药中一定要重用巴戟天以温肾助阳，培土制水而消水肿。

5. 用于肿瘤后期神疲乏力

陈庆强教授认为，疲乏是肿瘤患者的常见症状，在早、中期肿瘤手术和放疗、化疗等积极治疗中，在晚期肿瘤的恶病质表现中都伴有疲乏症状。脾主运化，胃主受纳腐熟，脾升胃降，燥湿相济，共同完成水谷之消化、吸收与输布之过程，使气血生化有源，肢体肌肤充润有力，为后天之本。先天、后天两者相互滋养，相互为用。若肾虚阳气衰弱，则脾失温煦而运化失职，气血生化不足而纳呆、疲乏、消瘦。所以陈老认为疲乏主要是脾肾亏虚，气血生化不足所致。故治疗重点在于温肾健脾、补气生血。陈老针对疲乏症状，根据不同病或同病不同时期，辨证予以中药，但一定要加用巴戟天以补肾阳、强筋骨，从而使患者纳呆、疲乏，睡眠甚至情绪有所改善，延长晚期肿瘤患者的生存期，提高其生活质量。现代药理证实，巴戟天有促进皮质酮分泌、抗疲劳、升高血中白细胞数、抗抑郁等作用。

【**使用注意**】阴虚火旺及有热者不宜服。

【**古籍摘要**】

①《神农本草经》："主大风邪气，阳痿不起，强筋骨，安五脏，补中，增志，益气。"

②《本草纲目》："治脚气，去风疾，补血海。"

②《本草备要》："补肾益精，治五劳七伤，辛温散风湿，治风湿脚气水肿。"

【**现代研究**】巴戟天能显著增加小鼠体重，延长小鼠游泳时间；乙醇提取物及水煎剂有明显促肾上腺皮质激素样作用。

《 淫羊藿 》

淫羊藿最早载于《神农本草经》。其性温，味辛、甘；归肾、肝经；其基本功效有补肾阳、强筋骨、祛风湿。

【**临床应用**】

1. 用于肾阳虚衰，阳痿尿频，腰膝无力

淫羊藿辛甘，性温燥烈，长于补肾壮阳，单用有效，亦可与其他补肾壮阳药同用。单用本品浸酒服，以益丈夫兴阳，理腰膝冷痛，如《食医心镜》淫羊藿酒；与肉苁蓉、巴戟天、杜仲等同用，治肾虚阳痿遗精等，如《丹溪心法》填精补髓丹。

甘肃名老中医周信有教授认为，淫羊藿为补肾扶正之品。凡慢性疾病，须补肾扶正，增强免疫功能，周老一般必用淫羊藿。医书记载，淫羊藿辛温偏燥，凡阴虚而相火易动者忌用。根据周老的临床体会，淫羊藿之性味，应是甘温而偏平，温而不燥，升中有降，无升阳动火之不良反应，对一切虚证或虚实夹杂之证，表现阴阳气血两虚，而需补肾培本者，均可选用。近代药理实验表明，淫羊藿还具有降血压、降血脂、降血糖和扩张冠脉治疗心绞痛的作用。可见，对淫羊藿的性味、功能的认识，在传统的基础上，应另有新意和补充。如培元复脉汤、消癥利水汤、益气补血汤等均选用淫羊藿。另外，笔者常用淫羊藿配伍黄芪、地龙、降香等治疗冠心病虚实夹杂，表现胸闷、心痛、疲乏、脉结代为特点者，常收桴鼓之效。用药为淫羊藿20g，党参20g，黄芪20g，赤芍20g，丹参20g，延胡索20g，郁金15g，生山楂20g，广地龙20g，瓜蒌9g，桂枝9g，降香6g。

2. 用于风寒湿痹，肢体麻木

淫羊藿辛温散寒，祛风胜湿，入肝、肾，强筋骨，可用于风湿痹痛、筋骨不利及肢体麻木，常与威灵仙、苍耳子、川芎、肉桂同用，即《太平圣惠方》淫羊藿散。

3. 用于泌尿系结石

中医临床家吕清文善用淫羊藿配金钱草治泌尿系结石。吕老认为，泌尿系结石属中医淋证范畴，在某一病程阶段属石淋，病因为湿热，病位在肾与膀胱。隋·巢元方《诸病源候论》对此有如下阐述："诸淋者，由肾虚而膀胱热故也。""石淋者，肾主水，水结则化为石，故肾客砂石，肾虚为热所乘。"据此，吕老临证时以淫羊藿配伍金钱草为治。淫羊藿，《神农本草经》言其"主阳痿绝伤，茎中痛，利小便，益气力，强志"，故取淫羊藿温补肾阳，以固肾主水之职，助膀胱化气行水，金钱草利尿通淋、通畅水道，使邪有出路，两者合用，一温一通，扶正祛邪，攻补兼施，因得显效。常用量为淫羊藿50g。

4. 用于闭经

吕清文善用淫羊藿配菟丝子阴阳双补治疗闭经。吕老认为，闭经是妇科常见病，病因不一，治法有异。无论冲任亏损还是有瘀有热，究其根本在肾，益肾培元乃根本之法。临床常以淫羊藿、菟丝子配伍用，培补肾阴肾阳，调治闭经。其淫羊藿补肾壮阳，"补命门，益精气"(《本草备要》)。研究显示,淫羊藿能增强下丘脑-垂体-性腺轴的分泌功能。菟丝子补阳益阴,"治男女虚冷,填精益髓"(《药性论》),研究显示,菟丝子能加强性腺功能,具有雌激素样活性。现代医学认为闭经一病多因雌激素分泌不足引起,两药运用,既符合中医辨证施治要求,又针对现代医学发病原因治疗,故疗效较好。淫羊藿用量为30g。

5. 用于咳喘

中医临床家高永坤认为,淫羊藿性味甘温,有温肾助阳之功。高老根据老年慢性咳嗽气喘的病机,以淫羊藿为主药,配枸杞子、车前子、牛蒡子、紫菀、桔梗、苦杏仁、细辛、黄芩。气血亏虚加黄芪、熟地黄,痰多加白芥子、半夏,脘腹满胀、食纳滞呆加莱菔子,收到较好疗效。对咳嗽缠绵日久,甚则短气喘息,反复发作,久治无效的患者,一般服药3~5剂后,咳嗽喘息症状可明显减轻,继续服用10剂,可巩固疗效,减少发作次数。经多年临床观察认为,淫羊藿实是治疗老年咳喘病之佳药。

6. 用于温运脾阳,化生气血

淫羊藿性味辛温,入肝、肾经。《本草纲目》言其"性温不寒,能益精气,真阳不足者宜之"。在临床上取其补命门、助肾阳之功效。以先天生后天,后天养先天之理,治疗脾肾虚弱,运化无力引起的气血化生不足之证,疗效颇佳。一般用量为10~20g。

【**使用注意**】阴虚火旺者不宜服。

【**古籍摘要**】

①《日华子本草》:"治一切冷风劳气,补腰膝,强心力,丈夫绝阳不起,女子绝阴无子,筋骨挛急,四肢不任,老人昏耄,中年健忘。"

②《分类草药性》:"治咳嗽,去风,补肾而壮元阳。"

【**现代研究**】淫羊藿能增强下丘脑-垂体-性腺轴及肾上腺皮质轴、胸腺轴等内分泌系统的分泌功能,淫羊藿提取液能影响"阳痿"模型小鼠DNA合成,并促进蛋白质的合成,调节细胞代谢,明显增强动物体重及耐冻时间,淫羊藿醇浸出液能显著增强离体兔心冠脉流量,淫羊藿煎剂及水煎乙醇浸出液给兔、猫、大鼠静注,均呈降压作用。

补骨脂

补骨脂最早载于《药性论》。其性温,味苦、辛;归肾、脾经;其基本功效有补肾壮阳、固精缩尿、温脾止泻、纳气平喘,外用消风祛斑。

【临床应用】

1. 用于肾虚阳痿、腰膝冷痛

补骨脂苦辛温燥,善壮肾阳暖水脏,常与菟丝子、核桃仁、沉香等同用,治肾虚阳痿,如《太平惠民和剂局方》补骨脂丸;与杜仲、核桃仁同用,治肾虚阳衰,风冷侵袭之腰膝冷痛等,如青娥丸。

2. 用于肾虚遗精、遗尿、尿频

补骨脂兼有涩性,善补肾助阳、固精缩尿,单用有效,亦可随证配伍他药。如治滑精,以补骨脂、青盐等份同炒为末服(《三因极一病证方论》);单用本品炒,为末服,治小儿遗尿,如《补要袖珍小儿方论》破故纸散;与小茴香等份为丸,治肾气虚冷,小便无度,如《魏氏家藏方》破故纸丸。

3. 用于脾肾阳虚,五更泄泻

补骨脂能壮肾阳,暖脾阳,收涩以止泻,与肉豆蔻、生姜、大枣为丸,如《普济本事方》二神丸;或上方加吴茱萸、五味子,均治五更泄泻,如《证治准绳》四神丸。

国医大师徐景藩教授善用黄连配补骨脂治疗久泻。徐老认为,久泻脾虚,运化失司,湿邪内生,蕴久则有化热可能,即使临床表现热象不著,也不能完全排除"潜在"之热,结合肠镜检查结肠黏膜有充血、糜烂、出血点等,则更能说明肠道局部热象的存在。因此,徐老认为,即使是久泻脾肾阳虚的患者,在健脾温肾止泻的同时,也应配以少量黄连。临床常以补骨脂与黄连相伍,盖黄连清热燥湿、坚阴厚肠胃,历来治泻痢之方用此甚多。两药配伍,温清并用,清涩并施,清热而不损阳,温阳而不滞邪,互制互济,共奏温清止泻之功。配伍中黄连一则可清肠府"潜在"之热,燥肠胃之湿,使泻止而不敛邪;二则坚阴而不过温,亦寓反佐之意。用于治疗久泻,效果甚佳,黄连与补骨脂之比常为1∶5左右,若脾肾阳虚较甚,可加益智以助温补脾肾止泻之功。

著名中医学家刘惠民教授治慢性腹泻,常用补骨脂9g、炒神曲

9g、炒泽泻9g。水煎，趁热顿服，每日1剂。另嘱患者自备苹果大者1枚，炉火烧熟，顿服，效果很好。补骨脂温肾涩肠，炒神曲健脾助消化，泽泻气寒味甘而淡，炒用则祛其寒性，专用其利水功能，以达水陆分消之目的。苹果烧用，养胃阴而不滑肠，滋肠胃而不增加消化负担。

4. 用于肾不纳气，虚寒喘咳

补骨脂补肾助阳、纳气平喘，多配伍核桃仁、蜂蜜等，可治虚寒性喘咳，如《医方论》治喘方；或配人参、木香等治疗虚喘痨嗽（《是斋百一选方》）。

5. 用于功能失调性子宫出血

中医学理论认为，功能失调性子宫出血责之于冲任二脉失调，其根本在肾，临床以肾阳虚、肾阴虚、气滞血瘀及血热为常见，而肾阳虚者为多。补骨脂补肾壮阳，兼具收涩之性，对于肾阳虚者，单用补骨脂即有效，加味疗效更佳。对于肾阴虚、气滞血瘀、血热等，在辨证基础上加用补骨脂10~20g于治疗方中，有协同作用。基本方：补骨脂10~20g，海螵蛸30~60g，阿胶10~20g。阳气虚选加艾叶、炮姜、淫羊藿、乌药、升麻、菟丝子等；阴血虚加墨旱莲、熟地黄、生地黄、白芍、地骨皮等；气滞血瘀选加三七、川芎、枳实、蒲黄、当归等；血热加大蓟、小蓟、茜草、黄柏、马齿苋、金银花等。

【使用注意】本品性质温燥，能伤阴助火，故阴虚火旺及大便秘结者忌服。

【古籍摘要】

①《药性论》："治男子腰疼膝冷囊湿，逐诸冷顽痹，止小便利，腹中冷。"

②《开宝本草》："治五劳七伤，风虚冷，骨髓伤败，肾冷精流及妇人血气堕胎。"

③《本草经疏》："补骨脂，能暖水脏，阴中生阳，壮火益土之要药也。"

【现代研究】复方补骨脂冲剂对垂体后叶素引起的小鼠急性心肌缺血有明显的保护作用；补骨脂对由组胺引起的气管收缩有明显扩张作用；补骨脂酚有雌激素样作用；补骨脂是通过调节神经和血液系统，促进骨髓造血，增强免疫和内分泌功能，从而发挥延缓衰老作用。

蛤蚧

蛤蚧最早载于《雷公炮炙论》。其性平,味咸;归肺、肾经;其基本功效有补肺益肾、纳气平喘、助阳益精。

【临床应用】

1. 用于肺虚咳嗽、肾虚作喘、虚劳喘咳

蛤蚧兼入肺、肾二经,长于补肺气、助肾阳、定喘咳,为治多种虚证喘咳之佳品。常与贝母、紫菀、苦杏仁等同用,治虚劳咳嗽,如《太平圣惠方》蛤蚧丸;或与人参、贝母、苦杏仁等同用,治肺肾虚喘,如《卫生宝鉴》人参蛤蚧散。

已故著名中医学家王文鼎治疗久病暴喘,用蛤蚧尾 0.2g 研末,顿冲服,劫喘甚效。平素每日食蜜炙核桃 3~5 个,对治疗虚喘颇有助益。

2. 用于肾虚阳痿

蛤蚧质润不燥,补肾助阳兼能益精养血,有固本培元之功。可单用浸酒服即效;或与益智、巴戟天、补骨脂等同用,如《御院药方》养真丹。

【使用注意】风寒或实热咳喘者忌服。

【古籍摘要】

①《海药本草》:"疗折伤,主肺痿上气,咯血咳嗽。"

②《本草纲目》:"补肺气,益精血,定喘止嗽,疗肺痈,消渴,助阳道。"

③《本草经疏》:"蛤蚧,其主久肺劳咳嗽、淋沥者,皆肺肾为病,劳极则肺肾虚而生热,故外邪易侵,内证兼发也。蛤蚧属阴,能补水之上源,则肺肾皆得所养,而劳热咳嗽自除。肺朝百脉,通调水道,下输膀胱;肺气清,故淋沥水道自通也。"

【现代研究】蛤蚧的水溶性部分能使雄性小鼠睾丸增重,表现出雄性激素样作用,可使动物阴道开放时间提前,认为具有双向性激素作用。其提取物小鼠腹腔注射能明显增强脾重,能对抗泼尼松龙和环磷酰胺的免疫抑制作用,并对小鼠低温、高温、缺氧等应激刺激有明显保护作用,认为有"适应原"样作用。

续 断

续断最早载于《神农本草经》。其性微温，味苦、辛；归肝、肾经；其基本功效有补益肝肾、强筋健骨、止血安胎、疗伤续折。

【临床应用】

1. 用于阳痿不举、遗精遗尿

本品甘温助阳，辛温散寒，用治肾阳不足，下元虚冷，阳痿不举、遗精滑泄、遗尿尿频等症。常与鹿茸、肉苁蓉、菟丝子等壮阳起痿之品配伍，如《鸡峰普济方》鹿茸续断散；或与远志、蛇床子、山药等壮阳益阴、交通心肾之品同用，如《外台秘要》远志丸；亦可与龙骨、茯苓等同用，用治滑泄不禁之症，如《瑞竹堂经验方》锁精丸。

2. 用于腰膝酸痛、寒湿痹痛

本品甘温助阳，辛以散瘀，兼有补益肝肾、强健壮骨、通利血脉之功。可与萆薢、杜仲、牛膝等同用，用治肝肾不足，腰膝酸痛，如《证治准绳》续断丹；亦可与防风、川乌等配伍，用治肝肾不足兼寒湿痹痛，如《太平惠民和剂局方》续断丸。

中医临床家杨小欣善用续断治疗腰肌劳损。杨老认为，腰为肾之府，为督脉运行之处，故久劳所伤，必损肾督，发为腰痛。临床常表现为腰部酸痛，活动受限，足软无力，劳累加重。治疗应从补肾入手。续断为补肝肾、强筋骨之要药，故在治疗腰肌劳损所致的腰腿痛疾病中广泛使用，如《太平惠民和剂局方》续断丸（续断、薏苡仁、牛膝、木瓜各 60g，研为细末，炼蜜为丸，每次 1 丸，每日 2～3 丸，温开水或温酒送下，治疗腰腿痛，效果颇佳）。

另外，杨老认为对骨质增生等退行性病变，中医多主张用补肾法治疗。续断甘温入肝肾，既能补肝肾，又能行血脉，故在治疗骨质增生病变时，重用续断，效果良好。如临床用续断、杜仲、骨碎补、独活、怀牛膝、巴戟天、狗脊、桑寄生、秦皮、威灵仙、当归等药，治疗腰椎骨质增生有较好疗效。

3. 用于崩漏下血、胎动不安

本品补益肝肾，调理冲任，有固本安胎之功，可用于肝肾不足，崩漏下血，胎动不安等症。配伍侧柏炭、当归、艾叶等止血活血、温经养血之品，用治崩中下血久不止者（《永类钤方》）；或以本品与桑寄生、阿胶等配伍，用治滑胎，如《医学衷中参西录》寿胎丸。

4. 用于跌打损伤、筋伤骨折

本品辛温破散之性，善能活血祛瘀，有甘温补益之功，又能壮骨强筋，而有续筋接骨、疗伤止痛之效。用治跌打损伤、瘀血肿痛、筋伤骨折，常与桃仁、红花、穿山甲、苏木等配伍；或与当归、木瓜、黄芪等同用，治疗脚膝折损愈后失补，筋缩疼痛，如《赛金丹》邱祖伸筋丹。

杨小欣善用续断治疗跌扑损伤。杨老认为，跌扑损伤往往使血行不畅，瘀血内阻而致局部瘀肿疼痛。治疗应以活血化瘀、消肿止痛为主。续断具有行血脉、活血祛瘀作用，可促进血行，消散瘀血，达到消肿止痛之目的。如治疗跌扑损伤所致的局部（腰膝或四肢）肿痛时，在跌打方剂内，加入一味续断，能加速血行，活血散瘀，增强镇痛消肿作用。同时也可单用。如《卫生易简方》介绍，治疗跌扑损伤，瘀肿疼痛，续断捣烂含之，消肿止痛效果良好。临床上用续断一味药物，水煎服，每日2次，治疗跌扑损伤，常获满意效果。

此外，本品活血祛瘀止痛，常配伍清热解毒之品，用治痈肿疮疡、血瘀肿痛。如《本草汇言》以之与蒲公英配伍，治疗乳痈肿痛。

【使用注意】 风湿热痹者忌服。

【古籍摘要】

①《神农本草经》："主伤寒，补不足，金疮痈伤，折跌，续筋骨，妇人乳难。"

②《名医别录》："主妇人崩中漏血，金疮血内漏，止痛，生肌肉，腕伤，恶血，腰痛，关节缓急。"

③《本草经疏》："为治胎产、续绝伤、补不足、疗金疮、理腰肾之要药也。"

【现代研究】 续断有抗维生素E缺乏症的作用；对疮疡有排脓、止血、镇痛、促进组织再生作用；可促进去卵巢小鼠子宫的生长发育。

◖ 杜 仲 ◗

杜仲最早载于《神农本草经》。其性温，味甘；归肝、肾经；其基本功效有补肝肾、强筋骨、安胎。

【临床应用】

1. 用于肾虚腰痛及各种腰痛

杜仲补肝肾、强筋骨，肾虚腰痛尤宜。其他腰痛用之，均有扶正固本之效。常与核桃仁、补骨脂同用治肾虚腰痛或足膝痿弱，如《太平惠民和剂局方》青娥丸；与独活、桑寄生、细辛等同用，治风湿腰痛冷重，如《备急千金要方》独活寄生汤；与川芎、桂心、丹参等同用，治疗创伤腰痛，如《太平圣惠方》杜仲散；与当归、川芎、芍药等同用治疗妇女经期腰痛；与鹿茸、山茱萸、菟丝子等同用，治疗肾虚阳痿、精冷不固、小便频数，如《鲍氏验方》十补丸。一般用量为10～15g。

2. 用于胎动不安或习惯堕胎

常以本品补肝肾、固冲任、安胎，单用有效，亦可与桑寄生、续断、阿胶、菟丝子等同用。如《圣济总录》杜仲丸，单用本品为末，枣肉为丸，治胎动不安；《简便单方》以之与川续断、山药同用，治习惯性堕胎。一般用量为6～10g。

此外，近年来单用或配入复方治高血压有较好效果，多与夏枯草、桑寄生、菊花等同用。

著名老中医张志远教授对杜仲与续断进行了比较详细的对比。张老谓：杜仲、续断系温补肝肾的药物，有强筋骨、壮腰膝的功能，对腰痛腿酸、下肢软弱无力、胎动不安，与白术、木瓜、桑寄生、狗脊、菟丝子为伍，效果颇佳，或与山药、益智、覆盆子、芡实、鹿衔草、补骨脂、桑螵蛸、金樱子、山茱萸、鸡冠花配伍，用于小便频数、崩漏下血、白带不止诸症。杜仲临床以补益为主，配锁阳、肉苁蓉、巴戟天、仙茅、鹿茸、韭子、海狗肾、冬虫夏草，治疗早泄、阳痿不起。续断"补中寓行"，侧重活血止痛，在骨科方面，常用于跌打损伤，有促进组织再生能力，多与桃仁、红花、自然铜、穿山甲珠、天花粉、桂枝、大黄、伸筋草、苏木、乳香、没药、透骨草、川芎、当归尾一起组方。两者的不同：杜仲久服可减少胆固醇吸收，炭化后降低血压，保胎之力不如续断；续断虽然祛瘀生新，有行血作用，但因含较多的维生素E，所以在抗妊娠流产、治疗不孕症过程中，被视为别开生面的要品。

【使用注意】炒用破坏其胶质有利于有效成分煎出，故比生用效果好。本品为温补之品，阴虚火旺者慎用。

【古籍摘要】

①《神农本草经》:"主腰脊痛,补中,益精气,坚筋骨,强志,除阴下痒湿,小便余沥。久服轻身耐老。"

②《名医别录》:"治脚中酸痛,不欲践地。"

③《本草正》:"暖子宫,安胎气。"

【现代研究】杜仲皮煎剂可显著减少小鼠活动次数。杜仲煎剂能延长戊巴比妥钠所致睡眠时间,并能使实验动物反应迟钝、嗜睡等。杜仲皮能抑制 DNCB 所致小鼠迟发型超敏反应;能对抗氧化可的松的免疫抑制作用,具有调节细胞免疫平衡的功能,且能增加荷瘤小鼠肝糖原含量,并能使血糖增高。生杜仲、炒杜仲和砂烫杜仲的水煎剂对家兔和狗都有明显的降压作用,但生杜仲降压作用较弱,炒杜仲和砂烫杜仲的作用几乎完全相同,其降压的绝对值相当于生杜仲的 2 倍,均能对抗垂体后叶素对离体子宫的作用,显著抑制大白鼠离体子宫自主收缩作用。

菟丝子

菟丝子最早载于《神农本草经》,其性平,味辛、甘;归肾、肝、脾经;其基本功效有补肾固精、养肝明目、止泻、安胎、固精缩尿,外用祛风消斑。

【临床应用】

1. 用于肾虚腰痛、阳痿遗精、尿频及宫冷不孕

菟丝子辛以润燥,甘以补虚,为平补阴阳之品,功能补肾阳、益肾精以固精缩尿。如菟丝子、炒杜仲等份,合山药为丸,如《是斋百一选方》治腰痛;与枸杞子、覆盆子、车前子同用,治阳痿遗精,如《丹溪心法》五子衍宗丸;与桑螵蛸、肉苁蓉、鹿茸等同用,治小便过多或失禁,如《世医得效方》菟丝子丸;与茯苓、石莲子同用,治遗精、白浊、尿有余沥,如《太平惠民和剂局方》茯苓丸。

菟丝子具补肾之功,用于治男子房劳伤损,取菟丝子如拳大,捣取汁,和酒服之,日服 1 次。治女劳疸,石莲肉(陈久者)、白茯苓(蒸)各 60g,菟丝子(酒浸,研)150g,上为细末,山药糊为丸,如梧桐子大,每次 50 丸,加至 100 丸,空心用温酒或盐汤送下;如

脚膝无力，木瓜汤送下，晚食前再服，方见《种福堂公选良方》卷二小菟丝丸；若男子过度房事……渐则阳事不刚，易于走泄，于是骨软筋麻，饮食减少，畏寒，可用《辨证录》卷八菟丝地黄汤，即菟丝子、熟地黄各 30g，山茱萸、巴戟天各 15g，水煎服。

2. 用于肝肾不足，目暗不明

菟丝子滋补肝肾，益精养血而明目，常与熟地黄、车前子同用，如《太平惠民和剂局方》驻景丸；《备急千金要方》曰其明目益精长志倍力，久服长生耐老方，配远志、茯苓、人参、当归等。一般用量为 10～15g。

3. 用于脾肾阳虚，便溏泄泻

菟丝子能补肾益脾止泻，如《方脉正宗》治脾虚便溏，与人参、白术、补骨脂为丸服；与枸杞子、山药、茯苓、莲子同用，治脾肾虚泄泻，如《沈氏尊生书》菟丝子丸。一般用量为 10～15g。

4. 用于肾虚胎动不安

菟丝子能补肝肾安胎，常以本品与续断、桑寄生、阿胶同用，治肾虚胎元不固，胎动不安、滑胎，如《医学衷中参西录》寿胎丸。张锡纯谓："愚于千百味药中，得一最善治流产之药，乃菟丝子是也。"一般用量为 10～15g。

我国著名中医妇科大家罗元凯教授亦认为菟丝子乃补肾安胎之圣药。罗老认为补肾安胎的药物以菟丝子为首选，故应作为主药而加以重用。《本草正义》说："菟丝子多脂微辛，阴中有阳，守而能走，与其他滋阴诸药之偏于腻者绝异。"《食鉴本草》谓其能"益体添精，悦颜色，黑须发"。它对于安胎和祛面部暗斑，效果是比较理想的。补气健脾药中，党参是首选之品，《本草正义》谓其"健脾运而不燥，养血而不偏滋腻，鼓舞清阳，振动中气，而无刚燥之弊"。故菟丝子、党参两味，应列为首选药物加以重用。

妊娠妇女如身体有所不适，应随证加减，按其虚实寒热加以调治，而避免使用犯胎药。如早期妊娠而有少量阴道流血、腰酸腹痛、下坠感等先兆流产症候，则必须进行安胎，以固肾补气、止血养血为原则治疗。临床常用方药可选用《医学衷中参西录》的寿胎丸（菟丝子、阿胶、续断、桑寄生）合四君子汤加减化裁。寿胎丸以菟丝子为主，《中国药学大辞典》谓其能"补肝肾、生精髓，用作强壮收敛药"；《太平圣惠方》谓其可治难产。菟丝子是固肾安胎的主药，补而不燥，是补益肝肾的理想药物，而且药价便宜，药源不缺。桑寄生是固肾养血、安胎止漏之品，兼有强腰壮骨之功。续断温补肝肾，暖子宫，止胎漏，强筋骨。阿胶有滋肾安胎、养血止血的作用。因此，本方具有滋养肝肾、止血安胎的功效。

5. 用于食少不化

《本草纲目拾遗》卷三于术（白术）条下介绍："治虚弱枯瘦，食而不化，于术（酒浸，九蒸九晒）、菟丝子（酒煮吐丝，晒干）各一斤。共为末，蜜丸梧子大。每服二三钱。"

中医学认为菟丝子为"补肾养肝，温脾助胃之药"，用治"饮食减少"（《本草汇言》），是益火生土之法。《得配本草》称本品"配肉豆蔻，进饮食"，亦是常用配伍经验。《普济本事方》卷二二神丸用治"脾胃虚弱，全不进食"有良效。方后许叔微记道："有人全不进食，服补脾药皆不验，予授此方，服之欣然能食。此病不可全作脾虚，盖因肾气怯弱，真元衰劣，自是不能消化饮食。譬如鼎釜之中，置诸米谷，下无火力，虽终日米不熟，其何能化？黄鲁直尝记服菟丝子，净淘酒浸曝干，日抄数匙以酒下，十日外饮啖如汤沃雪，亦知此理也。"因此，临床用于治疗小儿厌食或食少不化，每以异功散加菟丝子、苍术及小剂量川黄连、干姜，常有验效。一般用量为 5～10g。

6. 用于抗衰延年

补益延年，可用菟丝子洗净，用好酒入砂锅内，煮至吐丝，放竹器内晒干磨粉，再用炒米粉拌和，加白砂糖调和，滚汤送服，方见《集验良方》卷二延年却病方。《太平圣惠方》卷九十四有神仙饵菟丝子方，用菟丝子 1 斗，以酒 1 斗，浸良久，出晒干，又浸，令酒尽为度。上为细末。每服 2 钱，温酒调下，后吃三五匙水饭压之。每日 3 次。至三七日更加至 3 钱。有令人光泽、祛风冷、益颜色、久服延年的功效。

菟丝子延年功效最早见于《神农本草经》。它在古代治早衰方中亦颇为常用。如《奇效良方》延生护宝丹、《本草纲目》引邵应节七宝美髯丹及《世补斋医书》首乌延寿丹等名方都含有本品。《谷荪医话》卷一载："黄山谷信服菟丝子，谓久服不令人老，服三两月其咬物如汤沃雪，半岁则大肥壮矣。而陆放翁《老学庵笔记》言，其族弟服菟丝子数年，后发背疽。予谓菟丝子补肾，年少人肾气太盛，邪火内动，类能发疽，不得委过于菟丝子也。"本品虽为平补之药，但其性仍偏助阳，故阴虚火旺者不宜服用。

7. 用于类风湿关节炎

中医临床家兰友明受程良玉老中医启示，用菟丝子治疗类风湿关节炎，取得满意疗效。类风湿关节炎属于中医痹证范畴，兰氏对于重症患者，在辨证处方中加入菟丝子，每获良效，对于轻症患者，单用菟丝子水煎服，即能获效。每日用量为 30～50g，30 天为 1 个疗程。兰氏临床观察治疗 50 例类风湿关节炎，均收效显著，未见明显不良反应。其对类风湿因子转阴亦有明显促进作用。

【使用注意】 本品为平补之药，但偏补阳，阴虚火旺，大便燥结、小便短赤者不宜服。

【古籍摘要】

①《神农本草经》："主续绝伤，补不足，益气力肥健。""久服明目，轻身延年"。

②《本草经疏》："五味之中，惟辛通四气，复兼四味，《经》曰肾苦燥，急食辛以润之。菟丝子之属是也，与辛香燥热之辛，迥乎不同矣，学者不以辞害义可也。"

③《本经逢原》："菟丝子，祛风明目，肝肾气分也。其性味辛温质黏，与杜仲之壮筋暖腰膝无异。其功专于益精髓，坚筋骨，止遗泄，主茎寒精出，溺有余沥，去膝胫酸软，老人肝肾气虚，腰痛膝冷，合补骨脂、杜仲用之，诸筋膜皆属之肝也。气虚瞳子无神者，以麦门冬佐之，蜜丸服，效。凡阳强不痿，大便燥结，小水赤涩者勿用，以其性偏助阳也。"

【现代研究】 菟丝子水煎剂能明显增强黑腹果蝇交配次数；菟丝子煎剂灌胃对大鼠半乳糖性白内障有治疗作用；菟丝子水煎剂连续灌胃 1 个月，能明显增强小鼠心肌组织匀浆乳酸脱氢酶的活性，对心肌过氧化氢酶及脑组织乳酸脱氢酶和过氧化氢酶活性有增强趋势。

紫石英

紫石英最早载于《神农本草经》。其性温，味甘；归心、肺、肾经；其基本功效有温肾暖宫、镇心安神、温肺平喘。

【临床应用】

1. 用于肾阳亏虚，宫冷不孕，崩漏带下

本品甘温，能助肾阳、暖胞宫、调冲任，常用治元阳衰惫，血海虚寒，宫冷不孕、崩漏带下诸症，多以本品与当归、熟地黄、川芎、香附、白术等配伍（《青囊秘方》）。

著名中医妇科专家尤昭玲教授，临床治疗妇科疑难疾病善用紫石英。尤老认为本品重可镇怯，有镇惊定风之效，温可祛寒，除血海积冷之病，故为女科要药，临床应用时常配伍应用。

① 紫石英合紫河车：紫河车乃血肉有情之品，大补阴精阳气，以胞益胞；紫石英温煦子宫，起引导之功；两药合用乃填补肝肾与镇摄冲脉之品结合，均药性温和，纯补不伐，治疗女子诸虚，共奏填补之效，常用于阴阳交亏之闭经、不孕、滑胎、产后虚羸。

② 紫石英合白石英：紫石英甘温，入心、肺血分，镇心安神而定惊，温肺下气，暖宫助孕，质重能达下焦，性缓而补，对血海虚寒者，用之最合；白石英甘微温，入气分，温润肺气、止咳宁嗽，治肺痿咳逆上气。两药配伍，气血并调，镇惊安神，镇冲气，暖下元而助孕。

③ 紫石英合鹿角霜：紫石英入胞宫，祛冷风，以利孕育；鹿角霜温督脉，壮肾阳，以助化育。两者合用补肾暖宫、调摄冲任，用于宫寒不孕者。

④ 紫石英合当归：用于肝肾受损累及冲脉者，以补为主，以通为用，动静结合，祛瘀生新。如叶天士所言："治奇经虚者，必辛甘温补，佐以行脉络，务在气血和调，病必痊愈，故两者大补冲脉，调理月经之本以利种子。"

⑤ 紫石英合小茴香、吴茱萸：共奏温经、散寒、暖宫之效，对肾虚宫寒可标本兼治。

⑥ 紫石英合巴戟天、肉桂、延胡索：用于子宫虚寒之痛经。

⑦ 紫石英合龙齿、牡蛎、茯神、酸枣仁：用于经期不寐、经期或产后精神异常、梦交。

⑧ 紫石英合磁石：两药均为重镇安神定惊之品，紫石英有暖宫之效，磁石有纳肾之功，两药相合，可镇纳虚阳、安定神志，用于经行不寐、心悸怔忡、梦交，以及更年期阴虚阳亢、燥热难安者。

⑨ 紫石英合生铁落：两药均属重以镇怯之药，紫石英养心气、温子宫，生铁落镇心神、止狂躁，两药合用，镇惊止癫之功效更为卓著，用于经行癫狂、绝经期精神狂躁。

⑩ 紫石英合冬葵子、菟丝子：用于面部色素沉着之症。

吉林省名老中医陈玉峰善用紫石英治疗不孕症。陈老认为，紫石英重坠，为手少阴、足厥阴血分药，久服能令人有子，是治疗妇女不孕症的要药。肾主藏精，为先天之本。肾虚，精血不足，冲任脉虚，胞脉失养而致不孕者尤为多见。临证多用紫石英配伍菟丝子、女贞子、覆盆子、何首乌治疗不孕症。如属血虚者加当归、熟地黄、白芍、黄芪、党参；肾虚者加杜仲、紫河车；血寒者加炮姜、小茴香、附子；血瘀者加桃仁、红花、丹参；肝郁者加香附、木香、枳壳；痰湿者加苍术、神曲、半夏、茯苓、陈皮。

2. 用于心悸怔忡、虚烦不眠

本品甘温能补，质重能镇，为温润镇怯之品。用治心悸怔忡，虚烦失眠，常与酸枣仁、柏子仁、当归等养血补心之品同用（《郑子来家秘方》）；用治心经痰热，惊痫抽搐，常与龙骨、寒水石、大黄等重镇清热之品同用，如《金匮要略》风引汤。

3. 用于肺寒气逆、痰多咳喘

本品温肺寒、止喘嗽，可单用火煅，花椒泡汤，用治肺寒气逆，痰多喘咳症（《青囊秘方》）；或与五味子、款冬花、桑白皮、人参等配伍，用治肺气不足，短气喘乏，口出如含冰雪，语言不出者，如《御药院方》钟乳补肺汤。

【使用注意】 阴虚火旺而不能摄精之不孕症及肺热气喘者忌用。

【古籍摘要】

①《神农本草经》："主心腹咳逆邪气，补不足，女子风寒在子宫，绝孕十年无子。久服温中，轻身延年。"

②《名医别录》："疗上气心腹痛，寒热邪气结气，补心气不足，定惊悸，安魂魄，填下焦，止消渴，除胃中久寒，散痈肿，令人悦泽。"

③《药性论》："虚而惊悸不安者，加而用之。"

④《本草纲目》："上能镇心，重以去怯也；下能益肝，湿以去枯也。"

【现代研究】 紫石英有兴奋中枢神经，促进卵巢分泌的作用。

海马

海马最早载于《本草拾遗》。其性温，味甘；归肝、肾经；其基本功效有温肾壮阳、散结消肿。

【临床应用】

1. 用于阳痿，遗精遗尿

海马甘温，温肾阳，壮阳道，用治肾阳亏虚，阳痿不举，肾关不固，遗精遗尿等症，常与鹿茸、人参、熟地黄等配伍应用，如《北京市中药成方选集》海马保肾丸；若治疗夜尿频繁，可与鱼鳔、枸杞子、大枣等同用，如《中药临床应用》海马汤。一般用量为6~10g。

2. 用于肾虚作喘

海马补益肾阳，有引火归原，接续真气之功。用治肾阳不足，摄纳无权之虚喘，常与蛤蚧、胡桃肉、人参、熟地黄等配伍，以增强药力。一般用量为6~10g。

3. 用于癥瘕积聚，跌打损伤

海马入血分，有助阳活血，调气止痛之能。用治气滞血瘀，聚而成形之癥瘕积聚，每与木香、大黄、巴豆等同用，如《圣济总录》木香汤；用治气血不畅，跌打瘀肿，可与血竭、当归、川芎、乳香、没药等配伍。一般用量为6~10g。

4. 用于疗疮肿毒

海马调气活血，能使血瘀得散，气滞得通，用治气血凝滞，荣卫不和，经络阻塞，肌肉腐溃之疮疡肿毒，恶疮发背，可与穿山甲、水银、朱砂等配伍，如《急救仙方》海马拔毒散。一般用量为6~10g。

【**使用注意**】孕妇及阴虚火旺者忌服。

【**古籍摘要**】

①《本草纲目》："暖水道，壮阳道，消癥块，治疔疮肿毒。""入肾经命门，专善兴阳，功不亚于海狗。更善堕胎，故能催生也。"

②《本草品汇精要》："调气和血。"

③《本经逢原》："阳虚多用之，可代蛤蚧。"

【**现代研究**】海马的乙醇提取物可延长正常雌小鼠的动情期，并使子宫及卵巢（正常小鼠）重量增加。海马能延长小鼠缺氧下的存活时间，延长小鼠的游泳时间，显示了较好的抗应激作用。

胡芦巴

胡芦巴最早载于《嘉祐本草》。其性温，味苦；归肾经；其基本功效有温肾助阳、散寒止痛。

【**临床应用**】

1. 用于寒疝腹痛，腹胁胀痛

胡芦巴温肾助阳，温经止痛，用治肾阳不足，寒凝肝脉，气血凝滞所致诸症。常与吴茱萸、川楝子、巴戟天等配伍，用治寒疝腹痛，痛引睾丸，如《和剂局方》胡芦巴丸；或与附子、硫黄同用，治疗肾脏虚冷，胁胀腹痛，如《圣济总录》胡芦巴丸；亦可与当归、乌药等同用，治疗经寒腹痛。一般用量为6～10g。

2. 用于足膝冷痛，寒湿脚气

胡芦巴苦温之性，温肾肝之阳，散筋骨寒湿，用治阳虚气化不行，寒湿下注，足膝冷痛，寒湿脚气，常与木瓜、补骨脂同用，如《杨氏家藏方》胡芦巴丸。一般用量为6～10g。

3. 用于阳痿滑泄，精冷囊湿

胡芦巴补肾助阳，用治肾阳不足，命门火衰之阳痿不用，滑泄精冷，头晕目眩等症，常与附子、巴戟天等同用，如《慈禧光绪医方选议》沉香磁石丸。一般用量为6～10g。

【**使用注意**】阴虚火旺者忌用。

【**古籍摘要**】

①《嘉祐本草》："主元脏虚冷气。得附子、硫黄，治肾虚冷，腹胁胀满，面色青黑，得茴香子、桃仁，治膀胱气甚效。"

②《本草纲目》："治冷气疝瘕，寒湿脚气，益右肾，暖丹田。"又"元阳不足，冷气潜伏，不能归元者宜之。"

③《本草求真》："胡芦巴，苦温纯阳，亦能入肾补命门。""功与仙茅、附子、硫黄恍惚相似，然其力则终逊于附子、硫黄，故补火仍须兼以附、硫、茴香、吴茱萸等药同投，方能有效。"

【**现代研究**】胡芦巴有降低血糖、利尿、抗炎等活性；可引起家兔血压下降。胡芦巴提取物有刺激毛发生长的作用。

仙 茅

仙茅最早载于《海药本草》。其性热，味辛，有毒；归肾、肝、脾经；其基本功效有补肾阳、强筋骨、祛寒湿。

【**临床应用**】

1. 用于肾阳不足，命门火衰之阳痿精冷、小便频数

仙茅辛热燥烈，善补命门而兴阳，常与淫羊藿、巴戟天、金樱子等同用，治疗命门火衰，阳痿早泄及精寒不育，如《万氏家抄方》仙茅酒。一般用量为6～15g。

2. 用于腰膝冷痛，筋骨痿软无力

仙茅辛散燥烈，补肾阳兼有散寒湿，强筋骨之功，常与杜仲、独活、附子等同用。一般用量为6～15g。

3. 用于肝肾亏虚，须发早白

仙茅培补肝肾，用治肝肾亏虚，须发早白，目昏目暗，常与枸杞子、车前子、生地黄、熟地黄等同用，如《圣济总录》仙茅丸。一般用量为6～15g。

【**使用注意**】 阴虚火旺者忌服。燥烈有毒，不宜久服。

【**古籍摘要**】

①《海药本草》："主风，补暖腰脚，清安五脏，强筋骨，消食。""益阳。"

②《开宝本草》："主心腹冷气，不能食，腰脚风冷挛痹不能行，丈夫虚劳，老人失溺，无子，益阳道，……强记，助筋骨，益肌肤，长精神，明目。"

③《本草纲目》："仙茅性热，补三焦、命门之药也。惟阳弱精寒，禀赋素怯者宜之。若体壮相火炽盛者，服之反能动火。"

【**现代研究**】仙茅可延长实验动物的平均存活时间。仙茅醇浸剂可明显提高小鼠腹腔巨噬细胞吞噬百分数和吞噬指数；仙茅水煎液可明显增加大鼠垂体前叶、卵巢和子宫重量，卵巢 HCG/LH 受体特异结合力明显提高；仙茅醇浸剂可明显延长小鼠睡眠时间，对抗印防已毒素所致小鼠惊厥，具有镇定、抗惊厥作用。

益智仁

益智仁最早载于《本草拾遗》。其性温，味辛；归肾、脾经；其基本功效有暖肾固精缩尿、温脾开胃摄唾。

【**临床应用**】

1. 用于下元虚寒遗精、遗尿、小便频数

可以本品暖肾固精缩尿，补益之中兼有收涩之性。常与乌药、山药等同用，治疗梦遗，如《世医得效方》三仙丸；以益智仁、乌药等分为末，山药糊丸，治下焦虚寒，小便频数，如《校注妇人大全良方》缩泉丸。一般用量为 6～10g。

2. 用于脾胃虚寒，腹痛吐泻及口涎自流

仙脾主运化，在液为涎，肾主闭藏，在液为唾，脾肾阳虚，统摄无权，多见涎唾。常以本品暖肾温脾开胃摄唾，常配川乌、干姜、青皮等同用，治脘腹冷痛，呕吐泄利，如《和剂局方》益智散；若中气虚寒，食少，多涎唾，可单用本品含之，或与理中丸、六君子汤等同用。一般用量为 6～10g。

【古籍摘要】

①《本草拾遗》："止呕哕，……含之摄涎秽。"

②《本草经疏》："益智子仁，以其敛摄，故治遗精虚漏，及小便余沥，此皆肾气不固之证也。肾主纳气，虚则不能纳矣。又主五液，涎乃脾之所统，脾肾气虚，二脏失职，是肾不能纳，脾不能摄，故主气逆上浮，涎秽泛滥而上溢也，敛摄脾肾之气，则逆气归元；涎秽下行。"

【现代研究】 益智仁的甲醇提取物对豚鼠左心房收缩力有明显增强作用。益智仁的水提取物对移植于小鼠腹腔中的腹水型肉瘤细胞的增长有中等强度的抑制作用。

第三节　补血药

凡能补血，以治疗血虚证为主的药物，称为补血药。

补血药甘温质润，主入心、肝血分，广泛用于各种血虚证。症见面色苍白或萎黄，唇爪苍白，眩晕耳鸣，心悸怔忡，失眠健忘，或月经愆期，量少色淡，甚则闭经，舌淡脉细等。

使用补血药常配伍补气药，即所谓"有形之血不能自生，生于无形之气"；若兼见阴虚者，可与补阴药或兼有补阴补血作用的药物配伍；脾为气血生化之源，血虚原于脾虚，故多配伍补益脾气之品。

补血药多滋腻黏滞，故脾虚湿阻，气滞食少者慎用。必要时，可配伍化湿行气消食药，以助运化。

熟地黄

熟地黄最早载于《本草拾遗》。其性微温，味甘；归肝、肾经；

其基本功效有补血养阴、填精益髓。

【临床应用】

1. 用于血虚诸证

熟地黄甘温质润，补阴益精以生血，为养血补虚之要药。常与当归、白芍、川芎同用，治疗血虚萎黄、眩晕、心悸、失眠及月经不调、崩中漏下等，如《太平惠民和剂局方》四物汤；治心血虚之心悸怔忡，可与远志、酸枣仁等安神药同用；治崩漏下血而致血虚血寒、少腹冷痛者，可与阿胶、艾叶等补血止血、温经散寒药同用，如《金匮要略》胶艾汤。

天津著名老中医阎伯伍用熟地黄治疗虚劳，常与人参、白术配伍。阎老宗张景岳曰熟地黄为"精血形质中第一品纯厚之药"，具有大补血衰、滋培肾水、填精髓、益真阴功效之观点，对真阴精血亏损，孤阳无归，水亏火旺，躁烦热甚及阴虚水肿、痰饮等症，皆可制方配伍应用。在此基础上，结合个人临床经验，又提出熟地黄与人参、白术配伍，是治疗脾肾两虚的基础方，取名虚劳基础方。用熟地黄24g、白术15g、白参9g组成，以此为基础方加减，治疗一切虚劳疾病、久病体虚者，疗效极佳。

2. 用于肝肾阴虚诸证

熟地黄质润入肾，善滋补肾阴，填精益髓，为补肾阴之要药。古人谓之"大补五脏真阴""大补真水"。常与山药、山茱萸等同用，治疗肝肾阴虚，腰膝酸软、遗精、盗汗、耳鸣、耳聋及消渴等，可补肝肾、益精髓，如《小儿药证直诀》六味地黄丸；亦可与知母、黄柏、龟甲等同用，治疗阴虚骨蒸潮热，如《丹溪心法》大补阴丸。本品益精血、乌须发，常与何首乌、牛膝、菟丝子等配伍，治精血亏虚之须发早白，如《医方集解》七宝美髯丹；本品补精益髓、强筋壮骨，也可配龟甲、锁阳、狗脊等，治疗肝肾不足之五迟五软，如《医方集解》虎潜丸。

中医临床家王金荣善用熟地黄治疗阴虚癃闭。王老认为，阴虚癃闭，多见于癃闭日久，阴精灼伤，或阴亏之质，继患癃闭。其见证，或为虚实夹杂，或纯虚无邪，而纯虚者病情重，治疗亦难。王老经过认真研究，确立重用熟地黄为主，少佐白芍以为引导，每可收立竿见影之效。如治娄某，女，75岁。1992年5月20日诊。患者1个月前，卒患中风，昏迷、偏瘫、小便失禁。经抢救后，神志恢复，仍言语不利，左侧肢体瘫痪。近1周来，又加小溲量少不利，渐至点滴全无。导尿不慎，又引发尿路感染。西药治疗无功，转邀中医救治。查其形体瘦小，言语謇涩，左下肢稍能抬动，上肢拘挛，功能丧失。伴神萎气短，心悸不安，口燥咽干，欲饮而不敢饮，食欲不振，大便干燥如羊屎，小溲不通。舌质光红无苔，以手扪之干燥，脉沉细无力，时现微数。断为阴虚癃闭重证。处方：大熟地黄120g，台党参24g，白芍18g，甘草9g。水煎服。1剂即知，2剂溲通，续服2剂，小便复常。后转方调治偏瘫等症。

3. 用于虚喘

江苏名老中医张成铭多年实践体会认为，熟地黄味厚质重，阴中有阳，是治疗虚喘、虚实夹杂之喘的一味良药。摄纳之品虽众，无有过于此者，只要巧为配伍，有事半功倍之效。在具体运用中，张老认为，熟地黄所治者为虚喘，其特点是气短不足以吸，动则喘甚。只要见此等症候，不论其舌脉如何，有痰无痰，均可用之，不必有所顾虑。以熟地黄补肾纳气，用量必大，一般30～45g，多则60g，量少无功，唯其量大才能效专力宏。

张老认为，临床上注重配伍。慢性咳喘患者有虚多实少、虚实并重及偏寒偏热、寒热夹杂之不同，临床上当仔细辨别，分别施治。若咳喘发作间期，以虚为主者，治以补肾固本，药用熟地黄、山茱萸、山药、党参、麦冬、茯苓、五味子、核桃仁之味，兼阳虚内寒者加鹿角胶（或鹿角霜）、淫羊藿、杜仲、菟丝子，阴虚内热者去党参，加核桃仁、知母、生地黄，或以麦味地黄汤加阿胶、牛膝。咳喘频作，发无定时，证属阳虚兼痰者，治取阳和汤，阴虚夹痰者治取金水六君煎。对感受外邪而急性发作，咳喘气急，痰多色黄，或白黏多沫，舌红口干者，宜用清上固下法，药取熟地黄、山药、云茯苓、麦冬、五味子、虎杖、重楼、鱼腥草、竹沥水、胆南星。腑气不通者加大黄，气虚欲脱者伍人参，若夹有瘀血，又可选用丹参、桃仁以活血化痰。总之，根据虚实寒热轻重不同，随证治之，而纳气补肾不变，此亦是扶正以祛邪之谓。临床曾遇到过慢性支气管炎、肺气肿合并急性感染的病例，单用抗生素、中药清肺化痰效果不显，病情缠绵，而改用纳气补肾兼以祛邪化痰方后，感染得以控制，病情迅速改善，其中熟地黄之功不可没也。

【使用注意】本品性质黏腻，较生地黄更甚，有碍消化，凡气滞痰多、脘腹胀痛、食少便溏者忌服。重用久服宜与陈皮、砂仁等同用，防止黏腻碍胃。

【古籍摘要】

①《医学启源》：“熟地黄……补血虚不足，虚损血衰之人须用，善黑须发。”

②《本草纲目》：“填骨髓，长肌肉，生精血，补五脏内伤不足，通血脉，利耳目，黑须发，男子五劳七伤，女子伤中胞漏，经候不调，胎产百病。”

③《药品化义》：“熟地，藉酒蒸熟，味苦化甘，性凉变温，专入肝脏补血。因肝苦急，用甘缓之，兼主温胆，能益心血，更补肾水。凡内伤不足，苦志劳神，忧患伤血，纵欲耗精，调经胎产，皆宜用此。安五脏，和血脉，润肌肤，养心神，宁魂魄，滋补真阴，封填骨髓，为圣药也。”

【现代研究】 地黄能对抗连续服用地塞米松后血浆皮质酮浓度的下降，并能防止肾上腺皮质萎缩。地黄煎剂灌胃能显著降低大白鼠肾上腺维生素 C 的含量。可见地黄具有对抗地塞米松对垂体-肾上腺皮质系统的抑制作用，并能促进肾上腺皮质激素的合成。六味地黄汤对大鼠实验性肾性高血压有明显降血压、改善肾功能、降低病死亡率等作用。

何首乌

何首乌最早载于《日华子本草》。其性微温，味苦、甘、涩；归肝、心、肾经；其基本功效有制用益精血、补肝肾、乌须发、强筋骨、化浊降脂，生用解毒、截疟、消痈、润肠通便。

【临床应用】

1. 用于精血亏虚、头晕眼花、须发早白、腰膝酸软、遗精、崩带

制何首乌功善补肝肾、益精血、乌须发，治血虚萎黄、失眠健忘，常与熟地黄、当归、酸枣仁等同用。与当归、枸杞子、菟丝子等同用，治精血亏虚，腰酸脚弱、头晕眼花、须发早白及肾虚无子，如《积善堂方》七宝美髯丹；亦常配伍桑椹、黑芝麻、杜仲等，用治肝肾亏虚，腰膝酸软、头晕目花、耳鸣耳聋，如《世补斋医书》首延寿丹。一般用量为 10～20g。

2. 用于久疟、痈疽、瘰疬、肠燥便秘等

生何首乌有截疟、解毒、润肠通便之效，若疟疾日久，气血虚弱，可用生何首乌与人参、当归、陈皮、煨姜同用，如《景岳全书》何人饮；治瘰疬痈疮、皮肤瘙痒，可配伍夏枯草、土贝母、当归等药（《本草汇言》）；也可与防风、苦参、薄荷同用煎汤洗，治遍身疮肿痒痛，如《外科精要》何首乌散；若年老体弱之人血虚肠燥便秘，生何首乌可润肠通便，与肉苁蓉、当归、火麻仁等同用。

中医临床家孙凌志善用何首乌治疗老年皮肤瘙痒。孙老认为，老年性皮肤瘙痒症、老年斑、手足皮肤皲裂、足底鸡眼、外阴白斑等皮肤病，多以皮肤干燥、粗糙、萎缩、脱屑、色暗、硬裂等为特点。以中医学理论分析，这些皮肤病变均由老年人肝肾俱虚，精血枯涸，皮肤失于濡养所致，治疗宜用补肾填精、滋阴养血、濡润肌肤之法。何首乌味甘苦厚重，性温润柔滑，适于治疗上述病症。孙老在临床中常用该药治疗上述病症，屡收良效。一般用量为10~20g。

3. 用于睡眠障碍

睡眠障碍包括失眠、多梦、梦魇、梦遗、梦游等，其中以失眠最为多见。中医临床家许仕纳临床观察，上述病证常由心肝肾不足、心神不安所致，临床主要表现为眩晕、心悸、健忘、五心烦热、耳鸣、腰酸、腿软、舌红少津少苔、脉细数或细弱。治宜养心安神、补益肝肾为主。何首乌具有滋补肝肾功用。许老根据清代马培之治疗失眠经验方水火既济方（何首乌、百合、交泰丸等组成）、俞长荣教授治疗神经衰弱经验方（何首乌、山茱萸、酸枣仁等组成），以及当代其他名中医应用何首乌治疗神经衰弱的经验，并参考现代药理研究，何首乌具有健脑益智、减慢心率等作用，认为本品当还有"养心安神"的功效，故临床上治疗睡眠障碍，每以何首乌为首选良药，配合山茱萸、酸枣仁、茯苓等。如属阴虚火旺，配合六味地黄丸、黄连阿胶汤；心脾两虚，配合甘麦大枣汤；气血不足，配合八珍汤；阴阳两虚，配合金匮肾气丸。

《本草纲目》认为何首乌"不寒不燥，功在地黄、天门冬诸药之上"。许老认为，何首乌安神宁心之功在地黄、天冬之上，且确实无寒凉碍胃之弊，故临床应用范围甚广。但若论补精之力，则不若地黄；养阴之功，则不若天冬。一般用量为20g。

当代著名中医学家谢海洲教授对生何首乌、制何首乌进行了较为详细的阐述：生何首乌北方药店不备，因之用者甚少，在江南药店不仅有生者，且有鲜者，此与古意相合。今知何首乌含衍生物类成分，很多具泻下作用的中药多含此类成分，如大黄、番泻叶等。

生何首乌在润肠方面比大黄缓和，且不伤正。另外，治疗斑秃用生品比用制品效好，可能有促进血液新生的作用，与当归、生侧柏叶合用。

制何首乌的补肝肾、益精血之功，几乎众所周知，而且，凡脑力不足者，用此可补脑。余治脑瘤等病，尤其脑萎缩，均以此为主药。古方首乌延寿丹，今上海所制之首乌延寿片（或称首乌片）每指此方而言，效甚显著。对用脑过度之头晕也可用。

施今墨老师用此与白蒺藜同用，制何首乌补脑，白蒺藜专主头目而祛风明目，两者一补一散，一走一守，相互制约，相互为用，益肝肾、散风热、止疼痛，效比单用好。成方七宝美髯丹（制何首乌、菟丝子、枸杞子、当归、茯苓、怀牛膝、补骨脂）补肝肾、益精血，用于由肝肾虚弱，气血不足引起的头晕目花、须发早白，效果相当好。今之脑力劳衰、失眠、记忆力减退用此多效。

【使用注意】大便溏泄及湿痰较重者不宜用。

【古籍摘要】

①《日华子本草》："味甘久服令人有子，治腹藏宿疾、一切冷气及肠风。"

②《开宝本草》："主瘰疬，消痈肿，疗头面风疮、五痔，止心痛，益血气，黑髭鬓，悦颜色，久服长筋骨，益精髓，延年不老；亦治妇人产后及带下诸疾。"

③《本草纲目》："能养血益肝，固精益肾，健筋骨，乌髭发，为滋补良药，不寒不燥，功在地黄、天冬诸药之上。"

【现代研究】用含有 0.4％、2％首乌粉的饲料喂饲老年鹌鹑，能明显延长其平均生存时间，延长寿命。用何首乌水煎液喂服老年小鼠和青年小鼠，能显著增加脑和肝中蛋白质含量；对脑和肝组织中的 B 型单胺氧化酶活性有显著抑制作用，并能使老年小鼠胸腺不致萎缩，甚至保持年轻水平；能显著增加小鼠胸腺、腹腔淋巴结、肾上腺重量，使脾脏有增重趋势。同时还能增加正常白细胞总数，对抗泼尼松龙免疫抑制作用及所致白细胞下降作用。家兔急性高脂血症模型实验表明，何首乌能使其血胆固醇浓度较快下降至正常水平。何首乌中提出的大黄酚能促进肠管运动。

◣ 阿 胶 ◢

阿胶最早载于《神农本草经》。其性平，味甘；归肺、肝、肾经；其基本功效有补血、滋阴、润燥、止血。

【临床应用】

1. 用于血虚证

阿胶为血肉有情之品，甘平质润，为补血要药，多用治血虚诸证，而尤以治疗出血而致血虚者为佳，单用本品即效，亦常配熟地黄、当归、芍药等，如《杂病源流犀烛》阿胶四物汤；若与桂枝、甘草、人参等同用，可治气虚血少之心动悸、脉结代，如《伤寒论》炙甘草汤。

吉林名老中医张继有认为，阿胶为补血养血止血之佳品，古出山东者良，吾省白城地区驴多，故亦有生产，今则国内遍地开花，但其中不少系属伪品，应予剔除。阴虚不足而有出血象者，用之多效。诸如咯血、尿血、衄血、崩漏等均可用之。其性甘平，与三七不同，三七虽亦为止血佳品而性稍偏温，不宜于血分有热者。《本草纲目》论阿胶"大要只是补血与液"诚为至论，故吴鞠通治下焦温病之定风珠、复脉汤诸方中均用之。余治血热出血者，常使阿胶与生地黄、白薇、牡丹皮等配用，颇为应手。但毕竟其为驴皮熬制，从膏状凝结而成，黏腻之性，可以碍脾，可以滞邪。胃逆呕吐者，脾虚或脾运不佳，食不消谷者皆宜慎用。《本草述》曾言"暴热为患者，或外感抑郁为患者，或怒气初盛为患者，亦当慎用"，即是恐其黏腻恋邪，确需注意。

2. 用于出血证

阿胶味甘质黏，为止血要药。可单味炒黄为末服，治疗妊娠尿血（《太平圣惠方》）；治阴虚血热吐衄，常配伍蒲黄、生地黄等药；治肺破嗽血，配人参、天冬、白及等药，如《仁斋直指方》阿胶散；也可与熟地黄、当归、芍药等同用，治血虚血寒之妇人崩漏下血等，如《金匮要略》胶艾汤；若配白术、灶心土、附子等同用，可治脾气虚寒之便血或吐血等症，如《金匮要略》黄土汤。

3. 用于肺阴虚燥咳

阿胶滋阴润肺，常配马兜铃、牛蒡子、苦杏仁等，治疗肺热阴虚、燥咳痰少、咽喉干燥、痰中带血，如《小儿药证直诀》补肺阿胶汤；也可与桑叶、苦杏仁、麦冬等同用，治疗燥邪伤肺，干咳无痰、心烦口渴、鼻燥咽干等，如《医门法律》清燥救肺汤。

4. 用于热病伤阴之心烦失眠及阴虚风动、手足瘈疭等

阿胶养阴以滋肾水，常与黄连、白芍等同用，治疗热病伤阴，肾水亏而心火亢，心烦不得眠，如《伤寒论》黄连阿胶汤；也可与龟甲、鸡子黄等养液息风药同用，用治温热病后期，真阴欲竭，阴虚风动，手足瘈疭，如《温病条辨》大定风珠、小定风珠。

谭克陶老中医讲述了运用阿胶的经验，谓不能用于胸痹。谭老谓曾治疗一退休女教师杨某，住原长沙市北区，患鼻咽癌，经化疗后，癌细胞已被抑制，病情稳定，因四肢皮下出血甚多，求治于余。症见面白无华，精神疲惫，四肢紫癜密布，舌燥色绛，口渴引饮，食欲、睡眠尚可，大小便正常，脉象细弱结代。仿犀角地黄汤加藕节、白茅根等味，以水牛角代犀角，用量重至30g，服7剂后紫癜显著减少。复诊时考虑其体虚贫血，守原方加阿胶10g，再进7剂。不料服完1剂后，患者觉胸闷不适，自谓阿胶气腥难闻，乃令去之，果见胸闷解除，尽剂而紫癜全消。后询其故，原来患者素有冠心病，因现无自觉症状而临诊时未予陈述。窃思阿胶其性凝滞，可增高血液浓度，影响血液运行，出现胸闷等现象，当与胸痹证不宜耳。回忆20多年前，吾父素患胸痹证，曾在处方中用过阿胶，服后亦感胸闷气短加剧，始悟其然也。

已故名医邹卓群对阿胶的制作有自己独到的见解。邹老认为，现在各地所产的驴皮胶，统称阿胶。制胶的方法，均用水煮驴皮，加进适量的皂角水，一煮沸洗净，再反复熬制而成。有的地区还加进少量的糖和酒，先用大火，后用微火，浓缩含水量为20％左右，放冷切成小片阴干。在古代，对于阿胶的熬制方法，与今不同。医籍上没有专门记载，却被记录在笔记小说《巾箱记》中。据载，宋时熬制阿胶还配有人参、鹿角、茯苓、山药、当归、川芎、生地黄、白芍、枸杞子、贝母十味药物，增强其补气扶阳、滋阴止血、健脾豁痰的功效。"精不足者，补之以味"，凡属虚损病证，服此效果更好。

邹老于临证时，根据病情需要，常嘱病家将市场上出售的阿胶再配上述十味药物熬制，虽较麻烦，常获显效。为了增强药物功效，更好地发挥治疗作用，邹老认为宋代的制胶方法，是值得进一步研究和普遍推广的。

另外，据现代分析，阿胶水解后产生多种氨基酸，其含量与明胶相似。临床上，若缺乏阿胶，其他动物皮革熬制的胶，亦未尝不可代用。

【使用注意】本品黏腻，有碍消化，脾胃虚弱者慎用。

【古籍摘要】

①《神农本草经》："主心腹内崩，劳极洒洒如疟状，腰腹痛，四肢酸痛，女子下血，安胎。"

②《名医别录》："主丈夫小腹痛，虚劳羸瘦，阴气不足，脚酸不能久立，养肝气。"

【现代研究】用放血法，使犬血红蛋白、红细胞下降，结果证明阿胶有强大的补血作用，疗效优于铁剂。服阿胶者血钙浓度有轻度增高，但凝血时间没有明显变化。以 Vassili 改良法造成家兔慢性肾炎模型，服用阿胶后 2 周即获正氮平衡，而对照组仍为负平衡。

》《 白 芍 》《

白芍最早载于《神农本草经》，其性微寒，味苦、酸；归肝、脾经；其基本功效有养血调经、敛阴止汗、柔肝止痛、平抑肝阳。

【临床应用】

1. 用于肝血亏虚及血虚月经不调

白芍味酸，收敛肝阴以养血，常与熟地黄、当归等同用，用治肝血亏虚，面色苍白、眩晕心悸，或月经不调、崩中漏下，如《太平惠民和剂局方》四物汤。若血虚有热，月经不调，可配伍黄芩、黄柏、续断等药，如《景岳全书》保阴煎；若崩漏，可与阿胶、艾叶等同用。一般用量为 10～15g。

2. 用于肝脾不和之胸胁脘腹疼痛或四肢挛急疼痛

白芍酸敛肝阴，养血柔肝而止痛，常配柴胡、当归、白芍等，治疗血虚肝郁，胁肋疼痛，如《太平惠民和剂局方》逍遥散；也可以本品调肝理脾、柔肝止痛，与白术、防风、陈皮同用；治疗脾虚肝旺，腹痛泄泻，如《景岳全书》痛泻要方；若与木香、黄连等同用，可治疗痢疾腹痛，如《素问病机气宜保命集》芍药汤；若阴血虚，筋脉失养而致手足挛急作痛，常配甘草缓急止痛，即《伤寒论》芍药甘草汤。

名老中医吴立文善用白芍止痛。吴老认为《伤寒论·辨太阳病脉证并治》全篇提出用芍药甘草汤缓和脚挛急，本方可以缓急止痛，故尝以之治疗小脚转筋，用白芍 30～60g，甘草 10g，木瓜 15～20g，水煎服，可取得迅速缓解之效。芍药甘草汤还可用于多种痛症的治疗，如胃脘痛、腹痛、头痛，以及痹证所致疼痛等，重用白芍对缓解疼痛常能取得好的效果。如治坐骨神经痛者，经辨证属血瘀者，以活血效灵丹合芍药甘草汤施治；偏寒者，可用《普济本事方》麝香圆加减合芍药甘草汤施治，临床有较好的疗效。

3. 用于肝阳上亢之头痛、眩晕

白芍养血敛阴、平抑肝阳，常配牛膝、赭石、龙骨、牡蛎等，如《医学衷中参西录》镇肝息风汤、建瓴汤。一般用量为 10～15g。

4. 用于利尿

芍药利尿之功古虽有论之，今时医者很少用之。其主要原因是畏其酸寒收敛，对利尿有碍。其实不然，小便利否，与肝疏泄有关。而芍药入肝，为养肝调肝的要药，肝不足用其补之，肝太过用其抑之，总使肝之疏泄正常。只有肝气正常，才能上达使心气宣通，肺气宣降，下达使脾气健运，肾气开合有度。这样才能保证水液代谢循常序而不乱，小便排泄有度而畅通，因此说芍药有较显著的利尿之功。

芍药有赤白之分。其利尿之功，古人认为："此有两种，赤者利小便下气，白者止痛散血。"陶弘景也说："芍药赤者利尿。"李东垣认为："赤芍药破瘀血而疗腹痛，利小便也。"可见古人认为，赤芍有利尿功效。中医临床家张锁庆在临床实践中体会：赤芍、白芍皆有利尿之功，但因实而小便不利者，宜用赤芍，因虚而小便不利者，宜选白芍。张氏很赞同清代名医张璐在《本草逢原》中所说："其利小便之功，赤白皆得应用，要在配合之神，乃著其绩耳。"根据多年临床实践体会认为，芍药利尿，宜生用不宜制用，量大其功方著。

名老中医吴立文亦认为白芍有较好的利水作用，《伤寒论》中的真武汤，是一首温肾利水的名方，该方伍用芍药，有人认为芍药在方中起护阴作用，有人则指出用芍药乃取其利水作用。张锡纯《医学衷中参西录》则明确指出白芍"为阴虚有热，小便不利者之要药"。观张氏用白芍利水有两个特点：一是用量大，二是要生用。书中载验案两则：一妇人患阴虚小便不利，水肿甚剧，大便旬日不通，投八正散不效，改用生白芍 180g，配阿胶 1 剂，即二便通利，水肿消退。另载治一六旬老人，患水肿，二便皆不通利，用生白芍 90g，配橘红、柴胡，亦起到二便通利作用。因炒用则加强收散及补养作用，欲其利水，当以生用为宜。

5. 用于通便

芍药通便之功，查古医籍尚无记载。中医临床家张锁庆多年来喜重用白芍止痛，治疗多种疼痛性病证。在重用白芍止痛的同时，发现有腹泻不良反应。减为常用量以下，其止痛效果相对也减弱，而腹泻的不良反应也随之消失。并且发现，重用白芍止痛效果不但加强，虽腹泻，但无痛苦，并有便畅痛减之感，从而张氏临证将白芍试用于便秘，结果其通便功效十分显著。自拟三生通便汤（生白芍 50g，生白术 30g，生甘草 10g）治疗多种便秘。实热者加生大黄 10g，血虚者加生何首乌 15g、当归 15g，阳虚者加肉苁蓉 15g，因津亏者加麦冬 15g、沙参 15g，因肺气失降者加苦杏仁 10g、紫菀 15g，因脾运失健者加生莱菔子 15g、生枳壳 10g，因肝郁气滞者加生麦芽 30g 等。若某些病证导致大小便皆不通，常用生白芍 50g、生大黄 15g，水煎内服，有较好的利尿通便功能。

芍药通便之功，以白芍生用为著，赤芍也可酌情而用，但其功次于生白芍。用芍药通便量宜大，若用量小于常规用量，只有他功而无通便之效。芍药通便可单味也可加入复方中应用，若于辨证选方中再加入白芍，其通便作用更为可靠。古人曾有"肝主小便、肾主大便"和"肾司二便"之说。可见肝肾功能正常，是保证小便通、大便畅的根本。芍药入肝能补能调，使肝之疏泄有常，肾之开合有度，因此说芍药是一味利尿通便的良药。

中医临床家于清军以白芍配甘草水煎服治疗习惯性便秘，药用生白芍 40g、生甘草 15g。水煎服，每日 1 剂，一般 3 剂显效，7 剂 1 个疗程，每获良效。中医学认为，凡习惯性便秘者，均与大肠、脾胃、肝肾有关。脾虚血少失于濡润或中气不足排送无力，故传导失司，胃热内盛，大肠燥屎内结，大便艰行；肝主疏泄，若肝气郁结，通降失常，粪便内停；肾主二便，肾阳虚则阴寒内凝，则传送不利；阴精不足，失于润滑，排出困难。而白芍在《本草备要》中有"补血、泻肝、益脾、敛肝阴之功"的记载，有通顺血脉、缓中、利大小肠、消痈肿之效；甘草在《名医别录》中有"生用凉而泻火，除胃积热，胃肠气滞，补脾胃不足而泻火"的记载。故两药合用，具有温补清泻、养阴益血的独特之功。适用于任何年龄、性别，其效甚佳，值得临床推广应用。

6. 用于小儿咳嗽

《幼幼集成》谓："凡咳嗽初起，切不可误用寒凉及滋阴之药，闭其肺窍，为害不小。"名老中医张珍玉以前人理论为指南，结合小儿素有内热，稚阴相对不足，感邪易从热化，发热、咳嗽相伴出现这一病理变化，在组方时，每配以生白芍一味，其意在于取其味酸敛阴，与桑叶、薄荷伍用，宣散祛邪而不扰动稚阴。小儿发热，稚阴必伤，致使盗汗伤津，如在解表药中加滋阴之品，必然恋邪外出，用生白芍一则可固护未伤之阴，二则能补血滋生已失之阴液，敛阴益阴而不恋邪。再者对小儿咳嗽伴发的热象，若用大苦大寒直折其热，虽可能快甚一时，但必伤小儿娇嫩之脏气，后患叠生。生白芍苦微寒，则寓敛阴益阴中兼以清热，并促进阴阳的相对平衡，从根本上缓解热象，因此张老对小儿咳嗽出现的阴虚和发热现象，一般不用滋阴和苦寒药，认为一味生白芍，敛阴、益阴兼能清热，用于小儿最为合拍。

7. 用于血证

云白芍有止血作用者，首见于清末名医罗止园的《止园医话》。罗止园有治肺痨咯血验方，以白芍配伍藕节、旱三七、生地黄，水煎服，有较好的止血效果。罗氏云："方中主药是白芍，其止血之效力乃至神妙不可思议""放胆用之""率皆一剂而有奇效"。如《济阴纲目》中白芍与荷叶配伍，敛阴清肝、凉血止血；《本草从新》以白芍配桑叶，达到"滋燥凉血止血"的功能；《得配本草》："得犀角治衄血、咯血，配香附、熟艾治经水不止，君炒柏叶治崩中下血。"白芍止血力大，临床观察其用量若在30g以上，则对大量出血（吐、衄）确有良效。《圣济总录》载白芍药散，以白芍二两半，配伍生地黄汁、生藕汁等，治疗衄血。《广利方》用白芍一两，熬令黄，杵令细为散，酒或米汤送下，治疗金创血不止等。又《傅青主女科》所载加减当归补血汤，用白芍一两，伍用桑叶、白术、黄芪等，治老年妇女血崩不止。现临床用以治疗功能性失调子宫出血、崩漏不止等出血证，常有殊效，有言"此方止血，关键在白芍、桑叶用量要大"。傅氏自拟方"平肝开郁止血汤"，用治"郁结血崩"，方中白芍用量亦达30g。

另有临床报道，遇血证恒于应证方药中加入白芍30～60g，每收良效。分举一女子咯血案和一男子便血案，辨证论治准确，用白芍初时量小而收效甚微，后仍守原方而将白芍加量用至50g，则此两者皆收速效而血止。近代名医岳美中言："临床上凡吐血、衄血皆可用之。妇女血崩辨证属脾不统血者，可在归脾汤中加白芍一二两，往往可收到止血效果。"曾治一胃出血患者，每吐血量极大，动辄以升斗计，投以旋覆代赭汤加白芍一两半、肉桂三分，服1剂，血即止。亦有报道重用白芍治疗多例支气管扩张咯血获良效。李春花医师在用白芍配伍他药治疗妇科疾病方面有着丰富的临床经验，用白芍配伍蒲黄，治疗妇女瘀血阻滞之痛经、崩中漏下等，效佳；配苎麻根，用治胎漏、胎动不安等疾；与赤芍相伍，用治月经先期、月经量多及崩中漏下等；与川芎合用，其效如《本草求真》所云："川芎号为补之气，气之盛者，必赖酸为之收。故白芍号为敛肝之液，收肝之气，而令气不妄行也。"他认为妇科诸疾均可用之。

药理研究亦证实，白芍可升高血小板，使出血凝血时间缩短，在治疗虚证性出血时被认为是对易出血松弛的组织细胞起收敛作用，所含芍药苷能收缩毛细血管，对口、鼻、子宫、肛门等多部位的出血皆有止血作用。故白芍治疗血证，非但不可忘，且乃治血之要药也。又"血溢醋炒"，临床治疗出血证多用醋炒白芍或白芍炭，医者可根据需要而选用。

此外，本品敛阴，有止汗之功。若外感风寒，营卫不和之汗出恶风，可敛阴和营，与温经通阳的桂枝等合用，以调和营卫，如《伤寒论》桂枝汤；至于阴虚盗汗，则须与龙骨、牡蛎、浮小麦等同用，可敛阴止汗。

名老中医夏翔对芍药有比较深刻的阐述。夏老认为：芍药为一味古药，在《诗经》中早就有所记载。《神农本草经》对芍药已有较为全面的认识，认为芍药具有"主邪气腹痛、除血痹……止痛"功效。自陶弘景开始，将芍药分为白芍和赤芍；历代各医家均认为白芍具有养血补阴、柔肝止痛的功效，而赤芍的功效主要为凉血行瘀、消肿止痛。故《本草求真》说："赤芍与白芍主治略同，但白则有敛阴益营之力，赤则有散邪行血之意，白则能于土中泻木，赤则能于血中活滞。"芍药一直是一味临床上的常用药，而且适应证很广。如汉代《伤寒论》《金匮要略》中的桂枝汤、小建中汤、芍药甘草汤、小青龙汤、四逆散、桂枝芍药知母汤、当归芍药散等有名方剂，都是以芍药作为主要药物的。其他历代医药家以芍药作主药的名方有很多，如痛泻要方、犀角地黄汤、逍遥散、四物汤、芍药汤等。

夏老在临诊时也体会到，芍药（主要是指白芍）是一种应用范围极广、临床效果极佳的药物。各个脏腑、各个系统的许多病症都能用白芍收效。如以呼吸系统来说，对哮喘患者应用小青龙汤或其他肃肺降气平喘的方药时，重点配合白芍则可增强其平喘功效。这是因为白芍通过柔肝，加强肝木的疏泄作用，以奏肃肺降气而平喘的功效。同样，对虚喘患者在应用补气益肺方药的同时，配以养血柔肝的白芍，也能提高其疗效。对消化系统疾病，应用白芍的范围更广，对溃疡病来说，小建中汤是良方，如欲使其疗效更为显著，一定要重用白芍，甚至可用至60g或90g。对食管、胃、肠痉挛以及过敏性结肠炎患者可用白芍配合白术、香附、木香等而获良效。以心血管疾病来说，对冠心病、心肌炎等患者，可用白芍配合丹参、党参、麦冬等药物，以加强补心活血、养血补气的功效（药理学证实白芍具有降压作用）。以运动系统疾病来说，如治腓肠肌痉挛或其他肌肉痉挛，可重用芍药甘草汤，若再配合地龙、全蝎等虫类祛风药则更为有效（药理学证实白芍具有镇痛、抗惊厥等作用）。再如对偏头痛、妇科痛经、外科手术后疼痛等病证，都可应用白芍进行治疗。如果在处方中按常用量（9～15g）应用白芍效果不显著，可重用至 60g 或 90g，则疗效更佳，且没有发现不良反应。

【使用注意】 阳衰虚寒证患者不宜用。反藜芦。

【古籍摘要】

《神农本草经》："主邪气腹痛……止痛利小便，益气。"

【现代研究】 以白芍水煎剂给小鼠喂饲，腹腔巨噬细胞吞噬百分率和吞噬指数均较对照组有明显提高。白芍水煎剂可拮抗环磷酰胺对小鼠外周 T 淋巴细胞的抑制作用，使之恢复正常水平，表明白芍可使处于低下状态的细胞免疫功能恢复正常。白芍提取物对大鼠蛋清性急性炎症水肿有明显抑制作用，对棉球肉芽肿有抑制增生作用。白芍对醋酸引起的扭体反应有明显的镇痛效果，与甘草的甲醇复合物合用，两者对醋酸扭体反应有协同镇痛作用。芍药中的主要成分芍药苷具有较好的解痉作用。

当 归

当归最早载于《神农本草经》，其性温，味甘、辛；归心、肝、脾经；其基本功效有补血活血、调经止痛、润肠通便。

【临床应用】

1. 用于血虚诸证

当归甘温质润，长于补血，为补血之圣药。若气血两虚，常配黄芪、人参补气生血，如《兰室秘藏》当归补血汤、《温疫论》人参养荣汤；若血虚萎黄、心悸失眠，常与熟地黄、白芍、川芎配伍，如《太平惠民和剂局方》四物汤。一般用量为 6～15g。

2. 用于血虚血瘀之月经不调、经闭、痛经等

常以当归补血活血、调经止痛，常与补血调经药同用，如《太平惠民和剂局方》四物汤，既为补血之要剂，亦为妇科调经的基础方；若兼气虚者，可配人参、黄芪；若兼气滞者，可配香附、延胡索；若兼血热者，可配黄芩、黄连，或牡丹皮、地骨皮；若血瘀经闭不通者，可配桃仁、红花；若血虚寒滞者，可配阿胶、艾叶等。一般用量为 6～15g。

3. 用于崩漏

有人认为治崩漏出血不用当归，名老中医马龙伯则不赞同。由于马老 60 年来所治崩漏，不论是需要四物化裁者，或适于补中加减，或应投归脾及当归补血者，其中当归一向照用，并不影响疗效；尤其是傅青主治老年妇女血崩之方，用生黄芪、当归各 30g，桑叶 14 片（约 4.5g），三七粉 10g（分 2 次冲），热象明显者加生地黄 30g。历用甚效，可见治崩漏不用当归之说，不太足信也。

当代妇科名家罗元凯认为，尽管当归可用于诸多妇科病证，但是当归一药妇科亦有宜忌：妇科病以血证较多，如月经过多、崩漏、经行吐衄、经间期出血、胎漏、胎动不安、妊娠卒下血等，均以出血为主症，这些妇科血证，在其出血未止时，多不宜用当归，否则往往反而增加其出血，这是罗元凯从临床实践中得出的深刻体会。上述这些妇科血证，是生理上不应该有的现象，乃属病理性出血，应及时加以止血，欲其止血，需使血脉宁静，才能达到目的。《景岳全书》《本草正义》云："当归其气辛而动，故欲其静者当避之。凡阴中火盛者，当归能动血，亦非所宜……其要在动、滑二字，若妇人经期血滞、临产催生及产后儿枕作痛，俱当以此为君。"这里已基本说出运用当归之宜忌矣。若妇女月经过少、月经先后无定期、月经稀发、闭经、痛经、恶露不行等血行滞碍之证，宜用当归以助其血行。

阳盛火旺而出血过多者，均不宜用。《本草正义》在当归条中说："若吐血衄血之气火升浮者，助以温升，岂不为虎傅翼？是止血二字之所当因证而施，固不可拘守其止之一字而误谓其无所不可也。且凡失血之症，气火冲激，扰动血络，而循行不守故道者，实居多数。当归之气味俱厚，行则有余，守则不足，亦不可过信'当其所归'一语，而有循名失实之咎。"说明古人对当归早有正确的认识，无奈世人误以为当归是妇科之圣药，补血之通剂，不求辨证，概行施用，这不仅不能愈病，有时反而增病，良可慨也！近代名医张山雷对此有深刻的体验，他在《沈氏女科辑要笺正·血崩》中指出："当归一药，富有脂液，气味俱厚，向来视为补血要剂，固亦未可厚非，在阳气不足之体，血行不及，得此温和流动之品，助其通行，未尝非活血益血之良药。惟其气最雄，走而不守。苟其阴不涵阳而为失血，则辛温助动，实为大禁。"

当归对子宫有两种不同作用的成分，一为抑制，一为兴奋。后者易溶于水，故煎服当归，能使子宫兴奋，在子宫出血期间，煎服当归，会令子宫兴奋，这是促使出血增多之原因。一般月经过多及崩漏之患者，为了补血，往往自诉曾服当归而未愈。嘱其回忆服用前后的情况，多谓服后反而增加血量者，不知何故云云。遂给予解释，才恍然大悟。其实当归不仅出血期间不宜用，凡妇科病中有阴虚火旺者均非所宜。故对常用中药使用的宜忌，有加以详细阐明并广为宣传的必要，以免贻误也。

4. 用于虚寒性腹痛、跌打损伤、痈疽疮疡、风寒痹痛等

本品辛行温通，为活血行气之要药。本品补血活血、散寒止痛，配桂枝、芍药、生姜等，治疗血虚血瘀寒凝之腹痛，如《金匮要略》当归生姜羊肉汤、《备急千金要方》当归建中汤；本品活血止痛，与乳香、没药、桃仁、红花等同用，治疗跌打损伤瘀血作痛，如《医学发明》复元活血汤、《医学衷中参西录》活络效灵丹；与金银花、赤芍、天花粉等解毒消痈药同用，以活血消肿止痛，治疗疮疡初起肿胀疼痛，如《妇人大全良方》仙方活命饮；与黄芪、人参、肉桂等同用，治疗痈疽溃后不敛，如《太平惠民和剂局方》十全大补汤；亦可与金银花、玄参、甘草同用，治疗脱疽溃烂，阴血伤败，如《验方新编》四妙勇安汤；若治风寒痹痛、肢体麻木，常与羌活、防风、黄芪等同用，如《百一选方》蠲痹汤。一般用量为10～20g。

5. 用于血虚肠燥便秘

本品补血以润肠通便，用治血虚肠燥便秘。常以本品与肉苁蓉、牛膝、升麻等同用，如《景岳全书》济川煎。一般用量为10～20g。

6. 用于咳嗽

当归治咳嗽，早有文献记载，在《神农本草经》中载有当归："主咳逆上气。"《医方集解》所载百合固金汤中亦有当归。《太平惠民和剂局方》所载苏子降气汤和《景岳全书》所载金水六君煎都用当归。由中国医学科学院北京协和医院基础医学研究所和阜外医院的有关人员组成的课题攻关项目"中药当归防治缺氧性肺动脉高压"的研究表明，当归可降低慢性阻塞性肺病患者的肺动脉压。认为当归缓解缺氧性肺动脉压的作用机制是当归通过兴奋肺血管的受体，舒张肺血管所致。总之，当归是治咳的一味良药，在治疗寒、燥、虚等咳嗽时，只要应用得当，均可取得良好效果。一般用量为6～15g。

名老中医王香石亦常谓当归功用有三：补血调经，活血止痛，润肠通便。然而，当归还有止咳之功。当归味辛而入肺，可能有人会因其辛温而恐伤肺之阴津，其实当归质润，补血中却能滋肺之阴。《医学衷中参西录》曰：当归能润肺金之燥，故《神农本草经》谓其"主咳逆上气"。临床上则多用于上盛下虚或肺肾阴虚之咳嗽，如苏子降气汤、金水六君煎等方中均有当归，这些方剂用之临床确有疗效。

7. 用于下痢

名老中医王香石认为，当归尚可用于下痢。有君疑之：当归质地柔润性滑，用于血虚之肠枯便秘尚可，若湿热之下痢，非但无功，还恐有恋邪之弊。殊不知下痢又称"滞下"，即大肠气机郁滞，腑气传导失司，气血运行受阻而致。当然，造成滞下的原因多是湿热之邪，但既有气滞血行不畅，治疗时就应在清热利湿之基础上，适当加入行气活血之品。正如前人所言，"行血则便脓自愈，调气则后重自除"。当归为血中气药，其性"动"，用之甚为恰当。临床上用于老人或体弱者下痢便脓血，效果甚佳。当归以上功用，临床常有被忽视者，故特记于此。一般用量为6～10g。

另外，关于当归的煎煮问题，著名中医学家张子琳教授有较深体会。张老认为，当归应随病情不同采取不同的煎法：欲取其补血养阴，则宜久煎，若取其活血止痛，则滚数沸即可。曾见一痛经妇人，某医师处以温经散寒、活血止痛药方，方中以当归为主，药证相合，无可非议。当问及煎药方法时，才知病家以文火久煎，至汁成糊状始服。听后，始悟药后痛甚的原因，是当归久煎，芳香止痛之力丧失，只剩补血收敛之效，因气血壅滞，故腹痛更甚。

【使用注意】 湿盛中满、大便泄泻者忌服。

【古籍摘要】

①《神农本草经》："主咳逆上气，温疟寒热洗洗在皮肤中。妇人漏下绝子，诸恶疮疡，金疮。"

②《日华子本草》："主治一切风、一切血，补一切劳，破恶血，养新血及主癥癖。"

③《医学启源》："当归，气温味甘，能和血补血，尾破血，身和血。"

④《本草纲目》："治头痛，心腹诸痛，润肠胃、筋骨、皮肤，治痈疽，排脓止痛，和血补血。"

⑤《本草备要》：“润燥滑肠。”

【现代研究】当归挥发油能对抗肾上腺素-脑垂体后叶素或组胺对子宫的兴奋作用。当归水或醇溶性非挥发性物质对离体子宫有兴奋作用，使子宫收缩加强，大量或多次给药时，甚至可出现强直性收缩，醇溶性物质的作用比水溶性物质强。离体蟾蜍心脏灌流实验证明，本品煎剂所含挥发油可抑制心脏收缩幅度及收缩频率。当归浸膏有显著扩张离体豚鼠冠脉作用，增加冠脉血流量。麻醉犬静注本品心率无明显改变，冠脉阻力和总外周阻力下降，冠脉血流量显著增加，心肌氧耗量显著下降，心排出量和心搏指数有增加趋势。当归中性油对实验性心肌缺血亦有明显保护作用。当归及其阿魏酸钠有明显的抗血栓作用。用当归水浸液给小鼠口服，能显著促进血红蛋白及红细胞的生成。

龙眼肉 (龙眼壳核)

龙眼肉最早载于《神农本草经》。其性温，味甘；归心、脾经；其基本功效有补益心脾、养血安神。

【临床应用】

1. 用于思虑过度，劳伤心脾，而致惊悸怔忡、失眠健忘、食少体倦，以及脾虚气弱，便血崩漏等

龙眼肉能补心脾、益气血、安神，可与人参、当归、酸枣仁等同用，如《济生方》归脾汤；用于气血亏虚，可单服本品，如《随息居饮食谱》玉灵膏（一名代参膏），即单用本品加白糖蒸熟，开水冲服。一般用量 10～25g，大剂量可用至 30～60g。

2. 用于皮肤病

名老中医邹孟城善用龙眼壳，认为其具散风疏表、凉血清热之功，用以煎水外洗治疗多种皮肤病，如荨麻疹、瘙痒症、夏季皮炎等，消疹止痒，功效不凡。

此法盛传于锡山乡间，其地位于无锡之南，濒临太湖，水网交织、阡陌纵横、蚕桑耕读、物阜民丰。原为无锡县，现改为锡山市，乃古“梁溪”之地，余童年曾见多处石桥上镌有“梁溪某某桥”字样，故以知之。习医后读明代缪希雍《医学广笔记》，载有治梁溪某女子之医案，大约即指此地。

某年，故乡友人陈剑亮先生来电相告：其母于半年前患荨麻疹，风团遍体，痒不可忍。医院予以抗过敏治疗，内服药物不效，即静脉注射针剂，治疗后可使症状减轻或缓解，然不久必复发如初，如此因循治之三四月，仍不见。某日遇一人告以龙眼壳煎水洗澡，可望痊愈。即觅得该物一大捧（锡地方言：以两手仰掌伸指，两掌盛满物品为谓之"一大捧"），煮水澡浴，一次即见大效，二三次而疹消痒止。以后偶有发作，如上一洗即净。并谓此方不仅可治风疹块，其他皮肤病同样有效云。

1997 年冬季，某机修厂退休十年之陈老厂长前来就诊，述其每天入夜皮肤无故瘙痒，自视皮表光洁明净，并无异常。上床在被褥中越热则其痒越甚，由局部数处，渐及全身，竟至不能入睡，须待子时过后，阳气渐盛，其痒势方退，才可勉就枕席。如此折腾旬日未已，所用药物无非抗过敏之品，因不见大效，而悬余为治。余即授以龙眼壳洗浴法。陈厂长随购龙眼两斤，剥下之壳分 3 日用，每日以 1/3 煮水洗澡，第一次洗后当夜瘙痒即止，始得一宿安然浓睡。洗过 3 日，一冬未发，至 1998 年冬季，亦得平安度过，此方之佳，可谓神矣。

某中外合资企业中方代表某先生，因眩晕时作前来就诊。其女儿、女婿均为西医主任医师，嘱其服用中药。余断为痰饮眩晕，投半夏天麻白术汤而收复杯即应之效。至是年仲夏，体表遍发红疹块，皮肤科诊断为夏季皮炎，涂以洗剂，数日后依然如故，再来余处诊治。余亦授以上方，一次外洗后，即觉清凉之气渗入肌肤之内，痛感、痒感、不适感渐次消散，翌晨自检皮疹已渐隐退，为巩固疗效计，又洗两次，以后未见复发。

3. 用于止血定痛

名老中医邹孟城认为龙眼核止血定痛功效殊胜，《便易经验集》中有李平西所传疗"金刃伤"方："龙眼核剥去光皮，其仁研极细，掺疮口即定痛止血。"平西氏云："此药在西秦巴里营中，救愈多人。"龙眼核治金刃伤功效甚验，查《本草纲目》及其他本草书籍俱未记载。可见世上有用之材，自古迄今，湮没者不可胜计矣。

邹老自得此秘方后，立即收取龙眼核，如法研为细末。凡遇普通之金刃伤，俱以敷之，其止血定痛之效确非虚语。且废物利用，不花分文，遂作案头常备之药。有一日，一女患者前来就诊。其在一周前与弟媳斗口，及至动武，被对方咬伤手背。虽经外科多次治疗，依然溃烂腐化，不能收口。余为其洗净创面，掺以龙眼核粉并包扎之。次日换药，溃口已明显收敛，仅敷药粉两次便结痂而愈。痂脱之后肤上不留痕迹，表皮光洁如初。可见龙眼核之用，非仅止血定痛而已。

即此观之，龙眼核之为物，犹药中之璞玉也。无怪乎王孟英之曾祖于《重庆堂随笔》中亦盛赞其功："其核研敷金疮磕跌诸伤，立即止血止痛，愈后无瘢，名骊珠散，真妙药也。"

【使用注意】 湿盛中满或有停饮、痰、火者忌服。

【古籍摘要】

①《神农本草经》："主安志、厌食，久服强魂，聪明轻身不老，通神明。"

②《本草求真》："龙眼气味甘温，多有似于大枣，但此甘味更重，润气尤多，于补气之中，又更存有补血之力，故书载能益脾长智，养心保血，为心脾要药。是以心思劳伤而见健忘怔忡惊悸及肠风下血，俱可用此为治。"

【现代研究】 龙眼肉可明显延长小鼠常压耐缺氧存活时间，减少低温下死亡率。

楮实子

楮实子最早载于《名医别录》。其性寒，味甘；归肝、肾经；其基本功效有滋肾、清肝、明目、利尿。

【临床应用】

1. 用于腰膝酸软、虚劳骨蒸、头晕目昏

楮实子甘寒养阴，善补肝肾之阴，对于肝肾不足之腰膝酸软、虚劳骨蒸、盗汗遗精、头晕目昏等症，常与枸杞子、黑豆配伍。一般用量为 6～10g。

2. 用于目翳昏花

楮实子寒能清热，清肝明目。凡肝经有热，目生翳障之症，以楮实子单味研末，蜜汤调下，如《仁斋直指方》楮实散。若风热上攻，目翳流泪，眼目昏花，则以本品配荆芥穗、地骨皮，炼蜜丸，米汤调服。一般用量为 6～10g。

3. 用于水肿胀满

楮实子入肾经，补肾阴，助生肾气，对气化不利所致水液停滞之臌胀、小便不利等症，与丁香、茯苓相配，研细末，用楮实浸膏为丸，服至小便清利，如《素问病机气宜保命集》楮实子丸。

国医大师周仲瑛教授治疗水肿善用楮实子。周老临证发现，有不少患者水肿与阴虚同在，这种情况病因不一，其中有由于素体阴亏，津不化气，气不化水而成者，如投利水之泽泻、木通则更伤阴津，以地黄、阿胶辈补阴又碍气化，是为两难。周老用楮实子治阴亏水肿收效甚佳，认为本品平补肝肾与枸杞子相仿，利水消肿与泽泻相似，兼有两者之长而无助水伤阴之弊。考《名医别录》云本品"主阴痿，水肿，益气"，《大明本草》言其"壮筋骨，助阳气，补虚劳，助腰膝"，据此可知楮实子确有扶正利水之效。临床上，不仅以本品治许多阴伤水肿，以之治更年期面浮胫肿也有殊效。周老认为：楮实子补益肝肾，似能调整内分泌失调，因更年期患者阴气自半，气化不利，楮实子补阴气、助阳气、利水湿，故为对症之品。肢节肿甚者可配以天仙藤。

【使用注意】虚寒证患者慎用。

【古籍摘要】

①《名医别录》："主阴痿水肿，益气，充肌肤，明目。"
②《日华子本草》："壮筋骨，助阳气，补虚劳，助腰膝。"
③《本草汇言》："健脾养肾，补虚劳，明目。"

【现代研究】楮实子对毛发癣菌有抑制作用。

第四节　补阴药

以滋养阴液，纠正阴虚的病理偏向为主要功效，常用于治疗阴虚证的药物，称为补阴药。

本类药的性味以甘寒为主，能清热者，可有苦味。其中能补肺胃之阴者，主要归肺、胃经；能滋养肝肾之阴者，主要归肝、肾经；少数药能养心阴，可归心经。

本类药均可补阴，并多兼润燥和清热之效。补阴包括补肺阴、补胃（脾）阴、补肝阴、补肾阴、补心阴等具体功效，分别主治肺阴虚、胃（脾）阴虚、肝阴虚、肾阴虚、心阴虚证。阴虚证主要表现为两类见症：一是阴液不足，不能滋润脏腑组织，出现皮肤、咽喉、口鼻、眼目干燥或肠燥便秘。二是阴虚生内热，出现午后潮热、盗汗、五心烦热、两颧发红；或阴虚阳亢，出现头晕目眩。不同脏腑的阴虚证还各有其特殊症状：肺阴虚，可见干咳少痰、咯血或声音嘶哑；胃阴虚，可见口干咽燥、胃脘隐痛、饥不欲食，或脘痞不舒，或干呕呃逆等；脾阴虚大多是脾的气阴两虚，可见食纳减少、食后腹胀、便秘、唇干燥少津、干呕、呃逆、舌干苔少等；肝阴虚可见头晕耳鸣、两目干涩，或肢麻痉挛、爪甲不荣等；肾阴虚可见头晕目眩、耳鸣耳聋、牙齿松动、腰膝酸痛、遗精等；心阴虚可见心悸怔忡、失眠多梦等。

使用本类药物治疗热邪伤阴或阴虚内热证，常与清热药配伍，以利阴液的固护或阴虚内热的消除。用于不同脏腑的阴虚证，还应针对各种阴虚证的不同见症，分别配伍止咳化痰、降逆和中、润肠通便、健脾消食、平肝、固精、安神等药物，以标本兼顾。如阴虚兼血虚或气虚者，又需与补血药或补气药同用。

本类药大多有一定滋腻性，脾胃虚弱、痰湿内阻、腹满便溏者慎重。

北沙参

北沙参最早载于《本草汇言》。其性微寒，味甘、微苦；归肺、胃经；其基本功效有养阴清肺、益胃生津。

【临床应用】

1. 用于肺阴虚证

北沙参甘润而偏于苦寒，能补肺阴，兼能清肺热，适用于阴虚肺燥有热之干咳少痰、咯血或咽干音哑等症。常与相似的养阴、润肺、清肺及止咳、平喘、利咽之麦冬、南沙参、苦杏仁、桑叶、玄参等药同用。一般用量为5～15g。

著名中医学家焦树德教授认为，北沙参能补胃阴而生肺气，故肺热而气虚者，用之可清热补气。北沙参又为肺家气分中理血之药，因肺气上逆而血阻于肺者，用之可清除血阻使血脉通畅，且疏通而不燥烈，润泽而不滞腻。凡热伤肺气，气伤而血阻，血阻而扰心，心乱而有惊气诸证，沙参皆能主之。

焦老告诫，外感风寒之咳嗽和肺中素有内寒之咳嗽均忌用。古人虽然有"人参补五脏之阳，沙参补五脏之阴"的说法，但本品若与人参相提并论，则实为差之太远，用者要心中有数。

2. 用于胃阴虚证

北沙参能补胃阴而生津止渴，兼能清胃热。适用于胃阴虚有热之口干多饮、饥不欲食、大便干结、舌苔光剥或舌红少津及胃痛、胃胀、干呕等症。常与石斛、玉竹、乌梅等养阴生津之品同用。胃阴脾气俱虚者，宜与山药、太子参、黄精等养阴、益气健脾之品同用。一般用量为5～15g。

宁夏名老中医王凤山善用北沙参治疗胃脘痛。王老认为，胃脘痛之常见病机，为脾胃虚寒，其临床表现多见胃脘疼痛，胀满不舒，食后尤甚，纳食欠佳，口舌不干或口干不欲饮，大便不调，舌淡苔厚腻，或舌淡红苔薄白，脉弦缓或沉而无力。上证多以温中健脾、芳香化浊之品组方治之，每能生效。但连服数贴，患者常诉口鼻干燥或有大便干结等不良反应。曾于上方中加黄柏、栀子等苦寒药佐之，但不够理想。经多方思索，在上述方药内加入北沙参后，不仅消除了温燥伤津的不良反应，而且还增强了整个方剂的功效。胃喜润而恶燥，脾喜刚而恶湿。上述方中大堆芳香、温中之品虽对脾会起到好的作用，但却耗伤了胃阴，破坏了胃喜润恶燥的生理功能，因而出现上述不良反应。

此后，每于胃脘痛用芳香温中之药时加用北沙参为佐，即无化燥伤津之弊。王老体会，不论舌苔厚腻与否，均能起到理想的作用。

【**使用注意**】《本草从新》谓北沙参"反藜芦"，《中华人民共和国药典》亦认为北沙参"不宜与藜芦同用"，应加以注意。

【**古籍摘要**】

①《本草汇言》引林仲先医案："治一切阴虚火炎，似虚似实，逆气不降，清气不升，为烦，为渴，为胀，为满，不食，用真北沙参五钱水煎服。"

②《本草从新》："专补肺阴，清肺火，治久咳肺痿。"

【**现代研究**】北沙参的乙醇提取物有降低体温和镇痛作用；北沙参多糖对免疫功能有抑制作用，可用于体内免疫功能异常亢进之疾病；北沙参水浸液在低浓度时，能加强离体蟾蜍心脏收缩，浓度增高，则出现抑制心脏收缩直至心室停跳，静脉注射北沙参水浸液可使麻醉兔血压略升，呼吸加强。

《 麦冬 》

麦冬最早载于《神农本草经》。其性微寒，味甘、微苦；归胃、肺、心经；其基本功效有养阴润肺、益胃生津、清心除烦。

【临床应用】

1. 用于胃阴虚证

麦冬味甘柔润，性偏苦寒，长于滋养胃阴、生津止渴，兼清胃热。广泛用于胃阴虚有热之舌干口渴、胃脘疼痛、饥不欲食、呕逆、大便干结等症。如治热伤胃阴，口干舌燥，常与生地黄、玉竹、沙参等品同用。治消渴，可与天花粉、乌梅等品同用。与半夏、人参等同用，治胃阴不足之气逆呕吐，如《金匮要略》麦冬汤。与生地黄、玄参同用，治热邪伤津之便秘，如《温病条辨》增液汤。

2. 用于肺阴虚证

麦冬又善养肺阴，清肺热，适用于阴虚肺燥有热之鼻燥咽干、干咳痰少、咯血、咽痛音哑等症，常与阿胶、石膏、桑叶、枇杷叶等品同用，如《医门法律》清燥救肺汤。

3. 用于心阴虚证

麦冬可归心经，还能养心阴、清心热，并略具除烦安神作用。可用于心阴虚有热之心烦、失眠多梦、健忘、心悸怔忡等症，宜与养阴安神之品配伍，如《摄生秘剖》天王补心丹，以之与生地黄、酸枣仁、柏子仁等品同用。热伤心营，神烦少寐者，宜与清心凉血养阴之品配伍，如《温病条辨》清营汤，以之与黄连、生地黄、玄参等品同用。

4. 用于水肿

肾为水之下源，主蒸腾气化，司二阴开合。邪壅下焦，膀胱气化不利，或肾脏本虚，开合失司，则水液内停，小便不利，泛滋肌肤为肿，或为癃闭。《辨证录》用六味地黄丸加麦冬、五味子治肾水衰，手足尽胀，腹肿如鼓，面目赤浮，皮肤流水，小便闭涩，气喘不能卧倒。该书臌胀门中提到："肾虚以致火动，肺虚以致水流，补其水则火自静，补其金则水自通。"是知方中麦冬之用在于滋上源以萌肾水，俾肾气化而小水通。《医学衷中参西录》用麦冬配野台参、威灵仙、地肤子成方，名宣阳汤，治阳分虚损，气弱不能宣通，以致小便不利。《辨证录》之消胀丹（白术、茯苓、麦冬、熟地黄、山药、芡实、紫苏子）"治肺脾肾三经之虚，气喘作胀，腹肿小便不利"。由上可知，麦冬治水病，既宜于实，也宜于虚，以补益之体而作通利之用，正是气化湿化，气化水行之谓。

名老中医卢尚岭善用麦冬配伍葶苈子治疗各种心力衰竭。卢老根据《灵枢·经脉》"手少阴气绝，则脉不通……脉不通则血不流"，认为血瘀于肺，肺失宣肃，不能通调水道则水停而成本病。卢老补心气不以参类为主，而重用麦冬。以麦冬治疗心力衰竭，旨意深远。麦冬甘寒，不仅可养阴益胃，还可补心肺气，利水消肿，具有滋而不腻、补而不滞之特点。古人对此多有论述，如《本草汇言》称："麦冬……主心气不足"；《本草分经》认为麦冬能"泻热生津，化痰止呕，治嗽行水"。本品可治疗各种心力衰竭，即使痰涎壅盛，舌苔厚腻，均宜重用之，用量为30～90g，常效如桴鼓。与《本草新编》所言："但世人未知麦冬之妙用，往往少用之而不能成功为可惜也。"不谋而合。此外，卢老认为葶苈子亦为治疗心力衰竭的良药。葶苈子长于泻肺行水，又能通利小便，用量一般为30～45g。卢老强调，心力衰竭之瘀血是由于心气亏虚，推动无力所致。故治疗必须补益心气以治本，心气充沛，瘀血自消。《名医别录》称人参可"通血脉，破坚积"，便是补气可化瘀之明证。诚然，补气的同时，辅以活血通络之品，方不失辨证论治之真谛。

【古籍摘要】

①《神农本草经》："主心腹结气……胃络脉绝，羸瘦短气。"

②《本草汇言》："清心润肺之药。主心气不足，惊悸怔忡，健忘恍惚，精神失守；或肺热肺燥，咳声连发，肺痿叶焦，短气虚喘，火伏肺中，咯血咳血；或虚劳客热，津液干少；或脾胃燥涸，虚秘便难。"

【现代研究】家兔用麦冬煎剂肌内注射，能升高血糖；正常兔口服麦冬的水、醇提取物则有降血糖作用；麦冬能增强网状内皮系统吞噬能力，升高外周白细胞，提高免疫功能；能增强垂体肾上腺皮质系统作用，提高机体适应性；能显著提高实验动物耐缺氧能力，增加冠脉流量，对心肌缺血有明显保护作用，并能抗心律失常及改善心肌收缩力；有改善左心室功能与抗休克作用；还有一定镇静和抗菌作用。

⫷ 天 冬 ⫸

天冬最早载于《神农本草经》。其性寒，味甘、苦；归肺、肾经；其基本功效有养阴润燥、清肺生津。

【临床应用】

1. 用于肺阴虚证

天冬甘润苦寒之性较强，其养肺阴、清肺热的作用强于麦冬、玉竹等同类药物。适用于阴虚肺燥有热之干咳痰少、咯血、咽痛音哑等症。对咳嗽咳痰不利者，兼能止咳祛痰。治肺阴不足，燥热内盛之证，常与麦冬、沙参、川贝母等药同用。

2. 用于肾阴虚证

天冬能滋肾阴，兼能降虚火，适宜于肾阴亏虚之眩晕、耳鸣、腰膝酸痛及阴虚火旺之骨蒸潮热、内热消渴等症。肾阴亏虚，眩晕耳鸣，腰膝酸痛者，常与熟地黄、枸杞子、牛膝等滋肾益精、强筋健骨之品同用。阴虚火旺，骨蒸潮热者，宜与滋阴降火之生地黄、麦冬、知母、黄柏等品同用。治肾阴久亏，内热消渴，可与生地黄、山药、女贞子等滋阴补肾之品同用。肺肾阴虚之咳嗽咯血，可与生地黄、玄参、川贝母等滋阴清肺、凉血止咳药同用。

3. 用于热病伤津之食欲不振、口渴及肠燥便秘等症

天冬还有一定的益胃生津作用，兼能清胃热，可用于热伤胃津之证。气阴两伤，食欲不振，口渴者，宜与生地黄、人参等养阴生津益气之品配伍。津亏肠燥便秘者，宜与生地黄、当归、生何首乌等养阴生津、润肠通便之品同用。

著名中医学家张志远教授对天冬和麦冬进行了比较详细的比较。张老认为，天冬与麦冬均系甘寒药物，滋阴润燥、补液生津，两者功能相仿，而作用不同，但对肺阴不足，干咳无痰和肠燥便秘之证，常相配使用。天冬寒凉性大，以滋养肺肾之阴擅长，力专效宏，治高热病后口渴，与天花粉、甘蔗浆、生地黄同用。麦冬尚入心胃，治心烦不安，舌色绛红，与莲子心、生地黄、黄连、犀角、竹叶心同用；治胃阴耗伤、口干食少、光剥无苔，与沙参、石斛、玉竹、冰糖、乌梅、五味子、西洋参同用。两者功效比较，天冬偏于退虚热，上清肺中之火，下补肾水之亏，麦冬有祛痰止咳作用，且能强心利尿，此其不同点。

【使用注意】本品甘寒滋腻之性较强，脾虚泄泻、痰湿内盛者忌用。

【古籍摘要】

①《药性论》："主肺气咳逆、喘息促急，除热，通肾气，疗肺痿生痈吐脓……止消渴，去热中风，宜久服。"

②《本草汇言》："润燥滋阴，降火清肺之药也。统理肺肾火燥为病，如肺热叶焦，发为痿痈，吐血咳嗽，烦渴传为肾消，骨蒸热劳诸证，在所必需者也。"

【现代研究】天冬酰胺有一定平喘镇咳祛痰作用；可使外周血管扩张、血压下降、心收缩力增强、心率减慢和尿量增加；煎剂体外试验证明对甲型及乙型溶血性链球菌、白喉棒状杆菌、肺炎球菌、金黄色葡萄球菌等均有不同程度的抑制作用；天冬具有升高外周白细胞、增强网状内皮系统吞噬能力和体液免疫功能的作用；煎剂或醇提取液可促进抗体生成，延长抗体生存时间；对实验动物有非常显著的抗细胞突变作用，可升高肿瘤细胞 cAMP 水平，抑制肿瘤细胞增殖。

《 石 斛 》

石斛最早载于《神农本草经》。其性微寒，味甘；归胃、肾经；其基本功效有益胃生津、滋阴清热。

【临床应用】

1. 用于胃阴虚及热病伤津证

石斛长于滋养胃阴，生津止渴，兼能清胃热。主治热病伤津，烦渴、舌干苔黑之症，常与天花粉、鲜生地黄、麦冬等品同用，如《时病论》清热保津法。治胃热阴虚之胃脘疼痛、牙龈肿痛、口舌生疮，可与生地黄、麦冬、黄芩等品同用。一般用量为 6～12g。

2. 用于肾阴虚证

石斛能滋肾阴，兼能降虚火，适用于肾阴亏虚之目暗不明、筋骨痿软及阴虚火旺，骨蒸劳热等症。肾阴亏虚，目暗不明者，常与枸杞子、熟地黄、菟丝子等品同用，如《原机启微》石斛夜光丸。肾阴亏虚，筋骨痿软者，常与熟地黄、山茱萸、杜仲、牛膝等补肝肾、强筋骨之品同用。肾虚火旺，骨蒸劳热者，宜与生地黄、枸杞子、黄柏、胡黄连等滋肾阴、退虚热之品同用。一般用量为 6～12g。

3. 用于痹证

石斛，首载于《神农本草经》，言石斛"主伤中，除痹，下气，补五脏虚劳羸瘦，强阴，久服厚肠胃"。言本品为除痹之良药，尤宜于久痹虚羸者。在唐代以前，没有对此作用加以重视，应用颇少。自宋代始，临床运用逐渐增多。如《太平圣惠方》石斛浸酒方，则以石斛配杜仲、牛膝、丹参、生地黄等药，共作酒剂，主治风湿腰痛。《太平圣惠方》石斛丸，以石斛配天雄、附子、牛膝、赤茯苓、狗脊、桂心、干姜等，主治风寒冷气侵袭之腰痛强直、不能俯卧。再如《备急千金药方》的石斛散则以石斛配牛膝、山茱萸等药，主治大风，四肢不收，不能自反复，两肩中疼痛，身重胫急不可以行，时寒时热，足端如似刀刺，身不能自任。另外，明代《普济方》之牛膝汤治虚极，筋缩不能转，腰脊不能伸，苦痛。各方之中皆用石斛以除痹。《岳美中医案》载有岳美中利用四神煎，重用石斛治疗鹤膝风。

中医临床家李根林在临床上治疗痹证，曾多用疏风活络、温经散寒、祛风通痹、活血通络等法，一部分患者用之有效，一部分患者效果不明显，亦有不仅无效，而且越治越重者。尤在泾《金匮翼》说："脏腑经络，先有蓄热，而复于风寒客之，热为寒郁，气不得通，久之寒亦化热，则痹熻而闷也。"故对于热痹采用甘寒养阴通络法，重用石斛（30g）滋阴荣筋，可使阴液得养，脉络自通，每收良效。所以石斛为补虚、除痹、祛邪扶正之主药。

名老中医俞大祥亦认为石斛为治疗痹证之良药。俞老认为，石斛依水石而生，近世皆用以滋阴生津，尤以滋养胃津为主，溯之《神农本草经》早有除痹记载，《甄权》谓治腿脚软弱，皮肌风痹，骨中久痛，则石斛显然亦具有补虚除痹之能。再综观古代临床，宋《太平圣惠方》备载很多石斛散，皆以石斛为君治疗各种虚劳痿痹，清·陈士铎《石室秘录》《辨证录》更有蒸膝汤、散膝汤、张真人神方等方剂以辅黄芪而普治鹤膝，足证已为临床所习用。

国医大师朱良春教授亦善用石斛治疗痹证。朱老对石斛除痹的应用，以痹证久延，肝肾阴伤，呈现筋脉盘曲拘挛作痛，形体消瘦，或午后低热，舌红少苔，脉细数者，用之为多。恒以石斛配何首乌、白芍、地黄、鸡血藤滋养肝肾阴液，钩藤、天麻、豨莶草、秦艽、桑寄生、木瓜祛风通络，桃仁、红花活血定痛，有较好的效果。其中石斛的用量，一般在 15～30g 之间，少则效差。先生的经验，此类痹证，当根据中医肝主筋、肾主骨的理论，注重滋养肝肾，俾源头得畅，则脉涩者方可转为流利。而祛风通络之药，又当避开辛燥，以防伤津耗液。又阴虚脉涩不利，易致血瘀，故又当适当选用活血化瘀之品，如桃仁、红花之属，此类痹证，不宜急切图功，当守方常服，多进自可获益。

4. 用于声音嘶哑

名老中医俞大祥、齐强善用石斛治疗声音嘶哑。齐老谓，素常每遇多语、高歌、大声呼号而致声音嘶哑，或戏剧歌手要求护嗓而索方者，一般贯以金银花、胖大海、麦冬为方以递之。但不知石斛确有清音出声之特殊功效，已故戏剧大师梅兰芳先生，护嗓妙法之一，就是常饮金钗石斛水。

齐老在临床中，凡遇职业性声音哑者，则常拟用金钗石斛 12g、玉蝴蝶 2 只（2 片），煎水代茶饮之，每收良效。究其声音之源，乃出于肺，而根于肾，响于喉咙。古有"肺如钟，金破则不鸣，金实亦不鸣"之说，肺气旺盛，肾精充沛，声音清亮。由此可见，声音之清浊、响与不响，与肺、肾的关系最为密切。

因多语、高呼而伤气耗津，即金破不鸣，金钗石斛味甘，性微寒，能入胃、肾经，主补五脏，并有滋阴生津、补脾进食、益精壮骨之功用，今运用于治疗声音嘶哑或保护嗓音，是有其道理的。

【古籍摘要】

①《神农本草经》："主伤中，除痹，下气，补五脏虚劳羸瘦，强阴，久服厚肠胃。"

②《本草纲目拾遗》："清胃，除虚热，生津，已劳损。"

③《本草再新》："清胃火，除心中烦渴，疗肾经虚热。"

【现代研究】石斛能促进胃液的分泌而助消化，使其蠕动亢进而通便；但若用量增大，反使肠肌麻痹。石斛有一定镇痛解热作用，其作用与非那西丁相似而较弱；可提高小鼠巨噬细胞吞噬作用，用氢化可的松抑制小鼠免疫功能之后，石斛多糖能恢复小鼠免疫功能；石斛水煎剂对晶状体中的异化变化有阻止及纠正作用；对半乳糖性白内障不仅有延缓作用，而且有一定的治疗作用。

◀◀ 玉 竹 ▶▶

玉竹最早载于《神农本草经》。其性微寒，味甘；归肺、胃经；

其基本功效有养阴润燥、生津止渴。

【临床应用】

1. 用于肺阴虚证

玉竹药性甘润，能养肺阴，为微寒之品，略能清肺热。适用于阴虚肺燥有热之干咳少痰、咯血、声音嘶哑等症，常与沙参、麦冬、桑叶等品同用，如《温病条辨》沙参麦冬汤。治阴虚火炎，咯血、咽干、失音，可与麦冬、地黄、贝母等品同用。

又因本品滋阴而不碍邪，与疏散风热之薄荷、淡豆豉等品同用，治阴虚之体感受风温及冬温之咳嗽、咽干痰结等症，可使发汗而不伤阴，滋阴而不留邪，如《重订通俗伤寒论》加减葳蕤汤。一般用量为6～12g。

2. 用于胃阴虚证

玉竹又能养胃阴、清胃热，主治燥伤胃阴，口干舌燥、食欲不振，常与麦冬、沙参等品同用；治胃热津伤之消渴，可与石膏、知母、麦冬、天花粉等品同用，可共收清胃生津之效。

此外，本品还能养心阴，亦略能清心热，还可用于热伤心阴之烦热多汗、惊悸等症，宜与麦冬、酸枣仁等清热养阴安神之品配伍。一般用量为6～12g。

3. 用于湿疹

著名老中医陈耀堂治疗顽固性湿疹善用玉竹。陈老临证所治皮肤湿疹，常用肥玉竹，并用鸡苏散、苦桔梗、蝉蜕等药。《本草从新》谓玉竹"甘平，补中益气，除烦渴，润心肺，治风淫湿毒"。鸡苏散为六一散加薄荷，有清热渗湿祛风作用，对湿疹水液渗出尤宜。苦桔梗入肺泻热，能载药上浮以走皮表。蝉蜕善治皮肤疮疡瘾疹。陈老认为蝉蜕甘寒，善除风热；现代医学则认为其有抗过敏作用。

【古籍摘要】

①《神农本草经》："主中风暴热，不能动摇，跌筋结肉，诸不足。"

②《日华子本草》："除烦闷，止渴，润心肺，补五劳七伤虚损。"

③《本草正义》："治肺胃燥热，津液枯涸，口渴嗌干等症，而胃火炽盛，燥渴消谷，多食易饥者，尤有捷效。"

【现代研究】本品具有促进实验动物抗体生成，提高巨噬细胞吞噬百分数和吞噬指数，促进干扰素合成，抑制结核分枝杆菌生长，降血糖，降血脂，缓解动脉粥样斑块形成，使外周血管和冠脉扩张，延长耐缺氧时间，强心、抗氧化、延缓衰老等作用。还有类似肾上腺皮质激素样作用。

《 枸杞子 》

　　枸杞子最早载于《神农本草经》，其性平，味甘；归肾、肝经；其基本功效有补肝肾、益精血、明目。

【临床应用】

1. 用于肾精不足与精血亏虚证

　　枸杞子既入肝养血，又入肾补精，为主治肾精不足或精血亏虚之良药。肾精不足，常见腰膝酸软、耳鸣耳聋、发脱齿松、不育不孕、健忘呆钝或生长发育迟缓诸症，本品均宜先用，且单用有效，如《饮膳正要》枸杞酒，即以单味枸杞子浸酒服用；尤常与其他滋肾益精之品配伍，如《景岳全书》左归丸，以之与熟地黄、龟甲胶、山茱萸等同用。

　　枸杞子与熟地黄等补益精血药相似，还常配伍用于肾阳虚证或肾阴虚证。治肾阳虚不足，可与补肾阳、益精血药同用，如《景岳全书》右归丸，以之与肉桂、附子、熟地黄等药配伍。治肝肾阴虚，可与滋肾阴、益精血药同用，如《古今录验方》枸杞丸，以之与天冬、干地黄等药配伍。一般用量为10～15g。

　　由上可知，枸杞子既可用于阴虚证，又可用于阳虚证。名老中医张文阁对于枸杞子运用有较深体会。张老曾遇一消渴病患者。诊之，一派阴虚之象，拟投六味地黄丸加麦冬、沙参、石斛、枸杞子等一试。当写到枸杞子时，患者果断地说："不能服枸杞子。"问其故，乃知她两年前在某医院治疗此病时，方中有枸杞子。服之则盗汗，连服10余剂，盗汗如洗，病情益甚。罢医停药后，盗汗自止。患者自述当时虽心中疑惑，但并未了然。后时逢冬季，其爱人常给她炖鸡食之，出于求愈心切，开始2次放入枸杞子同炖，服后均盗汗。若炖时不加枸杞子，食之即不出现盗汗。从而晓知，盗汗乃枸杞子所致。余听此将信将疑，拟再行实验观察，经她同意后，试用2次，皆验，停服枸杞子则不出现盗汗症状，吾乃笃信。盗汗乃阴虚热扰，心液不能敛藏所致，《黄帝内经》云："阳加于阴谓之汗。"此患者虽系阴虚，然平时并无盗汗，何以服食枸杞子即盗汗？当是食枸杞子之后出现阳盛热扰，阴虚益甚之故。

历代本草，多言枸杞子味甘，性平，入肝、肾、肺三经，功能滋肾、润肺、补肝、明目、补益精气，主治肝肾阴亏、腰膝酸软、头晕、目眩、目昏多泪、虚劳咳嗽、消渴、遗精、多认为枸杞子为滋阴之品，将其归属于滋阴药类；近代一些中药学家，则认为枸杞子有补血之功，又将其归属于补血药类。独周岩在《本草思辨录》中说道："枸杞子内外纯丹，饱含津液，子本入肾，此复似肾中水火兼备之象。味厚而甘，故能阴阳并补……而纯丹不能增火也。"某些患有阴虚阳盛所致的阴虚（火旺）证患者服用枸杞子，可使其阳益盛，阴尤虚，以致阳加于阴，热扰于内，心液外泄而盗汗。俗语说："离家千里，勿食枸杞（子）。"即主要指枸杞子有补肾兴阳的作用。此外，临床亦有服食枸杞子而致咽燥口干欲饮，甚至出现鼻衄者，机制当亦如上。可见，枸杞子并非纯补阴血之品，实有补阳之功，属阴阳并补之品。

2. 用于眼目昏花

肝藏血，开窍于目，"肝受血而能视"。精血不足，无以上养于目，则视物昏花。枸杞子补肝肾、益精血，又有较好的明目之效，为主治肝肾不足之眼目昏花的佳品。常与其他补肝肾明目药同用，如《医级》杞菊地黄丸，以之与菊花、熟地黄、山茱萸等同用。《银海精微》驻景丸，以之与菟丝子、肉苁蓉、五味子等同用。一般用量为 $10\sim15g$。

3. 用于血虚证

枸杞子有补血功效，又可用于血虚证，症见面色萎黄、失眠多梦、头昏耳鸣等，常与养血安神之品同用，如《摄生秘剖》杞圆膏，以之与龙眼肉同用。一般用量为 $10\sim15g$。

4. 用于降低转氨酶

著名中医学家张海峰善用枸杞子降酶，并且每每重用而取效。对于慢性肝炎、迁移性肝炎转氨酶长期不正常者，张老按中医辨证处方外，常重用枸杞子（20g）而收良效。一般用量为 $10\sim15g$。

5. 用于肝病齿衄、阴虚胃痛

枸杞子治疗肝病齿衄、阴虚胃痛乃国医大师朱良春教授之经验。枸杞子甘平，滑润多脂，为滋肾养肝、益精生津之妙品。其止血作用，方书记载甚少，仅《本草述》提及"诸见血证，咳嗽血"。朱老通过大量的临床实践，认为此品具有止血之功，对慢性肝病所见牙齿出血尤为适合，每日用30g煎汤代茶，连服数日，齿衄常获控制，临床症状亦随之改善。朱良春常谓："血证病因，千头万绪，约言之，缘阴阳不相维系，若阴虚阳搏，宜损阳和阴；若阳离阴走，宜扶阳固阴。但肝肾精血交损所致之失血，非偏寒偏热所宜，枸杞则为当选之佳品。"不仅齿衄，举凡鼻出血、咯血、崩漏等症见精血内夺、肝不藏血者，在辨证论治方药中加用枸杞子，可以提高疗效。

此外，枸杞子不仅入肝、肾经，《要药分剂》指出，还兼入肺、胃两经，同时，王好古说它："主心病嗌干、心痛。"此处之心痛，多指胃痛而言，这是枸杞子治胃痛之滥觞。因为本品善于滋肾补肝，润肺养胃，所以对胃阴不足或肝气横逆犯胃之胃痛，用之有益。朱老对溃疡病及慢性萎缩性胃炎而见口干、苔少舌红、脉弦细者，均加重枸杞子之用量，恒收佳效。有时单用本品，每次 10g，嚼服或烘干研末吞服，一日 2 次，食前服，对萎缩性胃炎亦有佳效。

【古籍摘要】

①《本草经集注》："补益精气，强盛阴道。"

②《药性论》："补益精诸不足，易颜色变白，明目……令人长寿。"

③《本草经疏》："为肝肾真阴不足，劳乏内热补益之要药……故服食家为益精明目之上品。"

【现代研究】 枸杞子有免疫促进作用；可提高血清睾酮水平，起强壮作用；对造血功能有促进作用；对正常健康人也有显著升白细胞作用；还有延缓衰老、抗突变、抗肿瘤、降血脂、保肝及抗脂肪肝、降血糖、降血压作用。

《 黄 精 》

黄精最早载于《名医别录》，其性平，味甘；归肾、肺、脾经；其基本功效有补气养阴、健脾、润肺、益肾。

【临床应用】

1. 用于阴虚肺燥之干咳少痰及肺肾阴虚之劳咳久咳

黄精甘平，能养肺阴、益肺气。治疗肺金气阴两伤之干咳少痰，多与沙参、川贝母等药同用。因本品不仅能补益肺肾之阴，而且能补益脾气脾阴，有补土生金、补后天以养先天之效，亦宜用于肺肾阴虚之劳嗽久咳。因作用缓和，可单用熬膏久服。亦可与熟地黄、百部等滋养肺肾、化痰止咳之品同用。一般用量为 10～30g。

2. 用于脾虚阴伤证

黄精能补益脾气，又养脾阴。主治脾脏气阴两虚之面色萎黄、困倦乏力、口干食少、大便干燥。本品能气阴双补，单用或与补气健脾药同用。一般用量为 10～30g。

3. 用于肾精亏虚

黄精能补益肾精，对延缓衰老，改善头晕、腰膝酸软、须发早白等早衰症状，有一定疗效。如《备急千金要方》黄精膏方，单用本品熬膏服。亦可与枸杞子、何首乌等补益肾精之品同用。

著名老中医王琦教授善用黄精治疗男科疾病。王老认为：黄精甘平，为补气养阴、健脾润肺之品，用于脾胃虚弱之体倦乏力、口干食少，肺虚燥咳等症。然今人多用黄芪补气，用黄精者少。王老认为，黄精用于男科，尤有"填精生髓"之功。

他说，黄精得坤土之粹，土为万物之母，母得其养，则水火既济，木金交合，而精自充。古人多将其视为延年益寿上品，常将其载于神仙方中，如《太平惠民和剂局方》中即有"神仙服黄精十一法"。《道藏》中关于黄精的用法则更多。因为古人将黄精视为神仙保健之品，在治病时用之并不多，今人常以为其效不如黄芪。现代研究证明，黄精含糖类、赖氨酸等多种氨基酸，人体必需的 8 种微量元素及黄酮类等有效成分，能促进机体蛋白及能量合成，有提高免疫功能、改善微循环、延缓衰老等多种功效。据此，王老将黄精用于男科治疗精亏髓少之"少精症""弱精症"等最为有效，临床常与枸杞子、何首乌等配伍使用，常用量为 10～15g。

4. 用于手足癣

手足癣患者多有干燥脱皮，而黄精能滋阴润燥，用于此类疾病有较好的疗效。笔者跟随国家级名老中医徐学义教授临证时，见徐老善用一方，名为黄精膏：黄精 30g，生石膏 30g，知母 10g，藿香 15g，加葱白 5～6 根，入醋 500mL 浸泡 1 周后外用，对手足瘙痒、干燥、脱皮等症效果很好。患肢浸泡在药醋中 15min 左右，每天 2～3 次。药醋可重复使用，但是对于有伤口或者裂缝者不宜使用，因为醋对之有刺激作用。此法既方便又有效，而且价钱便宜。药虽便宜，疗效却很好，值得临床推广。

5. 用于瘰疬

河南名老中医史发璋，家中三世业中医外科，史老行医 60 余年，积累了丰富的临床经验，重用黄精治疗瘰疬，疗效显著，确有独到之处。史老认为，瘰疬乃肝脾不调，痰热内生，或肺肾阴亏，痰火凝结所致。病因主要责之于脾、肺、肾，脾虚则聚湿生痰，肺肾阴亏则灼津为痰。痰为有形之物，凝结成块则为瘰疬。黄精补脾气，助运化，以杜绝生痰之源，又滋肺肾之阴，使阴足火灭无以凝痰成结，则瘰疬消矣。现代药理研究证实，黄精对结核分枝杆菌有显著的抑制效果。史老自拟"黄精汤"处方：黄精50g，夏枯草30g，生牡蛎25g，当归20g，白芍20g，地榆20g，白头翁20g，百部15g。每日1剂，水煎服，早晚服。连服15剂为1个疗程。间隔5天，再服下个疗程。一般治疗1~3个疗程。加减：未溃疡者加川芎10g，黄连10g；脓欲成者加白芷10g，皂角刺10g；溃后者加黄芪15g，白术10g。

【古籍摘要】

①《日华子本草》："补五劳七伤，助筋骨，生肌，耐寒暑，益脾胃，润心肺。"

②《本草纲目》："补诸虚……填精髓。"

【现代研究】黄精能提高机体免疫功能和促进 DNA、RNA 及蛋白质的合成，促进淋巴细胞转化；具有显著的抗结核分枝杆菌作用；对多种致病性真菌有抑制作用；对伤寒杆菌、金黄色葡萄球菌也有抑制作用；有增加冠脉流量及降压作用，并能降血脂及减轻冠状动脉粥样硬化程度；对肾上腺素引起的血糖过高呈显著抑制作用；还有抑制肾上腺皮质和抗衰老作用。

墨旱莲

墨旱莲最早载于《新修本草》。其性寒，味甘、酸；归肝、肾经；其基本功效有滋补肝肾、凉血止血。

【临床应用】

1. 用于肝肾阴虚证

墨旱莲甘寒，能补益肝肾之阴，适用于肝肾阴虚或阴虚内热所致须发早白、头晕目眩、失眠多梦、腰膝酸软、遗精耳鸣等症。单用或与滋养肝肾之品配伍。如《医灯续焰》旱莲膏，单用本品熬膏服；《医方集解》二至丸，以之与女贞子同用；亦常与熟地黄、枸杞子等配伍。一般用量为6~12g。

名老中医郝现军认为墨旱莲性寒味酸，功能滋阴益肾、凉血止血。临床常用于治疗肝肾阴虚所致腰膝酸软、须发早白，以及吐血、衄血、崩漏等病证。郝老临床还应用墨旱莲治疗肾阴虚所致梦遗滑精，肝肾阴虚所致脱发，心阴虚所致烦躁失眠，肝肾阴虚所致丙氨酸氨基转移酶（谷丙转氨酶）升高。以上病证皆可用墨旱莲 30～50g（鲜品 100～200g）。

2. 用于阴虚血热之失血证

墨旱莲长于补益肝肾之阴，又能凉血止血，故尤宜于阴虚血热之出血证。可单用或与生地黄、阿胶等滋阴凉血止血之品同用。一般用量为 6～12g。

中医临床家黄冬度善用墨旱莲治疗再生障碍性贫血。黄老谓，墨旱莲性寒，味甘、酸，归肝、肾二经。《本草纲目》谓其："乌鬓发，益肾阴。"《新修本草》谓其："汁涂发眉，生速而繁。"《本草从新》谓其："汁墨补肾，黑发乌须……功善益血凉血。"从以上记载看，墨旱莲具有补肾益血之功能。临床上黄老嘱患者每天用鲜墨旱莲 100g，煎汤代茶饮用，取得很好的疗效。

3. 用于婴幼儿湿疹

墨旱莲治疗婴幼儿湿疹原系一民间单方，中医临床家陈刚庆单用或以该药为主配方治疗 50 余例婴幼儿湿疹，收到良好效果。从所治病例看，其对渗出性湿疹疗效为佳。具体方法：取该药鲜品适量，洗净取汁，装入容器内加盖，并在普通蒸锅内蒸 15～20min 消毒备用。待药液冷却后直接将药液涂于患处即可，每日数次。如无鲜草，可用干品 50g 左右煎液外敷，或浓缩后涂擦患处。视患儿病情可酌加苍术、黄柏、地肤子等。对于重症患儿应注意食物调配并可辅助使用抗过敏药。患儿多在用药 2～3 天后渗出明显减少，结痂，瘙痒减轻，1周左右皮损痊愈，再次使用仍然有效。

婴幼儿湿疹系临床常见病，主因湿热内蕴，外发体肤所致。用墨旱莲治疗婴幼儿湿疹对皮肤无刺激性，方法简单、经济，疗效可靠，值得推荐应用。

4. 用于 IgA 肾病

中医临床家朱树宽应用墨旱莲治疗 IgA 肾病取得良效。中医学认为，此病乃由于先天禀赋薄弱，或肾阴亏损，虚火内生，或肾气不足，血失闭藏，复因湿热邪毒外侵，灼伤血络使然。考墨旱莲，味甘酸而性寒，主入肝、肾二经，既能滋阴补肾，又能凉血止血，还能敛阳降压，配以清热利湿解毒之车前草、益母草、鱼腥草，以及凉血止血之茜草、小蓟、白茅根等，实为治疗 IgA 肾病的有效良药。唯应注意偏于阴虚火旺者，墨旱莲可加大用量至 60～90g，疗效乃佳；偏于体弱气虚者，墨旱莲用量又应在 30g 以下为好。

【古籍摘要】

①《新修本草》："洪血不可止者，敷之立已。汁涂发眉，生速而繁。"

②《本草正义》："入肾补阴而生长毛发，又能入血，为凉血止血之品。"

【现代研究】 本品可提高机体非特异性免疫功能，消除氧自由基保肝，促进肝细胞再生，增加冠状动脉流量，延长小鼠在常压缺氧下的存活时间，并有镇静、镇痛、促进毛发生长、使头发变黑、止血、抗菌、抗阿米巴原虫、抗癌等作用。

女贞子

女贞子最早载于《神农本草经》。其性凉，味甘、苦；归肝、肾经；其基本功效有滋补肝肾、乌须明目。

【临床应用】

1. 用于肝肾阴虚证

女贞子性偏寒凉，能补益肝肾之阴，适用于肝肾阴虚所致目暗不明、视力减退、须发早白、眩晕耳鸣、失眠多梦、腰膝酸软、遗精、消渴及阴虚内热之潮热、心烦等症。常与墨旱莲配伍，即二至丸（《医方集解》）。阴虚有热，目微红羞明，眼珠作痛者，宜与生地黄、石决明、谷精草等滋阴清肝明目之品同用。肾阴亏虚之消渴者，宜与生地黄、天冬、山药等滋阴补肾之品同用。阴虚内热之潮热心烦者，宜与生地黄、知母、地骨皮等养阴、清虚热之品同用。

2. 用于类风湿关节炎

中医临床家杜保荣善用女贞子治疗类风湿关节炎。杜老对于重症患者，在辨证复方中加入女贞子，每获奇效，对于轻证患者，单味女贞子水煎分服，即有良效。每日用量为 30～60g，30 天为一疗程。除个别体弱者服后便稀外，临床观察治疗 80 余例，均收效良好，未见明显毒性作用。对类风湿因子转阴，亦有明显促进作用。

3. 用于老年性便秘

中医临床家吕乃达善用女贞子治疗老年性便秘。吕老谓，老年性便秘多属虚秘，以气血阴阳虚为最，病及肝肾脾三脏，以肾为本。女贞子功专补益入肝肾，肝肾得充，脾气得养，则脾健运、肝疏泄、肾开合，各司其所，其便自通。处方：女贞子30g，当归15g，生白术15g。煎汤代茶饮服，一般服药3～7天大便趋于正常，女贞子配当归养血润肠，配白术益气健脾通便。阴虚者加生白芍15g、生甘草15g；阳虚者加菟丝子30g、肉苁蓉10g，辨证加味多获良效。

4. 用于少精症

女贞子具有补肾生精功能，其滋肾养阴而不燥，强腰生精而力雄，能明显提高精子活力，增加精子数量。治疗各种原因引起的少精症都有较好疗效。方法以五子衍宗汤加女贞子30g，连续服用3个月，或以女贞子研粉每次5g冲服，每日2次，这样能降低异常精子数，女贞子入汤需大剂量，一般30g以上，研粉冲服每日应不少于10g。

【古籍摘要】

①《本草纲目》："强阴，健腰膝，变白发，明目。"

②《本草备要》："益肝肾，安五脏，强腰膝，明耳目，乌须发，补风虚，除百病。"

【现代研究】女贞子可增强非特异性免疫功能，对异常的免疫功能具有双向调节作用；对化疗和放疗所致的白细胞减少有升高作用；可降低实验动物血清胆固醇，有防治动脉粥样硬化斑块和减轻斑块厚度的作用，能减少冠状动脉粥样硬化病变数并减轻其阻塞程度；能明显降低高龄鼠脑、肝中的丙二醛含量，提高超氧化物歧化酶（SOD）活性，具一定延缓衰老作用；有强心、利尿、降血糖及保肝作用；并有止咳、缓泻、抗菌、抗肿瘤作用。

龟 甲

龟甲最早载于《神农本草经》。其性寒，味甘、咸；归肾、肝、心经；其基本功效有滋阴潜阳、益肾健骨、养血补心、固经止崩。

【临床应用】

1. 用于肝肾阴虚所致阴虚阳亢、阴虚内热、阴虚风动证

龟甲长于滋补肾阴，兼能滋养肝阴，故适用于肝肾阴虚而引起上述诸证者。对阴虚阳亢，头目眩晕之证，本品兼能潜阳，常与天冬、白芍、牡蛎等品同用，如《医学衷中参西录》镇肝息风汤。治阴虚内热、骨蒸潮热、盗汗遗精者，常与滋阴降火之熟地黄、知母、黄柏等品同用，如《丹溪心法》大补阴丸。本品性寒，兼退虚热，治阴虚风动，神倦瘛疭者，宜与阿胶、鳖甲、生地黄等品同用，如《温病条辨》大定风珠。一般用量为9～24g。

2. 用于肾虚筋骨痿弱

龟甲长于滋肾养肝，又能健骨，故多用于肾虚之筋骨不健、腰膝酸软、步履乏力及小儿鸡胸、龟背、囟门不合诸症，常与熟地黄、知母、黄柏、锁阳等品同用，如《丹溪心法》虎潜丸。小儿脾肾不足，阴血亏虚，发育不良，出现鸡胸、龟背者，宜与紫河车、鹿茸、山药、当归等补脾益肾、益精养血之品同用。一般用量为9～24g。

3. 用于阴血亏虚之惊悸、失眠、健忘

龟甲入于心肾，又可以养血补心、安神定志，适用于阴血不足，心肾失养之惊悸、失眠、健忘，常与石菖蒲、远志、龙骨等品同用，如《备急千金要方》孔子大圣知枕中方（现简称枕中丹）。

著名中医学家孙朝宗教授善重用龟甲（30g）治心痛。《难经》曰："阴维为病苦心痛。"阴维脉为奇经八脉之一，隶属于肝肾，入通于心，能引少阴精血而归于心。若肝肾阴亏，肾之精血不足，则阴维失去滋养，不能导引肾之精血上行以滋养心脏，则病"心中憺憺大动，甚则心中痛"，故通补肾与阴维之脉，是治疗胸痹心痛的又一法门。用药除熟地黄、当归、芍药外，龟甲一药，性味甘咸而寒，能潜阳补水、通补阴维，以奠安少阴心肾，使水火相济，心脉得养，是治阴维为病心痛的主药。

此外，本品还能止血。因其长于滋养肝肾，性偏寒凉，故尤宜于阴虚血热，冲任不固之崩漏、月经过多。常与生地黄、黄芩、地榆等滋阴清热、凉血止血之品同用。

陕西名老中医张学文教授对龟甲与鳖甲的功用进行较详细的对比。张老认为，两者均为滋阴潜阳药，能退虚热骨蒸，止睡中盗汗，凡肾水不足，肝阳过旺之证，皆可投用，常和熟地黄、白芍、知母、牡蛎、青蒿、阿胶配伍应用。龟甲长于健骨养髓、补阴止血，治小儿囟门不合、腿膝软弱无力，与虎骨、海马、木瓜、牛膝、千斤拔同用；治妇女热扰冲任崩漏下血，与生地黄、小蓟、女贞子、墨旱莲、黑木耳、贯众同用。鳖甲侧重散结化癥，治肝脾大，与三棱、莪术、马鞭草、鬼臼、阿魏、刘寄奴同用；治卵巢囊肿，与肉桂、芫花、鬼箭羽、蜂房、三棱、细辛、茯苓同用，水泛为丸，口服，3个月为一疗程。

【古籍摘要】

①《神农本草经》："主……小儿囟不合。"

②《本草纲目》："补心、补肾、补血，皆以养阴也……观龟甲所主诸病，皆属阴虚血弱。"

③《本草通玄》："大有补水制火之功，故能强筋骨，益心智……止新血。"

【现代研究】龟甲能改善动物"阴虚"证功能状态，使之恢复正常；能增强免疫功能；具有双向调节 DNA 合成率的效应；对离体和在体子宫均有兴奋作用；有解热、补血、镇静作用；尚有抗凝血、增加冠脉流量和提高耐缺氧能力等作用；龟甲胶有一定提升白细胞数的作用。

百合

百合最早载于《神农本草经》。其性微寒，味甘；归肺、心经；其基本功效有养阴润肺、清心安神。

【临床应用】

1. 用于肺阴虚证

百合微寒，作用平和，能补肺阴，兼能清肺热。润肺清肺之力虽不及北沙参、麦冬等药，但兼有一定的止咳祛痰作用。用于阴虚肺燥有热之干咳少痰、咯血或咽干音哑等症，常与生地黄、玄参、桔梗、川贝母等清肺、祛痰药同用，如《慎斋遗书》百合固金汤。一般用量为 6～15g。

2. 用于阴虚有热之失眠心悸及百合病心肺阴虚内热证

百合能养阴清心，宁心安神。治虚热上扰，失眠，心悸，可与麦冬、酸枣仁、丹参等清心安神药同用。治疗神志恍惚，情绪不能自主，口苦、小便赤、脉微数等为主的百合病心肺阴虚内热证，用本品既能养心肺之阴，又能清心肺之热，还有一定的安神作用。常与生地黄、知母等养阴清热之品同用。一般用量为 6～15g。

【古籍摘要】

①《日华子本草》："安心，定胆，益志，养五脏"。

②《本草纲目拾遗》："清痰火，补虚损"。

【现代研究】百合水提液对实验动物有止咳、祛痰作用，可对抗组胺引起的蟾蜍哮喘；百合水提液还有强壮、镇静、抗过敏作用。百合水煎醇沉液有耐缺氧作用，还可防止环磷酰胺所致白细胞减少症。

《 鳖 甲 》

鳖甲最早载于《神农本草经》。其性微寒，味咸；归肝、肾经；其基本功效有滋阴潜阳、退热除蒸、软坚散结。

【临床应用】

1. 用于肝肾阴虚证

本品亦能滋养肝肾之阴，适用于肝肾阴虚所致阴虚内热、阴虚风动、阴虚阳亢诸证。对阴虚内热证，本品滋养之力不及龟甲，但长于退虚热、除骨蒸，故尤为临床多用。治疗温病后期，阴液耗伤，邪伏阴分，夜热早凉，热退无汗者，常与牡丹皮、生地黄、青蒿等品同用，如《温病条辨》青蒿鳖甲汤。治疗阴血亏虚，骨蒸潮热者，常与秦艽、地骨皮等品同用。主治阴虚风动，手足瘛疭者，常与阿胶、生地黄、麦冬等品同用。一般用量为 10～30g。

2. 用于癥瘕积聚

本品味咸，还长于软坚散结，适用于肝脾肿大等癥瘕积聚。常与活血化瘀、行气化痰药配伍，如《金匮要略》鳖甲煎丸以之与牡丹皮、桃仁、厚朴、半夏等品同用，治疟疾日久不愈，胁下痞硬成块。一般用量为 10～30g。

【古籍摘要】

①《神农本草经》："主心腹癥瘕坚积，寒热，去痞息肉……。"
②《本草汇言》："除阴虚热疟，解劳热骨蒸之药也。厥阴血闭邪结，渐至寒热，为癥瘕，为痞胀，为疟疾，为淋沥，为骨蒸者，咸得主之。"

【现代研究】鳖甲能降低实验性甲状腺功能亢进症动物血浆 cAMP 含量；能提高淋巴母细胞转化率，延长抗体存在时间，增强免疫功能；能保护肾上腺皮质功能；能促进造血功能，提高血红蛋白含量；能抑制结缔组织增生，故可消散肿块；有防止细胞突变作用；还有一定镇静作用。

◀ 明党参 ▶

明党参最早载于《本草从新》。其性微寒，味甘、微苦；归肺、脾、肝经；其基本功效有润肺化痰、养阴和胃、平肝。

【临床应用】

1. 用于肺阴虚证

明党参能养肺阴，润肺燥，并清肺化痰。主治肺阴虚燥热内盛所致的干咳少痰、痰黏不易咯出、咽干等症。常与北沙参、南沙参、川贝母、天花粉等滋阴润肺、清热化痰药同用。一般用量为6～15g。

2. 用于脾胃阴虚证

明党参入于脾胃，能养阴清热，生津止渴。主治热病耗伤胃津，或脾阴不足，而见咽干口燥、舌红少津、食少呕恶等症。常与太子参、麦冬、山药等养阴清胃、健脾生津药同用。一般用量为6～15g。

3. 用于肝阴不足或肝热上攻所致的眩晕、头痛、目赤等证

明党参还略有滋阴平肝，清肝降火之功。治阴虚阳亢，眩晕，头痛，可与白芍、石决明等滋阴平肝药同用。治肝火目赤，可与桑叶、菊花等清肝明目药同用。一般用量为6～15g。

【古籍摘要】

①《本草从新》："补肺气，通、下行，补气生津。"
②《本草求原》："养血生津，消热解毒。"
③《饮片新参》："平肝风。"

【现代研究】 明党参能降低实验动物的血清胆固醇，提高高密度脂蛋白与胆固醇的比率，增加血清超氧化物歧化酶，降低血清丙二醛；可提高小鼠脾脏淋巴细胞NK的活性，抑制二硝基氯苯所致的迟发性过敏反应；还有耐缺氧、抗高温、抗疲劳等作用。

◀ 桑椹 ▶

桑椹最早载于《新修本草》。其性寒，味甘、酸；归心、肝、肾经；其基本功效有滋阴补血、生津润燥。

【临床应用】

1. 用于肝肾阴虚证

桑椹能补益肝肾之阴，兼能凉血退热，适用于肝肾阴虚之头晕耳鸣、目暗昏花、关节不利、失眠、须发早白等症。对肝肾阴虚兼血虚者，还能补血养肝。其作用平和，宜熬膏常服；或与熟地黄、何首乌等滋阴、补血之品同用。一般用量为 10～15g。

2. 用于津伤口渴、消渴及肠燥便秘等证

桑椹又能生津止渴，润肠通便。兼阴血亏虚者，又能补养阴血。治津伤口渴，内热消渴及肠燥便秘等证，鲜品食用有效。亦可随证配伍。一般用量为 10～15g。

【古籍摘要】

①《新修本草》："主消渴。"

②《滇南本草》："益肾脏而固精，久服黑发明目。"

③《本草经疏》："为凉血补血益阴之药。"

【现代研究】桑椹有中度促进淋巴细胞转化的作用；能促进 T 细胞成熟，从而使衰老的 T 细胞功能得到恢复；对青年小鼠体液免疫功能有促进作用；对粒系细胞的生长有促进作用；其降低红细胞膜 Na^+-K^+-ATP 酶的活性，可能是其滋阴的作用原理之一；其有防止环磷酰胺所致白细胞减少的作用。

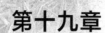

第十九章

收 涩 药

　　凡以收敛固涩，用以治疗各种滑脱病证为主的药物称为收涩药，又称固涩药。

　　本类药物味多酸涩，性温或平，主入肺、脾、肾、大肠经，有敛耗散、固滑脱之功。即陈藏器所谓"涩可固脱"，李时珍所谓"脱则故而不收，故用酸涩药，以敛其耗散"之意。因而本类药物分别具有固表止汗、敛肺止咳、涩肠止泻、固精缩尿、收敛止血、收涩止带等作用。

　　收涩药主要用于久病体虚、正气不固、脏腑功能衰退所致自汗、盗汗、久咳虚喘、久泻、久痢、遗精、滑精、遗尿、尿频、崩带不止等滑脱不禁病证。

　　滑脱病证的根本原因是正气虚弱，故应用收涩药治疗乃属于治病之标，因此临床应用本类药时，须与相应的补益药配伍同用，以标本兼顾。如治气虚自汗、阴虚盗汗者，则分别配伍补气药、补阴药；脾肾阳虚之久泻、久痢者，应配伍温补脾肾药；肾虚遗精、滑精、遗尿、尿频者，当配伍补肾药；冲任不固，崩漏不止者，当配伍补肝肾、固冲任药；肺肾虚损，久咳虚喘者，宜配伍补肺益肾纳气药等。总之，应根据具体证候，寻求根本，适当配伍，标本兼治，才能收到较好的疗效。

　　收涩药性涩敛邪，故凡表邪未解，湿热所致之泻痢、带下、血热出血，以及郁热未清者，均不宜用，误用有"闭门留寇"之弊。但某些收涩药除收涩作用之外，兼有清湿热、解毒等功效，则又当分别对待。

收涩药根据其药性及临床应用的不同，可分为固表止汗药、敛肺涩肠药、固精缩尿止带药三类。但某些药物具有多种功用，临床应用应全面考虑。

现代药理研究表明，本类药物多含大量鞣质。鞣质味涩，是收敛作用的主要成分，有止泻、止血、使分泌细胞干燥，减少分泌的作用。此外，尚有抑菌、消炎、防腐、吸收肠内有毒物质等作用。

第一节　固表止汗药

本类药物性味多为甘平，性收敛。肺主皮毛，司汗孔开合；汗为心之液。故其多入肺、心二经。能行肌表，调节卫分，顾护腠理而有固表汗止汗之功。临床常用于气虚肌表不固，腠理疏松，津液外泄而自汗；阴虚不能制阳，阳热迫津外泄而盗汗。治自汗当配补气固表药同用，治盗汗宜配滋阴除蒸药同用，以治求本。

凡实邪所致汗出，应以祛邪为主，非本类药物所宜。

麻黄根

麻黄根最早载于《本草经集注》一书。其性平，味甘、涩；归心、肺经。其基本功效为固表止汗。

【临床应用】

用于自汗、盗汗。本品甘平性涩，入肺经而能行肌表、实卫气、固腠理、闭毛窍，为敛肺固表止汗之要药。治气虚自汗，常与黄芪、牡蛎同用，如《太平惠民和剂局方》牡蛎散。治阴虚盗汗，常与熟地黄、当归等同用，如《兰室秘藏》当归六黄汤。治产后虚汗不止，常与当归、黄芪等配伍，如《太平圣惠方》麻黄根散。

此外，本品外用配伍牡蛎共研细末，扑于身上，可治各种虚汗证。

【使用注意】有表邪者忌用。

【古籍摘要】

①《名医别录》："止汗，夏月杂粉扑之。"

②《本草纲目》："麻黄发汗之气，驶不能御，而根节止汗，效如影响"。

③《本草正义》："其根则深入土中……则轻扬走表之性犹存，所以能从表分而收其散越，敛其轻浮，以还归于里。是固根收束之本性，则不特不能发汗，而并能使外发之汗敛而不出，此则麻黄根所以有止汗之功力，投之辄效者也。"

【现代研究】麻黄根甲醇提取物能降低血压，但麻黄素有升压作用。麻黄根所含生物碱可使蛙心收缩减弱，对末梢血管有扩张作用，对肠管、子宫等平滑肌呈收缩作用；能抑制低热和烟碱所致发汗。

浮小麦

浮小麦最早载于《本草蒙筌》一书。其性凉，味甘；归心经。其基本功效为固表止汗、益气、除热。

【临床应用】

1. 用于汗证

浮小麦甘凉入心，能益心气、敛心液，为养心敛液、固表止汗之佳品。用于汗证，无论自汗、盗汗者，均可应用。治气虚自汗者，可与黄芪、煅牡蛎、麻黄根等同用，如《太平惠民和剂局方》牡蛎散；治阴虚盗汗者，可与五味子、麦冬、地骨皮等药同用，以养阴敛汗。其简便方剂浮小麦饮由浮小麦15g熬汁100mL，加红糖调味，适用于小儿夜间盗汗或白天睡着出汗等症，既方便又有效，但属表邪汗出者忌用浮小麦。浮小麦尤擅长敛虚汗，治烦热，极有功效，如《傅青主女科》止汗散治疗产后多汗效果明显，也可单用炒焦研末，米汤调服。临床剂量一般煎服为15~30g；研末冲服3~5g。

2. 用于骨蒸劳热

浮小麦能益气养阴除热，治阴虚发热、骨蒸劳热等症，常配伍养阴清热之品，常与玄参、麦冬、生地黄、地骨皮等药同用。一般用量为15~30g。

3. 用于脏躁

浮小麦甘凉平和，润燥除烦，为治疗脏躁之要药。张仲景《金匮要略·妇人杂病篇》创甘麦大枣汤，主治"妇人脏躁，喜悲伤欲哭，象如神灵所作，数欠伸"。即以浮小麦为主药，配伍甘草、大枣以益气润燥、宁神除烦。现代多用于神经官能症之头眩健忘、心悸怔忡、心神烦乱、夜眠不实、多梦等，常用甘麦大枣汤加柏子仁、炒酸枣仁、远志、龙眼肉为治。一般用量为15～30g。

4. 用于血淋、尿血

浮小麦有收敛作用，炒后存性有止血功效，研末冲服可治血淋、尿血，有一定功效。但用量宜大，常用量30～60g。

《北方医话》载有一首验方，治疗前列腺增生。基于老年男性易患前列腺肥大，虽可手术，弱者难施，老前辈传予一方，为治疗该病良策，即用浮小麦一味，初用120g，微炒，煎汤频饮。笔者遇一例只能依靠导尿维持者，以浮小麦500g，煎汤频饮，果然尿畅食增。自此后每逢此病，均授予此方，嘱长期代茶频饮。

5. 用于缓急镇咳

浮小麦"甘能缓急"，有缓解急迫的作用。《金匮要略》载："咳而脉浮者，厚朴麻黄汤主之。"方中之小麦起缓急镇咳作用，临床也常用浮小麦治呛咳、痉咳等，有一定疗效。一般用量为15～30g。

6. 用于失眠

有文献报道民间小偏方用浮小麦、黑豆各30g，黑枣、莲子各7枚，冰糖适量。将前四味药用水煎后取汁。在此药中加入适量冰糖即可。此方具有平心之效，尤其适合伴有心烦、心悸、健忘、盗汗等症状的失眠患者。

【**使用注意**】表邪汗出者忌用。

【**古籍摘要**】

①《本草蒙筌》："敛虚汗。"

②《本草纲目》："益气除热，止自汗盗汗、骨蒸劳热、妇人劳热。"

③《本经逢原》："浮麦，能敛盗汗，取其散皮腠之热也。"

【**现代研究**】本品主含淀粉及酶类蛋白质、脂肪、钙、磷、铁、维生素等。

◀◀ 糯稻须根 ▶▶

糯稻须根最早载于《本草再新》。其性平，味甘；归肺、胃、肾经；其基本功效有固表止汗、益胃生津、退虚热。

【临床应用】

1. 用于自汗，盗汗

糯稻须根甘平质轻，能固表止汗，且有益胃生津之功。用于各种虚汗兼有口渴者尤宜。治气虚自汗，可单用煎服；或配伍黄芪、党参、白术、浮小麦等药同用。治阴虚盗汗，可与生地黄、地骨皮、麻黄根等药同用。一般用量为15～30g。

2. 用于虚热不退，骨蒸潮热

糯稻须根能退虚热，益胃津。常用于病后阴虚口渴，虚热不退及骨蒸潮热者，可与沙参、麦冬、地骨皮等药同用。一般用量为15～30g。

【古籍摘要】《本草再新》："补气化痰，滋阴壮胃，除风湿"。

【现代研究】目前暂无糯稻须根的现代研究。

第二节 敛肺涩肠药

本类药物酸涩收敛，主入肺经或大肠经，分别具有敛肺止咳喘、涩肠止泻痢作用。前者主要用于肺虚喘咳，久治不愈或肺肾两虚，摄纳无权的虚喘证；后者用于大肠虚寒不能固摄或脾肾虚寒所致久泻、久痢。治久咳虚喘者，如为肺虚，则加补肺益气药；如为肾虚，则加补肾纳气药。治久泻、久痢兼脾肾阳虚者，则配温补脾肾药；若兼气虚下陷者，则宜配补气升提药；若兼脾胃气虚，则配补益脾胃药。

本类药酸涩收敛，属敛肺止咳之品，痰多壅肺所致咳喘不宜用；属涩肠止泻之品，泻痢初起、邪气方盛或伤食腹泻者不宜用。

五味子

五味子最早载于《神农本草经》一书。其性温，味酸、甘；归肺、心、肾经。其基本功效有收敛固涩（敛肺、涩肠、固精）、益气生津、补肾宁心。

【临床应用】

1. 用于久咳

五味子酸温质润，补中寓涩，能温敛肺气、降逆止嗽，用于肺气耗散而致久咳不已者，常与人参、款冬花、罂粟壳配伍，以收益气敛肺止咳之功，如《医学正传》九仙散；亦常配伍麻黄、细辛、干姜等，可用于寒饮咳喘证，如《伤寒论》小青龙汤、《金匮要略》射干麻黄汤。一般用量为5～15g。

上海名医姜春华认为，五味子强壮镇咳平喘作用较佳，并且外感咳嗽也可选用，和麻黄配伍，有很好的缓解支气管痉挛、化痰止咳喘作用；五味子敛肺补肾、益气生津止咳，对久咳者配伍百部，共奏补肺肾、止咳截咳之功。

2. 用于虚喘证

五味子味酸收敛，甘温而润，能上敛肺气，下滋肾阴，为治疗虚喘之要药。治肺肾两虚之喘咳，常与山茱萸、熟地黄、山药等同用，如《医宗己任编》都气丸。老中医李学耕常用五味子与地龙、鹅不食草配伍，宣窍定喘，治疗过敏性哮喘，认为过敏性哮喘本虚标实，如此配伍标本兼治。一般用量为5～15g。

3. 用于汗证

五味子五味俱全，以酸为主，善养肺、心元气，固表止汗，无论自汗、盗汗者，均可应用。对于气虚自汗，可配伍补气、敛汗之品，如人参、浮小麦等；对于阴虚盗汗，常与滋阴药同用，如《医级》麦味地黄丸，以之与熟地黄、山茱萸、麦冬等药配伍；对于元气受伤，气虚欲脱而致气短口渴、汗出不止者，用五味子固脱，常与人参、白术、牡蛎、麻黄根、柏子仁配伍，如《本事方》柏子仁丸。另外，还可用治术后多汗，有医者用五味子6g、人参9g、麦冬15g、山茱萸30g、熟地黄12g、山药6g、粉丹皮6g、茯苓5g，治疗术后自汗或者盗汗收到很好的疗效。一般用量为6～15g。

著名中医儿科专家孙浩，在其《医学存心录》中介绍用五味子和五倍子治疗小儿汗证，其用法为：五味子、五倍子各6g，共研细末，分2份，于临睡时用1份，以温开水调敷神阙穴，再以牛皮纸或者塑料布裹腹，翌日取下，另一份再敷如前法。孙老用此法治疗小儿汗证多例无一不效，愈后再汗者，仍用此法，其效如初。

4. 用于虚劳

对于肺肾亏虚、肾阳不足而致短气羸弱、骨肉烦痛、腰背酸痛、遗精阳痿者，可用五味子补肾纳气，可与续断、地黄、鹿茸、附子同用，共奏温肾助阳、补血益精之功，如《卫生家宝方》五味子丸；或与枸杞子、覆盆子、菟丝子、车前子合用，如《丹溪心法》五子衍宗丸。一般用量 6～15g。

5. 用于久泻不止

五味子味酸涩，性收敛，能涩肠止泻。治脾虚久泻，常与温中涩肠之品同用，如《世医得效方》豆蔻饮，以之配伍肉豆蔻、赤石脂等；治脾肾虚寒、久泻不止，可与吴茱萸同炒香研末，米汤送服，如《普济本事方》五味子散；或与补骨脂、肉豆蔻、吴茱萸同用，如《内科摘要》四神丸。原上海中医学院老院长黄文东教授治疗久泻伤阴，症见咽干燥、口渴、舌质红、苔光剥者，常用石斛、沙参、五味子以酸甘化阴、涩肠止泻。一般用量为 6～15g。

6. 用于遗精、滑精

五味子甘温而涩，入肾，能补肾涩精止遗。治滑精者，可与桑螵蛸、人参、龙骨等同用，如《世医得效方》桑螵蛸丸；治梦遗者，常与麦冬、山茱萸、熟地黄、山药等同用，如《医宗金鉴》麦味地黄丸。《施今墨对药》中，五味子配伍五倍子，可益肾固精，用于遗精、滑精。一般用量为 6～15g。

7. 用于心悸、不寐、多梦

心藏神，主血脉，若心肾阴血亏虚，可致虚烦不眠。五味子既能补益心肾，又能宁心安神。治阴血亏损，心神失养，或心肾不交之虚烦心悸、失眠多梦，常与麦冬、丹参、生地黄、酸枣仁等同用，如《摄生秘剖》天王补心丹。一般用量为 6～15g。

8. 用于消渴

五味子甘以益气，酸能生津，具有益气生津止渴之功。治热伤气阴，汗多口渴者，常与人参、麦冬同用，如《内外伤辨惑论》生脉散；治阴虚内热，口渴多饮之消渴，多与山药、知母、天花粉、黄芪等同用，如《医学衷中参西录》玉液汤。一般用量为 6～15g。

9. 用于小儿遗尿症

五味子甘温而涩，入肾，能补肾涩精止遗。《杂病源流犀烛》曰："遗尿，肾、小肠、膀胱三经气虚病也，而今又推及肺、肝、督脉，缘肺主气以下降生水，输于膀胱。肺虚则气化无主，故尿不禁也，宜补中益气汤。"临床上用补中益气汤加五味子，收涩止遗之效更佳。名老中医谢海洲教授常用麻黄配伍五味子，再配伍益智宣散结合治疗小儿遗尿取效。临床剂量一般为 5g。

10. 用于虚证胁痛

胁痛的病机多为久病素体虚弱，经血亏虚，肝阴不足，血虚不能养肝，使肝脉失养，而发为胁痛。五味子能益气以利阴津化生，治疗虚证胁痛最为合拍。临床上可用五味子20g、白芍15g，水煎代茶饮，以益气滋阴、缓急止痛。一般用量为6～15g。

11. 用于眼部疾病

临床上常以五味子配伍磁石，两药合用，心肾精气得以补益固摄，精血不耗散，瞳神得以濡养，而有补肾敛精缩瞳之功，可用于眼外伤后遗症。著名中医眼科大家韦文贵在适应证方中常加用五味子和磁石，谓有良好的缩瞳作用；《医学纲目》的磁石丸中，以磁石配伍五味子，治疗寒风内障、头眩恶心呕吐。

12. 用于肝病

现代药理研究表明，五味子有很好的降酶作用，适用于某些迁延性肝炎和慢性肝炎，表现为气虚而无明显气滞、湿热者。如气滞、湿热而用五味子反有留邪之弊，即使实验室结果表现转氨酶下降，但是停用后易反弹，临床应消实证之邪，再图五味子降酶之效。中医治病，不能抛弃中医辨证论治而用药，如对于湿热型肝炎患者，可选用垂盆草降酶。著名肝病大家关幼波教授应用五味子降酶时常和丹参同用，能避免转氨酶的反弹，也可以预防肝纤维化。甘肃名老中医周信有教授治疗转氨酶升高者，嘱服五味子粉2.5g，每日3次，周老在临床中体会，五味子降酶作用研粉吞服效果比煎服明显。

【使用注意】凡表邪未解，内有实热，咳嗽初起，麻疹初期，均不宜用。

【古籍摘要】

①《神农本草经》："主益气，咳逆上气，劳伤羸瘦，补不足，强阴，益男子精。"

②《本草备要》："性温，五味俱全，酸咸为多，故专收敛肺气而滋肾水，益气生津，补虚明目，强阴涩精，退热敛汗，止呕住泻，宁嗽定喘，除烦渴。"

③《医林纂要》："宁神，除烦渴，止吐衄，安梦寐。"

【现代研究】本品对神经系统各级中枢均有兴奋作用，对大脑皮质的兴奋和抑制过程均有影响，使之趋于平衡；对呼吸系统有兴奋作用，有镇咳和祛痰作用；能降低血压；能利胆，降低血清转氨酶，对肝细胞有保护作用；有与人参相似的适应原样作用，能增强机体对非特异性刺激的防御能力；使脑、肝、脾脏 SOD 活性明显增强，故具有提高免疫、抗氧化、抗衰老作用；对金色葡萄球菌、肺炎杆菌、肠道沙门菌、铜绿假单胞菌等均有抑制作用。

乌 梅

乌梅最早载于《神农本草经》。其性平，味酸、涩；归肝、脾、肺、大肠经；其基本功效有敛肺止咳、涩肠止泻、安蛔止痛、生津止渴。

【临床应用】

1. 用于肺虚久咳

乌梅味酸而涩，其性收敛，入肺经能敛肺气、止咳嗽。适用于肺虚久咳少痰或干咳无痰之证。可与罂粟壳、苦杏仁等同用，如《世医得效方》一服散。一般用量为 5～15g。

2. 用于久泻、久痢

乌梅酸涩入大肠经，有良好的涩肠止泻痢作用，为治疗久泻、久痢之常用药。可与罂粟壳、诃子等同用，如《证治准绳》固肠丸。取其涩肠止痢之功，配伍解毒止痢之黄连，亦可用于湿热泻痢，便脓血者，如《太平圣惠方》乌梅丸。一般用量为 5～15g。

3. 用于蛔厥腹痛、呕吐

蛔得酸则静，本品极酸，具有安蛔止痛、和胃止呕的功效，为安蛔之良药。适用于蛔虫所致腹痛、呕吐、四肢厥冷的蛔厥病证，常配伍细辛、川花椒、黄连、附子等同用，如《伤寒论》乌梅丸。一般用量为 10～30g。

4. 用于虚热消渴

乌梅至酸性平，善生津液、止烦渴。治虚热消渴，可单用煎服，或与天花粉、麦冬、人参等同用，如《沈氏尊生书》玉泉散。一般用量为 5～15g。

5. 用于带下

带下病证，历代医家研究比较深入。其病因责之于五脏不足，故有五带之称，但立法处方上多以脾虚湿盛为据。中医临床家张锁庆根据多年临床实践认为，带下乃脾虚湿盛为标，肝燥失敛为本。健脾渗湿虽为治疗带下的常用之法，治标不治本非其治也，故治以敛肝润燥为主，兼以健脾补肾。自拟乌梅八味汤（乌梅、熟地黄、当归、生白芍、生山药、生白术、菟丝子、山茱萸）以补肝之四物汤为基础，纳入完带汤和六味地黄汤（丸）之主药，重用乌梅敛肝止带，使肝血得补，肝脏得润，肝气得敛，脾和胃健，带证得除。临证可根据带下病证的不同兼症和带下的寒热不同而加减。如带下色黄质稠者为热，加黄柏、败酱草、蒲公英、白头翁；色白质稀量多者为寒，加鹿角霜、炮姜、菟丝子；带下赤白者加茜草、海螵蛸、仙鹤草等。一般用量为5～15g。

6. 用于过敏症

过敏煎是中医专家祝谌予、施今墨的经验方，由银柴胡、乌梅、防风、五味子、甘草五味药组成，在临床上主要用于治疗过敏性疾病。如过敏性荨麻疹属风寒者加麻黄、桂枝、荆芥；属风热者加金银花、连翘、薄荷、蝉蜕；血热者加紫草、牡丹皮、白茅根；热毒内盛者合五味消毒饮；过敏性鼻炎合苍耳子散等。方中防风辛温，气薄升浮，祛周身之气；乌梅酸涩，清凉生津，敛肺和胃；银柴胡甘寒益阴；五味子酸温，益气敛肺。四药合用，有散有收，有升有降，有补有泄，在临床应用中随症加减，并采用西医辨病和中医辨证方法，对过敏性疾病常能收到较好疗效。

7. 用于崩漏

崩漏在妇科临床上十分常见，历代医家对此皆有深入研究，经验也十分丰富，尤其是提出治疗崩漏的三大法（塞流、澄源、复旧），至今在临床上仍有指导意义。中医临床家张锁庆在复习文献的基础上，结合临床实践，治疗崩漏采用补肾健脾敛肝之法，自拟乌草崩漏冲剂（乌梅炭、海螵蛸、茜草根、熟地黄、山茱萸、炒山药、女贞子、墨旱莲、炒荆芥、炒薄荷），方中重用乌梅炭敛肝止血，标本兼治。

此外，乌梅炒炭后，涩重于酸，收敛力强，可用于便血等；外敷能消疮毒，可治胬肉外突、头疮等。

【使用注意】 外有表邪或内有实热积滞者均不宜服。

【古籍摘要】

①《神农本草经》："下气，除热烦满，安心，止肢体痛、偏枯不仁、死肌，去青黑痔，蚀恶肉。"

②《本草纲目》："敛肺涩肠，止久嗽泻痢，反胃噎膈，蛔厥

吐利。"

③《本草求真》："乌梅酸涩而温……入肺则收，入肠则涩，入筋与骨则软，入虫则伏，入于死肌、恶肉、恶痣则除，刺入肉中则拔……痈毒可敷，中风牙关紧闭可开，蛔虫上攻眩仆可治，口渴可止，宁不为酸涩收敛止一验乎。"

【现代研究】 本品水煎剂在体外对多种致病性细菌及皮肤真菌有抑制作用；能抑制离体兔肠管的运动；有轻度收缩胆囊作用，能促进胆汁分泌；在体外对蛔虫活动有抑制作用；对豚鼠蛋白质过敏性休克及组胺性休克有对抗作用，但对组胺性哮喘无对抗作用；能增强机体免疫功能。

诃 子

诃子最早载于《药性论》。其性平，味苦、酸、涩；归肺、大肠经；其基本功效有涩肠止泻、敛肺止咳、降火利咽。

【临床应用】

1. 用于久泻、久痢

诃子酸涩性收，入于大肠，善于涩肠止泻，为治疗久泻、久痢之常用药物。可单用，如《金匮要略》诃黎勒散。若久泻、久痢属虚寒者，常与干姜、罂粟壳、陈皮配伍，如《兰室秘藏》诃子皮饮。本品酸涩之性，又能涩肠固脱、涩肠止血。配伍人参、黄芪、升麻等药，可用于泻痢日久，中气下陷之脱肛；若配伍防风、秦艽、白芷等药，可治肠风证，如《本草汇言》治肠风泻血丸。

2. 用于久咳、失音

本品酸涩而苦，既收又降，既能敛肺下气止咳，又能清肺利咽开音，为治失音之要药。治肺虚久咳、失音者，可与人参、五味子等同用；治痰热郁肺，久咳失音者，常与桔梗、甘草同用，如《宣明论方》诃子汤。治久咳失音，咽喉肿痛者，常与硼酸、青黛、冰片等蜜丸噙化，如《医学统旨》清音丸。

国医大师周仲瑛教授认为，痰热犯肺，临证殊为常见。治之无非为芩蒌橘桔之类，周老治此证常在辨证基础上加诃子3～5g。诃子，味苦、酸、涩，性平，功能敛肺涩肠，现代临床多用治久咳无痰，肺失敛肃，或久泻滑泄，纯虚无邪者。药理研究证实，本品含没食子酸、诃子酸等，这些成分有较强的收敛作用。周老认为本品性敛而不留邪，对肺热咳嗽、咳吐黄绿痰者，小量用之有苦泄清肺降火、化痰利咽作用。临床常与挂金灯同用，挂金灯清热化痰利咽，润而不燥，两者配伍止咳而不敛邪，祛痰而不耗津，故用于许多病例从未见痰热闭肺者。上溯其源，《新修本草》曾云诃子"治痰嗽咽喉不利，含三数枚殊胜"，《四声本草》也提出其"下宿物，止肠澼久泄，赤白痢"，可见诃子的治疗作用是双重的。

江苏名医袁自复善用诃子治疗咳嗽。袁老谓，诃子一般多用于久泻，而我则时用于咳嗽，疗效十分明显。许多病例西医已用抗生素并且用麻醉药品，或者通过辨证论治而咳嗽仍旧顽固不解者，加用诃子以后，情况则大有不同，咳嗽由减少而到完全停止。

初时干咳频频不已，常伴咽干咽痒，这是风热外袭，肺失清宣所致，治宜宣化。袁老喜用前胡、紫菀、桔梗、蝉蜕、款冬、冬瓜子、胖大海等，同时再加诃子。紫菀与款冬花同用，能增强治咳之效；而款冬花、冬瓜子、胖大海三药同用，亦有相互增益作用，加以诃子酸收，不致宣肺过甚，一开一收，相反相成。

后期干咳则多属于肺失清肃，法当清肺肃降，治用桑白皮、桑叶、枇杷叶、淡黄芩、川贝母、苦杏仁、旋覆花、款冬花、冬瓜子、胖大海等。这时应用诃子，更能相得益彰。实属顽固，可以用罂粟壳5～10g。

诃子治咳，用得适当，疗效明显，但是用得不当，反而有害，可使咳嗽迁延不愈。其关键在于有无痰沫：凡是咳痰不爽，或者痰液多者，都在禁忌之列。

名老中医朱宗元认为诃子"酸能敛邪"之说值得进一步推敲。朱老谓此说是一种有影响的理论，原指患下痢时，邪气未尽，过早服用酸味之品，常有敛邪之虞，可致病情拖延或突变。以后又将其引申，认为凡外感之疾，早用酸味之品，可因敛邪而拖延病情。因此，凡遇感邪之证，对诃子、乌梅、五味子等酸味之药，均列禁忌。前人对这一理论，也有不赞同者，如钱乙在治疗下痢方中，也常用收敛之诃子等药。

这一理论的提出，其根据恐未必充足。中医痢疾的概念，含义欠明确，它既包括"痢疾"，也包括一些表现为便下脓血、有里急后重症状的其他疾病在内，这些疾病中，有的容易治愈，有的则易于复发，与是否用"酸敛"药物并无关系。

据朱老个人经验，对于下痢及咳嗽等病（包括外邪未尽的咳嗽在内），应用诃子、五味子、乌梅等酸敛药物，并无敛邪或拖延病情的现象，而在止痢、止咳方面，常有明显的效果。比如在治疗现代医学诊为慢性支气管炎继发感染、支气管扩张、肺气肿等病的患者中，常用生脉散合金水六君煎或香砂六君子汤加诃子、乌梅等药治疗，每获良效，且无不良反应，疗程也可缩短。

再从蒙医的用药来看，蒙医用诃子如同中医用甘草，尤其是在治疗下痢和咳嗽的方子中，诃子更是常用，并无敛邪之说。岂有同一味药，在中医用时敛邪，而在蒙医用时不敛邪，此理恐难说通。根据以上情况，"酸能敛邪"之说应重新评估。

【使用注意】凡外有表邪、内有湿热积滞者忌用。

【古籍摘要】

①《药性论》："通利津液，主胸膈结气，止水道，黑须发。"

②《本草经疏》："诃黎勒其味苦涩，其气温而无毒。苦所以泄，涩所以收，温所以通，性敛故能主冷气，心腹胀满；性温故下食。甄权用以止水道，萧炳用以止肠澼久泄，苏颂用以疗肠风泻血、带下，朱震亨用以实大肠，无非苦涩收敛，治标之功也。"

③《本经逢原》："生用清金止嗽，煨熟固脾止泻。"

【现代研究】诃子所含鞣质有收敛、止泻作用，除鞣质外，还含有致泻成分，故与大黄相似，先致泻而后收敛。诃子水煎剂（100％）除对各种志贺菌属有效外，且对铜绿假单胞菌、白喉棒状杆菌作用较强，对金黄色葡萄球菌、大肠埃希菌、肺炎球菌、溶血性链球菌、变形杆菌、鼠伤寒杆菌均有抑制作用。用盐酸、乙醚提取的乙醇提取物具有更强的抗菌及抗真菌作用。乙酸乙酯、丁酮、正丁醇和水的提取物、大剂量诃子苯和氯仿提取物具有强心作用。从干果中用80％乙醇提得的诃子素，对平滑肌有罂粟碱样的解痉作用。

赤石脂

赤石脂最早载于《神农本草经》。其性温，味甘、酸、涩；归大肠、胃经；其基本功效有涩肠止泻、收敛止血、敛疮生肌。

【临床应用】

1. 用于久泻、久痢

赤石脂甘温调中，味涩质重，入于胃肠，长于涩肠止泻，尚可止血，为久泻久痢、下痢脓血之常用药物。治泻痢日久、滑脱不禁、脱肛等症，常与禹余粮相须为用，如《伤寒论》赤石脂禹余粮汤；若虚寒下痢，便脓血不止者，常与干姜、粳米同用，如《伤寒论》桃花汤。

2. 用于崩漏，便血

赤石脂味涩能收敛止血，质重入于下焦，而以崩漏、便血者为多用。治崩漏，常与海螵蛸、侧柏叶等同用，如《太平惠民和剂局方》滋血汤；治便血、痔出血，常与禹余粮、龙骨、地榆等药同用。本品温涩，既可固冲，又可止带，配伍鹿角霜、芡实等药，可用于妇女肾虚带脉失约，日久而赤白带下者。

3. 用于疮疡久溃

赤石脂外用有收湿敛疮生肌的功效。治疮疡久溃不敛，可与龙骨、乳香、没药、血竭等同用，研细末，掺于疮口。此外，外用亦治湿疮流水、外伤出血等。

著名中医眼科名家韦文贵先生善用赤石脂治疗角膜溃疡。韦老谓，赤石脂是一种红色的高岭土，因色红滑腻如脂而得其名，性味甘涩酸微温，具有涩肠止血、收敛生肌的作用，是一种常用收涩药。临床上多用以治疗久泻、久痢、便血、脱肛、遗精、崩漏、带下、溃疡不敛等病证。《本草求真》说赤石脂"甘温质重色赤，能入下焦血分固脱，及兼溃疡收口，长肉生肌也……石脂之温，则能益气生肌；石脂之酸，则能止血固下。至云能以明目益精，亦是精血既脱，得此固敛，始见目明而精益矣。催生下胎，亦是味兼辛温，化其恶血，恶血去则胞与胎自无阻耳。故曰：固肠有收敛之能，下胎，不无推荡之峻"。从以上论述可知，赤石脂除有敛收固肠的作用之外，尚有化恶血、通脉络的活血化瘀之功。所以赤石脂是一种具有活血化瘀作用的收敛药，既可收敛生肌，又可活血祛瘀，用于眼科角膜溃疡的治疗，颇有佳效。

韦老认为，赤石脂一药，能收敛，能化瘀。经多年实践证明，赤石脂用于角膜溃疡的治疗，具有促进溃疡愈合和控制病情发展的良好作用，是治疗角膜溃疡的一种重要药物，临床上应予以重视。应用时应在辨证论治的基础上，重加赤石脂（20g），则效果显著。

江苏名老中医吴怀棠善用赤石脂治疗胃溃疡。吴老认为，以赤石脂为主药结合辨证论治处方治疗胃病，通过很多病例实践发现其止痛、制酸、止血的效果非常显著。凡经消化道钡透及X线片或经胃镜内检确诊为胃溃疡或十二指肠壶腹溃疡者，用赤石脂治疗可在较短时间内见到效果。疼痛者即可止痛，食前定时作痛者奏效尤速；出血者即可止血，且较巩固，止后一般不再复发；泛水吞酸者，更易制止；但对胆汁反流、呕苦者则奏效较慢。经近十年来的复查观察，凡坚持服药较长时间者，绝大多数可使溃疡愈合而告彻底治愈。

对溃疡病合并胃或十二指肠炎症的治疗，应将赤石脂与左金丸（吴茱萸、黄连）或黄连汤（黄连、桂枝、干姜、党参、半夏、甘草、大枣）相辅并进，常常可得两愈之效。

对单纯的胃或肠道急性炎症，大多无效，不宜投之。但对慢性胃炎或十二指肠球炎有胃酸分泌过多者用赤石脂制酸甚效。若能与左金丸或黄连汤合并使用并连续服用一段时间，则不仅可使慢性炎症消除，且可防止继发溃疡病。

汤剂用法：赤石脂一般用 30g，重症或出血者可用 60g，研细绢包入汤剂，同煎服。汤剂组成仍须按胃寒者加吴茱萸、高良姜温之，胃热者加黄连、栀子清之，气滞者加香附、沉香理之，食滞者加神曲、麦芽消之，湿重者加苍术、厚朴燥之，痰多者加半夏、陈皮化之，中虚者加黄芪、党参补之，便溏者加白术、炮姜培之，便秘者加火麻仁、蜂蜜润之。

散剂用法：赤石脂 250g，降香 30g，香附、白及、炙甘草各 60g。上药研极细末，每次 5～6g，食后开水调服，每日服 2～3 次。或作为丸，或装入胶囊服均可。

注意事项：在治疗期间，患者必须注意饮食宜忌。一日三餐，宜以厚粥烂面为主；其他食品均宜选择"富于营养，易于消化"者为准则。忌食一切生冷瓜果、辛辣酸涩、变质不洁、油炸肥腻之品，硬饭以及其他坚实难化诸物。此外，应戒绝烟酒，注意保暖，尤须避免胃脘部受寒。若胃病兼患肠寄生虫病，特别是钩虫病者，均应先驱虫，然后用赤石脂治胃病，否则易影响疗效。

【使用注意】 湿热积滞泻痢者忌服。孕妇慎用。畏肉桂。

【古籍摘要】

①《神农本草经》："主泻痢，肠澼脓血，下血赤白。"

②《名医别录》："疗腹痛肠澼，下痢赤白……女子崩中漏下，产难胞衣不出。"

③《本经逢原》："赤石脂功专止血固下。仲景桃花汤下痢便脓血者，取石脂之重涩，入下焦血分固脱……火热暴注，初痢有积滞者勿用。"

【现代研究】赤石脂有吸附作用，能吸附消化道内的有毒物质、细菌毒素及代谢产物，减少对肠道黏膜的刺激，而呈止泻作用；能制止胃肠道出血，显著缩短家兔血浆再钙化时间。

石榴皮

石榴皮最早载于《名医别录》。其性温，味酸、涩；归大肠经；其基本功效有涩肠止泻、杀虫、收敛止血。

【临床应用】

1. 用于久泻、久痢

石榴皮酸涩收敛，入大肠经，能涩肠道、止泻痢，为治疗久泻久痢之常用药物。可单用煎服，或研末冲服，亦可配肉豆蔻、诃子等药同用。本品长于涩肠，若配伍党参、黄芪、升麻等药，可治久泻久痢而致中气下陷脱肛者。

名老中医杨干潜认为，小儿腹泻宜早用止涩法，因小儿不像老人经常习惯便秘，且稚阳稚阴，每暴泻伤津，土虚木摇而死于慢惊，故按《黄帝内经》"得守者生"之旨，须及早使用止涩法。杨老对每日泄泻超过10次或泄泻势甚者，即施用止涩，不必惧其留邪，"慎勿因循反致虚"。止涩之品，每选石榴皮3～20g，再按比例适当增加甘草用量以制其涩味，若缺石榴皮，可用诃子。如"直肠洞泄"，用石榴皮而泻不止，可按年龄加用罂粟壳3～6g煎服。最近治一婴儿患中毒性消化不良，腹泻多月，某儿童医院疑为不可治，用此药配方辨证论治，2剂而止。

广东著名中医学家郭梅峰，治疗小儿泄泻经验颇为丰富。杨老将其常用药物编成"小儿泄泻方"：石榴皮8g，生白扁豆9g，生谷芽8g，云茯苓10g，甘草2g，扁豆花3g，生薏苡仁9g，莲子肉（去心）10粒。药量应随年岁及病情增减，这是一首酸涩止泻、甘淡渗湿、健脾和中之良方，杨老20多年来，应用此方治愈病例当以千计，兹介绍中医同道推广使用。

2. 用于虫积腹痛

石榴皮有杀虫作用，治疗蛔虫、蛲虫、绦虫等虫积腹痛，常与槟榔、使君子等同用，如《太平圣惠方》石榴皮散。

3. 用于崩漏、便血

石榴皮能收敛止血，治崩漏及妊娠下血不止者，常与当归、阿胶、艾叶炭等同用，如《产经方》石榴皮汤。治便血，可单用煎服，或配伍地榆、槐花等药同用。

此外，本品尚有涩精、止带作用，亦可用于遗精、带下等症。

【古籍摘要】

①《名医别录》："疗下痢，止漏精。"

②《本草拾遗》："主蛔虫，煎服。"

③《本草纲目》："主泻痢，下血，脱肛，崩中带下。"

【现代研究】石榴皮所含鞣质，具有收敛作用。果皮煎剂对金黄色葡萄球菌、史氏及福氏志贺菌、白喉棒状杆菌均有杀灭作用；对霍乱弧菌、伤寒杆菌、铜绿假单胞菌及结核分枝杆菌等有明显的抑制作用；对菫色毛癣菌、红色表皮癣菌、奥杜盎小孢子菌及星形奴卡菌等皮癣真菌有抑制作用；对病毒亦有抑制作用。雌性大鼠或豚鼠服石榴果皮粉，可减少受孕率。盐酸石榴碱对绦虫有杀灭作用。

《 五倍子 》

五倍子最早载于《本草拾遗》。其性寒，味酸、涩；归肺、大肠、肾经；其基本功效有敛肺降火、止咳止汗、涩肠止泻、固精止遗、收敛止血、收湿敛疮。

【临床应用】

1. 用于咳嗽、咯血

五倍子酸涩收敛，性寒清降，入于肺经，既能敛肺止咳，又能清肺降火，适用于久咳及肺热咳嗽。因本品又能止血，故尤宜用于咳嗽咯血者。治肺虚久咳，常与五味子、罂粟壳等药同用；治肺热痰嗽，可与瓜蒌、黄芩、贝母等药同用。治热灼肺络之咳嗽咯血，常与藕节、白及等药同用。

2. 用于自汗、盗汗

五倍子功能敛肺止汗。治自汗、盗汗，可单用研末，与荞面等份作饼，煨熟食之，或研末水调敷肚脐处。

南京著名老中医孟景春教授善用五倍子脐敷治疗盗汗。具体方法是：五倍子适量，研极细末，每次用3～5g，用糯米稀饭汤调如厚糊状，敷于脐，至脐平为度，纱布覆盖，再用胶布固定，要密封勿使暖气外泄。若覆盖不密，冷后变硬则无效。每日换1次。一般1～2次即可生效。

用五倍子末敷脐治盗汗，在李时珍《本草纲目》中就有记载，并盛赞其功效。孟老在临床中遇盗汗、自汗之属虚证者，所用数例，均获良效（若属实或阴虚火旺明显者不可骤用）。现代研究表明，由于其中含有鞣酸，对蛋白质有沉淀作用，皮肤、黏膜、溃疡面接触鞣酸后，其组织蛋白即被凝固，形成一层被膜而呈收敛作用。敷于脐部，脐部亦名神阙穴，从经脉循行分布来看，是任脉所过部位，冲脉循行的临近之处，冲脉和五脏六腑都有联系；从解剖角度讲，脐部皮肤结构较薄，且血管特别丰富，所以药物在脐部易于穿透弥散，易于吸收，吸收后又能很快地通过血液循环和经脉系统的输布，内达五脏六腑，从而发挥其治疗作用。

3. 用于久泻、久痢

五倍子酸涩入大肠，有涩肠止泻之功。用治久泻久痢，可与诃子、五味子同用，以增强涩肠之功。

4. 用于遗精、滑精

五倍子入肾，又能涩精止遗，治肾虚精关不固之遗精、滑精者，常与龙骨、茯苓等同用，如《太平惠民和剂局方》玉锁丹。

5. 用于崩漏、便血、痔血

五倍子有收敛止血作用。治崩漏，可单用，或与棕榈炭、血余炭等同用；治便血、痔血，可与槐花、地榆等同用，或煎汤熏洗患处。

6. 用于湿疮、肿毒

五倍子外用能收湿敛疮，且有解毒消肿之功。治湿疮流水、溃疡不敛、疮疖肿毒、脱肛不收、子宫下垂等，可单味或配合枯矾研末外敷或煎汤熏洗。

7. 用于牙齿松动

名老中医孟景春教授善用五倍子治牙齿松动。具体方法是：五倍子5个，生明矾适量。先将完整的五倍子敲一孔，将生明矾实其中，煅存性。研为细末，储瓶备用。用时以洁净纱布蘸药末擦牙。每日3次。

如治黄某，男，41岁。两侧臼牙浮动，不便咀嚼，已有半年有余。在某口腔医院诊断为牙周综合征。建议拔除牙齿后修复。患者不愿拔牙，遂来就诊。检查：两侧臼齿均轻度松动，牙龈不肿，无出血、流脓现象。自述晨起口中发臭，牙龈常有发痒感。嘱外用此药擦牙，每日3次，内服玉女煎加减。服用10天后，牙齿已不松动，咀嚼复常，口臭亦轻。嘱再服二至丸 1 个月，以资巩固。

以上固齿方系江苏省已故著名外科医师许履和的经验方，并命名曰"固齿散"，试用于临床确有效果。

【使用注意】湿热泻痢者忌用。

【鉴别用药】五倍子与五味子，两药味酸收敛，均具有敛肺止咳、敛汗止汗、涩精止遗、涩肠止泻的作用，均可用于肺虚久咳、自汗盗汗、遗精滑精、久泻不止等病证。然五倍子于敛肺之中又有清肺降火及收敛止血作用，故又可用于肺热痰嗽及咳嗽咯血者；而五味子则又能滋肾，多用于肺肾两虚之虚喘及肾虚精关不固之遗精滑精等。

【古籍摘要】

①《本草拾遗》："肠虚泻痢，为末熟汤服之。"

②《本草纲目》："敛肺降火，化痰饮，止咳嗽、消渴、盗汗、呕吐、失血、久痢……治眼赤湿烂，消肿毒、喉痹，敛溃疮金疮，收脱肛子肠坠下。""其味酸咸，能敛肺止血，化痰止渴收汗；其气寒，能散热毒疮肿；其性收，能除泻痢湿烂"。

③《本草经疏》："五倍子，……取其苦能杀虫，酸平能敛浮热，性燥能主风湿、疮痒脓水。"

【现代研究】五倍子酸对蛋白质有沉淀作用，与皮肤、黏膜的溃疡面接触后，其组织蛋白质即被凝固，造成一层被膜而呈收敛作用；腺细胞的蛋白质被凝固引起分泌抑制，产生黏膜干燥；使神经末梢蛋白质沉淀，可呈微弱的局部麻醉现象。对小肠有收敛作用，可减轻肠道炎症，制止腹泻。此外，对金黄色葡萄球菌、链球菌、肺炎球菌、伤寒杆菌、副伤寒杆菌、志贺菌属、炭疽杆菌、白喉棒状杆菌、铜绿假单胞母菌等杆菌均有抑制作用。

❰❰ 罂粟壳 ❱❱

罂粟壳最早载于《本草发挥》。其性平，味酸、涩，有毒；归肺、大肠、肾经；其基本功效有涩肠、敛肺、止痛。

【临床应用】

1. 用于久泻、久痢

本品味酸涩，性平和，能固肠道、涩滑脱，《本草纲目》曰其

"为涩肠止泻之圣药"，适用于久泻、久痢而无邪滞者。治脾虚久泻不止者，常与诃子、陈皮、砂仁等同用，如《普济方》罂粟散；治脾虚中寒久痢不止者，常与肉豆蔻等同用，如《太平惠民和剂局方》真人养脏汤。若配苍术、人参、乌梅、肉豆蔻等可治脾肾两虚、久泻不止，如固肠丸《证治准绳》。一般用量为3～6g。

著名中医学家吕奎杰运用桃花汤加罂粟壳一味，治疗脾肾亏虚、滑脱不禁之泄泻腹痛，有相得益彰之效。但在辨证运用时，应掌握：有脾肾亏虚、滑脱不禁之见证；虚实夹杂，虚多实少；脉象细弦少力或虚大，舌苔腻滑。具有上述三项中之两项，即可主以是方。

罂粟壳性味酸、涩、平，入肺、大肠、肾经。《本草纲目》谓其有"止泻痢、固脱肛、治遗精久咳，敛肺固肠"等功用。由于本品性收涩（具有麻醉作用，含有吗啡、可待因及罂粟碱等成分），故医者多因此不愿使用。其实，任何一种药物都有其不同宜忌，罂粟壳当然也不例外。本品适应证为久泻、久痢、腹痛，虚多实少者。但绝不可应用于虚实夹杂、实多虚少之证。若痰热恋肺，咳嗽痰稠，湿热下注之暴泻，以及停食积滞之腹痛等，用此均非所宜。

2. 用于肺虚久咳

本品酸收，主入肺经，具有较强的敛肺气止咳逆作用，适用于肺虚久咳不止之症。可单用蜜炙研末冲服，或配伍乌梅肉，如《宣明论方》小百劳散。一般用量为3～6g。

3. 用于胃痛、腹痛、筋骨疼痛

本品有良好的止痛作用，可用治上述诸痛较剧者。单用有效或配入复方使用。一般用量为5～10g。

【使用注意】本品过量或持续服用易成瘾。咳嗽或泻痢初起邪实者忌用。

【古籍摘要】

①《本草纲目》，"罂子粟壳，酸主收涩，故初病不可用之。泄泻下痢既久，则气败不固而肠滑肛脱，咳嗽诸病既久，则气散不收而肺胀痛剧，故俱宜此涩之、固之、收之、敛之脱。"

②《本草经疏》："若肺家火热盛，与夫风寒外邪未散者，误用则咳愈增而难治……如肠胃积滞尚多，湿热方炽，命门火盛，湿热下流为遗精者，误用之则邪气无从而泄，或腹痛不可当，或攻入手足骨节，肿痛不能动，或遍身发肿，或呕吐不下食，或头面俱肿，或精窍

闭塞，水道不通，变证百出而淹延不起矣，可不慎哉！"

③《本草求真》："功专敛肺涩肠固肾，凡久泻、久痢脱肛、久嗽气乏，并心腹筋骨诸痛者最宜。"

【现代研究】其所含的吗啡、可待因等有显著的镇痛、镇咳作用，能提高胃肠道及其括约肌张力，使消化液分泌减少，便意迟钝而起止泻作用。

肉豆蔻

肉豆蔻最早载于《药性论》。其性温，味辛；归脾、胃、大肠经；其基本功效有涩肠止泻、温中行气。

【临床应用】

1. 用于虚泻，冷痢

肉豆蔻辛温而涩，入中焦，能暖脾胃，固大肠，止泻痢，为治疗虚寒性泻痢之要药。治脾胃虚寒之久泻、久痢者，常与肉桂、干姜、党参、白术、诃子等药同用；若配补骨脂、五味子、吴茱萸，可治脾肾阳虚，五更泄泻者，如《证治准绳》四神丸。一般用量为3~9g。

2. 用于胃寒胀痛，食少呕吐

肉豆蔻辛香温燥，能温中理脾，行气止痛。治胃寒气滞、脘腹胀痛、食少呕吐等，常与木香、干姜、半夏等药同用。一般用量为3~9g。

【使用注意】湿热泻痢者忌用。

【古籍摘要】

①《药性论》："能主小儿吐逆不下乳，腹痛；治宿食不消，痰饮。"

②《开宝本草》："主温中消食，止泄，治积冷心腹胀痛，霍乱中恶"。

③《本草经疏》："肉豆蔻辛味能散能消，温气能和中通畅，其气芬芳，香气先入脾，脾主消化，温和而辛香，故开胃，胃喜暖故也。"

【现代研究】肉豆蔻所含挥发油，少量能促进胃液的分泌及胃肠蠕动，而有开胃和促进食欲、消胀止痛的功效；但大量服用则有抑制作用，且有较显著的麻醉作用；挥发油中的萜类成分对细菌和真菌均有抑制作用。肉豆蔻醚对正常人有致幻、抗炎作用；肉豆蔻及肉豆蔻醚能增强色胺的作用，体内外试验均对单胺氧化酶有中度的抑制作用。肉豆蔻对 MCA 和 DMBA 诱发的小鼠子宫癌及皮肤乳头状瘤有抑制作用。

禹余粮

禹余粮最早载于《神农本草经》。其性微寒，味甘、涩；归胃、大肠经；其基本功效有涩肠止泻、收敛止血、止带。

【临床应用】

1. 用于久泻，久痢

本品甘涩性平，能涩肠止泻。治久泻、久痢者，常与赤石脂相须而用，如《伤寒论》赤石脂禹余粮汤。一般用量为 10～20g。

2. 用于崩漏，便血

本品质重味涩，能收敛止血，主下焦出血证。治崩漏，常与海螵蛸、赤石脂、龙骨等同用，如《千金方》治妇人漏下方；若配人参、白术、棕榈炭等药，可用于气虚失摄之便血者。一般用量为 10～20g。

3. 用于带下

本品入下焦，能固涩止带。治肾虚带脉不固之带下清稀者，常与海螵蛸、煅牡蛎、白果等药同用。一般用量为 10～20g。

【使用注意】孕妇慎用。

【古籍摘要】

①《神农本草经》："主下赤白"。"主漏下"。

②《本草纲目》："催生，固大肠"。又云："禹余粮手足阳明血分重剂也，其性涩，故主下焦先后诸病。"

【现代研究】100%禹余粮的生品、煅品、醋品水煎液能抑制小鼠肠蠕动。生品禹余粮能明显缩短凝血时间和出血时间，而煅品则出现延长作用。据报道，禹余粮能促进胸腺增生，提高细胞免疫功能。

休克的治疗或有抗休克作用。

著名中医学家俞慎初善用山茱萸治疗暴喘。在其《南方医话》中记载，治叶姓少年，素体羸弱，立春过后，暴喘汗出，声低息短，心悸动甚，口干唇燥，精神疲乏，四肢厥冷，面色泛红，额部扪之烘热，脉来浮散无力，知为虚喘，阳气欲脱。本欲进参附以救脱，但口唇干燥，有伤阴之象，附子大热，则非所宜，人参昂贵，而且难以骤得。细思本证，阳虚阴耗，肝肾两亏，选用山茱萸一药，既可两补肝肾、纳气平喘，又能涵阴敛阳、止汗固脱，有两全之妙。遂独用山茱萸 60g 去核浓煎顿服，须臾喘缓厥回，继以来复汤进之，药用山茱萸60g、生龙骨 30g、生牡蛎 30g、生杭芍 18g、潞党参 12g、炙甘草 6g。服 3 剂后，喘息尽已，依嘱常服山茱萸，调理半年，宿疾渐除。

用山茱萸以纳气固脱，这是近贤张锡纯独得之秘。此药善于涵阴敛阳，对于肝肾本虚，阴阳之气行将涣散的虚喘欲脱（以气短而不续，慌张里急，提之不升，吸之不下，常致长引一息为快，为辨证要点）具有特效。《医学衷中参西录》说：山茱萸"得木气最厚，酸敛之中，大具条畅之性，故善于救脱……"又曰"山茱萸之性不独补肝也，凡人身之阴阳气血将散者，皆能敛之"。书中多载实例，可资参考。但若用之得当，确能得心应手，与参附固脱，有异曲同工之妙。

【使用注意】素有湿热而致小便淋涩者，不宜应用。

【古籍摘要】

①《神农本草经》："主心下邪气，寒热，温中，逐寒湿痹，去三虫。"

②《药性论》："止月水不定，补肾气，兴阳道，填精髓，疗耳鸣，止老人尿不节。"

③《汤液本草》："滑则气脱，涩剂所以收之，山茱萸止小便利，秘精气，取其味酸涩以收滑之。"

【现代研究】果实煎剂在体外对志贺菌属、金黄色葡萄球菌及堇毛癣菌、流感病毒等有不同程度抑制作用。山茱萸注射液能强心、升压，并能抑制血小板聚集，抗血栓形成。山茱萸醇提取物对四氧嘧啶、肾上腺素及链脲霉素（STZ）所形成的大鼠糖尿病，有明显降血糖作用。山茱萸流浸膏对麻醉犬有利尿作用。山茱萸对非特异性免疫功能有增强作用，体外试验能抑制腹水癌细胞；有抗实验性肝损害作用；对于因化学疗法及放射疗法引起的白细胞下降，有使其升高的作用；且有抗氧化作用；有较弱的兴奋副交感神经作用。其所含鞣质有收敛作用。

《 覆盆子 》

覆盆子最早载于《名医别录》。其性温，味酸、甘；归肝、肾、膀胱经；其基本功效有固精缩尿、益肝肾明目。

【临床应用】

1. 用于遗精滑精、遗尿尿频

覆盆子甘酸温，主入肝、肾、膀胱，既能收涩固精缩尿，又能补益肝肾。治肾虚遗精、滑精、阳痿、不孕者，常与枸杞子、菟丝子、五味子等同用，如《丹溪心法》五子衍宗丸；治肾虚遗尿、尿频者，常与桑螵蛸、益智、补骨脂等药同用。一般用量为 5～10g。

老中医郝现军善用覆盆子治宫寒不孕。郝老认为，覆盆子性味甘温，功能补肝肾、涩精、缩尿、明目。临床发现覆盆子具有良好的暖宫散寒作用，可用于治疗妇女宫寒不孕，常配伍黄芪、党参、淫羊藿、山药、菟丝子、乌药、小茴香、补骨脂等。

2. 用于肝肾不足之目暗不明

覆盆子能益肝肾明目。治疗肝肾不足，目暗不明者，可单用久服，或与枸杞子、桑椹、菟丝子等药同用。一般用量为 5～10g。

【古籍摘要】

①《名医别录》："益气轻身，令发不白。"

②《本草备要》："益肾脏而固精，补肝虚而明目，起阳痿，缩小便。"

③《本草正义》："覆盆，为滋养真阴之药，味带微酸，能收摄耗散之阴气而生津液，故寇宗奭谓益肾缩小便，服之当覆其溺器，语虽附会，尚为有理。"

【现代研究】覆盆子对葡萄球菌、霍乱弧菌有抑制作用，同时有雌激素样作用。

《 金樱子 》

金樱子最早载于《雷公炮炙论》。其性平，味酸、甘、涩；归肾、膀胱、大肠经；其基本功效有固精缩尿止带、涩肠止泻、固崩止带。

【临床应用】

1. 用于遗精滑精、遗尿尿频、带下

本品味酸而涩，功专固敛，具有固精、缩尿、止带作用。适用于肾虚精关不固之遗精滑精，膀胱失约之遗尿尿频，带脉不束之带下过多。可单用本品熬膏服，如《明医指掌》金樱子膏；或与芡实相须而用，如《仁存堂经验方》水陆二仙丹；或配伍菟丝子、补骨脂、海螵蛸等补肾固涩之品同用。

名老中医李文瑞善重用金樱子，一般用量 6～20g，重用 25～45g，最大用至 60g。李师认为金樱子具有固精缩尿之功效，重剂应用则收涩作用显著。常加入缩泉丸、桂枝加龙骨牡蛎汤、锁阳固精丸等方中重用。临床主要用于尿崩症、遗尿、遗精等。

2. 用于久泻、久痢

本品入大肠，能涩肠止泻。治脾虚久泻、久痢，可单用浓煎服；或配伍党参、白术、芡实、五味子等，如《景岳全书》秘元煎。

此外，取其收涩固敛之功，本品还可用于崩漏、脱肛、子宫脱垂等症。

【古籍摘要】

①《蜀本草》："主治脾泄下痢，止小便利，涩精气。"

②《本草备要》："固精秘气，治梦泄遗精，泻痢便数。"

③《本草求真》："生者酸涩，熟者甘涩，当用其将熟之际，得微酸甘涩之妙，取其涩可止脱，甘可补中，酸可收阴，故能善理梦遗崩带遗尿。"

【现代研究】金樱子所含鞣质具有收敛、止泻作用。其煎液对金黄色葡萄球菌、大肠埃希菌、铜绿假单胞菌、破伤风杆菌、钩端螺旋体及流感病毒均有抑制作用；金樱子煎剂具有抗动脉粥样硬化作用。

刺猬皮

刺猬皮最早载于《神农本草经》。其性平，味苦、涩；归肾、胃、大肠经；其基本功效有固精缩尿、收敛止血、化瘀止痛。

【临床应用】

1. 用于遗精滑精、遗尿尿频

刺猬皮味苦涩，性收敛，主入肾经，长于固精缩尿。适用于肾虚精关不固之遗精、滑精，肾虚膀胱失约之遗尿、尿频者。可单用炒炙研末服，或配伍益智、龙骨、金樱子等药同用。

南京名老中医孟景春善用刺猬皮治疗遗精。孟老谓刺猬皮味苦，性平，入大肠、胃经，功能凉血止血、降气定痛，其主治遗精，多家本草均无论述，只有清·王孟英的《随息居饮食谱》中有"煅研服，治遗精"。至于突出其治遗精功效者，在王清任的《医林改错》中有刺猬皮散，并曰："治遗精，梦而后遗，不梦而遗，虚实皆效。"其用法是：刺猬皮1个，瓦上焙干为末，黄酒调，吞服。在其方后注曰："实在效，真难吃。"于此可见其治遗精的效果卓著。近来亦有报道单用刺猬皮炒研治遗精者。可见其治遗精，确有良好的效果。

遗精一症，在临床比较常见，久遗不止，易损伤肾气，对身体健康影响甚大。遗精在诊治中，一般应分虚实，有梦为实，无梦为虚，滑脱不禁者为纯虚。虚者宜补宜涩，实者宜清宜泄（清泻君相之火），而王清任则认为刺猬皮治虚实皆有效。笔者认为若服刺猬皮末（可作为治遗精的专药），效果不显著者，仍需要结合辨证施治为要。关于"真难吃"这一点，因煅后其味苦涩，兼有腥气。为解决这一问题，可将其焙研之末，装入胶囊服用。再有用量，王孟英、王清任两位医家，仅讲其制法，煅研末，而未说明用量。近时《吉林中草药》载，炒刺猬皮研末，每次用6g，每日2次，用之者可参。

2. 用于便血、痔血

刺猬皮功能收敛止血，入于胃肠经而善治下焦出血证。治肠风，常与木贼同用，如《杨氏家藏方》猬皮散；治痔漏，常与槐角同用，如《寿世保元》猬皮丸。

3. 用于胃痛、呕吐

刺猬皮能化瘀止痛。治胃痛日久，气血瘀滞兼呕吐者，可单用焙干研末黄酒送服，或与延胡索、香附等药同用。

4. 用于阳痿

名老中医章亮后善用刺猬皮治疗阳痿。章老治阳痿单选刺猬皮兑甜酒冲服，他认为阳痿表现为宗筋弛纵，病机关键乃宗筋失养使然，而刺猬皮"锐利坚挺，固精之时尚可行气化瘀、通经活络，使弛纵得挺举，其效得酒则良"。具体用法为刺猬皮焙干研末，每日晨起和入睡前各取 10g，以甜酒一杯冲服。本法简便易行，易为患者坚持服食，临床可获得满意疗效。

【古籍摘要】

①《神农本草经》："主五痔阴蚀下血，赤白五色血汁不止，阴肿痛引肩背，酒煮杀之。"

②《名医别录》："疗腹痛疝积，烧为灰，酒服治。"

③《医林改错》："治遗精。"

【现代研究】 具有收敛、止血作用。

海螵蛸

海螵蛸最早载于《神农本草经》。其性温，味咸、涩；归肝、肾经；其基本功效有固精止带、收敛止血、制酸止痛、收湿敛疮。

【临床应用】

1. 用于遗精、带下

海螵蛸（乌贼骨）温涩收敛，有固精止带之功。治肾失固藏之遗精、滑精，常与山茱萸、菟丝子、沙苑子等药同用；治肾虚带脉不固之带下清稀者，常与山药、芡实等药同用；如为赤白带下，则配伍白芷、血余炭同用，如《妇人大全良方》白芷散。

2. 用于崩漏、吐血、便血及外伤出血

海螵蛸能收敛止血。治崩漏，常与茜草、棕榈炭、五倍子等同用，如《医学衷中参西录》固冲汤；治吐血、便血者，常与白及等份为末服；治外伤出血，可单用研末外敷。

3. 用于胃痛吐酸

海螵蛸味咸而涩，能制酸止痛，为治疗胃脘痛胃酸过多之佳品。常与延胡索、白及、贝母、瓦楞子等药同用。

著名中医学家邱德锦善用海螵蛸治呃逆。邱老谓，海螵蛸味咸、涩，性微温，主要用于收敛止血、止带固精、制酸止痛、燥湿生肌。遍查历代本草，未有言其能降逆者。唯《素问》血枯证中有"胸胁支满者，防于食"之句，治以四乌贼骨一芦菇（即茜草）方。叶天士《本草经解》中有海螵蛸气微温，禀天春和之木气，入足厥阴肝经之说。似与疏肝降逆之效有关，然终系附会。余意咸能润下，润下即可降逆除痞，如大承气汤之治痞满燥实是也。夫呃逆者，不论其为胃寒、胃火、脾肾阳虚、胃阴不足等不同病因，均为胃气上逆之证。海螵蛸能润下，治呃逆理当有验。扩而充之，治一切气逆之证，亦必有效也。

例1：吉某，男，69岁，于1988年1月5日就诊。患胆石症伴胆总管梗阻，于3天前手术治疗，手术经过良好，唯术后呃逆，昼夜不止，牵拉刀口疼痛难忍。曾用中西各法，未能制止。余投以海螵蛸60g，浓煎300mL，分2次服。下午4时服药后，呃逆次数减少，晚9时再服1次，一夜未呃，自此痊愈。

例2：郭某，女，51岁，海市某公司家属，于1988年3月17日就诊。患梅核气2年，屡治不愈。近日又增胸满胁痛，便秘。余投以海螵蛸60g，佩兰叶30g，煎成450mL，每次用药汁150mL，送服十香止痛丸1粒，一日服药3次。服药3天止，8日已。

海螵蛸咸以入肾，有收敛之功用，能治吐血、鼻衄，足见其具降逆之效。邱氏用于手术后呃逆和梅核气各1例收效，前证多虚，后证多实，表明海螵蛸治呃似乎起到补与泻的双相作用，有待验证。

4. 用于湿疮、湿疹、溃疡不敛

海螵蛸外用能收湿敛疮。治湿疮、湿疹，配黄柏、青黛、煅石膏等药研末外敷；治溃疡多脓，久不愈合者，可单用研末外敷，或配煅石膏、枯矾、冰片等药共研细末，撒敷患处。

【古籍摘要】

①《神农本草经》："主女子赤白漏下经汁，血闭，阴蚀肿痛，寒热癥瘕，无子。"

②《本草品汇精要》："止精滑，去目翳。"

③《玉楸药解》："止吐衄崩带，磨翳障，疗跌打汤火、泪眼雀目、重舌鹅口、喉痹、耳聍，缩瘿消肿，拔疔消毒，敛疮燥脓，化鲠止蛔，收阴囊湿痒，除小便血淋。"

【现代研究】 海螵蛸具有抗消化性溃疡、抗肿瘤、抗放射及接骨作用。海螵蛸中所含的碳酸钙能中和胃酸，改变胃内容物pH值，降低胃蛋白酶活性，促进溃疡面愈合。另外，其所含胶质与胃中有机质和胃液作用后，可在溃疡面上形成保护膜，使出血趋于凝固。通过动物实验，海螵蛸有明显促进骨缺损修复作用。海螵蛸依地酸提取液对S180肉瘤及腹水型肉瘤均有抑制作用。海螵蛸水提液灌胃可明显提高^{60}Co射线辐射大鼠的存活率及血中5-羟色胺含量。

椿 皮

椿皮最早载于《新修本草》。其性寒，味苦、涩；归大肠、肝、胃经；其基本功效有清热燥湿、收敛止带、止泻、止血。

【临床应用】

1. 用于赤白带下

椿皮苦可燥湿，寒以清热，涩能收敛。既可清热燥湿，又能收敛止带，为止带之常用药物。治疗湿热下注，带脉失约而致赤白带下者，常与黄柏等同用，如《摄生众妙方》樗树根丸。一般用量为10～15g。

2. 用于久泻久痢，湿热泻痢

椿皮收涩止泻，清热燥湿。治久泻久痢，常与诃子、母丁香同用，如《脾胃论》诃黎勒丸；治湿热泻痢，常与地榆同用，如《鲁府禁方》椿根散。一般用量为10～15g。

3. 用于崩漏经多，便血痔血

椿皮善能收敛止血，因其性寒，尤宜用于血热崩漏、便血者。治崩漏、月经过多者，常与黄柏、黄芩、白芍、龟甲等同用，如《医学入门》固经丸。治便血痔血，可单用本品为丸服；或与侧柏叶、升麻、白芍等同用，如《丹溪心法》椿皮丸。一般用量为10～15g。

【使用注意】脾胃虚寒者慎用。

【古籍摘要】

①《新修本草》："椿木叶，味苦有毒，主洗疮疥，风疽，水煮叶汁调之。皮主甘。"

②《本草拾遗》："主赤白久痢，疳虫，去疥，去下血"。

③《日华子本草》："主女子血崩，产后血不止，赤带，肠风泻血不住，肠滑泄，缩小便。"

【现代研究】椿皮有抗菌、抗原虫及抗肿瘤作用。椿皮煎剂在体外对福氏志贺菌、宋氏志贺菌和大肠埃希菌有抑制作用；臭椿酮对阿米巴原虫有强烈的抑制作用，对淋巴细胞白血病显示一定的活性；苦木素对人体鼻咽癌 KB 细胞有细胞毒活性，同时能提高白血病小鼠的生命延长率。

鸡冠花

鸡冠花最早载于《滇南本草》。其性凉，味甘、涩；归肝、大肠；其基本功效有收敛止带、止血、止痢。

【临床应用】

1. 用于带下

鸡冠花味涩性凉，善能收敛止带，为治疗带下证之常用药物。治脾虚带下，常与白术、茯苓、芡实等药同用。治湿热带下，常与黄柏、车前子、苍术等药同用。一般用量为6～15g。

2. 用于崩漏，便血痔血

鸡冠花甘涩性凉，具收敛、凉血止血之功。治血热妄行之崩漏，常与牡丹皮、赤芍、苎麻根、茜草等药同用；若配伍党参、黄芪、山茱萸、炮姜等药同用，则可用于冲任虚寒之崩漏。治血热便血、痔血，常与地榆、槐花、黄芩炭等药同用。一般用量为6～15g。

3. 用于赤白下痢，久痢不止

鸡冠花有凉血、涩肠、止痢之功。治赤白下痢可单用酒煎服，或与黄连、黄柏、秦皮、白头翁等药同用；治久痢不止者，常与椿皮、石榴皮、罂粟壳等药同用。一般用量为6～15g。

【使用注意】 瘀血阻滞崩漏及湿热下痢初起兼有寒热表证者不宜使用。

【古籍摘要】

①《滇南本草》："止肠风下血，妇人崩中带下，赤痢。"

②《本草纲目》："治痔漏下血，赤白下痢，崩中，赤白带下，分赤白用。"

【现代研究】 用10％鸡冠花注射液对已孕小鼠、家兔等宫腔内给药，有明显中期引产作用。试管法证明，鸡冠花煎剂对人阴道毛滴虫有良好杀灭作用。

莲 子

莲子最早载于《神农本草经》。其性平，味甘、涩；归脾、肾、心经；其基本功效有补脾止泻、止带、益肾涩精、养心安神。

【临床应用】

1. 用于遗精，滑精

莲子味甘而涩，入肾经而能益肾固精。治肾虚精关不固之遗精、滑精，常与芡实、龙骨等同用，如《医方集解》金锁固精丸。一般用量为10～15g。

2. 用于带下

莲子既补脾益肾，又固涩止带，其补涩兼施，为治疗脾虚、肾虚带下之常用之品。治脾虚带下者，常与茯苓、白术等药同用；治脾肾两虚，带下清稀，腰膝酸软者，可与山茱萸、山药、芡实等药同用。一般用量为10～15g。

3. 用于脾虚泄泻

莲子甘可补脾，涩能止泻，既可补益脾气，又能涩肠止泻。治脾虚久泻，食欲不振者，常与党参、茯苓、白术等同用，如《和剂局方》参苓白术散。一般用量为10～15g。

4. 用于心悸，失眠

莲子甘平，入于心肾，能养心血，益肾气，交通心肾而有安神之功。治心肾不交之虚烦、心悸、失眠者，常与酸枣仁、茯神、远志等药同用。一般用量为10～15g。

【古籍摘要】

①《神农本草经》："主补中，养神，益气力。"

②《本草纲目》："交心肾，厚肠胃，固精气，强筋骨，补虚损，……止脾泻泄久痢，赤白浊，女人带下崩中诸血病。"

③《玉楸药解》："莲子甘平，甚益脾胃，而固涩之性，最宜滑泄之家，遗精便溏，极有良效。"

【现代研究】 药理研究发现莲子具有抗癌作用，其所含的氧化黄心树宁碱有抑制鼻咽癌的作用。从莲子心提取的莲子碱有强而持久的降压作用，对治疗高血压有一定效果。

芡 实

芡实最早载于《神农本草经》。其性平，味甘、涩；归脾、肾经；

其基本功效有益肾固精、健脾止泻、除湿止带。

【临床应用】

1. 用于遗精，滑精

芡实甘涩收敛，善能益肾固精。治肾虚不固之腰膝酸软，遗精滑精者，常与金樱子相须而用，如《仁存堂经验方》水陆二仙丹；亦可与莲子、莲须、牡蛎等配伍，如《医方集解》金锁固精丸。一般用量为10～15g。

2. 用于脾虚久泻

芡实既能健脾除湿，又能收敛止泻。可用治脾虚湿盛，久泻不愈者，常与白术、茯苓、扁豆等药同用。一般用量为10～15g。

3. 用于带下

芡实能益肾健脾，收敛固涩，除湿止带，为治疗带下证之佳品。治脾肾两虚之带下清稀，常与党参、白术、山药等药同用。若治湿热带下，则配伍清热利湿之黄柏、车前子等同用，如《傅青主女科》易黄汤。一般用量为10～15g。

【古籍摘要】

①《神农本草经》："主治湿痹腰脊膝痛，补中，除暴疾，益精气，强志，令耳目聪明。"

②《本草纲目》："止渴益肾，治小便不禁，遗精，白浊，带下。"

③《本草求真》："味甘补脾，故能利湿，而使泄泻腹痛可治，……味涩固肾，故能闭气，而使遗带小便不禁皆愈。"

【现代研究】芡实药理作用有收敛、滋养等。

▌◀ 桑螵蛸 ▶▌

桑螵蛸最早载于《神农本草经》。其性平，味甘、咸；归肝、肾经；其基本功效有固精缩尿、补肾助阳。

【临床应用】

1. 用于遗精滑精，遗尿尿频，白浊

桑螵蛸甘能补益，咸以入肾，性收敛。能补肾气，固精关，缩小便。为治疗肾虚不固之遗精滑精、遗尿尿频、白浊的良药。治肾虚遗精、滑精，常与龙骨、五味子、制附子等同用，如《世医得效方》桑螵蛸丸；治小儿遗尿，可单用为末，米汤送服；治心神恍惚，小便频数，遗尿，白浊，可与远志、龙骨、石菖蒲等配伍，如《本草衍义》桑螵蛸散。一般用量为6～10g。

2. 用于阳痿

桑螵蛸有补肾助阳的功效。可治肾虚阳痿，常与鹿茸、肉苁蓉、菟丝子等药同用。一般用量为6～10g。

3. 用于涩肠止泻

桑螵蛸固涩之功可用于涩肠止泻。河北名老中医王国三遵古而不泥古，根据桑螵蛸其固涩之功，临床上配芡实，一般用量在30g以上，治疗慢性结肠炎久泻不止者，常收良效。

如治王某，男，59岁，初诊日期：1998年8月9日。患者因大便稀薄反复发作10年，加重1个月而来就诊。患者十年前因受寒突发腹痛腹泻，每日泻下10余次稀水样便，伴有腹痛，曾用抗生素治疗症状缓解。后每因受寒则复发，如此反复发作数十年。近1个月来，由于饮食不洁，上症又作，来中医诊治。刻下：大便稀薄，每日3～5次，伴肛门下坠，无脓血便，腹痛时作，周身乏力，纳呆食少，面色萎黄，舌质淡，苔白，脉细沉。王老认为，此乃中气不足之泄泻，用补中益气汤加桑螵蛸30g、芡实30g。加减调治6个月，十年顽疾而愈。随访至今未再复发。

【**使用注意**】桑螵蛸助阳固涩，故阴虚多火，膀胱有热而小便频数者忌用。

【**古籍摘要**】

①《神农本草经》："主伤中、疝瘕、阴痿，益精生子，女子血闭腰痛，通五淋，利小便水道。"

②《名医别录》："疗男子虚损，五脏气微，梦寐失精，遗溺。"

③《本经逢原》："肝肾命门药也，功专收涩，故男子虚损，肾衰阳痿、梦中失精遗溺白浊方多用之。"

【**现代研究**】经药理试验证明，桑螵蛸具有轻微抗利尿及敛汗作用，其作用机制有待进一步研究。另有报道，桑螵蛸还具有促进消化液分泌，降低血糖、血脂及抑制癌症作用。

第二十章

攻毒杀虫止痒药

凡以攻毒疗疮、杀虫止痒为主要作用的药物，分别称为攻毒药或杀虫止痒药。

本类药物以外用为主，兼可内服。主要适用于某些外科皮肤及五官科病症，如疮痈疔毒、疥癣、湿疹、聤耳、梅毒及虫蛇咬伤、癌肿等。

本类药物的外用方法因病因药而异，如研末外撒，或煎汤洗渍及热敷、浴泡、含漱，或用油脂及水调敷，或制成软膏涂抹，或作成药捻、栓剂栓塞等。

本类药物内服使用时，宜作丸散剂应用，使其缓慢溶解吸收，且便于掌握剂量。本类药物多具不同程度的毒性，所谓"攻毒"即有以毒制毒之意，无论外用或内服，均应严格掌握剂量及用法，不可过量或持续使用，以防发生毒副反应。制剂时应严格遵守炮制和制剂法度，以减低毒性而确保用药安全。

现代药理研究证明，本类药物大都具有杀菌消炎作用，可杀灭细菌、真菌、疥虫、螨虫、滴虫等；且在局部外用后能形成薄膜以保护创面，减轻炎症反应与刺激；部分药物有收敛作用，能凝固表面蛋白质，收缩局部血管，减少充血与渗出，促进伤口愈合。

◀◀ 硫 黄 ▶▶

硫黄最早载于《神农本草经》。其性温，味酸，有毒；归肾、大肠经；其基本功效有外用解毒疗疮、杀虫止痒，内服补火助阳通便。

【临床应用】

1. 外用治疥癣、湿疹、阴疽疮疡

硫黄性温而燥，有解毒杀虫、燥湿止痒功效，尤为治疗疥疮的要药。如《肘后备急方》治疥即单取硫黄为末，麻油调涂用；或配伍风化石灰、铅丹、腻粉研末，猪油调涂治疥疮，如《圣济总录》硫黄散。若与轻粉、斑蝥、冰片为末，同香油、面粉为膏，涂敷患处，可治顽癣瘙痒，如《医宗金鉴》臭灵丹。若治疮疽，则可与荞麦面、白面为末贴敷患处，如《仁斋直指方》痈疽发背方。

2. 内服治阳痿、虚喘冷哮、虚寒便秘

硫黄乃纯阳之品，入肾大补命门火而助元阳。可用于肾阳衰微，下元虚冷诸证。如金液丹即单用硫黄治腰冷膝弱、失精遗尿等。治肾虚阳痿常与鹿茸、补骨脂、蛇床子等同用。若配附子、肉桂、沉香，可治肾不纳气之喘促等，如《太平惠民和剂局方》黑锡丹。治虚冷便秘，以硫黄配半夏用，即《太平惠民和剂局方》半硫丸；因硫黄能补虚而暖肾与大肠，因而也可止泻，治冷泻腹痛。

北京名老中医王琦胆大心细，善用虎狼之药硫黄而令人称叹叫绝。2009 年 7 月 20 日，先生接诊一畏寒女性，81 岁。该患者畏寒 30 余年，时值盛夏，却感同三九，终日着衬衣、毛衣、羽绒服等薄厚衣七层，虽时感上身汗出，需摇扇解汗，仍畏寒肢凉，如置冰中。平素不耐凉风及空调，不能食水果等生冷之品，夜间须着棉衣棉袜入睡。尝服金匮肾气丸、右归胶囊等补肾阳之药未效。查其舌暗红、苔白灰腻，脉沉。先生予桂枝 10g，白芍 10g，炙甘草 6g，制附子片 15g（先煎 1h），生姜 10g，红枣 10g，黄芪 20g，白术 15g，防风 10g，麦芽 15g，神曲 10g，生硫黄 2g（用豆腐煮后吞服）。水煎服，每日 2 次，嘱忌油腻食物。如此叠予桂枝加附子汤合玉屏风散加硫黄，温阳固表。患者持续服药 2 个月后，阳气渐复，畏寒大减，着衣减至只穿薄厚毛衣两层，能耐受凉风及空调，可食西瓜、苹果、桃等水果，汗出亦大减。此方效若桴鼓，很大程度上取决于先生所投之硫黄（每天 2g）。

硫黄为有毒之药，服之不当可中毒。当今临床医师因惧怕硫黄之毒，鲜有用于口服者。先生审证准确，谨守病机，因证议药，对症制方，予硫黄口服尤重煎服方法：嘱患者将硫黄夹在两片豆腐中，用线裹紧，放入水中煮 1h，待豆腐变绿，再服其中的硫黄，食后再进食半个馒头。如此口服硫黄近 2 个月，共约 120g，未见患者有头晕、

无力、恶心腹痛、浮肿等不良反应。故硫黄虽有毒性，但只要正确炮制，配伍得当，可获倍效。由此可见，用药如用兵，语谓"兵者凶也"，强寇入境，大敌当前，岂可因其凶而废之，医者用药亦因此理。品先生遣方，钦佩先生用药之果敢。

硫黄性味酸温，有毒，归肾、大肠经。内服补火助阳通便，用于阳虚足冷、虚喘冷哮、虚寒便秘。徐灵胎谓："硫黄乃石中得火之精者也，石属阴而火属阳，寓至阳于至阴，故能治阴分中寒湿之邪。"张锡纯善用生硫黄治阳虚，认为其效捷而无附子之升发之弊，谓"且自论硫黄者，莫不谓功胜桂附"。硫黄善补命门之火，《本草图新》曰硫黄："秉纯阳之精，益命门之火，热而不燥……亦救危补剂。"硫黄是壮阳之精品，若配合附子、肉桂治疗肾阳极度虚衰更是为上乘之剂，疗效颇佳。

硫黄主要含硫（S），另可杂有砷、硒、铁等成分。硫黄内服中毒量为10～20g。引起硫黄中毒原因有二：一是硫黄中含有砷、硒等有毒重金属；二是硫在肠道中生成的硫化氢是一种剧烈的神经毒物，并可抑制某些酶的活性。传统以硫黄与豆腐共煮，试验表明，硫黄生品比经豆腐炮制后的砷含量大8～15倍。在肠容物中，脂肪性物质较多时，易产生大量硫化氢，故硫黄内服时应忌油腻食物。

由此得知，临证中如遇有肾阳衰微，投桂附类不效者，要敢于给服硫黄，可望获满意疗效。

著名老中医张志秋治疗命门火衰之泄泻善用硫黄。张老认为，此种泄泻之病机在于久泻伤阳，温运失职，脏虚腑寒。阳虚则气滞，气滞则寒凝，迫使上升之气机转为下降，泄泻自作。四神丸虽可温肾暖脾，轻骑利刃，直达病所，但对沉寒病冷、阳虚久泻之重症，则尚嫌力量不足，拟加生硫黄一味，峻补命门之火，温脾补肾。黄宫绣《本草求真》论硫黄"久患寒泻，脾胃虚寒，命欲重尽者，须用此主之"，张锡纯亦大力推崇硫黄治久泻。张老每用生硫黄末为丸，先服少量，每日0.6～0.9g，开水送下，逐渐加量至3g。硫黄熟用力薄，少服无效，多服有燥渴之弊，生用则量少而效高又无他弊，但必须是正品（以纯净、透明、无杂质者为佳）方可使用。沉寒痛冷，影响气血运行，肠道传送无力，能使人便秘；命门火衰，导致寒邪内停，肠道运化失常，亦可使人泄泻。故半硫丸可治老年人虚冷便秘，生硫黄也可治阳虚久泻，全在根据病症应用。

【使用注意】阴虚火旺者及孕妇忌服。

【古籍摘要】

①《神农本草经》："主妇人阴蚀、疽痔、恶血，坚筋骨，除头疮。"

②《本草纲目》："主虚寒久痢，滑泄，霍乱，补命门不足，阳气暴绝，阴毒伤寒，小儿慢惊。"

【现代研究】 硫与皮肤接触，产生硫化氢等从而具有溶解角质、杀疥虫、细菌、真菌作用；对动物实验性炎症有治疗作用，能使支气管慢性炎症细胞浸润减轻，并可促进支气管分泌增加而祛痰；一部分硫黄在肠内形成硫化氢，刺激肠壁增加蠕动，而起缓泻作用。

蛇床子

蛇床子最早载于《神农本草经》。其性温，味辛、苦，有小毒；归肾经；其基本功效有杀虫止痒、燥湿祛风、温肾壮阳。

【临床应用】

1. 用于阴部湿痒、湿疹、疥癣

本品辛苦温燥，有杀虫止痒、燥湿作用，为皮肤科及妇科病常用药，常与苦参、黄柏、白矾等配伍，且较多外用。治阴部瘙痒，与白矾煎汤频洗（《濒湖集简方》）；现临床治滴虫阴道炎较常用。《备急千金要方》则单用本品研粉，猪脂调之外涂，治疗疥癣瘙痒。

北京著名中医男科专家王琦教授认为，蛇床子燥湿止汗止痒，前人言之甚详。如《罗氏会约医镜》云：蛇床子，去脾经之湿，补肾经之虚，益阳滋阴，治阴汗，疗男子阴囊湿痒。王老谓蛇床子，苦能燥湿，温能散寒，辛能祛风止痒，常与荆芥、白芷等同用，治慢性前列腺炎之阴囊湿痒或阴汗不止等症，并可监制过用苦寒之弊，常用量为 10g。

天津中医药大学韩桂茹教授善用蛇床子治疗外阴白色病变。外阴白色病变，俗称"外阴白斑"，属中医"阴痒"范畴。该病以外阴皮肤黏膜不同程度变白、粗糙、萎缩、弹性下降，同时伴瘙痒为主症。韩老临床采用以蛇床子为主，内服加外洗法治疗，疗效显著。方法：蛇床子 40～60g，何首乌 30g，胡桃仁 30g，白鲜皮 30g，山楂 30g。肾虚加淫羊藿、鹿衔草；血虚加大熟地黄、当归用量；湿热加苍术、黄柏；阴肿裂痛加白花蛇舌草。每日1剂，水煎内服，药渣以纱布袋包裹入盆煎煮，熏洗坐浴20min（可反复加温），每日2～3次。

蛇床子辛苦温，入肾经，内服温肾壮阳，外用燥湿杀虫止痒，故为治疗外阴白色病变之良药。《神农本草经》云其："主妇人阴中肿痛。"《日华子诸家本草》云其："去阴汗、湿癣。"《本草疏经》云其："除妇人男子一切虚寒湿所生病。"综上诸家之论述，故临床采用蛇床子为君，治疗外阴白色病变获效。

2. 用于寒湿带下、湿痹腰痛

本品性温可助阳散寒，辛苦又具燥湿祛风之功。治带下、腰痛，尤宜于寒湿兼肾虚所致者，常与山药、杜仲、牛膝等同用。

3. 用于肾虚阳痿、宫冷不孕

本品温肾壮阳之功亦佳。如《备急千金要方》在30首治肾虚阳痿精冷方中，用蛇床子方达半数以上，且内服、外用均有。亦常配伍当归、枸杞子、淫羊藿、肉苁蓉等治疗阳痿无子，如《景岳全书》赞育丹。

4. 用于脉管炎

脉管炎属脱疽范畴，由元气不足，脏腑功能失调，痰瘀凝聚，阻滞经脉，旧血不去，新血难至，肢端失养所致。《日华子本草》称蛇床子"治暴冷，暖丈夫阳气，扑损瘀血"。考《神农本草经》又云其"除痹气，利关节"。中医临床家刘炳凡重用蛇床子（40g），取其温阳燥湿、活血祛瘀，因其切中病因、病机，故而收效迅捷。由此可见，蛇床子用于脉管炎之治，不仅在于温阳燥湿之性，更在于其宣痹、托旧生新之能，实乃治脱疽不可多得的一味良药。

【使用注意】阴虚火旺或下焦有湿热者不宜内服。

【古籍摘要】

①《神农本草经》："主男子阴痿湿痒，妇人阴中肿痛，除痹气，利关节，癫痫，恶疮。"

②《药性论》："治男子、女人虚，湿痹，毒风，顽痛，去男子腰疼。浴男子阴，去风冷，大益阳事。主大风身痒，煎汤浴之瘥。疗齿痛及小儿惊痫。"

【现代研究】蛇床子能延长小鼠交尾期，增加子宫及卵巢重量；其提取物也有雄激素样作用，可增加小鼠前列腺、精囊、提肛肌重量。对耐药性金黄色葡萄球菌、铜绿假单胞菌及皮肤癣菌有抑制作用；可延长新城鸡瘟病毒鸡胚的生命；杀灭阴道滴虫。所含的花椒毒酚有较强的抗炎和镇痛作用。另外，还有抗心律失常、降低血压、祛痰平喘、延缓衰老、促进记忆、局麻、抗诱变、抗骨质疏松、杀精子等作用。

白 矾

白矾最早载于《神农本草经》。其性寒，味酸、涩；归肺、脾、肝、大肠经；其基本功效有外用解毒杀虫、燥湿止痒，内服止血、止泻、祛除风痰。

【临床应用】

1. 外用治湿疹瘙痒、疮疡疥癣

白矾性燥酸涩，而善收湿止痒，尤宜治疮面湿烂或瘙痒者。治痈疽，常配朴硝研末外用，如《卫生宝鉴》二仙散；《证治准绳》单用白矾或配伍硫黄、乳香等治疗口疮、聤耳、鼻息肉、酒糟鼻。白矾更是治疗痔、脱肛、子宫脱垂的常用药，如以白矾、五倍子为主组成的消痔灵注射液。

2. 用于内服

① 用于便血、吐衄、崩漏。本品性涩，能入肝经血分，有收敛止血作用，可用治多种出血证。治衄血不止，以枯矾研末吹鼻（《圣济总录》）；治崩漏，配五倍子、地榆同用；治金疮出血，用生白矾、煅白矾配松香研末，外敷伤处。

② 用于久泻久痢。取其涩肠止泻作用，配煨诃子肉为散，粥饮调下治之，如《太平圣惠方》诃黎勒散。

③ 用于痰厥癫狂痫证。白矾酸苦涌泄而能祛除风痰，又当配郁金为末，薄荷糊丸服，治痰壅心窍癫痫发狂，如《医方集解》白金丸。

④ 用于湿热黄疸。白矾有祛湿退黄之功，可与硝石配伍，治女劳疸，如《金匮要略》硝石散。

名老中医张洪义将其重用于顽固性呃逆。呃逆俗称"打嗝"，系由各种刺激因素引起迷走神经兴奋性增高所致的一种反射活动。顽固性呃逆频繁发作，症状顽固，常规治疗不能缓解，发作时可严重影响患者正常的呼吸运动，给患者带来精神及生理上的沉重负担。名老中医张洪义治疗本病遵《备急千金要方·呕吐哕逆》《证治汇补·胸膈门》，并从痰入手，认为顽固性呃逆多属痰浊中阻、胃中不和、胃气上逆而致，多夹风夹瘀。临床上治疗本病的关键在于治痰。然由于其病程较长，痰邪胶固，难以速除，故用一般的化痰药很难取得好的疗效。"矾石酸涩，性燥烈，最收湿气而化瘀腐，善吐下老痰宿饮，缘痰涎凝结，黏滞于上下窍隧之间，牢不可动，矾石收罗而扫荡之，离根失据，脏腑不容，高者自吐，低者自下"。张老师认为白矾具沉降之性，能降上逆之胃气止呃，其酸敛之性能敛内动之肝风，所以他在重用白矾基础上辨证治疗本病。然顽固性呃逆亦有少数气阴两虚者，因白矾可"损心肺，却水也"，故应慎用，防止其性燥烈，使虚者更虚。

【使用注意】 体虚胃弱者及无湿热痰火者忌服。

【古籍摘要】

①《神农本草经》："主寒热泄痢，白沃，阴蚀恶疮，目痛，坚齿骨。"

②《本草蒙筌》："禁便泻，塞齿疼，洗脱肛涩肠，敷脓疮收水。"

③《本草纲目》："矾石之用有四，吐利风热之痰涎，取其酸苦涌泄也；治诸血痛、脱肛、阴挺、疮疡，取其酸涩而收也；治痰饮、泄痢、崩带、风眼，取其收而燥湿也；治喉痹、痈疽、中蛊、蛇虫伤蜇，取其解毒也。"

【现代研究】 白矾能强力凝固蛋白质，临床上又可以消炎、止血、止汗、止泻和用作硬化剂。可广谱抗菌，对多种革兰氏阳性球菌和革兰氏阴性杆菌、某些厌氧菌、皮肤癣菌、白念珠菌均有不同程度的抑菌作用，对铜绿假单胞菌、大肠埃希菌、金黄色葡萄球菌抑制作用明显；在体外有明显抗阴道滴虫作用。白矾经尿道灌注有止血作用；还能促进溃疡愈合；净化混浊生水。

‖◆ 蜂 房 ◆‖

蜂房最早载于《神农本草经》。其性平，味甘；归胃经；其基本功效有攻毒杀虫、祛风止痛。

【临床应用】

1. 用于疮疡肿毒、乳痈、瘰疬、顽癣瘙痒、癌肿

蜂房能攻毒杀虫、攻坚破积，为外科常用之品。虽可单用，但更

常与解毒消肿生肌药配伍应用。如《证治准绳》治疮肿初发，与生天南星、生草乌、白矾、赤小豆共为细末，淡醋调涂。若与蛇蜕、黄芪、黄丹、玄参等为膏外用，可治瘰疬，如《太平圣惠方》蜂房膏。《太平圣惠方》又以此为末，调猪脂涂擦，治头上癣疮。治癌肿可与莪术、全蝎、僵蚕等配用。

2. 用于风湿痹痛、牙痛、风疹瘙痒

蜂房质轻且性善走窜，能祛风止痛、止痒而奏效。若与川乌、草乌同用，乙醇浸泡外涂痛处可治风湿痹痛，或配全蝎、蜈蚣、土鳖虫各等份，研末为丸服，治关节炎、骨髓炎（《虫类药的应用》）。治牙痛可配细辛水煎漱口用，《普济方》内即载有十数个以蜂房为主的治牙痛方。治风疹瘙痒，常与蝉蜕等同用。

名老中医苏励教授善用露蜂房配细辛治疗风湿痹证。苏老谓，蜂房味微甘而性平，有小毒，可解毒疗疮、散结消肿、祛风除痹，而细辛辛温性烈，善于祛风除湿、散寒止痛、下气豁痰，研究发现其有明显的抗炎镇痛及局部麻醉功效。两者配伍后以细辛之升散，拨蜂房之灵动，共奏消肿散结、通络止痛之功。主要适用于类风湿关节炎，小关节为主的疼痛、肿胀、屈伸不利、骨节变形等。苏老认为其中古训之"细辛不过钱"不足为凭，两者临床常用剂量：蜂房9～30g，细辛6～15g。若小关节积液肿痛明显，再并以汉防己、泽兰消肿止痛；关节局部热象重者，加岗稔根、虎杖根泻热通络止痛；关节僵硬胶着而痛，并豨莶草、徐长卿驱风解毒止痛；土茯苓配土贝母、忍冬藤合地龙亦适合类风湿关节炎之热痹，小关节红肿胀热痛梭状变形者。

国医大师朱良春临床善用蜂房。朱老谓，《名医别录》谓其"治恶疽、附骨痈"，可使"诸毒均瘥"，能治"历节脱出"，故它是一味攻毒疗疮、散肿止痛的佳药。但在临床实践中，朱老发现它能温阳益肾，用治清稀带下和阳痿不举，具有显效。凡带下清稀如水，绵绵如注，用固涩药乏效者，于辨证方中加蜂房，屡获佳效。他认为："带下清稀，乃肾气不足，累及奇经，带脉失束，湿浊下注所致。利湿泄浊之品，仅能治标，而温煦肾阳，升固奇经，才是治本之图。"他用蜂房温阳益肾，每每伍以鹿角霜、小茴香等通补奇经之药，配伍独到。若带下因湿热下注，又有肾阳不足见证者，可在清泄湿热方中加用蜂房，亦可奏功。

对阳痿证，除肝经湿热致宗筋瘀而不举者外，凡劳倦伤神，思虑过度，精血亏损，下元不足而致者，均可采用朱师创订的"蜘蜂丸"治疗。该丸由花蜘蛛（微焙）、炙蜂房、紫河车、淫羊藿、肉苁蓉温肾壮阳，以振其痿；熟地黄、紫河车填补肾精，以复其损，为治阳痿不举之良方。朱师强调蜂房与花蜘蛛虽同为温肾壮阳药，但花蜘蛛功擅益肾助阳，而蜂房则不但温肾，且对全身功能有强壮调整作用。朱师还用蜂房治疗遗尿，亦重在温阳益肾以固本。用蜂房炙存性，研极细末，成年人每次 3～6g，年幼者酌减，每日 2 次，黄酒或开水送下。凡遗尿久治不愈，症情顽固纠缠，体质虚者，均可选用。

此外，蜂房还有一种功效，鲜为人知。朱师用其治疗慢性气管炎，久咳不已，取其温肺肾、纳逆气之功，不仅高效，而且速效，确是一味价廉物美的止咳化痰药。每用蜂房末 3g（小儿酌减），鸡蛋1 只（去壳），放锅内混合，不用油盐，炒熟，于饭后一次吃下，每日 1～2 次，连吃 5～7 日可获满意疗效。

【古籍摘要】

①《神农本草经》："主惊痫瘛疭，寒热邪气，癫疾，肠痔。"
②《日华子本草》："治牙齿疼，痢疾，乳痈，蜂叮，恶疮。"

【现代研究】
实验证明，蜂房水提取液能抑制急性和慢性炎症，其镇痛作用则主要对慢性疼痛有效。其丙醇和醇、醚提取物均有显著促凝血作用；水提取物能明显促进大鼠体外血栓形成，并能增加血小板的黏附率。蜂房油可驱蛔虫、绦虫。其提取物有降压、扩张血管及强心作用，并可抗癌、抗菌和降温。

硼　砂

硼砂最早载于《日华子本草》。其性凉，味甘、咸；归肺、胃经；其基本功效有外用清热解毒，内服清肺化痰。

【临床应用】

1. 用于咽喉肿痛、口舌生疮、目赤翳障

本品能清热解毒、消肿防腐，为喉科及眼科常用药，且较多外用。若配伍冰片、玄明粉、朱砂，可治咽喉、口齿肿痛，如《外科正宗》冰硼散。若配冰片、炉甘石、玄明粉共为细末点眼，可治火眼及翳障胬肉，如《证治准绳》白龙丹；若配冰片、珍珠、炉甘石、熊胆为细末点眼，治火眼及目翳，如《全国中药成药处方集》八宝眼药。

2. 用于痰热咳嗽

本品味咸性凉，内服可清肺化痰，较适宜于痰热咳嗽并有咽喉肿

痛者。可与沙参、玄参、贝母、瓜蒌、黄芩等同用。

3. 用于呕吐

中医临床家范中明善用硼砂入煎剂治疗呕吐。范老谓,虽然现在很少有应用硼砂内服治疗呕吐的经验,但是在《本草纲目》中已有"除噎膈反胃"的记载。近年来,有用"开导散"治疗食管癌的报道,开导散即由一味硼砂和其他药物组成。范老受上述启发,以少剂量(1.5g)内服试用于临床,意外发现其治疗呕吐的效果很好,其应用范围也十分广泛。从临床上观察,一般以胃肠道病变所致的呕吐效果最佳,且不易复发。对耳源性及中枢性呕吐之疗效,则取决于病变的程度,其取效亦是一过性的,容易复发。因此,在对症治疗的同时必须强调病因上的治疗,才能巩固其疗效。

此外,根据中医的辨证特点,应按照疾病的性质,区别寒、热、虚、实,分别予以配伍:范老习惯配伍,胃热者配大黄,胃寒者配吴茱萸,久呕、胃阴虚者配乌梅,胃气上逆者配赭石。

由此可见,硼砂的止呕不仅效果可靠,取效迅速,而且适用范围广泛,几乎是各种不同原因、不同性质的呕吐均能取效。因此,可以认为硼砂是一种比较理想的止呕药物,有推广应用的价值。

硼砂之主要成分为四硼酸钠,是碱性物质,据谓"防腐力强""对皮肤黏膜有收敛保护作用""内服刺激胃液分泌"。因此设想,其止呕的药理机制可能是通过四硼酸钠对胃黏膜的直接作用,使胃分泌增加,冲洗有害物质对胃壁的刺激,清洁胃黏膜。也可能同时在胃黏膜形成保护膜,使局部血液循环改善,水肿、肿胀消失,从而起到止呕吐的作用。如果上述设想成立的话,那么就可以解释制止胃肠道病变所致的呕吐,是通过药物对胃黏膜的直接作用所取得的。因此,其收效迅速可靠,且制止耳源性或中枢性的呕吐之所以是一过性,容易复发,其原因是发病灶未得清除。因此,特别需要强调病因上的治疗。

【使用注意】本品以外用为主,内服宜慎。

【古籍摘要】

①《日华子本草》:"消痰止嗽,破癥结喉痹。"

②《本草纲目》:"治上焦痰热,生津液,去口气,消障翳,除噎膈反胃、积块结瘀肉、阴溃、骨鲠、恶疮及口齿诸病。"

【现代研究】硼砂对多种革兰氏阳性与阴性菌、浅部皮肤真菌及白念珠菌有不同程度抑制作用，并略有防腐作用。对皮肤和黏膜还有收敛和保护作用。实验表明，硼砂能抗电惊厥和戊四氮阵挛性惊厥；减轻机体氟负荷，调整体内微量元素平衡，增加尿氟排出，但不能动员骨氟的移出。

《 大蒜 》

大蒜最早载于《名医别录》。其性温，味辛；归脾、胃、肺经；其基本功效有解毒杀虫、消肿、止痢。

【临床应用】

1. 用于痈肿疔毒，疥癣

大蒜外用或内服，均有良好的解毒，杀虫，消肿作用。治疮疖初发可用独头蒜切片贴肿处（《外科精要》）。民间亦常用大蒜切片外擦或捣烂外敷，治疗皮肤或头癣瘙痒。外用适量。

2. 用于痢疾，泄泻，肺痨，顿咳

可单独或配伍入复方中用。如验方以大蒜煮粥送服白及粉治肺痨咯血。治泻痢，或单用或以 10% 大蒜浸液保留灌肠。大蒜还可防治流行性感冒、流行性脑脊髓膜炎、流行性乙型脑炎等流行性传染病。一般用量为 5～10g，或生食，或制成糖浆服。

3. 用于钩虫病，蛲虫病

治蛲虫病可将大蒜捣烂，加茶油少许，睡前涂于肛门周围。外用适量。

【使用注意】外服可引起皮肤发红、灼热甚至起泡，故不可敷之过久。阴虚火旺及有目、舌、喉、口齿诸疾不宜服用。孕妇忌灌肠用。

【古籍摘要】

①《名医别录》："散痈肿疮，除风邪，杀毒气。"
②《本草纲目》："其气熏烈，能通五脏，达诸窍，去寒湿，辟邪恶，消痈肿，化癥积肉食，此其功也。"

【现代研究】大蒜有较强的广谱抗菌作用，如对金黄色葡萄球菌、志贺菌属、幽门螺杆菌、多种致病性浅部真菌、白念珠菌、恙虫热立克次体、流感病毒B、疱疹病毒，以及阴道毛滴虫、阿米巴原虫

等，均有不同程度抑杀作用。抗菌作用紫皮蒜优于白皮蒜，鲜品强于干品。大蒜可降低胆固醇和甘油三酯，防止动脉粥样硬化，降血脂可能与减少内源性胆固醇合成有关。大蒜油能抑制血小板聚集，增加纤维蛋白的溶解活性。本品又可抗肿瘤、抗突变和阻断亚硝胺合成。另外，大蒜还有不同程度的抗炎、增强免疫、抗氧化、延缓衰老、降血压、护肝、降血糖、兴奋子宫、驱铅等作用。

雄 黄

雄黄最早载于《神农本草经》。其性温，味辛，有毒；归肝、大肠经；其基本功效有解毒杀虫、燥湿祛痰、截疟。

【临床应用】

1. 用于痈肿疔疮，湿疹疥癣，蛇虫咬伤

雄黄温燥有毒，外用或内服均可以毒攻毒而解毒杀虫疗疮。治痈肿疔毒，可单用或入复方，且较多外用，如《千金方》以本品为末涂之；或配白矾等分，名二味拔毒散（《医宗金鉴》）；或配伍乳香、没药、麝香为丸，名醒消丸（《外科全生集》），陈酒送服，治痈疽肿毒，均有良效。如以雄黄与黄连、松脂、发灰为末，猪脂为膏外涂可用治疥癣（《肘后方》）。治蛇虫咬伤，轻者单用本品香油调涂患处；重者内外兼施，当与五灵脂共为细末，酒调灌服，并外敷（《瑞竹堂经验方》）。若与牵牛子、槟榔等同用，可治虫积腹痛，如《沈氏尊生书》牵牛丸。外用适量，研末敷，香油调搽或烟熏。内服 0.05～0.1g，入丸、散用。

2. 用于祛痰截疟

本品内服能祛痰截疟。如与朱砂同用的治癫痫方（《仁斋直指方》）。若与苦杏仁、巴豆同用，可治小儿喘满咳嗽，如《证治准绳》雄黄丹。古方还用雄黄截疟治疟疾，今已少用。外用适量，研末敷，香油调搽或烟熏。内服 0.05～0.1g，入丸、散用。

【使用注意】内服宜慎，不可久服。外用不宜大面积涂擦及长期持续使用。孕妇禁用。切忌火煅。

【古籍摘要】

①《神农本草经》，"主寒热，鼠瘘，恶疮，疽痔，死肌，杀百

虫毒。"

②《日华子本草》"治疥癣，风邪癫痫，岚瘴，一切蛇虫、犬兽伤咬。"

③《本草从新》："燥湿杀虫。治劳疰蛇伤，敷杨梅疔毒。"

【现代研究】 0.12g‰雄黄体外对金黄色葡萄球菌有 100% 的杀灭作用，提高浓度也能杀灭大肠埃希菌，以及抑制结核分枝杆菌与耻垢杆菌；其水浸剂（1:2）在试管内对堇色毛癣菌等多种致病性皮肤真菌有不同程度抑制作用。雄黄可通过诱导肿瘤细胞凋亡、抑制细胞 DNA 合成、增强机体的细胞免疫功能等发挥其抗肿瘤作用。此外，本品尚可抗血吸虫及疟原虫。

第二十一章

涌吐药

　　凡以促使呕吐，治疗毒物、宿食、痰涎等停滞在胃脘或胸膈以上所致病证为主的药物，称为涌吐药，又名催吐药。

　　本类药物多酸苦辛，归胃经，具有涌吐毒物、宿食、痰涎的作用。适用于误食毒物，停留胃中，未被吸收；或宿食停滞不化，尚未入肠，胃脘胀痛；或痰涎壅盛，阻于胸膈或咽喉，呼吸急促；或痰浊上涌，蒙蔽清窍，癫痫发狂等证。涌吐药物的运用，属于"八法"中的吐法，旨在因势利导，驱邪外出，以达到治疗疾病的目的。

　　涌吐药作用强烈，且多具毒性，易伤胃损正，故仅适用于形证俱实者。为了确保临床用药的安全、有效，宜采用"小量渐增"的使用方法，切忌骤用大量；同时要注意"中病即止"，只可暂投，不可连服或久服，谨防中毒或涌吐太过，导致不良反应。若用药后不吐或未达到必要的呕吐程度，可饮热开水以助药力，或用翎毛探喉以助涌吐。若药后呕吐不止，应立即停药，并积极采取措施，及时抢救。

　　吐后应适当休息，不宜马上进食。待胃肠功能恢复后，再进流质或易消化的食物，以养胃气，忌食油腻辛辣及不易消化之物。凡年老体弱、小儿、妇女胎前产后，以及素体失血、头晕、心悸、劳嗽喘咳等，均当忌用。

　　因本类药物作用峻猛，药后患者反应强烈而痛苦不堪，故现代临床已少用。

　　药理研究表明，本类药物具有催吐的作用，主要是刺激胃黏膜的感受器，反射性地引起呕吐中枢兴奋所致。

常 山

常山最早载于《神农本草经》。其性寒，味苦、辛，有毒；归肺、心、肝经；其基本功效有涌吐痰涎、截疟。

【临床应用】

1. 用于胸中痰饮证

常山辛开苦泄，善开泄痰结，其性上行，能引吐胸中痰饮，适用于痰饮停聚，胸膈壅塞，不欲饮食，欲吐而不能吐者。常以本品配甘草，水煎和蜜温服。然此法今已少用。一般用量为3～9g。

2. 用于疟疾

古有"无痰不成疟"之说。常山善祛痰而截疟，为治疟之要药。适用于各种疟疾，尤以治间日疟、三日疟为佳。古方常单用本品浸酒或煎服治疟，每获良效；临证亦可配伍运用。若治一切疟疾，寒热往来，发作有时者，可以常山酒浸蒸焙，与槟榔共研末，糊丸服之，如《和剂局方》胜金丸；治疟疾寒热，或二、三日一发者，可与厚朴、草豆蔻、肉豆蔻、槟榔等同用，如《圣济总录》常山饮；若虚人久疟不止者，可与黄芪、人参、乌梅等同用，如《医宗必读》截疟饮；疟久不愈，而成疟母者，则与鳖甲、三棱、莪术等同用，如《丹溪心法》截疟常山饮。一般用量为3～9g。

【使用注意】本品有毒，且能催吐，故用量不宜过大。体虚及孕妇不宜用。

【古籍摘要】

①《神农本草经》："主伤寒寒热，温疟，鬼毒，胸中痰结，吐逆。"

②《本草纲目》："常山、蜀漆有怯痰截疟之功，须在发散表邪及提出阳分之后，用之得宜，神效立见；用失其法，真气必伤。夫疟有六经疟、五脏疟、痰湿食积、瘴疫鬼邪诸疟，须分阴阳虚实，不可一概而论也。""常山生用则上行必吐，酒蒸炒熟则气稍缓，少用亦不致吐也。"

③《医学衷中参西录》："常山，善消脾中之痰，为治疟疾要药。少服，则痰可徐消，若多服即可将脾中之痰吐出，为其多服即作呕

吐，故诸家本草谓其有毒。医家用之治疟，亦因此不敢多用，遂至有效有不效。若欲用之必效，当效古人一剂三服之法，用常山五六钱，煎汤一大盅，分五六次徐徐温饮下，即可不作呕吐，疟疾亦有八九可愈。"

【现代研究】常山的水煎剂及醇提液对疟疾有显著的疗效，其中常山碱甲的疗效相当于奎宁，常山碱丙抗疟作用最强，约为奎宁的100倍，常山碱乙次之；常山碱甲、常山碱乙、常山碱丙还能通过刺激胃肠的迷走神经与交感神经末梢而反射性地引起呕吐。此外，本品尚能降压、兴奋子宫、抗肿瘤、抗流感病毒、抗阿米巴原虫等。

◀ 瓜 蒂 ▶

瓜蒂最早载于《神农本草经》。其性寒，味苦，有毒；归胃、胆经；其基本功效有涌吐痰食、祛湿退黄。

【临床应用】

1. 用于风痰、宿食停滞及食物中毒诸证

瓜蒂味苦涌泄，能催吐其壅塞之痰，或未化之食，或误食之毒物。凡宿食停滞胃脘，胸脘痞硬，气逆上冲者，或误食毒物不久，尚停留于胃者，皆可单用本品取吐，或与赤小豆为散，用香豉煎汁和服，共奏酸苦涌吐之效，如《伤寒论》瓜蒂散；若风痰内扰，上蒙清窍，发为癫痫，发狂欲走者，或痰涎涌喉，喉痹喘息者，亦可单用本品为末取吐。一般用量为 2.5～5g；入丸、散服，每次 0.3～1g。

2. 用于湿热黄疸

瓜蒂能祛湿退黄，用于湿热黄疸，多单用本品研末吹鼻，令鼻中黄水出而达祛湿退黄之效。如《千金翼方》以本品为细末，纳鼻中，治疗黄疸目黄不除；本品也可内服，如《金匮要略》以一味瓜蒂锉末，水煎去渣顿服，治疗诸黄。外用适量，研末吹鼻，待鼻中流出黄水即可停药。

【使用注意】体虚、吐血、咯血、胃弱、孕妇及上部无实邪者忌用。

【古籍摘要】

①《神农本草经》："主大水，身面四肢浮肿，下水，杀蛊毒，咳

逆上气及食诸果，病在胸腹中，皆吐下之。"

②《本草纲目》："瓜蒂，乃阳明经除湿热之药，故能引去胸腔痰涎，头目湿气，皮肤水气，黄疸湿热诸证。凡胃弱人及病后、产后用吐药，皆宜加慎，何独瓜蒂为然。"

③《本草正》："甜瓜蒂，能升能降，其升则吐，善涌湿热顽痰积饮，去风热头痛、癫痫、喉痹、头目眩晕、胸膈胀满，并诸恶毒在上焦者，皆可除之。其降则泻，善逐水湿痰饮，消浮肿水臌，杀蛊毒、虫毒，凡积聚在下焦者，皆能下之。盖其性峻而急，不从上出，即从下出也。"

【现代研究】甜瓜素能刺激胃感觉神经，反射地兴奋呕吐中枢而致吐；能明显降低血清 ALT，对肝脏的病理损害有一定的保护作用；能增强细胞免疫功能；尚能抗肿瘤、降压、抑制心肌收缩力、减慢心率等。

胆矾

胆矾最早载于《神农本草经》。其性寒，味酸、辛，有毒；归肝、胆经；其基本功效有涌吐痰涎、解毒收湿、祛腐蚀疮。

【临床应用】

1. 用于喉痹、癫痫、误食毒物

胆矾为酸涩而辛，其性上行，具有的涌吐作用，能够涌吐风痰及毒物。用治喉痹，喉间痰壅闭塞，可与白僵蚕共为末，吹喉，使之痰涎吐而喉痹开，如《济生方》二圣散；用治风痰癫痫，《谭氏小儿方》单用本品研末，温醋调下，服后吐出涎便醒；若误食毒物，可单用本品取吐，以排出胃中毒物。温水化服，0.3～0.6g。外用适量，研末撒或调敷，或以水溶化后外洗。

2. 用于风眼赤烂、口疮、牙疳

胆矾少量外用，有解毒收湿之功，临床以外用治疗口、眼诸窍火热之证为宜。如《明目经验方》用本品煅研，泡汤洗眼，治风眼赤烂；《圣惠方》以之与蟾皮共研末，外敷患处，治口疮；《小儿药证直诀》以本品研末，加麝香少许和匀，外敷，治牙疳。温水化服，0.3～0.6g。外用适量，研末撒或调敷，或以水溶化后外洗。

3. 用于胬肉、疮疡

胆矾外用，有祛腐蚀疮作用。临床以外用治疗皮肤疮疡为主。如

《圣济总录》用本品煅研外敷，治胬肉疼痛；《直指方》以之研末点疮，治肿毒不溃。温水化服，0.3～0.6g。外用适量，研末撒或调敷，或以水溶化后外洗。

【使用注意】体虚者忌用。

【古籍摘要】

①《神农本草经》："主明目，目痛，金疮，诸痫痉，女子阴蚀痛，石淋，寒热，崩中下血，诸邪毒气。"

②《本草纲目》："石胆，其性收敛上行，能涌风热痰涎，发散风木相火，又能杀虫，故治咽喉口齿疮毒有奇功也。"

③《本草述》："在娄全善有云：喉痹恶寒者，皆是寒折热，寒闭于外，热郁于内，切忌胆矾酸寒等剂点喉，反使其阳郁不升，为患反剧。若然，则此味宜于喉闭及缠喉风者，乃治阴不能蓄阳之痹，是为风淫，属不恶寒之喉痹也。"

【现代研究】胆矾内服后能刺激胃壁神经，引起反射性呕吐，并能促进胆汁分泌；外用与蛋白质结合，生成不溶性蛋白质化合物而沉淀，故胆矾浓溶液对局部黏膜具有腐蚀作用，可退翳。另对化脓性球菌、肠道伤寒杆菌、副伤寒杆菌、志贺菌属和沙门氏菌等均有较强的抑制作用。

第二十二章

拔毒化腐生肌药

凡以外用拔毒化腐、生肌敛疮为主要作用的药物，称为拔毒化腐生肌药。

本类药物主要适用于痈疽疮疡溃后脓出不畅，或溃后腐肉不去，新肉难生，伤口难以生肌愈合之证；以及癌肿，梅毒；有些还常用于皮肤湿疹瘙痒，五官科的口疮、喉证、目赤翳障等。

本类药物的外用方法可根据病情和用途而定，如研末外撒，加油调敷，或制成药捻，或外用膏药敷贴，或点眼，吹喉、鼻，滴耳等。

本类药物多为矿石重金属类，或经加工炼制而成，多具剧烈毒性或强大刺激性，使用时应严格控制剂量和用法。外用也不可过量或过久应用，不宜在头面及黏膜上使用，以防发生毒副作用。其中含砷、汞、铅类的药物毒副作用甚强，更应严加注意。

现代研究表明，本类药物多能抑杀病原微生物，有些则具防腐、收敛、保护和促进伤口愈合作用。

红 粉

红粉最早载于《外科大成》。其性热，味辛，有大毒；归肺、脾经；其基本功效有拔毒、去腐、除脓、生肌。

【临床应用】

用于痈疽溃后，脓出不畅，或腐肉不去，新肉难生
本品有良好的拔毒去腐排脓作用，为只供外用的外科常用药之一。常与收湿敛疮的煅石膏同用，可随病情不同，调整二药的用量比例，如红粉与煅石膏的用量比为1∶9者称九一丹，拔毒力较轻而收湿生肌力较强；比例为2∶8者称八二丹，比例为3∶7者称七三丹，比例为1∶1者称五五丹，比例为9∶1者称九转丹，则拔毒提脓之力逐步增强。外用适量，用时，研极细粉末，干掺或调敷，或以药捻沾药粉使用。本品只供外用，不能内服，且不用纯品，而多配煅石膏外用。

【使用注意】本品有大毒，外用亦不可过量或持续使用。外疡腐肉已去或脓水已尽者，不宜用。

【古籍摘要】

①《外科大成》："治一切顽疮及杨梅粉毒、喉疳、下疳、痘子。"

②《疡医大全》："提脓长肉，治疮口坚硬，肉暗紫黑，或有脓不尽者。"

③《疡科心得集》："治一切疮疡溃后，拔毒去腐，生新长肉。"

【现代研究】红粉在体外对金黄色葡萄球菌、乙型溶血性链球菌、铜绿假单胞菌、大肠埃希菌等有很强的杀菌作用，效力比石炭酸大100倍以上；但因红粉的组方配伍和炼制方法不尽相同，致使其成分、杀菌力和疗效也有差别；实验表明，红粉制剂可促进和改善创面微循环，减少微血栓，增加创面营养和血供，有利于创面愈合。

轻 粉

轻粉最早载于《本草拾遗》。其性寒，味辛，有毒；归大肠、小肠经；其基本功效有外用攻毒杀虫、敛疮，内服逐水通便、祛痰消积。

【临床应用】

1. 外用治疮疡溃烂，疥癣瘙痒，湿疹，酒渣鼻，梅毒下疳

轻粉辛寒燥烈，有较强的攻毒杀虫止痒及生肌敛疮作用。治黄水疮痒痛，配黄柏、蛤粉、煅石膏共为细末，凉水或麻油调涂，如《外科正宗》蛤粉散；如配黄连末，猪胆汁调涂，治臁疮不合（《永类钤方》）；或配风化石灰、铅丹、硫黄为细末，生油调涂治干湿癣，如《圣济总录》如圣散；又可配大黄、硫黄加凉水调涂，治酒渣鼻、痤疮，如《疮疡外用本草》加味颠倒散。外用适量，研末调涂或干掺，制膏外贴。

2. 内服治水肿胀满，二便不利

轻粉内服能通利二便，逐水退肿。常配伍大黄、甘遂、大戟等同用，治水肿便秘实证，如《丹溪心法》舟车丸。内服每次 0.1～0.2g，入丸、散服。

【**使用注意**】轻粉有毒（可致汞中毒），内服宜慎，且服后应漱口。体虚及孕妇忌服。

【**古籍摘要**】

①《本草拾遗》："通大肠，转小儿疳并瘰疬，杀疮疥癣虫及鼻上酒渣、风疮瘙痒。"

②《本草图经》："服之过剂及用之失宜，则毒气被逼窜入经络筋骨莫之能出，变为筋挛骨痛，发为痈肿疳漏，经年累月，遂成废疾。因而夭枉，用者慎之。"

【**现代研究**】轻粉有广谱抑菌作用，对多种革兰氏阳性与阴性菌及致病性皮肤真菌均有良好抑菌效果。口服有一定泻下和利尿作用。

砒 石

砒石最早载于《日华子本草》。其性大热，味辛，有大毒；归肺、肝、脾经；其基本功效有外用攻毒杀虫、蚀疮去腐，内服劫痰平喘、攻毒抑癌。

【**临床应用**】

1. 用于腐肉不脱之恶疮，瘰疬，顽癣，牙疳，痔疮

砒石外用具攻毒杀虫，蚀死肌，去腐肉之功。虽可单用贴敷，因易中毒且引起剧烈疼痛，故多配其他药物以轻其剂缓其毒。若治恶疮日久，可配硫黄、苦参、附子、蜡同用，调油为膏，柳枝煎汤洗疮后外涂，如《圣惠方》砒霜膏。若配明矾、雄黄、乳香为细末，可治瘰疬、疔疮等，如《外科正宗》三品一条枪。外用适量，研末撒敷，宜作复方散剂或入膏药、药捻用。

2. 用于寒痰哮喘

砒石味辛大热，内服能祛寒，劫痰，平喘。主治寒痰喘咳，久治不愈，可配淡豆豉为丸服，如《普济本事方》紫金丹。内服一次0.002~0.004g，入丸、散服。

【使用注意】本品剧毒，内服宜慎；外用亦应注意，以防局部吸收中毒。孕妇忌服。不可作酒剂服。忌火煅。

【古籍摘要】

①《日华子本草》："治疟疾、肾气。带辟蚤虱。"

②《本草纲目》："除齁喘积痢，烂肉，蚀瘀腐瘰疬。"又"蚀痈疽败肉，枯痔杀虫。"

【现代研究】砒石有杀灭微生物、疟原虫及阿米巴原虫作用。对癌细胞有特定的毒性，主要通过诱导细胞凋亡杀伤白血病细胞，对急性早幼粒性白血病细胞有诱导分化作用。砒石还能诱导人肝癌细胞凋亡和明显抑制肝癌细胞增殖，也可诱导多发性骨髓瘤癌细胞凋亡。小量砒石可促进蛋白质合成，活跃骨髓造血功能，促使红细胞及血红蛋白新生。砒石还有抗组胺及平喘作用。

炉甘石

炉甘石最早载于《本草品汇精要》。其性平，味甘；归肝、胃经；其基本功效有解毒明目退翳、收湿止痒敛疮。

【临床应用】

1. 用于目赤翳障

本品甘平无毒，可解毒明目退翳，收湿止痒，为眼科外用常用药。与玄明粉各等分为末点眼，治目赤暴肿，如《御药院方》神应散；若与海螵蛸、冰片为细末点眼，可治风眼流泪，如《证治准绳》止泪散。外用适量，研末撒布或调敷。水飞点眼、吹喉。一般不内服。

2. 用于溃疡不敛，湿疮，湿疹，眼睑溃烂

炉甘石有生肌敛疮，收湿止痒，解毒诸功效。常配煅石膏、龙骨、青黛、黄连等同用，以提高药效。如治疮疡不敛，配龙骨同用，研极细末，干掺患处的平肌散（《御药院方》）。若配黄连、冰片，可治眼眶破烂，畏日羞明，如《证治准绳》黄连炉甘石散。外用适量，研末撒布或调敷。水飞点眼、吹喉。一般不内服。

【使用注意】宜炮制后用。

【古籍摘要】

①《本草品汇精要》："主风热赤眼，或痒或痛，渐生翳膜，及治下部湿疮。调敷。"

②《本草纲目》："止血，消肿毒，生肌，明目，去翳退赤，收湿除烂。"

【现代研究】本品所含的碳酸锌不溶于水，外用能部分吸收创面的分泌液，有防腐、收敛、消炎、止痒及保护创面作用，并能抑制局部葡萄球菌的生长。

参 考 文 献

[1] 张廷模. 临床中药学 [M]. 上海：上海科学技术出版社，2006.

[2] 高学敏. 中药学 [M]. 北京：中国医药出版社，2007.

[3] 凌一揆. 中药学 [M]. 上海：上海科学技术出版社，2014.

[4] 陈蔚文. 中药学 [M]. 北京：人民卫生出版社，2012.

[5] 钟赣生. 中药学 [M]. 北京：中国医药出版社，2012.

[6] 北京市老中医经验选编编委会. 北京市老中医经验选编 [M]. 北京：北京出版社，1986.

[7] 中医研究院广安门医院. 医话医论荟要 [M]. 北京：人民卫生出版社，1982.

[8] 汤承祖. 汤承祖 60 年行医经验谈 [M]. 北京：人民军医出版社，2011.

[9] 巫君玉. 名老中医带教录 [M]. 北京：人民卫生出版社，1998.

[10] 袁家玑. 医林拔萃 [M]. 贵阳：贵州人民出版社，1985.

[11] 陈四清. 周仲瑛医案赏析 [M]. 北京：人民军医出版社，2008.

[12] 胡天雄. 中国百年百名中医临床家胡天雄 [M]. 北京：中国中医药出版社，2001.

[13] 尹长健. 肝病用药十讲 [M]. 北京：中国中国医药出版社，1998.

[14] 张学文. 疑难病症治 [M]. 2 版. 北京：人民卫生出版社，2005.

[15] 来春茂. 来春茂医话 [M]. 昆明：云南人民出版社，1984.

[16] 刘玉洁，蔡春江. 王国三临证经验集 [M]. 北京：人民卫生出版社，2009.

[17] 姜敏. 王琦老师用硫黄温阳一则 [J]. 世界中西医结合杂志，2010，5（9）：800-801.

[18] 王东坡，张凯麟. 王琦男科用药经验撷萃 [J]. 中医杂志，2003，5（44）：343-344.

[19] 阿提卡·吾布力哈斯木，胡晓灵. 沈宝藩临床经验辑要 [M]. 北京：中国医药科技出版社，2000.

[20] 邓铁涛. 中国百年百名中医临床家邓铁涛 [M]. 北京：中国中医药出版社，2001.

[21] 邓铁涛. 学说探讨与临证 [M]. 广州：广东科学技术出版社，1981.

[22] 王鹏宇. 内蒙古名老中医临床经验选粹 [M]. 北京：中医古籍出版社，1991.

[23] 印会河. 中医内科新论 [M]. 北京：化学工业出版社，2010.

[24] 叶进. 叶景华医技精选 [M]. 北京：上海中医药大学出版社，1997.

[25] 关思友. 关恩友医案医话选——中医临床思维例释 [M]. 郑州：郑州大学出版社，2002.

[26] 王森，刘语高，王晓龙，等. 刘星元医案医论 [M]. 北京：学苑出版社，2006.

[27] 北京中医学院. 关幼波临床经验选 [M]. 北京：人民卫生出版社，1979.

[28] 余国俊. 中医师承实录 [M]. 北京：中国中医药出版社，2006.

[29] 吴佩衡. 吴佩衡医案 [M]. 昆明：云南人民出版社，1979.

[30] 张志礼. 张志礼临床经验辑要 [M]. 北京：中国医药科技出版社，2000.

[31] 言庚孚. 言庚孚医疗经验集 [M]. 长沙：湖南科学技术出版社，1980.

[32] 凌云鹏. 临诊一得录 [M]. 3 版. 北京：人民卫生出版社，2006.

[33] 李可. 李可老中医急危重症疑难病经验专辑 [M]. 太原：山西科学技术出版社，2006.

[34] 孙一民. 临证医案医方 [M]. 郑州：河南科学技术出版社，1981.

[35] 杨进. 中国百年百名中医临床家孟澍江 [M]. 北京：中国中医药出版社，2001.

[36] 张琪. 张琪临床经验辑要 [M]. 北京：中国医药科技出版社，1998.

[37] 张琪. 张琪临证经验荟要 [M]. 北京：中国中医药出版社，1993.

[38] 陈树森. 陈树森医疗经验集萃 [M]. 北京：人民军医出版社，1989.

[39] 朱晓鸣. 临证秘验录 [M]. 北京：中医古籍出版社，1999.

[40] 何绍奇. 读书析疑与临证得失 [M]. 北京：人民卫生出版社，1999.

[41] 刘惠民. 刘惠民医案 [M]. 济南：山东科学技术出版社，1979.

[42] 朱良春. 中国百年百名中医临床家朱良春 [M]. 北京：中国中医药出版社，2001.

[43] 谢海洲. 谢海洲验案精选 [M]. 北京：学苑出版社，2007.

[44] 余国俊. 我的中医之路——一位当代名医的治学与师承经历 [M]. 北京：中国中医药出版社，2007.

[45] 陆为民. 徐景藩教授临床应用石菖蒲的经验 [J]. 中国中药杂志，2006，31(5)：430-431.

[46] 陆为民. 徐景藩教授黄连配伍用药经验点滴 [J]. 中医药学刊，2008，23(10)：1757-1758.

[47] 杨世兴，苏荣彪. 陕西省名老中医经验荟萃第6辑 [M]. 西安：陕西科学技术出版社，2005.

[48] 章真如. 章真如临床经验辑要 [M]. 北京：中国医药科技出版社，2004.

[49] 廖敦. 王琦男科用药经验介绍 [J]. 新中医，2003，35 (7)：10-11.

[50] 彭慕斌. 彭景星医论医案 [M]. 北京：中国医药科技出版社，2004.

[51] 李静. 名医师承讲记——临床家是怎样炼成的 [M]. 北京：中国中医药出版社，2007.

[52] 上海市卫生局. 上海老中医经验选编 [M]. 上海：上海科学技术出版社，1980.

[53] 夏小军. 夏小军医学文集 [M]. 兰州：甘肃科学技术出版社，2007.

[54] 丹初. 湖北名老中医经验选 [M]. 武汉：湖北名老中医咨询服务中心编，1985.

[55] 詹文涛. 长江医话 [M]. 北京：北京科学技术出版社，1996.

[56] 黄素英. 中国百年百名中医临床家蔡小荪 [M]. 北京：中国中医药出版社，2002.

[57] 孟景春. 孟景春临床经验集 [M]. 北京：湖南科学技术出版社，2007.

[58] 焦树德. 焦树德临床经验辑要 [M]. 北京：中国医药科技出版社，2001.

[59] 颜德馨. 颜德馨临床经验辑要 [M]. 北京：中国医药科技出版社，2002.

[60] 李俊龙. 中国百年百名中医临床家魏龙骧 [M]. 北京：中国中医药出版社，2001.

[61] 陈熠. 中国百年百名中医临床家陈苏生 [M]. 北京：中国中医药出版社，

2001.

[62] 柴瑞霭. 中国百年百名中医临床家柴浩然 [M]. 北京：中国中医药出版社，2009.

[63] 辽宁市卫生局. 沈阳市老中医经验选编第一集：内部刊物，1987.

[64] 张云鹏. 中国百年百名中医临床家姜春华 [M]. 北京：中国中医药出版社，2002.

[65] 高光震，单书健. 吉林省名老中医经验选编 [M]. 长春：吉林科学技术出版社，1985.

[66] 刘弼臣. 刘弼臣临床经验辑要 [M]. 北京：中国医药科技出版社，2002.

[67] 邹孟城. 三十年临证经验集 [M]. 上海：上海科技出版社，1998.

[68] 周信有. 周信有临床经验辑要 [M]. 北京：中国医药科技出版社，2000.

[69] 何任. 中国百年百名中医临床家何任 [M]. 北京：中国中医药出版社，2001.

[70] 孙松生. 孙朝宗临证方药心得 [M]. 北京：人民卫生出版社，2006.

[71] 余瀛鳌. 中国百年百名中医临床家余无言 [M]. 北京：中国中医药出版社，2001.

[72] 刘德荣. 中国百年百名中医临床家俞慎初 [M]. 北京：中国中医药出版社，2001.

[73] 郭贞卿. 郭贞卿医论集 [M]. 成都：四川科学技术出版社，1985.

索 引

药名索引（一）
（按汉语拼音排序）

药名索引（二）
（按笔画排序）